Gynäkologie und Geburtshilfe 1994

Springer

Berlin
Heidelberg
New York
Barcelona
Budapest
Hongkong
London
Mailand
Paris
Santa Clara
Singapur
Tokio

Gynäkologie und Geburtshilfe 1994

Herausgeber:
H. Hepp, D. Berg und U. Hasbargen

Mit 176 Abbildungen und 152 Tabellen

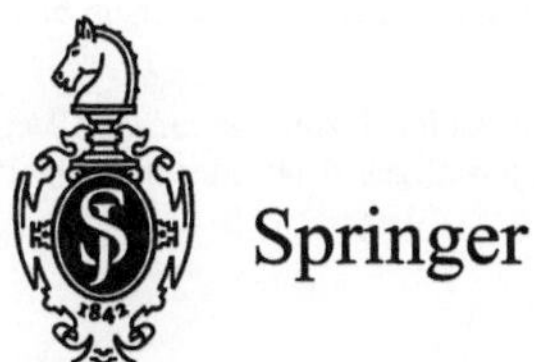

Springer

Prof. Dr. Hermann Hepp
Klinik und Poliklinik für Frauenheilkunde
und Geburtshilfe
Marchioninistr. 15
D-81377 München

Prof. Dr. Dietrich Berg
Klinikum St. Marien
Mariahilfbergweg 7
92224 Amberg

Dr. med. Uwe Hasbargen
Klinik und Poliklinik für Frauenheilkunde
und Geburtshilfe
Marchioninistr. 15
D-81377 München

ISBN-13: 978-3-642-79886-3   e-ISBN-13: 978-3-642-79885-6
DOI: 10.1007/978-3-642-79885-6

Die Deutsche Bibliothek – CIP-Einheitsaufnahme
Gynäkologie und Geburtshilfe…: Berlin; Heidelberg; New York; London; Paris; Hong Kong: Springer
Erscheint circa zweijährl. - Aufnahme nach 1988 (1989)
ISSN 0938-3745
1988 (1989) -

Satz: Fotosatz-Service Köhler OHG, Würzburg
SPIN: 10503979   21/3020 5 4 3 2 1 0

Vorwort

Der 50. Jubiläumskongreß der Deutschen Gesellschaft für Gynäkologie und Geburtshilfe fand zum 11. Mal in München, dem Tagungsort des 1. Kongresses (1886), statt. Mehr als 2800 Frauenärzte – zum 3. Mal aus ganz Deutschland – nahmen an insgesamt 116 Einzelveranstaltungen teil.

Ziel der Kongreßleitung war es, den Kongreß trotz derart zahlreicher Teilnehmer straff und überschaubar zu gestalten. Deshalb wurden die Veranstaltungen und Vorträge so weit reduziert, daß sich der einzelne einen breiten Überblick verschaffen konnte, ohne sich ständig innerhalb eines übermäßigen Parallelangebots entscheiden zu müssen.

Mit dem Beschluß, die Ludwig-Maximilians-Universität als Tagungsort zu wählen, ließen sich die geänderten Rahmenbedingungen bei der Finanzierung des Kongresses auffangen.

Der vorliegende Kongreßband orientiert sich am chronologischen Ablauf des Kongresses. Paarweise, ohne Parallelveranstaltungen, wurden am Vormittag jedes Sitzungstages die *6 Hauptthemen* abgehandelt: Minimal-invasive Chirurgie und Qualität, Operative Gynäkologie und Geriatrie, Frauenheilkunde und Umwelt, Onkologie und Lebensqualität, Frühgeburt und Grenzen, Pränatalmedizin und Anspruch.

Das Gerüst des Kongresses bildeten *4 Podiumsgespräche* (Tubare Sterilität – Möglichkeiten und Grenzen, Reform der Reform des § 218 StGB und Embryonenschutzgesetz – ein Wertewiderspruch?, Empfängnisverhütung 2000 – globale und lokale Aspekte, Qualitätsverbesserung und Management in der operativen Gynäkologie), *5 Spezialreferate* (Gonadotropine und Infertilität – ein historischer Überblick, Erste Ergebnisse der „Selbst-Vorsorge-Aktion von Schwangeren" zur Frühgeburtenvermeidung, Aids und Gentechnik, Der Schwangerschaftsabbruch im Erleben des ausführenden Arztes – Positionen im Konfliktfeld des Schwangerschaftsabbruchs, Gynäkologie im Nationalsozialismus – oder „Die späte Entschuldigung") und *3 Pro-und-kontra-Sitzungen* (Endoskopische Ovarchirurgie, Zervixexstirpation, Alternative Geburtshilfe – Hausgeburt).

Diskussion und Atmosphäre der *28 Kurzvortrags- und Postersitzungen* und der *2 Videositzungen* werden in den Berichten der jeweiligen Vorsitzenden mitgeteilt. Die Abstracts der Kurzvorträge und der Posterpräsentationen sind bereits im zitierfähigen Band 225, Supplement I der *Archives of Gynecology and Obstetrics* publiziert.

Die *18 Arbeitsgemeinschaften* und ihre Sitzungen waren in den Kongreß integriert und konnten sowohl administrative wie auch wissenschaftliche Fragen bearbeiten.

Dem Kongreß voraus ging das 1. Seminar für Assistenz- und Pflegeberufe in Gynäkologie und Geburtshilfe, und traditionsgemäß bildete seinen Abschluß ein auf Fortbildung im niedergelassenen Bereich ausgerichteter Vormittag mit aktuellen Fragestellungen, gemeinsam mit dem Berufsverband der Frauenärzte zusammenfassend veranstaltet als „1. Gynäkologentag".

Die diesen Kongreßband einleitende Präsidentenrede wie das abschließende Referat „Gynäkologie im Nationalsozialismus" sollten Höhepunkte des Kongresses sein. In Inhalt und Anspruch verdeutlichen sie die Notwendigkeit der Auseinandersetzung mit der Vergangenheit zur Lösung der unser Fach betreffenden gesundheits- und gesellschaftspolitischen Fragen.

Die Herausgeber danken allen, die zum Gelingen des Kongresses beigetragen haben. Unser besonderer Dank gilt Frau Doris Johnsen für ihre geduldige und verläßliche Leitung des Münchner Organisationssekretariats und Frau Dr. Martina Gropp für die Vorbereitung dieses Kongreßbandes. Frau Karin Sachs und Herrn Günther Sachs danken wir für ihre 3jährige beharrliche Zusammenarbeit bei der Planung, Realisierung und präzisen Durchführung des Kongresses in der Ludwig-Maximilians-Universität, deren atmosphärisch wunderschöne historische Räume in ihrer technischen und räumlichen Infrastruktur eine besonders hohe organisatorische Herausforderung bedeuteten.

Wir danken dem Springer-Verlag, besonders Frau Dr. Ute Heilmann, Frau Doris Engelhardt und Frau Gisela Zech, für die sorgfältige und geduldige Aufarbeitung der Manuskripte, die technisch nicht immer einfache Integration der Abbildungen und die, auch zeitlich, gelungene Gestaltung des Kongreßbandes.

München, im August 1995   Prof. Dr. H. Hepp
                                                              Dr. U. Hasbargen

Inhaltsverzeichnis

Teil II

Teil III

Teil IV

Zwei Leben – Anspruch und Wirklichkeit

Hermann Hepp

Erweiterte Fassung der Eröffnungsansprache des Kongresses vom 23. August 1994

Das wunderbare, symbolhafte Werk *Zwei Leben* des jungen Österreichers Gunter Damisch vermittelt mir in malerischer Symbolsprache das Leben in seiner Beziehung zur Umwelt und deren wechselseitige Bedrohung. Nur die Erkenntnis und Beachtung des Verwoben- und Verwiesenseins von Mensch und Umwelt – im fließenden Ineinander eines gelben Flusses dargestellt – verheißt Rettung vor der Auflösung des Lebens. In philosophischer Betrachtung haben mich die beiden das Bild prägenden Symbole zum Leitthema unseres 50. Kongresses geführt: **Zwei Leben – Anspruch und Wirklichkeit.**

Alle Hauptthemen dieses Kongresses stehen in dieser Dualität: Frauenheilkunde und Umwelt, Pränatalmedizin und Anspruch, Frühgeburt und Grenzen, operative Gynäkologie und Geriatrie, minimal-invasive Chirurgie und Qualität, Onkologie und Lebensqualität.

Auch meine folgenden Gedanken zu den drei meine Amtszeit prägenden Ereignissen werden Anspruch und Wirklichkeit reflektieren:

Das am 01.01.1993 in Kraft getretene Gesundheitsstrukturgesetz (GSG), das am 28.05.1993 verkündete Urteil des Bundesverfassungsgerichtes (BVerfG) zum § 218 StGB und die Debatte um ein Fortpflanzungsmedizingesetz.

In der Tradition unserer wissenschaftlichen Gesellschaft will ich Sie in die geistige Auseinandersetzung mit diesen die kommenden Jahre besonders bestimmenden drei Konfliktfeldern führen. Die Eröffnungsrede dieses 50. Kongresses wird daher auch politisch sein.

Gesundheitsstrukturgesetz und Anspruch

Am 01.01.1993 trat das GSG in Kraft. Der Gesetzgeber reagierte auf gewandelte Ansprüche in der Hoffnung, die Wirklichkeit einzuholen. Die Medizin befindet sich in einem epochalen Umbruch.

Es besteht Konsens, daß unser Sozialversicherungssystem an der Grenze seiner Leistungsfähigkeit angelangt, diese sogar überschritten ist und daher dringender Handlungsbedarf besteht. Gestritten wird über die Steuerungssysteme.

Fünf zum Teil vielschichtige und sich bedingende Ursachen sind zu nennen:

Den Mitarbeitern der Frauenklinik im Klinikum Großhadern
der Ludwig-Maximilians-Universität München

1. Der Fortschritt der Medizin

Medizintechnischer Fortschritt, der seinerseits interdependente Ursache und Folge des sozioökonomischen Fortschritts ist, hat einen Strukturwandel der Medizin und darin des Arztes, des Patienten und deren Beziehung zueinander bewirkt. Jeder medizinische Fortschritt weckt Bedürfnisse, hegt Erwartungen, stimuliert Ansprüche. Es ist also müßig zu fragen, ob es der medizinische Fortschritt ist, der die Bedürfnisse weckt, oder ob es neue Ansprüche sind, welche ihrerseits Fortschritte induzieren. Fest steht – jede neue medizintechnische Entwicklung führt bei entsprechender sozialpsychologischer Aufbereitung zur gesellschaftlichen Nachfrage [41]; sie sucht und findet ihren Markt. Wir haben also keine Kosten-, sondern zunächst eine Leistungsexplosion, welche die Anspruchsspirale antreibt. Von einer Fortschritts- [26] und Gesundheitsfalle [3] ist die Rede. Fuchs spricht wertfreier von der Fortschritts-Ausgaben-Spirale in der Medizin [9]. Diese dreht sich unter immer stärkerem Zeitdruck und bewirkt eine immer größere Spannung zwischen dem Anspruch des Patienten und der Wirklichkeit der Finanzierbarkeit.

2. Die demographische Entwicklung

Diese ist unter anderem eine Folge des medizinischen Fortschritts.

Moderne Medizin, insbesondere teure Intensivmedizin, ermöglicht immer mehr Kranken ein Überleben, welches, isoliert betrachtet, zu den bedeutendsten und meßbarsten Erfolgen der modernen Medizin zählt. Wir werden älter – oft um den Preis der Multimorbidität –, was wiederum kostentreibend die Leistungsfähigkeit der Sozialversicherungssysteme belastet. Im 2. Hauptthema „Operative Gynäkologie und Geriatrie" werden wir in diese Problematik eindringen.

3. Die Verrechtlichung der Medizin.

Der juristisch geforderte Sicherheitsstandard in der Medizin übertrifft alles, was in anderen Lebensbereichen üblich ist. Immer öfter sind wir mit Urteilen konfrontiert, die millionenschwere Folgekosten verursachen [11]; sie bewirken zunehmend eine Defensivmedizin. An die Stelle fachkompetenter Entscheidungen in Diagnose und Therapie treten eine nicht nur unter ökonomischen Gesichtspunkten unvertretbare Überdiagnostik und Übertherapie oder gar unterlassene Hilfe [28]. Defensivmedizin schadet den Patienten und ist kostentreibend. Andererseits birgt der von uns bewirkte medizinische Fortschritt, oft begleitet von voreiligen populärwissenschaftlichen Veröffentlichungen, die Gefahr, dem selbsternannten Mythos zu verfallen und so Mitverursacher für den immer höheren Patientenanspruch zu werden.

4. Anspruch der Patienten

Ein Versagen der geforderten Therapie wird gar nicht mehr in Erwägung gezogen und ein Recht auf Gesundheit postuliert. Nachlassende Risikobereitschaft und der suggerierte Glaube an das risikofrei Machbare, Mitverursacher für den immer höheren Anspruch, führen schnell zu Haftungsklagen und ziehen uns alle in einen Circulus vitiosus. Ihm ist nur zu entkommen, wenn wir uns offensiv gegen die sich abzeichnende Kriminalisierung [51] unseres Berufstandes wehren. Für diese bedeutende Aufgabe müssen wir vor allem die Medien überzeugen und gewinnen.

Erwartungen und Hoffnungen werden zu Ansprüchen pervertiert. Diese Entwicklung wird gestützt durch die Definition von Gesundheit der WHO als vollkommenes körperliches, seelisches und soziales Wohlbefinden. Diese Formel suggeriert die Summe aller Glückserwartungen des Menschen, wonach in der Medizin alles machbar und somit prinzipiell auch kaufbar sei. In der Sprache von Schipperges (1978) „sind (wir) konfrontiert mit Erwartungen und Hoffnungen einer Gesellschaft, die von der Medizin eine neue Heilkultur erhofft und mit ihr schließlich das Modell einer Weltbewältigung erwartet" [43]. Die Wirklichkeit der Medizin entspricht der des Menschen – sie läßt in ihrer Begrenztheit nur Hoffnung zu. Gesundheit als Geschenk empfunden bewirkt Hoffnung. Gesundheit als Ware, als eine Selbstverständlichkeit in der Utopie der Unendlichkeit des Menschen führt zur Utopie der Erwartung [59] bzw. eines Anspruchs auf Gesundheit, dazu, daß das Arzt-Patienten-Verhältnis belastend ist, daß der Wille des Patienten heute in überzogener Weise zum alleinigen Handlungsprinzip erhoben wird; in Wahrheit ist er Teil der Würde des Menschen und darin seines Heils: Voluntas aegroti – solange und soweit dieser Wille dem Heil des Patienten dient!

5. Anspruch des Arztes

Das Handeln des Arztes bedarf einer Basis des Vertrauens. An diesem Vertrauen haben wir zunächst selbst zu arbeiten. Nur ein höchsten Ansprüchen verpflichteter Stand kann dem Mediendruck, zunehmend die Exekutive in unserem Lande, standhalten und Vertrauen erhalten. Unterwerfen wir uns dem Erwartungsdruck der Patienten, indem wir eine Hierarchie der Gefälligkeit setzen anstelle von Kompetenz bzw. Qualität ärztlichen Handelns, werden wir mitverantwortlich für die Kostenspirale. Ein Patient ist so fordernd wie wir dies zulassen. Der Respekt des Arztes gegenüber der Autonomie der Persönlichkeit – ohne blinde Unterwerfung – begründet die Glaubwürdigkeit des Arztes und ist die Basis für das dem Arzt entgegengebrachte Vertrauen [61]. Das Heil des Kranken, die Salus aegroti, in der die Autonomie der Patientenpersönlichkeit, die Voluntas aegroti teil hat, muß für den Arzt im Sinne einer humanen Medizin Priorität haben. Voluntas und Salus stehen so nicht in Konkurrenz.

Daß die überhöhten Arztzahlen mit 12 400 Neuapprobationen (alte Bundesländer) – bis zum Jahr 2000 wird mit 60 000 arbeitslosen Ärzten gerechnet – und die durch das GSG bewirkte Massenflucht in die Praxis durch den Anbieterdruck der Industrie, den Amortisationsdruck und den Erwartungsdruck der Patienten für den einzelnen zur Versuchung der Korrumpierung werden und durch überzogene apparative und labortechnische Diagnostik, Indikationsausweitungen, Gefälligkeitsatteste, unberechtigte Krankschreibungen und Rezepte weitere Kostensteigerungsraten bewirken, ist zu befürchten. Diese Entwicklung war gegen den Rat aller im Gesundheitswesen Verantwortlichen politisch durchgesetzt worden; jetzt wird versucht, durch staatlichen Dirigismus zu korrigieren [42]. Nicht nur auf diesem Felde geht es für viele Bürger um die Glaubwürdigkeit der Politik.

Meine Damen und Herren, die Diagnose „drohender Kollaps des Gesundheitswesen" ist gestellt. Die fünf mir am wichtigsten scheinenden Ursachen sind genannt.

Der Weg aus der Krise führt über 4 Ansätze: Forschung, Rationalisierung, Erziehung und Rationierung.

1. Forschung

Eine materielle und daraus folgernd eine geistige Budgetierung sowie der undifferenzierte und kritiklos unterstützte Feldzug zum Entzug der industriellen Drittmittel für die den medizinischen Fortschritt bewirkende Forschung führt in eine Sackgasse. Hinzu kommt, daß die zunehmende Wissenschaftsfeindlichkeit unserer Gesellschaft, die u. a. in einer militanten Tierschutzideologie eine ihrer zahlreichen Ausdrucksformen gefunden hat, zur Bedrohung wird. Wissenschaftler und Medien müssen sich gemeinsam ihrer Verantwortung bewußt sein, indem sie die Öffentlichkeit über den hohen Stellenwert von Forschung und Technologie sachgerecht informieren und an der für unser Land so notwendigen forschungspolitischen Innovationsoffensive mitwirken. Der Bedarf an hochqualifizierten Wissenschaftsjournalisten als Mittler zwischen Wissenschaft und Öffentlichkeit war noch nie so groß.

Die Gesellschaft konsumiert die Ergebnisse der biomedizinischen Forschung und verdammt mit emotionaler Heftigkeit und bar sachlicher Argumente jede mit einem Gefährdungspotential versehene Forschung: Gentechnologie, Genomanalyse, Transplantation von fetalem Gewebe, Tierversuche etc. Die daraus sich entwickelnde restriktive Gestaltung der rechtlichen Rahmenbedingungen und deren Verwaltungsvollzug bedrohen den Forschungsstandort Deutschland. Die Novellierung des Gentechnikgesetzes (01. 01. 1994) gibt berechtigte Hoffnung auf Besserung. Es gibt nicht nur eine Verantwortung *für* die Forschung, sondern auch *zur* Forschung; sie ist für unser Überleben notwendig, denn unser Nichtwissen ist gigantisch [8]. Nichtforschen wird zur verweigerten Hilfeleistung [37].

Hiermit rede ich keiner unkontrollierten und unbegrenzten Wissenschaftsgläubigkeit das Wort. Die Problematik der Forschung liegt in ihrer zeitlichen Dynamik. Sie muß sich an Entwicklungen anpassen, die anderen Gesetzmäßigkeiten als denen der Ethik folgen [57]. Das von Jonas [24] aufgestelle Postulat einer Zukunftsethik, welche alle Forschung unter das Prinzip der Verantwortung stellt, ist ein Aufruf zu einer präventiven Begründungsethik – soweit dies in allen Fällen überhaupt möglich ist (?) – anstelle einer nachträglichen Bedürfnis- oder Anpassungsethik [9]. Ich spreche von dem allseits erkannten Problem der Technikfolgenabschätzung ganz allgemein, wobei es keine risikofreie Forschung gibt. Das individuelle und kollektive Risiko ist Gefahr und Chance zugleich.

Verheerende Folgen für die biomedizinische Forschung *und Lehre* würde auch der Ansatz haben – sollte ein Arbeitspapier der Deutschen Kultusministerkonferenz Realität werden –, wonach die Krankenversorgung, isoliert von Forschung und Lehre, ausschließlich nach wirtschaftlichen Gesichtspunkten organisiert und die Forschung in interdisziplinären Zentren konzentriert werden soll. Die enge Verzahnung von Wissenschaft und klinischer Erfahrung ist die Grundlage unseres ärztlichen Handelns. Nur diese wechselseitige Innovation fördert den medizinischen Fortschritt. Darüber hinaus würde dem Berufsbild des klinischen Hochschullehrers jede Attraktivität genommen. Einen Nachwuchs qualifizierter klinischer Wissenschaftler würde es nicht mehr geben. Der demoralisierenden Wirkung der Niederlassungssperre würde ein weiteres Demotivierungselement hinzugefügt.

Eine fortgesetzte monokausale Therapie, wie sie derzeit mit dem tiefen Griff in die Taschen der Leistungsträger – Ärzte, Pharma- und Medizingeräteindustrie, Apotheker, Pflegeberufe, Krankenhausverwaltungen –, bei immer gigantischer aufgeblähtem Verwaltungs- und Kontrollapparat, politisch durchgesetzt wird, greift zu kurz und muß Stückwerk bleiben. Sie bedroht auch den Rest an Solidarität dieser Leistungsträger [42].

2. Rationalisierung des Gesundheitswesens

Die neuen dirigistischen Regelungsinstrumente sind: Niederlassungssperre für überversorgte Gebiete, Reduzierung der Punktwerte, Fallpauschalen und Sonderentgelte statt Selbstkostenerstattung ab Januar 1995 und Budgetdeckelung.

Die Rationalisierung hat schon vor Inkrafttreten des GSG eingesetzt! Tarifpolitisch festgesetzte Dienstzeiten, 35-Stunden-Woche, Überstundenregelung, Freizeitausgleich, gleitende Dienstpläne, Pflegenotstand sind Entwicklungen, die den Patienten immer mehr aus dem Blick verloren haben. Auf seiten der Ärzte bewirkten diese Fakten u. a. vor allem eine nachlassende Erfahrung.

Um nicht mißverstanden zu werden: es ist ein Fortschritt, daß heute auch an den Universitäten angeordnete Überstunden (noch!) bezahlt werden. Sie müßten aber vollständig vergütet werden anstelle von „Ausgleich" durch Freizeit. Die Budgetierung der angeordneten Nacht- und Wochenenddienste verbunden mit der Forderung nach Freizeitausgleich ohne Stellenerhöhung (was viele Ärzte von der Straße holen würde), ist nicht hinzunehmen. Die Kontinuität der Krankenversorgung ist gefährdet. Es fehlen schlichtweg ausreichend qualifizierte Ärzte – Folge des Fortschritts dieser Art von Rationalisierung. Schon in den 60er Jahren sagte einer meiner Lehrer, der Freiburger Chirurg Hermann Krauss (zit. bei Kern): „Wenn das alles so kommt, so werdet ihr sehen, daß es alle im Krankenhaus gut haben, nur nicht mehr der Patient." Und eine junge Krankenschwester sagte mir kürzlich: „Es ist mir nicht zumutbar" (die Zauberformel der Gegenwart), „daß ich erschöpft in die Freizeit gehe." Den vorläufigen Höhepunkt an Realitätsferne mußten wir in der Begründung zum Entwurf des neuen Arbeitszeitgesetzes erleben. Dort wurde die Auffassung vertreten, Rufbereitschaft und Bereitschaftsdienst seien grundsätzlich arbeitszeitrechtlich als Ruhezeit zu sehen.

Die Deckelung der Kosten mit Anbindung an die Grundlohnsumme darf nur ein erster Schritt zum Durchatmen und zur Besinnung sein. Eine Bewältigung der Krise ist nur zu erwarten, wenn die Ansprüche der Solidargemeinschaft nicht größer werden als diese bereit ist zu bezahlen. Das aber ist eine politische Frage: Wer hat gefragt, ob diese Bereitschaft bei 11 %, 12 % oder 13 % des Bruttosozialprodukts erschöpft ist? Wo liegt die Leistungsgrenze für das Gesundheitswesen? 60 Mrd. DM/Jahr für das Krankenhaus stehen 40 Mrd. DM/Jahr für den Tourismus gegenüber. 12 Mrd. DM/Jahr werden für Alternativmedizin ausgegeben. Man fordert ein Maximum an Leistungen einschließlich politisch deklarierter Sozialleistungen, die nicht oder nur mittelbar im Zusammenhang mit Gesundheitsleistungen stehen (Leistungsexplosion), beklagt dann die Ausgaben dafür als Kostenexplosion und fordert eine Begrenzung derselben mit Gesetzes- und sonstigen Reglementierungen [10]. Ein Auswuchs von Reglementierungsmanie ist jedoch die Tendenz, in Chefarztverträge eine persönliche Defizithaftung bei Überschreitung des Abteilungsbudgets aufzunehmen.

Eine neue Einsicht in die Wirklichkeit der Medizin ist geboten. Ohne Ökonomie ist alles nichts, aber die Ökonomie ist nicht alles [45]. Es ist unsere Aufgabe, überzogenen Erwartungen an die Medizin zu widerstehen. Ärzte und Patienten haben Abschied zu nehmen von der Vollkaskomentalität. Nicht nur „wer" bezahlt, sondern vor allem, „wer was" und „wieviel wovon" sind die entscheidenden Fragen. Wir stimmen zu, daß wir mehr als bisher eine Mitverantwortung für die Kosten- Nutzen-Relation entwickeln müssen. Hierzu benötigen wir aber zunächst ein effektives Verwaltungsmanagement, welches uns unverzüglich Fakten über die anfallenden Kosten vermittelt. Die Analyse des Nutzens führt zur Indikation, dem Kernbereich ärztlicher Qualität. Auf der Habenseite steht der gepflegte und/oder geheilte Patient. So verstanden haben Fragen der Qualitätssicherung in der Medizin heute zu Recht höchste Priorität. Da sie gesetzlich gefordert ist, muß sie auch in den Budgets berücksichtigt werden.

3. Erziehung

Deckelung der Ansprüche, das Aufhalten der Anspruchsspirale ist die Forderung der Stunde! Diese geistige Vollbremsung würde auch die Prozeß- und Haftungsspirale stoppen, den Druck der Haftung für uns Ärzte mindern und letztlich auch enorme Kosten einsparen. Das heißt: Rückbesinnung des Patienten auf Selbstverantwortung, (vor allem auch im präventiven Sinne), risikoärmeres Verhalten, Förderung des Pflichtbewußtseins gegenüber der Solidargemeinschaft, Hinführen zur Grunderfahrung der Endlichkeit des Menschen als seine reale Wirklichkeit sind die zentralen Aufgaben einer zukünftigen großen Erziehungsarbeit. Parallel gehen muß eine Überprüfung der Leistungskataloge der gesetzlichen Krankenkassen mit Streichung einer Vielzahl versicherungsfremder Leistungen sowie sog. Bagatelleleistungen bzw. deren Rückverlagerung in die eigene Vorsorge [55].

4. Rationierung

Wir mögen über Rationalisierung und gewandeltes Anspruchsverhalten noch einige Wirtschaftlichkeitsreserven mobilisieren – mit beitragsstabilen, vorgegebenen Budgets ist der Weg in die Rationierung notgedrungen vorgezeichnet und in einigen medizinischen Bereichen bereits alltägliche Wirklichkeit. Rationierung heißt, daß begründete medizinische Leistungen vorenthalten werden. Wir müssen konstatieren, daß das, was notwendigerweise zu tun wäre, aufgrund der aufgezeigten Leistung- Beitrags- und Ausgaben-Dynamik (Ressourcenverbrauch) nicht mehr gemacht werden kann. In Kenntnis dieser Realität ist es sinnlos ...„als ‚ethisch' apodiktisch diejenige Position zu bezeichnen, die allen Behandlungswünschen (zwecks Verlängerung der Lebensphase und Verbesserung der Lebensqualität) zu entsprechen gebietet, die jegliche geplante Rationierung für unmoralisch hält" [44]. Der Umgang mit dieser neuen Wirklichkeit unserer Gesellschaft wird die ethische Herausforderung der nächsten Jahre sein. Die Frage ist nicht, ob, sondern wie, d.h. nach welchen Kriterien eine gerechte Zuteilung erfolgen soll. „Welche Regel soll (aber) gelten", fragt Laufs ....„wenn auf der Ebene der Mikroallokation, im klinischen Betrieb also, bei dem es um konkrete

Einzelschicksale geht, die Ressourcen und Einrichtungen nicht mehr für alle akut hilfsbedürftigen Patienten zugleich ausreichen? In diesem äußersten Notleiden wird der Arzt die Zukunft und Chancengleichheit für jeden Patienten und damit dessen Autonomie und Würde am ehesten wahren, wenn er dem Zufall des Prioritätsprinzips folgt. Keinesfalls darf er Leidende nach ihrem sozialem Rang oder nach bestimmten Eigenschaften wie Alter, Rasse oder Geschlecht auswählen" [27]. Hinter diesem Ansatz steht die berechtigte Sorge einer über die Ökonomie bzw. Verknappung der medizinischen Versorgung gewählten sozialen Triage. Lügen wir uns aber, so ist zu fragen, beim Setzen der Priorität (Zufall) letztlich doch in die eigene Tasche? Andererseits – lassen sich wirklich Rationierungskriterien aufstellen, wenn ja, durch wen? Mit Mut zur Evaluation von Leistungen und mit Setzen von Prioritäten ist es nicht getan. Es ist Aufgabe der Politik und nicht allein der Ärzteschaft, dies den ahnungslosen Bürgern unseres Landes zu vermitteln. Zu fordern ist, daß wir uns in diesen ethischen Diskurs einbringen, um einer weiteren politischen Fremdbestimmung zu entgehen. Wir haben rechtzeitig zu erkennen, daß der Kostendruck einen negativen Qualitätsdruck bewirken kann und müssen (rechtzeitig?) das Undenkbare denken. Wir werden zur Aufrechterhaltung einer medizinischen Versorgung aller auf hohem Niveau die tägliche Herausforderung von Entscheidungen zum Therapieverzicht oder -abbruch annehmen müssen. Hierzu benötigen wir einen vernünftigen rechtlichen Rahmen – nicht rechtliche Ermahnungen durch z. T. groteske Urteile – und ein an der Wirklichkeit des Lebens orientiertes ganzheitliches Menschenbild. Nicht, ob Medizin tun darf, was sie kann, schon gar nicht, ob sie tun muß, was sie kann, ist die zentrale Frage, sondern, ob wir in der Lage sind, dem Sog der Technologie hin zu einer Technokratie ein Menschenbild entgegenzusetzen, das uns die segensreichen Errungenschaften moderner Medizintechnologie dankbar gebrauchen läßt, das aber alles ärztliche Handeln an die Frage nach der Verantwortbarkeit der Mittel und Verfahren bindet [14]. Wir bedürfen in diesem Sinne vor allem einer geistigen Gesundheitsreform.

Unantastbar bleiben muß die Unverfügbarkeit menschlichen Lebens jeden Alters und Standes. Rechtzeitig muß jedoch die Bedrohung des Menschen durch den Menschen über den modernen Anspruch der „Unzumutbarkeit", wobei diese stets die Kollision mit einem anderen Anspruch ist, erkannt werden. Es ist nicht abwegig, daß eines nicht so fernen Tages die Fremdbestimmung der Ärzte durch die Politik (s. unten) zur rechtswidrigen, aber straffreien Tötung Ungeborener hineinwirkt in eine wegen ökonomischer Unzumutbarkeit und begleitender Mitleidsethik [33] erfolgende aktive Tötung siechender Greise, Behinderter und Moribunder. Der Tod kostet nichts. Es gilt den Anfängen zu wehren, indem wir gegen jede Aufweichung des Tötungsverbots unmißverständlich Position beziehen.

Die erste Kammer des niederländischen Parlaments hat im November 1993 mit 37 gegen 34 Stimmen ein Gesetz über die Sterbehilfe (Euthanasie) verabschiedet. Hiernach bleibt die Sterbehilfe weiter strafbar mit Strafandrohung bis zu 12 Jahren oder einer Geldstrafe. Es werden jedoch als Rechtfertigungsgrund zum ersten Mal Ausnahmen anerkannt: Der Patient muß objektiv und subjektiv hoffnungslos erkrankt sein, seinen Sterbewillen in geschäftsfähigem Zustand wiederholt und ohne Druck von außen bekundet haben und die Entscheidung muß von einem zweiten ärztlichen Kollegen gebilligt worden sein. Nach dem Remmelink-Bericht (1991) erfolgte in Holland bei 129 000 im Jahr 1990 Verstorbenen in 2,9 % ($n = 1032$) eine aktive Sterbehilfe. Davon entfielen 1,8 % auf Tötung auf Verlangen, 0,3 % wurden tödliche Medikamente verschrieben oder zur Verfügung gestellt und in 0,8 % erfolgte die Tötung ohne vorliegendes Verlangen. An anderer Stelle habe ich mich ausführlich mit diesem Problemfeld befaßt [18].

Schwangerschaftsabbruch

Die Tötung Ungeborener fokussiert wie kein anderes Thema der Medizin das Leitthema unseres Kongresses. Dem in § 2, Abs. 2 GG, S. 1, formulierten „… jeder hat ein Recht auf Leben und körperliche Unversehrtheit" steht der Anspruch – von manchen auch als Recht reklamiert – auf die gesetzliche Freigabe des Schwangerschaftsabbruchs entgegen. Dieser Anspruch mündet jährlich in 200 000 – 250 000 Tötungen – eine reale Wirklichkeit unserer Gesellschaft. Die Realisierung dieses Anspruchs wird ganz selbstverständlich uns Ärzten überantwortet – zur Gewährleistung des medizinischen Schutzes der Mutter.

Mit dem mehrheitlich im Bundestags beschlossenen § 218a, Abs. 2 StGB i.d. F. des Schwangeren- und Familienhilfegesetzes (SFHG) vom 27.07.1992 wurde ein Schwangerschaftsabbruch innerhalb von 12 Wochen p.c. mit Pflichtberatung als nicht strafbar (Fristenlösung) und als *nicht rechtswidrig* beschlossen. Diesen Bruch mit der Verfassung hat der zweite Senat des Bundesverfassungsgerichtes mit seinem Urteil vom 28.05.1993 [52] in wesentlichen Teilen als solchen erkannt und dabei unterstrichen, daß der Schwangerschaftsabbruch für die ganze Dauer der Schwangerschaft grundsätzlich als Unrecht, also *rechtswidrig*, angesehen und deshalb rechtlich verboten bleiben muß. Auf der Basis des o.g. Art. 2, Abs. 2, S. 1 und mit Hinweis auf die in Art. 1 GG aus der Menschenwürde abgeleitete Schutzpflicht des Staates gegenüber dem elementaren und unveräußerlichten Lebensrecht des Ungeborenen wurde im Ergebnis die im Bundestag beschlossene befristete Straffreiheit (Fristenlösung) akzeptiert, in der normativen Wertung mit Streichung des Wortes „nicht" (rechtswidrig) die *nicht* rechtswidrige Fristenlösung verworfen und somit dem Leben des Ungeborenen Vorrang vor der Selbstbestimmung der Mutter eingeräumt. Die Bewertung der Abtreibung als grundsätzlich rechtswidrige Tötung menschlichen Lebens wurde wieder festgeschrieben. Hiermit war allerdings entgegen der vom Bundestag beschlossenen Fristenlösung auch entschieden, daß die Kosten für den indikationslosen Abbruch nicht von der Solidargemeinschaft bzw. den gesetzlichen Krankenkassen getragen werden dürfen: Rechtswidrige Handlungen kann und darf der Staat nicht finanzieren; es wäre Beihilfe zur Tötung. Diese Logik wird jedoch auf unseren Berufsstand hin pervertiert. Während der Staat sich vor dem Vorwurf der Beihilfe schützt, soll der Arzt nicht nur Beihilfe leisten, sondern Täter sein.

Ein Mittelweg zwischen dem traditionellen Indikationsmodell auf Drittbeurteilungsbasis der alten Bundesländer und dem einseitigen Fristenmodell auf Selbstbestimmungsbasis der ehemaligen DDR war beschritten [5], eine wieder einheitliche Rechtsregelung für ganz Deutschland geschaffen.

Das BVerfG ging wie zuvor der Bundestag davon aus, daß das Strafrecht in der Vergangenheit Abtreibungen als eine Massenerscheinung nicht verhindert hat und sieht in einem umfassenden Beratungsmodell eine *mögliche* Regelungsalternative zu einem Schutz des ungeborenen Lebens durch Strafandrohung (Bestrafungsmodell). Das BVerfG beugt sich dieser Wirklichkeit. Als wesentliche und unabdingbare Voraussetzung dieses Schutzkonzeptes werden zahlreiche Vorgaben der Pflichtberatung genannt:

Die Beratung soll
- ergebnisoffen,
- jedoch auf ein Ziel gerichtet sein,
- zum Lebensschutz ermutigen,
- das Rechtsbewußtsein normativ über das grundsätzliche Verbot der Abtreibung (= rechtswidrige Handlung) stärken und
- das familiäre (Kindsvater!) sowie das soziale Umfeld in die Verantwortung einbeziehen.

Letzteres scheint mir von besonderer Wichtigkeit, da die Lebenskrise „ungewollte Schwangerschaft" oft Ausdruck einer Beziehungsnot (z. B. Trennungskonflikt) ist.

Dem Arzt wird über Strafvorschriften eine besondere Sorgfaltspflicht bei der Prüfung der Voraussetzungen für den Abbruch auferlegt: er muß sich über das vorangegangene Beratungsverfahren informieren, in einem erneuten Aufklärungs- und Beratungsgespräch sich die Gründe der Frau für ihren Entschluß zum Schwangerschaftsabbruch erläutern lassen, das Alter der Schwangerschaft genau bestimmen, und er darf keine Mitteilung über das Geschlecht des Kindes machen – und schließlich unterliegen alle diese Inhalte der Dokumentationspflicht. Ab 01.01.1995 ist eine staatliche Anerkennung als Berater notwendig.

Die Aufklärung vor dem Eingriff darf sich nicht nur auf die medizinischen Details der somatischen und psychischen Risiken beschränken, sondern muß auch den Umstand ansprechen, daß menschliches Leben getötet wird. Zu begrüßen ist auch der Ausschluß des abbrechenden Arztes als Berater oder als Angehöriger einer Beratungsstelle. Die Schwangerschaftsabbrüche mit Indikation – embryopathisch, medizinisch und kriminologisch – werden als Ausnahmetatbestände mit rechtfertigender Wirkung bezeichnet.

Juristischer Kompetenz wird es vorbehalten bleiben, die Verfassungskonformität dieses bedeutungsvollen Urteils wissenschaftlich zu untersuchen und die nach meiner laienhaften Einschätzung vorhandenen tiefen Widersprüchlichkeiten und Kompetenzüberschreitungen aufzuzeigen. Erlauben Sie mir eine Bewertung der neuen Rechtswirklichkeit aus der subjektiven Sicht eines Frauenarztes und eine Beschreibung des persönlichen Konflikts zwischen zwei Anspruchspositionen:

Der im Selbstbestimmungsrecht der Mutter und dem Lebensrecht des Ungeborenen verankerten Menschenwürde auf der einen und der im Berufsethos und Berufsrecht verbrieften Würde des Arztes auf der anderen Seite.

Das Urteil des Bundesverfassungsgerichts (BVerfG) ist sehr vielschichtig. Es ist ein Spagat – andere sprechen von einem Kompromiß – zwischen der Aufrechterhaltung des Tötungsverbots und dem in der öffentlichen Meinung unserer Gesellschaft mehrheitlich nicht mehr vorhandenen Rechtsbewußtsein für dieses Verbot. Demoskopische Analysen belegen, daß etwa zwei Drittel unserer Gesellschaft in der Vergangenheit von der grundsätzlichen Erlaubtheit des Schwangerschaftsabbruchs überzeugt waren. Vor dieser bedrückenden Wirklichkeit ist ein Rechtsfriede durch das Urteil in weite Ferne gerückt [13]. Ethischer Anspruch und Lebenswirklichkeit – und das gilt allgemein – sind einem zersplitternden Wertewandel unterworfen. Fest steht – ein Rückzug des Arztes mit Verweis auf das ärztliche Berufsrecht [§ 5, S. 2 der Berufsordnung (BO)], das mit der Formel „der Schwangerschaftsabbruch unterliegt den gesetzlichen Bestimmungen" lediglich auf den Gesetzgeber abhebt, genügt der Schutzpflicht für die Ungeborenen nicht mehr. Dieser Hinweis relativierte schon in der Vergangenheit das auf dem Genfer Arztgelöbnis und der Deklaration von Oslo gegründete Gelöbnis der deutschen Ärzteschaft (Abs. 5): „Ich werde jedem Menschenleben von der Empfängnis an Ehrfurcht entgegenbringen und selbst unter Bedrohung meine ärztliche Kunst nicht in Widerspruch zu den Geboten der Menschlichkeit anwenden" [1].

Indem der Staat alle Schutzwirkungen auf einer dem Leben dienenden Beratung und einem der Bewahrung und Erhaltung des Lebens verpflichteten Arzt aufbaut – letzteres hatte der Gesetzgeber versäumt in § 218 des SFHG festzuschreiben –, wird das Schutzkonzept über die Wirksamkeit der Beratung und die Position der Frauenärzte entschieden (BVerfG: „Die staatliche Schutzpflicht erfordert es, daß die im Interesse der Frau notwendige Beteiligung des Arztes zugleich Schutz für das ungeborene Leben bewirkt.") Das bedeutet, daß sich im Interesse der Frau, jedoch im Widerspruch zur Berufsordnung, in unserer Gesellschaft ausreichend Ärzte finden, die einerseits bereit sind, das fundamentale Lebensrecht der Ungeborenen wissentlich zu verletzen [20] und die andererseits über ihre Einbindung in das Beratungskonzept die Gesamtzahl der Tötungen zu reduzieren versuchen. Parallel hierzu fordert der Staat die Länder und Kommunen auf, im Sinne des Sicherstellungsauftrags flächendeckend Einrichtungen zu schaffen, in denen durch Ärzte und Pflegekräfte nichtindizierte, jedoch 'beratene' und als rechtswidrig deklarierte Abbrüche erfolgen.

Der Arzt als Täter bleibt auch durch die nach Pflichtberatung „bescheinigte" Unzumutbarkeit eingebunden in den von außen auf ihn übertragenen Konflikt. Es gab und gibt Stimmen – auch in Kreisen unserer Standesvertretung –, die eine zweite Beratung mit Ergründung der Unzumutbarkeit des Konfliktes (Indikation), also die m. E. zu Recht geforderte erweitere Aufklärungs- und Beratungspflicht durch den Arzt zutiefst ablehnen. Das BVerfG ist in diesem bedeutsamen Punkt widersprüchlich: Der Forderung nach Beratung und Aufklärung mit Ergründung des Konfliktes steht die Aussage gegenüber, daß die Feststellung und Beurteilung einer Indikation von dem Arzt nicht verlangt würde „... wenn er sich ein Bild darüber machen soll, ob er nach seinem ärztlichen Selbstverständnis seine Mitwirkung bei dem von der Frau gewünschten Abbruch verantworten kann." Jede Indikation zu einem operativen oder medikamentösen Eingriff und erst recht eine Indikation zu einem tötenden Eingriff muß für jeden Arzt, nicht zuletzt auch im forensischen Sinne, nachvollziehbar, d. h. verantwortbar sein, will er nicht mit Ausschaltung seines Gewissens bloßer Erfüllungsgehilfe einer immer heftiger proklamierten Entscheidungsfreiheit (Selbstbestimmungsrecht) der Frau bzw. des Elternpaares werden. In keinem Bereich der Medizin ist es möglich und erlaubt, daß ein Arzt einen Eingriff ohne eine für ihn nachvollziehbare Begründung vornimmt, für alle Folgen jedoch auch im forensischen Sinne Verantwortung zu tragen hat. Dennoch: es droht, ja, es ist weitgehende Realität, daß unser Berufsstand durch staatliche Interessen fremdbestimmt ist, indem man uns gleichsam im Sinne einer Dienstleistung die Exekutive aufdrängt. Wir sind eingebunden in ein gesetzliches Tötungssystem [6] und müssen (leider) konstatieren, daß sich in der bisherigen Handhabung der Notlagenindikation, die in praxi schon einer Fristenlösung entsprach, sich bereits ein Bewußtseinswandel hinsichtlich der Rollenverteilung Arzt–Patient vollzogen hat, der zu einem sozio-kulturellen Phänomen wurde, das für die Medizin ganz allgemein, für das Berufsbild des Arztes und für die Gesellschaft unabsehbare Folgen hat. Ich sprach schon vor Jahren von der durch die Degradierung zum ausübenden Organ einer lebensfeindlichen Politik induzierten, unzumutbaren Not des Arztes [16]. Es ist zu fragen, in wieweit Ärzte ihre eigene Menschenwürde durch bestimmte Handlungen verletzen, wenn nicht sogar aufgeben. Mit Verweis auf unsere ambivalente Berufswelt als Helfer zum Leben und zum Tod fragt Zander [60] anläßlich des 42. Bayerischen Ärztetages (1989), ...„ob hier z. Z. nicht eine natürliche Ordnung der Wertvorstellungen in Unordnung gerät und ob in der täglichen Übung dieser Unordnung nicht schließlich auch die Maßstäbe für ärztliches Handeln gefährdet werden." Wir müssen mit sehr viel mehr Nachdruck und Überzeugung der Öffentlichkeit diese Unzumutbarkeit vor Augen führen. Diese Fremdbestimmung entfremdet uns unserem Heilberuf und droht unseren ganzen Berufsstand aufzulösen.

Nach dem Urteil des BVerfG wird der Lebensschutz der Ungeborenen davon abhängig sein, wie die Ausgestaltung der Beratungsregelung, nämlich die Zulassung und die Kontrolle der Beratungsstellen unter der Verfassungsverpflichtung auf die Beratungsziele hin, sich im Parteienstreit vollziehen wird und ob so die Zielrichtung des Urteils, der Lebenserhalt des Kindes und das Austragen des Kindes als Rechtspflicht gelingen kann. Dies wiederum wird vor allem davon abhängen, ob über die Beratung ein positiver Wertewandel im Rechtsbewußtsein im Sinne eines Bewußtseinsumbruchs [34] erfolgt oder ob diese lediglich als Feigenblatt für die Fristenlösung dienen wird – mit der gefährlichen Folge, daß der Verzicht des Staates auf strafrechtliche Sanktionen mit der moralischen Zustimmung (Anspruch und Recht auf ...) interpretiert wird. Letzteres hätte unabsehbare Folgen: die Grundsätze einer Fristenlösung wären dann auch auf Geborene übertragbar. Gemeint ist: wer kann ausschließen, daß die im Zeitalter der Unzumutbarkeit geborenen Kinder später ihre alten Eltern als unzumutbar empfinden. „Können nicht eines baldigen Tages," fragt der Rechtsmediziner Wagner [56], „sozialpolitische Zwänge, wie eingangs aufgezeigt, über die Zauberformel 'Unzumutbarkeit' für die Gesellschaft die Tötung Behinderter, Pflegebedürftiger, Alter etc. legitimieren? Wer das Lebensrecht auch des schwächsten Menschen in Frage stellt, verneint Humanität." Wer nicht begreift, daß sich die Frage der menschlichen Existenz nicht nur zu Beginn des Lebens, sondern gerade heute immer mehr an dessen Ende stellt, vermag (in der Abruptio-Debatte) zu keinem ausgewogenen Urteil zu kommen [38].

Ich frage: was vermittelt dem Gesetzgeber den Optimismus, nur über Beratung Lebensschutz zu bewirken? Die Verfassungsrichter Mahrenholz und Sommer vertreten in ihrer abweichenden Meinung demgegenüber die wohl die Wirklichkeit genauer treffende Auffassung, „... daß rechtliche Mißbilligungen außerhalb des Strafrechts im Bereich des Lebensschutzes die Rechtsüberzeugungen der Bevölkerung nicht eigenständig prägen." Das Beratungsmodell basiert bislang zwangsläufig auf der bloßen Vermutung, daß über eine Strafandrohung weit weniger Tötungen verhindert werden als über eine qualifizierte Beratung. Die parteipolitischen, zum Teil schrillen Töne in der Auseinandersetzung um die Ausgestaltung der Beratung, der Finanzierung des Abbruchs und der Strafnormen gegenüber dem familiären Umfeld machen deutlich, wie sehr sich die Erwartungen und Hoffnungen der Bundesverfassungsrichter von der in dieser Gesellschaft dominierenden Wirklichkeit abheben.

Die Reform der Reform wird wohl über den Vermittlungsausschuß in der Hoffnung auf neue Mehrheiten in die dritte Runde gehen. Sie ist erneut zum Wahlkampfthema geworden. Beim Blick auf den sozialpolitischen Aspekt des Urteils, ist zu konstatieren, daß dieser Staat, nach den Worten von Staatssekretärin C. Yzer, noch immer in einem verfassungswidrigen Zustand gegenüber seinen Familien lebt. Die so schon unzureichenden Sozialhilfebestimmungen für junge Familien, Mutter und Kind, Heime für alleinstehende Schwangere, Elternnähe für Alleinerziehende, Kindergeld, Kinderfreibetrag etc. sind nicht eingelöst. Frau Bockenheimer-Lucius [4] fragt zu Recht: „Wann wird sich die Einsicht durchsetzen, daß der Staat erst dann redlicherweise von der Rechtspflicht zum Schutz des ungeborenen Lebens sprechen darf, wenn er selbst per Gesetzgebung dazu verpflichtet, den betroffenen Frauen eine Lebensgestaltung zu ermöglichen, die ihnen die Entscheidung zum Kind leichter macht.'' Es bedarf dringend einer verfassungsrechtlich gebotenen familienpolitischen Strukturreform dieses Sozialstaates. Nicht hinzunehmen ist, daß Politik und Gesellschaft zur Entlastung ihrer Schuldgefühle diese auf uns Frauenärzte abwälzen.

Nach meinem Verständnis und nach unserer Berufsordnung ist die Tötung Ungeborener daher nur über den Ansatzpunkt der Notstandshilfe möglich: Verbindung mit der Mutter gegen die von ihr nicht zu tragende Belastung (unzumutbare 'Opfergrenze') durch das wachsende Kind. Nur dieses Verwobensein, dieses Sicheinlassen im tiefsten emotionalen Sinne, eben das Gegenteil des bloßen medizintechnischen Handelns, kann in ausweglos erscheinender Situation zur Schuldaufnahme im Töten führen. So verstanden kann auch die Verweigerung eines Schwangerschaftsabbruchs einmal nicht frei von Schuld sein. „Nicht Schuldlosigkeit, sondern die Bereitschaft, Befähigung zur Schuldübernahme (ist) die Bedingung dafür, daß ein Mensch diesen Beruf annehmen darf'' [14].

Meine Damen und Herren – ich spreche vom Anspruch der Gesellschaft an uns. Wir werden als Götter in Weiß beschimpft und gleichzeitig zu Göttern über Leben und Tod erhoben. In der Reformdebatte im Bundestag zur Neuregelung des § 218 existierten wir praktisch nicht. Die vollzogene Spaltung unserer Berufsgruppe wurde wohl als gegeben zugrunde gelegt. Nur so kann man auch von der den obersten Landesbehörden und Kammern übertragenen Organisation einer ausreichenden und flächendeckenden Umsetzung der Fristenlösung mit Pflichtberatung sprechen. Die bereits im 5. Strafrechtsreformgesetz und nun für das gesamte Deutschland verankerte Freistellungsklausel (Art. 2, Abs. 1 i. V. mit Art. 12, Abs. 1 GG und § 5, S. 3 der BO), wonach der Arzt nicht gegen seine Überzeugung und gegen sein Gewissen verpflichtet werden darf, Schwangerschaftsabbrüche vorzunehmen, hat in praxi oft nur rechtsphilosophische Bedeutung. Für viele unmerklich ist in unser Fach ein neues Qualitätsmerkmal eingeführt. Ich spreche von den indirekten Zwängen, die ihrem Berufsethos verpflichtete Ärzte diskriminieren und auch Berufschancen begrenzen können. Immerhin hat das BVerfG die Rechtsprechung des Bundesverwaltungsgerichts (BVerwGE 89,260 – NJW 1990, 773) aufgehoben, derzufolge Ausschreibungen und Nachfolgeregelungen von Chefarztpositionen davon sollen abhängig gemacht werden können, daß der Bewerber bereit ist, an Schwangerschaftsabbrüchen mitzuwirken. Andererseits wird man nach der Interpretation von Eser [5] im Hinblick auf den in Art. 4 des 5. Strafrechtsreformgesetzes in der Fassung des Art. 15, Nr. 2 des SFHG anerkannten Sicherstellungsauftrags an die Länder, Kommunen bzw. Kliniken nicht verhindern können, bevorzugt solche Ärzte einzustellen, die bereit sind, an Schwangerschaftsabbrüchen mitzuwirken. Es gilt, jede Art wechselseitiger Diskriminierung zu vermeiden, was eine gegenseitige Abgrenzung nicht ausschließt.

Für unsere Fachgruppe von außerordentlicher Bedeutung ist die Zurückweisung des Urteils des 6. Senats am BGH durch das BVerfG: „Die rechtliche Qualifikation des Daseins eines Kindes als Schadensquelle kommt dagegen als verletzende Unantastbarkeit der Menschwürde des Kindes von Verfassung wegen (Art. 1, Abs. 1 BG) nicht in Betracht. Deshalb verbietet es sich, die Unterhaltspflicht für ein Kind als Schaden zu begreifen." Das Bundesverfassungsgericht (Leitsatz 14 des Urteils) bezieht diese Aussage nicht nur auf fehlgeschlagene Schwangerschaftsabbrüche, sondern auch auf Sterilisationsversager. Der aus dem BGH-Urteil abgeleitete Gedanke, das Kind könne eine Schadensquelle sein, hatte in der Vergangenheit den Schutz des ungeborenen Lebens geschwächt und stand insofern im Widerspruch zum Prinzip des Lebensschutzes. Bislang hält der BGH nach eingehender Überprüfung seiner Rechtsprechung an seinem Urteil fest. Instanzgerichte haben jedoch mittlerweile unter Berufung auf das Urteil des BVerfG – gegen den BGH – ihre Rechtssprechung revidiert.

Den für die Position der Ärzte tiefsten Widerspruch sehe ich darin, daß mit Aufhebung des Strafrechtsschutzes Töten – auch ohne Indikation – legitimiert wird, das Ergebnis der Tat jedoch rechtswidrig bleibt. Dieser innere Widerspruch des Karlsruher Urteils zwischen dem aufgrund der Einmaligkeit und individuellen Menschenwürde (Art. 1 u. 2 des GG) hohen normativen Anspruchs hinsichtlich des Lebensschutzes für jeden einzelnen vorgeburtlichen Menschen und einer der real existierenden Wirklichkeit angepaßten Lösung wird vom Staat uns Frauenärzten zugemutet. Es ist ein sehr schwer nachvollziehbarer moralischer Spagat, daß ethisch und „ärztlich vertretbar" sein soll, etwas Rechtswidriges zu tun [5]. Das Gericht setzt in seinem Spagat auf eine Frauenärzteschaft, die in Anerkennung einer hohen Norm und der von ihr abgeleiteten Rechtswidrigkeit dennoch, weil straflos, tötet. Wer hält das aus? Wer seine ethische Entscheidung an dem Urteil des BVerfG orientiert, kann und darf keinen Abbruch durchführen. Ein als rechtswidrig deklarierter Eingriff verstößt erst recht gegen das Standesrecht (§ 1, Abs. 2).

Lassen wir uns nicht noch weiter korrumpieren – der Manipulation auch auf anderen Feldern, z. B. der „Allokation", wird sonst Tür und Tor geöffnet.

Auch wenn meine Gedanken zu Anspruch und Wirklichkeit des Schwangerschaftsabbruchs nach Ihrer Einschätzung fern aller Wirklichkeit sein sollten – eine humane Gesellschaft kann das millionenfache Töten, zumal in einer Zeit möglicher vielseitiger Prävention, nicht akzeptieren und vor dem Hintergrund eines überhöhten Anspruchs und der Akzeptanz des Tötens als vorgegebene Wirklichkeit nur noch über das „Wie" diskutieren. Wir fordern immer schärfere Schutzvorschriften in der Ökologie, z. B. im Tier- und Pflanzenschutz, was in vertretbaren Grenzen volle Unterstützung verdient. Wir sind jedoch dabei, die Grundwerte einer menschlichen Gesellschaft zu pervertieren, wenn wir den Schutz der Tiere höher als den der Menschen garantieren. Und es müßte doch zum Nachdenken zwingen, daß die gesellschaftlichen Gruppen, die z. T. militant für den Tierschutz eintreten, ein rigoroses Embryonenschutzgesetz einforderten, in den Entwürfen des Fortpflanzungsmedizingesetzes (siehe unten) ihre Forderungen fortschreiben sich gleichzeitig für die *ersatzlose* Streichung (kein Beratungsmodell) des § 218 engagieren.

Wir haben zur Kenntnis zu nehmen, daß heute Legalität und Ethik in vielen Bereichen nicht mehr deckungsgleich sind, zumal eine Gesetzgebung immer von ethischen Minimalpositionen ausgeht. Dem einzelnen Arzt können Gesetze und Verordnungen die Bürde konkreter ethischer Entscheidungen, oft auch im Sinne von Güterabwägungen, nicht abnehmen. Im Unterschied zu Rechtsnormen ist das Wesen ethischer Grundsätze, daß Gesetzesbestimmungen, Empfehlungen, Richtlinien und Entscheidungen Dritter, also auch der Patienten, immer nur Entscheidungshilfen anbieten, nie jedoch von der persönlichen und sittlichen Verantwortung zu entlasten vermögen. Die scheinbare Sicherheit des Rechts versagt in Grenzfragen – es läßt den Arzt im Stich. Er muß zurückgreifen auf sein Gewissen, die letzte Instanz sittlicher Entscheidungen. „Es gibt letzte Rechtssätze, die so tief in der Natur verankert sind, daß sich alles, was als Recht und Gesetz, Moral und Sitte gelten soll, im letzten nach diesem Naturrecht, diesem über den Gesetzen stehenden Recht auszurichten hat" [32].

Embryonen- und Fortpflanzungsmedizingesetz

Mit Blick auf die moderne Reproduktionsmedizin, die Geburtshilfe und den Schwangerschaftsabbruch wird der Januskopf des medizinischen Fortschritts unserer ärztlichen Position besonders deutlich: „Wir sind Helfer zum Tode und Helfer zum Leben" [50]. Die Gesellschaft erwartet, wie schon gesagt, daß wir nach von ihr vorgegebenen „Indikationen" und neuerdings auch indikationslos (nach Pflichtberatung) Leben vernichten und bei Wunsch nach einem Kind unter Einsatz neuer reproduktionsmedizinischer Techniken im Sinne einer assistierten Fortpflanzung an der Menschwerdung mitwirken (ausführlich: [17, 19]).

Die extrakorporale Befruchtung und alle von ihr abgeleiteten Verfahren der assistierten Fortpflanzung sind Ergebnisse moderner Medizintechnik. Dieses neue „Können" wird nach der Atomkernspaltung als das bedeutendste und gleichzeitig auch als das umstrittenste Ergebnis wissenschaftlicher Forschung dieses Jahrhunderts angesehen. Der Übergang von der physikalisch-nuklearen zur biologisch-nuklearen Epoche ist vollzogen [54]. Werden Ethik und Recht, die machtvollen, im internationalen wissenschaftlichen wie wirtschaftlichen Wettbewerb vorandrängenden Entwicklungen der Befruchtungs- und Genbiologie noch binden können, oder wird die Theorie der Eigengesetzlichkeit der technischen Fortschritte ihre Bestätigung erfahren [53]?

Der zentrale Einwand gegen die moderne Reproduktionsmedizin basiert auf der Aussage, die Wissenschaften der Psychosomatik, Psychologie, Soziologie und die Lehre von der geistigen Person des Menschen in bezug auf die Qualität künstlicher Befruchtung seien fast nicht entwickelt. Die moderne Fortpflanzungstechnologie sei ohne ein anthropologisches Konzept übernommen und weiterentwickelt worden, ohne auf die leib-seelische Natur des Menschen Rücksicht zu nehmen [35]. Der Mensch besitze, so Spaemann [47], auch eine Zeitgestalt. Es gehöre zu dieser Gestalt als Repräsentation des Unbedingten, „daß ihr Anfang und Ende nicht das Resultat zweckrationalen Machens anderer Menschen sind" und daß ihr Anfang „anläßlich eines menschlichen Aktes geschieht, der zwei Menschen als Liebende im ganzen integriert und der gar nicht unmittelbar die Hervorbringung eines 'Werkes' zum Ziel hat."

Ich stimme der Forderung zu, daß die modernen Techniken der Sterilitätstherapie sich daran messen lassen müssen, ob sie auf Dauer der Entfaltung des Menschseins förderlich sind. Es ist in jedem Einzelfall zu prüfen, ob die Therapie tatsächlich der Erfüllung des gemeinsamen Kinderwunsches der Eltern und nicht nur der Herstellung des Selbstwertgefühls des sterilen Paares dienen soll. Bei aller Anerkennung des Leidensdrucks der Partner ist die Behandlung vor allem auf das künftige Wohlergehen des Kindes auszurichten, anderenfalls würde das Kind als Objekt, als Mittel zum Zweck mißbraucht. Hinter vehement vorgetragenem Kinderwunsch stehen oft Probleme, die viel mit den Wünschen der Eltern, oft aber soviel wie nichts mit dem gewünschten Kind zu tun haben [35]. Stauber prägte in diesem Zusammenhang zu Recht den Begriff vom überwertigen Kinderwunsch [48].

Es ist auch nicht zu leugnen, daß die moderne generative Medizin sozialethische und sozialpolitische Fragen aufwirft. Es ist evident, daß es bei jedem medizinischen Fortschritt einer gesellschafts- und gesundheitspolitischen Antwort auf die Frage bedarf, was die Solidargemeinschaft zu finanzieren bereit ist (s. oben: „Rationalisieung des Gesundheitswesens").

Es wird deutlich, wie medizinischer Fortschritt auf der einen und die Begehrlichkeit des Menschen auf der anderen Seite Arzt und Patient herausfordern, ethische Grenzen wahrzunehmen und anzuerkennen. Die These manch eines sog. progressiven Forschers ist, wenn auch weit verbreitet, nicht haltbar, nämlich daß sich Ethik und Recht jeweils dem neuen Können anzupassen haben. Die Anerkennung einer Anpassungsethik würde eine Ethik der Machbarkeit aufbauen und bei den uns anvertrauten Patienten die beschriebene Anspruchsspirale noch weiter ankurbeln. Lange vor dem Gesetzgeber haben wir Ärzte nach mehrjährigem, intensivem und interdisziplinärem Dialog sowohl in der Benda-Kommission [2] als auch in der Arbeitsgruppe der Bundesärztekammer „Richtlinien zur Durchführung von In-vitro-Fertilisation und Embryotransfer und des intratubaren Gameten- und Embryotransfers als Behandlungsmethode menschlicher Sterilität" verbindlich erlassen [39, 40].

In der gesellschaftspolitischen Wirklichkeit befinden wir uns in einer antagonistischen Situation. Es gibt Gruppen, welche die Tötung im Mutterleib bis zur 12. Woche p.c. tolerieren bzw. fordern, d.h. in der „reinen" – und vom BVerfG verworfenen – Fristenlösung jede strafrechtliche Einengung der Tötung menschlichen Lebens im Mutterleib (Beratungsmodell) ablehnen, gleichzeitig aber im Embryonenschutzgesetz (ESchG) strenge strafrechtliche Schutzgebote für den Embryo außerhalb der Frau anerkannten und forderten. Auf die Perversion dieses Denkens habe ich bereits hingewiesen.

Nach dem seit dem 01.01.1991 in Kraft getretenen ESchG, in welchem m. E. auch die klinischen Grenzziehungen bereits erfolgt sind, werden wir nun mit dem Musterentwurf eines Gesetzes zur Regelung der künstlichen Befruchtung konfrontiert. Der Entwurf soll, so heißt es, die im ESchG enthaltenen strafrechtlichen Vorschriften um die erforderlichen gesundheitsrechtlichen Regelungen ergänzen, um auf diese Weise zu einer Gesamtregelung der Fortpflanzungsmedizin zu kommen. Er sieht u. a. vor, 3 klinische Therapieansätze einer gesetzlichen Regelung zu unterwerfen:

- die intrazytoplasmatische Spermatozoeninjektion (ICSI) in die Eizelle
- die heterologe Insemination und
- die Kryokonservierung von Embryonen.

Die ICSI in die Eizelle scheint nach bisher vorliegenden Ergebnissen die erste erfolgversprechende Therapie der andrologischen Sterilität zu werden. Sie wird im Gesetzentwurf mit dem Hinweis auf die „Gefahr der Manipulation durch den Menschen und bei weiterer Entwicklung die Gefahr der gezielten Menschenzüchtung" unter § 8 gesetzlich verboten. Das so mißverständliche Wort „Manipulation" suggeriert dem Laien einen Eingriff in die Keimbahn („Menschenzüchtung"). Tatsächlich geht dieses Manipulieren, ein Grundmerkmal medizinischen Handelns, nicht über die im Embryonenschutzgesetz zugelassene In-vitro-Fertilisation (IVF) hinaus. Eingriffe in die Keimbahn – sollten sie jemals möglich werden (?) – sind im ESchG eindeutig unter Strafe gestellt. Wir verkennen nicht die Möglichkeit des Mißbrauchs – was jedoch den rechten Gebrauch ethisch nicht verbietet.

Ob die heterologe Insemination unter eine gesetzliche Regelung gestellt werden soll, ist primär eine ethische, juristische und vor allem eine gesellschaftspolitische Problematik. Die zentralen ethischen Bedenken richten sich darauf, daß mit dieser Methode die bestehende Familienstruktur unterlaufen wird [15]. Eine gesetzliche Regelung wird wohl besonders mit Blick auf das Kind zu unterstützen sein. Zu beachten bleibt, daß mit der ICSI in Zukunft eine Vielzahl heterologer Inseminationen sich erübrigen werden!

Die Kryokonservierung von Eizellen *vor* Abschluß der Befruchtung (Vorkernstadium) hilft Risiken für die Frau und Kosten sparen, da auf eine Wiederholung der medikamentösen und operativen Behandlung verzichtet werden kann. Das Einfrieren von Embryonen ist in unserem Lande ebenfalls wie die Leihmutterschaft, die Eispende und die Klonierung etc. – durch das Embryonenschutzgesetz verboten. Es besteht daher nach der veröffentlichten Stellungnahme [49] der Repräsentanten der betroffenen nationalen und europäischen Gesellschaften kein Handlungsbedarf für eine weitere gesetzliche Barriere, ohne daß bisher in unserem Lande Vorfälle bekannt geworden wären, die die Androhung drakonischer Strafen rechtfertigen würden. Immerhin scheint die zitierte Stellungnahme zu Nachdenklichkeit angeregt zu haben, wie erste Verlautbarungen aus dem Bayerischen Staatsministerium für Arbeit und Sozialordnung, Familie, Frauen und Gesundheit erkennen lassen. Es darf nicht sein, daß die Politik „Meinungen" des Volkes entgegen dem Sachverstand der klinischen Wissenschaft zur Grundlage eines Gesetzes macht. Wir stimmen Schreiber [46] zu: „Die Fragen gehen elementar auch Nichtärzte an; sie sind Angelegenheit der Allgemeinheit und damit des Rechts." Es geht mir um die Qualität des Denkens. Immerhin war die berechtigte Forderung der „Richtlinien" [40] nach einer institutionellen, sanktionsfähigen Kontrolle seit 1986 durch die „Zentrale Kommission der Bundesärztekammer zur Wahrung ethischer Aspekte bei der Forschung an frühen menschlichen Embryonen" umgesetzt und ohne notwendige Ahndung eines Verstoßes erfolgreich tätig. Bei aller Anerkennung der Rechtshoheit wird es für das Zusammenwirken im europäischen Raum und auch weltweit von hoher Bedeutung sein, in den Grundentscheidungen und gesetzgeberischen Aussagen weitestgehenden Konsens herzustellen. Überrascht haben wir zur Kenntnis zu nehmen, daß Frankreich im Bereich der Reproduktionsmedizin in der Vergangenheit weit weniger restriktiv als die Bundesrepublik, jetzt ein in Teilbereichen deutlich reglementierenderes Gesetz erläßt.

Schlußbemerkung

„Zwei Leben – Anspruch und Wirklichkeit." Ich zeigte auf, daß das medizinisch Machbare heute vielfach über das berufsethische und rechtliche Dürfen und Sollen hinausreicht. Es ist auch sozio-ökonomischen Zwängen ausgesetzt. Diese Erkenntnis bedeutet konkret, die Begehrlichkeit des Menschen, seine oft auch neurotische Anspruchshaltung – zum Teil durch uns induziert – kritisch zu reflektieren. Humane Medizin muß in Zukunft auch vom Verzicht her wirken. Der unwiderstehlichen Verführung durch das Machbare ist standzuhalten. Die Frage nach dem für den Patienten Sinnvolle ist immer dringender zu stellen.

Kein Berufsstand ist besser als jene Gemeinschaft aus der er hervorgeht und in der seine moralischen Wurzeln stehen [22]. Dennoch – wir sind aufgerufen, mit jedem neuen möglichen Schritt der biomedizinischen Technik jene Grenze zu suchen, wo die Medizin der Utopien, die inhumane Medizin beginnt. Es geht jeweils um eine ethisch verantwortbare Medizin, wobei die Verantwortung des Arztes niemals von der Verantwortung jedes einzelnen unserer Gesellschaft zu trennen ist. „Wir müssen uns moralisch 'strapazieren', dürfen niemals in der Anspannung nachlassen, neben der professionellen Kompetenz auch die professionelle Ethik aufrechtzuerhalten, die nicht umsonst gerade im ärztlichen Bereich ein besonderes Gewicht erhielt. Ihr Fehlen ist nämlich nur durch einen besonders hohen Grad an Unfreiheit und höchst unzulänglich zu kompensieren", – so Frau Höhler [21] in ihrem Festvortrag anläßlich der letzten Tagung unserer wissenschaftlichen Gesellschaft in Berlin. Karl Jaspers [23] nannte in diesem Sinne das Tun des Arztes „konkrete Philosophie". Wir haben keine andere Wahl, als die Technik zur Förderung von Humanität zu nutzen. Es geht aber immer wieder entscheidend darum, diese Technik geistig, d.h. human zu bewältigen.

„Die Medizin wächst mit ihren Fortschritten immer mehr in schwierige sittliche und weltanschauliche Fragestellungen hinein. Sie wird zum Grenzgänger von Philosophie und Ethik. Vom Selbstverständnis der modernen Medizin her ist das höchst paradox. Diese ist nämlich als Wissenschaft von der Natur wertfrei gedacht. Aber es endet bei fundamentalen Wertfragen. Einer der menschlichsten aller Berufe ist im Grunde heute einer der distanziertesten gegenüber den anthropologischen Grundfragen" [58].

Nicht Regression in eine zaudernde Defensivmedizin und Repression der Forschung, sondern eine *Ethik* der ärztlichen Verantwortung ist gefordert, d.h. jede durch medizinisch-technischen Fortschritt ausgelöste neue Wirklichkeit zu bewältigen, was bei der sich immer schneller windenden Zeitspirale großer geistiger Anstrengung bedarf, will die Ethik nicht stets zu spät kommen [57] und zur Anpassungsethik verkümmern. Intensivierung der moralischen und kulturellen Diskussion um Ziele, Aufgaben und Grenzen der Medizin mit all ihren wissenschaftlichen Möglichkeiten und Tendenzen ist das Gebot der Stunde. Um dies zu begreifen und unser ärztliches Tun in diesem Sinne zu bewältigen, bedarf es nicht nur einer intellektuellen und auf den Moment hin ausgerichteten artifiziellen Ausbildung zum Forscher und Arzt, sondern einer lebenslangen Entwicklung der persönlichen Kritikfähigkeit und der Sensibilität für ethische Fragen und darin einer sich ständig weiterbildenden Selbstbesinnung.

Versuchen wir, diesem hohen Anspruch gerecht zu werden!

Literatur

1. Berufsordnung für die deutschen Ärzte (1983) In: Dt. Ärztebl. 80:75
2. Bericht der Benda-Kommission (1986) In-vitro-Fertilisation, Genomanalyse und Gentherapie. Der Bundesminister für Forschung und Technologie. J. Schweitzer, München
3. Biermann H (1992) Die Gesundheitsfalle: Der medizinisch-industrielle Komplex. Hoffmann & Campe
4. Bockenheimer-Lucius G (1993) Anmerkungen zum Urteil des Bundesverfassungsgerichtes zur Neufassung des § 218 StGB. Ethik Med. 5:158
5. Eser A (1994) § 218 Urteil des Bundesverfassungsgerichts – Probleme und Konsequenzen. Gesundheitspolitische Gespräche, Schering Heft 15
6. Esser R (1992) Der Arzt im Abtreibungsstrafrecht – Schriften zum öffentlichen Recht, Bd. 24. Dunker & Humblot, Berlin
7. Friedberg V (1989) Zukunftsperspektiven in der Gynäkologie und Geburtshilfe. Gynäkologie u. Geburtshilfe, Referat 17. 03. 1985, G. Thieme
8. Frühwald W Die hilflose Vernunft – Zur Diskussion um Verantwortung und Risiko in der modernen Wissenschaft. Referat 04. 05. 1994, München
9. Fuchs Ch (1992) Ethische Trends infolge medizinischen Fortschritts? Dt Ärztebl 89:B-2782
10. Funk F (1993) Das Gesundheitswesen und besonders das Krankenhaus im Spannungsgeld ,sozialer' Politik. Der Frauenarzt 34:37
11. Gallmeir WN (1992) Kostentreiber Krankenhaus? MMW 134:14
12. Geschwandtner-Andres P (1993) Ärzte werden ausgespart. Entwurf zum neuen Arbeitszeitgesetz. Dt Ärztebl 90:C-1538
13. Graßhof K (1993) Kommentar zum § 218 – Urteil. In: Thomas H, Kluth W (Hrsg) Das zumutbare Kind. Busse Seewald, Herford
14. Grewel H (1993) Medizin am Scheidewege – kritische Anfragen an eine technologisch orientierte Medizin. Ethik Med 5:170
15. Gründel I (1994) Kritische Anmerkungen zum vorliegenden Gesetzentwurf zu einer Anfrage des Staatsministeriums für Arbeit und Sozialordnung, Familie und Gesundheit vom 01. 02. 1994
16. Hepp H (1981) Schwangerschaftsabbruch aus kindlicher Indikation – anthropologisch-philosophische Aspekte des Arzt- Patientenkonflikts. In: Boland P, Krone HA, Pfeiffer RA, Bamberger Symposium, Kindliche Indikation zum Schwangerschaftsabbruch, Wiss Inf Milupa 7:33
17. Hepp H (1988) Reproduktionsmedizin im Spannungsfeld von Ethik und Recht. Der Gynäkologe 21:1
18. Hepp H (1992) An der Grenze von Leben und Tod: Lebensqualität – Sterbehilfe. Der Gynäkologe 25:117
19. Hepp H, Strowitzki Th (1993) Fortschritte auf dem Gebiet der Reproduktionsmedizin. Saarl Ärztebl 5:219
20. Hoerster N (1994) Beratung und Lebensrecht im Konflikt. Dt Ärztebl 91:A-815
21. Höhler D (1992) Der Preis der Freiheit ist die Verantwortung. Festvortrag, 49. Kongreß der DGGG. In: Notabene Medici 11:504
22. Huber JC (1992) Zur Ethik des Arztes. Gynäkol Geburtsh Rundsch 32:43
23. Jaspers K (1958) Die Idee des Arztes. In: Philosophie und Welt, München, pp 169
24. Jonas H (1984) Das Prinzip der Verantwortung – Versuch einer Ethik für die technische Zivilisation. Insel, Frankfurt
25. Kern E (1991) Echter und vermeintlicher Fortschritt in der Chirurgie. Abschiedsvorlesung, Würzburg
26. Krämer W (1992) Zit. bei D. Korbjubeit. In: Die Zeit 42:37
27. Laufs A (1992) Die Christen im Dienst am Leben. Herausforderungen der modernen Medizin. Kirche und Gesellschaft, Nr. 191, I P Bachem-Verlag, Köln
28. Laufs A (1986) Arzt und Recht im Wandel der Zeit. MedR pp 164
29. Lauter H, Meyer JE (1992) Die neue Euthanasie-Diskussion aus psychiatrischer Sicht. Fortschr Neurol Psychiat 60:441

30. Lauter H (1989) Die Sorge um den Kranken gibt dem eigenen Leben Würde. Leserbrief FAZ, 15. 09. 1989
31. Lutterotti, von M (1988) Essener Gespräch zum Thema Staat und Kirche (22).Marré H, Stüting J (Hrsg.) Schutz des menschlichen Lebens an seinem Beginn und seinem Ende im Bereich von Naturwissenschaft und Medizin. Aschendorff, Münster
32. Mitscherlich A, Mielke F (1960/1985) Medizin ohne Menschlichkeit. Fischer, Stuttgart
33. Noetzel Th (1990) Der perfekte Körper – Krankheit und Tod in dynamischen Zeiten. Die neue Gesellschaft, Frankfurter Hefte 9: 792
34. Pechstein I (1993) Das Lebensrecht bewußt machen. Rhein Merkur Jg. 48, 27: 23.04.1993
35. Petersen P (1985) Manipulierte Fruchtbarkeit (psychosomatisch – psychologische Aspekte der In-vitro-Fertilisation und anderen Fertilitätstechnologien). In-vitro-Fertilisation, Genomanalyse und Gentherapie. J Schweitzer, München
36. Pieper A (1993) Individualismus und Grundwerte. Zur Debatte, 23 Jg 3: 23
37. Pinkau K (1993) Vorbehalte gegenüber der Technik? Zur Debatte14, Nov./Dez.
38. Ratzel R (1993) § 218 und kein Ende? ... Frauenarzt 34: 6
39. Richtlinien zur Durchführung von In-vitro-Fertilisation (IVF) und Embryotransfer (ET) als Behandlungsmethode der menschlichen Sterilität (1985) Dt Ärztebl 82: 690
40. Richtlinien zur Forschung an frühen menschlichen Embryonen (1985) Dt Ärztebl 82: 3757
41. Scheidel P (1981) Habilitationskolloquium vor der Medizinischen Fakultät der Universität des Saarlandes
42. Schildberg FW (1993) Aktuelle Aspekte der Chirurgie. Chirurg BDC, 32 Jg, Nr. 1
43. Schipperges H (1978) Möglichkeiten, Grenzen und Rechtfertigung ärztlichen Handelns. Festvortrag vor der 42. Versammlung der Deutschen Gesellschaft für Gynäkologie und Geburtshilfe. München, 1978. Arch Gynäk 228: 949
44. Schoene-Seifert B (1989) Ethik der Mittelverteilung im Gesundheitswesen. Sonderbeilage Ärztebl. Baden-Württemberg 10/89, aus Med. Ethik 33, Denkmer-Verlag Stuttgart
45. Schröder D (1993) Kein Überleben ohne Risiko. SZ 286, 11./12.12.1993
46. Schreiber HL (1984) Notwendigkeit und Grenzen rechtlicher Kontrolle der Medizin. Göttinger Universitätsreden 71
47. Spaemann R (1985/1986) Über den Begriff der Menschenwürde. In: Scheidewege 15: 20 ff, 33
48. Stauber N (1986) Versuche mit den zukünftigen Menschen - die neue Reproduktionsmedizin. In: Helmchen H, Winau R (Hrsg) Versuche mit Menschen in Medizin, Humanwissenschaft und Politik 150, De Gruyter, Berlin New York
49. Stellungnahme – zum Musterentwurf eines Fortpflanzungsmedizingesetzes (1994) Frauenarzt 35: 382
50. Stoll P (1980) Arzt und Schwangerschaftsabbruch, Überlegungen zur ärztlichen Ethik. Dt Ärztebl 77: 607
51. Ulsenheimer K (1991) Defensives Denken in der Medizin. Irrweg oder Notwendigkeit? H. Neuffer Stiftung, Schriftenreihe Bd 11. Hammerstein J, Schlungbaum W (Hrsg) 11. Symp. f. Juristen u. Ärzte. Dt Ärzteverlag Köln
52. Urteil des 2. Senats des Bundesverfassungsgerichts vom 28. Mai 1993 über die Verfassungsmäßigkeit von Vorschriften des Schwangeren- und Familienhilfegesetztes (SFHG u. a.). Dt Bundestag 12. W. P., B-T-Drs. 12/2605 (neu) 12/2875 – 2BvF 2/90 – – 2BvF 4/92 – – 2BvF 5/92
53. van der Pot IHJ (1985) Die Bewertung des technischen Fortschritts. pp 735 ff
54. Viater HA (1978) Die Angst vor dem Homunculus. Neue Ordnung, 32: 364
55. Vilmar K (1993) Entbürokratisierung und Qualitätssicherung vorrangig. Zit. bei H. Clade. In: Dt Ärztebl 90: C-654
56. Wagner HJ (1992) Konsumgesellschaft und Tötungsdelikte an alten Menschen. Dt Ärztebl 89: C-690
57. Wehowski S (1991) Die Ethik kommt immer zu spät. SZ 28./29.03.1991
58. Wölber HO (1981) Heilsame Grenzen. Über Humanität der gegenwärtigen Medizin. Dt Ärztebl 78: 519

59. Zander J (1976) Arzt und Patient. Erwartungen und Wirklichkeit. In: Zander J (Hrsg) Arzt und Patient. Erwartungen und Wirklichkeit, Patmos, Düsseldorf
60. Zander J (1989) Beginn menschlichen Lebens – Schutz menschlichen Lebens. Bay Ärztebl 12:536
61. Zander J (1993) Entwurf einer Medizinethik aus der Sicht eines deutschen Arztes. Seminar des Frauenarztes, 3. Jg, 1:11

Teil I

Minimal-invasive Chirurgie und Qualität

Einführung

H. A. Hirsch

Die Minimal-invasive Chirurgie (MIC) ist heute zweifellos das aktuellste Thema der operativen Medizin, und der Präsident unserer Gesellschaft hat es zu Recht an den Anfang dieses Kongresses gestellt. Die operative Endoskopie hat im letzten Jahrzehnt eine geradezu stürmische Entwicklung durchgemacht, die bei weitem noch nicht abgeschlossen ist. Zu dieser Entwicklung hat die Gynäkologie, und nicht zuletzt die deutsche Gynäkologie, einen vorrangigen Beitrag geleistet. Zu nennen ist vor allem Kurt Semm, der zu Recht als Pionier dieser Entwicklung gilt.

Das Spektrum der endoskopischen Operationen ist groß. Ständig erscheinen neue Berichte über weitere Eingriffe, die endoskopisch durchgeführt werden. Sie reichen von der Operation der Intrauteringravidität bis zur Hysterektomie, von der Kolposuspension zur Behandlung der Harninkontinenz bis zum Anlegen einer Neovagina, von der Myomektomie bis zur Metroplastik und von der Entfernung eines Ovarialtumors – Tumors, nicht nur Zysten – bis zur Radikaloperation des Zervixkarzinoms.

Dabei geht es nicht nur um einen anderen Zugang, der als minimal-invasiv bezeichnet wird, sondern in vieler Hinsicht um neue Operationsmethoden mit eigenen Instrumenten, neuen Techniken, z.B. der Aquadissektion, vielfältiger Anwendung des Lasers und indirekter Sicht über Monitoren; es geht auch um geänderte Indikationen und um ein anderes Komplikationsspektrum als bei den sog. „klassischen" Operationsverfahren. Unverändert geblieben ist das therapeutische Ziel der Eingriffe.

Das Operationstrauma wird um die Belastung der Laparotomie gemindert. Die Vorteile der minimal-invasiven Chirurgie liegen auf der Hand; ich brauche sie nicht aufzuzählen. Es sind jedoch noch viele Fragen offen, die untersucht und geklärt werden müssen. Die Evaluation der endoskopischen Operationen in Bezug auf Sicherheit und auf langfristige Ergebnisse hat erst begonnen.

Wie steht es um die Ausbildung? Sind die endoskopischen Techniken allen zukünftigen Operateuren zu vermitteln? Wo liegt die Grenze zwischen der Grundausbildung und der fortgeschrittenen Weiterbildung? Inwieweit ist eine gründliche Ausbildung in herkömmlicher und endoskopischer Technik in einer begrenzten Ausbildungszeit möglich? Steht dazu eine ausreichende Anzahl von Operationen zur Verfügung oder besteht die Gefahr der ungerechtfertigten Erweiterung der Indikationsstellung, wofür es auf anderen Gebieten der MIC bereits Hinweise gibt. Wie steht es mit der Qualitätssicherung? Die Reihe ließe sich fortsetzen, ich muß aus Zeitgründen darauf verzichten; zu diesen Fragen werden wir bei den folgenden Vorträgen einiges hören.

Allgemeine Gesichtspunkte der endoskopischen Chirurgie – endoskopische Hysterektomie

K. Semm

Anfangs diente die Coelioskopie (Kelling, 1901) und Laparoskopie (Jakobaeus, 1910) (weitere Namensgebungen s. Semm, 1974) ausschließlich der Diagnostik in der inneren Medizin. Inauguriert von Palmer (1942) und später von Frangenheim und Schwalm bemühte man diese Technik in der Gynäkologie hauptsächlich zur Sterilitätsdiagnostik. Anfang der 60er Jahre war aber (Abb. 1) die Laparoskopie in der Gynäkologie obsolet. Wegen Zwischenfällen wurde der Laparotomie, auch in diagnostischen Fragen der Sterilität, absolut der Vorzug gegeben. Durch „Entschärfung" der Technik der Laparoskopie in der Gynäkologie durch die Einführung von Kaltlicht, der CO_2-Pneu-Automatik und eines praktikablen 5 mm Instrumentariums incl. 5 mm Pelviskop (s. bei Semm 1974) wurde die Laparoskopie unter dem Namen Pelviskopie in der Gynäkologie in Deutschland akzeptiert. Man begann nach dem gelungenen Versuch der Eileitersterilisation mit monopolarem Hochfrequenzstrom durch Boesch in der Schweiz (1936) sukzessive auf dem Gebiet der Tubensterilität die entsprechenden Eingriffe, wie Salpingoplastik, Salpingostomie, instrumentell und apparativ in die Möglichkeit der pelviskopischen Operationskunst einzuführen. Es folgten dann die Übersetzung der Operationslehren nach Martius und Käser per laparotomiam in die Sprache der Pelviskopie: Pelviskopische Operationen, wie Myomenukleation, Ovarektomie, Ovar-Adnexektomie, Ovar-Zystenenukleation, radikale und konservative Therapie der Eileiterschwangerschaft wurden in Kiel Standardeingriffe, bis letztendlich 1980 die Appendektomie bei Endometriosis genitalis externa den Durchbruch der Pelviskopie von der Gynäkologie in die Allgemein-Chirurgie erreichte. Am 15. Sept. 1985 entfernte Mühe/Göttingen mit seinem neu entwickelten Galloskop das erste Mal eine Gallenblase per laparotomiam. Mit emotionellen Diskussionen brachte man Mühe vor den Staatsanwalt. Von Sept. 1985 bis März 1987 führte Mühe 94 Cholecystektomien durch. Trotzdem registrierte die Weltliteratur als erste laparoskopische Cholecystektomie Mouret 1987 in Lyon.

Obgleich auch über Kiel der Bann der allgemeinen Chirurgie lag, hatte man unter der Euphorie der Appendektomie und später der Darmnaht 1980 begonnen, die gelegentlich bei Ovarialtumoren schwierige vaginale Hysterektomie durch die Pelviskopie in bezug auf die Adnektomie etc. zu erleichtern. Vorausgegangen war der Wandel in den 40er Jahren in den USA von der supravaginalen Uterusamputation zur totalen, die dann nach Diskussion in den 50er Jahren durch maßgebliche deutsche Gynäkologen (Bumm, Knaus, Stöckel, Wagner, Weibel u. a.) dazu führte, daß auf der 33. Tagung der Deutschen Gesellschaft für Gynäkologie und Geburtshilfe in München 1960 der Beschluß gefaßt wurde, abdominal sei nur noch die Totalexstirpation der Gebärmutter durchzuführen. Dieser prophylaktische Gedanke

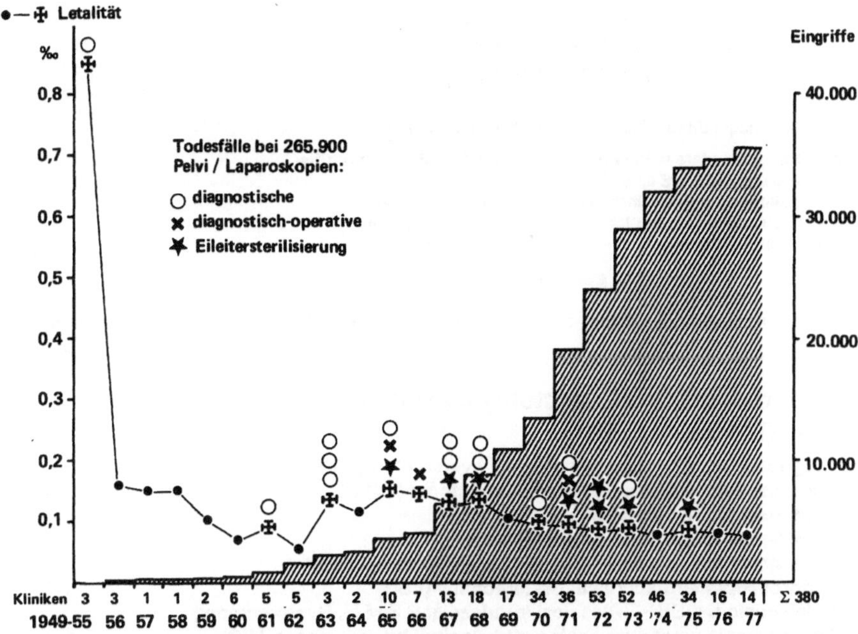

Abb. 1. Graphische Darstellung des Anstiegs der Pelvi-/Laparoskopie-Tätigkeit in Deutschland mit der Zahl der Neuzugänge/Jahr (Kliniken) und Auflistung der Zahlen der Todesfälle. Die Zahl der jährlich durchgeführten Pelvi-/Laparoskopien wurde geschätzt unter der Voraussetzung einer Gleichverteilung der Eingriffe in jeder Gruppe (nach dem Beginn) über die Jahre 1949–1977. Für jeden Jahrgang wurde die Letalitätsrate definiert nach

$$\frac{ax + by}{a + b} = z$$

(x, y Letalitätsraten bezüglich a und b; z Letalitätsrate bezüglich a + b). Die so geschätzten Letalitätsraten berücksichtigen das Risiko seit 1949 (Beobachtungszeitraum = 1949–1977) und sind somit nicht direkt mit den themengleichen Statistiken der USA vergleichbar

in der operativen Gynäkologie wurde unterstrichen durch die Einteilung von Ehlert in die „echten" Collumstumpf-Carcinome und die „unechten", wobei aber schon Martius mahnend den Finger erhob, „keine Berechtigung zur Verschiebung von Masse auf Einzelpersonen". Die Verurteilung der supravaginalen Uterusamputation geschah auch durch die in Abb. 2 aufgelistete Morbiditäte des zurückgelassenen Cervixstumpfes neben der zusätzlichen 0,3–1,9% (Tervilä, 1963) und 2–4% (Schwalm, 1967) Collumstumpf-Carcinom-Gefahr. Schon in meinem pelviskopischen Atlas 1984 wurde über den Beginn der pelviskopisch-assistierten vaginalen totalen Hysterektomie berichtet und diese Technik in mehreren Farbdiapositiven und Schemata dargestellt (Semm, 1984). Durch die pelviskopische Durchtrennung des Lig. infundibulum pelvicum etc. konnten auch größere Ova-

**Rechtfertigung des prophylaktischen Gedankens
zur totalen Hysterektomie**

**Stumpf-Carzinom Prophylaxe in
0,3 - 1,9% (TERVILÄ 1963)
2 - 4% (SCHWALM 1967)**

Pathologie des zurückgelassenen Kollumstumpfes:

häufig	Stumpfexudate u. Parametritis	17 - 82%	chron. Zervizitis
3%	Prolaps (nach TE 0,05%)	27%	Stenose
50%	gutartige Portioveränderung	16,2%	Polypen
2,4%	Kreuzschmerz, Kolpitis	4,1%	Empyem
100%	Fluor o. Blutung	4,1%	Endometriose

R. ELERT 1959

Abb. 2. Auflistung der Collum-Stumpf Komplikationen nach supravaginaler Hysterektomie

Laparoscopic hysterectomy classification
HARRY REICH 1994

1. Diagnostic laparoscopy with vaginal hysterectomy (TVH)
2. Laparoscopic assisted vaginal hysterectomy (LAVH)
3. Laparoscopic hysterectomy (LH)
4. Total laparoscopic hysterectomy (TLH)
5. Laparoscopic assisted abdominal hysterectomy (LAAH)
6. Laparoscopic supracervical hysterectomy (LSH)
7. Pelviscopic C*I*S*H* (Classical intrafascial S.E.M.M. Hysterectomy)
8. Laparoscopic vault suspension after vaginal hysterectomy (LVS)
9. Laparoscopic hysterectomy with lymphadenectomy
10. Laparoscopic hysterectomy with lymphadenectomy and omentectomy
11. Laparoscopic radical hysterectomy with lymphadenectomy

Abb. 3. Auflistung der derzeit in den USA benützten Namen für die laparoskopische Hysterektomie

rialtumoren bei der späteren vaginalen Hysterektomie leicht, ungefährlich und ohne Nachblutungsgefahr entfernt werden.

Bei Vorträgen erntete der Vortragende aber unter Hohngelächter und Zwischenrufen wie: „Herr Semm, wollen Sie mit Ihrer lächerlichen Methode vielleicht noch einmal die Gebärmutter herausnehmen"? nur Ignoranz.

Dadurch verlor die deutsche Gynäkologie den Anschluß an den Weltfortschritt.

Es ist ja nicht unüblich, daß eine Methode in Deutschland entwickelt und dann verlacht wird: Erinnern wir uns an E. Gräfenberg. Sein Kontrazeptionsring wurde 1934 von der Berliner Gynäkologen Gesellschaft verboten. 1964 existierten in den USA schon 48 Variationen (Semm, 1983), die dann, aus Amerika importiert, auch Deutschland eroberten!

In den USA was es Harry Reich, der 1989 seine Arbeit veröffentlichte „Die laparoskopische Hysterektomie". Er verstand darunter das laparoskopische Beginnen der Adnektomie und dann eine vaginale Hysterektomie zum Beenden der Operation. Darauf angesprochen, daß das ja mit laparoskopischer Hysterektomie praktisch nichts zu tun habe, entschied man sich in Amerika für den Namen LAVH „Laparoscopic Assisted Vaginal Hysterectomy) und in Abb. 3 sind die von Harry

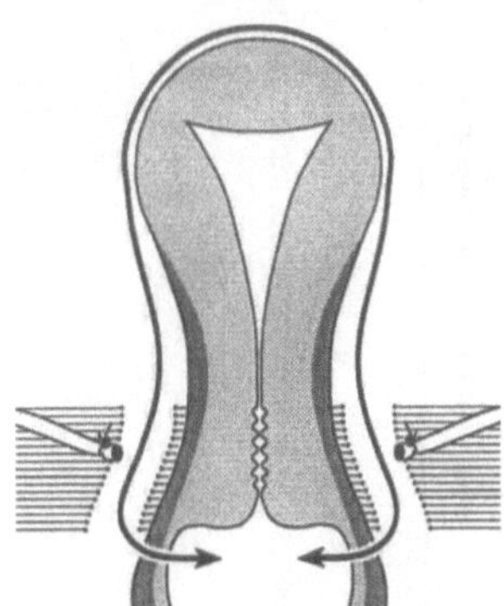

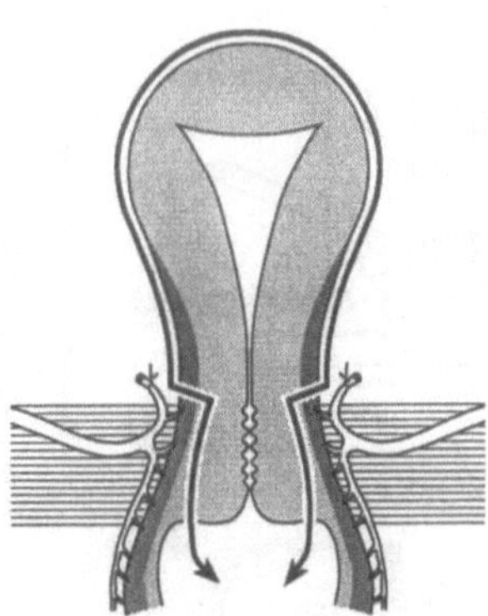

Abb. 4. Schematische Darstellung der Schnittführung und damit Denervationszone bei totaler Hysterektomie und bei C*I*S*H*, wobei deutlich wird, daß beim C*I*S*H*-Verfahren lediglich eine intrauterine Wunde entsteht

Reich (1994) aufgezählten Variationen dieser Operationskunst aufgelistet. Unter diesem Namen sind sie nach Europa zurückgekehrt und werden derzeit auch in Deutschland als „Amerikanische Methode" durchgeführt. Die deutsche Pionierarbeit von 1984 wurde nicht zur Kenntnis genommen!

In der Zwischenzeit entwickelten wir in Kiel, couragiert durch das Vorgehen von H. REICH, unsere C*I*S*H*-Technik (Classic Intrafascial Serrated Edged Macro Morcellated Hysterectomy). Sie ist als eine reine endoskopische Hysterektomietechnik zu akzeptieren. Es findet eine subtotale Hysterektomie statt, bei gleichzeitiger Ausschälung der Cervix mit einem besonderen Instrument (C*U*R*T* = Callibrated Uterine Resection Tool), nach der Methode, die Aldridge (Abb. 4a, b) schon in den 60er Jahren zur Schonung des Beckenbodens angegeben hatte.

Die 1960 in Deutschland allgemein eingeführte Totalexstirpation der Gebärmutter per laparotomiam/vaginam ist allgemein gesehen ein „Overtreatment" infolge sexueller Entpersonifizierung, genitaler Verstümmelung, endokriner Reduktion und Einschränkung der Partnerfunktion. Daneben ist bei diesen rein weiblichen Betrachtungen die Rolle des Mannes in seinem anatomischen und psychischen Bezug zum weiblichen Geschlechtstrakt völlig unberücksichtigt.

Zur Entfernung gutartiger Erkrankungen der Gebärmutter dient die intrafasziale Hysterektomie dem selben Zweck, bei gleichzeitigem Erhalt der Beckenbodentopographie, Ovardurchblutung, sexueller Integrität und Becken- und Rektumfunktion. Besonders hervorzuheben ist, daß bei der supravaginalen Hysterektomie das Partnerverhältnis beim Sexualakt keine Beeinträchtigung erfährt und die intime Scheidenpflege wegen Wegfalls der Zervixhöhle vor Entzündung etc. schützt (s. Abb. 2). Das postoperative Krebsrisiko nach Hysterektomie ist, wie Abb. 5 zeigt, identisch. Haben wir doch eine Morbidität (Krebsatlas N. Becker et al., 1984) von 18,48 pro 100 000 fürs Portio-Carcinom, wobei auf das Adeno-Carcinom im Collum eine Inzidenz von 5% = 0,92 und für das Plattenepithel-Carcinom von

Postoperatives Krebsrisiko nach Hysterektomie:

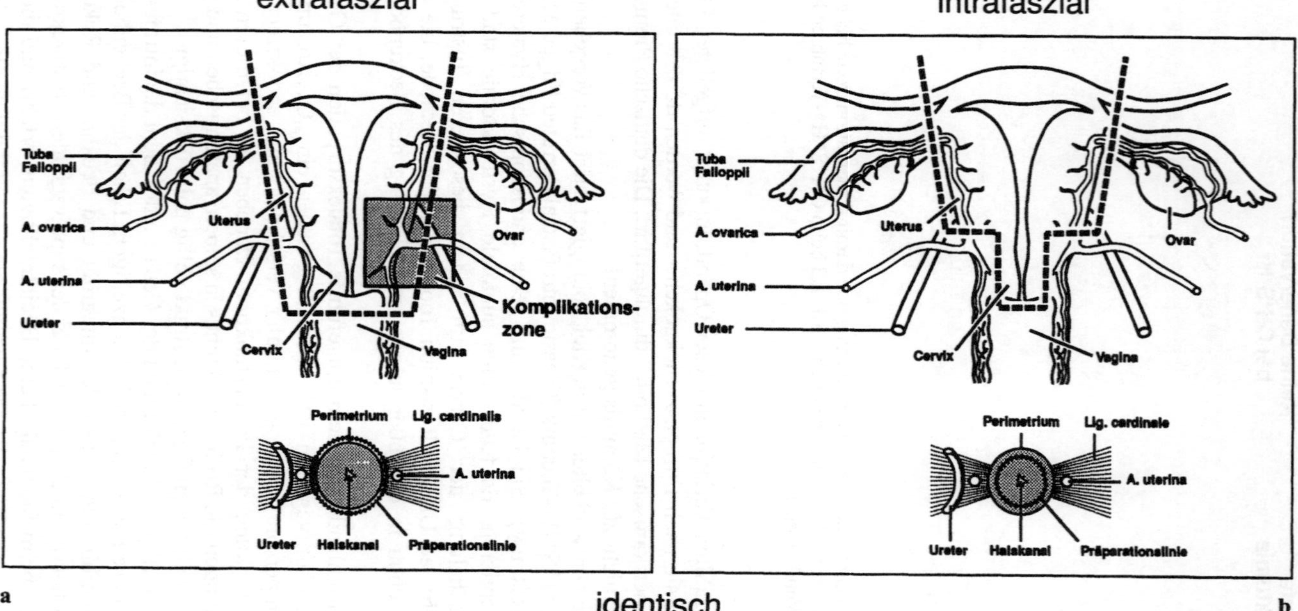

Abb. 5a, b. Schematische Darstellung der extrafaszialen (**a**) und intrafaszialen (**b**) Hysterektomie mit Abbildung der Schematisierung nach Aldridge mit Angabe des postoperativen Krebsrisikos

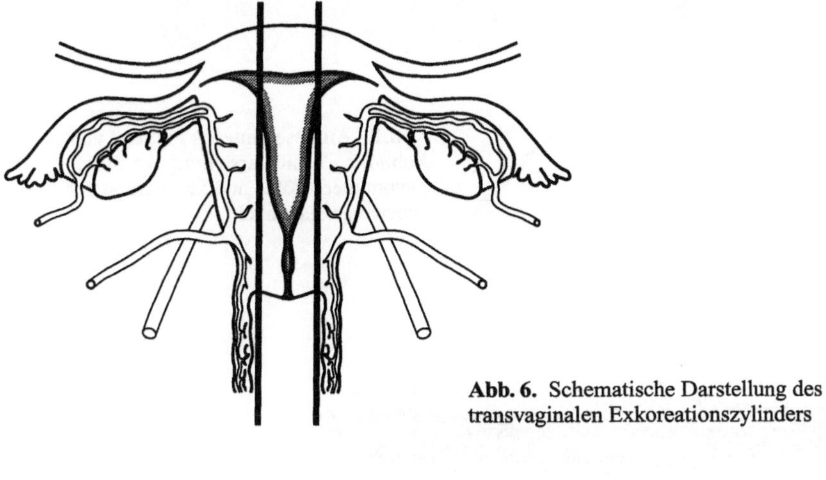

Abb. 6. Schematische Darstellung des transvaginalen Exkoreationszylinders

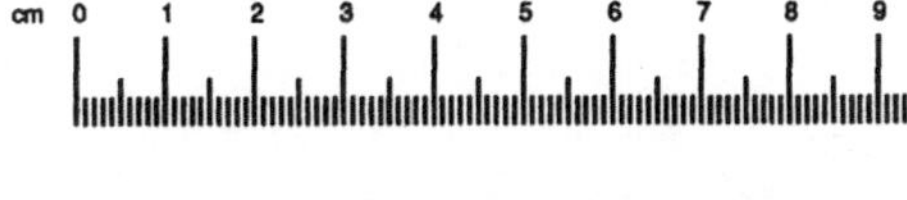

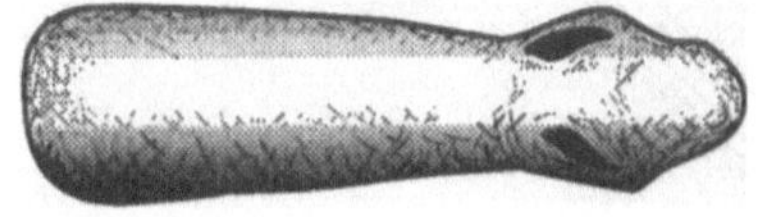

Abb. 7. Ausgestanztes Korrelat bei transvaginaler Exkoreation von Zervix, Cavum uteri und Fundus Corporis uteri

95% = 17,56 entfällt. Bei 253 in Kiel durchgeführten C*I*S*H*-Operationen wurde in 100% der Fälle die Umwandlungszone entfernt. So liegt die Inzidenz nahe 0. In 6 Fällen blieb der Verdacht bestehen, daß einige Cervixdrüsen zurückblieben, was einer Inzidenz von 0,02 eines Adeno-Ca-Risikos, d.h. also in Zahlen von 1 zu 5 Mio entspricht.

Ausgedrückt durch die Denervationszone, ist die Wunde bei der Totalexstirpation (s. Abb. 4a) gegenüber der C*I*S*H*-Methode (Abb. 5b) evident größer, wobei offene Wunden ausschließlich im Adnexbereich und nicht im Bereich der Ligg. lata, Ligg. sacrouterina und der Scheide entstehen. Abb. 6 zeigt die Schnittführung mit dem C*U*R*T* durch das Cavum uteri, Abb. 7 den exzidierten Muskelteil aus der Gebärmutter und in Abb. 8 das aufgeschnittene Corpus-Zervix-Präparat mit durch Sonden gekennzeichnete Tubenabgangswinkel. Die histologische Aufarbeitung entspricht einem vergrößerten durch das ganze Corpus gezogenen Konus und braucht nicht bebildert zu werden. Die post-operative Heilungszeit bei Hysterektomie per laparotomiam beträgt Wochen, bei endoskopischer Technik Tage. Insbesondere hervorzuheben ist das postoperative Schmerzsyndrom bei der intrafaszialen Hysterektomie. Es ist minimal, da ja kein innerviertes Gewebe durchtrennt wurde, d.h. eigentlich nur eine *intrauterine* Wunde entstand. Somit hat die laparoskopische intrafasziale Hysterektomie ausschließlich Vorteile. Ganz besonders hervorzuheben ist die Einfachheit der technischen Durchführung, die ja

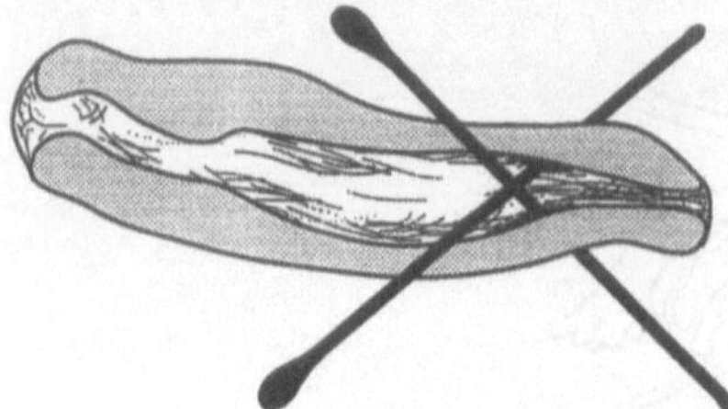

Abb. 8. Aufgeschnittenes Präparat von Abbildung 7 mit Darstellung der Zervix-, Cavum uteri-Höhle und Sondierung der Tubenabgangswinkel

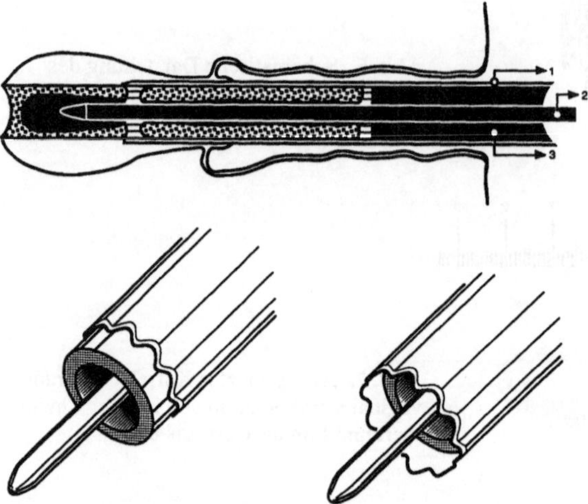

Abb. 9. Schematische Darstellung der transvaginalen Zylinderexkoreation mit dem C*U*R*T* und schematischer Darstellung des Wellenschliff-Schneide-Zylinders in passiver und aktiver Form

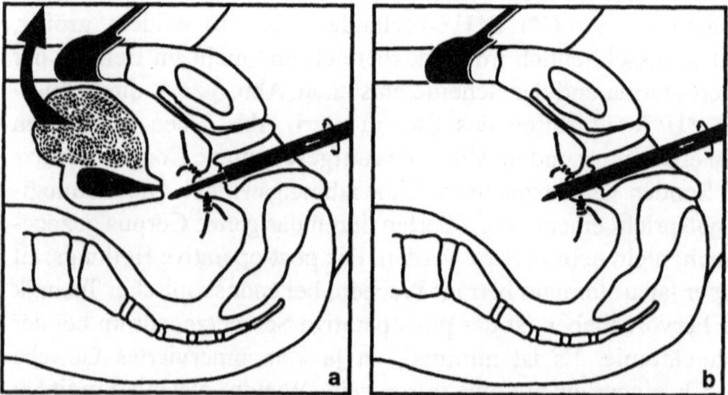

Abb. 10. Schematische Darstellung **a** der supravaginalen Hysterektomie per laparotomiam und **b** mit nachfolgender transvaginaler Exkoreation des Zervix-Zylinders

bei der klassischen abdominalen und auch vaginalen Hysterektomie einerseits großes anatomisches Wissen, andererseits exakter Schnittführung bedarf, um grobe Schäden, wie z.B. Ureterverletzung oder späterem Descensus vorzubeugen. Die Excoreation des Zervixgewebes mit nachfolgender subtotaler Hysterektomie stellt auch an den noch am Anfang stehenden Operateur keine großen Anforderungen bzw. ins Detail gehende operativen Ansprüche, wie dies während der nachfolgenden Diskussion zu diesem Vortrag von Herrn Burghard/Graz ganz besonders scharf herausmoduliert wurde.

Nachdem die Instrumente (Abb. 9) und die technischen Operationsschritte für die C*I*S*H*-Operation zunächst für die pelviskopische Hysterektomie entwickelt worden waren, stellte sich nachträglich heraus, daß diese einfache und simple Operation ebenso bei der Laparotomie (Abb. 10) und ganz besonders bei der vaginalen Hysterektomie zum Tragen kommt. Prinzipiell von Bedeutung ist das meist gut mögliche postoperative Aufhängen der pericervikalen Faszien an die Ligamenta rotunda, wie das bei der supravaginalen Hysterektomietechnik bis 1960 grundsätzlich der Fall war.

Die Möglichkeit der Streckung der Achse Cervix-Corpus uteri in eine Gerade (Abb. 11) erlaubt auch eine neue Methode, genannt TUMA (= Totale Uterus Mucosa Ablation). Das Excisionsinstrument (C*U*R*T*) per Hand oder durch Motor (Abb. 12) betrieben, schneidet die Mucosa in toto incl. unter Belassung optimaler Histologie heraus. Aus pelviskopischer Sicht werden unter hysteroskopischen Bedingungen zusätzlich durch den Erystop (Abb. 13) und dem Punktkoagulator eventuelle Endometriumreste völlig destruiert. Darüber hinaus führt die Erwärmung des Corpusmuskels über 50 °C zur Myometriolysis, d.h. also zum Schrumpfen der Gebärmutter in adäquater Weise, was ein zusätzlicher Gewinn für die Patientin bedeutet, die nicht nur die Periode, sondern auch unangenehme

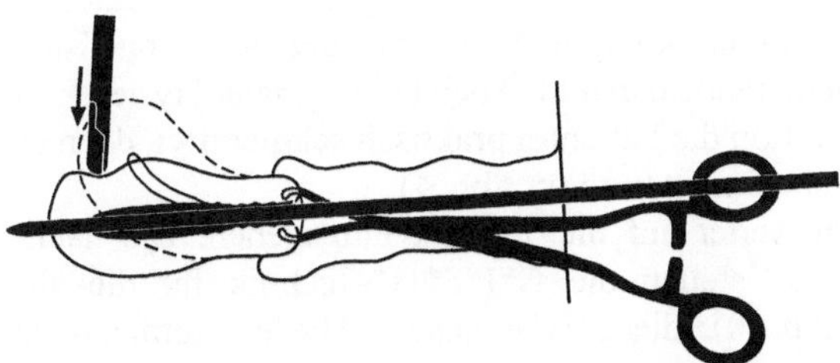

Abb. 11. Verwandlung der anteflexioversio Stellung der Gebärmutter in einem muskulären longitudionalen Muskelschlauch durch den 15 mm Führungsstab

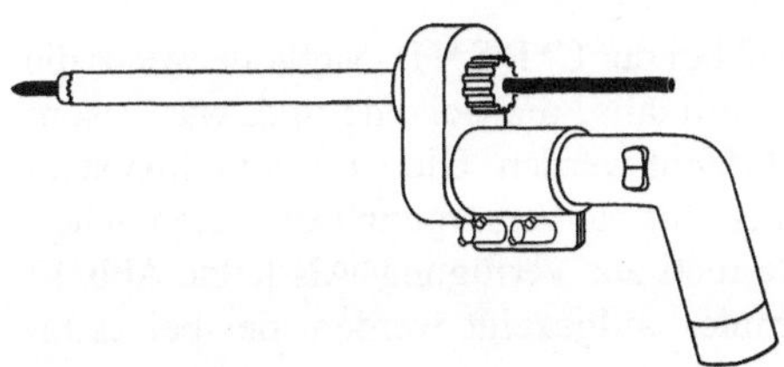

Abb. 12. Schematische Darstellung des Auto-Moto-Drives für die Exkoreation

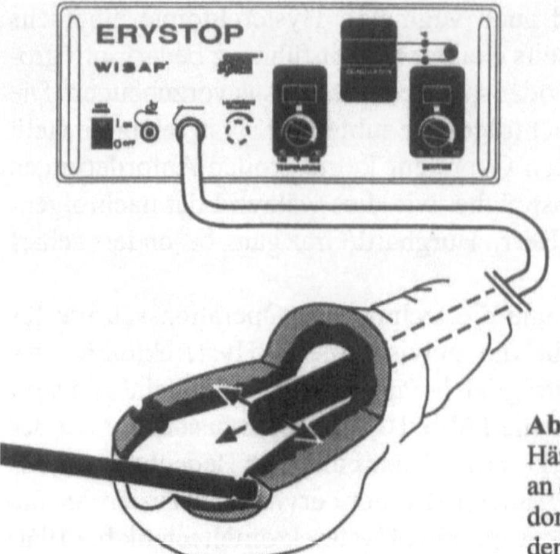

Abb. 13. Schematische Darstellung des Hämostasers zur Blutstillung, angeschlossen an den Erystop bei gleichzeitiger transabdominaler Koagulation der Tubenwinkel mit dem Punktkoagulator

Beschwerden infolge Endometritis bzw. Adenomyosis uteri verlieren will. Interessanterweise obliteriert die ausgestanzte Muskelhöhle völlig, was einerseits mit einer völligen Amenorrhoe korreliert und andererseits Endometriosis infolge Fehlens eines Lumens ausschließt.

Die Methode ist z. Zt. weltweit auf allen fünf Kontinenten in Erprobung. Bislang wurden mir noch keine gravierenden Nachteile mitgeteilt, es sei denn Nachblutungen, wie dies auch bei jeder Konisation möglich sein kann, diese aber in Ermangelung des entsprechenden in Kiel entwickelten Instrumentariums durch Endokoagulation nicht beherrscht werden konnte und zur Hysterektomie per laparotomiam Anlaß gaben (Koinzidenz 1:500).

Hervorzuheben ist, daß die C*I*S*H*-Technik bei vaginaler Hysterektomie wohl die technisch einfachste, primär komplikationsarme und am schnellsten durchzuführende Hysterektomiemethode darstellt. Auch bei vaginaler Hysterektomie ist noch am Abend der Operation die Patientin praktisch schmerzfrei, denn es wurde ja kein innerviertes Gewebe durchtrennt (s. Abb. 4).

Es ist hier nicht Platz, noch weiter auf die Technik einzugehen. Die nachfolgenden schematischen Skizzen stellen die C*I*S*H*-Technik für die abdominale Hysterektomie (s. Abb. 10), die pelviskopische Hysterektomie ohne Amputation der Scheide (Abb. 14), die totale Uterus Mucosa Ablation mit der schon erwähnten Myometriolysis (Abb. 15) und letztlich die vaginale Hysterektomie (Abb. 16) dar. Teil M in Abb. 16 zeigt den ausgeschnittenen Zervixstumpf mit amputierten Uteruspräparat bei der subtotalen vaginalen Hysterektomie.

Es ist nochmals darauf hinzuweisen, daß bei der C*I*S*H*-Methode weder die Ligamenta sacrouterina, die Ligamenta cardinalia, die Scheide und, was besonders wichtig ist, die Arteria uterina durchtrennt werden. Die Arteria uterina steht für das gesamte weitere Leben der Patienten, für die Versorgung des oberen Scheidengewölbes, der Blase und der Ampulla recti zur Verfügung. Als letzte Abb. 17 darf der sogenannte Hysterektomie-Komplex aufgezeigt werden, der bei extra-

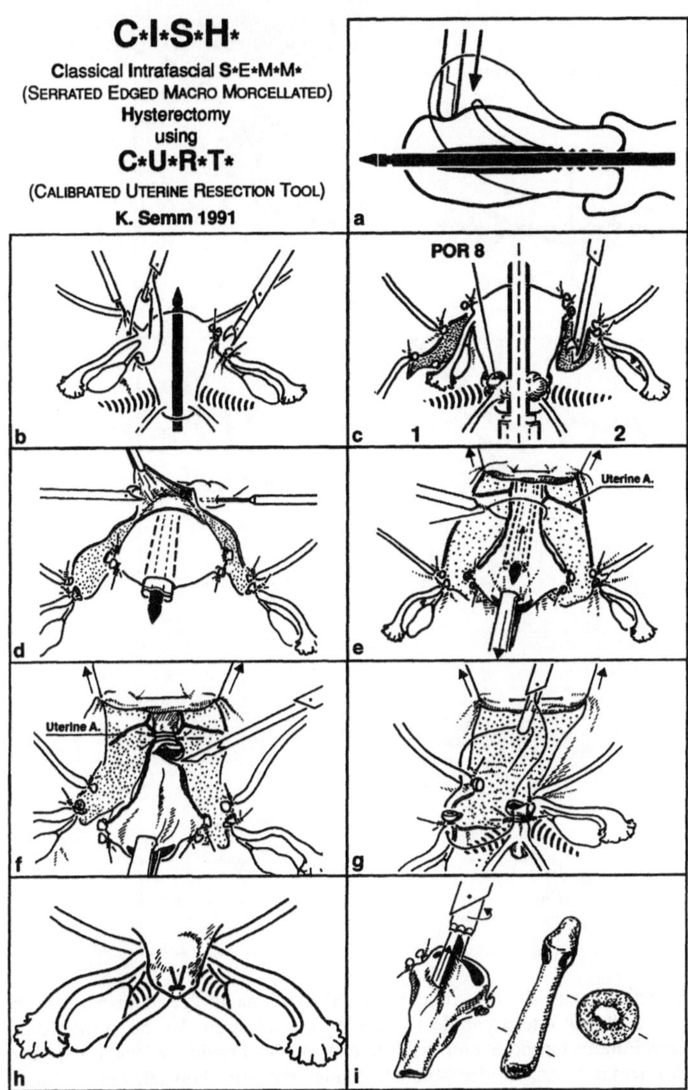

Abb. 14a–i. Klassische Intrafasziale Hysterektomie bei pelviskopiam. **a** Verwandeln der Gebärmutter in einen geradlinigen Muskel-Drüsenschlauch durch Perforation des Fundus Cavum uteri. **b** Absetzen der Adnexe nach klassischer Weise durch Ligatur. **c** Eröffnen der Parametrien bds. – mit (1) oder ohne (2) Adnektomie – mit intrazervikaler Injektion von POR-8 (0,05 IE/ml). **d** Abpräparieren des Blasendaches von der Zervix mit Aqua-Dissektion und anschließende Exkoreation des Zervix-Cavum uteri-Funduszylinders, von Hand oder besser mit WISAP-Moto-Drive. **e** Legen der ersten SEMM-Sicherheitsschlinge und totales Herausziehen des C*U*R*T* mit dem Gewebezylinder unter Zug am Fundus Corporis uteri. **f** suprazervikales Absetzen der Gebärmutter mit Messer oder Schere. **g** Fixieren der Ligg. rotunda am perizervikalen Gefäßstumpf bds. **h** Peritonealisierung von Zervix und Ligamentstümpfen mit Blasendachperitoneum. **i** Morzellement der Gebärmutter mittels S*E*M*M*-Set, daneben der exkoreierte Zervix-Cavum uteri Funduszylinder und histologischer Querschnitt durch den Zervixzylinder

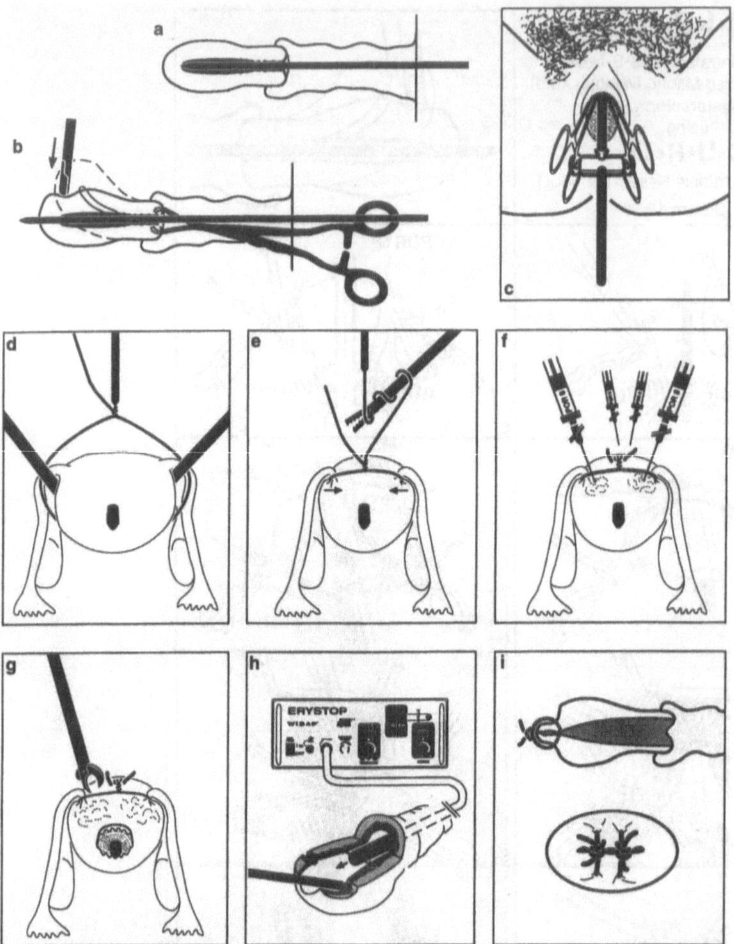

Abb. 15a–i. Transvaginale Uterus Mukosa Ablation (TUMA) mit nachfolgender Koagulation
per vaginam und Verschluß der Uteruswunde mit Naht. **a** Einführen des 50-cm-Perfora-
tionsstabes bis etwa zum Fundus Corporis uteri nach Dilatation der Zervix bis Hegar 5. **b** Verwandlung des Uteruskörpers in einen geraden Muskelschlauch mit pelviskopischer Hilfe durch
Perforation des Fundus. Die Zervix ist bei 3 und 9 Uhr transvaginal fixiert. **c** Transvaginales
Fixieren des Perforationsstabes mittels Distanzhalter an zwei, bei 3 und 9 Uhr, straff in die Zervix eingehakten Kugelzangen. **d** Hintergreifen einer SEMM-Sicherheitsschlinge mit zwei
Biopsiezangen und Transposition der Schlinge hinter die Tubenabgangswinkel. **e** Sicherheits-
knoten der Roeder-Schlinge. **f** Injektion von je 2×10 ml POR-8 (0,05 IE/ml) in die Zervix
uteri und Corpusmuskulatur. **g** Durchführung der Zervix Cavum uteri-Fundusstanze mit
C*U*R*T* und anschließendes Durchtrennen der Semm-Sicherheitsligatur. **h** Herausziehen
des Stanzrohres, Einführen des Hämostasers, evtl. auf der Gleitschiene des Perforationsstabes;
Heizen auf 120 °C für 2–3 Minuten und unter pelviskopisch/hysteroskopischer Kontrolle
Koagulation des ausgestanzten Muskelschlauches; vorab wurde der Gewebekonus genau
inspiziert und ein evtl. Endometrium-Defekt wird im Zylinder diagnostiziert, um ihn durch
Koagulation unter pelviskopischer Kontrolle gezielt zu denaturieren oder angeschnittene
Myomknoten zu enukleieren. **i** Verschluß des Stanzdefektes im Cavum uteri mittels C*I*S*H*-
Nadelset

**Operationsschritte der
Intrafaszialen Vaginalen Hysterektomie (IVH)**

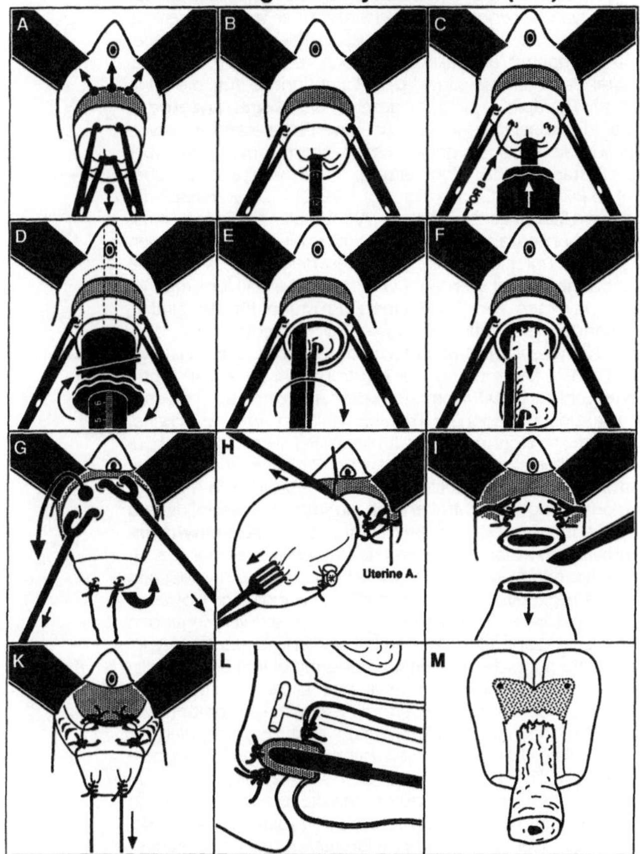

Abb. 16 A–M. Schematische Darstellung der Intrafaszialen Vaginalen Hysterektomie (IVH).
A Legen von zwei Kugelzangen zum Zug an der vorderen Muttermundslippe, Zircumzision der
Zervixschleimhaut von 3–9 Uhr im Bereich der vorderen Umschlagseite, Eröffnung des Plica-
vesico-uterina peritonei. **B** Umsetzen der Kugelzangen tief in die Zervix bei 3 und 9 Uhr und
sorgfältiges Messen der Cavumlänge. **C** Dilatation des Zervikalkanals bis Hegar 5. Einführen
des Perforationsstabes (stumpfes Ende), Einspritzen von 2 x 10 ml POR-8 IE/ml in die Zervix
und Aufschieben des C*U*R*T*. **D** Fräsen mit dem C*U*R*T* bis zu 2/3 der gemessenen
Sondenlänge, ablesbar am Zentimeterstab des Führungszylinders. **E** Nach Entfernen des
C*U*R*T* Greifen des exzidierten Zervixzylinders mit einer Faßzange und Abdrehen wie ein
Myoma in statu nascendi. **F** Der exzidierte Zervixzylinder ist im Cavum uteri durch Rotation
abgerissen und vor die Vulva gezogen. **G** Klassisches Stürzen der Gebärmutter nach vorn mit
Kletterhaken. **H** Nach Absetzen der Adnexe von Uterus oder von den Ligg. infundibulo pelvi-
ca. Legen einer Roederschlinge als Zügel tief an die Zervix in Höhe des Ostium uteri internum
und Einzelumstechung der lateralen Rr. ascendentes der Aa. uterinae. **I** Supravaginales Absetzen der Gebärmutter mit dem Messer. **K** Fixieren der Ligg. rotunda an die korrespondierenden
Ecken der Zervixhülse mit gleichzeitigem kanialem Verschluß der Exkoreationswunde.
L Extraperitonealisierung der Stümpfe durch fortlaufende Peritonealnaht und Verschluß der
Scheidenwunde durch Einzelnähte mit evtl. Einlegen einer T-Drainage. Abschließend Hämostase mit dem Erystop. **M** Zeichnerische Skizze der Operationspräparate: Fundus Corporis uteri
und ausgestanzter Zervix-Zylinder

TAXOL®

Wirkstoff: Paclitaxel. **Zusammensetzung:** Arzneilich wirksamer Bestandteil: Eine Injektionsflasche mit 5 ml Infusionslösungskonzentrat enthält 30 mg Paclitaxel. Sonstige Bestandteile: 5 ml enthalten 2635 mg Poly(oxyethylen)-35-Rizinusöl (Cremophor EL) und 50,17 Vol.-% Ethanol. **Anwendungsgebiete:** TAXOL® ist indiziert für die Behandlung von metastasierendem Ovarialkarzinom, nach Versagen einer Standardtherapie mit platinhaltigen Arzneimitteln. TAXOL® ist auch indiziert für die Behandlung von metastasierendem Mammakarzinom nach Versagen einer anthracyclinhaltigen Standardtherapie oder bei Patientinnen, für die eine anthracyclinhaltige Therapie nicht angezeigt ist. **Gegenanzeigen:** TAXOL® ist kontraindiziert bei Patienten mit anamnestisch bekannten schweren Überempfindlichkeitsreaktionen gegenüber Paclitaxel oder gegenüber einem anderen Bestandteil der Zubereitung, insbesondere gegenüber Poly(oxyethylen)-35-Rizinusöl (Cremophor EL). TAXOL® ist während der Schwangerschaft und Stillzeit kontraindiziert. TAXOL® sollte bei Patienten mit einer Ausgangsneutrophilenzahl < 1.500 Zellen/mm³ nicht verwendet werden. TAXOL® darf nur unter der Aufsicht eines in der Zytostatikatherapie erfahrenen Arztes angewendet werden. Da es zu schweren Überempfindlichkeitsreaktionen kommen kann, soll eine Ausrüstung für die Notfallbehandlung vorhanden sein. Patienten müssen mit Corticosteroiden, Antihistaminika und H_2-Rezeptor-Antagonisten vorbehandelt sein. Häufige Blutbildkontrollen, Weiterbehandlung bei Neutrophilenzahl ≥ 1500/mm³ und Thrombozytenzahl ≥ 100.000/mm³. Bei selten auftretenden, schweren Herzüberleitungsstörungen geeignete Therapie einleiten, weitere Behandlung unter ständigem Monitoring der Herzfunktion. Bei allen Patienten häufige Kontrolle der Vitalfunktion. TAXOL® sollte bei Patienten mit schwerer Leberfunktionsstörung nicht eingesetzt werden. Da TAXOL® 396 mg Alkohol pro ml Injektionslösungskonzentrat enthält, auf mögliche Beeinflussung des zentralen Nervensystems oder anderer Effekte achten. **Nebenwirkungen:** Knochenmarksuppression, schwere Neutropenie, Infektion (z. T. schwer), Thrombozytopenie, Anämie, je ein Fall einer akuten myeloischen Leukämie und eines myelodyspastischen Syndroms. Geringfügige Überempfindlichkeitsreaktion (Erröten, Hautausschlag) bis zu schwerwiegenden Überempfindlichkeitsreaktionen (definiert als behandlungsbedürftige Hypotonie, Angioödem, Atemnot, die eine Behandlung mit einem Bronchodilatator erforderlich machte oder als generalisierte Urtikaria). Hypotonie, Bradykardie, EKG-Veränderungen, Hypertonie, schwere thrombotische Ereignisse (Thrombose der oberen Extremitäten und Thrombophlebitis), schwere kardiovaskuläre Ereignisse, Herzrhytmusstörungen. Periphere Neuropathie (hauptsächlich Parästhesien), Grandmal-Anfälle, Sehstörungen, Enzephalopathie, Neuropathie, (autonom, die einen paralytischen Ileus zur Folge hatte), orthostatische Hypotonie, Arthralgie, Myalgie, Alopezie, Gastrointestinale Nebenwirkungen (Übelkeit/Erbrechen, Durchfall, Mukositis, Obstruktion im Dickdarmbereich/Perforation, Thrombosis im Mesenterium einschl. ischämische Colitis). Schwere Erhöhung (> 5 x über den Normalwerten) der AST (SGOT), der alkalischen Phosphatase oder des Bilirubins. Hepatische Nekrose, hepatische Enzephalopathie, Reaktionen an der Injektionsstelle, Cellulitis nach Extravasation, Depigmentierung der Haut. Hinweise: Aufgrund des Gehaltes an Poly(oxyethylen)-35-Rizinusöl kann es zu u. U. lebensbedrohlichen Überempfindlichkeitsreaktionen kommen, nach längerdauernder Anwendung zu einer Erhöhung der Blutfettwerte mit krankhafter Verschiebung des Lipoproteinmusters, Beeinträchtigung der Fließeigenschaften des Blutes und der Aggregationsfähigkeit der roten Blutkörperchen. **Dosierung und Art der Anwendung:** Die empfohlene Dosierung von TAXOL® ist 175 mg/m² Körperoberfläche, verabreicht als Infusion über 3 Stunden, mit drei Wochen Pause zwischen den Therapiekursen. Die Folgedosierung sollte auf die individuelle Verträglichkeit abgestimmt werden. Weitere Hinweise zu Dosierung und Wechselwirkungen: siehe Gebrauchs- und Fachinformation. **Darreichungsformen, Packungsgrößen und Preise:** 1 Injektionsflasche à 5 ml Infusionslösungskonzentrat (N1) DM 493,95. 10 Injektionsflaschen à 5 ml Infusionslösungskonzentrat (N2) DM 4855,76. (Apotheken-Verkaufspreis inkl. 15 % MwSt.) Verschreibungspflichtig. BRISTOL ARZNEIMITTEL GMBH, Volkartstraße 83, D-80636 München. Stand: August 1995

BRISTOL ARZNEIMITTEL

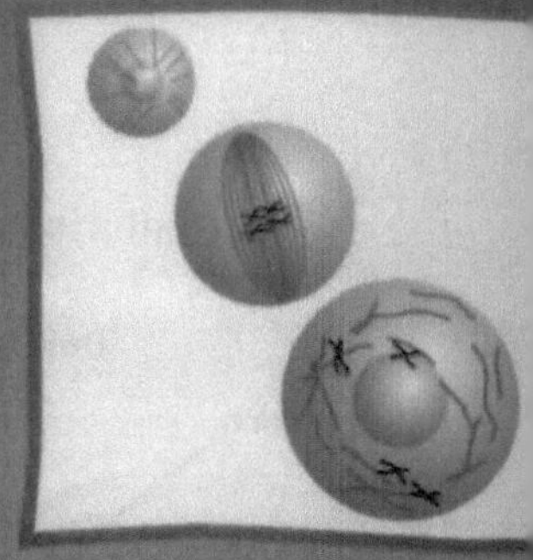

Der nächste Schritt: Mammakarzinom

TAXOL® wird bisher zur zytostatischen Therapie des Ovarialkarzinoms eingesetzt. Aktuelle Studien belegen: TAXOL® zeigt vielversprechende Erfolge auch bei der Therapie des fortgeschrittenen Mammakarzinoms.
TAXOL® kann auch dann noch zur Tumor-Remission führen, wenn mit anderen Therapieschemata kein Behandlungserfolg mehr zu erzielen ist. Deshalb wurde der Indikationsbereich jetzt erweitert.

TAXOL® bei metastasiertem Mammakarzinom – der nächste Schritt in die Zukunft.

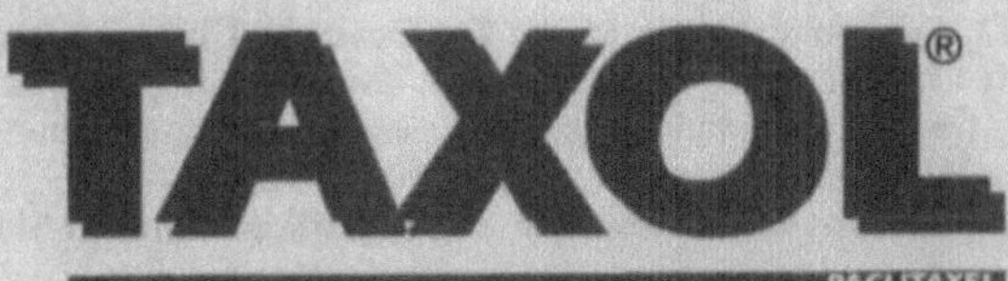

Totale Hysterektomie umfaßt:

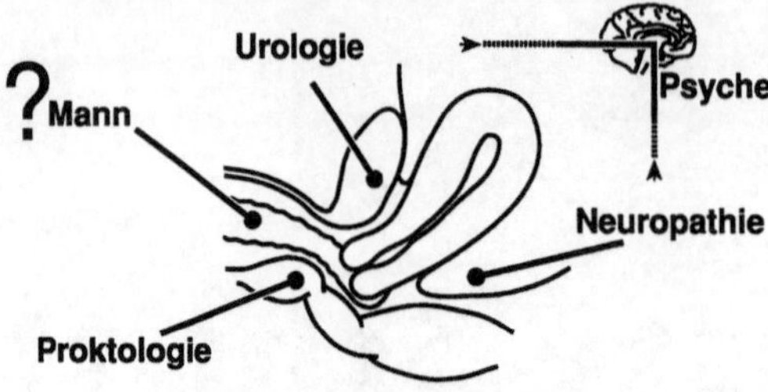

= Hysterektomie Komplex

Abb. 17. Schematische Darstellung des Hysterektomiekomplexes der dadurch entsteht, daß in den Disziplinen: Urologie, Proktologie und Psychiatrie per post hysterektomiam Komplikationen bei der Frau entstehen. Der Mann wird bisher in Hinsicht seiner anatomischen Partnerfunktion wissenschaftlich ignoriert

faszialer Hysterektomie-Technik Probleme auslöst auf urologischem, proktologischem und pelveopathischem Gebiet, ganz abgesehen von der psychischen Belastung der „total operierten Frau". Bislang existieren nur Untersuchungen für die Frau. Die Psyche des Mannes und seine sensorischen Empfindungen in einer amputierten Scheide waren bislang dem operierenden Gynäkologen keine Überlegung wert.

Literatur

Aldridge AHS, Meredith S, zit von Korte W (1964) Die Bedeutung des Collum uteri für die intraisthmische Technik der Uterusexstirpation – zugleich ein Beitrag zur Vermeidung des Kollumstumpf-Karzinoms. Geburtsh u Frauenheilk 24:211–218

Becker N, Frentzel-Beyme R, Wagner G (1984) Krebsatlas der Bundesrepublik Deutschland/Atlas of Cancer Mortality in the Federal Republic of Germany. 2 Aufl, Springer, Berlin Heidelberg New York Tokyo

Boesch PF (1936) Laparoskopie. Schweiz Z Krankenhaus- u. Anstaltsw 6:62

Elert R (1959) Der prophylaktische Gedanke in der operativen Gynäkologie. Wien Med Wschr 71:15

Frangenheim H (1977) Die Laparoskopie in der Gynäkologie, Chirurgie und Pädiatrie mit einem Beitrag von H-J Lindemann – Hysteroskopie. Thieme, Stuttgart, S 42 ff

Jacobaeus HC (1910) Über die Möglichkeit die Zystoskopie bei Untersuchung seröser Höhlungen anzuwenden. Münch med Wschrift Bd 57:2090–2092

Kelling G (1901) Oesophagoskopie, Gastroskopie und Zölioskopie. Münch Med Wochenschr, 49:21–34

Kelling G (1910) Über die Möglichkeit die Zystoskopie bei Untersuchung seröser Höhlungen anzuwenden. Münch med Wschrift Bd 57:2090–2092

Mouret P (1991) From the first Laparoscopic Cholecystectomie to the frontiers of laparoscopic surgery. The futurans prospectives. Dig Surg Vol 8, page 124

Mühe E (1986) Die erste Cholezystektomie durch das Laparoskop. Langenbecks Arch Chir, 369: 804

Palmer R (1946) La celioscopie gynécologique – Rapport du Prof. Mocquat. Acad de Chir 72:363–368

Reich H, DeCaprio J, McGlynn F (1989) Laparoscopic hysterectomy. J Gynecol Surg 5:213
Schwalm H (1967) Technik der gynäkologischen Operationen. In: Wulf K-H (Hrsg Klinik der Frauenheilkunde und Geburtshilfe, Bd 6, Urban Schwarzenberg, München 1–156
Semm K (1967) Das Pneumoperitoneum mit CO^2. Visum 6; 1,30
Semm K (1976) Pelviskopie und Hysteroskopie – Farbatlas und Lehrbuch. FK Schattauer, Stuttgart (Translation: WB Saunders Company, Philadelphia/London/Toronto;. french: Masson, Paris New York Barcelona Milano 1977, portug: Editora Manole Ltd, Sao Paulo 1977, span.: Torray-Masson, SA Barcelona 1977)
Semm K (1983) Ernst Gräfenberg: The life and Work of the Specialist of Kiel on the Hundredth Anniversary of his Birth on 26. September 1881. Int J Fertil 28 (3): 141–148
Semm K (1984) Pelviskopisch unterstützte vaginale Hysterektomie, z.B. bei größerem Ovarialfimbrom auf Seite 168 ff und Farbabbildungen 175–220. In: Operationslehre für endoskopische Abdominalchirurgie (Hrsg Semm). Schattauer, Stuttgart New York (Übersetzungen: Engl. Year Book Medical Publishers Inc. Chicago, London 1987, Jap.: Central Foreign Books, Lts., Tokyo 1986, Ital.: Martinucci Publicazioni Mediche Neaple 1987, Chin.: Shanghai Scientific and Technical Publishers (SSTP) 1988
Semm K (1991) Hysterektomie per laparotomiam oder per pelviskopiam. Ein neuer Weg ohne Kolpotomie durch C*A*S*H*. Geburtsh u Frauenheilk 51:996–1003
Semm K (1992) Totale Uterus Mucosa Ablatio (TUMA) C*U*R*T* anstelle Endometrium-Ablation. Geburtsh u Frauenheilk 52:773–777
Tervilä I (1963) Carcinoma of the cervical stump. Acta Obstet Gynecol Scan 42:200

Ambulante endoskopische Chirurgie – Ovar und Myom

A. Gallinat

In den letzten Jahren konnten wir einen kontinuierlichen Anstieg unserer ambulant durchgeführten Eingriffe beobachten. Im Jahre 1993 führten wir insgesamt 8176 Eingriffe durch, bei denen es sich 4043mal um eine Laparoskopie handelte, und hierbei wiederum um 491 laparoskopische Cystenpräparationen und 79 laparoskopische Myompräparationen.

Diese Zahlen zeigen, wie weit sich die endoskopische Abdominalchirurgie mittlerweile etabliert hat und daß der größte Teil dieser Eingriffe ambulant durchgeführt wird.

Über die laparoskopische Punktion cystischer Ovarialtumoren berichteten 1974 Mintz und De Brux und 1978 Kleppinger, der nicht nur eine Punktion durchführte, sondern auch erstmalig die Entnahme größerer Gewebeanteile der cystischen Tumoren empfahl. Generell stehen sechs verschiedene Operationstechniken zur Anwendung:

1. Biopsie
2. Punktion
3. Punktion und Fensterung
4. Tumorresektion
5. Ovarektomie
6. Adnektomie.

Die präoperative Vorbehandlung besteht in der gynäkologischen Untersuchung, der Ultraschalluntersuchung (nach dem Schema von Schillinger – Freiburg oder Hasson – Chicago) und weiterhin der präoperativen Bestimmung serologischer Tumor-marker mit dem CA 125 an erster Stelle.

Die Kombination von CA 125 und Sonographie stehen heute an erster Stelle als Screening-Methode zur Dignitätsbestimmung bei Ovarialtumoren. Die Voraussage der Dignität bei dieser Kombination liegt allerdings abhängig von der Erfahrung des Untersuchers zwischen 80% und 90%, wobei CA 125 nur in ca. 80% der epithelialen Tumoren erhöht ist und überhaupt nicht bei mucinösen Tumoren. Im Jahre 1989 behandelten wir 171 Ovarialtumoren. Das Alter der Patientinnen lag zwischen 16 und 65 Jahren, der Mittelwert betrug 35,04 Jahre. Die Tumorgröße betrug zwischen 2 cm und 20 cm, im Durchschnitt 5,17 cm. Die abpunktierte Flüssigkeitsmenge lag zwischen 10 ml und 2500 ml, im Mittel 111,8 ml. Folgendes laparoskopisches Vorgehen wurde bei diesen 171 Patientinnen gewählt:

Punktion	5
Punktion, PE	23
Punktion, Fenestration	30
Punktion, Cystenresektion	88
Ovarektomie	11
Adnektomie	10
andere	4

Schon 1989 waren Punktion und alleinige Biopsie eher eine Ausnahme in unserem Kollektiv. Im Jahre 1990 behandelten wir 196 Patientinnen:

Punktion	6
PE	6
Resektion	24
Punktion, PE	19
Punktion, Fenestration	6
Punktion, Resektion	95
Ovarektomie	3
Adnektomie	35
andere	2

Schon hier läßt sich eine weitere Abnahme der alleinigen Punktion und PE erkennen. Der histologischen Häufigkeit nach ließen sich folgende histologischen Befunde erheben:

Endometriome	93
Corpus luteum	29
Dermoidcystome (3 × bilateral)	25
Cystoma serosum	21
Cystadenofibrome	16
Mucincystome (3 × Pseudomucincystome)	12
Paraovarialcysten	12
Seröse Cystadenome	12
Follikelcysten	8
entzündliche Tumoren	3
Carcinome	3

Teca-Luteincysten	3
PCOs	2
Corpora albincantia	2
Borderline	1
Granulosa-Cyste	1
Brenner-Adenofibrom	1

Sechsmal ließ sich keine histologische Klassifikation herbeiführen:

– Hier handelte es sich einmal um eine alleinige Punktion;
– Viermal Punktion, PE;
– Einmal Punktion, Fenestration.

Im Jahre 1990 wurde fünfmal ein Schnellschnitt intraoperativ durchgeführt. Hier ergaben sich folgende histologischen Befunde:

bilaterales papilläres Cystadenocarcinom	1
Paraovarialcyste	1
seröses Cystom	1
seröses papilläres Cystem Borderline	1
seröses papilläres Cystadenofibrom	1

Da wir seit 1993 einen eigenen Pathologen in unserer Institution haben, sind wir glücklich, seit diesem Zeitpunkt viel häufiger von der Möglichkeit einer sofortigen Schnellschnittdiagnose Gebrauch machen zu können. Von den 190 laparoskopischen Cystenoperationen im Jahre 1990 handelte es sich 13mal, das sind 6,5%, um ein Rezidiv. Hier war in der vorausgegangenen Operation jeweils eine

– Punktion 6,
– Fenestration 4,
– Punktion, PE 3,

durchgeführt worden.

Wir führten neunmal eine komplette Cystenresektion durch und viermal sogar eine Adnektomie. Histologisch ergaben sich folgende Ergebnisse:

Dermoid	3
Corpus luteum hämorrhagicum	3
seröses Cystadenom	2
Endometriom	2
mucinöses Cystadenom	1
Cystadenofibrom	1
Paraovarialcyste	1

Alle Rezidive waren von uns oder anderen Kliniken lediglich durch Punktion oder PE insuffizient behandelt worden. Ein mögliches Carcinom war jedenfalls bei der Primärbehandlung nie übersehen worden. Anhand dieser Ergebnisse und Erfahrungen haben wir die alleinige Punktion, Punktion/PE und Fenestration komplett verlassen. Da Ovarialcarcinome in jedem Alter auftreten können, erscheint es weiterhin angebracht, jeden Ovarialtumor komplett zu resezieren, damit eine korrekte histologische Diagnose erfolgt. Da häufig bei alleiniger Punktion von mucinösen Cystomen und auch Dermoiden das Aspirat wäßrig-klar erscheint, wird keine exakte Klassifizierung und adäquate laparoskopische Behandlung durchgeführt.

Die präoperative Dignitätsprognose durch Ultraschall und Tumormarker schließt in hohem Maße die Behandlung eines malignen Tumors aus. Es verbleibt jedoch immer noch ein Restrisiko, ein Ovarialcarcinom endoskopisch anzuoperieren. Anhand eigener Ergebnisse erhielten wir von unserem Pathologen in den letzten Jahren mit einer Frequenz von ein- bis dreimal die intraoperative Schnellschnittdiagnose Ovarialcarcinom!

Anhand neuer Arbeiten von Dembo, Sevelda und auch des letzten Annual Report ergibt sich eindeutig, daß durch die Punktion eines cystischen Ovarialcarcinoms der Gruppe 1 A nicht automatisch ein Stadium 1 C mit der dann für die Patientin sehr viel schlechteren Prognose erzielt wird. Die Heilungsrate entspricht weiterhin der der Gruppe 1 A, wobei allerdings die Patientin innerhalb der folgenden Tage sofort stadiengerecht oncologisch versorgt werden muß.

Neue Techniken wie die En-bloc-Resektion des Ovarialtumors, seine Bergung kontaminationsfrei mittels der zwischenzeitlich verschiedenen erhältlichen Plastikbergungssäcke und die abschließende Spülung der Bauchhöhle und dann des kleinen Beckens mit großen Mengen von Ringer-Lactat-Lösungen von 10–12 Litern können diese Ergebnisse weiterhin nur verbessern.

Zusammenfassend läßt sich sagen, daß der laparoskopische Weg als der goldene Standard zur Diagnostik und Therapie von Ovarialtumoren anzusehen ist. Zur präoperativen Dignitätsbeurteilung steht an erster Stelle die Sonographie. Den Tumormarkern mit dem CA 125 an erster Stelle, welche häufig eine Erhöhung auf Werte von 40–80 zeigt, ist besonders im prämenopausalen Alter keine allzu große Wertigkeit zuzuschreiben, da sich entsprechend hohe Werte bei gutartigen Veränderungen wie Endometriose, Myomen, entzündlichen Erkrankungen des kleinen Beckens, Dermoiden und einer Adenomyose findet. Die Hauptwertigkeit der Tumormaker ist eher in erforderlichen Fällen in der dann durchgeführten Verlaufskontrolle zu sehen. Eine intraoperative Schnellschnittdiagnostik muß möglich sein, und es sollte großzügig von ihr Gebrauch gemacht werden.

Abschließend werden Beispiele der verschiedenen Präparationstechniken und Bergungstechniken gezeigt.

Die laparoskopische Präparation subseröser und subserös-intramuraler Myome hat in den letzten Jahren große Fortschritte gemacht. Ausschlaggebend hierfür waren neue Operationstechniken und ein adäquates Instrumentarium zum Morcellieren und Bergen der freipräparierten Myome. Das Vorgehen richtet sich nach Größe, Sitz und der speziellen Lage eines Myomes und muß in jedem Fall individuell gehandhabt werden. Bei ungünstiger Lokalisation kann durch eine präoperative GnRH-Therapie (in der Regel drei Applikationen eines GnRH-Analogons über 12 Wochen, wo wir dann nach einer Wirkung von ca. 10 Wochen während der dritten Applikation den Eingriff durchführen) ein Myom der endoskopischen Präparation zugänglich gemacht werden. Der Vorteil dieser präoperativen GnRH-Therapie liegt natürlich einmal in der Schrumpfung, wobei die Ansprechrate allerdings häufig nicht zufriedenstellend ist. Der zweite, aber häufig viel größere Vorteil ist die verminderte Vaskularisation, welche eine Präparation dann doch sehr vereinfacht.

Bei einer mehr subserösen Lage stellt die Präparation selbst häufig keine allzu großen Probleme dar. Der große Zeitaufwand der laparoskopischen Operation wird dann alleine durch die Morcellierung und Bergung des Myomes bedingt. Myomreste müssen komplett entfernt werden, da sie sonst vom Netz „eingefangen" werden und hier wieder Anschluß an das Gefäßsystem bekommen können und weiterwachsen. Auch Myome, die im Bereich des Darmmesenteriums weiterwuchsen, sind bekannt. Mit dem modernen Instrumentarium der letzten Jahre, Bipolarsonden (Fa. Erbe) und dem Semm'schen Makromorcellator (Fa. Wisap) lassen sich häufig intramurale Myome gut präparieren und relativ problemlos bergen. Bei größeren Myomen, die alle Wandschichten durchdringen, sollte einer mikrochirurgischen Intervention der Vorzug gegeben werden.

Die verschiedenen Präparationsmöglichkeiten (einschließlich der Nd:YAG-Laserpräparation) werden dargestellt. Wir achten sehr darauf, eine exakte Hämostase mittels Bipolarkoagulation durchzuführen, Infiltrationen mit z.B. Por 8 führen wir nie durch. Bei Myomen mit intramuraler Extension erfolgt eine Wandrekonstruktion mittels Polyglycol-Fäden, die extracorporal geknotet werden. Dieses Vorgehen hat sich bewährt, da die extracorporale Knotentechnik schnell durchgeführt werden kann, mit einer guten Rekonstruktion der Wand durch feste Kapselnähte. Auch hier legen wir sehr viel Wert auf die Aquadissektion. Große Mengen angewärmter Ringer-Lactat-Lösungen sind erforderlich, und am Ende der Operation ist das Herstellen eines künstlichen Aszites obligat.

Hysteroskopische Chirurgie

R. Kimmig

Im Vergleich zur operativen Laparoskopie steckt die hysteroskopische Chirurgie in Deutschland noch in den Kinderschuhen. Ähnlich wie im gesamten Bereich der minimal invasiven Chirurgie beobachtet man jedoch auch im Bereich der hysteroskopischen Chirurgie in den letzten Jahren einen deutlichen Aufschwung. Dies liegt sicher zum einen an dem zunehmend deutlicher werdenden Bewußtseinswandel hin zur Organerhaltung bei unseren Patientinnen – nicht zuletzt auch unter der Kollegenschaft, zum anderen jedoch auch an dem tatsächlich minimal invasiven, transzervikalen Zugang, der Operationen am Uterus ohne äußerlich sichtbare Operationsfolgen zuläßt. Bevor jedoch eine neue – weniger invasive – Methode bewährte Standardoperationen ergänzen oder gar ersetzen kann, gilt es, drei wesentliche Fragen zu klären:

1. Ist die Effektivität, d.h. die Wahrscheinlichkeit, mit welcher die zu Grunde liegende Störung tatsächlich behoben wird, vergleichbar?
2. Welche Nachteile, insbesondere Komplikationen, müssen bei Einsatz dieser Methode im Vergleich zur Standardtherapie in Kauf genommen werden?
3. Lassen sich durch die neue Methode Kosten einsparen oder entstehen im Gegenteil zusätzliche Kosten?

Tabelle 1. Hysteroskopische Chirurgie – Einsatzbereiche

Gezielte Biopsie
Polypabtragung
Fremdkörperextraktion (z.B. „lost IUD")
Lösung von Synechien
Tubensondierung – Intratubarer Gametentransfer
Tubensterilisation

Septumresektion
Resektion submuköser Myome
Endometriumresektion/ablation

In Tabelle 1 dargestellt sind die Eingriffe, die derzeit im Rahmen der hysteroskopischen Chirurgie durchgeführt werden: Die gezielte Biopsie intrauteriner Veränderungen unter Sicht gehört zu den häufigsten hysteroskopischen Eingriffen und erhöht die diagnostische Sicherheit bei der Abklärung pathologischer Befunde. Bei der Abtragung intrauteriner Polypen kann diese zur Rezidivprophylaxe unter Sicht direkt an der Basis des Stiels erfolgen. Die Extraktion von Fremdkörpern, insbesondere des „lost IUD" gelingt unter Sicht in der Regel problemlos. Die Lösung von Synechien ist häufig einfach durchführbar, kann jedoch bei ausgeprägt narbigen Synechien höchste Anforderungen an den Operateur stellen, in erster Linie bedingt durch die erheblich erschwerte Orientierung. Derzeit noch experimentell ist die Therapie des proximalen Tubenverschlusses bei Sterilitätspatientinnen durch die hysteroskopisch geführte Tubensondierung, wobei erste Daten durchaus erfolgversprechend erscheinen [1].

Die Schwangerschaftsrate nach hysteroskopischem intratubaren Gametentransfer liegt mit 20% noch deutlich unter den im Mittel angegebenen 27% für das laparoskopische Vorgehen.

Andererseits konnte sich auch die hysteroskopische Tubensterilisation aufgrund von Okklusionsraten unter 90% bisher nicht durchsetzen, wobei sie bei Patientinnen mit Kontraindikationen für eine Laparoskopie durchaus in Erwägung gezogen werden kann [2, 3].

In Konkurrenz zu operativen Standardverfahren treten derzeit jedoch im wesentlichen drei Verfahren der hysteroskopischen Chirurgie, die im folgenden eingehender besprochen werden.

1. Die Resektion intrauteriner Septen bei Patientinnen mit Infertilität bzw. habituellen Aborten.
2. Die Resektion submuköser Myome bei Patientinnen mit Blutungsstörung und/oder Infertilität.
3. Die Endometriumresektion bzw. Ablation bei Patientinnen mit konservativ nicht beherrschbaren Blutungsstörungen.

1. Als organische Ursache für Infertilität, insbesondere für habituelle Aborte, kommen uterine Fehlbildungen und hier wiederum insbesondere intrauterine Septen in Frage. Für diese wird in der Literatur bei habituellen Aborten eine Inzidenz bis zu 35% angegeben. Durch die Septumresektion mit Uteruseröffnung über Laparotomie kann bei diesen Patientinnen eine Schwangerschaftsrate von 70–80% bei einer erheblichen Reduktion der Abortrate erreicht werden [4].

Tabelle 2. Hysteroskopische Septumresektion – Effektivität. 14 Einzelpublikationen von 1974–1993, n = 407, Infertilität (n = 68) oder mindestens 1 Abort (n = 339) [5, 7–19]

Anzahl der Patientinnen (follow up)	383	
Anzahl schwangerer Patientinnen	293	76,5%
Anzahl der Schwangerschaften	316	
Geburten >37 SSW	226	71,5%
Frühgeburten	20	6,3%
Bestehende Schwangerschaften	31	9,8%
Aborte	39	12,3%

Tabelle 3. Hysteroskopische Myomresektion – Effektivität. 10 Einzelpublikationen 1987–1993; n = 565 [20–29]

Indikation	Resektion erfolgreich	
Menometrorrhagie	450/505	89%
Dysmenorrhoe	56/76	74%
Infertilität	54/94	57%
Wiederholungseingriffe	24/294	8,2%
Hysterektomie sekundär	19/294	6,5%

Nach der Erstbeschreibung der hysteroskopischen transzervikalen Septumresektion durch Edström 1974 [5] wurde die hysteroskopische Septumresektion als Alternative zum abdominalen Vorgehen in zahlreichen Publikationen untersucht [6]. Voraussetzung hierfür ist eine äußerlich weitgehend normale Form des Uterus. In Tabelle 2 sind die Ergebnisse aus 14 Einzelpublikationen der Jahre 1974 bis 1993 [5, 7–19] dargestellt. Es fand sich eine Schwangerschaftsrate von 76,5%. Die präoperative Abortrate von ca. 90% konnte bei den 316 postoperativ eingetretenen Schwangerschaften auf 12,3% reduziert werden.

Im Vergleich zum abdominalen Vorgehen scheint die hysteroskopische Resektion somit zumindest gleich effektiv zu sein. Der Patientin kann jedoch eine Laparotomie einschließlich der damit in Zusammenhang stehenden Morbidität erspart werden.

2. Hauptindikationsbereich für die hysteroskopische Myomresektion ist die Blutungsstörung bei Vorliegen von submukösen Myomen. Ein tief intra- oder gar transmuraler Sitz muß präoperativ durch die Vaginalsonographie möglichst im Rahmen einer dynamischen Hydrosonographie ausgeschlossen werden.

In Tabelle 3 sind die Behandlungsergebnisse bei 565 Patientinnen aus 10 Einzelpublikationen der Jahre 1987 bis 1993 zusammengefaßt [20–29]. Die Größe der resezierten Myome betrug in der Regel zwischen 1 cm und 6 cm. Sie wurden überwiegend durch Elektroresektion, ein kleinerer Teil auch durch die Laserresektion entfernt. Hierbei konnten 89% der Patientinnen mit Blutungsstörungen erfolgreich therapiert werden, wobei die Nachbeobachtungszeit in der Regel 6–12 Monate betrug. Eine assoziierte Dysmenorrhoe, die allerdings nur bei einem kleineren Subkollektiv untersucht wurde, konnte bei etwa drei Viertel der Patientinnen behoben werden. Bei jungen Patientinnen mit Infertilität wurde eine Schwanger-

Tabelle 4. Endometriumablation/Resektion – Effektivität. 14
Einzelpublikationen von 1987–1991 [30–43], n = 1541

Amenorrhoe	839	54,5%
Hypomenorrhoe	489	31,7%
Eumenorrhoe	62	4,0%
Therapieversager	151	9,8%
Sekundäre Hysterektomie	47/1412	3,3%

schaftsrate von 57% nach Myomresektion erreicht. Wiederholungseingriffe bei
unvollständiger Myomentfernung waren in 8,2%, eine sekundäre Hysterektomie
bei definitivem Therapieversagen in 6,5% der Fälle erforderlich.

Eine abschließende Wertung der Effektivität zur Behandlung von Blutungsstörungen ist aufgrund der in der Regel kurzen Nachbeobachtungszeiten noch
nicht möglich. Bei Patientinnen, bei denen eine Organerhaltung nicht angestrebt
werden muß, liegt sie jedoch sicher deutlich unter der Effektivität der Hysterektomie.

3. Therapieresistente Blutungsstörungen, die konservativ, insbesondere hormonal nicht kontrolliert werden können, werden bisher als „ultima ratio" durch die
Hysterektomie behandelt. Bei Patientinnen ohne zusätzlich assoziierte Organ-
pathologie, die per se eine Hysterektomie erfordern würde, kann eine selektive
Entfernung bzw. Zerstörung des Endometriums zur Therapie der Blutungsstörung
eingesetzt werden. Diese wird im Gegensatz zu der von Semm beschriebenen
Tuma, bei welcher auch Zervikalkanal und Portioanteile mitentfernt werden, aus-
schließlich im Cavum uteri durchgeführt. Die Entfernung des Endometriums kann
durch Resektion mit der elektrischen Schlinge, durch Elektrokoagulation mit dem
Rollerball oder durch Koagulation mit dem Neodym-Yag-Laser erfolgen. Die
Ergebnisse aus 14 Einzelpublikationen der Jahre 1987 bis 1994 [30–43] sind in
Tabelle 4 dargestellt. Bei insgesamt 1541 Patientinnen konnte in 54,5% eine
komplette Amenorrhoe erzielt werden, bei weiteren gut 35% eine Hypo- bzw.
Eumenorrhoe. Ein definitives Therapieversagen im Sinne persistierender Blutungsstörungen war bei knapp 10% der Patientinnen zu beobachten. Ein Teil dieser Patientinnen konnte durch Wiederholungseingriffe von der Blutungsstörung
befreit werden, so daß insgesamt 3,3% der Patientinnen sekundär aufgrund definitiven Therapieversagens hysterektomiert werden mußten. Die auf den ersten
Blick sehr guten Ergebnisse werden jedoch durch die kurze Nachbeobachtungszeit
von in der Regel zwischen 4 und 12 Monaten relativiert, so daß über die Langzeiteffektivität noch keine endgültige Aussage getroffen werden kann.

Die Morbidität und Letalität einer Methode ist der zweite wichtige Maßstab für
deren Qualität. Die Letalität der Hysterektomie beträgt derzeit insgesamt
1,2–1,6‰ [44, 45]. Schließt man Hysterektomien in der Schwangerschaft sowie
bei Malignomen aus, so reduziert sie sich auf die Hälfte. Betrachtet man lediglich
Patientinnen zwischen 35 und 44 Jahren, die das Hauptkollektiv für die hysteroskopische Chirurgie bilden, so beträgt die Letalität nur noch 0,3–0,4‰. Die
Hauptursachen sind neben Infektion und Anästhesiekomplikationen, insbesondere bei älteren Patientinnen die Lungenembolie und der Myokardinfarkt.

Tabelle 5. Hysterektomie – Komplikationen

Febrile Morbidität	15–38%
Wundinfektionen	7%
Infektionen am Scheidenabschluß	2–3%
Massive intraoperative Blutung	1,4%
Relaparotomie wegen Nachblutung	0,3%
Blasenläsionen	0,3–0,8%
Ureterläsionen	0,2–0,5%
Darmläsionen	<1%

Tabelle 6. Hysteroskopische Chirurgie – Komplikationen. 630 Institutionen, n = 17298 [46]

Perforation	11,1‰
Blutungen	2,1‰
Laparotomie wegen Blutung	1,4‰
Transfusion	0,3‰
Darm- oder Harntraktläsion	0,3‰
Nervenläsion	0,1‰
Wasserintoxikation/Lungenödem	1,4‰
CO_2-Embolie	0,1‰
Todesfälle	0,1‰

In Tabelle 5 ist die Inzidenz von Komplikationen bei der Hysterektomie [44] gelistet, wobei die febrile Morbidität mit 15–38%, hier insbesondere Harnwegs- und pulmonale Infekte, führt. Bei etwa 10% der Patientinnen fanden sich Wundinfektionen im Operationsbereich; relevante Blutungskomplikationen wurden in 1–2% und in ebenfalls etwa 1–2% Verletzungen der umliegenden Organe wie Blase, Urethra oder Darm beobachtet. Im Vergleich hierzu ist in Tabelle 6 die Komplikationshäufigkeit sowie die Letalität bei der hysteroskopischen Chirurgie aus insgesamt 17298 hysteroskopischen Eingriffen aus 630 Institutionen [46] dargestellt. Die Perforation ist mit über 11‰ die häufigste Komplikation bei der hysteroskopischen Chirurgie; diese kann jedoch in aller Regel konservativ beherrscht werden, nur selten führt sie in der Folge zu relevanten Blutungen oder Verletzungen der umliegenden Organe, die in knapp 4‰ bzw. unter 0,5‰ beobachtet werden. Spezifisch für diese Methode ist das Risiko der Einschwemmung von Distensionsmedium [47], was zu schweren Komplikationen durch Wasserintoxikation bzw. Elektrolytverschiebungen (bzw. durch Einschwemmen des CO_2-Gases zu CO_2-Embolien) führen kann; diese Komplikationen treten in insgesamt 1,5‰ auf. Die Letalität betrug in diesem Kollektiv 0,1‰ und lag somit ebenso wie die Komplikationsrate deutlich unter den Zahlen für die Hysterektomie.

Über die Langzeitkomplikationen wissen wir bisher wenig [47–48]. Es sind jedoch Endometriumkarzinome nach Endometriumresektion ebenso wie Schwangerschaften beschrieben. Auch eine Uterusruptur nach hysteroskopischer Chirurgie kann in der Schwangerschaft in seltenen Fällen eintreten. Tuboovarialabszesse [49] sind eigentlich fast wider Erwarten eine absolute Rarität, wobei dies durch die fast generell durchgeführte antibiotische Prophylaxe bedingt sein könnte.

Vergleichende Kostenanalysen liegen in Deutschland bisher nicht vor. Es gibt zwei englische prospektiv randomisierte Untersuchungen [32, 41], die die Endometriumresektion mit der Hysterektomie verglichen haben. Der stationäre Aufenthalt war für die Hysterektomie mit 7 Tagen im Mittel gut 3mal so lange wie für die Endometriumresektion mit 1–2 Tagen, die Arbeitsunfähigkeitszeiten waren mit 10–11 Wochen im Vergleich zur Endometriumsresektion mit 2 Wochen gar um den Faktor 5 höher. Während die Kosten für die Hysterektomie zwischen 1060 und 1270 Pfund angegeben wurden, betrugen sie für Endometriumablation 407 bis 500 Pfund.

Leider gibt es für Deutschland bisher keine verläßlichen Zahlen für die Gesamtinzidenz der Hysterektomie; es gibt jedoch Schätzungen, die sich überwiegend auf die von Wulf [51] bei der Hamburger Chefärztetagung zitierten Veröffentlichungen der Infratest-Gesundheitsforschung München [52] beziehen. Aus einer repräsentativen Stichprobe von Behandlungsfällen in Akutkrankenhäusern im Jahre 1987 und 1989 ließ sich eine Häufigkeit von 146 000 Hysterektomien pro Jahr errechnen, wobei etwa zwei Drittel abdominal und ein Drittel vaginal vorgenommen wurden. Nach der Wiedervereinigung dürfte die Zahl möglicherweise noch höher anzusetzen sein. Legt man nun die ab nächstem Jahr gültige Fallkostenpauschale von DM 5720,– zu Grunde und nimmt man an, daß ein knappes Viertel der vorliegenden Störungen alternativ zur Hysterektomie hysteroskopisch angehbar wären [53], so errechnet sich ein Finanzierungsbedarf von ca. 200 Mio DM pro Jahr. Geht man von Kosten in Analogie zu den englischen Zahlen von etwa 50% für die hysteroskopische Chirurgie aus, so wären dies etwa 100 Mio DM pro Jahr. Weitere erhebliche Einsparungen wären infolge der Reduktion der Ausfallzeiten durch Arbeitsunfähigkeit zu erwarten. Diese Spekulationen können zum jetzigen Zeitpunkt jedoch nicht mehr als ein Anstoß zu einem neuen Überdenken unserer Behandlungsstrategien sein, denn solange wir die Langzeiteffektivität und deren Langzeitkomplikationen, insbesondere in Bezug auf das Endometriumkarzinom, nicht kennen, mag diese Kostenüberlegung zwar kurzfristig richtig sein, die Kosten könnten sich jedoch über längere Zeiträume egalisieren oder im schlechtesten Fall sogar zur ungünstigen Seite verkehrt werden.

Ich fasse zusammen:

Bei der Behandlung von Patientinnen mit Infertilität und Aborten beim Vorliegen von intrauterinen Septen oder submukösen Myomen stellt die hysteroskopische Chirurgie bereits heute die Therapie der Wahl dar. Es konnte gezeigt werden, daß sie gegenüber den abdominalen Verfahren eine vergleichbare Effektivität bei deutlich reduzierter Morbidität aufweist. Die Effektivität bei der Behandlung von Blutungsstörungen ist im Vergleich zur Hysterektomie deutlich geringer, wobei zumindest kurzzeitig die Morbidität und auch die Letalität ebenfalls deutlich geringer als diejenige der Hysterektomie sind. So lange keine verläßlichen Zahlen zur Langzeiteffektivität, insbesondere bei der Endometriumresektion bzw. -ablation vorliegen, läßt sich der potentielle Nutzen auch bei der vergleichenden Kostenanalyse nicht mit ausreichender Sicherheit abschätzen. Auch bleibt unklar, inwieweit die Inzidenz und insbesondere die Erkennbarkeit des Endometriumkarzinoms durch diesen Eingriff verändert wird. Daher kann die hysteroskopische Endometriumresektion/-ablation zum jetzigen Zeitpunkt das etablierte Standardverfahren der Hysterektomie bei konservativ therapieresistenten Blutungsstörungen nicht ersetzen. Sehr wohl steht uns aber mit der hysteroskopischen Chirurgie ein wertvolles Verfahren zur Verfügung, das uns ermöglicht – insbesondere unter dem Eindruck des zunehmenden Trends hin zur Organerhaltung –, unseren Patientinnen eine noch individualisiertere Therapie anzubieten. Je vielfältiger die therapeutischen Möglichkeiten sind, umso mehr gilt: Was wir können, ist Handwerk und somit Voraussetzung für unser Tun, darf jedoch niemals der Antrieb für unser Handeln sein – die Indikationsstellung ist unsere Kunst.

Literatur

1. Flood JT, Grow DR (1993) Transcervical tubal cannulation: A review. Obstet Gynecol Survey 48:768
2. Hepp H, Neis KJ (1991) Hysteroskopie – Standortbestimmung und Perspektiven. Gynäkologe 24:64
3. March CM (1992) Hysteroscopy. J Repr Med 37:293
4. Buttram VC (1993) Müllerian anomalies and their management. Fertil Steril 40:159
5. Edström K (1974) Intrauterine surgical procedures during hystereoscopy. Endoscopy 6:175
6. Hassiakos DK, Zourlas PA (1990) Transcervical division of uterine septa. Obstet Gynecol Survey 45:165
7. Chervenak FA, Neuwirth RS (1981) Hysteroscopic resection of the uterine septum. Am J Obstet Gynecol 141:351
8. Daly DC, Walters CA, Soto-Albors CE, Riddick DH (1983) Hysteroscopic metroplasty: Surgical technique and obstetric outcome. Fertil Steril 39:623
9. Oliver J (1984) Comment. In: Hysteroscopic incision of septate uterus. R Isreal, CM, March (eds) Am J Obstet Gynecol 149:66
10. Corson SL, Batzer FR (1986) CO_2 uterine distention for hysteroscopic septal incision. J Reprod Med 31:714
11. DeCherney AHJ, Diamond MP (1986) Therapeutic hysteroscopy. Postgrad Obstet Gynecol 6:1
12. Fayez JA (1986) Comparison between abdominal and hysteroscopic metroplasty. Obstet Gynecol 68:399
13. Valle RF, Sciarra JJ (1986) Hysteroscopic treatment of the septate uterus. Obstet Gynecol 67:253
14. March CM, Israel R (1987) Hysteroscopic management of recurrent abortion caused by septate uterus. Am J Obstet Gynecol 156:834
15. Perino A, Mencaglia L, Hamou J, Cittadini E (1987) Hysteroscopy for metroplasty of uterine septa: Report of 24 cases. Fertil Steril 48:321
16. Rock JA, Murphy AA; Cooper WH (1987) Resectoscopic techniques for the lysis of a class V: Complete uterine septum. Fertil Steril 48:495
17. Choe JK, Baggish MS (1992) Hysteroscopic treatment of septate uterus with Neodymium-YAG-laser. Fertil Steril 57:81
18. Fedele L, Arcaini L, Parazzini F, Vercellini T, Di Nola G (1993) Reproductive prognosis after hysteroscopic metroplasty in 102 women: lifetable analysis. Fertil Steril 58:768
19. Vercellini P, Vendola N, Colombo A, Passadore C, Trespidi L, Fedele L (1993) Hysteroscopic metroplasty with resectoscope or microscissors for the correction of septate uterus. Surgery 176:439
20. Hallez J-P, Netter A, Cartier R (1987) Methodical intrauterine resection. Am J Obstet Gynecol 156:1080
21. Donnez J, Gillerot S, Bourgonjon D, Clerckx F, Nisolle M (1990) Neodymium:YAG-laser hysteroscopy in large submucous fibroids. Fertil Steril 54:999

22. Gleich P (1990) Transcervical resection of uterine myomas with resectoscope. Urol Clin of North America 17:59
23. Loffer FD (1990) Removal of large symptomatic intrauterine growths by the hysteroscopic resectoscope. Obstet Gynecol 76:836
24. Valle RF (1990) Hysteroscopic removal of submucous leiomyomas. J Gynecol Surg 6:89
25. Corson SL, Brooks PG (1991) Resectoscopic myomectomy. Fertil Steril 55:1041
26. Derman SG, Rehmström J, Neuwirth RS (1991) The long-term effectiveness of hysteroscopic treatment of menorrhagia and leiomyomas. Obstet Gynecol 77:591
27. Indman PD (1993) Hysteroscopic treatment of menorrhagia associated with uterine leiomyomas. Obstet Gynecol 81:716
28. Hucke J, Campo RL, De Bruyne F, Abou Frikka A (1992) Die hysteroskopische Resektion submuköser Myome. Geburtsh Frauenheilk 52:214
29. Townsend DE, Fields G, McCausland A, Kauffman K (1993) Diagnostic and operative hysteroscopy in the management of persistent postmenopausal bleeding. Obstet Gynecol 82:419
30. DeCherney AH, Diamond MP, Lavy G, Polan ML (1987) Endometrial ablation for intractable uterine bleeding: hysteroscopic resection. Obstet Gynecol 70:668
31. Dorsey JH (1991) Endometrial ablation. Obstet and Gynecol Clin of North America 18:637
32. Gannon MJ, Holt EM, Fairbank J, Fitzgerald M, Milne MA, Crystal AM, Greenhalf JO (1991) A randomised trial comparing endometrial resection and abdominal hysterectomy for the treatment of menorrhagia. Br Med J 303:1362
33. Garry R, Erian J, Grochmal SA (1991) A multi-centre collaborative study into the treatment of menorrhagia by Nd-YAG laser ablation of the endometrium. Br J Obstet Gynecol 98:357
34. Lomano J (1991) Endometrial ablation for the treatment of menorrhagia: A comparison of patients with normal, enlarged, and fibroid uteri. Lasers in Surgery and Medicine 11:8
35. Magos AL, Baumann R, Lockwood GM, Turnbull AC (1991) Experience with the first 250 endometrial resections for menorrhagia. The Lancet 337:1074
36. Pyper RJD, Haeri AD (1991) A review of 80 endometrial resections for menorrhaiga. Br J Obstet Gynaecol 98:1049
37. Serden SP, Brooks PG (1991) Treatment of abnormal uterine bleeding with the gynecologic resectoscope. J Reprod Med 36:697
38 Daniell JF, Kurtz BR, Ke RW (1992) Hysteroscopic endometrial ablation using the rollerball electrode. Obstet Gynecol 80:329
39. Donnez J, Nisolle M (1992) Hysteroscopic Surgery. Curr Opin Obstet Gynecol 4:439
40. VanDamme J-P (1992) One-stage endometrial ablation: Results in 200 cases. Eur J Obstet Gynecol and Repr Biol 43:209
41. Dwyer N, Hutton J, Stirrat GM (1993) Randomised controlled trial comparing endometrial resection with abdominal hysterectomy for the surgical treatment of menorrhagia. Br J Obstet Gynaecol 100:237
42. Fraser IS, Angsuwathana S, Mahmoud F, Yezerski S (1993) Short and medium term outcomes after rollerball endometrial ablation for menorrhagia. Med J of Austr 158:454
43. Wortman M, Daggett A (1994) Hysteroscopic endomyometrial resection: A new technique for the treatment of menorrhagia. Obstet Gynecol 83:295
44. Bachmann GA (1990) Hysterectomy. A critical review. J Reprod Med 35:839
45. Loft A, Andersen TF, Bronnum-Hansen H, Roepstorff C, Madsen M (1991) Early postoperative mortality following hysterectomy. A Danish population based study, 1977–1981. Br J Obstet Gynaecol 98:147
46. Hulka JF, Peterson HB, Phillips JM, Surrey MW (1993) Operative Hysteroscopy. American Association of Gynecologic Laparoscopistas 1991 Membership Survey. J Reprod Med 38:572
47. De Bruyne F, Somville T, Hucke J (1993) Komplikationen bei der Hysteroskopie. Gynäkologe 26:385
48. Hucke J, De Bruyne F, Wangsatimur BR, Campo RL (1993) Operative Hysteroskopie. Gynäkologe 26:338

49. McCausland VM, Fields GA, McCausland AM, Townsend DE (1993) Tuboovarian abscesses after operative hysteroscopy. J Reprod Med 198
50. Sculpher MJ, Bryan S, Dwyer N, Hutton J, Stirrat GM (1993) An economic evaluation of transcervical endometrial resection versus abdominal hysterectomy for the treatment of menorrhagia. Br J Obstet Gynaecol 100:244
51. Wulf K-H (1992) Der schnelle Schnitt – Art und Häufigkeit der Hysterektomie. Chefärztetagung Hamburg, Kongreßband
52. Art und Häufigkeit von Hysterektomien in der Bundesrepublik Deutschland (1990) Infratest-Gesundheitsforschung, München
53. Rutherford AJ, Glass MR, Wells M (1991) Patient selection for hysteroscopic endometrial resection. Br J Obstet Gynaecol 98:228

Endoskopische Chirurgie und Haftung

K. Ulsenheimer

I.

Der Siegeszug der endoskopischen Operationsverfahren scheint unaufhaltsam, auch und gerade in der Gynäkologie. Während noch vor kurzem behutsam tastend nach neuen Indikationen für endochirurgische Eingriffe gesucht wurde, hat man heute fast den Eindruck, daß umgekehrt eher diejenigen Operationen definiert werden müssen, die *nicht* auf endoskopischem Wege möglich sind. Experten sprechen mit Blick auf die minimal-invasive Chirurgie geradezu euphorisch von einem „medizinischen Megatrend", von einem epochalen Umbruch, dessen sozioökonomischen Hintergrund einerseits die geringere Belastung der Patienten, weniger Schmerzen, die kürzere Verweildauer in der Klinik, die rasche postoperative Genesung und die optimale Wundkosmetik, andererseits natürlich aber auch der finanzielle „Druck der leeren Kassen" im Gesundheitswesen bilden.

Es fehlt allerdings auch nicht an warnenden Stimmen, die auf die medizinischen Grenzen der endoskopischen Operationstechniken und ihre spezifischen Risiken hinweisen, von hohen Komplikationsraten und Zwischenfällen berichten und neue Kosten-/Nutzenüberlegungen unter dem Aspekt einer wundersamen Vermehrung der Zahl der Eingriffe anstellen.

Aus *juristischer* Sicht ist diese Rückkehr zu Nüchternheit und Nachdenklichkeit nur zu begrüßen. Denn das endoskopische Operieren enthält eine Vielzahl juristischer „Fallstricke", die sowohl zu zivil- als auch strafrechtlicher Haftung, d.h. zur Zahlung von Schadensersatz- und Schmerzensgeld und/oder einer diskriminierenden, oftmals sogar die berufliche Existenz gefährdenden Vorstrafe führen können.

II.

Im folgenden möchte ich daher unter dem Aspekt der Haftung die wichtigsten Rechtsfragen des endoskopischen Operierens in 7 Punkten darstellen.

1. Der Patient hat stets Anspruch auf eine ärztliche Behandlung, „die dem *Standard* eines erfahrenen *Facharztes* entspricht" [1]. Dabei versteht man unter „Standard" das in der ärztlichen Praxis und Erfahrung bewährte, nach naturwissenschaftlicher Erkenntnis gesicherte, von einem durchschnittlich befähigten Arzt verlangte Maß an Kenntnis und Können.

Der Standard ist jedoch keine rein statische, nach rückwärts gewandte Größe, sondern enthält auch eine *dynamische*, in die Zukunft gerichtete Komponente, die von der Entwicklung und dem jeweiligen Fortschritt des Fachgebiets abhängt, also neue Techniken und Methoden wie z.B. die endoskopischen Diagnose- und Therapieverfahren in sich aufnimmt, neue Forschungsergebnisse einarbeitet, neue erfolgversprechende Wege erprobt und dadurch den „Standard" ändert [2]. Die ärztlichen Behandlungsmethoden unterliegen daher im Hinblick auf ihre breite „Akzeptanz und Anwendung" – und damit auch hinsichtlich ihrer medizinisch-rechtlichen Anerkennung als „Standard" – „einem ständigen Wandel" [3].

2. Der sog. „Facharztstandard" gilt unabhängig von der Methode und unabhängig davon, ob eine Operation ambulant, stationär, im Krankenhaus oder in einer Praxisklinik erfolgt.

Strittig ist jedoch, ob der Begriff *„Facharzt"* entsprechend einem Urteil des Bundesgerichtshofs [4] *im formellen Sinne*: als geprüfter Inhaber eines entsprechenden Zeugnisses oder *materiell* im Sinne von „Facharzt*qualität*" zu verstehen, also auf den Wissens- und Erfahrungsstand eines „Arztes für Gynäkologie", bezogen jeweils auf die konkrete ärztliche Maßnahme abzustellen ist.

Entgegen dem BGH, aber in Übereinstimmung mit dem *OLG Oldenburg* [5] bin ich der Ansicht, daß qualitativ der fachärztliche Standard maßgebend sein muß, der auch ohne die ständige persönliche Anwesenheit eines Arztes mit Facharztzeugnis gewährleistet sein kann, wenn der Operateur für den konkreten Eingriff das notwendige theoretische Wissen besitzt und in der Lage ist, die erforderlichen operationstechnischen Kenntnisse in die Praxis umzusetzen.

In einer soeben publizierten Entscheidung des *OLG Düsseldorf* [6] wird dagegen differenziert: die *formelle* Facharztanerkennung ist für den Arzt zu fordern, der die Operation eines Berufsanfängers *beaufsichtigt* und begleitet, während der noch in der Ausbildung befindliche Arzt je nach seinem konkreten Ausbildungsstand und der Schwierigkeit der anstehenden Operation zur selbständigen Durchführung des Eingriffs berechtigt ist.

3. Gibt es mehrere medizinisch anerkannte Heilverfahren, hat die Rechtsprechung seit alters den *Grundsatz der ärztlichen Methodenfreiheit* anerkannt: die Wahl der Behandlungsmethode ist primär Sache des Arztes, ist seine „höchstpersönliche Entscheidung" innerhalb eines rechtlich nicht nachprüfbaren Beurteilungsspielraums [7].

a) „Diese Freiheit gilt aber nur hinsichtlich grundsätzlich gleich wirksamer Methoden, bei denen insgesamt von einem ähnlichen Risikoniveau auszugehen ist. Sie ist jedoch abzulehnen bei deutlichem Risikogefälle" [8]. Hier gehört es zur Behandlungspflicht des Arztes, dem Patienten die *risikoärmere* Behandlung zu vermitteln, da unter mehreren medizinisch anerkannten Vorgehensweisen stets diejenige gewählt werden muß, die das geringste Risiko für den Patienten mit sich bringt. Dies bedeutet allerdings nicht, daß der Arzt verpflichtet ist, „*stets den sichersten* therapeutischen Weg" einzuschlagen. Das Eingehen eines *höheren* Risikos muß jedoch „in den besonderen Sachzwängen des konkreten Falles oder in einer günstigeren Heilungsprognose seine sachliche Rechtfertigung finden" [9].

b) Unter dieser Prämisse ist der Arzt berechtigt, „neue Methoden in die Behandlung einzuführen, und *nicht* verpflichtet, strikt an den allgemein anerkannten Methoden festzuhalten" [10]. Im Interesse der Kranken und der Weiterentwicklung der medizinischen Wissenschaft darf er neue Techniken erproben und von der bislang üblichen Vorgehensweise abweichen, selbst wenn damit gewisse Risiken, Nebenwirkungen und Folgen verbunden sind, „die sich aus der besonderen Art und der Unerprobtheit" des neuen Verfahrens ergeben [11].

Umgekehrt gilt: Es *muß nicht* „jeweils das neueste Therapiekonzept verfolgt werden", um den „Stand der Medizin" zu gewährleisten, und ebensowenig kann die jeweils neueste apparative Ausstattung überall und gleichzeitig geboten werden [12]. Denn der Anspruch auf Therapiefreiheit steht nur dem *Arzt, nicht* aber dem *Patienten* zu, der lediglich eine Behandlung fordern kann, die dem medizinischen Standard entspricht, nicht jedoch die Wahl einer Methode, die klinisch und experimentell noch nicht abgesichert ist. Der Arzt begeht daher *keinen* Behandlungsfehler, wenn er eine neue Operationstechnik *nicht* anwendet, sondern beim etablierten Verfahren bleibt.

c) „Der Zeitpunkt, von dem ab eine bestimmte Behandlungsmaßnahme veraltet und überholt ist" und deshalb nicht mehr dem einzuhaltenden Qualitätsstandard genügt, also zu einem Behandlungsfehler wird, „ist erst dann gekommen, wenn neue Methoden risikoärmer sind und/oder bessere Heilungschancen versprechen, in der medizinischen Wissenschaft im wesentlichen unumstritten sind und deshalb nur *ihre* Anwendung von einem sorgfältigen und auf Weiterbildung bedachten Arzt verantwortet werden kann" [13].

Ob bzw. wann dies der Fall ist, konkret also etwa das endoskopische Vorgehen im Einzelfall das Stadium des „Standards" erreicht, die Laparoskopie z.B. die Laparotomie als Methode der Wahl verdrängt oder noch in der Erprobungsphase ist, stellt eine rein *medizininterne* Frage dar, die von der ärztlichen Wissenschaft – und *nicht* von Juristen – entschieden werden muß. Im Falle eines Rechtsstreites muß sie zwar der Richter beantworten, praktisch hängt sie aber vom Votum des hinzugezogenen Gutachters ab.

4. *Die endoskopische Durchführung eines Eingriffs darf kein größeres konkretes Risiko für den Patienten mit sich bringen als die herkömmliche Methode.* Entscheidend ist insoweit der *konkrete* Risikovergleich.

Die Frage der *Indikation* der endoskopischen Operationsdurchführung ist somit eine *Einzelfallentscheidung*, die eine gründliche *präoperative* Diagnostik voraussetzt und von der sorgfältigen Abwägung einer Vielzahl medizinisch-fachlicher Aspekte, insbesondere von Alternativen, Art und Schwere des Eingriffs sowie dem Gesundheitszustand des Patienten abhängig ist. Keinesfalls dürfen ein etwaiger Kostendruck, der auf dem Krankenhaus, oder der Privatpraxis lastet, das Marketing der Medizintechnik oder der bloße Wunsch der Patienten zu einer medizinisch nicht haltbaren, zu großzügigen Indikationsstellung verleiten.

5. Endoskopsiche Eigriffe stellen an den Gynäkologen erhebliche Anforderungen, da ihm das neue Instrumentarium bzw. die neue Technik oft teils unbekannt, teils ungewohnt ist und er sich deshalb mit ihrer Handhabung und ihren Funktionen erst vertraut machen muß. Empirische Untersuchungen belegen: die Komplikationsrate nimmt mit dem Mangel an Erfahrung zu. Selbst geübte Operateure werden bei endoskopischen Eingriffen wieder zu Anfängern, sie betreten subjektiv Neuland [14]. Medizinischer Fortschritt ist deshalb häufig mit einem Sicherheitsrisiko verbunden, das der Arzt soweit wie möglich minimieren muß.

a) Dies bedeutet: er hat sich vorhandene Erfahrungen zunutze zu machen, d.h. an Kursen und Workshops, technischem Training in entsprechenden Zentren oder an sonstigen Übungsmöglichkeiten teilzunehmen und die neue Methodik gründlich zu erlernen, bevor er in eigener Verantwortung endoskopische Diagnose und Therapie betreibt. Erst eine adäquate Fallzahl klinischer Hospitationen und klinischer Assistenz gewährleistet „eine operative Routine und ausreichende Sicherheit bei der Anwendung der neuen Techniken" [15]. Das bloße Studium der einschlägigen Fachliteratur und theoretischen Beschreibung des Eingriffs genügt dazu zweifellos nicht, sondern ist nur ein – sicherlich wichtiger – Teil der gebotenen und sehr ernst zu nehmenden Fortbildungspflicht.

Empfehlungen wissenschaftlicher Gesellschaften, von Berufsverbänden oder Expertengremien sind unbedingt zu beachten.

Diese verlangen ausreichende Fähigkeiten und Fertigkeiten in der Notfallmedizin, eingehende Kenntnisse sämtlicher technischer Voraussetzungen und möglicher Fehlerquellen, sowie die Beherrschung peri- und postoperativer Komplikationen [16]. Sie fordern außerdem die Sicherstellung einer angemessenen Assistenz durch Schwestern und Pfleger [17] und die notwendigen räumlichen, hygienischen, apparativen sowie organisatorischen Bedingungen für die endoskopische Durchführung des Eingriffs [18].

Ferner muß die Bereitschaft zum „Rückzug" stets vorhanden sein, daher die klassische Methode beherrscht werden und die ersten Einsätze dürfen nur unter Assistenz und Anleitung eines in dieser Technik Erfahrenen erfolgen, so daß *„Expertenqualität"* gewährleistet ist.

b) Verstößt der Arzt hiergegen und erprobt er ohne ausreichendes praktisches Training und theoretisches Fachwissen oder ohne geschultes Assistenzpersonal die neuen Methoden und Techniken, so trifft ihn im Falle eines vermeidbaren Zwischenfalls mit tödlichen Folgen oder Gesundheitsschäden der Vorwurf des *Übernahmeverschuldens* mit möglichen zivil- und strafrechtlichen Konsequenzen. Denn objektiv pflichtwidrig und subjektiv schuldhaft handelt auch derjenige Arzt, der freiwillig eine Tätigkeit ausführt, der er mangels eigener persönlicher Fähigkeiten oder Sachkunde erkennbar nicht gewachsen ist [19].

Endoskopisches Operieren ist kein Betätigungsfeld für Anfänger, die sich an der neuen Technik „mal versuchen" wollen. Der Arzt muß vielmehr seine Grenzen sehen, muß wissen, was er *nicht* weiß oder *nicht* kann! In der Überschätzung der eigenen Möglichkeiten und Qualifikation, dem Mangel an Selbstkritik und eigenem Beurteilungsvermögen liegt eindeutig ein ärztliches Fehlverhalten, vor dem man nur eindringlich warnen kann [20]. Denn *absolute Priorität* hat die *Sicherheit* und *Gesundheit* des Patienten – wie der Bundesgerichtshof mit Recht und wiederholt betont hat [21].

6. Je neuartiger und weniger erprobt ein Verfahren ist, „desto umsichtiger und behutsamer" muß der Arzt aber nicht nur zu Werke gehen, sondern „desto eindringlicher und umfassender hat er den Patienten auch aufzuklären" [22]. Von besonderer Bedeutung ist daher bei der Durchführung endoskopischer Operationen die *ärztliche Aufklärungspflicht*.

a) Der Arzt, der die (relativ) neuartige Laparoskopie-/ bzw. Endoskopietechnik bei einer Operation anwenden will, muß zum einen deren Vorzüge und Gefahren schildern. Das heißt, der Patient ist also nicht nur über die raschere Mobilität, die kürzere Verweildauer im Krankenhaus, die frühere Arbeitsfähigkeit oder die geringeren Schmerzen und kleineren kosmetischen Beeinträchtigungen bei *endoskopischer* Operationsweise zu unterrichten, sondern auch über deren spezifische Komplikationsrisiken, z.B. größere Blutungen, Darmperforationen mit der Folge einer Peritonitis oder Pankreatitis, Gefäßläsionen oder Verletzungen des Harntrakts, des Ureters, der Nerven u.ä.

Der Arzt muß zum anderen auf den *Erprobungscharakter* der Maßnahme hinweisen, wenn sich die neue Technik noch in der Experimentierphase befindet, z.B. die laparoskopische Hysterektomie, oder deutlich machen, daß seine Methode in der medizinischen Wissenschaft noch nicht allgemein anerkannt ist. Er muß ferner klarstellen, daß der Eintritt eines unbekannten Risikos nicht ausschließbar und derzeit noch vielfach keine abschließende Beurteilung der endoskopischen Operationstechnik möglich ist.

Auch über die stets einzukalkulierende Notwendigkeit eines Umstiegs zur offenen Operation ist der Patient zu unterrichten.

b) Darüber hinaus muß der Arzt, wenn er die neue endoskopische Technik bevorzugt oder ein neues, erst wenig erprobtes Therapieverfahren anwenden will, auf die *hergebrachte*, vieltausendfach praktizierte Standardmethode mit ihren Vor- und Nachteilen hinweisen. Denn je mehr der Arzt von anerkannten Methoden abweicht oder je umstrittener sein Vorgehen aus medizinischer Sicht ist, umso ausführlicher muß – wie schon gesagt – der Patient unterrichtet werden, insbesondere über mögliche Behandlungsalternativen mit unterschiedlichen Risiken, Belastungen und Erfolgschancen [23].

Nicht aufklärungsbedürftig ist dagegen der Umstand, daß dieselbe Behandlung anderswo mit besseren apparativen und personellen Mitteln, z.B. von einem erfahreneren Endoskopiker durchgeführt wird [24]. Denn solange der Patient eine Therapie erhält, die dem zu fordernden medizinischen Standard entspricht, ist er über die unterschiedliche Ausstattung der einzelnen Krankenhäuser, die jeweilige Erfahrung, das unterschiedliche Wissen und Können der Ärzte und über die neuesten medizinisch-wissenschaftlichen Erkenntnisse *nicht* zu informieren.

Über die *Zahl* der bisher von ihm durchgeführten endoskopischen Eingriffe braucht der Arzt daher ebensowenig ungefragt Auskunft zu geben wie über seinen Ausbildungs- und Wissensstand.

c) Im umgekehrten Fall, d.h. bei Anwendung der *traditionellen* Verfahrensweise, muß der Arzt dem Patienten *nicht von sich aus* – aber natürlich auf dessen Frage – über die neuen Therapiekonzepte und Diagnosetechniken unterrichten, wenn und soweit diese längst noch *nicht* überall bzw. erst in wenigen Spezialkliniken erprobt und durchgeführt werden, anders formuliert, erst zu einem späteren Zeitpunkt als echte Methode der Wahl in Betracht kommen.

Allerdings: Sobald die endoskopische Methode aus der Erprobungsphase herausgetreten und eine wirkliche Alternative geworden ist, *muß* der Arzt den Patienten hierüber informieren, d.h. auf die Möglichkeit der endoskopischen Durchführung des Eingriffs hinweisen. Denn die Aufklärungspflicht umfaßt nach ständiger Rechtsprechung die Unterrichtung über *alternativ* zur Verfügung stehende Behandlungsmöglichkeiten, wenn diese für den Patienten bedeutsame, jeweils unterschiedliche Belastungen, Risiken und Erfolgschancen mit sich bringen [25]. Dazu gehört auch, wenn der Operateur die neue Technik nicht selbst beherrscht, daß er auf andere Kliniken verweist, in der Ärzte mit entsprechender Erfahrung und Qualifikation zur Durchführung endoskopischer Operationen zur Verfügung stehen [26]. In diesen Fällen muß der Patient *selbst* – nach sachverständiger und verständnisvoller Beratung des Arztes – prüfen und bestimmen können, was er an Belastungen und Gefahren auf sich nehmen will, und deshalb entsprechend unterrichtet werden.

d) Auch der *Zeitpunkt* der Aufklärung spielt eine gewichtige Rolle [27]. Denn der Patient muß stets Gelegenheit haben, „zwischen der Aufklärung und dem Eingriff das Für und Wider der Operation", ihre Risiken, die Vor- und Nachteile ihrer stationären bzw. ambulanten Durchführung zu bedenken und sich im Anschluß daran innerlich frei dafür oder dagegen zu entscheiden. Nach Ansicht des BGH reicht zwar bei einfachen oder nicht mit schwerwiegenden Folgen verbundenen *stationären* Eingriffen die Risikoaufklärung am *Vortag* – nicht: Vor*abend* – der Operation noch aus; grundsätzlich muß sie aber zeitlich früher, nämlich *bei der Absprache des Operationstermins* erfolgen, so daß die vielfach zu beobachtende Übung, den Patienten erst bei seinem Erscheinen in der Klinik oder Praxis am Tage der Operation aufzuklären, rechtlich äußerst problematisch ist.

Dies gilt auch für die bei *ambulant* ausgeführten Operationen zu beobachtende Praxis, den Patienten auf mögliche Komplikationen erst unmittelbar vor dem Eingriff, sozusagen auf dem Weg zum Operationssaal aufzuklären. Denn wenngleich nach Meinung des BGH bei ambulanten Eingriffen „in normalen Fällen" die Aufklärung in der Regel am *Tag* der Operation stattfinden kann, sei doch darauf zu achten, daß der Patient die erforderliche Bedenkzeit habe, um in Ruhe „hinreichend das Für und Wider" des Eingriffs abwägen zu können. Der Patient dürfte nicht den Eindruck gewinnen, „sich nicht mehr aus einem bereits in Gang gekommenen Geschehensablauf lösen zu können".

Ein Aufklärungsgespräch kurz vor dem Eingriff genügt daher nur, wenn der Patient

– ausreichend vorinformiert,
– nicht schon sediert ist,
– nicht unter psychischem Druck steht
– *und* ausdrücklich die nachfolgende Operation wünscht.

7. Ein letzter Gesichtspunkt: Vor dem Hintergrund der hohen Anforderungen, die die Judikatur an Inhalt und Umfang der ärztlichen *Dokumentation* stellt, muß hierauf gerade bei der Anwendung neuer Diagnose- und Therapiemethoden mit beson-

derem Nachdruck geachtet werden. Deshalb sollten – nicht zuletzt im wissenschaftlichen Interesse [28] – die Verfahrenstechnik, das jeweilige medizinische Ergebnis und eventuell eingetretene Komplikationen besonders sorgfältig, exakt und umfassend dokumentiert werden. Denn eine ordnungsgemäße Dokumentation ist nicht nur Rechts- und Berufspflicht des Arztes und nicht nur oder primär ein Mittel zur Absicherung von juristischen Nachteilen, sondern dient auch der „Kommunikation und Qualitätssicherung in der Medizin" [29] und damit in erster Linie *therapeutischen* Belangen.

III.

„Den Arzt, der das in Praxis und Literatur eingeführte Verfahren verläßt, treffen gesteigerte Sorgfaltspflichten". Denn „die Sorge um die Gesundheit und das Leben des Patienten, der die bestmögliche ärztliche Betreuung erwartet", wiegt nach der Rechtsprechung „stets schwerer" als jeder andere Gesichtspunkt. Auch wenn die neuen endoskopischen Untersuchungs- und Therapieverfahren viele großartige Möglichkeiten eröffnen und manche Vorteile gegenüber den konventionellen Methoden bieten, „gibt es weder hier noch sonst einen technologischen Imperativ". Notwendig ist vielmehr „kritische Besonnenheit", um die „Gefahr einer technologischen Mentalität" zu zügeln und sich nicht eines Tages in einer „selbstfabrizierten oder aufgedrängten Fortschrittsfalle" wiederzufinden.

Literatur

1. BGH JZ (1987) 879 mi Anmerkung Giesen
2. Carstensen (1984) Archiv für klinische Chirurgie, Bd. 364, 299
3. Weller (1993) In: Traumatologie und Recht, hrsg. vom Landesverband Südwestdeutschland der gewerblichen Berufsgenossenschaften, 19
4. NJW (1992) 1560 ff
5. VersR (1994) 180
6. VersR (1994) 352
7. Weißauer (1994) Anästhesiologie und Intensivmedizin, 205
8. OLG Düsseldorf, AHRS Nr. 2620/15
9. BGH NJW (1987) 2927
10. Weißauer, a. a. O., Seite 205; RGSt 64:263, 270
11. Carstensen/Schreiber (1991) Mitteilung der Deutschen Gesellschaft für Chirurgie, Heft 5, 13
12. BGH NJW 1988, 763
13. BGH MedR 1992, 214 ff; NJW 1991, 1543; OLG Köln, VersR 1992, 754
14. Weißauer (1990) Informationen des Berufsverbandes der Deutschen Chirurgen, Der Chirurg, 162
15. Haller, der Frauenarzt (1993) 1003
16. BÄK-Richtlinien vom 13.4.1994
17. Empfehlungen der Arbeitsgemeinschaft für Endoskopie der Deutschen Gesellschaft für Chirurgie, Mitteilungen (1993) 173
18. BÄK-Richtlinien vom 13.4.1994
19. Ulsenheimer (1988) Arztstrafrecht in der Praxis. Rdnr. 23
20. RGSt 59, 355; BGHSt 3, 91; 10, 133; Ulsenheimer, a.a.O., Rdnr. 24
21. BGH NJW 1984, 657
22. Jung(1993) In: Traumatologie und Recht, hrsg. vom Landesverband Südwestdeutschland der gewerblichen Berufsgenossenschaften, 24

23. OLG Celle, VersR 1992, 794; OLG Köln, VersR 1992, 32
24. BGH NJW 1988, 766; OLG Saarbrücken, VersR 1992, 32
25. BGH AHRS Nr. 5000/19; OLG Frankfurt a.M., AHRS Nr. 5000/6; OLG Köln, VersR 1992,
    754
26. BGH MedR 1992, 214 ff
27. vgl. BGH NJW 1992, 2351
28. Weißauer, a.a.O., Seite 162, Manegold, Mitteilungen der Deutschen Gesellschaft für Chir-
    urgie, 1991, Seite 11
29. Mehrhoff, NJW 1990, 1525

Endoskopische Chirurgie und Qualität – Weiterbildung und Weiterbilder

P. Scheidel

Einführung

Ich weiß nicht, ob Sie gerne Sushi essen. Ich tue dies leidenschaftlich gern und bei einem Besuch in Tokio hatte ich ein längeres Gespräch mit einem Sushi-Koch. Besonders erstaunt war ich, zu erfahren, daß die Ausbildung zum Sushi-Koch mindestens 5 Jahre dauert. Auf meine Frage, wieso man 5 Jahre braucht, um zu lernen, einen Fisch in Streifen zu schneiden und auf ein Stückchen Reis zu legen, fand ich bei meinem Gesprächspartner völliges Unverständnis.

Er sagte mir:

1. die Qualität eines Sushi-Koches hänge ganz überwiegend vom Ausmaß der Hingabe ab, mit der er sich seiner Tätigkeit widme. Einen solchen Geist entstehen zu lassen, brauche Zeit und
2. schlechter Fisch sei sehr selten in Japan und man brauche deshalb eine lange Zeit, um sicher die Frühformen verdorbenen Fisches erkennen zu können.

Dieses Gespräch ist mir sehr in Erinnerung geblieben. In diesem Gespräch wird ein grundsätzlicher Aspekt der Ausbildung deutlich, nämlich die sozialethische Verantwortung jeder Dienstleistung am Menschen und sei sie scheinbar noch so belanglos. Ausbildung hat das Ziel, möglichen Schaden, der durch eigene Tätigkeit am Menschen entstehen könnte, abzuwehren.

Schäden durch endoskopische Operationen

Bei einer Zusammenstellung der Gutachterkammer bei der Ärztekammer Nordrhein wurden von 1976 bis 1992 insgesamt 6369 Bescheide erteilt. 332 (4,5 %) entfielen dabei auf endoskopische Eingriffe (Tabelle 1). Die Rate der Behandlungsfehler betrug 27,7 %, das heißt in 92 Fällen wurde ein Behandlungsfehler anerkannt. Nach der Arthroskopie war die Laparoskopie häufigste Ursache für Eingaben bei der Gutachterkommission. Überdurchschnittlich häufig wurden hier Behandlungsfehler anerkannt.

Tabelle 1. GAK bei der Ärztekammer Nordrhein (V/1976-GVIII/19992)

Bescheide	7369	BF 2117	=	28,73%
Laryngoskopie	11	4		
Sinuskopie	4			
Bronchoskopie	9	1		
Mediastinoskopie	7	1		
Ösophagoskopie/OP	7	2		
Gastroskopie	12	3		
ERCP/Papillotomie	9	2		
Colonoskopie	23	9		
Rektoskopie	22	11		
Cystoskopie/TUR	42	11		
Kolposkopie/OP	2	1		
Laparoskopie/OP	78	25		
Arthroskopie/OP	106	22		
	332	92	=	27,71%
	4,5%	4,35%		

Tabelle 2. Laparoskopische Adhäsiolyse (Gynäkologie)

		Ø	+	n
Perforation	– Dünndarm	2	1	
	– Dickdarm	2	5	
	– Dünn- + Dickdarm		1	
	– Dickdarm + Harnblase		1	
Läsion	– Harnleiter			
	– Harnleiter + a. iliaca externa	1		
	– a. iliaca communis	1		
	– n. ilioinguinalis	1		
regelrecht				
+ Chromo-Pertubation in 5. SSW			1	
		8	11	19

Als ein besonderes Problem stellte sich die laparoskopische Adhäsiolyse in der Gynäkologie dar. Hier kam es in 12 Fällen zur Darmperforationen, 8mal wurde ein Behandlungsfehler festgestellt (Tabelle 2)

Die endoskopische Cholezystektomie gehört heute zu den Standardeingriffen in der Chirurgie. In letzter Zeit ergaben interessante Zusammenstellungen aus den Vereinigten Staaten, daß mit der Einführung endoskopischer Techniken die Zahl der Cholezystektomien explosionsartig zugenommen, sich sogar fast verdoppelt hat. Während die Behandlungskosten pro Fall gesenkt werden können, sind die Gesamtkosten für die Cholezystektomie im Gesundheitswesen angestiegen (Tabelle 3). Ähnliche Aussagen lassen sich für die Mortalität treffen. Auch wenn die Mortalität der endoskopischen Operationen nur zirka ein Fünftel der konventionellen Technik ausmacht, hat sich durch Zunahme der Operationen insgesamt die Sterblichkeitsziffer nicht verändert. Diese aktuellen Zahlen aus den Vereinigten Staaten belegen, daß neue operative Verfahren, insbesondere wenn sie technisch einfach

Tabelle 3. Operative Endoskopie am Beispiel der Cholecystektomie

Philadelphia 1988–1992	
Gesamtkosten der Gallenblasenchirurgie	⇑11%
Fallkosten	⇓25%
Zunahme der Operations-Frequenz 1,35 auf 2,15/1000	

Maryland 1985–1992				
Zunahme der Operationsfrequenz		1.69 auf 2.17/1000		
Mortalitätsverhältnis konventionell				
vs. endoskopisch		0.22		
Mortalitätsrate ges.	1989	0,84%	1992	0.56%

Gesamtzahl der Todesfälle unverändert!!!

„The easier an operation becomes, the more stringent should be the criteria for surgery"
M. Bateson Lancet 344 (1994) 76.

durchführbar sind, offenbar ohne entsprechende Kontrollmechanismen eine
schrankenlose Ausweitung erfahren. Damit wird der ursprüngliche Ansatz der
Reduktion von Morbidität und Mortalität aufgehoben.

Beispiele aktueller Ausbildungskonzepte

Befürworter des endoskopischen Operierens sind nun der Ansicht, daß dies durch
eine verbesserte Ausbildung aufgehoben werden könnte. Lassen wir einmal die
Frage der Indikationsstellung beiseite und betrachten nur die technischen Fähigkeiten, so gibt es meines Erachtens bislang nur eine einzige Untersuchung, welche
die Komplikationsrate bei Operateuren mit entsprechendem endoskopischen Training und einer Gruppe von Operateuren ohne endoskopisches Training verglichen
hat (Tabelle 4).

Die anonyme Befragung umfaßte knapp 300 kanadische Urologen, die endoskopische Operationen durchführten. Zwei Monate nach Aufnahme endoskopischer Operationen zeigte sich, daß Urologen ohne spezielles Training 3,4mal häufiger über Komplikationen berichteten, als entsprechend trainierte Urologen. Auch
nach 12 Monaten zeigte sich ein Unterschied abhängig von den durchgeführten
Operationen, und es war immer noch die Komplikationsrate 4,8- bis 7,7fach höher
bei den unzureichend ausgebildeten Kollegen.

Ausbildungssituation in Deutschland

Bislang gibt es keine geregelten Ausbildungsvorschriften. Die Zuständigkeit für
die Weiterbildung liegt bei der Bundesärztekammer beziehungsweise in der
Umsetzung bei den jeweiligen Landesärztekammern. Hier können Deutsche
Gesellschaft und Berufsverband lediglich beratend tätig werden. Bei einer Erstellung von Empfehlungen für die Durchführung endoskopischer Operationen
habe ich im Auftrag von Berufsverband und Deutscher Gesellschaft versucht,
unsere Position darzulegen. Die Bundesärztekammer hat jedoch lediglich Rah-
menrichtlinien erlassen und die Fachgesellschaften gebeten, diese zu präzisieren

Tabelle 4. Komplikationsrate nach formaler Ausbildung in operativer Laparoskopie (108 urol. Operateure/1 160 endosk. Operationen)

Komplikationen	nach 3 Monaten	nach 12 Monaten
Blutung	5 (1,7)	23 (2,0)
Infektionen	0	5 (0,4)
Wundhernie	0	1 (0,1)
Darmverletzung	0	2 (0,2)
Blasenverletzung	5 (1,7)	6 (0,5)
Gefäßverletzung	1 (0,35)	3 (0,2)
Lebensgefährliche Komplikation	0	3 (0,2)
Todesfälle	0	0
Andere*	12 (4,0)	23 (2,0)
Gesamt	19 (7,7)	66 (5,7)

W. A. See et al. JAMA 270 (1993) 2699

* subcutanes Emphysen bis beidseitige Ureterdurchtrennung.

Tabelle 5. Erlernen der endoskopischen Chirurgie

Empfehlungen der Chirurgischen Arbeitsgemeinschaft für Endoskopie (CAE) der Deutschen Gesellschaft für Chirurgie und des Berufsverbandes der Deutschen Chirurgen (BDC)

1. Kenntnisse der herkömmlichen Operationsverfahren
2. Teilnahme an Grund- und Fortgeschrittenen-Kursen
3. Eingehende Kenntnisse der technischen Voraussetzungen und möglicher Fehlerquellen
4. Klinische Assistenz bei Erfahrenen (mind. 200 endosk. Op.)
5. Selbständige Operation unter Assistenz eines Erfahrenen (mind. 5 Eingriffe)

und damit auch auf die Notwendigkeiten der jeweiligen Fachgebiete zu konkretisieren.

Anders als die Gynäkologen hat die Deutsche Arbeitsgemeinschaft für Chirurgische Endoskopie bereits 1992 eine Empfehlung für die Ausbildung endoskopischer Operationen vorgelegt, die ich Ihnen nachfolgend präsentieren möchte. Dieses Programm umfaßt insgesamt 10 Punkte (Tabelle 5, 7).

Diese Empfehlungen der Deutschen Gesellschaft für Chirurgie orientiert sich an einem traditionellen Ausbildungskonzept, welches eine definierte Vorbildung voraussetzt und über ein Ausbildungsziel zu einem Ausbildungsnachweis kommt (Tabelle 6).

Ich habe diese Grafik deshalb eingefügt, weil es mittlerweile sehr umstritten ist, welche Vorbildung zum Beispiel für das Erlernen endoskopischer Operationen Voraussetzung ist. Es gibt in den Vereinigten Staaten starke Tendenzen, ärztliche Tätigkeiten durch weniger qualifiziertes Personal durchführen zu lassen, um hierdurch zu einer Kostenersparnis zu kommen. Mittlerweile liegen Untersuchungen vor, daß zum Beispiel bei der Coloskopie speziell trainierte Schwestern durchaus die gleichen Ergebnisse erzielen, wie akademisch vorgebildete Ärzte. Auf der

Tabelle 6. Traditionelles Ausbildungskonzept

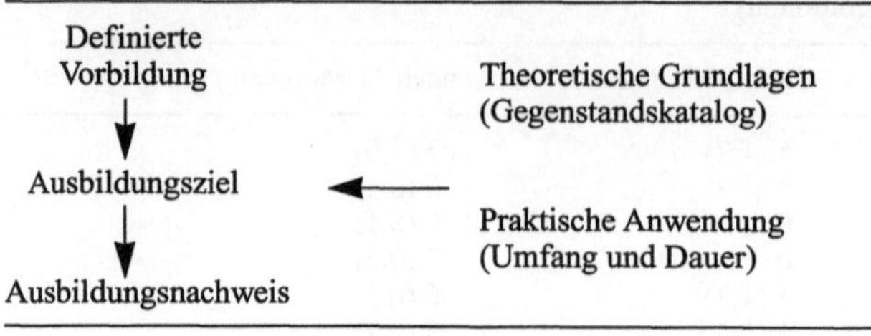

Tabelle 7. Erlernen der endoskopischen Chirurgie

Empfehlungen der Chirurgischen Arbeitsgemeinschaft für Endoskopie (CAE) der Deutschen
Gesellschaft für Chirurgie und des Berufsverbandes der Deutschen Chirurgen (BDC)

6. Sicherstellung angemessener Assistenz
7. Differentialtherapeutische Aufklärung
8. Ausführliche und exakte Dokumentation
9. Neue endoskopische Operationsverfahren nur durch erfahrene (mind. 200 Op.)
   Operateure
10. Kontinuierliche Fortbildung

anderen Seite gibt es in Deutschland bereits ernstzunehmende Versuche, einen
Facharzt für Endoskopie zu fördern, welcher fachübergreifend die Endoskopie
durchführt.

Dieses Konzept hat auch in den anglo-amerikanischen Ländern Anhänger. Hier
wird derzeit über eine komplette Umstrukturierung der klinischen Versorgung
nachgedacht. Eines der Konzepte, welches vor kurzem im Lancet veröffentlicht
wurde, geht davon aus, daß die Notaufnahme einer Klinik mit einer Abteilung für
interventionelle Behandlungen verbunden ist. Hier reiht sich der endoskopierende
Arzt zwischen die interventionellen Radiologen und das Wiederbelebungsteam der
Anästhesie.

Interessanterweise gehört zu diesem Konzept bereits ein health economist, welcher über die Wirtschaftlichkeit der durchgeführten Maßnahmen befindet. Ich
wollte Ihnen damit nur zeigen, daß weder national noch international derzeit Konsens über die notwendige Vorbildung beziehungsweise das Ausbildungsziel im
Bereich der operativen Endoskopie bestehen.

Selbst wenn es gelingen sollte, Empfehlungen für die Gynäkologie zu erarbeiten, mag die Qualitätssicherung der Weiterbildung vorangebracht werden, jedoch
besteht gleich wichtig daneben das Problem der Qualitätssicherung der Weiterbilder. Es ist völlig offen, wer künftig die Berechtigung zur Weiterbildung in
diesem Teilgebiet beanspruchen beziehungsweise erhalten kann. Aber selbst
wenn Weiterbilder die technischen Voraussetzungen bieten können, daß heißt
eine entsprechende Zahl von Operationen durchführen, ist derzeit völlig unklar, welche Operationen denn überhaupt als Standardoperationen aufzufassen
sind.

Tabelle 8. Quality of evidence

I	Evidence obtained from at least one properly designed randomized controlled trail.
II-1	Evidence obtained from well-designed controlled trials without randomization.
II-2	Evidence obtained from well-designed cohort or case-control analytic studies, preferably from more than one center or research group.
II-3	Evidence obtained from multiple time series with or without the intervention. Dramatic results in uncontrolled experiments (such as the results of the introduction of penicillin treatment in the 1940s) could also be regarded as this type of evidence.
III	Opinions of respected authorities, based on clinical experience, descriptive studies, or reports of expert committees

Source: Unites States Preventive Services Task Force.

Tabelle 9. Strength of recommendations

A	There is good evidence to support the recommendation that operative laparoscopy be used for this indication.
B	There is fair evidence to support the recommendation that operative laparoscopy be used for this indication.
C	There is inadequate evidence regarding the use of operative laparoscopy, for this indication, but recommendations may be made on other ground.
D	There is fair evidence to support the recommendation that operative laparoscopy not be used for this indication.
E	There is good evidence to support the recommendation that operative laparoscopy not be used for this indication.

Source: United States Preventive Services Task Force.

Ich möchte Ihnen hier einen interessanten Versuch darstellen, wie er in den Vereinigten Staaten unternommen wird, um die klinische Evaluation vor Einführung neuer Verfahren zu überprüfen.

Die Amerikaner klassifizieren neue Verfahren anhand der Qualität der vorausgegangenen Untersuchungen in insgesamt 3 Gruppen, wobei der höchste Nachweis der Qualität nur durch randomisierte, prospektive und kontrollierte Studien erbracht werden kann (Tabelle 8). Die niedrigste Stufe bezieht sich auf die Meinung von anerkannten Autoritäten, auf klinische Erfahrung, beschreibende Studien oder aber auch Berichte von sogenannten Expertenkomitees. Zugegebenermaßen ist die überwiegende Zahl der endoskopischen Verfahren lediglich dieser Evidenzqualität zuzuordnen.

Daraus resultiert natürlich auch die Stärke der Empfehlungen.

Hier wurden in Amerika 5 Kategorien eingeführt, die für die einzelnen Eingriffe angeben können, ob es hinreichenden Anhalt dafür gibt, daß diese Operation entweder endoskopisch durchgeführt werden sollte, oder auch nicht (Tabelle 9). Aus meiner Sicht wird es die Arbeit der Deutschen Gesellschaft sein, in Zusammenarbeit mit der Arbeitsgemeinschaft die derzeit gängigen Operationsverfahren auf ihre

Effizienzkriterien zu überprüfen und Empfehlungen zu erarbeiten, die dann von Weiterbildern nachvollziehbar weitergegeben werden können. Auch hier dürfte ein Konsens derzeit sehr schwierig zu erzielen sein.

Schlußbemerkung

Selbst wenn es uns gelingen sollte, künftig die Weiterbildung in der operativen Endoskopie stärker zu strukturieren und damit hoffentlich auch zu verbessern, bleibt für mich nach diesem Referat ein zweifaches Unbehagen.

Zum einen ist mir aufgegangen, wie locker wir bislang mit unserer Weiterbildung in den operativen Disziplinen umgegangen sind. Das Nachdenken über diese neuen Verfahren macht erst deutlich, daß wir viel zu spät über Qualitätssicherung in der Weiterbildung nachzudenken begonnen haben. All das Dargelegte gilt nämlich auch für die operative Ausbildung.

Zum anderen müssen wir wohl stärker über unsere Bildungsziele nachdenken. „Der Schüler ist reif, wenn er so viel gelernt hat, daß er für sich selbst zu lernen im Stande ist." So definierte Humboldt im letzten Jahrhundert sein Ausbildungsziel. Dieses Bildungsziel entspricht deutlich dem, was wir heute mit sogenannten Schlüsselqualifikationen bezeichnen. Diese Qualifikationen haben notwendigerweise einen allgemeinen, das heißt formalen, situationsübergreifenden Charakter. Schlüsselqualifikationen für die Ausbildung umfassen nach Mertens zum Beispiel

- Flexibilität,
- Problemlösungskompetenz,
- Teamgeist,
- Durchsetzungsvermögen.

Heute scheinen die allgemeine Orientierungslosigkeit und die soziale Verunsicherung den Rückzug auf praktisch Verwendbares, das heißt die Funktionalisierung der Weiterbildung nahezulegen. Dies scheint auch mir die falsche Schlußfolgerung aus einer zugegebenermaßen immer unüberschaubaren Situation. Gerade das Problem der endoskopischen Operation macht aus meiner Sicht deutlich, daß eine Weiterbildung, die sich auf die technischen Fertigkeiten reduziert, für die soziale Akzeptanz verheerende Folgen haben wird. Ohne eine Selbstbeschränkung wird der Ansehensverfall nicht nur gegenüber den Patientinnen – und den Medien als deren Anwälte – sondern vor allen Dingen untereinander zu einer veränderten Medizin führen. Am Ende dieser Veränderung wird die Leistungskontrolle und die pauschale Vergütung stehen. Noch haben wir eine Chance, dies zu ändern.

Berichte

M. Korell, H. Frangenheim und L. Mettler

Einführung

H. Frangenheim

Als Vorwort und Einleitung zur Sitzung über die minimal-invasive Chirurgie und Qualität kann man feststellen, daß die einzelnen Beiträge auch verschiedene andere Gesichtspunkte mit umfassen. So die Therapie akuter gynäkologischer Unterbauchprozesse durch laparoskopische Eingriffe, wie seit Jahren geübt und vor allem von *Raatz* verbessert und zur Routine-Therapie erhoben.

Die Tubenchirurgie bei Sterilitätspatientinnen ist ebenso Bestandteil der MIC und braucht den Vergleich mit der Chirurgie unter dem Operationsmikroskop nicht zu scheuen. Analoges gilt für die Myomenukleationen, die auch seit Jahren eingeführt sind. Nur gewinnt man den Eindruck, daß heute ihre Zahl beträchtlich zugenommen hat und auf eine hormonale Therapie der Myome nicht im gleichen Maße eingegangen wird.

Die Diskussion um das Schneiden und Koagulieren während der MIC ist noch im Gang, so daß neue Anregungen und Vergleiche zwischen einzelnen Lasern und den konventionellen Hochfrequenzmethoden manche Unsicherheiten klären werden. Wenn dabei noch die finanziellen Gesichtspunkte, die für viele Krankenhäuser zum Problem werden, mitbesprochen würden, wäre mancher Operateur für den Hinweis dankbar.

In dem Maße, wie auch die Hysteroskopie mehr und mehr in unserem Land akzeptiert wird, ist es begrüßenswert, wenn Sicherheitsaspekte und Ergebnisse in breiterem Maße frei diskutiert werden und Alternativen dazu bei der Endometriumtherapie, wie zum Beispiel die photodynamische Zerstörung endometrialen Gewebes, vorgestellt werden.

Was die Qualität und die Leistung der Microchirurgie unter endoskopischer Sicht im Vergleich zu konventionellen Methoden angeht, so sind diese Vergleiche auf internationalen Kongressen, in Fortbildungskursen und Workshops noch relativ sparsam. Die Kontrollzeiten sind noch zu kurz, um schlüssige Resultate zu entnehmen. Die primäre Ablehnung und eine gelegentlich unsachliche Diskussion über die MIC haben dieser nicht gerade den Weg bereitet. Wir sollten in unseren Diskussionen toleranter miteinander umgehen. Die MIC-Eingriffe sind nun einmal eingeführt. Sie werden ihren Weg gehen. Warum sollte man ihnen, wie es mir vor 40 Jahren mit der Laparoskopie ergangen ist, mit Bedenken, Vorurteilen und Ablehnung Steine in den Weg legen und ihre Intention bereits zerreden, noch bevor sie eine Chance hatte, sich zu bewähren.

Sitzungsbericht

M. Korell und H. Frangenheim

Die endoskopische Chirurgie hat in den letzten Jahren in der Gynäkologie und anderen Fachgebieten einen massiven Aufschwung erfahren. Dabei ist nicht nur das Indikationsspektrum erweitert worden, durch die weit verbreitete Anwendung der endoskopischen Techniken stieg auch die Anzahl der sogenannten „minimal invasiven" Eingriffe dramatisch an. Die dadurch zunehmend auftretenden Komplikationen geben Anlaß zu einer Qualitätskontrolle, die gewährleistet, daß durch angemessene Ausbildung die fachgerechte Anwendung der neuen Operationsmethoden gesichert wird. Die Vermeidung von direkten Komplikationen der endoskopischen Chirurgie (sog. „Prozeßqualität") ist jedoch nur ein Teil der notwendigen Qualitätssicherung. Entscheidend ist auch das postoperative Resultat, die sogenannte „Ergebnisqualität". Diese wird bereits durch die Indikationsstellung beeinflußt. Eine unkritische Ausweitung endoskopischer Eingriffe z. B. bei funktionellen Ovarialzysten oder subserösen Myomen führt selbst bei komplikationslosem Verlauf zu unnötigen Operationen mit negativen organischen (z. B. Verwachsungen) und psychischen Auswirkungen. Wichtig ist, daß durch den unterschiedlichen operativen Zugang bei der endoskopischen Chirurgie das Ergebnis des Eingriffes nicht schlechter wird als bei der konventionellen Operation über Laparotomie. Entscheidend ist nicht, ob durch die sogenannte „Minimal invasive Chirurgie" weniger Traumata an den Bauchdecken entstehen, sondern welches postoperative Resultat im Hinblick auf die Indikation am Zielorgan erreicht wurde. Vor diesem Hintergrund sollen in dieser Sitzung „Minimal invasive Chirurgie und Qualität" die verschiedenen operativen Eingriffe vorgestellt werden.

Morawski et al. (Göppingen) berichteten über die *„Laparoskopische Therapie von akuten eitrigen gynäkologischen Unterbauchprozessen".* Dabei wurden bestehende Verwachsungen bevorzugt mit der Aquadissektion gelöst. Die Abszesse wurden drainiert und über mehrere Tage (3 Liter/die) gespült. Parallel erfolgte eine Therapie mit Breitspektrumantibiotika. Die Ergebnisse von insgesamt 31 in dieser Weise behandelten Frauen wurden als gut bezeichnet. In der Diskussion bestand kein Zweifel über die Notwendigkeit der laparoskopischen Diagnostik bei entzündlichen Unterbauchprozessen zum Ausschluß z. B. einer Appendizitis oder Divertikulitis. Ebenso wurde übereinstimmend in der endoskopischen Behandlung eine therapeutische Alternative zur primären Laparotomie bei Tuboovarialabszeß gesehen. Allgemein abgelehnt wurde in einer derartigen Situation eine alleinige antibiotische Therapie mit Abwarten einer spontanen Resorption. Ebenso müssen die geschilderten postoperativen Ergebnisse bezüglich der Fertilität bezweifelt werden. Die dargestellten vollkommen unauffälligen Eileiter nach ausgedehnter Adnexitis erscheinen eher unwahrscheinlich.

Die endoskopische Chirurgie wird allgemein auch zur rekonstruktiven Tubenchirurgie eingesetzt, ohne daß bislang die Gleichwertigkeit der Resultate zur Mikrochirurgie nachgewiesen wurde. *Korell et al.* (München) stellten eine prospektiv randomisierte Studie vor, in welcher der *„Einfluß von Tubenpathologie und Eversionstechnik auf das postoperative Ergebnis nach endoskopischer Salpingo-*

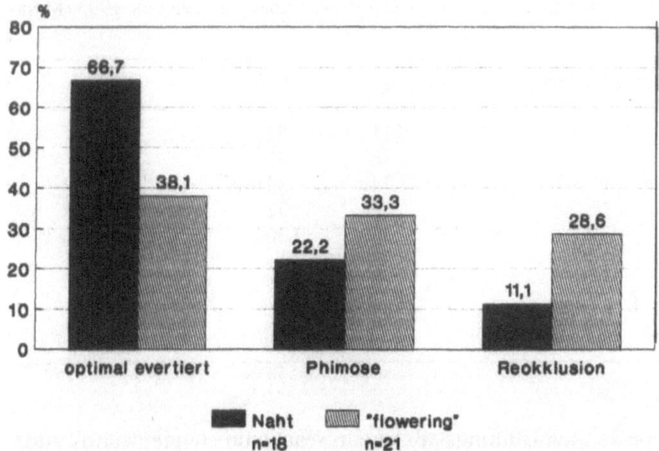

Abb. 1. Ergebnisse der endoskopischen Salpingostomie in Abhängigkeit von der Eversionstechnik (Follow up bei 39 von 45 Tuben bekannt)

stomie" untersucht wurde. Dabei wurden 45 endständig eröffnete Eileiter bei insgesamt 25 Patientinnen entweder mit Naht (84-0 PDS) oder „flowering" (CO_2-Laser, low power, defokussiert) evertiert. Die Qualität des neugeschaffenen Fimbrientrichters wurde bei einer Second look-Laparoskopie 4–6 Wochen postoperativ beurteilt. Es zeigte sich, daß der Erhaltungsgrad der Tubenmukosa keinen signifikanten Einfluß auf das postoperative Ergebnis der Eversion hatte. Dagegen trat – unabhängig von der Eversionstechnik – bei dünnwandigen Eileitern keine Reokklusion auf, während bei verdickter Tubenwand 8 von 14 Fimbrientrichter bei der Kontroll-Laparoskopie wieder verschlossen waren. Insgesamt zeigten sich bei den mit Naht evertierten Tuben deutlich bessere Ergebnisse (Reokklusion bei 2 von 18 Eileitern) als nach „flowering" mit dem CO_2-Laser (6 von 21 Eileitern verschlossen). Zudem waren in der Gruppe mit Naht signifikant mehr Fimbrientrichter optimal evertiert (Abb. 1).

Die endoskopische Salpingostomie bietet die Möglichkeit, den Tubenstatus und damit die Fertilitätsprognose ohne Laparotomie abschätzen zu können. Sie hat somit neben dem therapeutischen auch einen diagnostischen Effekt. Die Salpingostomie ist aber technisch ein anspruchsvoller Eingriff. Dies betrifft weniger die Eileiteröffnung und Eversion, sondern die Salpingo-/Ovariolyse der zumeist sehr innigen Verwachsungen. Die hierbei resultierenden Serosadefekte sind endoskopisch deutlich schlechter zu decken als bei der Mikrochirurgie. Deshalb sollte die endoskopische Tubenchirurgie nur in erfahrenen Zentren erfolgen, um auch über ein regelmäßiges Follow up eine Qualitätskontrolle zu ermöglichen. Die Myomenukleation erfolgte bis vor wenigen Jahren praktisch ausschließlich per laparotomiam. Dies lag weniger an der fehlenden Möglichkeit das Myom aus der Uteruswand auszuschälen, als an den damals begrenzten Möglichkeiten, größere Tumore zu zerkleinern. *Mecke et al.* (Berlin) berichteten über die Erfahrungen mit der *„pelviskopischen Myomenukleation"*. Bei 134 der insgesamt 215 Patientinnen wurde eine Myomenukleation per Laparoskopie versucht. Die Indikationen zur

Tabelle 1. Indikationen zur Myomenukleation bei 215 Patientinnen von 1992 bis 1993 (Mehrfachnennungen möglich)

Indikation bzw. angegebene Symptome	(n)	[%]
Blutungsstörung	111	52
Wachstumstendenz	88	41
Unterbauchbeschwerden	74	34
Kinderwunsch	69	32
davon mit Sterilität	42	20
Ausschluß Adnextumor	23	11
Pollakisurie	20	9
Ovarialzyste	6	3
Myoma in statu nascendi	2	1

Operation waren hauptsächlich Blutungsstörungen, Wachstumstendenz und Unterbauchbeschwerden und sind in Tabelle 1 genau dargestellt.

Bei 12% der Patientinnen war eine Vorbehandlung mit GnRH-Analoga durchgeführt worden. Es erfolgte eine Eigenblutspende oder intraoperativ eine akute normovolämische Hämodilution. Die endoskopische Entfernung gelang in 87% (n = 117). Bei insgesamt 7 Fällen mußte eine Hysterektomie durchgeführt werden. Die per Laparoskopie entfernten Myome waren mit durchschnittlich 5,2 cm Größe etwas kleiner als bei der Laparotomie (7,6 cm). Das Cavum uteri wurde bei 16 Patientinnen (14% bei Laparoskopie) bzw. bei 7 Frauen (11% bei Laparotomie) eröffnet (Tabelle 2). Die Komplikationen nach endoskopischer Myomenukleation waren eine Nachblutung und ein postoperativer Ileus bei Dünndarmverwachsungen zur dehiszenten Operationsnaht. Entscheidend ist, neben der möglichst schonenden Enukleation, die exakte Naht der Uterotomie. Meist genügen dazu gerade Nadeln, teilweise müssen aber auch gebogene Nadeln mit dickerem Nahtmaterial verwendet werden, um die Gebärmutter wieder zu rekonstruieren. Dies ist nicht nur für die Vermeidung von postoperativen Verwachsungen wichtig. Auch für spätere Schwangerschaften ist ein korrekter Wundverschluß entscheidend, wie die Spätkomplikation einer spontanen Uterusruptur in der 28. Schwangerschaftswoche zeigt. Dementsprechend sollten alle Patientinnen mit Cavumeröffnung über dieses Risiko aufgeklärt und eine einjährige Kontrazeption empfohlen werden.

Entscheidend bei der endoskopischen Myomenukleation ist die Indikationsstellung, um unnötige Eingriffe zu vermeiden und eine exakte Operationstechnik zur Reduktion der Komplikationen. Gerade bei subserösen Myomen ist die Notwendigkeit einer Entfernung umstritten. Ebenso muß man auch intraoperativ bereit sein und die organisatorischen Möglichkeiten besitzen, von der Laparoskopie auf eine Laparotomie „umzuschalten". Die „Grenze" für die endoskopische Enukleation dürfte mit Ausnahme gestielter Myome bei etwa drei liegen. Darüber hinaus ist eine korrekte Rekonstruktion der Gebärmutter nur schwer möglich.

Eine neue technologische Entwicklung soll bei der Blutstillung helfen, denn gerade bei der Myomenukleation ist der Wundgrund gelegentlich problematisch. *Krucynski et al.* (Mainz) stellten dazu den Einsatz der *„Argon Beam Koagulation in der Endoskopie"* vor. Bei diesem Instrument wird ionisiertes und elektrisch konduktives Argongas (Argonplasma) auf das Gewebe aufgesprüht. Dadurch ent-

Tabelle 2. Organerhaltende Operation bei Uterus myomatosus

	(n)	[%]
Gesamtzahl der operierten Patientinnen	215	100
Versuch der endoskopischen Operation	132	61
Endoskopische Myomenukleation	118	89
Hysterektomie	7	3
Myomanzahl	(n)	(min/max)
Laparoskopie	2+/−1	1−5
primär Laparoskopie/sekundär Laparotomie	3+/−2	1−6
Laparotomie	4+/−4	1−16
Myomgröße	[cm]	
Laparoskopie	5,2 cm	
Laparotomie	7,6 cm	
Operationsdauer	(Zeit)	
Laparoskopie	87 min	
Laparotomie	111 min	

steht ein oberflächlicher Koagulationseffekt ohne störende Rauchentwicklung. Die Tiefenwirkung ist mit 2−3 mm relativ gering. Da es sich bei der Argon Beam Koagulation um eine Methode mit monopolarem Hochfrequenzstrom handelt, müssen die üblichen Sicherheitsmaßnahmen beachtet werden. Der Argon Beam Koagulator wird in Mainz seit 2 Jahren eingesetzt und hat sich insbesondere bei der Endometriosechirurgie und der Myomenukleation bewährt. Die Koagulation des Wundgebietes führte dort zu einer Reduktion von Blutverlust und Operationszeit um ein Drittel.

Es wurde diskutiert, ob eine Koagulation der Zystenmembran bei Ovarialendometriose mit dem Argon Beam Koagulator sinnvoll ist. Zur Rezidivprophylaxe sollte man auf jeden Fall eine komplette Entfernung der Zystenmembran anstreben. Unklar ist, ob trotz der nur oberflächlichen Koagulationswirkung eine Beeinträchtigung der Eierstocksfunktion bei sehr ausgedünnter Ovarialrinde immer ausgeschlossen werden kann. Insgesamt sollte man auch bei endoskopischen Operationen ausgedehnte Wundflächen möglichst vermeiden. Bei schwerer Endometriose im Beckenbereich kann beispielsweise die Verwendung der Argon Beam Koagulation durchaus hilfreich sein, um eine komplette Sanierung und Blutstillung zu erzielen.

Neben der Laparoskopie hat auch die Hysteroskopie durch die Etablierung endoskopischer Operationen wie Septum- bzw. Myomresektionen oder Endometriumsablationen einen qualitativen und quantitativen Wandel erfahren. Wie alle Operationstechniken sind auch hysteroskopische Eingriffe mit typischen Risiken und Komplikationen belastet. Neben den Uterusperforationen und der Verletzung von Nachbarorganen kann das verwendete Distensionsmedium durch den sogenannten „fluid overload" zu intra- und postoperativen Problemen bis hin zum tödlichen Lungenödem führen. *Aydeniz et al.* (Heidelberg) berichteten über „*Sicherheitsaspekte bei der operativen Hysteroskopie*" und stellten eine Möglichkeit vor, das Risiko einer massiven Einschwemmung von Spülflüssigkeit zu reduzieren.

Tabelle 3. Klinische Erfahrungen mit 270 hysteroskopischen Endometriumsresektionen bei Menorrhagie

Durchschnittsalter	42,3 Jahre (18–54)	
Operationszeit	10–100 Minuten	
Einschwemmung von Spülflüssigkeit	479 ml	
Komplikationen	(n)	[%]
Uterusperforation	6	2
fluid overload	8	3
verstärkte Nachblutung	2	2
Zweit-Endometriumsresektionen	16	7
Schwangerschaften im 1. Jahr	2	2
sekundäre Hysterektomie	13	5
Amenorrhoe	14–28	

Hierbei wird der Mannit/Sorbitlösung Ethylakohol in einer Konzentration von 1% zugesetzt. Perioperativ kann durch die Messung der Atem- und Blutalkoholwerte die Menge der eingeschwemmten Spülflüssigkeit abgeschätzt werden und ein drohendes „fluid overload" frühzeitig erkannt werden. Bei 60 Patientinnen wurde während diagnostischer und operativer Hysteroskopien dieses Verfahren angewandt. Während in 31 Fällen keinerlei Anstieg der Alkoholkonzentration zu verzeichnen war, wiesen 21 Patientinnen positive Atem- und Blutalkoholwerte auf. Diese Ergebnisse korrelierten mit dem gemessenen Input und Output des verwendeten Distensionsmediums. Das beschriebene Verfahren ist somit zum Monitoring der Flüssigkeitseinschwemmung während der operativen Hysteroskopie geeignet. Die gemessenen Konzentrationen des Ethylakohols, die in der Atemluft bis zu 1,14 Promille und im Blut maximal 1,82 Promille betrugen, legen eine teilweise nicht unbeträchtliche Beeinträchtigung der Patientinnen nahe. Dies muß gerade bei den häufig ambulant durchgeführten Eingriffen mit in Betracht gezogen werden, auch wenn diese hohen Konzentrationen nur kurzfristig auftreten. Eventuell ist mit einer geringeren Alkohol-Konzentration im Distensionsmedium dennoch eine Früherkennung einer massiven Einschwemmung von Spülflüssigkeit möglich.

Eine wesentliche Indikation zur Hysterektomie aus nicht onkologischen Gründen ist die hormonell therapieresistente Blutungsstörung. Die operative Hysteroskopie soll in diesen Fällen der Patientin nicht nur einen weniger belastenden Eingriff im Vergleich zur Gebärmutterentfernung bieten, sondern auch eine Erhaltung des Organs ermöglichen. *Baumann et al.* (Münster/London) stellten hierzu ihre *„Klinischen Erfahrungen mit 270 Endometriumsresektionen bei Menorrhagie"* vor. Bei 254 prämenopausalen Patientinnen wurden 270 partielle oder totale Endometriumsresektionen durchgeführt, wobei das Follow up bis zu 3 Jahren betrug. Die Operationszeit und die Komplikationsrate waren von der Erfahrung des Operateurs abhängig und allgemein gering (Tabelle 3). An wesentlichen Komplikationen waren 6 Uterusperforationen, 8 Fälle von massiver Einschwemmung von Spülmedium („fluid overload") und 2 postoperative Schwangerschaften zu verzeichnen. Der stationäre Aufenthalt war kurz, bei Verwendung einer lokalen Anästhesie weniger als 6 Stunden. Nach 1–2 Wochen hatten sich die Patientinnen wieder vollständig erholt. In 90% der Fälle waren die Menstruationsbeschwerden gebessert oder verschwunden. Eine komplette Amenorrhoe war bei 14%

der Frauen unter 35 Jahren zu beobachten, wobei die Erfolgsrate bei Patientinnen über 35 Jahre auf 28% anstieg. Die Zufriedenheit mit der Endometriumsresektion war auch nach 3 Jahren sehr hoch. Insgesamt mußte bei 13 Frauen dennoch eine Hysterektomie durchgeführt werden.

Diese gerade im Vergleich mit anderen Arbeitsgruppen äußerst guten Langzeitresultate verbreiten Optimismus bezüglich der Einsparung von Hysterektomien durch die hysteroskopische Endometriumsresektion. Die Indikation muß für beide Operationen streng gestellt werden, damit der endoskopische Eingriff aufgrund seiner geringeren Invasivität bzw. postoperativen Beeinträchtigung nicht zu häufig durchgeführt wird. Vorher sollten die alternativen Behandlungsverfahren, wie in diesem Fall die Hormontherapie, versucht werden. Sowohl Arzt wie Patientin müssen sich darüber klar sein, daß eine komplette Amenorrhoe nur in einem kleinen Anteil zu erzielen ist. Für einen großen Teil der Frauen wird die störende Hypermenorrhoe auf ein erträgliches bzw. normales Maß reduziert. Dies erklärt die mit 90% sehr hohe Zufriedenheit der Patientinnen mit der Endometriumsresektion auch nach 3 Jahren, wobei die Ergebnisse altersabhängig sind. Das Durchschnittsalter lag in diesem Kollektiv bei deutlich über 40 Jahren. Die wesentlichen Angaben sind in Tabelle 3 zusammengefaßt. Insgesamt steht mit der hysteroskopischen Endometriumsresektion bei differenziertem Einsatz eine gute therapeutische Alternative bei Blutungsstörungen zur Verfügung.

Der mögliche Einsatz der photodynamischen Lasertherapie für die Endometriumsablation wurde von *Wyss et al.* (Zürich) in dem Vortrag über *„Photodynamische Zerstörung von endometrialem Gewebe nach topischer Applikation von 5-Aminolävulinsäure (ALA)"* vorgestellt. Bei der photodynamischen Lasertherapie (PDT) wird ein Photosensitizer in den Zellen angereichert, welcher nach Bestrahlung mit Laserlicht bestimmter Wellenlänge zerfällt und durch zytotoxische Substanzen die Zelle zerstört. Durch die Verwendung der topisch anwendbaren delta-Aminolävulinsäure (ALA) werden die systemischen Wirkungen wie Lichtempfindlichkeit über längere Zeit der früher verwendeten Hämatoporphyrinderivate vermieden. ALA ist eine Vorstufe des fluoreszenz-aktiven Farbstoffes Protoporphyrin IX (Pp IX) in der endogenen Biosynthese von Häm und somit eine körpereigene Substanz. In der hier präsentierten Studie wurde die Anwendbarkeit der photodynamischen Lasertherapie zur Endometriumsablation nach lokaler Applikation des Photosensitizers im tierexperimentellen Modell (Ratte und Kaninchen) untersucht. Als Transportmedium für ALA wurde Hyskon, ein visköses Polysaccharid, verwendet, um das Abfließen des intracavitär instillierten Volumens durch die Tuben und die Zervix zu verhindern. Nach einer Einwirkzeit von 3 bis 12 Stunden wurde eine Bestrahlung mit Laserlicht (630 nm) bei einer Lichtdosis von $80-160\ J/m^2$ intracavitär durchgeführt. Bei der fluoreszenzmikroskopischen Untersuchung zeigte sich, daß die maximale Protoporphyrinsynthese nach etwa 3 Stunden zu beobachten war. Die Konzentration war im Endometrium deutlich höher als im Myometrium, so daß eine selektive Anreicherung in dem Gewebe vorlag, welches durch die photodynamische Lasertherapie zerstört werden soll (Abb. 2). 3 bis 7 Tage nach der Laserbestrahlung wurden die morphologischen Veränderungen mit Licht- und Rasterelektronenmikroskopie untersucht. Es zeigte sich eine nachhaltige Zerstörung der epithelialen Strukturen mit hauptsächlich bindegewebiger Ausheilung. Die selektive Anreicherung der phototoxischen Substanzen

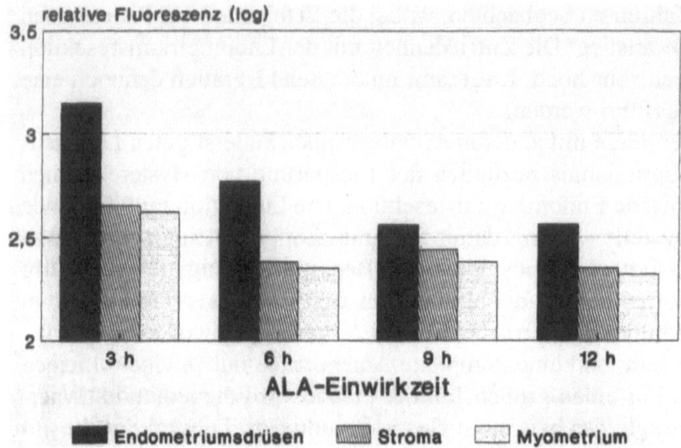

Abb. 2. Fluoreszenzverteilung nach topischer Applikation von δ-Aminolävulinsäure in Endometrium und Myometrium

im Endometrium nach lokaler ALA-Auftragung stellt eine gute Voraussetzung für eine Endometriumsablation dar. Dabei wird durch die dicke Myometriumsschicht mit nur geringer Fluoreszenz die Sicherheit erhöht. Mit der photodynamischen Lasertherapie scheint damit durchaus eine Behandlungsalternative bei Blutungsstörungen zur Verfügung zu stehen. Der zukünftige Stellenwert wird aber nicht nur dadurch bestimmt, inwieweit durch Anreicherung des Photosensitizers und optimale Ausleuchtung die Zerstörung des Endometriums vollständig gelingt. Vielmehr sind auch einfache thermische Verfahren in Erprobung, die eventuell ohne großen technischen Aufwand ein vergleichbares Resultat ermöglichen.

Die Weiterentwicklung der technischen Möglichkeiten und der operativen Erfahrung hat zu einer qualitativen und quantitativen Weiterentwicklung der endoskopischen Chirurgie geführt. Dabei muß in jedem Fall das neue Operationsverfahren mit den etablierten Methoden wissenschaftlich verglichen werden. Inwieweit die endoskopische Chirurgie zumindest gleichwertige Ergebnisse bietet, ist, wie z.B. die Tubenchirurgie zeigt, derzeit noch nicht endgültig zu beurteilen. Insgesamt ist sicher nicht der operative Zugang – sei es Laparoskopie oder Laparotomie – sondern die Qualität des Eingriffes am „Zielorgan" entscheidend. Diese wird nicht nur von den technischen Möglichkeiten, sondern wesentlich von der Erfahrung des Operateurs bestimmt. Diese Qualitätssicherung, die nicht nur die Komplikationen und das postoperative Ergebnis, sondern auch die Indikationsstellung mit einbezieht, wird in Zukunft wesentliche Aufgabe sein. Es gilt, die bestehenden Vorteile der endoskopischen Techniken nicht durch eine schlechtere Qualität des operativen Eingriffs mit nachfolgend ungünstigen Resultaten zunichte zu machen.

Posterbericht

L. Mettler

Als Basis der endoskopischen Chirurgie hat sich die elektronisch gesteuerte CO_2-Pneu-Automatik in den letzten 20 Jahren ständig verbessert, so daß ein Arbeiten mit dem CO_2-Peritoneum bei konstanten Druck- und Volumenverhältnissen heute die Voraussetzung für alle pelviskopischen Eingriffe in der Gynäkologie bildet. Als Distensionsmedium wurde CO_2-Gas gewählt, weil es wasserlöslich ist und somit zu keiner Embolie führen kann [15]. Wie die Autoren Volz, Köster, Weiß und Melchert aus Mannheim/Heidelberg jedoch fanden, bewirkt das CO_2-Peritoneum eine lokale Milieuveränderung des Peritoneums, die zu einer Freisetzung von multiplen Mediatoren führt. Am Schweine-Modell untersuchten sie die unterschiedlichen Reaktionen des Peritoneums auf das CO_2-Pneumo-Peritoneum, die Entwicklung einer Azidose, die Veränderungen der Lymphozytenpopulationen, stimulierte Granulozyten, Endotoxine, Hormone, Katacholamine und andere Substanzen.

Das im Vergleich untersuchte Helium-Pneumo-Peritoneum stimuliert diese Mediatoren nicht. Da Helium nicht wasserlöslich ist, ist die Untersuchung zwar interessant, bietet jedoch keine praktische Anwendbarkeit. Es stellt sich jedoch deutlich die Frage, ob die endoskopische Chirurgie bei gaslosem Peritoneum nicht besser durchführbar ist.

Die Arbeit zeigt einen breiten wissenschaftlichen Ansatz und stellte die beste Untersuchung unter den 9 Präsentanten dieser Posterpräsentation dar.

Ein neues Therapiekonzept zur Myombehandlung stellte die Göppinger Arbeitsgruppe unter Mader, Possover, Morawski und Hettenbach als Myolyse dar. Sie fanden, daß die Analyse der Blutversorgung von therapiebedürftigen Myomen ein bis höchstens zwei Arterien ergibt. Die Untersuchung mit der Farbdoppler-Sonographie zeigt die Darstellung der Gefäße immer in der Peripherie der Myome.

Als neues Therapiekonzept diskutierten die Autoren eine elektive und definitive Unterbrechung der Blutversorgung der Myome, die sie als „ischämische Myolyse" anstreben. Sie sind sich jedoch noch nicht bewußt, wie die vorhandenen Arterien am besten blockiert werden. Es steht das theoretische Modell und fehlt die praktische Ausarbeitung.

Zwei Arbeitsgruppen beschäftigten sich mit der Therapie der Eileiterschwangerschaft. Die an dritter Stelle dieser Posterpräsentation gereihte Darstellung der Wiener Arbeitsgruppe Klein, Kiss, Beck, Graf, Czerwenka, Egarter und Husslein fanden, daß dem empirischen Grenzwert für eine erfolgreiche lokal-medikamentöse Therapie einer Eileiterschwangerschaft ein histologisch evaluierbares Substrat zugrunde liegt [3, 5, 6, 7, 8, 9, 10].

Der Trend zum organ- und fertilitätserhaltenden Minimaleingriff führte zu einem Wandel im therapeutischen Konzept bei Tubargraviditäten. Dabei nehmen heute laparoskopiegezielte lokale Prostaglandin- oder Glukose-Instillationen einen festen Platz ein. Im Zuge der Entwicklung dieser medikamentösen Behandlungsstrategien etablierte sich ein Serum-β-HCG-Wert von 2500 I.U./l als Grenzwert, bis zu welchem eine derartige Therapie erfolgversprechend erscheint. Bei Werten darüber treten signifikant höhere Versagerquoten auf. Über die Gründe des Mißerfolges bei höheren, manchmal aber auch bei niedrigeren Werten, herrscht jedoch Unklarheit.

Ziel unserer Untersuchung war es daher festzustellen, ob dem empirisch ermittelten β-HCG-Grenzwert ein pathologisch-anatomisches Substrat zugeordnet werden kann, das Hinweise für die Erfolgsaussichten einer derartigen Therapie geben kann. Dazu verglichen wir den präoperativen Serum-β-HCG-Wert mit dem histologisch evaluierten Tiefenwachstum des Trophoblasten.

Aus einem Kollektiv primär chirurgisch behandelter Patientinnen, bei denen unabhängig vom β-HCG-Ausgangswert eine medikamentöse Therapie überhaupt nicht in Erwägung gezogen wurde, evaluierten wir die diesbezüglichen Basisdaten (Gruppe I, n = 40). Diese Basisdaten verglichen wir mit den Befunden derjenigen Präparate, die erst nach Versagen einer primären Prostaglandin F2 alpha (PG)-Instillation sekundär zur endgültigen Sanierung exidiert wurden (Gruppe II, n = 30).

Bei der Beurteilung der histologischen Präparate differenzierten sie in Anlehnung an Untersuchungen von Pauerstein et al. zwischen einem intraluminalen, nur bis zur Basalmembran reichenden, und einem extraluminalen, die Basalmembran überschreitenden und die weitere Tubenwand dissezierenden Trophoblastwachstum [12].

In Gruppe I, bei Patientinnen also, bei welchen ein Einfluß durch eine primäre medikamentöse Therapie auszuschließen war, verzeichneten sie folgende Ergebnisse: Bei β-HCG-Werten unter 2500 I.U./l war das Trophoblastwachstum signifikant häufiger auf das Tubenlumen beschränkt, die Implantationstiefe war mit der Basalmembran limitiert (p = 0,0045). Bei 14 Fällen fand sich ein intra- und bei nur zwei Fällen ein extraluminaler Sitz. Bei über 2500 I.U./l hingegen läßt sich das die Basalmembran penetrierende und die weitere Eileiterwand dissezierende Wachstum signifikant häufiger beobachten (p = 0,0045). Nur mehr als viermal war ein rein intraluminaler Sitz zu beobachten, während zwangzigmal eine größere Penetrationstiefe vorlag.

In Gruppe II hingegen, also bei den Fällen nach stattgehabter PG-Therapie, lag eine andere Verteilung vor: Auch unter 2500 I.U./l dominierte das extraluminale Trophoblastvorkommen, nur mehr als sechs von 16 Fällen waren rein intraluminal lokalisiert. Bei über 2500 I.U./l zeigte sich eine ähnliche Verteilung wie in Gruppe I, das Trophoblastwachstum war weiter deutlich häufiger extraluminal festzustellen.

Der Effekt einer PG-Therapie beruht auf dem in-vitro nachgewiesenen kontraktilen Effekt auf die Tuben- und Gefäßmuskulatur. Die konsekutive Anämisierung mit weiterer Verschiebung des bei der ektopen Schwangerschaft schon bestehenden Ungleichgewichts zwischen β-HCG-Produktion in Trophoblasten und der Progesteronproduktion durch den Gelbkörper führt zu einer Störung des Trophoblastwachstums und schließlich zum Untergang der Tubargravidität. Dieses Wirkprinzip setzt jedoch intakte anatomische und funktionstüchtige kontraktile Strukturen voraus.

Während also über den physiologischen Wirkmechanismus der Prostaglandinbehandlung von Eileiterschwangerschaften Klarheit herrscht, ist über die Ursache des Versagens kaum etwas bekannt. Lediglich der im Rahmen der präoperativen Untersuchung zu ermittelnde β-HCG-Wert gibt einen indirekten Hinweis auf die möglichen Erfolgsaussichten. Wir konnten nun anhand der histologischen Untersuchung der Operationsmaterialien darstellen, daß dem empirisch ermittelten Grenzwert von 2500 I. U./l auch ein pathologisch-anatomisches Substrat zugrunde liegt. In Übereinstimmung mit den pathophysiologischen Wirkmechanismen verschlechtert ein, die Basalmembran penetrierendes Trophoblastwachstum mit invasiver Destruktion der muskulären Tubenanteile die Erfolgsaussichten einer medikamentösen Therapie signifikant.

Bei der ersten Gruppe bestätigte die endoskopische Adhäsiolyse in 48 beschwerdefreien Patientinnen sehr gut, weshalb grundsätzlich die diagnostische Laparoskopie/Pelviskopie bei Vorhandensein intraabdomineller Adhäsionen zur therapeutischen mit dem Ziel möglichst der kompletten Adhäsiolyse übergegangen wird. Es werden die Möglichkeiten der Adhäsionsprophylaxe stets genutzt wie die Instillation von Kortikosteroiden und Antibiotika. Bei Fortbestehen chronisch-rezidivierender Unterbauchschmerzen sind jedoch auch andere organische oder funktionelle Ursachen durch entsprechende Untersuchung auszuschließen. In 40% aller Patientinnen wurde allerdings nur eine vorübergehende Verbesserung erreicht.

Weitere Arbeitsgruppen beschäftigten sich mit der endoskopischen Adhäsiolyse. Wipfli-Funke, Riedel und Heidrich aus Zwickau und Wolfen sowie Zeilmann, Walle, Schwaiger und Neis aus Saarbrücken.

Diese Präsentationen und Ergebnisse wurden insgesamt an die vierte Stelle gereiht.

Bei ausgedehnten Verwachsungen fand man in Saarbrücken, daß die laparoskopische Adhäsiolyse auch diesem Leiden Rechnung trägt, gute peri-operative und Langzeitergebnisse liefert und der Laparotomie in Bezug auf Beschwerdefreiheit und Besserung des Beschwerdebildes überlegen ist.

Weil die per laparotomiam durchgeführte Adhäsiolyse aufgrund des ihr eigenen hohen Rezidiv-Risikos nur zu kurzfristigen Erfolgen führt, wird seit Jahren zunehmend die laparoskopische Adhäsiolyse als Methode der Wahl propagiert. Die operative Laparoskopie bei der Therapie intraabdominaler Adhäsionen vereinigt den Vorzug hoher operativer Radikalität mit dem eines minimalen Gewebstraumas. An einem größeren Kollektiv sollte objektiviert werden, ob die Methode, die in sie gesetzten Erwartungen rechtfertigt [4].

Seit 1990 wurden in der Frauenklinik der Caritasklinik Saarbrücken 95 ausgedehnte Adhäsiolysen mit Organ- und insbesondere Darmbeteiligung durchgeführt. In einer Verlaufsbeobachtung bis zu zwei Jahren konnten folgende Ergebnisse gefunden werden:

62% der Patientinnen waren am ersten Tag postoperationem komplett mobilisierbar. 55% benötigten nahezu keine Analgetika nach dem Eingriff. Am Entlassungstag berichteten 80% der Patientinnen über eine deutliche Besserung der Beschwerden, eine Verschlechterung war nicht berichtet worden. Ein weiteres Kriterium sehen wir in der raschen Wiedereingliederung im Berufs- oder sozialen Umfeld. 60% der behandelten Patientinnen waren nach maximal vier Wochen wieder voll einsetzbar, das Maximum lag bei ca. 1/2 Jahr.

Da auch nach ausgedehnter pelviskopischer Adhäsiolyse erneut Verwachsungen auftreten können, führten wir bei 30% der Patientinnen eine geplante Re-Pelviskopie 8–10 Tage nach dem Primäreingriff durch. In den meisten Fällen traten geringe Verwachsungen auf, in 9 Fällen jedoch unverändert ausgedehnte Adhäsionen. Nach 24 Monaten berichteten 79 % der Patientinnen über eine Besserung der Symptomatik, wobei sich eine Verschlechterung meistens in den ersten 6 Monaten nach dem Eingriff manifestierte. Ähnliches konnte auch Mecke/Berlin nachweisen [11].

54 Patientinnen sprachen von einem Erfolg der Operation und würden sich jederzeit wieder der laparoskopischen Verwachsungslösung unterziehen.

Patientinnen mit ausgedehnten, über die Linea terminalis hinausgehenden Verwachsungen, benötigten postoperativ ein mindestens 3–4 tägiges Intervall der Rekonvaleszenz und der engmaschigen klinischen und laborchemischen Kontrolle. Wie bereits berichtet, muß unbedingt durch längere Operationszeiten ein vorsichtiger Nahrungsaufbau verbunden mit abführenden Maßnahmen wie Mobilisation und physikalische Therapie erfolgen. Eine stationäre Behandlung ist unumgänglich [16, 17].

Trotz nachgewiesener Adhäsionsrezidive post laparoskopiam bleibt mit entsprechendem klinischen Management die Endoskopie auch bei dieser Problematik der Laparotomie überlegen [13].

Ein Vergleich der Greifswalder Arbeitsgruppe Römer, Riethdorf, Bojahr und Lober zwischen vaginaler Hysterektomie versus transzervikaler Roller-Ball-Endometriumablation bei therapieresistenten rezidivierenden Hypermenorrhoen gibt der transzervikalen Endometrium-Ablation den Vorzug. Diese Methode ist eine komplikationsärmere Alternative zur vaginalen Hysterektomie bei Patientinnen mit therapieresistenten rezidivierenden Hypermenorrhoen.

Die Arbeitsgruppe berichtet, daß nach Endometrium-Ablation weniger Schmerzmittel, keine Antibiotikagabe und keine Bluttransfusion notwendig waren. Bei 92 % der Patientinnen mit Endometrium-Ablation wurde ein zufriedenstellendes Ergebnis (Hypo- oder Amenorrhoe) erreicht, wie das auch andere Autoren berichteten [18, 19]. Allerdings ist derzeit über die Langzeitergebnisse und -komplikationen noch keine definitive Aussage zu treffen.

Da die Endometrium-Ablation ein organerhaltendes Verfahren darstellt, ist ihr in vielen Fällen bei geeigneter Indikation sicherlich der Vorrang zu geben, wenn die Patientin von ihrer Blutungsanomalie geheilt ist. Ein Vergleich zur pelviskopisch-vaginalen transuterinen Mucosa-Ablation (TUMA) fehlt, da zu dieser Methode derzeit kaum Erfahrungen vorliegen.

Über Spätkomplikationen nach Tubensterilisationen berichteten Brosche und Riedel aus dem Städtischen Klinikum in Zwickau [13, 14].

Der Anstieg der Tubensterilisationen in den neuen Bundesländern (1989 ca. 800, 1992 über 20000) sowie die Tatsache, daß wir die Tuben sowohl bei der Endokoagulation, als auch bei der bipolaren HF-Technik bis 1993 sehr destruktiv koagulierten, bewog uns zu einer umfangreichen Untersuchung der ovariellen Ausfallserscheinungen nach durchgeführter Sterilisation. In unsere Befragungen, die den Zeitraum vom 1.10.1990 bis 30.6.1992 umfaßten, bezogen wir 326 Patientinnen, die in unserer Klinik sterilisiert wurden, ein. Die Ergebnisse zeigen, daß klimakterische Beschwerden – besonders durch die Trias Schweißausbrüche, Hitzewallungen und Schwindelanfälle gekennzeichnet – nach Endokoagulation in 3,4 % und nach bipolarer HF-Technik in 4,4 % auftraten. Mehr als 20 % der sterilisierten Frauen klagten, unabhängig vom Sterilisationsverfahren, über postoperative Veränderungen im Menstruationszyklus. Nach Auswertung unserer Studie kamen wir zu dem Schluß, daß klimakterische Beschwerden und/oder Menstruationsstörungen häufiger auftraten als bei vergleichbaren Studien.

Abschließend ist zu sagen, daß es bei der Eileitersterilisation zu keiner über das unbedingt notwendige Ausmaß hinausgehenden Gewebszerstörung kommen darf und muß und die Beeinträchtigung der Blutversorgung von Eileiter und Ovar weitgehend zu vermeiden ist, um Spätkomplikationen, d.h. ovarielle Ausfallserscheinungen nach Tubensterilisation, zu reduzieren, zumal, wie von Reidel et al. 1993 erneut publiziert, durch destruktive Verfahren keine Verbesserung der Ergebnisse hinsichtlich der Sicherheit erzielt wird.

Aus Bratislawa zeigten Suska, Holoman, Daniel und Dolezalova den Wert der Bestimmung von Koilozyten im zytologischen Abstrich am Gebärmutterhals und die Positivität von HPV-DNA-Tests in ihrer Bedeutung auf. Sie empfahlen immer nach Koilozyten zu forschen. Wenn sie im Abstrich präsent sind, sollte eine HPV-Typisierung durchgeführt werden. Bei Negativität dieser Risikotypen hat die kryochirurgische Therapie der Gebärmutter sowie die Endokoagulation den Vorrang, bei Positivität ist eine Konisation und histologische Untersuchung nötig.

Die Autoren zeigen damit, daß zusätzlich zum zytologischen Abstrich, das Vorkommen der Koilozyten und die Positivität der HPV-DNA-Teste von großer Bedeutung ist [1, 2].

Die operative Pelviskopie/Laparoskopie, eine Chirurgie mit minimalem Zugang, benötigt eine Qualitätssicherung.

Die neun vorangehenden Beiträge stellen eine kleine Anzahl von Einzeluntersuchungen mit dieser Technik dar, deren Bedeutung und Relevanz erst nach einem Vergleich zu herkömmlichen Techniken als empfehlenswert beschrieben werden sollte. Aus der früheren Schlüsselloch-Chirurgie ist eine Video-Chirurgie mit breitem Zugang für alle Operateure und im Operationssaal anwesenden Beobachter geworden, so daß der Wert und die Richtigkeit der Chirurgie von allen estimiert, beurteilt oder verurteilt werden kann.

Das Anwendungsgebiet der minimal invasiven Chirurgie hat sich durch Einführung neuer Katheter-Systeme und Technologien erweitert und bietet mit seinen ständigen Weiterentwicklungen einen breiten Einsatzbereich für junge Operateure, die mit Qualitätssicherung eine bessere Chirurgie für ihre Patientinnen liefern wollen und können.

Literatur

1. Campion MJ, McCance DJ, Cuzik J et al. (1986) Progressive potential of mild cervical atypia: prospective cytological, colposcopic and virological study. Lancet 2:237–240
2. Drake M, Medley G, Mitchell H (1987) Cytologic detection of human papillomavirus infection. Obstet Gynecol Clin NA, 2:431–450
3. Egarter Ch, Fitz R, Spona J, Grünberger W, Wagenbichler P, Haidbauer R, Baumgarten K, Beck A, Leodolter S, Kiss H, Husslein P (1989) Behandlung der Eileiterschwangerschaft mit Prostaglandinen: Eine Multicenterstudie. Geburts Frauenheilk 49:808–812
4. Gauwerky JF, Kubli F (1986) Intraabdominelle Adhäsionen – Ursachen, Vorbeugung und Behandlung. Fertilität 2:125–134
5. Husslein P, Egarter Ch, Fitz R, Kiss H, Spona J (1990) Behandlungskonzepte der Eileiterschwangerschaft. Wr klin Wochenschr 15:454–459
6. Lang P, Weiss P, Mayer H (1989) Local application of hyperosmolar glucose solution in tubal pregnancy. Lancet 1, 922–923

7. Lindblom B, Köllfelt B, Hahlin M, Hamberger L (1987) Local prostaglandin F2 alpha injection for termination of ectopic pregnancy. Lancet 1, 776–777
8. Lindblom B, Hahlin M, Lundorff P, Thorburn J (1990) Treatment of tubal pregnancy by laparoscope-guided injection of prostaglandin F2 alpha. Fertil steril 54:404–408
9. Lindblom B (1992) Ectopic pregnancy: laparoscopic and medical treatment. Curr Opinion Obstet Gynecol 4:400–405
10. Lundorff P, Hahlin M, Sjöblom P, Lindblom B (1991) Persistent trophoblast after conservative treatment of tubal pregnancy: prediction and detection. Obstet Gynecol 77: 129–133
11. Mecke H, Semm K, Lehmann-Willenbrock E (1988) Die pelviskopische Adhäsiolyse. Geburtsh Frauenheilk 48:155–159
12. Pauerstein C, Croxatto H, Eddy C, Ramzy I, Walters M (1986) Anatomy and Pathology of tubal pregnancy. Obstet Gynecol 67:301
13. Riedel H-H (1987) Diagnostik und Therapie ovarieller Ausfallserscheinungen. Berlin, Gross, 41–46
14. Riedel H-H, Lehmann-Willenbrock E, Semm K (1993) Die Entwicklung pelviskopischer (laparoskopischer) Operationsverfahren in den alten Bundesländern – eine Statistik der Jahre 1986 bis einschließlich 1988. Zentralbl Gynäkol 115:210–219
15. Semm K (1984) Operationslehre für endoskopische Abdominal-Chirurgie – Operative Pelviskopie – Operative Laparoskopie. Schattauer, Stuttgart – New York
16. Tavmergen EN, Mecke H, Semm K (1990) Häufigkeit intraabdominaler Adhäsionen nach Pelviskopie und Laparotomie. Zentralbl Gynäkol 112:1163–1169
17. Zeilmann W, Brandner P, Neis KJ (1993) Laparoskopische Adhäsiolyse bei ausgedehnten Verwachsungen. TW Gynäkologie 6:105–110
18. Ke RW, Taylor DJ (1991) Endometrial ablation to control exzessive uterine bleeding. Hum Reprod 6:574–580
19. van Damme JP (1992) One-stage endometrial ablation: results in 200 cases. Eur J Obstet Gynecol Reprod Biol 43:209–214

Operative Gynäkologie und Geriatrie

Anästhesiologie und Intensivmedizin in der gynäkologischen Alterschirurgie

M. Jaeger und K. Peter

Veränderung der Altersstruktur

Im Laufe dieses Jahrhunderts hat sich die Altersstruktur der Bevölkerung in den Industrienationen grundlegend verändert. Mit steigender Lebenserwartung nimmt der Anteil älterer Menschen zu. Im Jahre 2000 werden in den USA fast 2 Millionen Einwohner leben, die über 90 Jahre alt sind [8]. Insbesondere steigt die Anzahl sehr alter Patienten überproportional (Tabelle 1) [12].

Diese Veränderung der Altersstruktur in der Bevölkerung hat naturgemäß zur Folge, daß häufiger ältere Menschen medizinisch behandelt und dementsprechend auch vermehrt operiert werden. So werden heute 5mal mehr über 90jährige Patienten operiert als noch vor 10 Jahren. Allerdings gibt es wenige Studien, die sich mit dem Langzeitergebnis und dem weiteren Schicksal der Patienten nach der Operation befassen. Starben im perioperativen Verlauf von den über 90jährigen Patienten in den 60er Jahren noch 29%, so betrug die Letalität im vergangenen Jahrzehnt weniger als 9% [8].

Die Entwicklung in der Alterschirurgie ist charakterisiert durch gute operative Ergebnisse und eine wesentlichen Abnahme der Letalität. Welche Parameter haben nun entscheidenden Einfluß auf einen erfolgreichen operativen Eingriff im hohen Alter und welchen Beitrag kann die Anästhesie und die Intensivmedizin

Tabelle 1. Zunahme der Anzahl der Personen in den einzelnen Altersgruppen von 1900–1990 in den USA [12]

Altersgruppen Jahre	Multiplikationsfaktor ×
65–74	8
75–84	13
≤85	24

leisten? Aus anästhesiologischer Sicht sind folgende Themen von besonderer Bedeutung:

- das Alter und die Physiologie des Alterns
- die präoperative Vorbereitung, d.h. die Erfassung, die Diagnostik und Therapie von Vorerkrankungen
- die Auswahl des Anästhesieverfahrens und ein angemessenes Monitoring
- die postoperative Betreuung auf einer Intensivstation

Physiologie des Alterns

Der Prozeß des Alterns ist verbunden mit einer fortschreitenden Veränderung der Organstruktur, die die funktionelle Reserve der Organe vermindert und die Anpassungsfähigkeit der alten Patienten an Belastungen – wie Narkose und Operation – einschränken.

Die Struktur- und Funktionsänderungen wichtiger Organe und Organsysteme in Abhängigkeit vom Alterungsprozeß sind ausführlich beschrieben und untersucht [6, 13]. Auch eine veränderte Pharmakokinetik im Alter ist zu berücksichtigen. Der Anästhesist kann sich bei der Vorbereitung zur Anästhesie, ihrer Durchführung und im postoperativen Verlauf hierauf einstellen. Einige wichtigen Veränderungen seien kurz erläutert.

Im Alter ändert sich die Zusammensetzung der Körpergewebe und die Organdurchblutung. Der Fettanteil am Körpergewicht nimmt zu, der intrazelluläre Wassergehalt und das Plasmaeiweiß nehmen ab. Der Anteil des Extrazellulärwassers bleibt unverändert. Das Herzzeitvolumen vermindert sich erheblich und auch die Verteilung der Organdurchblutung ändert sich: Gehirn und Herz erhalten auf Kosten der Leber und der Niere einen höheren Anteil. Neben einer verminderten hepatozellulären Funktion ist eine Abnahme der glomerulären Filtrationsrate um ca. 35 % zu beachten. All dies führt zu einer veränderten Verteilung, Elimination und Clearance von Pharmaka [1]. Zum Beispiel wird der geringe Dosisbedarf an Thiopental (Trapanal) bei älteren Patienten zur Narkoseeinleitung im wesentlichen durch die Umverteilung des Herzzeitvolumens erklärt [15].

Das Gefäßsystem des alternden Menschen verändert sich derart, daß sich der muskuläre Anteil der Gefäßwand verringert und die Kollagenfasern zunehmen. Das Bindegewebe verliert so zunehmend seine Dehnbarkeit und die Wanddicke nimmt zu.

Auch das Nervensystem unterliegt im Alter zahlreichen Veränderungen. Zum Beispiel führt die herabgesetzte Leitungsgeschwindigkeit der Nerven zu langsameren Reflexen. Desweiteren ist die Synthese von Neurotransmittern reduziert. Die Zahl der Opiatrezeptoren ist altersabhängig vermindert.

In der Lunge finden wir mit zunehmenden Alter eine Abnahme der Elastizität der Fasern, woraus ein Verlust an elastischer Retraktionskraft resultiert. Die Abnahme der Retraktionskraft und die daher leichtere Dehnbarkeit der Lunge wird durch die erhöhte Rigidität der Thoraxwand aufgehoben, so daß sich die Compliance von Lunge und Thorax insgesamt nur wenig verändert. Es kommt jedoch zu einem Anstieg des Residualvolumens und der funktionellen Residualkapazität. Dies wird begleitet von einer Verminderung der Vitalkapazität im zunehmenden Alter.

Alter und Vorerkrankung

Neben diesen physiologischen Abnahmen der Organfunktionen kommt es im Alter zu einer Zunahme vielfältiger pathologischer Prozesse, die sich in den Vorerkrankungen manifestieren. Relevante Vorerkrankungen wurden bei nahezu 90 % der älteren Patienten diagnostiziert. Verglichen mit jüngeren Patienten entspricht dies einer Verdreifachung der Inzidenz (Abb. 1).

Bei 80 % der älteren Patienten lagen kardiovaskuläre Erkrankungen vor, danach folgten in abnehmender Häufigkeit respiratorische Erkrankungen, Stoffwechselerkrankungen und Erkrankungen der Leber und der Niere [16]. Die hohe Inzidenz der koronaren Herzerkrankung wurde in einer anderen Studie bestätigt: 80 % aller über 65jährigen hatten in diesem Untersuchungskollektiv eine koronare Herzerkrankung. In der Altersgruppe zwischen 15–44 Jahren waren nur 3,5 Fälle bezogen auf 1000 Einwohner an einer KHK erkrankt [9]. Kardiale und respiratorische Vorerkrankungen sind von überragender Bedeutung für die Risikoabschätzung einer Anästhesie und Operation in quantitativer und qualitativer Hinsicht.

Es gibt einen engen Zusammenhang zwischen dem Schweregrad der Vorerkrankungen und der postoperativen Letalität. Nach der American Society of Anesthesiologists (ASA) können Patienten anhand ihres Gesundheitsstatus fünf ASA-Risikogruppen zugeordnet werden. Die Risikogruppen sind folgendermaßen definiert:

1) normaler gesunder Patient
2) Patient mit einer leichten Allgemeinerkrankung
3) Patient mit einer schweren Allgemeinerkrankung und Leistungsminderung
4) Patient mit einer inaktivierenden Allgemeinerkrankung, die eine ständige Lebensbedrohung darstellt
5) moribunder Patient, von dem nicht erwartet wird, daß er die nächsten 24 Stunden überlebt, sei es mit oder ohne Operation.

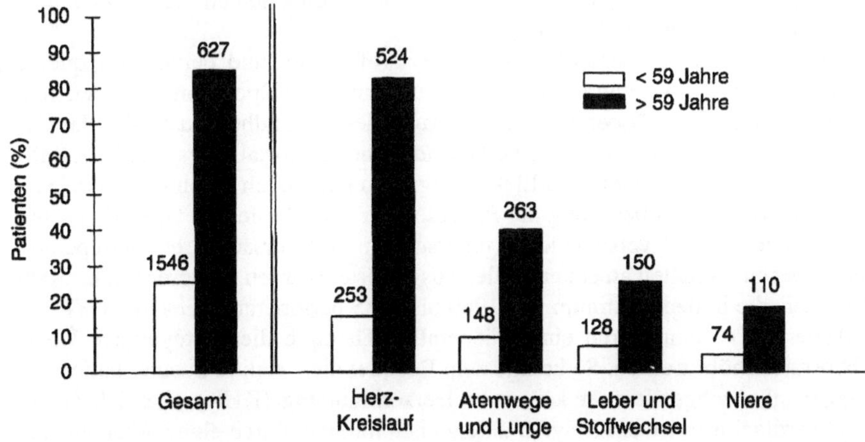

Abb. 1. Prozentuale Häufigkeit der Patienten mit Vorerkrankungen in verschiedenen Altersgruppen

Tabelle 2. Zusammenhang zwischen dem Schweregrad der Vorerkrankungen und der postoperativen Letalität, klassifiziert nach der ASA [8]

ASA-Status	Patienten ≥ 90 Jahre n	Letalität (%)	
		≤ 48 h	30 Tage
II	158	1,3	5,6
III	494	0,8	5,6
IV	137	2,2	18,4
V	6	66,7	66,7
gesamt	795		

Erwartungsgemäß erhöht sich die postoperative Letaliät entsprechend dem Schweregrad der präoperativ diagnostizierten Allgemeinerkrankung. In einer Untersuchung von Patienten, die 90jährig oder älter waren und die durch ihre schwere, lebensbedrohliche Erkrankungen der ASA-Risikogruppe IV und V zugeordnet wurden, verstarben in den ersten 30 postoperativen Tagen 18,4% der Patienten der ASA Gruppe IV und 66,7% der Patienten der ASA Gruppe V. Patienten der ASA Gruppen II und III, d.h. mit leichter bzw. schwerer Allgemeinerkrankung ohne ständige Lebensbedrohung hatten in den ersten 30 postoperativen Tagen mit 5,6% eine erheblich niedrigere Mortalität (Tabelle 2) [8].

Daraus folgt, daß das perioperative Risiko entscheidend von den Vorerkrankungen des Patienten bestimmt wird und weniger von dessen Alter. Auch in einer Untersuchung von über 100000 Anästhesien und Operationen war der präoperative Gesundheitszustand des Patienten ein entscheidender Parameter der postoperativen Mortalität. Neben dem präoperativen Gesundheitszustand des Patienten wurde in dieser Studie die postoperative Mortalität wesentlich von der Art und dem Umfang des operativen Eingriffes bestimmt. Dagegen beeinflußten anästhesiologische Faktoren wie z.B. verschiedene Anästhesietechniken, die Dauer der Anästhesie oder die unterschiedliche Gabe von Medikamenten die postoperative Mortalität in geringerem Ausmaß [3].

Der präoperativen Identifikation von Risikofaktoren und deren konsequente Therapie kommt eine zentrale Bedeutung zu. Dringliche Operationen bei denen in der Regel auf eine präoperative Verbesserung des Gesundheitszustandes des Patienten verzichtet wird, weisen eine besonders hohe Mortalitätsrate auf. Notfalleingriffe haben im Vergleich zu Elektiveingriffen ein 10fach erhöhtes Risiko [3].

Die inadäquate Vorbereitung der Patienten zur Anästhesie und Operation stand bei insgesamt zwölf verschiedenen untersuchten Todesursachen bei perioperativ verstorbenen Patienten an erster Stelle. Ausgewertet wurden in dieser Studie 5000 Patienten, die in dem Zeitraum von 1960 bis 1985 perioperativ verstarben [7].

Andererseits kann durch eine präoperative Therapie die postoperative Überlebensrate erhöht werden. So konnte zum Beispiel die Letalität in einer Patientengruppe mit nachgewiesener koronarer Herzerkrankung (KHK), die sich einem nicht kardiochirurgischen Eingriff unterziehen mußten, durch eine vorhergehende Bypassoperation wesentlich gesenkt werden. In der nicht präoperativ therapierten Patientengruppe mit KHK lag die Letalität um das zweifache höher (Tabelle 3) [5].

Tabelle 3. Letalitätsrisiko bei nichtkardiochirurgischen Operationen [5]

Gruppe 1: Patienten mit normalem koronarangiographischem Befund
Gruppe 2: KHK-Patienten nach aortokoronarem Bypass
Gruppe 3: KHK-Patienten ohne aortokoronarem Bypass

	Gruppe 1	Gruppe 2	Gruppe 3
Alter (Jahre)	$n = 399$ 53	$n = 743$ 60	$n = 458$ 59
Letalität [%]	$n = 7$ 0,5	$n = 7$ 0,9	$n = 11$ 2,4

Monitoring

Ein angemessenes Monitoring ist ein selbstverständlicher integraler Bestandteil in der Anästhesie und Intensivmedizin. Mit dem Basismonitoring werden die Vitalfunktionen wie Atmung und Kreislauf überwacht. Im einzelnen werden Blutdruck, Herzfrequenz, EKG, Atemfrequenz, Beatmungsdruck und Atemminutenvolumen registriert und kontrolliert.

Als wertvolle Ergänzung des Basismonitorings haben sich die Kapnometrie und die Pulsoximetrie erwiesen. Mit der Kapnometrie wird die Kohlendioxidkonzentration in der Ausatmungsluft des Patienten gemessen und somit die Ventilation überwacht. Die Pulsoximetrie analysiert anhand von Lichtabsorption verschiedener Wellenlängen die Sauerstoffsättigung des oxygenierten arteriellen Hämoglobins einer meist an der Fingerkuppe gemessenen arteriellen Pulswelle. Durch einen Abfall der Sauerstoffsättigung kann frühzeitig eine Hypoxie erkannt werden noch bevor eine Zyanose oder Bradykardie beim Patienten auftritt.

Zusätzlich zum Basismonitoring kann besonders beim alten Patienten mit schweren Vorerkrankungen und in Abhängigkeit von der Art des operativen Eingriffes ein erweitertes Monitoring notwendig werden. Ein erweitertes Monitoring besteht in einer meist invasiven, d. h. direkten Messung von Drücken im arteriellen und venösen Kreislaufsystem. Zum Beispiel werden durch eine invasive arterielle Druckmessung herzschlagsynchrone Veränderungen des arteriellen Druckes erfaßt und durch arterielle Blutgansanalysen können die Partialdrücke von Sauerstoff und Kohlendioxid und der arterielle pH bestimmt werden. Mittels eines Katheters in der Vena cava superior kann der zentralvenöse Druck bestimmt werden. Anhand des zentralvenösen Druckes läßt sich der venöse Füllungszustand, das intravasale Volumen und das rechte Herz einschätzen. Darüber hinaus können durch unterschiedliche Methoden zahlreiche weitere Meßwerte gemessen bzw. berechnet werden.

Obwohl die Fortschritte in der Patientenüberwachung sichtbar sind, wird doch eine intensive Diskussion über Vor- und Nachteile verschiedener invasiver und nichtinvasiver Verfahren geführt. Selbst die Wertigkeit und Notwendigkeit von einzelnen Meßverfahren wird kritisch hinterfragt. Allerdings sind viele Methoden zur Überwachung des Patienten so etabliert, daß es ethisch nicht mehr vertretbar ist,

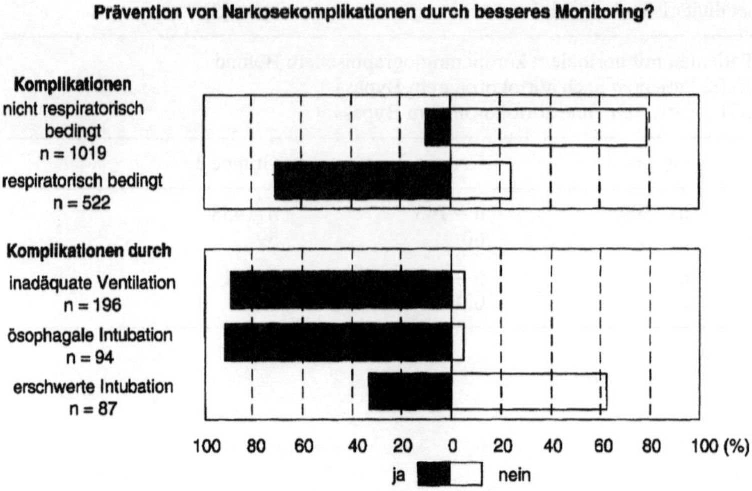

Prävention von Narkosekomplikationen durch besseres Monitoring?

Abb. 2. Prozentualer Anteil der drei häufigsten respiratorischen Komplikationen

Patientengruppen mit und ohne Monitoring vergleichend im perioperativen Verlauf zu untersuchen. So werden im wesentlichen durch retrospektive Studien die einzelnen Methoden untersucht und bewertet.

In einer Studie mit dieser Fragestellung wurden schwerwiegende Narkosezwischenfälle retrospektiv untersucht. Von 1541 ausgewerteten Komplikationen während der Anästhesie waren 522 das entspricht 34% respiratorischer Art. Drei Viertel dieser respiratorischen Komplikationen waren bedingt durch eine inadäquate Ventilation, ösophageale Intubation oder erschwerte Intubation (Abb. 2).

In 76% aller aufgetretenen respiratorischen Komplikationen wurde kein adäquates respiratorisches Monitoring durchgeführt und in 72% der Fälle hätten – retrospektiv betrachtet – Pulsoximetrie und Kapnometrie die Komplikationen wahrscheinlich verhindert. Diese Arbeit belegt, daß ein unzureichendes Monitoring durchaus die intraoperative Sicherheit des Patienten gefährdet [2].

Auswahl des Anästhesieverfahrens

Auch die Art des Anästhesieverfahrens und die hierfür verwendeten Medikamente nehmen Einfluß auf das perioperative Risiko. So ist z.B. für einen abdominalen Eingriff eine Allgemeinanästhesie Methode der Wahl. Die Allgemeinanästhesie umfaßt die Ausschaltung des Bewußtseins und des Schmerzes. Dies wird erreicht durch die kontinuierliche Zufuhr eines volatilen Anästhetikums und der intermittierenden Gabe eines Opiates. Die Muskelrelaxierung sorgt für gute Operationsbedingungen. Diese Form der Anästhesie hat als „balanced anesthesia" weite Verbreitung gefunden.

Eine andere wichtige Möglichkeit der Anästhesie bei großen abdominalen Eingriffen stellt die Kombination einer Periduralanästhesie mit einer Intubationsnarkose dar. Bei diesem speziellen Anästhesieverfahren wird vor Einleitung der

Allgemeinanästhesie beim wachen und kooperativen Patienten der Peridural-katheter gelegt und die Periduralanästhesie begonnen.

Die entscheidende Frage, ob es einen Unterschied gibt hinsichtlich der Morta-lität und Morbidität bei alten Patienten zwischen dem kombinierten Verfahren und der Allgemeinanästhesie in der Form einer „balanced anesthesia", ist bis heute noch nicht endgültig geklärt. In der Literatur gibt es keine Untersuchung, die ver-schiedene Anästhesieverfahren bei alten gynäkologischen Patientinnen verglei-chend untersucht.

Hingegen wurden bei 53 allgemeinchirurgischen Patienten über 70 Jahre mit hohem perioperativem Risiko unterschiedliche Anästhesieverfahren in einer ran-domisierten, kontrollierten klinischen Studie untersucht. Die Patientengruppe, bei der eine Allgemeinanästhesie mit einer Periduralanästhesie kombiniert wurde, hatte eine niedrigere Mortalität und weniger kardiale und pulmonale postoperative Kom-plikationen als die Vergleichsgruppe [18].

Auch wenn keine vergleichbaren Studien vorliegen, die die Ergebnisse in dieser Eindeutigkeit bestätigen, sehen auch wir bei unseren Patienten Vorteile in dem kombinierten Anästhesieverfahren. So liegt der Anteil des kombinierten Anästhe-sieverfahrens bei Patientinnen über 70 Jahre, die sich einem großen gynäkologi-schen Eingriff mit Laparotomie unterziehen mußten, bei uns nach eigenen Unter-suchungen in den Jahren 1989–1991 bei 66–75%.

Der Vorteil der Methode für die Patienten liegt in einem reduzierten Dosisbedarf zentral wirksamer Medikamente und einer raschen postoperativen Wiedererlan-gung des Bewußtseins. Die Periduralanästhesie ermöglicht eine weiterführende postoperative Schmerztherapie und damit eine frühe Mobilisation und intensive Physiotherapie.

Postoperative Betreuung und Intensivmedizin

Obwohl es keine spezielle Studien über die postoperative Phase in der Altersgynä-kologie gibt, zeigen doch entsprechende Untersuchungen an Patienten, die sich einem elektiven chirurgischen Eingriff unterziehen mußten, daß gerade in der postoperativen Phase die Patienten besonders gefährdet sind. Dies trifft vor allem für ältere Patienten mit kardiovaskulären Vorerkrankungen zu. Untersucht wurde z.B. das Auftreten von perioperativen myokardialen Ischämien bei Patienten, die an einem Hüftgelenksersatz operiert wurden. Während intraoperativ myokardiale Ischämien selten registriert wurden, waren Ischämien in der postoperativen Phase zwei Stunden nach dem Ende der Operation auffällig häufig (Abb. 3) [11].

Bestätigt wurden diese Ergebnisse in einer Studie, die 474 Patienten mit einem präoperativ erhöhtem Risiko umfaßte. Untersucht wurde die Häufigkeit myokar-dialer Ischämien vor, während und nach einem elektiven allgemeinchirurgischem Eingriff. In der präoperativen Phase traten bei 20% der Patienten und während der Operation bei 25% der Patienten myokardiale Ischämien auf. Die Inzidenz post-operativer myokardialer Ischämien war mit 41% doppelt so hoch. In beiden Studien war die Gefährdung der Patienten durch eine myokardiale Ischämie in der postoperativen Phase am höchsten. Dies verdeutlicht, wie wichtig eine kon-sequente postoperative Betreuung von Risikopatienten ist.

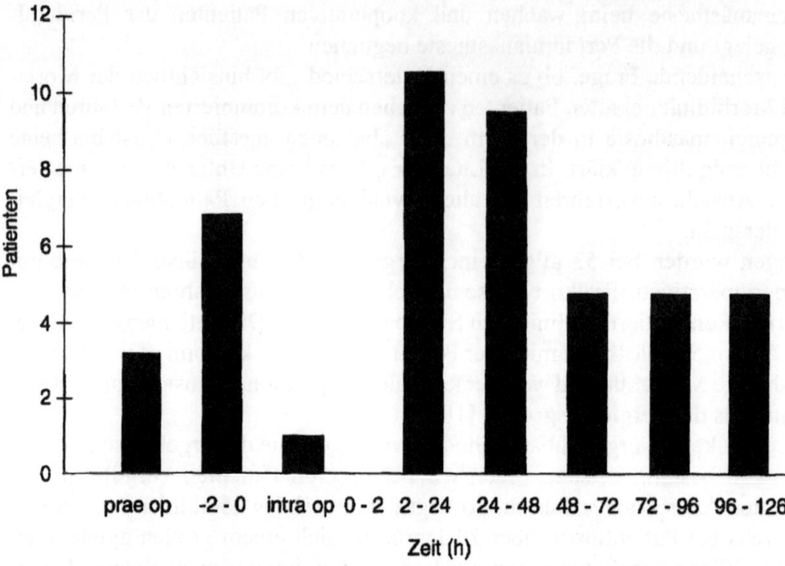

Abb. 3. Anzahl der Patienten, die perioperativ eine myokardiale Ischämie zeigten

Tabelle 4. Altersstruktur, Verweildauer, Beatmungsdauer (52% beatmet), Schweregrad der Vitalfunktionsstörungen und Letalität der Patienten der Anästhesiologischen Intensivstation des Klinikums Großhadern im Jahr 1990 [4]

Alter (Jahre)	60	60 – 70	>70
Patientenzahl	528	222	201
Verweildauer[a] (Tage)	6,8	4,8	5,1
Beatmungsdauer[a] (Tage)	6,5	4,7	8,0
APACHE-II-Score[a]	16,3	17,9	18,9
Letalität %	5	4	5

[a] Mittelwert.

Die Frage, ob eine intensivmedizinische Überwachung und Therapie bei alten gynäkologischen Patientinnen sinnvoll sind, kann nur beantwortet werden, wenn Langzeitergebnisse, Überlebensrate und Lebensqualität berücksichtigt werden. Leider gibt es in der verfügbaren Literatur keine wissenschaftliche Untersuchung, die sich ausdrücklich mit intensivmedizinischen Problemen und Fragestellungen bei alten gynäkologischen Patientinnen beschäftigt. Trotzdem sind aus der Fülle der Literatur und basierend auf eigenen Erfahrungen einige Aussagen möglich.

Die wohl eindeutige Beziehung zwischen Zunahme des Alters und der Abnahme der Überlebensrate bei Patienten auf Intensivstationen muß differenziert betrachtet werden. Entscheidend für das Überleben auf der Intensivstation ist nicht das chronologische Alter, sondern der Schweregrad der Erkrankung und die sich daraus ergebende Beeinträchtigung lebenswichtiger Organsysteme. Eine Analyse der

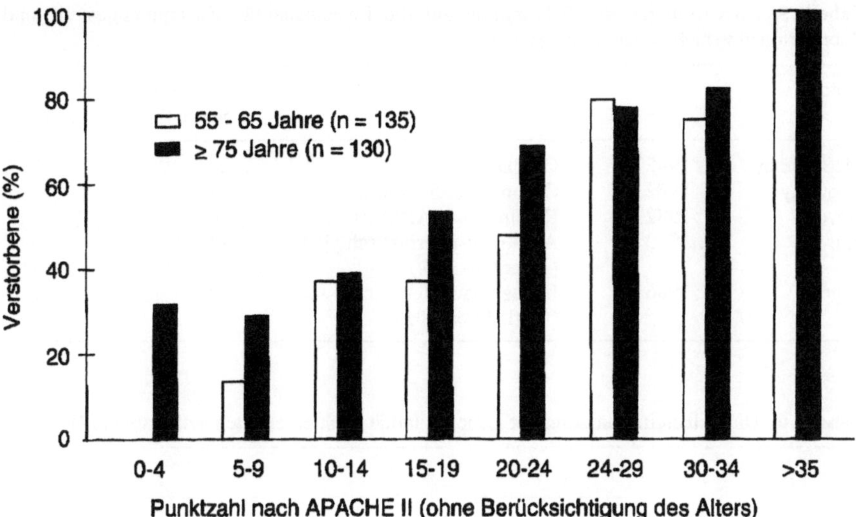

Abb. 4. Mortalität und Schweregrad der Erkrankung

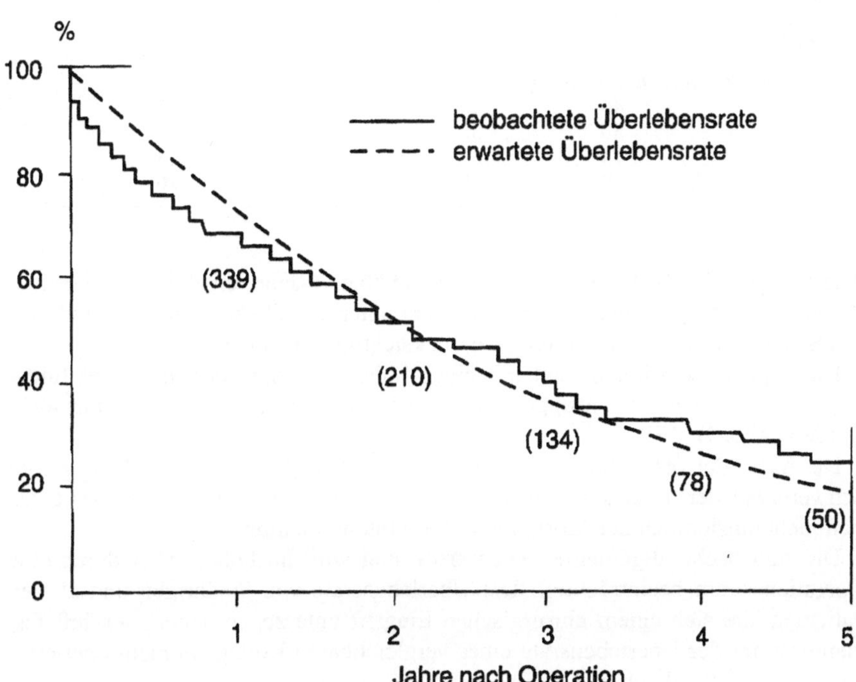

Abb. 5. Überlebensrate von operierten Patienten im Vergleich zu nicht operierten Personen in der gleichen Region

Tabelle 5. Auswirkungen der Erkrankung auf die Lebensqualität. Zusammengestellt sind Publikationen verschiedener Autoren [4]

Autor	Jahr	Diagnosen	Sickness Impact Score [%]
McSweeney	1982	COPD	24
Pilowsky	1982	Chronischer Schmerz	21
Deyo	1982	Rheumatoide Arthritis	16
Snow	1982	Ambulant-internistische Pat. (Alter 65–98 J.)	14
Sage	1986	Intensivpatienten nach 1 Jahr (mittl. Alter 58 J.)	7

Tabelle 6. Die Selbsteinschätzung der Lebensqualität nach einer Intensivtherapie [14]

	Altersgruppe			
	<65 n = 225		>65 n = 143	
	n	%	n	%
Gesundheitsstatus				
zufrieden	132	59	100	70
ambivalent	22	10	18	13
unzufrieden	71	32	25	18
Vergleich mit der eigenen Altersgruppe				
besser	45	20	50	35
gleich	86	38	45	31
schlechter	74	33	19	13
unentschieden	20	9	29	20

Altersgruppen bis 60 Jahre, 60–70 Jahre und über 70 Jahre ergab in den verschiedenen Altersgruppen eine niedrige und nicht unterschiedliche Letalität, wenn man den Schweregrad der Erkrankungen berücksichtigt (Tabelle 4) [4].

Die Ergebnisse stimmen gut mit einer anderen Studie überein, in der Intensivpatienten in den Altersgruppen 55–65 Jahre und 75 Jahre und älter untersucht wurden (Abb. 4) [17].

Der Anteil der verstorbenen Patienten ist in beiden Altersgruppen abhängig vom Schweregrad der Vitalfunktionsstörung. Die zwei Altersgruppen unterscheiden sich nicht hinsichtlich der Mortalität auf der Intensivstation.

Die statistische allgemeine Lebenserwartung wird im hohen Alter durch eine Operation kaum beeinträchtigt. Die Überlebensrate von 90jährigen und älteren Patienten, die sich einem chirurgischen Eingriff unterzogen haben, verläuft fast identisch mit der Überlebensrate eines vergleichbaren Kollektivs nicht operierter Personen aus der gleichen Region (Abb. 5).

Neben der Einschätzung des perioperativen Risikos eines operativen Eingriffes im hohen Alter ist die Beurteilung der postoperativen Lebensqualität von zentraler

Bedeutung. Bewertet man die Lebensqualität mit Hilfe eines Sickness Impact Score, der die beste Qualität bei Null Prozent und die schlechteste bei 100 festsetzt, so ist die Beeinträchtigung älterer Patienten nach einer intensivmedizinischen Behandlung verglichen mit z.B. einer chronischen Erkrankungen erstaunlich gering (Tabelle 5) [4].

Die Selbsteinschätzung der Lebensqualität nach einer Intensivtherapie in den Altersklassen über und unter 65 Jahren wurde in einer weiteren Studie untersucht. Die ältere Patientengruppe unterschied sich dabei nicht wesentlich von der jüngeren. Sehr beachtenswert bei älteren Patienten ist allerdings die größere Zufriedenheit mit dem gegenwärtigen Gesundheitszustand trotz eingeschränkter Organfunktion (Tabelle 6) [14].

Festzuhalten bleibt, daß nach Intensivtherapie 70% der älteren Patienten im Vergleich zu 59% der jüngeren mit ihrem gegenwärtigen Gesundheitszustand zufrieden waren.

Zusammenfassend können über Patienten im hohen Alter bezüglich Operation, Anästhesie und Intensivmedizin folgende Aussagen getroffen werden: Die Fortschritte in der operativen Medizin ganz allgemein und speziell in der Gynäkologie sowie in der Anästhesie und Intensivmedizin erlauben auch beim alten Menschen große, langdauernde und den Patienten belastende operative Eingriffe. Die perioperative Mortalität wird wesentlich von dem Grundleiden, den Vorerkrankungen und dem Umfang des operativen Eingriffes bestimmt. Das chronologische Alter spielt eher eine untergeordnete Rolle. Die Lebensqualität nach Operation und Intensivtherapie ist bei älteren Patienten im Vergleich zu chronischen internistischen Erkrankungen gut. Die Einschätzung der persönlichen Lebensqualität – trotz Gesundheitseinschränkungen – wird im hohen Alter eher positiv beurteilt.

Literatur

 1. Briegel J (1993) Analgosedierung beim alten Menschen. Anästh Intensivmed 34:165–169
 2. Caplan AR (1990) Adverse respiratory events in anesthesia: A closed claims in analysis. Anesthesiology 72:828–833
 3. Cohen MM (1988) Does anesthesia contribute to operative mortality? JAMA 260:2859–2863
 4. Forst H (1992) Ökonomie als limitierender Faktor in der Intensivtherapie im hohen Lebensalter? Chirurg BDC 31Jg Nr 5:79–81
 5. Foster J (1986) Risk of noncardiac operation in patients with defined coronary disease: the coronary artery surgery study (CASS) registry experience. The Annals of Thoracic Surgery 41:42–50
 6. Hempelmann G (1986) Allgemeine Narkoseverfahren in der Geriatrie. In: Handbuch der Gerontologie. Platt D (Hrsg): 3–45
 7. Holland R (1987) Anaesthetic mortality in New South Wales. Br J Anaesth 59:834–841
 8. Hosking MP (1989) Outcomes of surgery in patients 90 years of age and older. JAMA 261:1909–1915
 9. Mangano DT (1990) Perioperative cardiac morbidity. Anesthesiology 72:153–184
10. Mangano DT (1990) Association of perioperative myocardial ischemia with cardiac morbidity and mortality in men undergoing noncardiac surgery. N Engl J Med 323:1781–1788
11. Marsch SCU (1992) Perioperative myocardial ischemia in patients undergoing elective hip arthroplasty during lumbar regional anesthesia. Anesthesiology 76:518–527
12. McLeskey CH (1994) Anesthetic consideration in the geriatric outpatient. ASA Refresher Course: 161:1–5

13. Muravchick S (1994) Anesthesia for the Elderly. Anesthesia Miller RD (Hrsg): 2143–2156
14. Rockwood K (1993) One-year outcome of elderly and young patients admitted to intensive care units. Crit Care Med 21:687–691
15. Taeger K (1991) Pharmakokinetik. Anaesthesiologie und Intensivmedizin 217: Der geriatrische Patient in der Anästhesie. v. Ackern K, List WF, Albrecht M (Hrsg): 36–44
16. Unertl K (1991) Ist Alter ein Anästhesierisiko? Anaesthesiologie und Intensivmedizin 217: Der geriatrische Patient in der Anästhesie. v. Ackern K, List WF, Albrecht M (Hrsg): 26–44
17. Wu AW (1990) Are elderly people less responsive to intensive care? JAGS 38:621–627
18. Yaeger MP (1987) Epidural anesthesia and analgesia in high-risk surgical patients. Anesthesiology 66:729–736

Operative Geriatrie in der Gynäkologie

C. Anthuber

„Nicht dem Leben Jahre, sondern den Jahren Leben geben", ist das Ziel der Amerikanischen Gesellschaft für Geriatrie bei der Behandlung alter Patienten. Wird dieses Ziel durch die *Operation* hochbetagter Patientinnen erreicht, oder ist durch moderne chirurgische und anästhesiologische Technik noch mehr erreichbar? Im folgenden Beitrag will ich zunächst auf einige grundsätzliche Aspekte der gynäkologischen Alterschirurgie eingehen, anschließend aktuelle Daten aus der Literatur und postoperative Ergebnisse unserer Klinik darstellen.

Wann ist eine Patientin „geriatrisch"? Natürlich hat das biologische Alter bei dieser Frage mehr Gewicht als das numerische. Daher kann es keine klare Altersdefinition geben. Je weiter man in der Literatur zurückblickt, um so jünger werden die „geriatrischen" Patientinnen. Wir haben bei der Bearbeitung unserer Patientinnen die über 80jährigen von den jüngeren unterschieden.

Dennoch ist das numerische Alter insofern wichtig, als es die durchschnittliche Lebenserwartung definiert, die deutlich höher ist, als allgemein angenommen wird. So lebt eine 70jährige Patientin noch durchschnittlich 13,6, eine 80jährige noch 7,8 und eine 90jährige noch 3,6 Jahre.

Erschwerend für die Entscheidung zur Operation kann die rein altersbedingte Funktionsminderung verschiedener Organsysteme sein. Bei einer 70jährigen Patientin ist die Herzkreislauf- und Nierenfunktion auf 70%, die Lungenfunktion auf 43% gesunken.

Die reduzierte Organperfusion kann zu Begleiterkrankungen, einer verminderten Toleranz gegenüber postoperativen Komplikationen und einer verminderten Wirksamkeit und Verträglichkeit von Chemotherapie und Radiatio führen. Die Pharmakokinetik der Medikamente ist verändert. Diese Phänomene können die Entscheidung zur Operation erschweren.

Leichter ist es hingegen bei älteren Patientinnen die richtige Diagnose zu stellen. Die Diagnosearten sind im Alter reduziert – ca. 80% der Patientinnen haben Malignome oder einen Deszensus genitalis, die Differentialdiagnosen sind daher einfacher, echte Notfälle selten.

Vor jeder Entscheidung zur Operation muß der Operateur mit der Patientin und deren Familie den individuellen Nutzen und das individuelle Risiko der geplanten Operation abwägen.

Der ständige Dialog des Arztes mit Gesellschaft bzw. Medizinpolitik hat Nutzen und Kosten von Alterschirurgie für die Allgemeinheit zu erörtern. Hier sind Grundsatzentscheidungen erforderlich, die die Finanzierbarkeit geriatrischer Chirurgie und ethische Grundfragen betreffen.

Wichtige Kriterien vor der Entscheidung zur Operation sind das Ausmaß von Grunderkrankung und Beschwerdebild, die begleitenden Risikofaktoren und die Psyche der Patientin. Der sogenannte „geriatrische Pessimismus" – Kun hat diesen Begriff 1982 geprägt – kennzeichnet eine fatalistische Grundeinstellung beim alten Menschen [1]. Die „Realität des Erreichbaren" darf nach Schmidt-Matthiesen nicht aus den Augen verloren werden [2].

Das perioperative Management ist identisch mit dem jüngerer Patientinnen. Kürzestmögliche Liegezeit, die Reduktion der Vordiagnostik auf ein Minimum, intensive Atemgymnastik, Frühmobilisation und Thromboseprophylaxe sind Selbstverständlichkeiten. Die enge Kooperation mit allen anderen Fachdisziplinen, insbesondere der Anästhesie müssen ebenso obligat sein.

Dann sind auch nach größeren Eingriffen gute postoperative Ergebnisse zu erwarten. Die Morbiditäts- und Mortalitätsraten von Karzinomlaparotomien sind im Vergleich zu jüngeren Patientinnen nach der Literatur durchaus akzeptabel. Sie liegen zwischen 13 und 30% bzw. zwischen 0 und 1,5% [3, 4, 5]. Diese Zahlen müssen vor allem im Hinblick auf die Alternativen zur Operation bei gynäkologischen Malignomen (Chemotherapie, Radiatio, Palliativmaßnahmen oder keine Therapie) bekannt sein.

Die Wirksamkeit von Bestrahlung und Chemotherapie ist im hohen Alter reduziert und ihre Komplikationsrate höher [6]. Die Therapieplanung ist qualitativ und quantitativ meist weniger aggressiv. Das Therapieziel ist häufiger nur palliativ, seltener kurativ.

Nun zum eigenen Patientengut. Etwa ein bis 5% der operierten Patientinnen sind älter als 80 Jahre. Eine Ausnahme stellen die Patientinnen mit Vulvakarzinomen dar: hier liegt der Anteil der über 80jährigen bei 25% (Tabelle 1).

Anhand der Vulvakarzinom-Operationen und der Laparotomien für gynäkologische Karzinome möchte ich Ihnen nun die perioperativen Morbiditäts- und Letalitätsraten darstellen. Die objektiven Zahlen werden ergänzt durch Hinweise darüber, wie die Patientinnen selbst die Belastung durch den Eingriff einschätzten.

Tabelle 1. Anteil der über 80jährigen Patientinnen bei gynäkologischen Eingriffen zwischen 1984–1993 an der Frauenklinik im Klinikum Großhadern, LMU München

	Gesamt	≥ 80 Jahre
Abdominale Hysterektomie mit und ohne Adnexektomie	2234	54 (2,3%)
Explorativlaparotomie	1183	41 (3,5%)
Pelvine Lymphadenektomie	289	11 (3,5%)
Wertheim-Meigs	441	5 (1,1%)
Vulvakarzinom-Operationen	86	22 (25,6%)
Vaginale Hysterektomie	255	6 (2,3%)
Vaginale Hysterektomie mit Plastik	615	14 (2,3%)
Vaginale Plastik	214	11 (5,1%)

Tabelle 2. Vulvakarzinom-Operationen

	<80 Jahre n = 64	≥80 Jahre n = 22
Radikale Vulvektomie mit ing. Lymphadenektomie bds.	43	14
Hemivulvektomie	9	3
Einfache Vulvektomie	3	1
Anovulvektomie	3	2
Tumorexzision/Palliativeingriffe	6	2

Tabelle 3. Internistische Risikofaktoren der Vulvakarzinom-Patientinnen

	<80 Jahre n = 64	≥80 Jahre n = 22
Herzinsuffizienz	17 (25,7%)	12 (54,4%)
Hypertonus	13 (19,6%)	9 (40,9%)
KHK	14 (21,2%)	7 (31,8%)
Arrhythmien	10 (15,1%)	7 (31,8%)
Obstruktive Lungenerkrankung	9 (13,6%)	5 (22,7%)
Z.n. tiefer Venenthrombose	1 (1,5%)	4 (18,1%)
Diabetes mellitus	10 (15,1%)	1 (4,5%)

Zunächst zu den Ergebnissen der Vulvakarzinom-Patientinnen. Tabelle 2 zeigt die Eingriffe, die wir bei den über und unter 80jährigen Patientinnen wegen eines Vulvakarzinoms durchgeführt haben.

Vulvakarzinom-Patientinnen sind Hochrisiko-Patientinnen. Die Zahl der internistischen Begleiterscheinungen sind bei den über 80jährigen Patientinnen etwa um den Faktor zwei gegenüber den 60–80jährigen erhöht. Im Vordergrund stehen kardiovaskuläre und pulmonale Grunderkrankungen (Tabelle 3).

Hinsichtlich Operationszeit, intraoperativem Blutverlust, Blutersatz und Liegedauer auf Intensivstation war zwischen den über 80jährigen und den jüngeren Patientinnen kein signifikanter Unterschied nachweisbar. Signifikant erhöht war bei den über 80jährigen nur die Gesamtliegedauer. Sie betrug durchschnittlich 42 Tage, bei den jüngeren Patientinnen 31 Tage.

Die perioperative Morbidität der über 80jährigen war – wie die Zahl der Begleiterkrankungen – etwa um den Faktor zwei gegenüber den jüngeren Patientinnen erhöht, sowohl was die lokoregionären als auch die allgemeinen Komplikationen angeht (Tabelle 4). Die perioperative Letalität betrug bei den über 80jährigen 18,1%, bei den unter 80jährigen 12,7%.

Diese erhöhten Morbiditäts- und Letalitätsraten sind unter folgenden Gesichtspunkten zu sehen: zum einen tragen Vulvakarzinom-Patientinnen fast immer ein hohes internistisches Risiko. Zum anderen sind die Alternativen zur Operation gerade beim Vulvakarzinom meist nicht akzeptabel: die Rücknahme der operativen Radikalität oder das Nichtbehandeln würde zu frühen Rezidiven, nach außen wachsenden Tumoren mit Tumornekrotisierung führen. Dauerhafte Pflegebedürftigkeit wäre die zwangsläufige Konsequenz.

Tabelle 4. Perioperative Morbidität und Letalität der Vulvakarzinom-Patientinnen

	< 80 Jahre n = 64	≥ 80 Jahre n = 22
Wundrevision	5 (7,5%)	4 (18,1%)
Sekundärheilung	10 (15,1%)	5 (22,7%)
Lymphödem	6 (9,0%)	7 (31,8%)
Febriler Verlauf	11 (12,7%)	5 (22,7%)
Tiefe Venenthrombose	6 (9,0%)	2 (9,0%)
Lungenembolie	1 (1,5%)	–
Perioperative Letalität	11 (12,7%)	4 (18,1%)

Tabelle 5. Karzinombedingte Laparotomien

	1992/1993 60–80 Jahre n = 66	1984–1993 ≥ 80 Jahre n = 68
einfache Hysterektomie (mit/ohne Adnexektomie)	30	32
– mit pelviner Lymphadenektomie	28	11
– mit pelviner und paraaortaler Lymphadenektomie	17	0
Wertheim-Meigs	28	5
Explorativlaparotomie mit Tumorchirurgie	15	17
– mit pelviner und paraaortaler Lymphadenektomie	15	2

Wie beurteilen nun die Patientinnen ihren Zustand nach der Operation? Wir haben durch Fragebogen und im Telefongespräch versucht, die noch erreichbaren Patientinnen zu retrospektiven Bewertungen der Operation und deren Folgen zu veranlassen. Von 49 der 86 Patientinnen waren noch Angaben zu erhalten. 16 Patientinnen waren zwischenzeitlich bekannt als verstorben, von 22 Patientinnen waren keine Informationen über ihren Verbleib mehr zu erhalten.

Die Zufriedenheit der Patientinnen mit dem Ausgang der Operation war hoch: 97% aller Patientinnen wären bereit, den gleichen Eingriff wieder durchführen zu lassen. 51% waren weitgehend beschwerdefrei, 32% unverändert, bei 18% hatten die Beschwerden zugenommen. Auf fremde Hilfe waren präoperativ 6%, postoperativ 33% angewiesen. 97% lebten postoperativ weiter zu Hause, 3% im Pflegeheim. Keine Patientin war dauerhaft im Krankenhaus untergebracht.

Nun zu den Ergebnissen der wegen Karzinomen durchgeführten Laparotomien. Verglichen wurden hier die über 80jährigen der letzten 10 Jahre mit den 60–80jährigen Patientinnen aus den Jahren 1992/93. Die Eingriffe sind der Tabelle 5 zu entnehmen.

Die postoperativen Komplikationsraten waren in beiden Altersgruppen nicht signifikant unterschiedlich. Die perioperative Morbidität und Letalität ist in Tabelle 6 aufgeführt.

Die subjektive Einschätzung der Operation war nur von 28 der 66 Patientinnen zwischen 60 und 80 Jahren (27 der 68 über 80jährigen) zu erhalten. 4 (18) Patien-

Tabelle 6. Perioperative Morbidität und Letalität der Patientinnen mit Karzinom-Laparotomien

	1992/1993 60–80 Jahre n = 66	1984–1993 ≥80 Jahre n = 68
Lungenembolie	1	1
Tiefe Venenthrombose	5	0
Peritonitis	1	0
Wundinfektion	2	1
Nachblutung	4	5
Sepsis	2	2
Ileus	0	3
Gesamt	15	12
Perioperative Letalität	2	1

tinnen waren verstorben, 5 (21) unbekannt verzogen, von 22 (18) Patientinnen waren keine Informationen über ihren Verbleib mehr zu erhalten. Die Resultate waren ähnlich der der Vulvakarzinom-Patientinnen (in Klammern die Zahlen der über 80jährigen Patientinnen): 93 % (85 %) der Patientinnen wären bereit, den gleichen Eingriff wieder durchführen zu lassen. 83 % (95 %) waren weitgehend beschwerdefrei, 17 % (5 %) unverändert, bei keiner Patientin beider Gruppen hatten die Beschwerden zugenommen.

Auf fremde Hilfe waren präoperativ 10 % (35 %), postoperativ 40 % (45 %), angewiesen. 92 % (90 %) lebten postoperativ weiter zu Hause, 8 % (10 %) im Pflegeheim, keine Patientin mußte dauerhaft im Krankenhaus untergebracht werden.

Natürlich ist die Rate der nicht mehr zu befragenden Patientinnen hoch. Dennoch glauben wir, daß ein Trend zur retrospektiv positiven Beurteilung der Operation ableitbar ist.

Den Sinn gynäkologischer Alterschirurgie gerade auch beim Malignom verdeutlichen von Yancik und Mitarbeitern 1986 publizierte Zahlen: sie konnten am Beispiel des Ovarialkarzinoms im Stadium III und IV den Effekt der Operation deutlich machen [7]. Anhand der statistischen Daten des National Cancer Institute der USA konnten sie unter anderem zeigen, daß die über 65jährigen Patientinnen im Vergleich mit den jüngeren signifikant häufiger nicht adäquat gestaged und nicht adäquat therapiert worden waren: das Tumorstadium war unbekannt bei 50 %, dies war nur bei 1 % der unter 45jährigen der Fall. Operiert und chemotherapiert im Stadium III und IV waren nur 35 % der über 65jährigen. Die 5-Jahres-Überlebensrate dieser älteren Patientinnen war gegenüber den jüngeren im gleichen Stadium etwa um die Hälfte schlechter.

Aufgrund der postoperativen Ergebnisse der Patientinnen und der Literaturangaben lassen sich folgende Schlußfolgerungen ziehen:

1. Das Alter *allein* ist keine Kontraindikation für große gynäkologische Eingriffe.
2. Das Operationsrisiko älterer Patientinnen ist vor allem definiert durch die Dringlichkeit der Operation und die Schwere der Begleiterkrankungen.

3. Die perioperative Morbidität und Mortalität ist im hohen Alter – zumindest was die Laparotomien angeht – nicht höher als bei den jüngeren Patientinnen. Eine gewisse Ausnahme stellen die Patientinnen mit Vulvakarzinom-Operationen dar.
4. Der Grad der Zufriedenheit mit dem postoperativen Ergebnis ist hoch.

In Verbindung mit modernen anästhesiologischen Techniken und in enger interdisziplinärer Kooperation führt die gynäkologische Alterschirurgie heute bei sorgfältiger Operationsindikation und -technik zu guten Resultaten. Um auf das eingangs erwähnte Ziel der Amerikanischen Gesellschaft für Geriatrie bei der Behandlung alter Patienten zurückzukommen: sie kann dem Leben Jahre *und* den Jahren Leben geben.

Literatur

1. Kun M, Tiba A, Erös A (1982) Auswertungen zur Operationsmortalität bei über 80jährigen Patientinnen von 1970–1980. Z Altersforsch 37:277–280
2. Schmidt-Matthiesen H (1989) Operationen bei der alternden Frau. Arch Gynaecol Obstet 245:525–528
3. Kennedy AW, Flagg JS, Kenneth DW (1989) Gynecologic cancer in the very elderly. Gynecol Oncol 32:49–54
4. Lawton FG, Hacker NF (1990) Surgery for invasive gynecologic cancer in the elderly female population. Obstet Gynecol 76:287–289
5. Kirschner CV, DeSerto TM, Isaacs JII (1990) Surgical treatment of the elderly patient with gynecologic cancer. Surg Gynecol Obstet 170:379–384
6. Perez CA, Knapp RC, DiSaia PJ, Young RC (1985) Gynecologic tumors. In: Cancer: Principles and practice of oncology. Lippincott Verlag Philadelphia, 2. Ausgabe, 1034–1035
7. Yancik R, Glocckler Ries L, Yates JW (1986) Ovarian Cancer in the elderly: An analysis of surveillance, epidemiology, and end results program data. Am J Obstet Gynecol 154:639–647

Allocation of Intensive Care Resources

W.J. Kox

Since its inception some three decades ago the concept of intensive care underwent considerable changes: Firstly, the ICU has become a distinct hospital ward specifically built to allow the use of ultramodern technology and the execution of exhaustive protocols (infection control etc). Secondly, the patients admitted for therapy have evolved away from those suffering from the acute respiratory failure of neuromuscular insufficiency to encompass all clinical conditions representing a threat to life. Admission criteria have also changed and now include patients with poor or even no prognosis; the availability of an empty ICU bed often prompts the admission of a patient not requiring intensive care at all. Thirdly, costs have escalated enormously, second only to the operating suite as the most expensive clinical facility of the modern hospital. It is now estimated that as much as 20% of hospital resources are expended in the provision of ICU facilities for only 5% of total hospital admissions. Moreover, with an average rate of ICU mortality far exceeding 20%, a substantial sum of money is being invested to produce just one survivor.

The allocation of intensive care resources, therefore, has to be determined by medical and socio-ethical factors as well as the availability of facilities and staff. Given that resources are finite and limited, principle should be applied for the distribution or withdrawal of these resources. In order to avoid injustice in the allocation of intensive care resources, and balance the patients' needs with the economical use of scare facilities, age, health, status, autonomy, and notoriety have been advocated for patient selection. Age has certainly been a determining factor for source allocation, as has previous health status. Since by definition the treatment in intensive care should provide cure of life-threatening condition in order to buy time for the underlying disease to heal, previously severely disabled patients or patients with terminal disease should not be admitted to intensive care.

Decisions taken on an adhoc basis which lack coherence and are not universally applicable will create injustice and grievance amongst all involved in the decision making process. The fundamental premise of this justice is that like cases should be treated alike and those that are different should be treated differently taking into account their ethically relevant differences. The difficulty is to determine what constitutes a relevant difference between individuals that allows some to receive intensive care and others to be denied it or even withdrawn once started. Intensive care resources could for instance be distributed on the basis of a natural lottery, such as first-come, first-served basis or on the other side of the scale as a fundamental need to describe a situation in which a person may be harmed when the need goes unmet. On the other hand, intensive care treatment which is usually represented as life-saving, may actually be life-terminating for some or only briefly postponing death, while offering an appreciable prolongation with improved or reasonable quality of life to relatively few. In order to allocate the right sort of patient to the right sort of intensive care treatment criteria are required that discriminate which diseases or disabilities should be treated before others or which should not be treated at all. One way of discriminating would be the adoption of an economic view that for instance the number of staff involved and the relative cost of treatment would push the most expensive care down to the bottom of the list of availability.

Autonomy has recently begun to play a role in the allocation of intensive care resources. Doctors have conceded the patients' moral right to determine their own fate as long as they are conscious, competent and in full possession of their mental ability. Otherwise, relatives or close friends should be given accurate and complete information necessary to make informed judgements. Patients and relatives alike should be assisted with weighing the benefits and burdens of options of treatment to accept, refuse or terminate treatment without coercion.

Prospective patient selection for intensive care is bound to be fraught with inaccuracy and sometimes injustice. However, patient classification and descriptive categories can help in the decision making process.

A therapeutic intervention scoring system (TISS) was introduced for use in intensive care to classify the severity of illness as well as justify the allocation of resources and staff [1]. The scoring system was updated in 1983 and has become a tool in determining severity of illness; in establishing nurse/patient ratios; in assessing current use of ICU beds and future needs for facilities [2]. Recently TISS has been used in combination with the acute physiology and chronic health evaluation (APACHE) system [3]. APACHE was introduced to answer three questions:

1) What is the relationship between a unit's death rate and its patient population?
2) What is the level of appropriateness of its overall therapy?
3) What is the proportion of low-risk patients admitted to ICU?

Its acute physiological score (APS) measures the degree of acute illness. It does this by surveying the clinical record within the first 24 hrs of admission for abnormalities among 34 possible physiological measurements. A weight ranging from 0 to 4 is assigned to each recorded measurement. The sum of assigned weights for all measurements recorded represents the patients' total physiological score. Although APS is generally accepted as a reliable severity of illness evaluation in individual patients, variations in the mean number of data collected per patient may introduce a bias in patient scoring because missing values are interpreted as normal. A simplified acute physiology score (SAPS) was proposed by LeGall et al. in 1983 [4]. It consists of 14 easily measured biological and clinical parameters, twelve of which are taken from the original APS with the same weighting (0 to 4), patient's age (0 to 4) and a fixed value of 3 assigned to ventilated patients. SAPS correlates well with APS [5] and is less time consuming than APACHE II [6]. The main difference between the two consists of two additional variables: previous health status and diagnosis. A study by Wagner et al. [7] suggested the need for identification of low-risk patients as candidates for early ICU discharge and possibly to identify appropriateness for ICU admission. Other studies [8, 9] have suggested that to allocate resources properly it will be necessary to determine when a patient will no longer benefit from intensive care treatment.

Diagnosis related grouping (DRG) has been used in the USA to minimise costs while maximising efficiency (i.e. patient selection) and to identify „high-cost" patients to help hospitals and doctors to plan more appropriate allocation of resources. This system proved to be inappropriate for the heterogeneous European health systems. An answer to the problem may be the French Omega system which measures the intensity of intensive care treatment. As most of these classification systems, it is based on pathophysiological parameters, their incidence and duration. The acute organ system failure (OSF) score [10] links the number and duration of multi organ failure to outcome at hospital discharge.

Discharge criteria have to focus on three points:

1. Discharge from the intensive care unit (including criteria for the discontinuation or withdrawal of treatment)
2. Discharge from the hospital and
3. Quality of life after discharge from hospital assessed in regular or arbitrary intervals (6 months, 1 year, 5 years) in relation to the underlying disease in relation to the acute life-threatening condition which led to ICU admission.

Among survivors the prolongation of life is not the only important factor but also the functional status [11], perceived quality of life [12] as well as employment status [13].

Such patient assessment before, during and after ICU stay may contribute to better cost/benefit relationship. Because of the rapid escalation of costs, it has not gone unnoticed by hospital and governmental authorities that these resources might be put to better use by promoting cost effective health care programmes. However, the same authorities face the problem that, besides the traditionally accepted aspects of intensive care, there is an increased demand for facilities as a consequence of health care innovations such as organ transplantations.

In conclusion, the inappropriate use of intensive care facilities should be avoided, not only to save unnecessary costs but also to free expensive intensive care facilities for the treatment of more deserving, complex patients. Appropriate use of an ICU involves not only sensible admission criteria but also optimal management to relate investment to patient outcome. There is also the need for central coordination, the absence of which, combined with a lack of adequate guidelines for utilisation of facilities, has been the cause of the uncontrolled growth in costs.

References

1. Cullen DJ, Civetta J, Briggs G, Ferrara L (1974) Therapeutic intervention scoring system: a methods for quantitative comparison of patient care. Crit Care Med 2:57–60
2. Keene AR, Cullen DJ (1983) Therapeutic intervention scoring system: update. Crit Care Med 11:1–3
3. Knaus W, Draper E, Wagner D (1983) Toward quality review in intensive care: the APACHE. Q Rev Bull, July pp 196–204
4. Le Gall R, Loirat P, Alperovitch A et al. (1983) A simplified acute physiological score for ICU patients. Lancet ii: 741
5. Le Gall JR, Loirat P, Alperovitch A et al. (1984) A simplified acute physiological score for ICU patients. Crit Care Med 12:975–977
6. Knaus W, Draper E, Wagner D, Zimmernab JE (1985) APACHE II: A severity of disease classification system. Crit Care Med 13:818–829
7. Wagner D, Knaus W, Draper E, Zimmerman JE (1983) Identification of low-risk monitor patients within a medical/surgical intensive care unit. Med Care 21:425
8. Draper E (1982) Discovering what ICUs really do. Part II. In: McNeil BJ, Cravalho EG (eds) Critical issues in medical technology. Auburn House Publishing Co, Boston
9. Knaus W, Wagner D, Draper E, Lawrence D, Zimmerman J (1981) The range of intensive care services today. JAMA 246:2711
10. Knaus WA, Draper E, Wagner D, Zimmerman JE (1985) Prognosis in acute organ system failure. Ann Surg 6:685–692
11. Grogono AW. Woodgate DJ (1971) Index for measuring health. Lancet 2:1024–1026
12. Bergner M, Rothman ML (1987) Health status measures: an overview and guide for selection. Ann Rev Public Health 8:191–210
13. McKenzie EJ, Shapiro S, Moody M, Sieger JH, Smith RT (1986) Predicting post trauma functional disability for individuals without severe brain injury. Med Care 24:377–387

Gegenwärtige und zukünftige Altersstruktur der Frau in unserer Gesellschaft

R. Heinrich

Das Thema „*Gegenwärtige und zukünftige Altersstruktur der Frau in unserer Gesellschaft*" scheint auf den ersten Blick ein rein soziologisches zu sein. Die genauere Betrachtung wird zeigen, daß es sich um einen vielschichtigen Komplex handelt, der bereits direkte Auswirkungen auf die tägliche medizinische Arbeit hat.

Die Feststellung, daß wir „in einer ergrauenden Welt" leben, ist allgemein bekannt. In diesem Zusammenhang wird auch vom sog. „doppelten Alter" gespro-

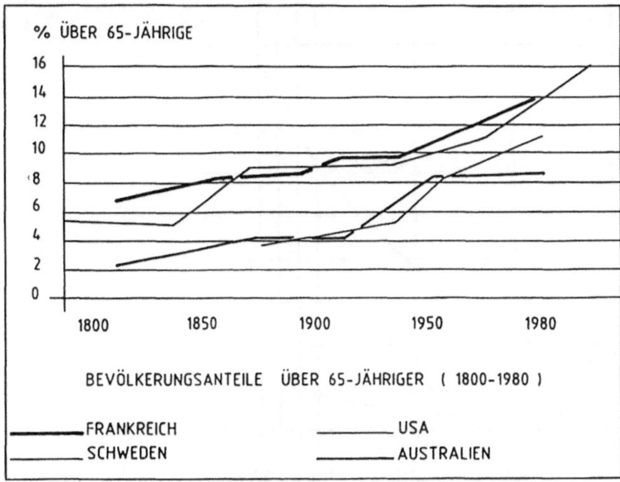

Abb. 1. Die Bevölkerungsanteile über 65jähriger in Frankreich, Schweden, USA und Australien von 1800 bis 1980. (Nach Marx 1994)

chen, soll heißen, immer mehr Menschen werden alt, und die, die alt werden, werden immer älter.

Die Lebenserwartung für ein neugeborenes Mädchen beträgt heute 78,7 Jahre und liegt damit 6 Jahre über der eines neugeborenen Jungen.

Für heute 60jährige liegt sie im Mittel bei 80 Jahren. Das heißt, wer heute in den Ruhestand tritt, hat etwa ein Viertel seines Lebens noch vor sich. Derzeit steigt die Lebenserwartung jedes Jahr um 3,5 Monate.

Diese Entwicklung in der Bundesrepublik findet sich auch in anderen westlichen Industriestaaten (Abb. 1).

Derzeit ist die Gruppe der über 90jährigen, die – absolut und relativ – am schnellsten wachsende Bevölkerungsgruppe in der Republik.

Dies läßt sich an folgendem Detail darstellen: 1993 waren laut Präsidialstatistik 4259 Bundesbürger 100 Jahre und älter. Der Trend zeigt steil nach oben: im nicht mehr fernen Jahr 2000 wird der Bundespräsident voraussichtlich 12 000 bis 13 000 Glückwünsche zu dreistelligen Geburtstagen verschicken müssen (Abb. 2).

Diese Zunahme des *kalendarischen* Alters steht im Gegensatz zur Einengung des *soziologisch* definierten Erwachsenenalters. Der Eintritt in das Berufsleben erfolgt heute durchschnittlich mit 25 Jahren, das Berufsende liegt durchschnittlich bei 58 Jahren. Zur Jahrhundertwende lagen die korrespondierenden Werte bei 15 bzw. 75 Jahren.

Insgesamt müssen die Berufstätigen heute also für mehr Generationen bzw. Menschen arbeiten, als es früher der Fall war: nämlich für 2 Generationen der *„Noch-Nicht-Erwerbstätigen"* sowie für *2 Generationen im Rentenalter.* Der Zwei-Generationen-Vertrag ist zum Fünf-Generationen-Vertrag geworden.

Der Strukturwandel des Alters bezieht sich aber nicht nur auf *quantitative* Aspekte der Altersentwicklung, sondern auch auf *qualitative* Veränderungen innerhalb der Altersstrukturen.

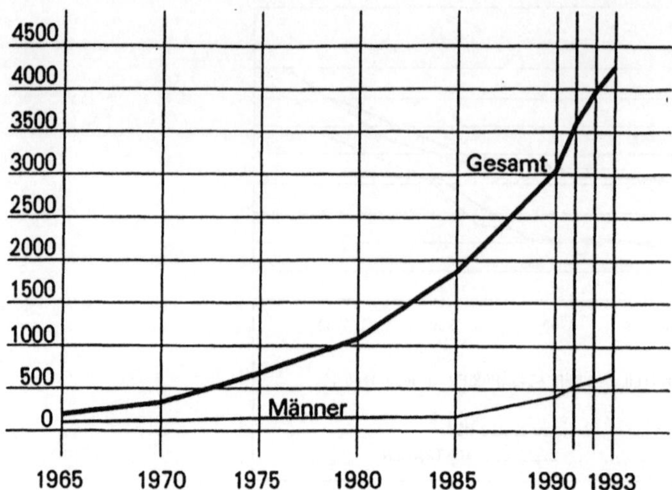

Abb. 2. Entwicklung der Zahl der Bundesbürger, die 100 Jahre oder älter sind von 1965 bis 1993 (Nach Lehr 1994)

Letzteres sei am Beispiel der Lebensphasen heiratender Frauen dargestellt (Abb. 3).

Die Dauer der verschiedenen Lebensphasen heiratender Frauen hat sich im Laufe der vergangenen 100 Jahre durch verringerte Kinderzahlen und eine steigende Lebenserwartung erheblich verschoben.

Vor allem die *„nachelterliche Phase"* wurde dadurch deutlich verlängert. Ihre Dauer liegt unter den heutigen demographischen Gegebenheiten bei ca. 25 Jahren, vorausgesetzt, daß das jüngste Kind mit etwa 25 Jahren den elterlichen Haushalt endgültig verläßt. Die nachelterliche Phase umfaßt somit über 30% der gesamten Lebenserwartung eines heute neugeborenen Mädchens. Es ist davon auszugehen, daß sich dieser Lebensabschnitt für zukünftige Generationen noch weiter verlängert.

Als die drei wesentlichen Merkmale des Altersstrukturwandels sind die folgenden anzusehen:

1. *Hochaltrigkeit,*
2. *Singularisierung* sowie
3. *Feminisierung.*

Dazu einige Zahlen:

Seit der Jahrhundertwende erhöhte sich die Anzahl der mindestens 60jährigen Männer auf das Dreifache, die der Frauen jedoch auf das Vierfache des Ausgangswertes. Sie sind demnach vom demographischen/statistischen Altern deutlich stärker betroffen als der männliche Bevölkerungsteil.

Dabei steigt vor allem die Zahl der Hochaltrigen, also der über 80jährigen, an. Als Ursache ist die sinkende Altersmortalität anzusehen. Folge davon ist, daß schon heute die Altersgesellschaft eine Zweidrittel- oder sogar Dreiviertel-Frauen-Gesellschaft ist.

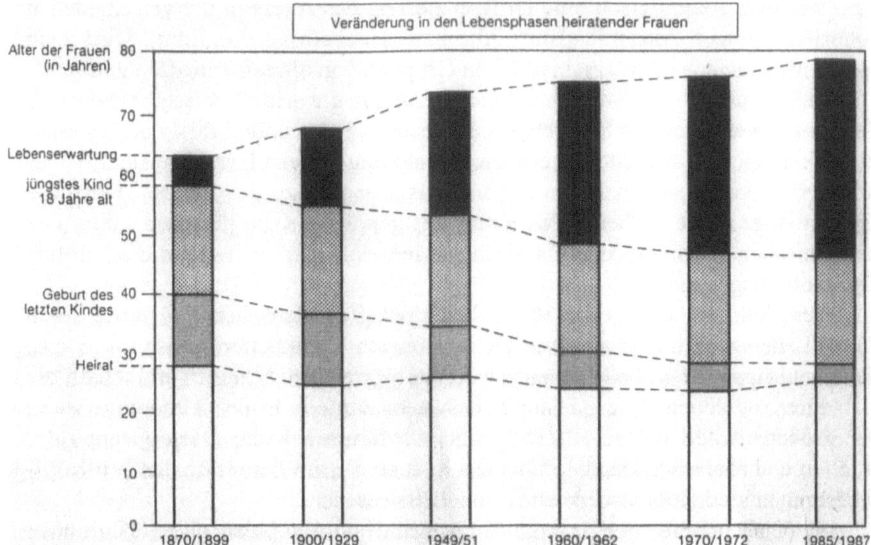

Abb. 3. Veränderung in den Lebensphasen heiratender Frauen von 1870 bis 1987 (Nach Wingen u. Cornelius 1994)

Derzeit sind 21 % der Bundesbürger über 60 Jahre alt, um die Jahrhundertwende werden es 26 % sein, im Jahre 2030 schätzungsweise 35–44 %, besagen die Hochrechnungen.

Bei Frauen ist diese Quote deutlich höher, bei Männern deutlich niedriger, so daß bei den über 60jährigen das Verhältnis der Frauen zu den Männern 2:1 beträgt, bei den über 85jährigen beträgt die Geschlechterrelation 3:1, bei den über 100jährigen 6:1.

Auch die Relation zwischen den Altersgruppen hat sich erheblich verschoben: auf einen über 75jährigen kommen heute nur noch 12 jüngere Personen, vor 100 Jahren waren es noch 79.

Dementsprechend nimmt die Zahl der Vier- und Fünf-Generationen-Familien zu. Heute lernt ein Kind im allgemeinen alle vier Großeltern kennen, im Durchschnitt auch noch 2 Urgroßeltern.

Trotz dieser Entwicklung ist mit einer Zunahme der *Singularisierung* zu rechnen und zwar in Form des Alleinlebens und des Lebensstils. Bis zum Jahr 2000 wird von einer Zunahme der Ein-Personen-Haushalte um etwa 20 % ausgegangen, bei den über 75jährigen sogar um 25 %.

Man weiß, daß Familienstand und Haushaltsgröße Risikoindikationen sind. Einerseits nimmt die Wahrscheinlichkeit von Erkrankungen zu, andererseits macht die soziale Situation abhängiger, so daß besonders bei alleinstehenden Frauen Krankenhauseinweisungen wahrscheinlicher werden. Sie werden fünfmal häufiger in Kliniken eingewiesen als gleichaltrige verheiratete Frauen.

Die Singularisierung in der Gruppe der 70–75jährigen ist zu 80 % durch Verwitwung bedingt. Im Falle einer weiteren Zunahme dieser Entwicklung wird somit auch die Risikogruppe der Alleinlebenden weiter anwachsen.

So wie man soziologisch eine Differenzierung des Alters in die verschiedenen Kohorten: „junge" Alte und „alte" Alte bzw. Hochaltrige vornimmt, wird auch medizinisch zwischen unterschiedlichen Gruppen von älteren Patienten getrennt.

Etwa 85% der älteren Menschen treten gesund in die dritte Lebensphase ein und bleiben bis weit über das 80. Lebensjahr gesund. Sie beenden ihr Leben in einer relativ kurzen, 4–5 Monate dauernden Erkrankung – meist Herz-Kreislauf – oder Tumorerkrankung, sehr nahe an der biologischen Grenze des Lebens. Für diese 85% ist Alter nicht stärker durch Krankheit geprägt als die jüngeren Jahre. Die medizinischen Angebote der klassischen Medizinfächer genügen dieser großen Bevölkerungsgruppe.

Dieser Mehrheit stehen etwa 10–15% der betagten Menschen gegenüber, deren älteres Leben zunehmend von multidimensionalen Krankheiten belastet ist. Diese kleinere Gruppe hat große Mühe, das Altern erfolgreich zu bestehen und schafft die Probleme, vor denen unser Gesundheitssystem zur Zeit in der Altersfrage steht. Der größere Anteil dieser 10–15% sind wiederum Frauen. Diese Gruppe der „alten und chronisch kranken" Patienten ist auch die mit dem höchsten Pro-Kopf-Verbrauch an den Ressourcen des Gesundheitswesens.

Im deutschsprachigen Raum sind langatmige und sophistische Definitionen nötig, um diese Unterschiede zwischen kalendarischem und biologischem Lebensalter herauszuarbeiten. Demgegenüber benutzt das Anglo-amerikanische eine sehr plausible und leicht nachvollziehbare Definition, es spricht von: Go-Go's, Slow-Go's und No-Go's.

Statistisch ist allein höheres Alter bereits mit einem erhöhten Behandlungsbedarf kombiniert. Ferner läßt sich durch die Leistungsstatistiken der Krankenkassen belegen, daß Frauen innerhalb der Gesundheitsversorgung ein höheres „Inanspruchnahmeverhalten" im Sinne überproportional häufigerer Arztbesuche, eines häufigeren Medikamentenkonsums und häufigerer Krankenhausaufenthalte zeigen. Die Feminisierung des Alters führt daher auch zu einer Feminisierung der Patientenstrukturen. Je älter die Patienten, um so häufiger sind es Frauen.

Dazu einige Kennzahlen:

- etwa 40–50% der Tätigkeit von Internisten, Allgemeinärzten, Gynäkologen und anderen Spezialisten sind jetzt schon der medizinischen Versorgung älterer Patienten gewidmet,
- ca. 20–30% der über 65jährigen Patienten im Krankenhaus sind Langzeitpatienten.
- ca. 40% aller über 65jährigen Patienten werden kurz nach Entlassung aus dem Krankenhaus wieder eingewiesen (Drehtüreffekt).

Die höhere Nutzungsfrequenz der Frauen bedingt dadurch die Feminisierung der Patientenstruktur der älteren Bevölkerung. Die Frage nach den möglichen Konsequenzen dieser Entwicklung erscheint nicht ganz uninteressant.

- Sind Frauen „bessere" Patienten als Männer,
- verhalten sich Ärzte und Personal gegenüber Frauen anders als Männern im allgemeinen und speziell im Alter,
- sind Geriater somit eher „Frauenärzte" in einem weiteren Sinne?

Die noch zunehmende Hochaltrigkeit und die damit häufig verbundene Multimorbidität haben Konsequenzen für die Medizin:

- sie wird sich noch häufiger zufrieden geben müssen mit bleibenden Behinderungen,
- meist eng begrenzten Heilungs- und Therapiefortschritten,
- mit der Erhaltung von Zuständen, die – im traditionellen Sinne – nicht mehr heilbar sind.

Trotz einer sich rasch entwickelnden Geriatrie wird es eine – nach traditionellem Sinne – *erfolglosere* Medizin sein.

Die Frage der „Kosten-Nutzen-Relation" im Zusammenhang mit medizinischer Versorgung dürfte damit wohl in Zukunft häufiger gestellt werden.

Zwei Schlußfolgerungen lassen sich demnach ziehen:

1) durch die Zunahme vor allem der Hochaltrigen mit ihrem höheren Behandlungs- und Pflegebedarf wird Alter noch stärker zur Determinante der Entwicklung des Gesundheitswesens. Die „Geriatrisierung" des Gesundheitswesens hat bereits stattgefunden, sie wird sich verstärken.
2) Zudem kommt es zu Veränderungen der sozialen Verhältnisse der Patienten, was zu einem Anwachsen der Zahl der Risikopatienten führt:
   - mehr Hochaltrige
   - mehr Multimorbide
   - mehr Alleinstehende bzw. Personen ohne Angehörige.

Daraus ergeben sich Konsequenzen für die Behandlung älterer Menschen:

- verlängerte Krankenhausaufenthalte,
- Notwendigkeit zur stärkeren Berücksichtigung des sozialen Umfeldes bei Krankenhausaufenthalten.

Bereits die beiden hier genannten Aspekte lassen veränderte Anforderungen an die Gesundheitsversorgung älterer Menschen unumgänglich erscheinen.

Abschließend seien noch einige kritisch-nachdenkliche Gedanken zu diesen Ausführungen gestattet.

Wie beschrieben werden wir Zeitzeugen einer Entwicklung, die es in dieser Form noch nie gegeben hat.

Seit Menschengedenken lag der Altenanteil an der Gesamtbevölkerung zwischen weniger als 1 bis etwa 4 %. Zu Beginn unseres Jahrhunderts setzte eine neue Entwicklung ein: der Anteil der über 65jährigen begann zu steigen.

Es gibt ernstzunehmende Kulturkritiker, die das Menetekel einer rasch drohenden Aufkündigung des Generationsvertrages an die Wand malen. Allein die quälende Diskussion um die Finanzierung der Pflegeversicherung, die als erste Versicherung eine Ressourcen-Begrenzung festschreibt, läßt den Gedanken aufkommen, daß derartige kultur-pessimistische Prognosen zu Recht gestellt werden.

Der Wiener Philosoph und Ethnologe Rosenmayr hat vor einiger Zeit folgenden Gedanken geäußert: in der Phylogenese der höher entwickelten Spezies hat die Sorge um alte und kranke Individuen nie eine hervorragende Rolle gespielt. Die leistungsfähige Gruppe zieht weiter, während das alte und schwache Gruppenmitglied zurückbleibt, um seinem Schicksal überlassen zu werden.

Auch die Spezies Mensch hatte es in ihrer Entwicklung nie nötig, andere Traditionen oder Verhaltensweisen zu entwickeln, da die auf Solidarität angewiesene ältere Bevölkerungsgruppe einen verschwindend kleinen Prozentsatz ausmachte. Noch in der Antike konnten sich Ärzte weigern, Alte und Sterbende zu behandeln.

Warum sollte sich also in der relativen Kürze von etwa 100 Jahren die Spezies Mensch andere Traditionen und Verhaltensweisen zulegen, als die, von denen sie entwicklungsgeschichtlich geprägt wurde.

Tatsache ist, daß die dargestellte demographische Entwicklung seit Jahrzehnten vorhersehbar ist, gehandhabt wird sie derzeit wie eine unerwartete Naturkatastrophe.

Nur sollte bedacht werden, daß heute der Anteil der Älteren an unserer Bevölkerung zwischen 16–18% liegt. Wenn die Generation der heute 40jährigen jenseits der 65 Jahre sein wird, das heißt also sozusagen morgen, wird der Anteil der Alten über 30% betragen. Demnach werden es die heute 40jährigen sein, die der bis dahin möglicherweise entstehende Versorgungsnotstand mit seiner vollen Wucht treffen wird.

Wenn es uns nicht gelingt, auch zukünftig erträgliche Versorgungsbedingungen zu schaffen bzw. zu erhalten, werden wir selbst die Leidtragenden sein.

Literatur

Tews HP (1991) Sozialer Alterswandel – Konsequenzen für Prävention, Rehabilitation und Irreversibilität: Soziologische Aspekte, aus Altern zwischen Hoffnung und Verzicht, XVIII. Jahrestagung der DGG, Lübeck 1990, Hrsg. Schütz R-M, Schmidt R, Tews HP, Lübeck
Demographische Veränderungen in der Bundesrepublik, aus Erster Altenbericht der Bundesregierung (1993) Drucksache 12/5897
Wingen M, Cornelius I (1994) Demographische Veränderungen: Der Weg in eine „greying world", aus Kompendium der Gerontologie, Hrsg Olbrich, Sames, Schramm, ecomed
Demographischer Wandel (1994) Die Daten und ihre Entwicklung bis 2030, aus Zwischenbericht der Enquete-Kommission demographischer Wandel, Drucksache 12/7876
Lehr U (1994) Die ergrauende Welt – Psychologische und soziale Zusammenhänge der Langlebigkeit, Vortrag beim 32. Ärztekolloquium 3/94, Bayerische Rück, München
Marx L (1994) Barrierefreies Planen und Bauen für Senioren und behinderte Menschen. Karl Krämer Verlag, Stuttgart/Zürich

Berichte

J. Dietl, U. Haller und H. G. Bender

Sitzungsbericht

J. Dietl und U. Haller

In einem historischen Abriß berichtete G. Dhom, Homburg/Saar, über die gemeinsame Geschichte der beiden Disziplinen Gynäkologie und Pathologie. Er hob dabei hervor, daß die Gynäkologie aus der Geburtshilfe und die Pathologie aus der Anatomie und Physiologie hervorgingen. Wegweisend waren die Einführung der mikroskopischen Gewebeuntersuchung und insbesondere die Begründung der Zellularpathologie durch R. Virchow Mitte letzten Jahrhunderts. Die Gynäkopathologie als eigenständiges Fach entstand mit der „Stückchendiagnose" von C. Ruge und J. Veit im Laufe der Jahre 1877–1879 in Berlin. Die Etablierung dieses Teilbereichs aus der Gynäkologie und Pathologie erfolgte durch R. Meyer in Deutschland und durch Th. S. Kullen in den USA. In der Zeit nach Virchow stand aber die Schaffung einer Allgemeinen Pathologie im Vordergrund. Erst in jüngster Zeit ergaben sich wiederum gemeinsame Themenbereiche aus Gynäkologie und Pathologie, die aber durch die Ausgliederung der gynäkopathologischen Abteilungen aus den Frauenkliniken zunehmend schwieriger bearbeitet werden können.

E. Schleußner aus Jena konnte den sinnvollen Einsatz der Hysteroskopie bei der Diagnostik und Therapie von Blutungsstörungen darlegen. Er berichtete über die kombinierte Anwendung von Hysteroskopie und Abrasio, sowie über die Endometriumsablation mit dem Resektoskop. Insgesamt wurden 150 Patientinnen mit Blutungsstörungen ausgewertet. Bei diesen Patientinnen konnte erst durch die hysteroskopische Inspektion des Cavum uteri die Ursache der Blutungsstörungen (Polyp, etc.) beseitigt werden. Die Endometriumsablation wird bei anästhesiologisch problematischen Patientinnen als Alternative zur Hysterektomie eingesetzt und hat sich hierbei sehr bewährt. Eine Wiederholung der Hysteroskopie war in keinem Falle notwendig, und diese Methode ist damit zur endgültigen Beseitigung der Blutungsursache sehr gut geeignet.

Über die Therapiestrategie bei malignen Tumoren des Corpus uteri bei Frauen im Senium referierte U. Torsten, Berlin. Da die meisten Korpuskarzinome in einem frühen FIGO-Stadium diagnostiziert werden, muß sich die Therapieplanung nach einem pathologisch-chirurgischen Staging (Differenzierungsgrad, Myometriuminfiltration, Lymphknotenbefall, Hormonrezeptorstatus) richten. Der primäre Einsatz der Operation beim Korpuskarzinom ist unbestritten. Aus diesem Grunde wurden an der UFK Steglitz in den Jahren 1983–1993 möglichst alle Patientinnen über 70 Jahre mit einem Korpuskarzinom primär operativ behandelt. Zum chirurgischen Staging gehörte auch eine pelvine und paraaortale Lymphonodektomie. Die Mortalität des Eingriffs lag unter 1%. Die Heilungsergebnisse der so behandelten Patientinnen lagen deutlich über den Resultaten von Patientinnen nach primärer Radiatio des Korpuskarzinoms, so daß außer bei Hochrisikopatientinnen die Operation die Methode der Wahl ist.

Auf die Frage nach einem Wandel im geriatrisch-gynäkologischen Operationsgut der Westberliner Frauenkliniken ging V. Jaluvka, Berlin, näher ein. Er konnte nachweisen, daß die Anzahl der Operationen bei über 80jährigen Frauen im Zeitraum 1970–1989 ständig zunahm; wobei dieser Anstieg alle Erkrankungsgruppen betraf. Nur die Anzahl der kleinen Eingriffe in Verbindung mit einem Malignom ging zurück. Mit der Zunahme der Operationen bei diesen Patientinnen ging umgekehrt die postoperative Mortalität ständig zurück. Das hohe Alter allein stellt somit keine Kontraindikation für einen notwendigen gynäkologischen Eingriff dar und dieser sollte insbesondere auch zur Verbesserung der Lebensqualität großzügig durchgeführt werden.

U. Retzke, Suhl, analysierte die Ergebnisse von 106 vaginalen Fixations-Operationen des Scheidenblindsacks nach Richter. Vorausgegangen waren abdominale und vaginale Hysterektomien. Während des postoperativen Verlaufs ergab sich in einem Fall eine Beckenvenenthrombose, bei zwei weiteren Fällen mußte wegen einer Nachblutung revidiert werden. Drei Patientinnen entwickelten ein komplettes Rezidiv des Scheidenstumpfprolapses, wobei alle durch eine erneute Fixation erfolgreich behandelt werden konnten. In einem Fall bestand postoperativ eine Enterozele, die mehrere Rezidivoperationen notwendig machte. In der Diskussion wird von Haller, Zürich, hervorgehoben, daß bei Verwendung von nichtresorbierbarem Fadenmaterial die Rezidivhäufigkeit noch einmal gesenkt werden kann. Die sakrospinale Fixierung des Scheidenblindsacks nach Richter hat sich als gering belastende Methode bewährt und kann unter standardisierten Bedingungen (z.B. auch unter Mithilfe eines Spekulums mit immanenter Lichtquelle) als weitgehend komplikationslose Methode empfohlen werden.

R. Zapf, Neuwied, empfahl aufgrund seiner Erfahrungen an 24 Fällen die abdominale Sakropexie des prolabierten Vaginalstumpfes mit einem Kunststoffband. Dabei wurde das Band sowohl am Scheidenstumpf als auch am Os sacrum unterhalb des Promontoriums mit jeweils 4 nichtresorbierbaren Einzelknopfnähten ohne starken Zug fixiert. Der postoperative Verlauf war komplikationslos. In der Langzeitbeobachtung von 6–11 Jahren war bei 8 Frauen ein Deszensusrezidiv aufgetreten. In der Diskussion wird besonders darauf hingewiesen, daß der Vaginalstumpf mehrfach an das Band fixiert werden sollte und daß es von Vorteil ist, wenn dieses gedoppelt wird, damit sowohl die vordere als auch die hintere Vaginalhälfte an mehreren Stellen mit dem Fadenmaterial fixiert werden kann. Die abdominale Sakropexie des Vaginalprolapses wird als eine relativ wenig aufwendige, morbiditätsarme und effektive Operationsmethode angesehen. Insgesamt ging der Tenor in der Diskussion aber doch in Richtung vaginale Operation, da die Operationsmorbidität beim abdominalen Vorgehen höher zu sein scheint.

T. Dimpfl, München, betonte, daß die Häufigkeit von Lymphozelen im Anschluß an retroperitoneale Lymphonodektomien vom primären Verschluß des Peritoneums abhängig ist. Er verglich die Komplikationen und die Entstehung von Lymphozelen bei 343 Frauen nach Genitalmalignomoperationen mit pelviner und paraaortaler Lymphonodektomie in Abhängigkeit vom Verschluß des Beckenperitoneums und kam zu dem Ergebnis, daß die postoperative Morbidität ohne Verschluß des Peritoneums nicht erhöht ist. Die Rate der postoperativen Lymphozelen ist jedoch in der Gruppe mit offenem Peritoneum signifikant niedriger (20,4 %) im Vergleich zu Patientinnen mit verschlossenem Peritoneum (45,2 %). Es wird daraus der Schluß gezogen, daß bei Patientinnen ohne nachfolgende Chemo- oder Strahlentherapie auf den Verschluß des Beckenperitoneums verzichtet werden kann.

Posterbericht

H.G. Bender

P1.02.01
Die Operation nach Amreich-Richter (Vaginaefixatio sacrospinalis vaginalis)

A. Dellas und A.C. Almendral

Im Poster werden die Ergebnisse der Behandlung des Scheidenblindsack-Vorfalles durch die Operation nach Amreich-Richter an 45 Patientinnen dargestellt. Es wurden lediglich in 3 Fällen unbefriedigende anatomisch-funktionelle Resultate festgestellt. Besonders hervorgehoben wurden folgende Empfehlungen: die Durchführung der Operation in Regionalanästhesie und perioperative Antibiotikum-Applikation, keine Resektion von Vaginalwand im Fundusbereich; Applikation der Nähte am Ligamentum sacrospinale mit scharfen Nadeln, Vorlegen der am Ligament applizierten Fäden an der mobilisierten hinteren Vaginalwand, die Adaptation der Vaginalränder vorne und hinten, danach Knüpfen der vorgelegten Fäden und die Entfernung einer vaginalen Tamponade und des Harnblasen-Katheters 24 Stunden nach der Operation. In zwei Fällen kam es zu einer kurzfristigen Funktionsstörung des rechten N. ischiadicus.

In der Diskussion wurde auf die besondere Bedeutung der Enterozelen-Versorgung in Zusammenhang mit dem Scheidenblindsack-Prolaps hingewiesen sowie auf die Notwendigkeit der präoperativen Abklärung der Harnröhren-Funktion mit dem Ziel, eine Harnstreß-Inkontinenz nach anatomischer Korrektur zu vermeiden. Die lediglich rechts beobachteten Ischiadicus-Störungen könnten Folge der zu tief applizierten Fixierungsnähte, weniger Auswirkungen der operativen Lagerung sein. Insgesamt bestand Konsens der Diskutanten, daß sich die Operation nach Amreich-Richter als zu bevorzugendes Verfahren zur Behebung des Scheidenblindsack-Prolapses erwiesen hat.

P1.02.02
Rezidivrate und Schwangerschaft nach Myomenukleation mit und ohne GnRH-Analoga-Vorbehandlung

E. Daume, J. Steller, J. Hüsch und R. Sudik

An 89 Patientinnen wurde die Bedeutung einer GnRH-Analoga-Vorbehandlung nach Myomenukleationen im Hinblick auf die Rezidivquote und Frequenz und Verlauf postoperativer Schwangerschaften überprüft. Es ließ sich feststellen, daß nach GnRH-Analoga-Vorbehandlung weniger Symptome und Therapiebedarf in der postoperativen Phase resultierten, insgesamt aber kein signifikanter Unterschied im Hinblick auf Schwangerschaftsraten und Schwangerschaftsverlauf festzustellen war. Als optimal erwies sich das Anstreben einer Schwangerschaft im Zeitraum zwischen 6 und 24 Monaten nach der Myomenukleation.

P1.02.03
Thromboseprophylaxe bei großen beckenchirurgischen Eingriffen durch intraoperative, intermittierende, sequentielle Beinkompression (ISC)

F.M. Almer, A. Leitenberger, H. Baur und J.E. Altwein

Im Zeitraum 1977 bis 1994 wurde bei größeren urologischen Operationen (radikale Prostatektomie, Zystektomie) die intermittierende, sequentielle Beinkompression während der Dauer der Operation als Thromboseprophylaxe angewandt. In 10

Sekunden-Sequenzen wird eine aufsteigende Kompression von nacheinander gestaffelten, pneumatischen Beinmanschetten-Kammern vorgenommen. Als weitere Thromboseprophylaxe wurden die Patienten mit 3×7500 E. heparinisiert. In der so kombiniert behandelten Patientengruppe traten keine klinisch manifesten Beinvenenthrombosen und Lungenembolien auf, während in der ohne ISC versorgten Patientengruppe in 12 Fällen eine klinisch manifeste Beinvenenthrombose und in 4 Fällen der Tod an folgender Lungenembolie verzeichnet wurde. Dieses Ergebnis war nicht statistisch signifikant. Es schien eine Erhöhung des Blutverlustes durch die ISC-Anwendung und ein Mehrverbrauch von 0,6 Blutkonserven verursacht worden zu sein.

Es wurde in der Diskussion kritisch angemerkt, daß es sich um einen sehr langen Untersuchungszeitraum handelt (1977 bis 1994), in dem sich auch viele operationstechnische Veränderungen und perioperative Versorgungsänderungen ergeben haben dürften. Darüber hinaus wurde angemerkt, daß aus logistischen Gründen die Kompressionsbehandlung nur während der eigentlichen Operationsphase vorgenommen wurde, ohne daß die postoperative Immobilisation Berücksichtigung fand. Im weiteren wurde kritisch angemerkt, daß der Klettverschluß der Kompressionskammern nur schwer mit physiologischen Voraussetzungen für eine koordinierte Durchflußverbesserung in Einklang zu bringen sei und eine individualisierte Anpassung sicherlich günstiger sein würde.

P1.02.05
Das Korpuskarzinom Stadium FIGO I und II: Therapieergebnisse

A. Chandra, U. Carl, J. Bahnsen und B. Edel

Es wurde im Poster Stellung bezogen zur Rolle der postoperativen Strahlentherapie beim Korpuskarzinom in den FIGO-Stadien I und II anhand von Patientendaten, die im Zeitraum von 1969 bis 1991 primär operativ behandelt worden waren. Als wichtigstes Kriterium für das FIGO-Stadium I wird die Myometriuminfiltration herausgestellt: die Fünf-Jahres-Überlebensrate bei einer Invasionstiefe von weniger als 33% beträgt 88%, bei einer Myometriuminfiltration über 33% beträgt sie 77%. Die Bedeutung der Infiltrationstiefe ließ sich für das Stadium II nicht nachweisen; hier beträgt die Fünf-Jahres-Überlebensrate nach Strahlentherapie 79%, hingegen ohne nur 62%, woraus der Schluß gezogen wird, daß die Notwendigkeit der lokalen Strahlentherapie bei zunehmendem Stadium steigt.

In der Diskussion wurde kritisch bemerkt, daß die operative Primärtherapie nach keinem standardisierten Konzept erfolgte, daß keine Grading-Befunde vorlagen und die Ergebnisse nicht daraufhin überprüft wurden, ob aus dem Verteilungsmuster von Rezidiven mit und ohne Nachbestrahlung der tatsächliche Wert für das Schicksal der betroffenen Patientinnen abgeleitet worden ist.

Gonadotropine und Infertilität –
ein historischer Überblick

B. Lunenfeld

Seit den frühesten Anfängen der Geschichte hat die Menschheit besonderen Wert auf die eigene Fruchtbarkeit gelegt. In der jüdisch-christlichen Überlieferung zeigt sich die Wichtigkeit der Fortpflanzungsfähigkeit darin, daß sie zum integralen Bestandteil der Schöpfungsgeschichte wird:

„Und Gott schuf den Menschen sich zum Bilde, zum Bilde Gottes schuf er ihn; und er schuf sie Mann und Weib. Und Gott segnete sie und sprach zu ihnen: Seid fruchtbar und mehret Euch und füllet die Erde und macht sie Euch untertan…"
(Genesis 1:27–28)

Nichts zeigt den Stellenwert der Fertilität für jeden einzelnen Menschen deutlicher als die Betroffenheit jener, die kinderlos bleiben bzw. die Reaktionen der Umwelt auf dieses Problem. Für Frauen moderner Industriegesellschaften sind Kummer und Gram über die Unfähigkeit, Kinder empfangen und gebären zu können, nicht weniger groß als in früheren Zeiten.

Sowohl das Alte als auch das Neue Testament weisen auf die traurige Lage unfruchtbarer Frauen hin: Sarah (Genesis 16:1, 18:10, 21:2), Rebekka (Genesis 25:21), Rachel (Genesis 30:1, 2, 22), Hana (Samuel 1:2–20) und Elisabeth (Lukas 1: 5). Sarah, z.B., die den Vollbesitz ihrer Weiblichkeit nicht durch eigene Nachkommenschaft beweisen konnte, verdächtigte Abraham unbewußt der Unfruchtbarkeit und forderte ihn daher auf, „ihrer Magd beizuwohnen (Genesis 16:2)". Abraham nahm die Herausforderung an, „wohnte der Magd Hagar bei, und sie empfing" (Genesis 16:4). Dieser Vorfall zeigt nicht nur den Versuch, die Fruchtbarkeit des männlichen Ehepartners zu erweisen, sondern auch den Schmerz und die Eifersucht des betroffenen anderen, sterilen Gatten: „Da nun Sarah sie (Hagar) aus Eifersucht demütigen wollte, floh sie von ihr".

Die Gefühle, die Sarah vor 5000 Jahren bewegten – Zorn und Ärger über eine langdauernde unerklärliche Unfruchtbarkeit, Depressionen aus daraus erwachsenem ehelichen Zwist, Jubel über das schließlich doch noch empfangene und zur Welt gebrachte Kind Isaac – sind für die betroffenen Frauen bis heute gleich geblieben und werden ebenso tief empfunden.

Ein weiteres Beispiel ist Rachel, deren verzweifelte Bitte an Jakob: „schenke mir Kinder, sonst will ich (lieber) sterben", für die Agonie der kinderlosen Ehefrau steht. Ihr befreiter Schrei: „Gott hat meine Schande von mir genommen" – nachdem sie empfangen hatte – ist Beweis genug für das Stigma, mit dem Unfruchtbarkeit in den Zeiten des alten Testaments behaftet war.

Durch die gesamte Menschheitsgeschichte bis zum heutigen Tag wird der unfruchtbaren Frau Spott, Hohn, Tadel oder auch Mitleid zuteil, je nach bestehender Gesellschaftsordnung. Gefühle der eigenen Wertlosigkeit gegenüber der Familie und dem Ehemann führen zur Selbsterniedrigung. Manchmal droht sogar die Verstoßung aus der ehelichen Gemeinschaft, da in einigen Gesellschaftsformen Kinderlosigkeit als Grund für die Anullierung der Ehe gilt oder den Ehemann berechtigt, eine zusätzliche (Ehe)frau zu nehmen. Selbst wenn keine spezifischen Sanktionen gegenüber der kinderlos gebliebenen Frau bestehen, zieht die fehlende Mutterschaft doch eine Abwertung des sozialen Status nach sich. Wie wichtig die Abwendung von Kinderlosigkeit ist, zeigt sich in der weiten Verbreitung von Fruchtbarkeitsriten. Fürbitten um spätere Fruchtbarkeit sind sowohl Bestandteil von Aufnahme- und Einweihungsriten als auch von Hochzeitszeremonien. Die meisten Kulturen haben eigene Vorstellungen und Mittel zur Heilung von Fruchtbarkeitsstörungen entwickelt, dazu gehören z.B. die Anrufung der Götter, die Verwendung von Glücksbringern und Fetischen sowie Wallfahrten zu heiligen Plätzen. Die Wahl von Brunnen, Quellen und Flüssen hierfür beruht auf dem Bewußtsein, daß im Wasser und Regen die Fähigkeit liegt, die verdorrte und unfruchtbare Erde wieder mit Leben zu erfüllen. In Indien suchen unfruchtbare Frauen den Tempel des Gottes Shiva auf, wo sie mit ihren nackten Körpern den Lingam (oder Phallus) der Götterstatue berühren. Andere Gebräuche schließen primitive „medizinische" Heilmethoden unter Verwendung von Alraunen (s. Rachel), Schweinezähnen, Fröschen und Spinnen ein.

Unfruchtbarkeit an sich, ist selten – wenn überhaupt – eine die körperliche Leistungsfähigkeit beeinträchtigende Erkrankung. Sie kann jedoch zu schweren Störungen der ehelichen Gemeinschaft, des Sexuallebens und der sozialen Funktionen führen. Auch in solchen Gesellschaftssystemen, in denen Familienplanung und Geburtenkontrolle offizielle Politik sind und propagiert werden, fühlt sich das von ungewollter Kinderlosigkeit betroffene Ehepaar unwohl, minderwertig und ausgeschlossen. In manchen Kulturen stellt Kinderlosigkeit die physische und soziale Gleichberechtigung der Frau in Frage und mindert gleichzeitig auch den gesellschaftlichen Status des Ehemannes. Unabhängig von der Bevölkerungspolitik eines Landes und den Zielen, die von der Gesellschaft proklamiert und verfolgt werden, gehört die Freiheit sich fortzupflanzen für die einzelne Familie zu den grundlegenden Menschenrechten. In den meisten Kulturen werden Kinder als „Verlängerung" des eigenen Selbst, als Träger und Fortführer des Familiennamens und der Familientradition sowie als Projektion der eigenen Hoffnungen, Ziele und Bemühungen angesehen. Die Unfähigkeit zur Fortpflanzung wird daher als „Verweigerung eines Grundrechtes", als Ungerechtigkeit und tiefe Enttäuschung, die zu langanhaltender Trauer führen kann, empfunden.

Die meisten kinderlosen Ehepaare haben mit schwierigen psychologischen, familiären und sozialen Problemen zu kämpfen. Diagnose und Behandlung der Unfruchtbarkeit können diese Schwierigkeiten noch zusätzlich verstärken, das Sexualleben beeinträchtigen und der Familie bzw. der Gesellschaft finanzielle Lasten aufbürden. Weil in vielen Ländern Infertilität von den Krankenkassen nicht als Krankheit anerkannt wird, verschlimmert sich die Lage des kinderlosen Ehepaares noch mehr. In Ländern, die die Kosten für Empfängnisverhütung und Schwangerschaftsabbrüche teilweise oder gänzlich tragen, sich jedoch weigern das gleiche für die Behandlung von Fertilitätsstörungen zu tun, ist die Verzweiflung der davon Betroffenen eher noch größer.

Bis Anfang dieses Jahrhunderts war die Behandlung von Infertilität rein empirisch. Die ersten schlüssigen, experimentellen Hinweise auf die Rolle der Hypophyse bei der Regulation der Gonadenfunktion gehen auf die Arbeiten von Crow, Cushing und Homans aus dem Jahre 1909 [1] zurück. Sie konnten zeigen, daß die partielle Ablation der Hypophyse beim erwachsenen Hund zur Atrophie der Geschlechtsorgane führt und bei Welpen die spätere Geschlechtsreife verhindert. Das heißt, schon 1909 hatten wir eine gewisse Vorstellung davon, daß die Gonadenfunktion beim Mann von der Hypophyse gesteuert wird. Jedoch erst 1926 entdeckten, unabhängig von einander, zwei verschiedene Arbeitsgruppen das sogenannte „gonadotrope Prinzip", d.h. es gelang der Nachweis, daß ein gonadenstimulierender Faktor von der Hypophyse sezerniert wird. Bernard Zondek [2, 3] konnte 1926 und dann 1927 zusammen mit Aschheim an der Berliner Charité, der Hochburg medizinischer Forschung vor dem 2. Weltkrieg, zeigen, daß die Implantation von Hypophysenvorderlappengewebe zu einer raschen Auslösung der Pubertät in nicht geschlechtsreifen Tieren führte [4]. Das Hormon des Hypophysenvorderlappens ist der Motor des Sexualfunktion. Deshalb nannte Zondek dieses Hormon Prolan (von Proles = der Nachkomme). Zur gleichen Zeit beschrieb eine andere Arbeitsgruppe um Smith [5, 6], daß hypophysektomierte, infantile männliche oder weibliche Tiere nicht zur Geschlechtsreife gelangen konnten. Bei erwachsenen, hypophysektomierten Tieren beobachteten sie eine schnelle Zurückbildung der typischen Geschlechtsmerkmale.

Kurz danach wurden die vier gonadotropen Hormone beschrieben:

– das follikelstimulierende Hormon (FSH) und
– das luteinisierende Hormon (LH) oder „interstitial cell stimulating hormone (ICSH),

die beide aus der Hypophyse sezerniert werden, sowie

– das humane Choriongonadotrophin, das von Trophoblastenzellen ausgeschieden wird, und schließlich
– das „pregnant mare serum" Gonadotropin (PMSG), das FSH und LH-Aktivität besitzt und vom Endometrium trächtiger Stuten produziert wird.

Während der 1930er Jahre wurden Gonadotropinextrakte aus verschiedenen tierischen Materialien hergestellt und für die Stimulation der Ovarfunktion in Menschen appliziert. Es wurde jedoch sehr bald erkannt, daß diese Präparate bei Menschen eine Antikörper-Reaktion auslösen, wodurch ihr therapeutischer Effekt neutralisiert wird [7–10]. Daher wurden wissenschaftliche und technische Anstrengungen unternommen, um die Extraktion und Reinigung von Gonadotropinen aus menschlichen Ressourcen voranzutreiben. Es wurde gleichzeitig in Italien, England, Schottland, der Schweiz und Schweden [11–16] intensive Forschung auf diesem Gebiet betrieben. In den späten 1950er und frühen 1960er Jahren wurden diese Anstrengungen von Erfolg gekrönt. Über die ersten erfolgreichen Ovulationsinduktionen gefolgt von Schwangerschaften bei hypogonadotropen anovulatorischen Patientinnen wurde von den Gruppen Gemzell [19] und Bettendorf [20–21], die menschliches Hypophysengonadotropin benutzten (welches in den späten 80er Jahren wegen des Auftretens der Creutzfeldt Jakob Erkrankung aufgegeben werden mußte) [23, 24] und von Lunenfeld und seiner Gruppe, die die ersten waren, die Gonadotropinextrakte aus dem Harn menopausaler Frauen benutzten, berichtet [17–18, 22]. Die verfügbaren hMG-Präparate waren nur von 5%iger Reinheit und enthielten beides, FSH als auch LH. Da es jedoch keine Alternative gab, wurden sie von den Zulassungsbehörden und wissenschaftlichen Gemeinschaften akzeptiert. Alsdann wurden klinische Studien im größeren Rahmen weltweit in zahlreichen Zentren durchgeführt. Die Erkenntnisse aus diesen Studien erlaubten die Einführung eines zuverlässigen therapeutisch orientierten, diagnostischen Klassifikationssystems sowie die Erkennung, Diagnose und das Verständnis des Überstimulationssyndroms [26]. Die Entwicklung schneller und zuverlässiger Hormontests, sowie von Ultraschallmessungen ermöglichten schließlich die Lokalisation, sowie die Bestimmung der Anzahl und Größe der ovariellen Follikel. Die Verbesserungen dieser wissenschaftlichen und technologischen Anwendungen ermöglichen eine Selektion der Patientinnen für die Behandlung sowie ein genaues und objektives Monitoring der Gonadotropintherapie und verbesserten die Behandlungsergebnisse.

Von 1960 bis 1980 wurde das individuell angepaßte Behandlungsschema (effektive Tagesdosis oder Schwellenwertprinzip) das bevorzugte Behandlungsprotokoll [22, 25]. In den 1980er Jahren wurden die Prinzipien für die Ovulationsinduktion bei infertilen Frauen entwickelt und die Erfahrungen, die daraus resultierten, im weiten Rahmen für in vitro Fertilisationsprogramme benutzt. Aus dem Wissen, das aus den sich entwickelnden Überstimulationen gewonnen wurde, wurden Protokolle mit pharmazeutischen Gonadotropindosierungen für ein multifollikuläres Wachstum entwickelt, die darauf abzielten, viele Eizellen zu gewinnen.

Die Erfahrungen aus der Anwendung assistierter Reproduktionstechniken brachten zusätzlich neue wichtige Einblicke in das Verständnis der Mechanismen der ovariellen Stimulation mit Gonadotropinen.

So konnte auch festgestellt werden, daß die verschiedenen Stadien der follikulären Entwicklung verschiedene FSH-Schwellenwerte haben, und daß FSH das grundlegende Gonadotropin während der frühen und späten Follikelphase ist. Basale Spiegel von LH für die Versorgung mit Androgenvorläufern sind notwendig für die funktionelle Entwicklung des Follikels und seiner Östrogenproduktion. Ein Übermaß von endogenem oder exogenem LH oder LH-ähnlichen Substanzen – in einigen hMG-Präparaten anwesend – ist schädigend in allen Phasen der FSH- und LH-abhängigen Follikelentwicklung und wird im Endeffekt zu einem deutlichen Abfall der Lebendgeburtenraten führen. Bei gänzlicher Abwesenheit von LH wird jedoch die Thekazell-Proliferation, die Androgen- und die Östrogenproduktion beeinträchtigt sein [32]. Diese Situation dürfte einige der 1,2% infertilen Patientinnen, die zur WHO-Gruppe I zählen [28], betreffen.

Reines FSH kann bei allen Patientinnen mit hypothalamisch hypophysärer Dysfunktion (WHO-Gruppe II) und bei Patientinnen mit GnRH-Analoga-Behandlung die follikuläre Entwicklung ebenso stimulieren wie hMG. Dies ist seit der Ovulationsinduktion mit nachfolgender Konzeption nach GnRH-Analoga-Behandlung mit darauffolgender Anwendung von rekombinantem FSH (frei von LH oder LH-ähnlicher Aktivität) zweifelsfrei bewiesen [29, 31].

Die oben dargelegten Erkenntnisse haben Forscher und Kliniker dazu veranlaßt, auf die Protokolle für die Ovulations- und Superovulationsinduktion umzustellen, welche vor erhöhten LH-Konzentrationen schützen. Dies schließt die Anwendung von Substanzen ein, welche die endogene LH-Sekretion vermindern (GnRH-Analoga) sowie die Anwendung von vorwiegend FSH enthaltenden Extrakten. Diese wurden erst durch die Entwicklung des Affinitätsreinigungsprozesses möglich, welcher die wesentliche Voraussetzung war für die Produktion von FSH (Fertinorm/Metrodin) in industriellem Maßstab. Diese Technologie benutzt polyvalente Antikörper, wodurch ein biologisch relativ reines FSH-Produkt mit weniger als 1 I.E. LH (pro 75 I.E. FSH) Aktivität erzielt wird. Chemisch gesehen handelt es sich jedoch immer noch um einen Extrakt mit 95% kontaminierenden urinären Proteinen.

Neuerliche technologische Fortschritte haben es möglich gemacht, polyvalente Antikörper gegen hochspezifische monoklonale Antikörper zu ersetzen. Die Produktion von Fertinorm (Metrodin) war im wesentlichen ein „passiver Prozess", bei dem das LH von der Hauptfraktion entfernt wurde, und das FSH für den Gebrauch zusammen mit urinären Proteinen gesammelt und lyophilisiert wurde. Die Herstellung von Fertinorm HP (Metrodin HP), ein „FSH-Produkt der dritten Generation", ist hingegen ein mehr direkter Prozeß. In diesem Verfahren wird das FSH selektiv aus der hMG-Hauptfraktion durch hochspezifische monoklonale Antikörper gegen FSH gebunden, während das Material die Säule durchläuft. Das ungebundene urinäre Protein gemeinsam mit dem LH laufen durch die Säule und werden entfernt. Die Säule enthält nun reines FSH. Dieses wird als hochgereinigtes Produkt von der Säule extrahiert, frei von beidem, LH und kontaminierenden urinären Proteinen.

Als ein Resultat dieses verbesserten Prozesses enthält diese FSH-Präparation weniger als 0,1 I.E. LH-Aktivität und weniger als 5% unidentifizierter urinärer Proteine. Die spezifische Aktivität von FSH wurde dabei von ungefähr 100–150 I.E./mg Protein für Fertinorm (Metrodin) auf etwa 9000 I.E./mg Protein für Fertinorm HP (Metrodin HP) erhöht. Die Reinheit wurde dabei ebenso gesteigert von 1–2% in Fertinorm (Metrodin) auf 95% in Fertinorm HP (Metrodin HP). Aufgrund seiner höheren Reinheit und der Tatsache, daß die Menge an Protein, die injiziert werden muß, sehr gering ist, kann Fertinorm HP (Metrodin HP) subkutan verabreicht werden. Die Chargenvariabilität ist praktisch eliminiert und das Produkt erlaubt eine detaillierte Analyse über physiko-chemische Methoden zusätzlich zum klassischen in vivo Bioassay. Diese pharmazeutisch gereinigten Präparate erlauben nun auch die Bestimmung der Pharmakodynamik und Pharmakokinetik von FSH.

Diese technischen Entwicklungen, die zur Produktion von hochgereinigtem FSH (Fertinorm HP/Metrodin HP) und zu einem tieferen Verständnis der Pharmakokinetik und Pharmakodynamik dieser Präparationen geführt haben, haben eine Neugestaltung der Protokolle zur Ovulationsinduktion möglich gemacht (z.B. genaue Schwellenwertbestimmung und low-dose Therapie mit schrittweiser Dosiserhöhung sowie subkutaner Injektion).

Es könnte sich zeigen, daß diese neuen Protokolle effizienter sind, daraus weniger Mehrlingsschwangerschaften, eine niedrigere Abortrate und sogar ein niedrigeres Risiko zur Überstimulation resultieren [33, 34].

Nun, da pharmazeutisch gereinigte urinäre FSH-Präparationen mit etwa 9000 I.E. FSH/mg Protein zur Verfügung stehen werden, müssen wir uns fragen, ob es ethisch vertretbar ist, weiterhin diese alten Präparate mit 100–200 I.E. FSH/mg

Protein zu verwenden, die zu 95 % mitgereinigte urinäre Proteine enthalten. Die hochgereinigten urinären Präparationen werden sicherlich, wo immer möglich, ab sofort alle kommerziell erhältlichen hMG-Präparate als auch Fertinorm (Metrodin) ersetzen.

Mit der Anwendung von hochgereinigten FSH-Präparationen ergibt sich nun auch die Notwendigkeit, die Rolle der Östrogene als Marker für die Ovulation neu zu überdenken.

Wir nehmen an, daß sich bis 1995 die Gruppe der Frauen zwischen 19–34 Jahren in den sogenannten entwickelten Ländern auf über 135 Millionen belaufen wird. Wenn wir davon ausgehen, daß mindestens 8 % dieser Frauen infertil sind, so beträgt die Gesamtzahl der unfruchtbaren Population über 10 Millionen, wobei jedes Jahr zwischen 1995 und 2000 etwa 700 000 neue Patientinnen hinzukommen. Um den Bedarf an Gonadotropinen für diese Patientinnen zu decken, müßten 30 Millionen Liter Urin aufgearbeitet werden. Die Zukunft der Infertilitätstherapie hängt ganz eindeutig von der Kapazität ab, pharmazeutisch reine Gonadotropine in ausreichender Menge herzustellen, um der weltweit vorhandenen Nachfrage gerecht zu werden.

Neuerlich konnte gezeigt werden, daß es möglich ist, die Expression eines humanen FSH-Dimers zu erreichen, und zwar durch Transfektion chinesischer Hamsterovarzellen mit einem genomischen Klon, der die komplette codierende Sequenz für die β-Untereinheit zusammen mit einem Minigen für die α-Untereinheit enthält. Das resultierende rekombinante FSH war homogener als die höchst gereinigte hypophysäre FSH-Präparation und stellt damit die Basis für den klinischen Gebrauch dar.

Von der Verwendung eines solchen rekombinanten FSH zur Ovulationsinduktion, gefolgt von Schwangerschaften, wurde berichtet [29, 31] und die ersten Babies, gesunde Zwillinge, wurden im Herbst 1992 geboren.

Mit Hilfe der Gentechnologie und hochspezialisierter Zellkulturtechniken werden nun rekombinante humane Gonadotropine im industriellen Maßstab hergestellt. Produktionsverfahren, die heute noch über 30 Millionen Liter Urin pro Jahr verarbeiten, werden letztendlich durch gentechnisch hergestellte Zellen in chemisch definierten Kulturmedien abgelöst, die lediglich einen Bruchteil dieses Volumens einnehmen. Wir hoffen, daß die rekombinante DNA-Technik in nicht allzu ferner Zukunft eine unerschöpfliche Quelle für die Produktion humaner Gonadotropine eröffnet.

Darüberhinaus erlaubt es die rekombinante DNA-Technologie therapeutisch potentiell aktivere Gonadotropin-Agonisten und Antagonisten zu entwickeln, durch Austauschen sogenannter Schlüsselproteine und Kohlehydratregionen in den α- und β-Untereinheiten von FSH und LH [27]. FSH hat eine relativ kurze und hCG eine relativ lange Halbwertszeit. Die lange Halbwertszeit von hCG ist zum Teil auf die Anwesenheit von 4 Serin O-verknüpften Oligosacchariden, verbunden mit einem ausgedehnten hydrophilen Carboxylende, zurückzuführen. Mit Hilfe seitenspezifischer Mutagenese und Gentransfer-Techniken war es möglich, den carboxyterminalen Anhang der β-Kette von hCG (CTP) mit dem 3'Ende der FSH codierenden Sequenz zu fusionieren. Das FSH-CTP Fusionsprotein verfügt über die gleiche biologische Aktivität wie das native FSH in vivo, hat aber eine verlängerte Zirkulationshalbwertszeit. Das resultierte in einer signifikanten höheren

Potenz in vivo verglichen mit nativem FSH und könnte einen Kandidaten für einen langwirkenden FSH-Agonisten darstellen [30].

Alternativ deglycosilierte Mutanten dieser Chimäre können konstruiert werden, und könnten zusammen mit der deglycosilierten α-Untereinheit bei kompetetiver Bindung an den Gonadotropinrezeptor zu einem potenten Gonadotropin-Antagonisten führen [27]. Wenn solche rekombinanten FSH-Präparationen auf dem Markt erhältlich sein werden, dann haben hMG und urinäres FSH ihre Aufgabe erfüllt und die Geschichte der urinären Gonadotropine ist zur Medizinhistorie geworden.

Ich habe versucht aufzuzeigen, daß ein gewaltiger Fortschritt in der theoretischen Kenntnis um die Physiologie der Reproduktion in den letzten 35 Jahren erlangt wurde und parallel dazu eine enorme Ansammlung von neuen diagnostischen Verfahren, Medikamenten und effektiven Behandlungsarten eingeführt wurde, die eine erfolgreiche Behandlung der Infertilität zu einem realistischen Unternehmen macht.

Innerhalb der letzten 10 Jahre fand ein wesentlicher Wechsel der Struktur, Funktion und der Ziele der Gesellschaft statt, begleitet von bedeutenden Veränderungen der Erwartungen unserer Gesellschaft von ärztlicher Versorgung und von dem traditionellen Patient-Arzt-Verhältnis. Die strukturierte, unbewegliche, traditionelle Gemeinschaft wurde durch die moderne, mobile, funktionierende Konsumgesellschaft ersetzt, die ständig durch die Massenmedien umgeformt wird. Der moderne Mensch lebt in einer Leistungsgesellschaft und muß sich an diese anpassen.

Die Leistungsgesellschaft verlangt, daß Erfolg nicht nur erzielt, sondern auch in der Öffentlichkeit gezeigt wird, da die gleichbleibende Auffassung von Leistung den Status eines jeden Mitglieds der Gesellschaft bestimmt. Diese Art von Gesellschaft toleriert keine Verlierer. Mißgeschicke in jedem Bereich, einschließlich der Gesundheit, werden als Versagen wahrgenommen und setzen den sozialen Stand des Einzelnen herab. Folglich stellt die Infertilität zusätzlich zur natürlichen menschlichen und psychologischen Belastung ein ernstzunehmendes Handikap dar.

Man sollte sich auch daran erinnern, daß Ärzte und medizinische Institutionen in den letzten Jahren die Massenmedien entweder als Selbstaufwerter oder als Marketingwerkzeug häufig einsetzten und übermäßig oft gebrauchten. Jede neue Erkenntnis, Methode, Medikament oder Instrument wird der Öffentlichkeit in einem sehr frühen Stadium vorgestellt und als ein bedeutender Durchbruch geschildert. Es ist naheliegend, daß ein infertiles Paar in diesem Zusammenhang erwartet, eine Schwangerschaft in einem kurzen Behandlungszeitraum zu erzielen und praktisch von Anfang an die Anwendung von höchstentwickelten neuen therapeutischen Maßnahmen fordert.

Die Medizin ist ein Beruf, der individuelle Dienste der Gesellschaft zur Verfügung stellt. Somit müssen Mittel und Art dieser Dienste, entsprechend den Bedürfnissen der Gesellschaft der wir dienen, ständig geändert werden. Bedenkt man die tatsächlichen Entwicklungen in der Reproduktionsmedizin und alle Forderungen der Gesellschaft, einen Erfolg so schnell wie möglich zu erzielen, und wägt man dies gegen die ökonomischen Überlegungen der Regierungsbehörden und Drittversorger, die unglücklicherweise von kurzfristigem Denken beherrscht sind ab, ist die Zeit gekommen, die diagnostische und therapeutische Reihenfolge, die bei infertilen Paaren angewandt wird, zu reorganisieren und Produkte auf pharmazeutischem Niveau zu verwenden, die selbst theoretische Risiken für unsere Patienten reduzieren und die Sicherheit und Wirksamkeit erhöhen.

Literatur

1. Crow SJ, Cushing H, Homans J (1909) Effects of hypophyseal transplantation following total hypophysectomy in the canine. Quwart J Exper Phisiol; 2:389–395
2. Zondek B (1926) Über die Funktion des Ovariums, Deutsche Medizinische Wochenschrift; 18:343
3. Zondek B (1926) Über die Funktion des Ovariums, Zeitschrift für Geburtshilfe & Gynaekologie; 90:378
4. Zondek B, Ascheim S (1927) Das Hormon des Hypophysenvorderlappens; Testobject zum Nachweis des Hormons. Klinische Wochenschrift; 6:248
5. Smith PE (1926) Hastening development of female genital system by daily hemoplastic pituitary transplants, Proc Soc Exp Biol Med; 24:131–132
6. Smith PE, Engle ET (1927) Experimental evidence regarding the role of anterior pituitary in development and regulation of genital system. American Journal of Anatom; 40:159–163
7. Ostergaard E (1942) Antigonadotrophic Substances, Publ. Ejnar Munksgaard Copenhagen p 1–184
8. Zondek B, Sulman F (1942) The Antigonadotropic Factor; Publ. The Williams & Wilkins Company, Baltimore p 1–185
9. Rydberg E, Ostergaard E (1939) Acta obstet gynec scand; 19:222
10. Rydeberg E (1966) The use of pregnant mare's serum and human chorionic gonadotropins in ovarian insufficiency. In „OVULATION" (Edit) R B Greenblatt, publ JB Lippincott Co Philadelphia Pa; 75–89
11. Benz F, Borth R, Brown PS, Crooke AC, Dekanski JB, Ciczfalusy E, Loraine JA, Lunenfeld B, Schuler W (1959) Collaborative assay of two gonadotrophin preparations from human post menopausal urine. J Endocrinol; 19:158–163
12. Borth R, Lunenfeld B, Watteville de H (1954) Activite gonadotrope d'un extrait d'urines de femmes en menopause. Experientia 10:266–270
13. Borth R, Lunenfeld B, Riotton G, Watteville de H (1957) Activite gonadotrope d'un extrait d'urines de femmes en menopause (2me communication). Experientia 13:115–121
14. Loraine J, Brown J (1954) Some observations on the estimation of gonadotrophins in human urine. Acta Endocrinol (Kbh); 17:250–256
15. Albert A, Borth R, Diczfalusy JA, Loraine JA, Lunenfeld B, McArthur JW, Rosemberg E (1958) Collaborative assays of two urinary preparations of human pituitary gonadotropin. J Clin Endocr; 18:1117–1123
16. Donini P, Montezemolo M (1948) Gonadotropina preipofisaria, Rass Clin Ter Sc Aff; 48:143–152
17. Lunenfeld B, Menzi A, Volet B (1960) Clinical effects of human post menopausal gonadotropins; Acta Endocrinol (Kbh) Supl 51:587
18. Lunenfeld B, Sulimovici S, Rabau E, Eshkol A (1962) L'indiction de l'ovulation dans les amenorrhees hypophysaires par un traitement combine de gonadotrophines urinaires menopausiques et de gonadotropines chorioniques. C R Soc Franc Gynecol; 32/5: 346–351
19. Gemzell CA, Diczfalusy E, Tillinger KG (1958) Clinical effects of human pituitary follicle stimulating hormone. J clin Endocrinol and Metab; 18:1333–1340
20. Bettendorf G, Apostolakis M, Voigt KD (1962) Darstellung von Gonadotropin aus menschlichen Hypophysen-Gonadotropin. Acta Endocrinol; 41:1–13
21. Apostilakis M, Bettendorf G, Voigt KD (1962) Klinisch-experimentelle Studien mit menschlichem hypophysären Gonadotropin. Acta Endocrinol; 41:14–20
22. Lunenfeld B (1963) Treatment of anovulation by human gonadotrophins. J Int Fed Gyn & Obst; 1:153–167
23. Cochius JI, Mack K, Burns RJ (1969) Creutzfeldt-Jakob disease in a recipient human pituitary derived gonadotrophin. Aust N Z J med; 20:592

24. Dumble LD, Klein RD (1992) Creutzfeldt-Jakob disease legacy for Australian women treated with human pituitary gonadotropins. Lancet. 340:848
25. Townsend SL, Brown JB, Johnstone JW, Adey FD, Evans JH, Taft HP (1966) Induction of ovulation. J Obstet Gynecol Br Commenw; 73:529
26. Lunenfeld B, Blankstein J, Ron E, Serr D (1987) Short and long term survey of patients treated with hMG/hCG and follow up, of offspring. Gynecological Endocrinology, Genazzani AR, Volpe A, Facchinetti F (Eds), publ The Parthenon Publishing Group Casterton Hall, Carnforth UK p 459–466
27. Boime I, Keene J, Galway AB, Fares FAM, Hsue AJW (1990) Regulation of secretion and molecular mechanisms of action. Springer Verlag: 120–128
28. Cooke ID, Investigation of the subfertile couple. Results from the female partner, in Advances of fertility and sterility series, Vol 4 Infertility, male and female, Ratnam SS, Teoh ES, Anandakumar (Eds), publ The Panthenon Publishing Group, Casterton Hall, Carntorth, Lancs, UK, p 143–150
29. Devroe P, Van Steirteghem A, Mannaerts B, Coelingh Bennink K (1992) Successful in vitro fertilization and embryo transfer after treatment with recombinant human FSH. Lancet 339:1170–1171
30. Fares FAM, Suganuma N, Nishimori K, LaPolt P, Hsue AJW, Bime I (1992) Design of long acting Follitropin agonist by fusing the C terminal sequence of chorionic gonadotropin beta subunit to the follitropin beta subunit. Proc Natl Acad Sci 89:4304–4308
31. Germond M, Dessole S, Senn A, Loumaye E, Howles C, Beltrami V (1992) Successful in vitro fertilization and embryo transfer after treatment with recombinant human FSH Lancet 339:1170–1171
32. Lunenfeld B, Eshkol A (1970) Immunology of follicle stimulating hormone and luteinizing hormone. Vitamins and Hormones 27:131–159
33. Daya S, Gunby J, Hughes E, Collins J, Sagle M, Randomized controlled study of two different gonadotrophin regimens in IVF: an interim analysis, Abstacts of the 10th Annual Meeting of the ESHRE, Brussels 1994
34. Moreau L, Wittemer C, Ohl J, Dellenbach P, Optimization of ongoing IVF pregnancy rates with pure FSH in early follicular phase, Abstracts of the 10th Annual Meeting of the ESHRE, Brussels 1994

Pro und Kontra: Endoskopische Ovarchirurgie

Einführung

G. Kindermann

Seit ca. 5 Jahren hat die minimal-invasive (endoskopische) Chirurgie in der Gynäkologie, wie auch in allen anderen Disziplinen, weltweit eine eklatante Verbreitung gefunden. Diese Verbreitung wurde möglich vor dem Hintergrund der von einzelnen Promotoren seit Jahrzehnten praktizierten endoskopischen Techniken einerseits und der in den letzten Jahren stattgefundenen rasanten Entwicklung des entsprechenden „Instrumentariums".

Die Zunahme ambulanter laparoskopischer Operationen in der Gynäkologie ist beachtlich, seit 1991 hat sich die Zahl in Deutschland bis 1993/94 mehr als verdoppelt. Wenn auch keine Daten darüber vorliegen, wieviele der ambulanten Laparoskopien (+ Chirurgie) den Kliniken „entzogen" wurden, so ist doch von einer *Ausweitung der Indikation* zur laparoskopischen Chirurgie in ambulanten (stationären) Instituten auszugehen.

Das Hauptproblem bei der laparoskopischen Chirurgie in der Gynäkologie ist die Ovarialchirurgie. Die Problematik ist folgende:

1. Es werden infolge zu schnell gestellter Indikationen zahlreiche „funktionelle Zysten" laparoskopisch „exstirpiert". Diese Operationen sind *unnötig*.
2. Da auch die qualifizierte präoperative Sonographie nicht mit absoluter Verbindlichkeit Auskunft darüber geben kann, ob eine „Ovarialzyste" maligne Gewebspartien enthält, wird nicht selten durch die intraoperative Destruktion der Zyste das Peritoneum bzw. die Bauchhöhle mit malignen Zellen kontaminiert, dies führt bekanntlich sehr schnell zu Implantationsmetastasen [M. Dietrich, R. Osmers, W. Kuhn (1992)].
   Kurt Semm gehört zu den anerkannten Promotoren laparoskopischer Techniken. Man muß ihm bzw. seiner Klinik hinsichtlich technischer Brillanz eine besondere Perfektion attestieren. G. Kindermann, einer der konsequentesten onkologischen Chirurgen in der Gynäkologie, hat sich immer kompromißlos dafür eingesetzt, klassische, bewährte, chirurgisch-onkologische Regeln nicht zu Gunsten einer anderen operativen Technik (Endoskopie) zu verlassen.

Der Moderator wird am Ende dieser „gedruckten" Pro- und Kontrasitzung versuchen, zwar beiden Autoren gerecht zu werden, jedoch die in den beiden Statements vorgetragenen Befunde in Form von generellen Richtlinien für den laparoskopisch tätigen gynäkologischen Chirurgen zusammenzufassen, wobei zu berücksichtigen ist, daß auch ein Moderator, der persönlich beide Techniken anwendet, bei der Diskussion der Fakten seine eigene Einschätzung des Problems erkennen läßt.

Zusammenfassende Überlegungen:
Wie schon erwähnt, zwingen sich nach Lektüre der Manuskripte und in Erinnerung an die stattgefundene Diskussion die schon eingangs erwähnten zwei Hauptprobleme auf:

1. Unnötige Operationen
2. Verschlechterung der Prognose durch destruktive Chirurgie eines nicht erkennbaren Ovarialkarzinoms.

ad 1): Die Zunahme – nicht die Qualitätsverbesserung – der vaginosonographischen Diagnostik führt zur Erkennung von Ovarialzysten, die sich der klassischen Palpation entziehen. Der Prozentsatz der nicht palpierten, jedoch sonographisch dargestellten „Ovarialtumoren" dürfte auch bei erfahrenen Untersuchern zwischen *20 und 30 %* liegen. Die Reaktion zahlreicher Operateure auf die zunehmende Darstellung von Ovarialzysten ist deren sofortige Exstirpation. Die bekannten Vorteile der laparoskopischen Chirurgie führen zwangsläufig zur „minimal invasiven Exstirpation dieser Zysten". Tatsache ist, daß auf diese Weise durch zu schnelle Indikationsstellung zwischen *30 und 70 %* funktionelle Zysten entfernt werden, es handelt sich hierbei also um *unnötige Operationen*. In der Göttinger Universitäts-Frauenklinik wird seit 1987 bei klinisch und sonographisch „unbedenklichen" (prämenopausalen) Ovarialzysten ein Intervall bis zur nächsten Untersuchung von 6 bis 8 Wochen konsequent eingehalten. Die Rückbildungsrate liegt bei 85–90 %, die der *dennoch* vorgenommenen *„unnötigen Operationen"* bei 5,6 %.
ad 2): Das zweite Problem ist hinsichtlich der vitalen Gefährdung einer Patientin sehr viel aktueller. Während Semm aufgrund seiner eigenen, sehr großen Erfah-

rungen und des Zitats eines Teils der Literatur wohl in Unkenntnis der von Kindermann durchgeführten Befragung die *Kontamination der Bauchhöhle* mit *Tumorzellen für unbedenklich hält,* präsentiert Kindermann *erstmalig* eine systematische Befragung einer großen Zahl deutscher Kliniken, aus der hervorgeht, daß diese *Kontamination* während oder infolge einer *laparoskopischen Operation* in keiner Weise gleichgültig für die *Prognose* der Patientin ist. (Es liegt auf der Hand, die Destruktion eines tumorzellhaltigen Ovarialtumors nicht lediglich der endoskopischen Chirurgie anzulasten, auch bei der klassischen Chirurgie geschieht dies in der gleichen Weise und mit gleichen Konsequenzen, jedoch deutlich weniger häufig, da die Destruktion nicht – wie bei der laparoskopischen Chirurgie – vergleichsweise verfahrenstypisch ist).

Da es sich bei den zufällig (oder später) entdeckten und z. T. therapierten Ovarialkarzinomen im allgemeinen um Karzinome in der postmenopausalen Phase handelt, spielt bei allem Respekt vor dem Ovar, die organerhaltende Therapie nicht mehr die Rolle, wie sie zweifellos prämenopausal zu befürworten ist. Insofern kann bei postmenopausalen Ovarialtumoren, die weder klinisch noch sonographisch bedenkliche Kriterien aufweisen, die endoskopische Operation mit *Entfernung der Adnexe* eher „tumorerhaltend" vorgenommen werden, als bei dem Versuch, die Zyste oder den Tumor im Sinne der Organerhaltung laparoskopisch aus einem Ovar „herauszuschälen", ein Verfahren, bei dem es in über 90% der Fälle zu einer Destruktion der Zystenwand mit den entsprechenden Konsequenzen kommt. (Wir bevorzugen nach wie vor in fast allen Fällen die „Minilaparotomie", welche sich hinsichtlich ihrer Ausdehnung nach dem sonographisch gemessenen Tumordurchmesser richtet. Der postop. Zustand der Patientin, sowie die Zeit der Hospitisierung sind mit der laparoskopischen Intervention vergleichbar). Bei keiner der von uns so diagnostizierten bzw. behandelten Patientinnen ist uns eine Tumorimplantation bekannt geworden.

Unabhängig von der anzuwendenden Technik – dies richtet sich nach der Qualifikation – sind meiner Ansicht nach folgende Richtlinien strikt einzuhalten:

Chirurgie am Ovar: Forderungen
- Qualifizierte Sonographie vor Operation,
- Technik je nach Weiterbildung,
- Entfernung des „Tumors" in sano ohne dessen Verletzung,
- Histologie (Schnellschnitt),
- „Kurative Operation" ohne Zeitintervall,
- Reduktion unnötiger Operationen auf weniger als 10%,
- Aufklärung.

Pro endoskopische Ovarchirurgie

K. Semm

Auf dem 47. Kongreß der Deutschen Gesellschaft für Gynäkologie und Geburtshilfe in München verurteilte Herr Kindermann die von mir vorgetragene pelviskopische Ovarialchirurgie mit der apodiktischen Feststellung, daß bei jeder Eröffnung der Ovarialkapsel im Falle eines Karzinoms aus dem FIGO-Stadium Ia ein solches der

Gruppe Ic entsteht. Herr Professor Kindermann leitete daraus die Berechtigung ab, in 500 Fällen, auch bei jugendlichen Frauen, lieber eine Ovarialgeschwulst in toto per laparotomiam zu entfernen als ein einziges Mal ein Ia in ein Ic zu verwandeln.

Diese apodiktische Behauptung revidierte er bei der diesjährigen Pro- und Kontrasitzung jedoch als Irrtum, indes hat er aber damit einen großen Fragenkomplex aufgerufen, über den er hier berichten wird. Er steht aber im krassen Gegensatz zu dem, was wir in Kiel in den vergangenen zwei Jahrzehnten erarbeitet haben und als die klassische Regel für die pelviskopische Ovarialchirurgie als *goldenen Standard* empfehlen.

Folgen wir nochmals der Streitfrage von 1988, so trugen wir seinerzeit vor, daß die Ovarialchirurgie schon seit Jahrzehnten vor dem Problem steht, daß ein Karzi-

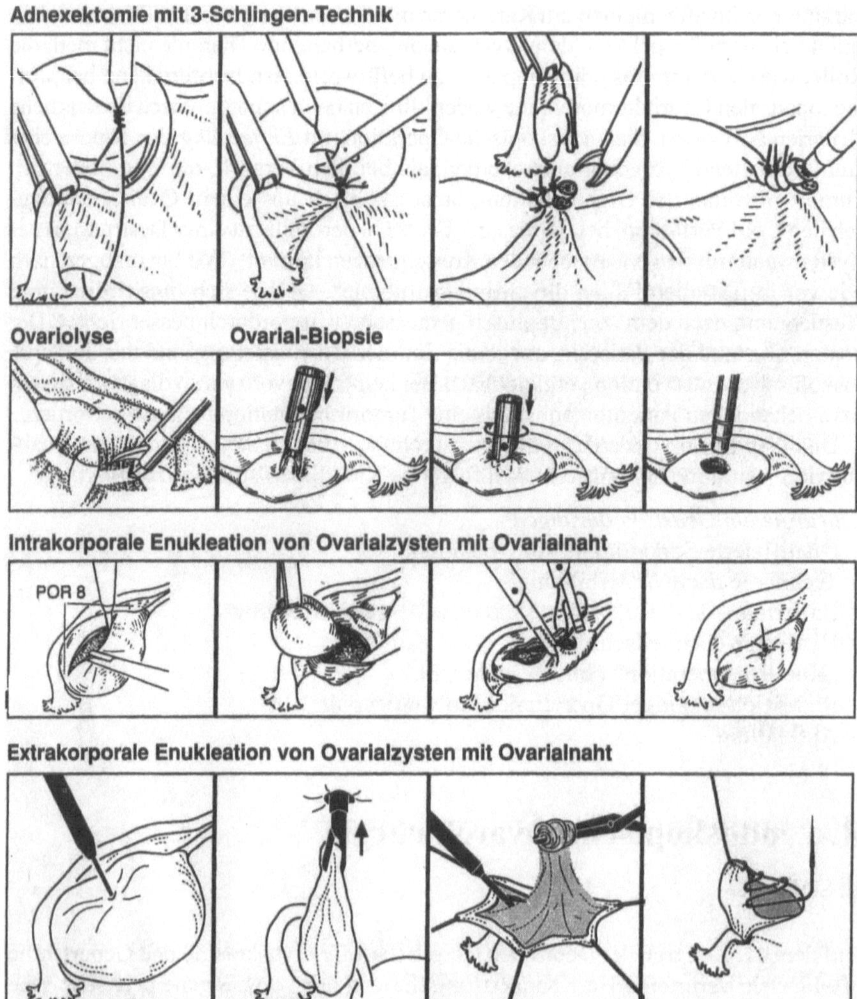

Abb. 1. Pelviskopische Ovaroperationen

nom im Eierstock nicht erkannt und bei der endoskopischen Operation eröffnet wird. Erfolgt dies, tritt der Inhalt in die freie Körperhöhle über und Krebszellen werden verschleppt, dadurch soll ein Eierstock-Karzinom der Gruppe Ia in ein solches der Gruppe Ic verwandelt werden. Mit anderen Worten heißt dies, daß durch das Eröffnen der Tunica albuginea mit karzinomatösen Zellen laut statistischen internationalen Überprüfungen der FIGO die Lebenserwartung einer Ovarialkarzinom-Patientin um etwa 5 Lebensjahre reduziert wird.

Diese Hypothese gab uns den Anlaß, in eine 10 Jahres-Statistik von 1984–1993 insgesamt 10912 in Kiel durchgeführte Pelviskopien aufzuarbeiten. In diesem Zeitraum wurden bei 2411, d.h. in 22,09% aller Pelviskopien Ovarialzysten operiert.

Diese minimal invasive operative Tätigkeit an Ovarien (Abb. 1, Semm 1984) erfolgte aufgrund von uns als medizinischem Fortschritt erarbeiteten Grundregeln:

1. Die Hospitalisierungszeit wird bei einem endoskopischen Eingriff auf max. ein bis wenige Tage verkürzt.
2. Die Verstümmelung des Bauches einer Patientin durch Längs- oder Querschnitt entfällt.
3. Es verbleibt ein praktisch narbenloses Abdomen, das physische Trauma für die Patientin besteht in erster Linie aus der Narkose, der Eingriff am Ovar ist mehr oder minder schmerzlos.
4. Der therapeutische Erfolg des Eingriffes, entweder Enukleation einer Zyste im Sinne einer organerhaltenden Operation, oder die Ovar- bzw. Adnexektomie ist in Bezug auf den therapeutischen Erfolg identisch mit dem Eingriff durch das breite Eröffnen der Abdominalhöhle, d.h., optimal und letztendlich gleich.
5. Ist der Eingriff mehrfach wiederholbar, was bei der organerhaltenden Ovarialchirurgie von besonderer Bedeutung ist, speziell im Hinblick auf Schokoladenzysten, Dermoide und einige andere im Leben einer Frau sich wiederholende zystische Entartungen, die durch einen operativen Eingriff organerhaltend therapiert werden können.

Eine strenge Indikations-Disziplin, auch bei Ovarialgeschwulsten der Pelviskopie den Vorrang zu geben, war diktiert durch das Kontra der Ovarialchirurgie mittels Bauchschnitt:

1. Der Bauchschnitt ist ein jahrzehntelanges erprobtes Verfahren, das heute auch in der klassischen Chirurgie aus kosmetischen Gründen in der gesamten Abdominalchirurgie abgelehnt wird.
2. Jede Bauchdeckendurchtrennung ist ein physisches Trauma, das auch in der Gynäkologie als *„Mini-Lap.“* einen äußerst schmerzhaften Bauchschnitt darstellt! Der Ausdruck „Mini-Lap“ ist eine *Verbal-Gymnastik*, die der Realität nicht entspricht (eigene Erfahrungen). Grundsätzlich ist jeder Bauchschnitt äußerst schmerzhaft – ob längs oder quer.
3. Ein großes Trauma = längerer Krankenhausaufenthalt
4. Monatelange Rekonvaleszenz
5. Können auch bei sorgfältigster Durchführung des Bauchschnitts jahrelange chronische Unter-und Mittelbauchbeschwerden infolge von Darm-, Netz- und allgemein Genitalverwachsungen nicht vermieden werden.

Speziell im gynäkologischen Bereich entsteht aufgrund der vorher genannten Gründe in hoher Frequenz eine Sterilität, allgemein und durch Ovarverlust ganz besonders. Letztendlich

6. ist die Ovarexstirpation wegen einer Ovarialzyste grundsätzlich eine einseitige Kastration;
7. ist ein Wiederholungseingriff per laparotomiam *immer* problematisch, z. B. bei schon vorausgegangener einseitiger Adnektomie bei der zweiten Laparotomie einer Kastration gleichzusetzen und führt in >80% zu Verwachsungen.

Die primäre Indikation für eine pelviskopische Intervention bei bimanuell getastetem oder durch Vaginosonographie diagnostiziertem Ovarialtumor folgte:

1. aus der Überlegung der Organerhaltung und
2. um bei der Patientin bei noch ungeklärter Unterleibsgeschwulst eine klare Diagnose zu erhalten, z. B. inoperabler Ovarialtumor, um nach entsprechender Chemotherapie oder anderem der Patientin die früher übliche Second-Look-Operation zu ersparen.

Selbstverständlich erfolgte diese primäre Indikation zur Pelviskopie den Grundregeln, die a priori eine Laparotomie erforderlich machten, wenn einerseits das Karzinom durch die entsprechenden Voruntersuchungen schon im hohen Maße vordiagnostiziert war oder diesbezüglich Zweifel bestanden. Hierfür gab es sogenannte Ausschlußkriterien für eine Pelviskopie, die fakultativ oder absolut galten wie aus der nachfolgenden Tabelle abzulesen ist (Tabelle 1, 2).

Grundsätzlich war hier allemal schon in der Vordiagnostik sowohl bei geschlossenem Bauch als auch während der Pelviskopie der geringste Zweifel, ob gut- oder bösartig, dominant für eine Laparotomie.

Das Kindermann'sche obligate Verbot, die Oberfläche eine Ovarialgeschwulst in dubio durch eine Biopsie zu lädieren, galt bei uns nicht. Jede zur Pelvi-

Tabelle 1. Kriterien zur pelviskopischen Zystenenukleation (•) oder Ovar-/Adnexektomie (+)

1. Altersselektion +
2. Inhalt: schleimig +
3. Inhalt: serös •, blutig •, Dermoid •, Schokoladenzyste (Kammerzahl) •
4. EU •
5. Vielkammerig +
6. Voroperationen am Ovar +

Tabelle 2. Kriterien zum Ausschluß pelviskopischer Ovarialchirurgie

•, relativ + absolut	1. Altersselektion •;
	2. Tastbefund: Größe •, Beweglichkeit •, Oberfläche +
	3. Sonomorphologie oder MRT:
	a) Einkammerig – mehrkammerig •
	b) Solide Anteile +
	c) Papillomatöse Strukturen + (= echodichte Zonen)
	4. Tumormarker: CEA und CA 125 +

Tabelle 3. Epitheliales Ovarial-Karzinom Stadium I: 5 Jahres-Überlebensraten (n = 204). (Nach Sevelda et al. 1990)

Prognostische Faktoren	Patientinnen (n)	gestorben (n)	5 Jahres-Überlebensrate	univariable Analyse (MANTEL*) (p-Wert)	Risiko-Index (COX*) (p-Wert)
Differenzierungsgrad:					
I	84	6	92,7%		
II	66	11	75,4%	0,004	0,01
II	54	16	65,4%		
Stage IA	137	16	85,7%		
Stage IB	49	10	72,0%	0,007	0,22
Stage IC	18	7	49,9%		
Integrität der Kapsel:					
intakt	121	15	83,1%	0,76	0,78
ruptiert	65	11	80,7%		
Alter <50 Jahre	65	7	88,3%		
Alter 50–60 Jahre	64	13	68,8%	0,10	0,52
Alter >60 Jahre	75	13	81,7%		

* signifikant bei p<0,05.

Tabelle 4. Rezidivfreier Zeitraum und Überlebensrate (n = 519). *RFR* redivfreie 5 Jahresrate, *PMH* Princess Margareth Hospital, *DNR* Norwegian Radium Hospital. (Nach Dembo et al. 1990)

Prognostische Faktoren	Rezidivfreier Zeitraum (5 Jahre)				Überlebensrate (5 Jahre)	
	LOGRANK (RFR)		COX (RFR)		COX (survival)	
	PMH	DNR	PMH	DNR	PMH	DNR
Differenzierungsgrad	<0,001	<0,001	<0,001	<0,001	<0,001	<0,001
Verwachsungen	>0,05	<0,05	>0,05	<0,05	>0,20	<0,05
Ascites	>0,20	>0,05	>0,05	<0,05	>0,05	<0,05
Kapselpenetration	>0,20	>0,20	>0.05	>0.20	>0.20	>0,20
Kapselruptur	>0,20	>0,20	>0,20	>0,20	>0,20	>0,20
Tumorgröße	>0,20	>0,20	>0,20	>0,20	>0,20	>0,20
Alter	>0,20	>0,20	>0,20	>0,20	>0,05	>0,05

Daten als p-Werte (signifikant p < 0,05).

skopie indizierte Patientin war bei uns nicht nur für eine Laparotomie vorbereitet, sondern auch voll darüber aufgeklärt, was im Falle einer Malignitität zu tun sei.

Daß die ins Feld geführten Verletzungstherorien nicht aufrecht zu erhalten sind, sollen die Tabellen (Tabelle 3 und 4) zeigen, die einwandfrei nachweisen, daß die Klassifizierung des Tumors ausschließlich signifikant für das spätere Wohlbefinden der Patientin ist und die Verletzung (spontan oder auch artefiziell) während einer Operation in keiner Weise eine Signifikanz aufweist.

Nach Sevelda et al. 1990 (Tabelle 3) ist der wichtigste prognostische Faktor für die 5 Jahresüberlebensrate beim epithelialen Ovarialkarzinom Stadium I (FIGO) der *Differenzierungsgrad*.

Die Integrität der Kapsel (intakt/rupturiert) mit einem p-Wert von 0,76 nach Mantel hat *keine* Signifikanz bei einem 5-Jahre rezidivfreien Zeitraum und Überlebensrate (n = 204), und dies, obwohl es bei 31 % der Laparotomien zur Kapselruptur kam.

Dembo et al. 1990 (Tabelle 4) ermittelte ebenfalls, daß der wichtigste Prognosefaktor der Differenzierungsgrad beim epithelialen Ovarialkarzinomen Stadium I (FIGO) ist. Weiter haben dichte Verwachsungen und Aszites eine prognostische Relevanz. Kapselpenetration und Kapselruptur haben bei einem p-Wert von >0,20 nach Logrank und Cox keine prognostische Signifikanz bei rezidivfreier Überlebensrate (n = 519).

Die Konsequenz aus beiden Diapositiven zeigt, daß die Annahme der Oberflächenverletzung in bezug auf die Prognose bei Umwandlung eines Tumors der Gruppe Ia in einen der Gruppe Ic falsch ist. Darüber hinaus ist auch aufgrund der neuesten tumorgenetischen Zellforschung (Pawaresch, 1994, persönliche Mitteilung) unsere bisherige Vorstellung und die Beobachtung von Krankheitsverläufen nach der Statistik-Methode in bezug auf die Fallzahl durch folgende Grundlagenforschung für die Zukunft kein tragendes Element mehr:

Frage:
1. Hat ein Patient mit Tumorkapselruptur bei oder vor einer Operation nachfolgend eine schlechtere Prognose als ohne Kapselruptur?

Antwort:
Durch Dedifferenzierung, Chaotisierung des Genoms entstehen neue Subklone mit Voraussetzungen:

1. Überwindung des Vereinsamungsarrests
2. Bildung neuer Adhäsionsmoleküle
3. Überwindung der Mesothelienbarrieren des Peritoneums

2. Die metastatische Tumorprogagation kann nicht rein mechanisch durch Zell-Disposition erklärt werden. Neue molekulargenetische Untersuchungen nach der Subtraktionsmethode beweisen: Metastasierte Subklone benötigen für die Metastasefähigkeit neue Merkmale (z.B. neue Adhäsionsmoleküle), d.h., der Muttertumor ist nicht 100% identisch mit der Metastase (Pawaresch 1994, persönliche Mitteilung).

Daß aber nach diesen einleitenden prinzipiellen Worten unsere Tätigkeit in Kiel der These folgte, das maligne Ovarialkarzinom gehört per laparotomiam operiert und hat keinen Platz im Bereich der minimal-invasiven Chirurgie, daß dies trotz einer Vielzahl von auszubildenden Assistenten in einer Klinik als dominantes Operationsschema eingehalten werden kann, sollen die drei nachfolgenden statistischen Aufschlüsselungen in Jahresgruppen 1984–1988, 1989–1991, 1992–1993 belegen. Es ist hervorzuheben, daß ein besonderer Knick in der Diagnostik 1987 durch Aufnahme des Vaginalschalles entstand, so daß in der 2. und 3. Gruppe überhaupt kein Ovarialkarzinom mehr Anlaß für eine Pelviskopie gab.

Andererseits wird in Kiel grundsätzlich keine Entfernung eines Ovarialkarzinoms durch Morcellement oder gar durch ein sogenanntes „Tissue bag" durch die Bauchdecken durchgeführt. Da wir zahlreiche Tissue bags aus anderem Anlaß platzen sahen, halten wir ein solches Vorgehen für unverantwortlich.

Hier die strikte Regel: karzinomatöses Ovarialtumorgewebe wird in toto per laparotomiam entfernt.

Der statistischen Aufschlüsselung vorausgreifend ist festzustellen, daß wir in 10 Jahren bei 2411 (= 22,09% aller Pelviskopien) Patientinnen mit Ovarialgeschwülsten nur 474 (= 19,65%) Eierstöcke entfernten. Gegenüber der einleitend aufgezeichneten Forderung, die Eierstöcke primär per laparotomiam in toto zu entfernen, dürfte die neue pelviskopische Chirurgie mit Erhaltung von 1567 (= 80,35%) Eierstöcken eine wesentliche Bereicherung der uns anvertrauten Patientinnen in bezug auf ihre bessere Lebensqualität darstellen, da ihr Endokrineum nicht verarmt und andererseits ungezählte Sekundärbeschwerden nach einer Laparotomie vermieden werden konnten.

Des weiteren zeigen wir die statistischen Werte, die in 48 Einzeldiagnosen in Deutschland gezeigt, hier aus Platzmangel sehr kondensiert aufgezählt werden.

Pelviskopische Ovarialoperationen von 1984–1989
(Lehmann-Willenbrock et al. 1991):

Bei 969 Patientinnen diagnostizierten wir pelviskopisch in den Jahren 1984–1989 insgesamt 1016 Ovarialzysten. Bei 36 von diesen handelte es sich um nicht gutartige Befunde. Auf der Basis der prä- und intraoperativen Diagnostik (Palpation, Sonographie, lupenoptische Inspektion der Zystenoberfläche) behandelten wir 827 Zysten ausschließlich pelviskopisch, 189 Zysten per laparotomiam. Der Laparotomie war in 94 Fällen ein pelviskopischer Eingriff an der Ovarialzyste vorausgegangen.

Durch keinen einzelnen Parameter der prä- und intraoperativen Diagnostik ließ sich vollkommen sicher ausschließen, daß ein invasives Ovarialkarzinom im Stadium Ia pelviskopisch operiert wurde; Die Inzidenz betrug 2‰ (2/1016).

47 der Patientinnen hatten beidseitige Ovarialtumoren, so daß wir insgesamt 1016 Tumoren beobachtet haben. Von den 1016 Tumoren behandelten wir 827 durch alleinige Pelviskopie, 189 durch Pelviskopie mit nachfolgender Laparotomie. Bei den 7 nicht gutartigen Ovarialtumoren, bei denen auf eine sich unmittelbar anschließende Laparotomie verzichtet wurde, handelte es sich um inoperable intraperitoneal metastasierte Ovarialkarzinome, bei denen die Pelviskopie im wesentlichen der histologischen Bestätigung der Diagnose und der Abschätzung der Operabilität diente. In diesen Fällen folgte im allgemeinen eine Polychemotherapie, um mit zweiter Sitzung durch Laparotomie, gleich einer „Second-Look Laparotomie", soweit möglich eine operative Sanierung durchführen zu können.

Zysten wurden meist ausgeschält, die Einfach-Punktion oder Probeexzision war die Ausnahme und leitete – wie auch die rein diagnostische Pelviskopie – häufig zur Laparotomie über. Bei 67 pelviskopisch sanierten Dermoiden konnten wir weder eine Talgperitonitis bzw. ein Pseudomuzinkystom (Pseudomyxomata peritonei) als Komplikation beobachten.

In 9 Fällen fand pelviskopisch eine Ovar- bzw. Adnexektomie statt. Bei dieser retrospektiven Untersuchung wurde nur in einem einzigen Fall eine von 1016 ausgewählten Zysten bei der pelviskopischen Operation wegen eines Ovarialtumors, ein offensichtlich invasives Ovarialkarzinom im Stadium Ia, eröffnet und damit eventuell in ein Stadium Ic umgewandelt.

Dabei ist zu berücksichtigen, daß zu diesem Zeitpunkt die präoperative vaginosonographische Diagnostik nicht möglich war. Re-Pelviskopien 1987 und 1989 zeigten Rezidive, nachdem die Patientin nach der Pelviskopie nach Hause fuhr, da die Patientin sich einem größeren Eingriff in Kiel entzog.

Pelviskopische Ovarialoperationen von 1990–1991
(Mettler et al. 1991):

In den Jahren 1990 bis 1991 wurden an der UFK Kiel 626 über 3 cm im Durchmesser messende Ovarialzysten endoskopisch saniert. Bei 97 Patientinnen fand eine Ovar- bzw. Adnexektomie statt und in 529 Fällen führten wir eine Ovarialzysten-Enukleation durch. Entsprechend der in jedem Falle durchgeführten Voruntersuchung, wobei auf die vaginale Ultraschall-Diagnostik besonderer Wert gelegt wurde, kamen zystische Ovarialtumoren, die auch nur im geringsten Malignitätskriterien aufwiesen, nicht für diese Operationstechnik in Frage. 1990 gingen wir 18 mal und 1991 7mal bei in der Voruntersuchung nicht suspekten Ovarialzysten nach der ersten pelviskopischen Betrachtung der zystischen Tumoren zur Laparotomie über, da wir ein Malignom vermuteten. 8mal 1990 und 3mal 1991 bestätigte sich diese Diagnose. 10mal 1990 und 4mal 1991 wurden die Patientinnen bei benignen Ovarialtumoren, deren Größe und Motilität nicht per primam eine Laparotomie indizierten, laparotomiert.

In keinem Fall wurde ein Ovarialkarzinom endoskopisch biopsiert, da schon bei Verdacht auf einen malignen Prozeß zu einer Laparotomie übergegangen wurde.

Bei insgesamt 25 Patientinnen gingen wir im Jahre 1990 und 1991 von der Pelviskopie auf eine Laparotomie über, nur 11 Patientinnen hatten ein Ovarialkarzinom. Auf die 163 im Beobachtungszeitraum 1990–1991 primär per laparotomiam behandelten Ovarialkarzinome der Klinik wird in der vorliegenden Arbeit nicht eingegangen. Somit ergab sich in diesen beiden Jahren die Diskussion der Verwandlung eines Ovarialkarzinoms Stadium Ia in ein Stadium Ic durch eine Biopsie in keinem einzigen Fall.

Bei 550 Patientinnen mit 626 benignen Ovarialzysten ereignete sich: einmal eine subakute Peritonitis, einmal eine Ureterläsion bei Entfernung einer Endometriosezyste und einmal trat eine Blutung auf, die eine Laparotomiekontrolle am gleichen Tag erforderte.

Pelviskopische Ovarialoperationen von 1992/1993
(Semm 1994, unveröffentlicht)

Im Jahre 1992 wurden 393 Frauen (1993: 367) wegen abklärungsbedürftiger zystischer Adnexbefunde pelviskopiert. Davon waren 47%, (53,4%) 15–35 Jahre, 31,3% (22,6%) 36–45 Jahre alt, 82 Frauen ca. 20,9% (88 ca. 24,0%) waren postmenopausal.

Bei ihnen fanden sich 461 (398) zystische Tumoren, die in 87,8% (83,4%) einseitig lokalisiert und in 78,7% (80,65%) einkammerig waren.

Der Inhalt war in 55,7% (57,5%) klar/serös und in 44,3% (42,5%) blutig und trüb. Die operative Reparation bestand in 67,7% (70,6%) in Koagulation und Naht des Ovars, in 16% (8,8%) genügte die alleinige Koagulation zur Blutstillung, in 14,1% (15,6%) führten wir wegen der Größe der Befunde bzw. des Alters der Patientin eine pelviskopische Adnexektomie durch.

In 10 Fällen 1992 und in 20 Fällen 1993 gingen wir wegen lupenoptischen Malignitätsverdachts teilweise nach PE-Schnellschnittentnahme in derselben Narkose zur Laparotomie über. Nur in 2 Fällen (0,4% – 1992) bzw. 3 Fällen (0,75% – 1993) fanden wir ein primäres Ovarialkarzinom. Des weiteren fanden sich: ein Non-Hodgkin-Lymphom am Ovar, ein Krukenberg-Tumor bei bekanntem Mammakarzinom, ein semimaligner, nicht metastasierender Lipidzell-Tumor, ein Thekom sowie ein Brenner-Tumor (Gesamt 9). In 21 dieser 30 Fälle fand sich eine unauffällige, benigne Histologie.

Allerdings fand sich 1992 3× (0,6%) und 1993 2× (0,5%) ein Borderline-Karzinom der Ovarien, das in zweiter Narkose saniert werden konnte. Die inzwischen durchgeführten Second-Look Pelviskopien waren unauffällig.

Ein pelviskopisch anoperiertes und nicht sofort laparotomiertes Ovarial-Karzinom fand sich in dieser Auswertung nicht.

Zusammenfassend kann nochmals festgestellt werden, daß bei exakter Beachtung der Grundsatzregeln zu operativen Maßnahmen an einer Ovarialzyste vor der Indikationsstellung für die Pelviskopie die Malignität in hohem Maße ausgeschaltet werden kann, andererseits durch die erste Inspektion, ein weiteres Ausschluß-phänomen, sicher beurteilt werden kann und letztendlich durch eine Probeexzision mit nachfolgendem Schnellschnitt auch die letzten Zweifel beseitigt werden können. Trotzdem wurde in einem geringen Prozentsatz bei suspekten Ovarien eine Laparotomie in klassischer Weise durchgeführt, obgleich die Malignität später in der Histologie nicht bestätigt werden konnte.

Das von Herrn Kindermann aufgestellte Dogma des Kontra gegen die pelvisko-pischen Ovarialtumoroperationen wird aufgrund der Statistik der Kieler Universitäts-Frauenklinik widerlegt: Anhand von 10912 in 10 Jahren durchgeführten Pelviskopien wurden insgesamt 2411, d. h. in 22,9 % aller Pelviskopien, Ovarial-zysten erfolgreich operiert, ohne daß hier die Grundregeln der Operation eines Ovarialkarzinoms verletzt wurden, d. h. dieses in toto per laparotomiam zu entfernen. Follow up-Pelviskopien ergaben in keinem einzigen Fall für die Patientin negative Ergebnisse, auch wenn die Kapsel zur Schnellschnittdiagnose durch Biopsie, „anoperiert" wurde.

Literatur

Dembo AJ, Davy M, Stenwig AE, Berle EJ, Bush RS Kjorstad K (1990) Prognostic factors in patients with Stage I epithelial ovarian cancer. Obstet Gynecol 75/2:263–273

Lehmann-Willenbrock E, Mecke H, Semm K (1991) Pelviskopische Ovarialchirurgie eine retrospektive Untersuchung von 1016 operierten Zysten. Geburtsh. und Frauenheilk 51: 280–287

Mettler L, Caesar G, Neunzling S, Semm K (1993) Stellenwert der endoskopischen Ovar-Chirurgie. Archives of Gynecology and Obstetrics, Vol 254, No. 1–4:338–387

Mettler L (1993) Realität der operativen endoskopischen Chirurgie in der gynäkologischen Chirurgie. Archives of Gynecology and Obstetrics, Vol 254, No. 1–4:389–395

Mettler L, Irani S, Semm K (1993) Ovarian Surgery via pelviscopy. J Reprod Med Vol 38, (2), 130–132

Semm K, Operationslehre für endoskopische Abdominalchirurgie. Schattauer Verlag, Stuttgart-New York 1994, Translations: engl Year Book Medical Publishers Inc Chicago-London 1987; russ: Moskau 1986; Jap: Central Foreign Books Ltd Tokyo 1986; itl: Martinucci Publicazioni-Mediche Neapel 1987; chin: Shanghai Scientific and Technical Publishers (SSTP) 1987

Semm K (1987) Operative Manual for Endoscopic Abdominal Surgery (translated and edited by ER Friedrich) Year Book Medical Publishers Inc. Chicago London

Semm K Periode der pelviskopischen Ovarialoperationen von 1992/1993. Semm 1994, unver-öffentlicht

Sevelda P, Vavra N, Schemper M, Salzer H (1990) Prognostic factors for survival in Stage I epithelial ovarian carcinoma. Cancer 65/10:2349–2352

Kontra endoskopische Ovarchirurgie

G. Kindermann

Zur Zunahme endoskopischer Eingriffe an den Ovarien

In einer „Pro- und Kontra- Diskussion" entstehen auch kritische Fragen. Die statistisch für die Bundesrepublik Deutschland belegbare erhebliche Mengenausweitung laparoskopischer/pelviskopischer Eingriffe an den Ovarien drängt die Frage nach der seriösen Indikation auf. Was macht also bei der Endoskopie von Ovarialveränderungen einen Sinn, wo liegen adäquate Indikationen für die Endoskopie vor, wo sind zweifelhafte Indikationen zu vermuten?

Am Beispiel der funktionellen Zysten des Eierstocks wird gezeigt, daß es nur im Ausnahmefall sinnvoll sein kann, im Prinzip harmlose zystische Erweiterungen von Eibläschen und Gelbkörpern, die sich fast immer ohne Krankheitswert zurückbilden, endoskopisch und damit invasiv anzugehen. Wenn früher für die operative Entfernung einer funktionellen Zyste mittels Laparotomie geradezu ein Verdikt bestand, warum soll heute eine ärztlich/seriöse Begründung zur Laparoskopie, zur endoskopischen Beseitigung gesehen werden? In Kliniken, die 50% oder 60% ihrer Fälle von endoskopischer Ovarialchirurgie mit funktionellen Zysten bestreiten, kann etwas mit der Indikationsstellung nicht stimmen. Ähnliche Überlegungen zur Frage der angemessenen Indikationen endoskopischer Ovarialeingriffe werden auch bei Retentionszysten (Tube, Parovarium, Ovar), Adhäsionen oder auch geringgradiger Endometriose zu diskutieren sein. Hier ist ein Einstieg in Fragen der Qualitätssicherung gefordert [10].

Zur „Kontraposition" bei Ovarialkarzinom oder Borderline-Tumoren

Aus Gründen der onkologischen Sicherheit ist der ärztliche Standard für Patientinnen bei einer Operation des frühen Ovarialkarzinoms (Stadium Ia−b) die *intakte Entfernung der Geschwulst(e)*. Hiervon hängen die Möglichkeiten einer eingeschränkt radikalen Operation, die sehr guten Überlebenschancen (5-Jahres-Überlebensrate ca. 92%) und der bei onkologisch sauberer Entfernung des Tumors mögliche Verzicht auf zytostatische Nachbehandlung ab.

Standards bei Ovarialtumoren
Grundsätze für sicheres und schonendes Operieren bei der Laparotomie müssen auch für das laparoskopische Operieren (MIC) beachtet werden!
Standards dürfen nicht „abgesenkt" werden, nur um endoskopisches Vorgehen durchsetzen zu können!

Diese Standards müssen selbstverständlich unabhängig von der anzuwendenden Technik gelten, sei es durch Laparotomie oder durch minimal-invasive Chirurgie (MIC). Im Interesse der onkologischen Sicherheit der Patientin muß es unterbleiben, bewährte onkologische Standards „abzusenken", nur um endoskopische Verfahren durchführen zu können.

Die „Kontraposition"

Endoskopisches „Anoperieren" unter den derzeitigen technischen Bedingungen beim Borderline-Tumor, Stad. Ia u. b, Ovarialkarzinom, Stad. Ia u. b (pT1a u. b) verletzt die Regel der notwendigen onkologischen Sicherheit.

Diese Gegenposition wird bezogen, da nachweislich das „endoskopische Anoperieren eines Ovarialkarzinoms" nicht gefahrlos für die Patientin ist, sondern bereits erkennbare Nachteile haben kann wie früheren Krebstod, ein früheres Rezidiv.

Endoskopisches „Anoperieren" eines Ovarialkarzinoms, Stad. Ia u. b (pT1a u. b) kann bedeuten:
– früher Krebstod
– frühes Rezidiv (mit ungewissem Ausgang)

Zudem wird postoperativ eine Chemotherapie als adjuvante Zusatztherapie aufgrund des inadäquaten endoskopischen Vorgehens selbst in den günstigen Anfangsstadien (Ia–b) unumgänglich. Auch für das endoskopische „Anoperieren" eines Borderline-Tumors des Ovars muß die onkologische Sicherheitsregel einer unversehrten operativen Entfernung Zielvorstellung bleiben, da auch hier nach bisherigen Erfahrungen Rezidive mit verminderten Überlebenschancen beobachtet wurden.

Gibt es eine sichere präoperative Diagnostik von Borderline-Tumor und Karzinom des Ovar?

Wenn diese Frage mit einem klaren Ja beantwortet werden kann, würde das „endoskopische Anoperieren" des Ovarialkarzinoms das auch bei den enthusiastischen Befürwortern der Endoskopie von Ovarialtumoren im Prinzip als unerwünschtes Ergebnis anerkannt wird, vermeidbar sein. Nach der Argumentation von Herrn Kollegen Semm [8] wäre zumindestens für die Kieler Klinik eine sichere präoperative Diagnostik möglich. Mit sorgfältiger Erhebung von Anamnese und klinischem Befund, unter Einsatz von bildgebenden Verfahren, wie Sonographie, Computertomographie sowie Tumormarkern (CA 125) wäre es gegeben, alle Fälle mit papillären Strukturen, echodichten Strukturen im Sonogramm, einer Septierung von Zysten und multilokulärer Wachstumsart zu erkennen und der Laparotomie zuzuführen. Ist das aber Realität auch für einen „endoskopischen Großraum", wie es inzwischen die Bundesrepublik Deutschland darstellt?

Aus meiner Sicht und aufgrund der dargestellten (IV u. V) Umfrageergebnisse kann leider nicht davon ausgegangen werden, daß eine sichere präoperative Diagnostik für Borderline-Tumoren und Ovarialkarzinome besteht und somit das „endoskopische Anoperieren" eines Ovarialkarzinoms vermeidbar ist. Innerhalb eines 2-Jahres-Abschnittes wurde bereits bei der vorläufigen Auswertung der Umfrage unter deutschen Frauenkliniken von 130 Patientinnen berichtet, bei denen es zu einem „endoskopischen" Anoperieren von Ovarialkarzinom kam. In 45 Fällen berichteten die Kliniken zudem über „Anoperieren von Borderline-Tumoren" des Ovars.

Ist das endoskopische Anoperieren eines Ovarialkarzinoms gefahrlos? Sind derzeit mögliche Nachteile erkennbar?

Es ist eine verbreitete Vorstellung unter den Verfechtern der endoskopischen Chirurgie von Ovarialtumoren, daß eine Eröffnung eines malignen Tumors oder eines Borderline-Tumors des Ovars, seine Ausschälung, seine Zerkleinerung und Zerstückelung sowie die nachfolgende Spülung des Abdomens keine Nachteile hinsichtlich der Tumorausbreitung und damit der Überlebenschancen der Patientin habe. Dieser Ansicht von Endoskopikern wird aus der Sicht des Onkologen [2–7, 9, 10] seit Jahren widersprochen, da das von ihnen angewandte Verfahren Grundregeln der Behandlung von Organkrebsen verletzt und auch nachweislich zu der Ausbreitung des Karzinoms, in diesem Fall im Bauchraum führen kann. Hierzu liegen Berichte deutscher Frauenkliniken vor. Deren vorläufige Auswertung anhand von 35 % Responses (97 Kliniken von 273) konnte nachhaltig auf mögliche Gefahren eines „unsauberen" onkologischen Vorgehens mittels endoskopischer Techniken hinweisen. Es sei betont, daß nur in weniger als 5 % bei der endoskopischen Chirurgie des Eierstockskrebses eine intakte Entfernung endoskopisch versucht oder durchgeführt wurde.

In 95 % wählte man Techniken mit Zerstörung der Geschwulst während der endoskopischen Entfernung. Es kam bereits nach Tagen oder Wochen zu früher Ausbreitung, Metastasierung.

Erfahrungen mit „endoskopischem Anoperieren von Ovarialkarzinomen oder Borderline-Tumoren" – Ergebnisse einer Umfrage

Von 273 angeschriebenen Kliniken haben bis zum Juli 1994 97 (35 %) geantwortet. In 51 Kliniken (53 %) war es dabei zu Erfahrungen mit mindestens einem „endoskopisch anoperierten" Ovarialkarzinom oder Borderline-Tumor gekommen, während 46 Kliniken (47 %) schrieben, daß diese negative Erfahrung ihnen bisher erspart geblieben ist. Die Umfrage wird zu einem späteren Zeitpunkt, nach Einlaufen weiterer Ergebnisse, endgültig ausgewertet (Tabelle 1).

1. Erfahrungen bei Ovarialkarzinom Stadium III
Es wurde von 25 Patientinnen berichtet, bei denen eine endoskopische Diagnostik durch Laparoskopie und Biopsie vorausgestellt wurde, und die nachfolgende Radi-

Tabelle 1. Vorläufiges Umfrageergebnis (Juli 1994) zum „endoskopisch anoperierten" Ovarialkarzinom, Stad. III (n = 25)

Vorgehen	Radikaloperation und Chemotherapie		Erkennbare Folgen
Laparoskopie	in derselben Narkose	1	keine
und	nach 2–5 Tagen	19	keine
PE	nach 9–17 Tagen	4	Bauchdecken-Metastasen (Nabel, Stichkanäle im Unterbauch)
	erst 3 Zyklen Chemoth. dann Operation	1	keine

Tabelle 2. Vorläufiges Umfrageergebnis (Juli 1994) zum „endoskopisch anoperierten" Ovarialkarzinom, Stad. Ic–II (n = 7)

Vorgehen	n	Radikaloperation und Chemotherapie	Erkennbare Folgen
1. Endobag	1	nach 2–5 Tagen	keine
2. Part. TE	2	nach 2–6 Tagen	keine
3. Zysteneröffnung und PE	2	nach 8–14 Tagen	keine
	2	nach 19–30 Tagen	Stichkanal (Bauchdecken) Metastasen

Tabelle 3. 5-Jahres-Überleben bei Ovarialkarzinom. (Aus Burghardt et al. [1])

Stad. Ia:	82–96%
Stad. Ib:	70–82%
Stad. Ic:	50–66%
Stad. II:	46–67%
Stad. III:	20–43% (Resid.-Tu. <2 cm)
	40–71% (Resid.-Tu. Ø)
Stad. IV:	5–25%

kaloperation erst in unterschiedlichen zeitlichen Abstand vorgenommen wurde. Bemerkenswert ist, daß in den Fällen, in denen die Radikaloperation erst nach einem Abstand von 9–17 Tagen erfolgte, in allen Fällen bereits Implantationsmetastasen (bis Apfelgröße) in den endoskopischen Führungskanälen am Nabel bzw. am Unterbauch berichtet wurden. Erkennbar wird durch den Bericht, daß auch beim Stadium III des Ovarialkarzinoms eine vorausgestellt endoskopische Diagnostik von Nachteil sein kann, wenn sich die operative Tumorbehandlung nicht unmittelbar anschließt, sondern um Tage verzögert. Hier wird durch die Bauchdeckenmetastasierung aus dem Stadium III ein Stadium IV. Die Forderung, derartige Fälle nur in Kliniken endoskopisch abzuklären, in denen auch unmittelbar, das heißt in der gleichen Narkose die notwendige Tumoroperation vorgenommen werden kann, ist naheliegend aufgrund der mitgeteilten Ergebnisse.

2. Erfahrungen beim Ovarialkarzinom Stadium Ic–II

Bei 7 Patientinnen (Tabelle 2) wurde teils mit der Endobag-Technik, teils mit Zysteneröffnung oder partiellen Entfernung des Tumors die Diagnostik durchgeführt, der dann nach 2–30 Tagen die eigentliche Krebsoperation (mit nachfolgender Chemotherapie) folgte. Wiederum als Zeichen einer iatrogenen Tumorimplantation müssen jene 2 Fälle gewertet werden, bei denen nach 19 bzw. 30 Tagen erst die Radikaloperation erfolgte, zu diesem Zeitpunkt dann in den Stichkanälen (Nabel und Bauchdecken) Metastasen vorhanden waren. Auch aus diesen zahlenmäßig geringen Erfahrungen läßt sich jedoch ableiten, daß eine vorausgestellte endoskopische Diagnostik dann von Nachteil sein kann, wenn sich die eigentliche operative Tumorbehandlung verzögert, und so aus einem günstigen Stadium (Ic–II) infolge Tumorimplantation über die Stichkanäle in die Bauchdecken eine Progression zu Stadium IV sich entwickelt. Daß derartige iatrogene Verschiebungen von Tumorstadien für das Schicksal der Patientin nicht gleichgültig sind, sondern nachhaltige Verschlechterungen der Überlebenschancen zu erwarten sind, kann die Übersichtsstatistik über das 5-Jahres-Überleben beim Ovarialkarzinom (Tabelle 3) verdeutlichen.

3. Erfahrungen mit Ovarialkarzinom Stadium Ia

Die Überlebenschancen von Patientinnen mit einem auf das Ovar beschränkten Karzinom (Stadium Ia) sind mit 82–96 % 5-Jahres-Heilung als ausgezeichnet zu betrachten. Sie beruhen auf der traditionellen onkologischen Regel der unversehrten Entfernung der Geschwulst im Rahmen einer im übrigen dann variablen Radikaloperation, bei Verzicht auf eine adjuvante Chemotherapie. Die vorläufigen Umfrageergebnisse zum „endoskopisch anoperierten Ovarialkarzinom, Stadium Ia" (Tabelle 4) zeigen anhand von 52 Berichtsfällen, daß bereits zum derzeitigen, also frühen Zeitpunkt – Langzeitbeobachtungen oder 5-Jahresergebnisse liegen nicht vor – nachteilige, zum Teil letale Folgen des endoskopischen Vorgehens erkennbar geworden sind, wenn auf die oben erwähnte Sicherheitsregel verzichtet wurde. In 27 % (14 Fällen) waren bereits nach Tagen oder Wochen Ausbreitungen des Karzinoms intraabdominal (Tabelle 5) unter den verschiedenen Formen erkennbar, so daß von einem in jedem Fall harmlosen oder belanglosen Vorgang bei der endoskopischen Technik nicht gesprochen werden kann.

Es wird darauf hingewiesen, daß die Umfrage nur in der Lage war, über ein unmittelbares frühes Resultat anläßlich der Radikaloperation, die unmittelbar oder nach Tagen bis Wochen der endoskopischen Operation folgte, zu berichten, nicht

Tabelle 4. Vorläufiges Umfrageergebnis (Juli 1994) zum „endoskopisch anoperierten Ovarialkarzinom", Stad. Ia: 52 Fälle

1. Ovarialkarzinome:	47
2. Malignes Teratom:	1
3. Dysgerminom:	1
4. Tuben-Karzinome:	2
5. Melanommetastasen (Ovar):	1

Tabelle 5. Vorläufiges Umfrageergebnis (Juli 1994) zum „endoskopisch anoperierten Ovarialkarzinom" Stad. Ia: 52 Fälle

1. Ohne derzeit erkennbare Folgen:	38 Fälle (73 %)
2. Mit bereits erkennbaren Folgen:	
Pos. Lavage-Cytologie	
Periton. carcinom.	
Implantat. Metast.	
Frühes Becken-Rezidiv	
Exitus	14 Fälle (27 %)

Tabelle 6. Vorläufiges Umfrageergebnis (Juli 1994) zum „endoskopisch anoperierten" Ovarialkarzinom, Stad. Ia (n = 52)

Vorgehen	(n)	Radikaloperation m./o. Chemotherapie		Erkennbare Folgen
1. Endobag	3	nach 2 Tagen	2	keine
		nach 19 Tagen	1	keine
		keine		bei Kontrollaparoskopie 3 Monate später Peritonealbefall am Stumpf des
1 Sonderfall				
Melanom				Lig. inf. pelv.

Tabelle 7. Vorläufiges Umfrageergebnis (Juli 1994) zum „endoskopisch anoperierten" Ovarialkarzinom, Stad. Ia (n = 52)

Vorgehen	(n)	Radikaloperation m./o. Chemotherapie		Erkennbare Folgen	
2. Zysteneröffnung PE	24	in derselben Narkose	11	keine	
		nach 1–5 Tagen	7	keine	
Ausschälung					
Spülung		nach 6–14 Tagen	6	pos. Lavage-Cytol.	4
				pelvine Periton. ca.	1
				(Stad. II)	

jedoch ein wirkliches Tumor-Follow-Up vorliegt. Unter diesem Gesichtspunkt ist eine Angabe „ohne derzeit erkennbare Folgen" kritisch zu hinterfragen. In den 38 Fällen (73 %), in denen die Zweitoperateure keine Auffälligkeiten im intraabdominalen Situs feststellten, kann letztlich die Frage, ob das unmittelbar oder vor Tagen oder Wochen vorausgestellte endoskopische Verfahren des „Anoperierens" wirklich ohne Nachteil geblieben ist, nicht endgültig beantwortet werden.

Betrachtet man bei den Berichten zum „endoskopisch anoperierten Ovarialkarzinom Stadium Ia" die angewandte Technik, so fällt auf, daß nur bei 4 von 52 Fällen die Endobagtechnik (Tabelle 6) angewandt, oder der Versuch gemacht wurde, die Geschwulst unversehrt im Beutel zu bergen, um eine Kontamination im Bauchinnenraum zu verhindern. Unter diesen 4 Fällen gab es einen Sonderfall einer Melanommetastase im Ovar, bei dem bei einer Kontroll-Laparoskopie 3 Monate später ein flächenhafter Peritonealbefall in der Umgebung des Absetzungsrandes am Ligamentum infundibulum pelvicum auffiel.

Wesentlich aufschlußreicher bezüglich möglicher Gefahren des endoskopischen Anoperierens sind jene 24 Fälle (Tabelle 7), bei denen die Operateure die Zysten zunächst eröffneten, Biopsien entnahmen, die Zysten ausschälten und das Abdomen dann anschließend ausgiebig spülten. Wurde in derselben Narkose (11 Fälle) operiert, wurden verständlicherweise keine erkennbaren nachteiligen Folgen berichtet. Das traf auch für die 7 Fälle zu, in denen die nachfolgende Radikaloperation 1–5 Tage nach dem laparoskopischen Verfahren erfolgte. War die Radi-

Tabelle 8. Vorläufiges Umfrageergebnis (Juli 1994) zum „endoskopisch anoperierten" Ovarialkarzinom, Stad. Ia (n = 52)

Vorgehen	(n)	Radikaloperation m./o. Chemotherapie		Erkennbare Folgen	
3. „Offene"	24	in derselben Narkose	4	keine	
Entfernung		nach 2–7 Tagen	9	keine	
(Adnekt.) mit		nach 8–11 Tagen	2	pos. Lavage-Cytol.	1
Spülung		nach 12–30 Tagen	3	pos. Lavage-Cytol.	1
				(Exitus n. 1 Jahr)	
				Implantat.-Metastasen	
				an Uterus, Ovar, Sigma	2
		nach 32–60 Tagen	3	keine	1
				(Becken-Rez. nach 7 Monaten)	
				Stad. II	1
				Stad. III	1
					1
		Erst 3 Zyklen Chemoth.	3	keine	2
		dann Operation		Stad. III	1

Tabelle 9. Vorläufiges Umfrageergebnis (Juli 1994) zum „endoskopisch anoperierten" Borderline-Tumor des Ovar, Stad. Ia (n = 45)

Vorgehen	(n)	Nachoperation m./o. Chemotherapie		Erkennbare Folgen	
2. „Offene"	27	keine weitere Therapie	4	nach 4 Monaten Becken-	
Entfernung				Rezidiv (bd. Ovarien, Uterus,	
(Adnekt.) mit				Periton.)	1
Spülung				nach 3 J. faustgroßes	
				Becken-Rezidiv	1
		in derselben Narkose	11	keine	
		nach 1–14 Tagen	9	pos. Lavage-Cytol.	1
		nach 2–4 Monaten	3	Implantat. bd. Ovarien	
				Uterus, Periton.	1
				(Stad. II)	

kaloperation aber nur 6–14 Tage verzögert (6 Fälle), so wurde bereits bei der Zweitoperation eine positive Peritoneallavage (4 Fälle), sowie bereits eine frühe pelvine Peritonealkarzinose (1 Fall) berichtet. Die Ergebnisse weisen nachdrücklich auf die Forderung hin, Tumoren unversehrt und ohne Kontamination aus dem Bauchraum zu entfernen, da schon wenige Tage nach einer iatrogenen Kontamination des Karzinoms im Bauchraum mit einer Aussaat im Peritonealbereich oder frühe Metastasierung (Stadium II) gerechnet werden muß.

Ganz eindeutig in diese Richtung weisen auch die Erfahrungen bei der „offenen" endoskopischen Adnektomie (24 Fälle) eines Ovarialkarzinoms (Tabelle 8) Stadium Ia hin, bei der durch Verkleinerung und Zerstückelung des Tumors, anschließendes Absetzen des Adnex und folgende Spülung des Bauchraums der endoskopische Vor-Eingriff erfolgte. Bei 4 Fällen erfolgte (s. Tabelle 9) die Radikaloperation unmittelbar in der gleichen Narkose, bei 9 Fällen 2–7 Tage später. In diesen 13 Fällen wurden von den Zweitoperateuren keine im Bauchraum erkennbaren Folgen des „endoskopischen Anoperierens" berichtet. Anders fielen Berichte aus, bei denen erst nach 8 oder mehr Tagen jener zweite Eingriff erfolgte (Tabelle 8). Hier war neben der positiven Lavage-Zytologie (mit Exitus letalis dieser Patientin innerhalb eines Jahres) auch berichtet worden über Einzelmetastasen an Uterus, am Ovar, am Sigma sowie einer Peritonitis carcinomatosa im Unterbauch, Mittel- bis Oberbauch. Insbesondere traf dies zu, wenn das Verfahren der Radikaloperation sich mehr als 30 Tage verzögerte. Interessanterweise kann eine so rasche Progression des Stadium Ia in ein Stadium III nach endoskopischem Anoperieren auch durch 3 vorausgeschickte Zyklen Chemotherapie nicht sicher verhindert werden, was durch einen Fall belegt wurde.

Diese Erfahrungen mit der „offenen" endoskopischen Adnektomie, die das Zerstückeln, Zerkleinern, der malignen Geschwulst bewußt in Kauf nimmt, zeigen, daß die Kontamination des Bauchraums zur schnellen intraabdominalen Ausbreitung bis zum Stadium II und III des Ovarialkarzinoms und damit zu rapide fallenden Überlebenschancen der betroffenen Patientinnen führen kann. Die Ergebnisse widerlegen nachdrücklich die Ansicht von der Gefahrlosigkeit des endoskopischen Anoperierens eines Ovarialkarzinoms Stadium Ia.

Erfahrungen beim endoskopisch anoperierten Borderline-Tumor des Ovar (Stadium Ia)

Unter den 45 Patientinnen, bei denen ein Borderline-Tumor des Ovar (Stadium Ia) endoskopisch anoperiert wurde, waren in 91% (43 Frauen) bei Nachfolgeoperationen keine erkennbaren Folgen berichtet. Bei 4 Patientinnen (9%) wurden eine positive Lavage-Zytologie oder bereits Implantationen an Ovar, Uterus oder Bauchfell beim Sekundäreingriff berichtet.

Im Gegensatz zu den Berichten beim Ovarialkarzinom war die Anzahl der Patientinnen, bei denen der Tumor mit dem Endobag geborgen wurde, mit 18 von 45 Fällen sehr viel größer. Hier zumindestens hat man sich um eine Technik bemüht, bei der die unversehrte Bergung des Tumors Ziel ist, wenn auch in Einzelfällen von den Kliniken über Rupturen bei diesem Bergungsvorgang berichtet wurde. Folgen bei den 18 Fällen mit Endobag-Technik wurden nicht berichtet. Allerdings ist zu vermerken, daß bei 8 der 18 Patientinnen keine weitere Operation erfolgte – ohne daß von den Kliniken eine Begründung gegeben wurde. Bei den 10 restlichen Patientinnen erfolgte entweder eine Nachoperation in derselben Narkose oder doch innerhalb von 7 Tagen.

In 27 der 45 endoskopisch anoperierten „Borderline-Patientinnen" wurde die „offene" Adnektomie, also die Zerkleinerung und Zerstückelung des Tumors mit anschließender Spülung des Bauchraums angewandt. Interessanterweise erfolgten auch bei 4 dieser Patientinnen keine weitere Therapie, bei 2 von ihnen kam es zu einem ausgedehnten Beckenrezidiv mit Befall der Ovarien, von Uterus und Peritoneum 4 Monate später, bei einer Patientin 3 Jahre später zu einem faustgroßen isolierten Beckenrezidiv bei freien Peritonealverhältnissen, Ovarien und Lymphknoten. Hier hatte es sich um einen mucinösen Borderline-Tumor gehandelt. Belege für die Möglichkeit der Tumoraussaat durch die iatrogene Kontamination ergaben sich bei 2 weiteren Fällen, die nach 12–40 Tagen sekundär nachoperiert worden waren (Tabelle 9).

Es ergeben sich folgende Schlußfolgerungen:

1. Die präoperative Diagnostik, ob ein Ovarialtumor gut- oder bösartig ist, bleibt trotz Sonographie und Tumormarker unzuverlässig. Daher bleibt bei *jedem* präoperativen Tumorverdacht – sonographisch Binnenechos, Septierung u. a. – *die unversehrte Bergung/Entfernung der operative Standard schlechthin, sei es bei MIC oder Laparotomie.*
2. Aus Gründen der onkologischen Sicherheit läßt sich beim Carcinom auf diesen Standard *nicht* verzichten, nur um MIC zu ermöglichen.
3. Tumoreröffnung, = Zerkleinerung, = Entfernung in Stücken und Spülung des Bauchraums im Rahmen von MIC sind die *falsche Operationstechnik* bei Borderline-Tumoren und Ovarialkrebs.
4. Diese *falsche Technik bei MIC* führt zur Kontamination des Bauchraumes und kann eine rasche Abdominal-Metastasierung (mit Exitus let.) bewirken. Die vorliegenden Ergebnisse der Umfrage an deutschen Frauenkliniken zeigen dies eindeutig schon bei den Kurzzeit-Beobachtungen. Eine endgültige Beurteilung ist daraus noch nicht abzuleiten.
5. Die Kontraposition gegen das „endoskopische Anoperieren" von Borderline-Tumoren und Ovarial-Carcinomen bleibt unter den derzeitigen technischen Möglichkeiten der MIC bestehen.

Literatur

1. Burghardt E et al. (1993) Results, in: Burghardt E, Webb MJ, Monhagan JM, Kindermann G „Surgical Gynecologic Oncology". Thieme, Stuttgart, New York
2. Dietrich M, Osmers R, Kuhn W (1992) Tumoraussaat nach laparoskopischer Zystenpunktion. Gynaekologie, 25 (4):268–269
3. Kindermann G (1989) Laparoskopische Punktion und Probeexcision von Ovarialzysten. Gynäk Prax 13:527–530
4. Kindermann G (1993) Laparotomie versus Pelviskopie bei Ovarialtumoren. Gynäk Geburtsh Rdsch, 33:34–36
5. Kindermann G (1994) Aufklärung vor laparoskopischen Operationen. Gynäk Prax 18:7–9
6. Maass H (1994) Ist weniger mehr? Wandlungen in der operativen Gynäkologie. Der Chirurg, 65:278–282
7. Maiman M, Seltzer V, Boyce J (1991) Laparoscopic Excision of Ovarian Neoplasms subsequently found to be malignant. Obstet Gynec 77:563–565
8. Mettler L, Caesar G, Neunzling S, Semm K (1993) Stellenwert der endoskopischen Ovar-Chirurgie. Kritische Analyse von 626 pelviskopisch operierten Ovarialzysten an der Universitätsfrauenklinik Kiel 1990–1991. Geburtsh Frauenheilkunde 53:253–257
9. Parker W, Berck JS (1993) Management of the adnexal mass by operative laparoscopy. Clin Obstet Gynecol 36 (2):413–422
10. Rath W, Osmers R, Kuhn W (1994) Wann darf, soll, muß das Ovar entfernt werden – mit welcher Technik? Geburtsh Frauenheilk, 54

Ganzheitliche Diagnostik und Therapie in der Frauenheilkunde

J. Derbolowsky, R. Rixner-Koschade und E. Böddeker

Bericht

J. Derbolowsky

Frau Prof. Gerhard leitete die Sitzung ein mit einer zusammenfassenden Einführung in die Arbeitsbereiche der Naturheilkunde und Umweltmedizin in ganzheitlich diagnostischer und therapeutischer Sicht innerhalb der Frauenheilkunde. Sie verdeutlichte dabei, daß Körper, Seele und Geist verschiedene Aspekte ein und derselben Medaille sind und dementsprechend von unterschiedlichen Ansätzen her sinnvoll angegangen werden können. Die korrespondierenden anderen Bereiche werden stets mit beeinflußt. Im ersten Referat sprach Frau Prof. Altrock über verschiedene Möglichkeiten, eine solche ganzheitliche Sicht aus der Richtung naturheilkundlicher Verfahren in die tägliche Praxis miteinzubeziehen und zwar speziell bei den gynäkologischen Vorsorgeuntersuchungen.

Anschließend wurden von Dr. Dr. Hager Möglichkeiten der Enzymtherapie bei entzündlichen Erkrankungen der Frau im kleinen Becken, sowie bei der Mastodynie dargelegt. Prof. Wischnik wies sehr plastisch auf die Bedeutung der Mineralstoffe am Beispiel des Magnesiums, insbesondere in der Geburtshilfe, hin. In dieser Richtung zeigte auch Herr Bauer aus Heidelberg neueste Ergebnisse zur Wirkung von Schwermetallen auf das Hormonsystem und das Immunsystem. Der interessanten Frage, inwieweit Ovarialzysten überhaupt, und eine fragliche Zunahme ihrer Häufigkeit im Zusammenhang mit umweltmedizinischen Aspekten gesehen werden kann, ging Frau A. Rixner nach.

Für die akut erkrankte Frau Dr. Böddeker trug Herr PD Dr. Behrendt ihr Manuskript vor, welches sich mit den Schwierigkeiten auseinandersetzte, die der Anwendung von Naturheilverfahren in der Gynäkologie vor allem auch unter dem Aspekt der GSG entgegenstehen.

Die gutbesuchte wissenschaftliche Sitzung (über 100 Teilnehmer) endete nach angeregter Diskussion, in der Frau Prof. Gerhard noch einmal darauf hinwies, daß wir in die Arbeitsgebiete dieser ARGE im Sinne von Ganzheit sowohl geistige Aspekte (Homöopathie), wie auch seelische (Psycho-Aspekte) und somatische Aspekte (z. B. Mineralstoffe, Enzyme, Schwermetalle) mit einbeziehen, und daß es erklärtes Ziel ist, in diesen Bereichen so gut wie möglich zur Weiterentwicklung beizutragen.

Schadstoffe in Ovarialzysten

R. Rixner-Koschade

Die Promotionsarbeit, über die ich berichten werde, beschäftigt sich mit den Zusammenhängen zwischen der signifikanten Zunahme von Ovarialzysten und der Zunahme von Schadstoffen. Der Initiator dieser interessanten Fragestellung ist Prof. Dr. Zahn vom „Akademischen Lehrkrankenhaus der TU München" in Straubing. Das Untersuchungsprogramm läuft seit ca. 2 Jahren. Mit der Auswertung der Ergebnisse, die den Kern meiner Promotion repräsentieren, wurde im November 1993 begonnen.

Bis dato wurden 21 Patientinnen zu dieser Hinterfragung untersucht. In 16 Fällen wurde das Zystenmaterial nach unterschiedlichen Schadstoffgehalten analysiert, in mehreren Fällen wurden auch zusätzliche Werte aus Blut, Serum und Urin ermittelt. In 85 % aller Fälle konnte eine relativ umfangreiche und genaue Umweltanamnese erhoben und auch Nachuntersuchungen durchgeführt werden. So stützt sich diese Arbeit auf eine relativ umfangreiche Stichprobe und ein relativ breites Spektrum an Daten.

In den letzten Jahren hat die Anzahl diagnostizierter Ovarialzysten signifikant zugenommen. Ist diese Zunahme nun eine ausschließliche Folge der erheblich verbesserten diagnostischen Möglichkeiten – oder sind auch andere Faktoren beteiligt – und welche Faktoren könnten das sein?

Um es vorwegzunehmen, alle in diesem Zusammenhang von Professor Zahn untersuchten Ovarialzysten enthielten Schadstoffe, zum Teil sogar erhebliche Mengen. Welche Schadstoffe und welche Mengen, dazu komme ich noch später. Angesichts der erheblichen Zunahme von Schadstoffen, die wir in den letzten 20 Jahren registrieren mußten, zu der eine Vielzahl von Forschungsarbeiten auf den unterschiedlichsten Gebieten der Medizin vorliegen, muß man sich zwangsläufig auch die Frage stellen, ob die Zunahme der Ovarialzysten in irgendeiner Weise mit der Schadstoffzunahme korreliert. Denn die meisten Studien zeigen, daß neben zahlreichen anderen toxikologischen Schäden der menschliche und tierische Organismus auch im zunehmenden Maße in seiner Reproduktionsfähigkeit beeinträchtigt wird.

Daß die Korrelation von Schadstoffzunahme und Zystenzunahme nicht das Ergebnis einer einzigen Arbeit sein kann, daß sie vielmehr die methodische Auswertung aller vorliegenden Erkenntnisse zum Inhalt haben muß, braucht hier nicht näher erläutert werden. Ebenso nicht die enorme Literaturfülle – ich schätze sie auf derzeit ca. 1500 Forschungsarbeiten. Leider wurden diese Arbeiten bis dato nicht katalogisiert und auch der Zugriff auf diese Forschungsergebnisse ist sehr erschwert. Deshalb würde es hier auch wenig Sinn machen, eine umfassende Literaturauswertung vorzustellen. Dies wurde überdies bereits von anderen Kollegen in optimaler Weise bewerkstelligt. Ich möchte in diesem Zusammenhang auf die zahlreichen Arbeiten von Frau Prof. Gerhard und Herrn Prof. Runnebaum verweisen.

Sehen wir uns zunächst die übliche Klassifizierung der wichtigsten Ovarialzysten näher an. Die häufigste Zyste im Ovar ist die Follikelzyste, die durch die Regression des nichtrupturierten Follikels entsteht und von abgeflachtem Follikelepithel ausgekleidet ist. Dann die Corpus luteum-Zyste, die außer Flüssigkeit meist noch wandständiges Fibrin enthält. Weiter die Endometriosezyste, als Inhalt findet man meist altes Blut. Dann wäre noch die Keimepithelzyste aufzuzählen, die durch Einstülpung des Peritonealüberzuges zustande kommt. Und – last not least – die Dermoidzyste. Sie geht vom äußeren Keimblatt aus und enthält in ihrer Wand dessen Abkömmlinge: verhornendes Plattenepithel mit Hautanhangsgebilden und nicht selten eine Zahnanlage. Ihr Inhalt besteht aus Talg und Haaren. Hierbei handelt es sich zwar in allen Fällen um Bestandteile des Körpers, sozusagen um natürliche Inhalte, aber sie sind im Ovar sicherlich am falschen Ort. Mit Sicherheit sind auch all die Schwermetalle und Biozide am falschen Ort, die wir in den Ovarialzysten messen konnten. So bietet sich aufgrund der Zysteninhalte die Überlegung an, den Entstehungsmechanismus solcher Zysten als einen Versuch des Körpers zu werten, diese Schadstoffe bzw. deplazierten Stoffe vom restlichen Organismus abzukapseln.

Für eine verstärkte Zufuhr von Schadstoffen in den Ovarien spricht einmal der hohe Blutfluß dieses Organs, zum anderen der relativ hohe Lipidgehalt. Es ist in diesem Zusammenhang nicht uninteressant, daß zum Entstehungsmechanismus von Ovarialzysten nach meinem Wissensstand keine gesicherten Erkenntnisse vorliegen. In den klassischen Standardwerken der Histologie, Histopathologie und Gynäkologie finden sich keine Aussagen zum Entstehungsmechanismus von Ovarialzysten. Auch Anfragen an entsprechende Lehrstühle ließen die Fragen nach einschlägiger Literatur offen. Offensichtlich erfreuten sich die Ovarialzysten in der medizinischen Forschung bislang keiner besonderen Beliebtheit.

Anders im Literaturbereich der Toxikologie. Hier finden sich an einigen Randstellen Hinweise auf die mögliche Beteiligung von Schadstoffen bei der Bildung von Ovarialzysten. Aus dem Jahre 1976, eine Arbeit von Johnsson et altera, die anhand eines Tierversuches mit weiblichen geschlechtsreifen Ratten zu folgendem Ergebnis kam: Hohe DDT- und PCB-Dosen schafften die Reproduktion ab. Histologisch ergaben sich verschiedene ovarielle Stromaveränderungen bei einer PCB-Dosis von 150 ppm, während es *bei einer DDT-Dosis von 150 ppm zu einer erheblichen Zunahme von Follikularzysten kam*. Gleichzeitig wurde durch die verlängerte Aufnahme von PCB in einer Menge von 150 ppm das Plasmaprogesteron signifikant reduziert.

In einer Studie von Fabro et al. aus dem Jahre 1978 wird die Penetration von Chemikalien in Oozyte, uterine Flüssigkeit und Blastozyste untersucht, mit dem Ergebnis, *daß alle Komponenten der Ovarialfollikel für endogene und exogene Chemikalien permeabel sind*.

Eine andere Studie aus dem Jahre 1989 von Schlehbusch et altera hat das Vorkommen polychlorierter Biphenyle in Follikel- und Spermaflüssigkeiten zum Inhalt. *Dabei enthielten die Follikelflüssigkeiten die höchsten Konzentrationen.* Von denselben Autoren stammt eine ähnliche Studie aus dem Jahre 1990, in der zwölf verschiedene chlorierte Hydrocarbone in Follikel-, Samen- und Zervikalflüssigkeiten von 152 sterilen Patienten untersucht wurden. Dabei fanden sich die niedrigsten Konzentrationen in den Follikelflüssigkeiten steriler Patientinnen, die bei einer in vitro Fertilisation teilweise schwanger wurden. *Weitaus höhere Konzentrationen wurden bei Patientinnen gefunden, deren Sterilitätsurschen unbekannt waren.* Dies geht unter anderem auch aus einer Reihe von Studien der Autoren Gerhard, Runnebaum et altera hervor, die *hervorragende Erfolge bei Sterili-*

tätspatientinnen durch Giftausschwemmung bei Schwermetallbelastung erzielt haben.

Zusammenfassend läßt sich feststellen: Schadstoffe können die Fertilität der Frau auf sämtlichen Ebenen der Reproduktion beeinflussen. Sie beeinflussen auch die Östradiol- und Progesteronproduktion. Gifte können überdies die regelrechte Entwicklung der Oozyte beeinträchtigen und unter Umständen Chromosomenstörungen hervorrufen. Zusätzlich ist zu berücksichtigen, daß in der Regel mehrere Schadstoffe vorhanden sind, und das sich diese gegenseitig beeinflussen können. So wurde in einer Arbeit von Khanna aus dem Jahre 1988 festgestellt, daß beispielsweise Cadmium den Metabolismus von Lindan signifikant behindert.

Auch die Auffassung, daß mit höherem Lipidgehalt der Organe eine höhere Anreicherung von Schadstoffen mit lipophilem Charakter einhergeht, sollte in diesem Zusammenhang neu diskutiert werden. So zeigt eine Studie von Lindenau aus dem Jahre 1992 bei Kaninchen, daß auch andere Parameter für die Akkumulation chlorierter Kohlenwasserstoffe in Frage kommen. Trotz des deutlich höheren Lipidgehalts der Ovarien mit 8,2 % Fett im Feuchtgewicht für das Ovar mit ausgebildeten Gelbkörpern, finden sich im lipidärmeren Eileitergewebe dieser Kaninchen, mit 2,4 % Fettgehalt, höhere DDT- und PCB-Rückstände. Die gleiche Arbeit beschäftigt sich auch mit einer Gegenüberstellung der Akkumulationen lipophiler Schadstoffe in Follikelflüssigkeit und Serum, wobei PCB und Gamma-HCH im Umgebungsmilieu der Eizellen um den 2,5fachen Faktor höher lagen. Die tierexperimentellen Ergebnisse dieser Arbeit werden durch Untersuchungen von Baukloh et altera 1985 sowie von Schlehbusch et altera 1989, Wagner et altera und Ensslen et altera 1990 für menschliche Follikelflüssigkeiten gut bestätigt.

Nun wenden wir uns den gemessenen Schadstoffkonzentrationen von 16 Ovarialzysten zu. Gemessen wurden die Schwermetalle Zink, Kupfer, Blei, Aluminium, Cadmium und Quecksilber. An Bioziden wurden die Substanzen HCB, PCP, PCB, DDT, Permethrin, Beta- und Gamma-HCH ausgewertet. Es konnten jedoch nicht alle Zysten auf alle Substanzen hin untersucht werden, da in vielen Fällen das Material nicht ausreichte. Dieses grundsätzliche Meßproblem hatte in erster Linie Auswirkung auf die Anzahl der vorliegenden Biozidwerte.

Durchschnittlich fanden wir je Zyste einen additiven Wert von 1194 µg je Liter. Im Minimum 38 µg je Liter und im Maximum 4013 µg je Liter. In der Reihenfolge der höchsten Werte finden wir Zink, Kupfer, Blei, Aluminium, dann HCB, PCP, PCB, Quecksilber, DDT, Cadmium, Permethrin, Beta-HCH und Gamma-HCH (Tabelle 1).

Abschließen möchte ich mit den Worten von Dr. Dietrich Steinhoff, einem Toxikologen der Bayer-AG im Ruhestand, zitiert im Spiegel Nr. 10 1994, aus dem Artikel „Wir lassen sie sterben" – *„Nur die Dosis Null hat auch den Effekt Null".*

So möchte ich auch die vorgebrachten Schadstoffmessungen der Ovarialzysten verstehen. Wir haben letztendlich noch viel zu wenig Erkenntnisse darüber, welche Werte zu welchen Schäden des Organismus führen können. Hinzukommen die unbekannten Effekte additiver Schadstoffwirkungen und auch ungeklärte Fragen zu nicht gemessenen und möglicherweise auch noch zu völlig unbekannten Schadstoffen. Dies trifft in besonderem Maße für die dargestellte Zystenthematik zu. So dürfte ein Vergleich mit Grenzwerten und das Aus- bzw. Eingrenzen der unterschiedlichen Schadstoffgehalte nach fraglichen Schwellenwerten wohl kaum zum

Tabelle 1. Zusammenhänge zwischen der Zunahme von Ovarialzysten und der Zunahme von Schadstoffen. 1. Auswertung der Schadstoffmessungen zu 16 Punktaten von Ovarialzysten im Zeitraum 1992–1994

Schadstoffe in der Reihenfolge der höchsten Werte, Einzelwerte von 16 Patientinnen, additive Werte je Zyste, Mittelwerte, Maxima und Minima in µg/l

| Patienten-Nr. | | 21 | 5 | 3 | 4 | 2 | 25 | 24b | 16 | 9 |
| Alter | | 25 | 15 | 35 | 33 | 27 | 63 | 38 | 41 | 50 |
Schadstoffe	*Dim*	*n = 1*	*n = 2*	*n = 3*	*n = 4*	*n = 5*	*n = 6*	*n = 7*	*n = 8*	*n = 9*
Zink	µ/l	2963,00	843,00	728,00	590,00	810,00			0,52	
Kupfer	µg/l	842,00	770,00	768,00	930,00	360,00	952,00	840,00	776,00	667,00
Zinn	µg/l			18,00						
Blei	µg/l	14,30	13,50	24,00	19,70	15,40	7,30	6,35	2,40	14,50
Alu	µg/l	2,80	3,50		7,10	9,60	4,10	3,27	8,80	6,50
HCB	µg/l						8,10	0,20		
PCP	µg/l						3,60	2,90		
PCB	µg/l						3,10	0,60		
Quecksilber	µg/l	3,40	0,49	14,80	0,49	0,49	0,49	0,49	0,49	0,49
DDT	µg/l						2,30	0,50		
Cadmuim	µg/l	1,60	0,49	0,19	0,49	0,49	0,49	0,49	0,49	0,84
Permethrin	µg/l						0,19	0,29		
Beta-HCH	µg/l						0,60	0,10		
Gamma-HCH	µg/l						0,09			
Additiv je Zyste	*µg/l*	*3827,10*	*1630,98*	*1552,99*	*1547,78*	*1195,98*	*982,36*	*855,19*	*788,70*	*689,33*

Ziel führen. Weitaus wichtiger scheint mir der Ansatz, ein besseres Verständnis zum Entstehungsmechanismus der Ovarialzysten und Zysten generell zu entwickeln, und die Frage zu klären, in welchem Maße Schadstoffe an der Entstehung von Zysten beteiligt sind.

Literatur[1]

Globale Behandlung Umweltgiften/Fertilität:
Döring HW (1992) Unfruchtbar durch Umweltgifte; Reinbek bei Hamburg, Rowohlt;
Toxikologische Übersicht/Einzelstoffinformation:
Daunderer M (1989) Klinische Toxikologie; Econ Verlag Band 1–7
Daunderer M (1990) Handbuch der Umweltgifte; München; Ecomed-Verlag
Umweltmedizin, angewandter Umweltschutz:
Zahn V, Schulte-Uebbing C (1991) Umweltmedizin – Angewandter Umweltschutz im Gesundheitswesen; Hrsg UMGEWE Umweltschutz im Gesundheitswesen, Straubing
Schwermetalle, Biozide, Pestizide, etc./Fertilität:
Gerhard I, Derner M, Runnebaum B (1990) Pentachlorphenol (PCP) und Lindan-Belastung bei Frauen mit endokrinen Störungen; Berichte Gynäkol Geburth 127:1098ff
Gerhard I, Derner M, Runnebaum B (1992) Endokrine und immunologische Veränderungen bei Frauen durch chronische Belastung mit Holzschutzmitteln; Landesregierung Niedersachsen

---

[1] Die v.g. Titel wurden aus dem 1. Teil der Literatur-Gesamtüberscicht mit 656 Titeln gewählt. Diese 28seitige Literatur-Gesamtübersicht kann gegen Kostenerstattung bestellt werden.

26	10	8	1	27	24a	11	n	Mittel	Maxima	Minima
67	26	38	28	63	38	41	16	39,3	67,0	15,0
n = 10	n = 11	n = 12	n = 13	n = 14	n = 15	n = 16				
	0,63	0,58	20,30				9	661,78	2963,00	0,52
190,00	76,10	77,60	24,90	20,60	13,00		15	487,15	952,00	13,00
							1	18,00	18,00	18,00
13,40	3,50	4,20	10,80	7,80	5,75	6,70	16	10,60	24,00	2,40
0,80	0,99	2,50	2,70	20,70	2,40		14	5,41	20,70	0,80
	3,70				0,09		4	3,02	8,10	0,09
1,65	2,08			1,70	4,20		6	2,69	4,20	1,65
1,22	2,60			0,60	0,49	3,10	7	1,67	3,10	0,49
0,75	0,49		0,49	0,49	0,49	0,57	15	1,66	14,80	0,49
1,25	2,10			0,09	0,09	0,80	7	1,02	2,30	0,09
0,49	0,49		0,49	0,56	0,49	0,30	15	0,56	1,60	0,19
					0,29		3	0,26	0,29	0,19
	0,09			0,09	0,09	0,20	7	0,18	0,60	0,09
0,09	0,40			0,09		0,09	5	0,15	0,40	0,09
209,74	93,17	84,88	59,68	52,72	27,38	11,76		1194,15	4013,09	38,09

Gerhard I, Eckrich W (1992) Hintergrundbelastung mit Chlorkohlenwasserstoffen und Schwermetallen bei Frauen; Workshop Umwelt Kongreßband d. Stadt Heidelberg (im Druck)

Gerhard I, Eckrich W, Runnebaum B (1992) Schadstoffe und Fertilitätsstörungen Schwermetalle und Mineralstoffe; Geburth Frauenheilk 52:383–396

Gerhard I, Eckrich W, Runnebaum B (1993) Schadstoffe und Fertilitätsstörungen. Lösungmittel, Pestizide, Geburtshilfe Frauenheilkd 53:147–160

Gerhard I, Runnebaum B (1992) Schadstoffe und Fertilitätsstörungen. Genußgifte, Geburtshilfe Frauenheilkd 52:509–515

Gerhard I, Waldbrenner A, Thuro H, Runnebaum B (1992) Diagnostik von Schwermetallbelastungen mit dem peroralen DMPS-Test und dem Kaugummitest, Klin Labor 38:404–411

Konsequenzen des Gesundheitsstrukturgesetzes für die Naturheilverfahren in der Gynäkologie

E. Böddeker

Gesundheitsstrukturgesetz und Naturheilverfahren in der Gynäkologie sind ein weites Feld. Von Interesse ist zunächst, was versteht man allgemein überhaupt unter „Naturheilverfahren".

Eine klar umrissene, feststehende Definition gibt es nicht. Außer dem Begriff „Naturheilverfahren" verwenden Mediziner und Juristen Begriffe wie „Alternativmedizin", „biologische Medizin", von Schulmedizinern hört man manchmal Begriffe wie „Paramedizin". In der gesetzlichen Krankenversicherung finden wir den Begriff „besondere Therapierichtungen", wenn von Homöopathie, Phytotherapie und Anthroposophie die Rede ist.

Eine genaue Begriffsdefinition ist kaum möglich, die Grenzen zwischen sog. Schulmedizin und außerschulmedizinischen Therapieformen sind fließend. Falsch wäre es aber anzunehmen, daß außerschulmedizinische Therapieformen a priori unwissenschaftlich seien. Die Marburger Professorin Oepen definiert in ihrem Buch „An den Grenzen der Schulmedizin" (S. 28) Schulmedizin als *eine* Richtung in der medizinischen Wissenschaft, die von führenden Wissenschaftlern erprobt ist, in Fachzeitschriften und Fachkongressen vertreten wird und keinen grundsätzlichen sozialethischen Bedenken ausgesetzt ist. Dieser Definition kann nur grundsätzlich zugestimmt werden, vielleicht noch unter Hinweis auf die grundsätzliche naturwissenschaftliche Orientierung der Schulmedizin und ihr Vertretensein an den medizinischen Hochschulen. Durch die Definition ist jedenfalls klargestellt, daß Schulmedizin nur *eine Richtung* in der medizinischen Wissenschaft ist, daneben andere Richtungen existieren, die ebenfalls wissenschaftlich sind.

Umfragen während der letzten Jahre haben gezeigt, daß Naturheilverfahren biologische Medizin im Bewußtsein von Patienten und Ärzten eine immer bedeutendere Stellung einnehmen. In vielen medizinischen Bereichen, so auch in der Gynäkologie, wird immer häufiger der Wunsch nach Behandlung mittels Naturheilverfahren laut. Sowohl für Ärzte als auch insbesondere für Patienten ist dabei von Bedeutung die Kostenseite, insbesondere die Frage, ob und in welchem Umfange die Kosten für eine naturheilkundliche Behandlung/Arzneimittel von der Versicherung übernommen werden. Beschäftigen wir uns mit der Frage der Kostenübernahme durch Versicherungen, gleichviel, ob biologische Medizin oder nicht biologische Medizin, sind grundsätzlich drei Versicherungsbereiche streng voneinander zu trennen:

– Gesetzliche Krankenversicherung;
– private Krankenversicherung;
– Beihilfefestsetzungsstellen.

Alle drei Versicherungszweige gehen von unterschiedlichen Rechtsgrundlagen aus und sind rechtlich streng voneinander zu trennen. Eine wesentliche Rolle in unserem Versicherungssystem spielt die gesetzliche Krankenversicherung. Nahezu 90% der Bevölkerung sind in diesem Versicherungszweig versichert. Während der letzten Jahre sind einschneidende rechtliche Änderungen erfolgt. Bis Ende 1988 hatten wir als gesetzliche Grundlage die Reichsversicherungsordnung. Am 01.01.1989 wurde durch das Gesundheitsreformgesetz das neue Recht der gesetzlichen Krankenversicherung durch das Sozialgesetzbuch (5. Buch, SGB V) eingeführt. Das SGB V wurde nochmals grundlegend durch das am 1.1.11993 in Kraft getretene Gesundheitsstrukturgesetz (GSG) geändert.

Frage ist nunmehr, was hat sich durch das Gesundheitsstrukturgesetz für Ärzte und Patienten geändert, die Naturheilverfahren anwenden bzw. in Anspruch nehmen möchten. Aus dem Blickwinkel der biologischen Medizin betrachtet lautet die Antwort:

Eigentlich hat sich nichts Grundlegendes geändert.

Bereits mit dem Gesundheitsreformgesetz 1989 und der Einführung des SGB V wurde hier eine für die biologische Medizin doch wichtige Vorschrift eingeführt. Nach § 2 Abs. 1 Satz 2 SGB V sind Behandlungsmethoden, Arznei- und Heilmittel der besonderen Therapierichtungen nicht ausgeschlossen. Bei der Beurteilung von Arzneimitteln der besonderen Therapierichtungen wie homöopathischen, phytotherapeutischen oder anthroposophischen Arzneimitteln, ist der besonderen Wirkungsweise dieser Arzneimittel Rechnung zu tragen. Dies steht z.B. in § 34 Abs. 2 Satz 3 SGB V. Nach § 70 Abs. 2 SGB V schließlich sind die Krankenkassen und die Leistungerbringer angehalten, durch geeignete Maßnahmen auf eine humane Krankenbehandlung ihrer Versicherten hinzuwirken.

Diese gesetzliche Bestimmungen wurden auch durch das Gesundheitsstrukturgesetz nicht geändert, sondern bestehen heute unverändert wie bereits 1989 bei ihrer Einführung fort. Für Versicherte der gesetzlichen Krankenkassen bedeutet dies, daß sie grundsätzlich nicht nur mittels sog. schulmedizinischer Verfahren behandelt werden können, sondern auch gleichberechtigt daneben eine Therapie mittels besonderer Therapierichtungen wählen können. Auch diese Verfahren haben die Krankenkassen und die Leistungserbringer, also die Ärzte und auch Kliniken den Versicherten kostenfrei als sog. Sachleistungen über den Krankenschein zur Verfügung zu stellen.

In der Praxis hat sich gezeigt, daß die an der Krankenversicherung Beteiligten, wie etwa die Krankenkassen, Prüfärzte und Prüfungsausschüsse den Gesetzesauftrag teilweise verwässern. Man setzt besondere Therapierichtungen begrifflich mit „Außenseitermethoden" gleich und will sie für Kostensteigerungen im Gesundheitswesen verantwortlich machen. Das ist jedoch so nicht richtig.

Besondere Therapierichtungen sind keine „Außenseitermethoden", sondern Arzneimittel und Verfahren aus dem Bereich der Naturheilkunde, so wie es das Bundessozialgericht in einem Urteil ausdrückt (Urteil vom 08.09.1993, Az: 14a RKa 7/92). Im Gegensatz sind Verfahren, die der Senat des Bundessozialgerichtes als „Exoten" bezeichnet, nicht mehr zu den Naturheilverfahren und somit auch nicht mehr zu den besonderen Therapierichtungen zu zählen. Im Ergebnis ist diese Abgrenzung sicher unbefriedigend, für den behandelnden Arzt bleibt in vielen Fällen unklar, ob das konkret von ihm eingesetzte Verfahren Arzneimittel nunmehr zu den besonderen Therapierichtungen zu rechnen ist, oder aber zu den „Außenseitermethoden". Handelt es sich um eine besondere Therapierichtung, dann muß folgerichtig dieses Verfahren als Sachleistung über den Krankenschein – Kassenrezept – gewährt werden. Anderenfalls besteht diese Möglichkeit nicht, es bleibt nur die Privatbehandlung des Patienten.

Auch wenn sich diese Gesetzeslage und der Wille des Gesetzgebers so einfach und klar anhören, treten in der täglichen Praxis für den Arzt doch ständig Schwierigkeiten auf, will er tatsächlich sein Behandlungskonzept durchsetzen und berücksichtigt in seinem Praxisalltag die besonderen Therapierichtungen. Wie es einem Arzt in diesem Falle ergeben kann, möchte ich ihnen anhand eines praktischen Beispieles schildern, dieses Verfahren hat sich so in unserer Kanzlei abgespielt.

Ein Kassenarzt in Niedersachsen verordnete über Kassenrezept hochpotenzierte homöopathische Arzneimittel. Die örtliche Innungskrankenkasse hatte wegen dieser Verordnung von Lycopodium C30 und Lachesin C30 (um nur 2 der 4 homöopathischen Arzneimittel zu nennen) einen Arzneimittelregreß beantragt, also Schadensersatz verlangt. Obwohl der Kassenarzt mit juristischen und medizinischen Argumenten beweisen konnte, daß die Verordnung wirtschaftlich gewesen ist, ist der Arzneimittelregreß ausgesprochen worden. Erst in zweiter Instanz ist es dem Kassenarzt gelungen, den Arzneimittelregreß gegen den massiven Widerstand der Innungskrankenkasse abzuwehren. Keine einfache Sache, die sich – insgesamt betrachtet – über fast zwei Jahre hingezogen hat. Ich möchte Ihnen nicht vorenthalten, um welchen Betrag es bei diesem aufwendig geführten Verfahren ging: Insgesamt 16,43 DM für vier homöopathische Arzneimittel! Es wird Sie nicht wundern, daß der Prüfarzt homöopathische Arzneimittel nach gängigen schulmedizinischen, naturwissenschaftlichen Kriterien von vornherein als wirkungslos bewertet hat. Man könne allenfalls eine Placebowirkung annehmen. Sie sehen bereits an diesem kleinen Beispiel, welchen Problemen Ärzte in der täglichen Praxis ausgesetzt sein können, wollen sie beispielsweise ihre Patienten homöopathisch behandeln.

Die Wirklichkeit der besonderen Therapierichtungen in der gesetzlichen Krankenversicherung ist nach allem nicht so positiv zu beurteilen, wie Politiker und Verwaltungen manchmal Glauben machen wollen. Am Beispiel der Homöopathie, wobei diese nur exemplarisch für einen Bereich der Naturheilverfahren stehen kann, zeigt sich, daß trotz jahrzehntelanger Erfahrungen einige Krankenkassen diese Therapien immer noch nicht anerkennen, obwohl die gesetzlichen Vorschriften des SGB V dies eigentlich gebieten.

Aber nicht nur die Homöopathie wird teilweise ausgegrenzt, auch andere besondere Therapierichtungen, wie beispielsweise die Phytotherapie – also Pflanzenheilkunde – werden ausgegrenzt, weshalb, wird mit abenteuerlichen Begründungen vertreten. Auch hier möchte ich Ihnen anhand eines Beispieles verdeutlichen, wie in der Praxis die Argumentation geführt wird:

Ein Kassenarzt in Hessen hatte subsidiär zu diätetischen Maßnahmen gezielt gegen Hyperlipidämie als pflanzlichen Lipidsenker ein vom Bundesgesundheitsamt zugelassenes Knoblaucharzneimittel verordnet. Der AOK-Landesverband Hessen hat einen Arzneimittelregreßantrag gestellt, dem der Prüfungsausschuß entsprochen hat. Der Widerspruch des Arztes ist nicht entschieden worden, weil im Zusammenwirken zwischen Kassenärztlicher Vereinigung und AOK-Landesverband wegen „Überlastung" der Antrag zurückgenommen worden ist. Mit ausdrücklicher Billigung des Prüfungsausschusses der Ärzte und Krankenkassen bei der KV Hessen – Bezirksstelle Darmstadt – warnt der AOK-Landesverband Hessen jedoch den Kassenarzt. Ich zitiere:

„Die hier durchgeführte Pharmakotherapie stellt eine „alternative Behandlungsform" dar. Bislang gilt für die Möglichkeit der kassenärztlichen Verordnung eines Arzneimittels, daß Wirksamkeit und Unbedenklichkeit belegt sein müssen und nach höchstrichterlicher Rechtsprechung nur in den Fällen, in denen alle schulmedizinischen Methoden ausgeschöpft sind, ein Behandlungsversuch mit einem sog. alternativen Mittel erfolgen kann, wenn berechtigte Hoffnungen bestehen, daß eine Besserung oder Linderung von Beschwerden erreicht werden könnte."

Wohlbemerkt: Eine Äußerung des AOK-Landesverbandes mit Billigung des Prüfungsausschusses und der Kassenärztlichen Vereinigung Hessen vom Frühjahr

1991 über ein gängiges phytotherapeutisches Arzneimittel, dessen Wirksamkeit und Unbedenklichkeit durch klinische Studien nachgewiesen ist, für dessen Wirkstoff eine positive Monographie der Kommission E – Pflanzenheilkunde – beim Bundesgesundheitsamt vorliegt und das vom Bundesgesundheitsamt 1988 nach dem neuen Arzneimittelgesetz zugelassen worden ist. Zweieinhalb Jahre nachdem das neue Recht der gesetzlichen Krankenversicherung mit ausdrücklichem Einschluß phytotherapeutischer Arzneimittel in die kassenärztliche Versorgung in Kraft getreten ist, hat dies der AOK-Landesverband Hessen nicht zur Kenntnis genommen. Was möchte er? Daß der Kassenarzt einen synthetischen Lipidsenker verordnet, in dessen Beipackzettel mehrere Spalten über mögliche Nebenwirkungen aufgelistet werden müssen? Erfüllt man so den Auftrag für eine humane Krankenbehandlung nach § 70 Abs. 2 SGB V? Angemerkt sei noch, daß der Arzt im Widerspruchsverfahren dies alles selbstverständlich unter Beifügung von Belegen vorgetragen hat.

Diese Beispiele verdeutlichen, daß gesetzliche Nachbesserung erforderlich ist, um den seriösen und wissenschaftlich gesicherten besonderen Therapierichtungen auch innerhalb der gesetzlichen Krankenversicherung den Stellenwert zu geben, den sie bei Patienten und Ärzten schon lange haben. Das Gesundheitsstrukturgesetz hat dieses nicht vollbracht, die Gesetzeslage bezüglich der besonderen Therapierichtungen wurde nicht verändert, insofern gelten dieselben Bestimmungen noch wie bei Inkrafttreten des SGB V 1989. Zu hoffen bleibt, daß bei zukünftigen Gesetzesänderungen den besonderen Therapierichtungen besser Rechnung getragen wird, dieses sich dann aber auch in der Praxis so fortsetzt.

Geburtsschmerz heute

Schmerz und Geburt

H. Jung

Der Geburtsschmerz und seine Behandlung stellen ebenso wie die Frage nach der Entstehung des Geburtsschmerzes ein für den Geburtshelfer letztlich nicht gelöstes Problem dar.

Während wir aufgrund zahlreicher Untersuchungen der Vergangenheit mit hinreichender Sicherheit davon ausgehen können, daß der Geburtsschmerz im Wesentlichen ausgelöst wird durch die passive Dehnung der Cervix und des damit verbundenen Beckenbindegewebes, sind die Entstehungswege, die Leitung zum zentralen Nervensystem und die verschiedenen Formen der Modulation bis zum völligen Bewußtwerden des Schmerzes noch offen.

Man könnte karikierend sagen, „der Geburtsschmerz ist grundsätzlich ein Phänomen, dessen Phänomenologie an sich schon ein Phänomen darstellt".

Aus der Physiologie wissen wir, Schmerz ist letztlich ein komplexes Phänomen, dessen Ausgang nozizeptiv, das heißt auf verschiedene auslösende oder schädigende Reize in der Peripherie an zahlreichen spezifischen oder unspezifischen Rezeptoren ausgelöst werden kann oder im Falle des Geburtsschmerzes über viszerale Rezeptoren spezieller Nervenfasern an den Organen und im Bindegewebe entsteht. Die Nozizeptoren können also mechanisch, thermisch, osmotisch, elektrisch und chemisch gereizt werden, sowie durch endogene Substanzen (Kinine oder Prostaglandine). Der Oberflächenschmerz ist hell und relativ gut lokalisierbar, er führt zu aktiver Abwehr oder Flucht. Der Tiefenschmerz bei Quetschung oder Dehnung des Gewebes ist weniger gut lokalisierbar, quälender in seinem Charakter, wie dies bei dem Geburtsschmerz der Fall ist.

Der Schmerz wird grundsätzlich durch eine körperliche, somatische und eine seelische, psychische Komponente erfahren. Verschiedene Theorien der Neuzeit haben sich mit der komplexen Phänomenologie „Schmerz" beschäftigt. 1946 entwarf Peecher das „additive Schmerzmodell", das die erlebte Schmerzintensität als eine Funktion sensorischer und emotionaler Reizverarbeitungen betrachtet.

Die sensorische Schmerzverarbeitung wird dabei emotional angereichert, wobei der situative Kontext eine wichtige Rolle spielt. Grundsätzlich gilt, daß von Geburt an sensorische Schmerzerlebnisse mit emotionalen Begleitreaktionen verknüpft sind.

Das sogenannte „parallele Reaktionsmodell" von Leventhal und Everhardt besagt, daß die sensorischen Eigenschaften eines Schmerzreizes zur gleichen Zeit weiterverarbeitet werden, wie Gefühle, Leid oder Angst.

Die emotionale Reaktion ist in diesem Modell nicht die Folge einer bewußten Schmerzwahrnehmung, sondern wird beinahe simultan produziert.

Dies ist besonders für den Geburtshelfer und für Hebammen wichtig, wenn wir vor der Geburt stehende Frauen über die typischen sensorischen Eigenschaften des Schmerzes aufklären, jedoch emotional getönte Worte und Instruktionen gebrauchen, wodurch der noxische Reiz eher sensorisch und emotional überarbeitet wird. Das Endprodukt ist dann eine Verarbeitung mit einem höheren Schmerzniveau. Bei sachgemäßem Umgang damit sollte jedoch ein geringeres Schmerzniveau erreicht werden. Solche Informationen sollten daher in möglichst „wertfreier Sprache" angeboten werden.

Zimmermann weist darauf hin, daß bei der Entstehung von Schmerzwahrnehmungen und Schmerzzuständen auch Mechanismen mitwirken können, die weitgehend unabhängig von körperlichen Schmerzursachen ablaufen. So projezieren die Betroffenen ihre Lebensprobleme in den Schmerz, von Alltagsbelastungen bis zu Partnerschaftsproblemen.

Unter den verschiedenen Schmerzmodellen wurde 1965 erstmals die sogenannte Gate-Control-Theory von Melzack vorgestellt. Das entscheidend Neue an dieser Theorie ist die Abwehr von eindimensionalen somatisch-sensorischen Paradigmen hin zu einer multidimensionalen, dynamischen Konzeption des Schmerzes, wobei die Emotion eine entscheidende Rolle spielt. Die wesentlichen Ausschnitte der Gate-Control-Theory beziehen sich nicht primär auf die periphäre Ebene interagierender dicker und dünner Fasersysteme, sondern auf die Ebene der „zentralen Verarbeitung". Dabei sieht Melzack die Bedeutung eines Systems absteigender Kontrolle. Ausgehend von der zentralen Schmerzstärkeeinschätzung soll der nozizeptive Input auf Rückenmarksebene sowie auf der Ebene der affektiven und sensorischen Wahrnehmungskomponente beeinflußt werden. Diese Einflüsse seien abhängig von Vorerfahrungen mit Schmerz, sowie von Einstellungen und sozialen Normen zu Schmerz und Schmerzkontrolle. Hierin ist die Verbindung zu dem für den Geburtshelfer wichtigen Hinweis auf die Zugehörigkeit einer Gebärenden und ihres Schmerzerlebnisses in bezug ihrer sozialen und kulturellen Herkunft aufgewiesen.

Diese Theorie sagt, daß der Schmerz als multidimensionales, subjektiv erlebtes Phänomen nicht das Endresultat einer passiven Übertragung physischer Impulse ist, sondern ein von Bewertungen der Person abhängiger, dynamischer Prozeß.

Die schmerzbedingten psychischen Beeinträchtigungen können in behaviorale und in emotionale Facetten gegliedert werden. Die behavioralen Facetten umfassen schmerzevozierte Änderungen in Bewegungen, Haltungen und Ausdruck, in der Schmerzkommunikation sowie Änderungen in Aktivität und Lebensweisen. Die emotionalen Facetten sind Depression, Angst, Ärger, Beeinträchtigungen der Befindlichkeit und des Selbstwertgefühls.

Verhaltensweisen aufgrund von Schmerzen, zum Beispiel Jammern, exzessive Gespräche über Schmerz, können ebenso das Schmerzerlebnis anderer gestalten, wie Schonhaltungen und Inaktivität durch Verhalten anderer Personen. Wir kennen doch jene Aktivitäten übertriebener, psychologisch falscher Informationsart einerseits und die oft informationsgierige Aufklärungsbedürftigkeit andererseits, die geradezu zu einem sado-masochistischen Erfolgserlebnis beider Beteiligter aufgeblasen werden kann.

Aus der Psychosomatik können wir dazu festhalten:

1. Schmerz schützt zwar den Körper vor Verletzungen, er trägt aber auch entscheidend bei der Entstehung des Körperbildes und zur Erfahrung der Umwelt bei. Jeder Körper hat daher auch ein eigenes „Schmerzgedächtnis".
2. Schmerz hat eine sehr enge Beziehung zur Entstehung sozialer Beziehungen überhaupt: Schmerz führt zum Weinen, das Weinen ruft die Mutter, die Mutter tröstet und nimmt so den Schmerz. Für manche Erwachsene ist gewissermaßen die Hoffnung auf Tröstung den chronischen Schmerz wert.
3. Schmerz und Strafe werden ebenfalls in der frühen Entwicklung verbunden. Schmerz wird zum Signal, daß man „böse" ist, es wird zum Zeichen für Schuld und kann in der Form der Sühne die Voraussetzung zur Entlastung von Schuld werden. Auch dieser Mechanismus kann beim Geburtsschmerz eine Rolle spielen.
4. Schmerz hat auch eine frühe Beziehung zur Aggression und Macht. Der Schmerz anderer kann die Aggression wieder anderer befriedigen. In der Wendung des Schmerzes gegen das eigene Selbst eines Patienten wird jedoch viel Aggression befriedigt, nur ist er jetzt das Opfer selbst.
5. Damit hängt eng zusammen die Verbindung zwischen Schmerz und realem oder befürchtetem Verlust. Das emotionale Motiv der Verlustangst dürfte bei der Schmerzwahrnehmung unter der Geburt eine besondere Rolle spielen.

Damit kommen wir auch zu den in der Schmerzforschung entstandenen Modellen der Schmerzbewältigungsformen.

Dabei ist nicht nur die globale Betrachtung der Triade „Schmerzerleben, Schmerzbewältigung und psychische Beeinträchtigung" von Bedeutung, sondern auch die Binnenanalyse der Schmerzbewältigung. Davon sind folgende Dimensionen von Bedeutung:

1. Ablenkung und Imagination
2. Ruhe und Entspannung
3. Gegensteuernde Aktivitäten
4. Kognitive Umstrukturierung durch Relativieren des Schmerzes und positive Selbstinduktion
5. Handlungsplanung zur Schmerzkontrolle
6. Wissen über Schmerz

Ich hoffe, daß wir auf der Basis dieser Einleitung die Möglichkeit der Behandlung des Geburtsschmerzes durch die Beiträge von Herrn Knitza über die Leitungsanästhesien, von Herrn Jage durch eine systemische Analgesie, durch Herrn Stux zur Akkupunktur und schließlich durch Herrn Stauffer zur Frage von Sinn und Erfolg der Geburtsvorbereitung in Hinblick auf den Geburtsschmerz das Gesamtphänomenen auf einer breiten Ebene im Rahmen unserer Zeit diskutieren können.

Sinn und Erfolg der psychosomatischen Geburtsvorbereitung

M. Stauber

Ganz allgemein ausgedrückt, ist es das Ziel einer psychosomatischen Geburtsvorbereitung, der werdenden Mutter ein positives Geburtserleben zu ermöglichen, damit sie aus diesem glückvollem Erlebnis heraus leichter zu einer gelungenen Mutter-Kind-Beziehung finden kann. Wir alle wissen, daß es sich beim Geburtsschmerz um ein komplexes Geschehen handelt, bei dem individualpsychologische Faktoren eine wichtige Rolle spielen. Es ist deshalb auch wichtig, eine individuell angepaßte Schmerzerleichterungsform einzusetzen, die sich nicht zuletzt am „Geburtserleben" orientieren sollte. Die psychosomatische Geburtsvorbereitung erscheint vor allem in der Variablen eines positiven Geburtserlebens besonders günstig (Tabelle 1).

Wenn wir nun die psychosomatische Geburtsvorbereitung isoliert betrachten, so gibt es auch hier verschiedenste Methoden. Besonders bekannt geworden ist die:

– *englische Methode* (sie beruht auf der Vorstellung, daß Angst Spannung macht und Spannung wieder zu Schmerz führt, was in einen circulus vitiosus einmünden kann und dann zu einer verzögerten, komplizierten Geburt führt. Dieser Kreislauf ist an verschiedenen Punkten durchbrechbar, wie Abb. 1 zeigt.

Die Arbeitshypothese von Dick-Read spielt allgemein in der psychosomatischen Geburtsvorbereitung eine Rolle, da eine Reihe von Ängsten im Zusammenhang mit der Geburt von den Müttern geäußert werden. In Abb. 2 finden sich von Erstgebärenden geäußerte Ängste, die eine wichtige Rolle für den Ablauf einer Geburt spielen können (Stauber 1992).

In Abb. 2 fallen Ängste auf, in die man sich gut einfühlen kann, so z. B. allen voran die Angst vor einer Mißbildung beim Kind, die Angst vor Komplikationen, die Angst vor Schmerzen usw. Man kann diese Ängste als Realängste bezeichnen, wenn sie auch manchmal auf der Basis neurotischer Persönlichkeiten besonders stark erlebt werden. Eine zweite Gruppe von Ängsten sind nicht immer leicht einfühlbar und sie finden sich häufig bei einer Ambivalenz gegenüber der Schwangerschaft: Dazu zählen z. B. die Angst vor dem Tod bei der Geburt. Eine individuelle Aufarbeitung dieser Ängste kann schon im Vorfeld große Erleichterung bringen. Auch das gehört zur Geburtsvorbereitung – evtl. auch innerhalb der Schwangerenvorsorge.

Eine weitere sehr bekannt gewordene Methode zur psychosomatischen Geburtsvorbereitung ist die *russische* bzw. *französische Methode*, die unter den Namen Lamaze und Velvolvski zusammengefaßt wird. Sie bezieht sich vor allem auf erlernbare Übungen, die unter dem Sammelnamen Psychoprophylaxe fallen.

Weiterhin gibt es verschiedene *suggestive Methoden*, die in der Geburtsvorbereitung eingesetzt werden. Vor allem das *autogene Training* und in einigen Ländern (z. B. Israel) die *Hypnose* sind hier besonders bekannt geworden.

Eine Bestandsaufnahme der heutigen Geburtsvorbereitungskurse macht deutlich, daß unter psychosomatischer Geburtsvorbereitung im deutschen Raum vor

Tabelle 1. Übersicht zur Schmerzerleichterung bei der Geburt

Analgesie in der Geburtshilfe + – = günstig + = halbgünstig – . = ungünstig	Medikamentöse Geburtserleichterung			Analgetika Sedativa	Psychologische Geburtserleichterung (z. B. nach Read. Lamaze. AT)
	Allgemein- anästhesie	Regionalanästhesie			
Kriterien	i. v./Inhal.	Peridural- Kaudal-	Pudendus Damminfiltr.	Opiate Spasmolytika Tranquilizer	Entspannungsübungen Atemtechnik Gymnastik Vertrauensverhältnis Arzt-Hebamme-Pat.
I. Analgesie — Ausdehnung	– +	+ +	+	+	+
I. Analgesie — Wirkungsgrad	– +	+ +	+	+	+
II. Geburtsphase — Eröffnung	–	+ +	–	+	+
II. Geburtsphase — Austritt	– +	+ +	+	–	+
III. Zeit — Zur Vorbereitung	– +	+	+	+	–
III. Zeit — Wirkungsdauer	–	+ +	+	+	+
IV. Nebenwirkungen — Mutter	–	+	+	+	+ +
IV. Nebenwirkungen — Kind	–	+ +	+ +	+	+ +
V. Geburtserleben. der Mutter	–	+	+ +	+	+ +

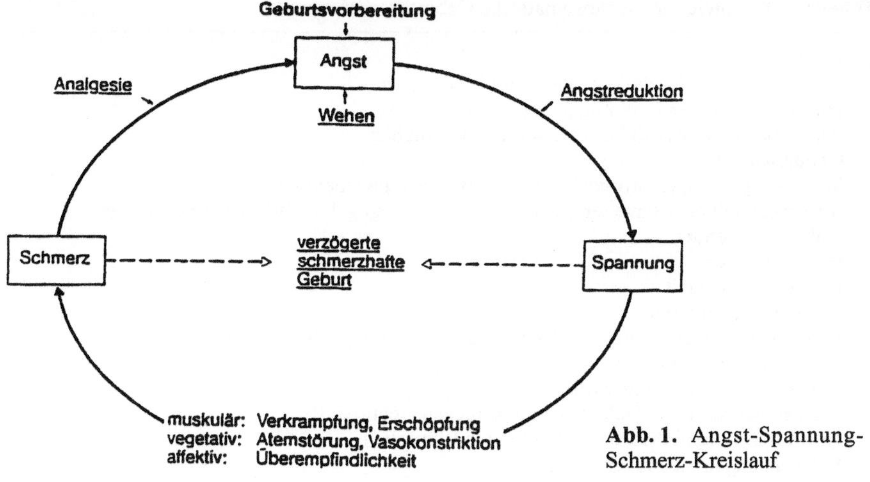

Abb. 1. Angst-Spannung-Schmerz-Kreislauf

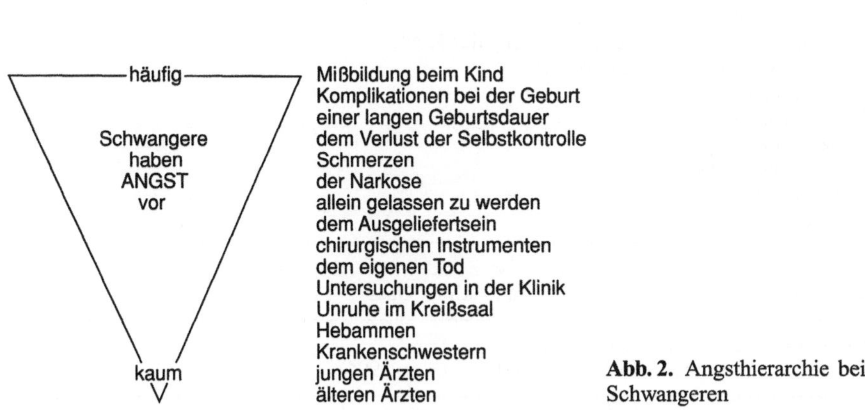

Abb. 2. Angsthierarchie bei Schwangeren

allem erweiterte Formen verstanden werden, die Informationen, Gymnastik, Entspannungsübungen und Elemente aus der englischen und französischen Methode enthalten (Tabelle 2).

Aus einer Literaturrecherche zum Thema psychosomatische Geburtsvorbereitung geht hervor, daß es zwar eine Reihe von Empfehlungen und Übersichten gibt, daß aber statistische Erhebungen mit verwertbaren Zahlen selten sind. Man darf hier nicht zu kritisch mit der psychosomatischen Medizin verfahren, da es in der Tat schwierig ist, die weichen Daten einer psychosomatischen Geburtsvorbereitung und die Intensität von Schmerz und Geburtserleben zu gewichten. Weiterhin ist das angewendete Spektrum von psychoprophylaktischen Maßnahmen meist so unterschiedlich, daß Zahlenvergleiche schwierig sind.

Die Dissertation von Wunderle (1993) an 200 Müttern der I. Universitäts-Frauenklinik München zeigte, daß die Patientinnen selbst der psychosomatischen

Tabelle 2. Beispiele für psychosomatische Geburtsvorbereitung

1. Inhalte
   Physiologie und Psychologie der Schwangerschaft
   Hinweis auf Noxen (Nikotin, Medikamente, Streß)
   Angstabbau durch Aufklärung über den natürlichen
   Geburtsablauf
   Vorstellung der apparativ-technischen Überwachungsmethoden
   Information über Schmerzerleichterung (s. Tab) und geburtshilfliche Operationen
   ambulante Geburt
   Geburtserleben
   Partneranwesenheit
   Beziehung zum Kind
   Möglichkeit der Besichtigung der für die Geburt ausgewählten Klinik
   Fragen des Wochenbettes
   Mutter-Kind-Beziehung, Stillen
   Darstellung des roten Fadens der hauseigenen Geburtshilfe
   Hinweis auf Flexibilität bei individuellen Wünschen
   Entspannungsübungen, Gymnastik
   Körperpflege
   Mutterschutzgesetz, soziale Hilfen
   Ernährung des Säuglings und des Kleinkindes
   körperliche und seelische Entwicklung des Kindes
   Vorsorgeuntersuchung, Impfungen
2. Durchführende Personen
   Geburtshelfer
   Hebamme
   Krankengymnastin
   Kinderarzt
   Psychosomatiker

Tabelle 3. Ergebnisse, Universtitäts-Frauenklinik Graz

Psychosomatische Geburtsvorbereitung
(Studie (n = 1242) zum Erfolg: Walcher, Univ. Graz, 1994)

Frauen mit psychosomatischer Geburtsvorbereitung zeigen

- *eine signifikant niedrigere Kaiserschnittrate*
  (sek. Sectio 4,5%, Kontrollgruppe 9,2%)
- *eine positivere Einschätzung des Geburtserlebens*

Keine signifikanten Unterschiede bestehen in Untersuchungsgruppe und Kontrollgruppe in Bezug auf *Geburtsdauer* und *Schmerzangabe*

Geburtsvorbereitung großen Wert zumessen. Eine solche subjektive Einschätzung ist durchaus wichtig, da sie vielen Schwangeren – vor allem Erstgebärenden – Sicherheit geben.

Walcher (1994) von der Universitäts-Frauenklinik in Graz, der sich über viele Jahre mit der Evaluierung von Geburtsvorbereitung befaßt hat, hat an einer großen Zahl von Frauen folgende in Tabelle 3 zusammengefaßte Ergebnisse zusammengestellt.

Ich möchte nun einen Blick auf die internationale Literatur werfen, da sich hieraus wichtige Aussagen für die psychosomatische Geburtserleichterungen ergeben.

Tabelle 4. Ergebnisse, Doulas in Guatemala

Forschungsergebnisse aus Guatemala zur psychosomatischen Geburtshilfe
Klaus M, Kennell J, Robertson S, Sosa R (1986) Effects of social support during parturition,
Br Med J 293, 585–587

Einsatz einer Doula für Erstgebärende (Begleitmutter, griech. „Dienerin der Frau")

	Untersuchungsgruppe n = 168	Kontrollgruppe n = 168
Analgetica	4%	19%
PDA	11%	61%
Geburtsdauer	7,7 Std.	15,5 Std.
Sectiofrequenz	7%	19%

Sie beziehen sich nur zum Teil auf den Geburtsschmerz – lassen aber eine Aussage über den Sinn und Erfolg eingesetzter psychoprophylaktischer Methoden zu.

Marshall Klaus und John Kennell von den Universitäten in San Franzisco und Cleveland haben verschiedenste Studien zur Geburtsvorbereitung vorgenommen. Es handelt sich hier um den Einsatz einer dauerhaften Doula – einer Begleitmutter – die viele Ängste von einer Erstgebärenden nehmen kann. Dies ist eine Art psychosomatischer Geburtsvorbereitung, die nicht ganz vergleichbar mit den Vorstellungen in Deutschland sind, die aber über den Effekt einer psychosomatischen Geburtsvorbereitung viel aussagen (Tabelle 4).

Aus diesen Zahlen geht hervor, daß eine Begleitmutter für Erstgebärende zu

– signifikant geringerem Schmerzmittelverbrauch führt.
– eine durchschnittlich geringere Geburtsdauer vorliegt und
– eine niedrigere Sectiorate auffällt.

Eine multizentrische Studie von Klaus und Kenell (1992) bestätigte in San Franzisco, Cleveland und Houston die bereits in Guatemala gemachten Erfahrungen. Zusammengefaßt ergaben 1217 Fälle von Begleitmuttereinsatz einen signifikanten Effekt in Richtung

– kürzere Eröffnungsperiode
– weniger Schmerzmittelverbrauch unter der Geburt
– weniger operative Entbindungen
– weniger Probleme im Wochenbett.

Schließlich wurde von Chalmers und Wolman (1993) eine weitere Studie mit Doulas bei Erstgebärenden in Südafrika durchgeführt (Tabelle 5).

Die subjektive Einschätzung der Mütter der Untersuchungsgruppe zeigte signifikant

– weniger Schmerzerleben bei der Geburt
– weniger Ängstlichkeit und was als allgemeines Ziel einer psychosom. Geburtsvorbereitung wichtig ist
– mehr gemeinsame Aktivitäten mit dem Kind.

Tabelle 5. Ergebnisse, Doulas in Südafrika

Neue Forschungsergebnisse zur psychosomatischen Geburtshilfe
Quelle: Chalmers B, Wolman W, Social support in labor. Journ Psychosom Obstet gynaecol 14,
1993, 1–15

Einsatz einer Doula für Erstgebärende (Begleitmutter, griech. „Dienerin der Frau")

Untersuchungsgruppe und Kontrollgruppe n = 189
Ergebnis:

Die subjektive Einschätzung der Mütter der Untersuchungsgruppe
1 Tag p. p. war gegenüber der Kontrollgruppe gekennzeichnet durch signifikant:

– weniger Schmerzerleben
– weniger Ängstlichkeit
– mehr gemeinsame Aktivitäten mit dem Kind

Zusammenfassung

Die psychosomatische Geburtsvorbereitung wird aufgrund der Bewertung durch
die Mütter selbst als wichtig erachtet. Dies hat auch dazu geführt, daß in vielen
Kliniken Kurse für psychosomatische Geburtsvorbereitung angeboten werden.
Diese Kurse beinhalten meist Elemente verschiedener klassischer Geburtsvor-
bereitungsmethoden, so z. B. solcher der englischen, der französischen oder auch
der suggestiven Schulen. Obwohl die verschiedenen Geburtsvorbereitungskurse
die gleichen Ziele verfolgen – nämlich zu einer Geburt in Sicherheit und Geborgenheit zu kommen – ist es nur schwer möglich, exakte statistische Vergleiche
anzustellen. Die aufgezeigten Studien lassen jedoch den Schluß zu, daß sich eine
psychosomatische Geburtsvorbereitung auf die meisten Patientinnen günstig auswirken. Dies betrifft einmal das Geburtserleben der Mutter. Auch andere Variablen
wie das Schmerzerleben, die Geburtsdauer und operative Entbindungen werden im
psychosomatischen Sinne positiv beeinflußt. Eine Empfehlung zur Teilnahme an
psychosomatischen Geburtsvorbereitungskursen kann somit allen Müttern, im
besonderen den Erstgebärenden gegeben werden.

Literatur

Chalmers B, Wolman W (1993) Social support in labor. Journ Psychosom Obstet gynaecol 14,
    1–15
Dick-Read G, Natural Childbirth. Heinemann, London 1933; deutsch: Die natürliche Geburt,
    Hoffmann & Campe, Hamburg 1950, 1971
Klaus M, Kennell J, Robertson S, Sosa R (1986) Effects of social support during parturition.
    Br Med J 293, 585–587
Lamaze F, Velay P (1956) Analgesie psychologique en obstetrique. Pergamon, Oxford
Stauber M (1992) Psychosomatische Geburtsvorbereitung. In: Beck L u. Dieck W: Analgesie
    und Anästhesie in der Geburtshilfe, Thieme-Verlag, Stuttgart
Velvoleski IS (1960) Painless Childbirth through Psychoprophylaxis. Foreiign Languagues,
    Moskau
Walcher W (1995) Psychosomatische Geburtsvorbereitung an der Univ.-Frauenklinik Graz,
    Abstract für den 11. Internationalen Kongreß für psychosomatische Geburtshilfe und Gynä-
    kologie, Basel

Wunderle S (1992) Untersuchungen zur Situation der Geburtshilfe an der I. Universitäts-Frauenklinik München unter besonderer Berücksichtigung psychosozialer Aspekte, Inauguraldissertation an der LMU München

Medikamente gegen Geburtsschmerzen

J. Jage

Der Geburtsschmerz ist stark, er wird von den meisten Gebärenden zeitweilig als unerträglich empfunden. Die Therapie dieser periodischen Schmerzen ist Ermesssenssache des Geburtshelfers, auch die Position der Hebamme hängt von verschiedenen Faktoren ab. Der Leidensdruck durch teils extrem empfundene Schmerzen soll gegebenfalls gemindert werden. Vor allem aber muß der Gesichtspunkt schmerzbedingter mütterlicher und fötaler organischer Belastungen gesehen werden. Eine adaptierte Schmerztherapie kann den Geburtsverlauf günstig beeinflussen.

Die systemische Analgesie ist nur *ein* Weg, den geburtshilflichen Verlauf zu erleichtern (Chestnut). Sie kann nicht an die analgetische Effizienz der epiduralen Analgesie heranreichen (Thorp), außerdem sind die Nebenwirkungen auf das Neugeborene stärker. Dies gilt erst Recht im Vergleich zu anderen Verfahren wie der Akupunktur.

Dennoch sollte die systemische Analgesie ein Angebot für *die* Gebärende sein, die invasive Verfahren ablehnt oder bei der andere Therapiemöglichkeiten nicht angewendet werden. Erforderlich wird sie u. U., wenn infolge der Schmerzen der Geburtsablauf verzögert ist.

Antipyretische Analgetika sind nicht geeignet. Als Opiate sind anwendbar das Pethidin (Dolantin) oder das Pentazocin (Fortral). Deren ungünstige Auswirkungen auf die Mutter (Pentazocin) oder das Neugeborene (Pethidin) werden in Tabelle 1 beschrieben. Günstig und bisher im Kreißsaal leider fast unbekannt ist die Methode der Verabreichung des Opiats Nalbuphin über ein Patienten-gesteuerten Selbstinjektionssystem (i. v. PCA) mit gering dosierten, häufigeren Einzelboli. Die Zufriedenheit der Patientinnen, die unter der Geburt ein Selbstinjektionsgerät benutzen, ist groß (Podlas) (Tabelle 2). Schmerzen werden eher toleriert (Gamble). Die respiratorische Sicherheit des Systems ist hoch.

Nalbuphin ist ein partieller Agonist, es hat daher nur einen eingeschränkten Dosisspielraum bzw. einen frühzeitig ausgeprägten Sättigungseffekt, der etwa bei 50–60 mg auftritt. Oberhalb dieser Dosis ist keine stärkere Analgesie erreichbar. Bei Dosissteigerung ist aber auch hinsichtlich der möglichen Atemdepression keine Zunahme zu befürchten (Romagnoli). Die sedierende Nalbuphinwirkung, die nach i. m.- oder i. v.-Gabe höherer Dosierungen deutlich ist, ist nach der niedrigdosierten i. v.-Gabe geringer (Tabelle 2; Frank, Podlas). Nalbuphin unterliegt nicht der Btm-Verordnung.

Spasmolytika (Buscopan i. v., SpasmoCibalgin Supp.) können gegebenenfalls spastisch beeinflußte Geburtssituationen lösen. Benzodiazepine und Sedativa sollten nur einen geringen Stellenwert haben.

Tabelle 1. Verwendung von Opiaten zur geburtshilflichen Analgesie (Frank, Klockenbusch, Podlas)

Opiat	Beurteilung der Verwendbarkeit	Gründe	
Morphin Pethidin (Dolantin)	nicht günstig nicht günstig (bedingt anwendbar)	Neugeborenes: Neugeborenes:	Atemdepression Niedrige Apgar-Werte Atemdepression, Sedierung; auch Unruhe, Erregbarkeit, Krämpfe
		Fakten dazu:	
		—	rasche transplazentare Diffusion, nach 1 h sind >75% der mütterlichen Konzentration im Fötalblut nachweisbar;
		—	Eliminationshalbwertzeit ist 23 h vs. 3 h der Mutter; Konzentration des aktiver Metaboliten Norpethidin steigt an, er verbleibt noch länger als bei Erwachsenen (t/2 16 h) im Neugeborenen;
		—	Apgar-Werte nicht gut, wenn letzte Pethidingabe >1 h vor der Geburt war (Ursache: Pethidin- und Norpethidinanstieg);
		—	schlechte Sauerstoffsättigung, wenn 2–4 h vor der Geburt 100–150 mg Pethidin gegeben wurden; Mutter: Uterusaktivität gemindert, auch schon nach 50 mg (Petrie), geringe Analgesie;
Buprenorphin (Temgesic)	nicht günstig	Neugeborenes: Mutter:	anhaltende Sedierung; nicht ausreichende Analgesie;
Pentazocin (Fortral)	nicht günstig	Mutter:	Halluzinationen, Panikgefühl (5%); Belastung des pulmonalen Kreislaufs; Dosissteigerung nur begrenzt möglich;
Nalbuphin (Nubain)	günstig	Neugeborenes: Mutter:	keine Besonderheiten, wenn im PCA-Verfahren angewendet (siehe Text); rascher Wirkungseintritt; inaktive Metabolite; Sedierung nach i. m. dies tritt jedoch wesentlich geringer auf, wenn niedrig dosierte intermittierende i. v.-Gabe über ein PCA-Gerät; Falls Überdosis, Naloxon-reversibel

Tabelle 2. Patientenangabe zu ihren Schmerzen nach Nalbuphingabe (10–20 mg i.v. alle 4–6 Stunden- Kontrollgruppe; n = 66) vs. PCA-Gerät (patient controlled analgesia) mit Nalbuphin (Beginn mit 2–4 mg i.v., gefolgt von Bolusmöglichkeit von 1 mg alle 6–10 Minuten- PCA-Gruppe; n = 82) (nach Podlas)

	Kontrollgruppe	PCA-Gruppe
Schmerzbefreiung (1 = keine, 10 = exzellent)	$6{,}08 \pm 2{,}34$	$7{,}71 \pm 2{,}37$ **
Schläfrigkeit (1 = extrem, 10 = keine)	$5{,}64 \pm 2{,}91$	$7{,}32 \pm 2{,}45$ **
Erweckbarkeit (1 = keine, 10 = volle)	$6{,}67 \pm 2{,}47$	$9{,}11 \pm 1{,}84$ *
Zufriedenheit (1 = gering, 10 = hoch)	$5{,}98 \pm 2{,}24$	$9{,}63 \pm 1{,}32$ *

* $p < 0{,}001$.
** $p < 0{,}002$.

Die Inhalation von Lachgas wird in den meisten Fällen dem raschen Wehenwechsel nicht gerecht werden können (Carstoniu), da eine minimale Inhalationszeit von 1–2 Minuten Voraussetzung zur Wirksamkeit ist. Tierexperimentelle DNS-Synthesebefunde lassen diese Methode eher in den Hintergrund treten.

Generell gilt, daß die i.m. Gabe eines Opiats infolge höherer Dosierungen potentielle Risiken für Mutter und Kind darstellt. Demgegenüber ist es stets günstiger, mit verdünnten, gering dosierten intravenösen Opiatgaben die Schmerzen allmählich zu titrieren. Das schafft Sicherheit für Mutter und Kind, jedoch logistische Probleme – wer soll das immer durchführen? Eine Antwort darauf kann sein, die in der postoperativen Analgesie weltweit zum Standard gewordene patient controlled analgesie (PCA) mit mikroprozessorgesteuerten Geräten auch im Kreißsaal anzuwenden.

Unter allen vergleichbaren systemischen Analgesiemöglichkeiten ergibt sich aus heutiger Sicht, daß dem Opiat Nalbuphin (mit der PCA-Methode) gegenüber dem i.m. injizierten Pethidin (Dolantin) der Vorrang gegeben werden sollte. Pethidin und Pentazocin (Fortral) sind gleichermaßen nur bedingt geeignet, Vor- und Nachteile jedes einzelnen für Mutter und Kind müssen abgewogen werden (Tabelle 1). Aber auch die PCA vermag es nicht, die Indikationen einer periduralen Analgesie wie z.B. die komplizierte Geburt (Albrecht) zu ersetzen (Gestose, kardiovaskuläre und respiratorische Störungen, Diabetes mellitus, die plazentare Insuffizienz, Zwillings- und Frühgeburt, Beckenendlage).

Literatur

Albrecht H (1989) Gynäkologe 22:115–120
Chestnut DH, McGrath JM, Vincent RD et al. (1994) Anesthesiology 80:1201–1208
Carstoniu J, Levytam S, Norman P et al. (1994) Anesthesiology 80:30–35
Frank M, McAteer EJ, Cattermole R et al. 81987) Anaesthesia 42:697–703
Gambling DR, McMorland GH, YU P et al. (1990) Anesth Analg 70:256–261

Klockenbusch W, Beck L (1993) Der Schmerz 8:5–11
Petrie RH, Yeh S, Barron BA et al. (1993) J Maternal Fetal Med 2:159–164
Podlas J, Breland BD (1987) Obstet Gynecol 70:202–204
Ramagnoli A, Keats AS (1980) Clin Pharmacol Therap 27:478–485
Schwickerath J, Wolff F (1991) Geburtsh u. Frauenkeilk 51:897–900
Thorp JA, Hu DH, Albin RM (1993) Am J Obstet Gynecol 169:851–858

Gyn-Ökologie

H. Pomp und V. Zahn

Bericht

Teil 1
H. Pomp

Erstmalig wurde auf einem Kongreß der Deutschen Gesellschaft für Gynäkologie und Geburtshilfe dank der Initiative des Präsidenten, Herrn Prof. Hepp, die Thematik „Ökologie in der Geburtshilfe und Frauenheilkunde" aufgegriffen.

Ökologisches vernetztes Denken und Handeln in der Frauenklinik und Frauenarztpraxis bedeutet eine neue Dimension unseres ärztlichen Auftrages. Aus der Vielfalt der Aufgabenfelder seien nur einige aufgeführt: Krankenhaus- und Praxisbau, Einrichtung, operatives Instrumentarium, Pflege, Management, Medikation, Versorgungs- und Entsorgungsströme. All diese Gebiete sind nach umweltschonenden Gesichtspunkten auszurichten. Als Anleitungshilfen dienen Arbeiten u. a. von Daschner, Janischowski, Zahn und eigene Veröffentlichungen.

Beispiel: Krankenhaus- „Ökotektur"
Der gesunde Mensch befindet sich 90%, der kranke 100% im umbauten Raum. Technisierung bestimmt häufig das Wesen der Krankenhausarchitektur. Es ist geboten eine Rückkehr zum menschlichen Maß. Daher ist eine wichtige Forderung bei Neubauplanung und Renovierung, biologische und ökologische Aspekte einfließen zu lassen. Wir müssen ein „Biotop"-Krankenhaus – auf die Sinneslage des erkrankten Menschen abgestimmt – schaffen.

Bei der Ökotektur eines Krankenhauses oder einer ärztlichen Praxis müssen energie- und materialsparende Bauweisen sowie umweltschonende Ver- und Entsorgungssysteme genutzt werden. Ergänzt zum Wissen der konventionellen Bautechnik kommen Erkenntnisse der Toxikologie, Naturheilkunde, Psychologie, Geobiologie hinzu. Der ganzheitlich ökologisch fundierte Planungsansatz führt auch zu einem umweltfreundlichen Betrieb eines Gebäudes. Bewußte Berücksichtigung sinnesbeeinflussender Faktoren, wie Ästhetik, Optik, Akkustik, Geruchssinn führen zur Lebensfreude und Gesundung des Menschen.

Beispiel: Apparative Ausrüstung
Es ist heute angesichts der ökologisch bedenklichen „Schrottberge", zum Beispiel von ausrangierten PC's, Ultraschalleinrichtungen, Laborgeräten etc. ein umwelt-

schonender Beschaffungsprozeß abzustimmen. Zusammen mit den Verantwortlichen der technischen Abteilung, des Einkaufes, den Anwendern und Entsorgern ist das Apparateprodukt einer Kostennutzung und einem Ökoaudit zu unterziehen. So gibt es u. a. auf dem Ultraschallapparate-Anbietermarkt Firmen, die eine Grundauslegung ihres Produktes so geplant haben, daß zukünftig bis zu zehn Jahren nur durch Auswechslung oder Zurüstung Grundeinheiten weiter dem Stand der Technik genügen.

Beispiel: Medikamente
Auch Medikamentenverbrauch kann durch Einsatz neuer Verteilersysteme (Baxter), neue galenische Zubereitung und Einsatz von modernen Applikationstechniken erhebliche Kostenreduktion und ökologische Entlastung bei optimierter medizinischer Wirkung bringen. Als Beispiel ist hier die Bolustokolyse mit Intervallapplikationstechnik genannt.

Vergleichende Berechnung des „Partusisten"-Verbrauchs bei kontinuierlicher und Bolustoklyse
Die Berechnung erfolgt an einem theoretischen Beispiel;

Tokolysedauer 5 Tage = 120 h,
aufgrund eigener Erfahrung sowie aus der Literatur bekannt haben folgende Konzentrationen gleiche tokolytische Potenz:
Bolustokolyse alle 2 min, 0,004 mg entspricht Dauertokolyse von 0,003 mg/min;

Verbrauch Bolustokolyse:
2 Amp. „Partusisten" = 1,0 mg bei 0,004 mg/2 Minuten = 1000 min,
1000 min/60 = 8,3 h;
je 8,3 h Verbrauch von 2 Amp. „Partusisten";
Dies bedeutet einen Verbrauch von 28,9 Ampullen in 120 h.

Verbrauch kontinuierliche Tokolyse:
4 Amp. „Partusisten" = 2,0 mg bei 0,003 mg/min = 666,8 min,
66,8 min/60 = 11,1 h;
je 11,1 h Verbrauch von 4 Amp. „Partusisten".
Dies bedeutet einen Verbrauch von 43,2 Ampullen in 120 h.

Beispiel: Ökologische Vorgehensweise in Funktionsabteilungen der Gynäkologie, gynäkologischer OP, Kreißsaal und Intensivstation als große Materialverbrauchsstellen für Einwegmaterial, Wäsche und Medikamente.
Eine Vielzahl von Einweginstrumenten (Laparoskopie) sind heute zu ersetzen durch Mehrweginstrumente. Außer daß der finanzielle Vorteil offenbar ist (zum Beispiel Einwegtrokar 80,– DM gegenüber Mehrwegtrokar 360,– DM), ergeben sich ökologische Vorteile:

weniger Materialverbrauch – keine Einwegverpackung – keine speziellen Entsorgungswege.

Der Wäscheverbrauch kann im OP und Kreißsaal und im Routinebetrieb reduziert werden. Dazu ist es notwendig, daß eine Projektgruppe, bestehend aus Wäschezulieferern, OP-Team und Wäscherei, sich zusammenschließt. Dies führt zur Optimierung des Textildesigns – Verkleinerung der Zuschnitte – Optimierung der Frequenz des Wäscheeinsatzes und Reduzierung unnötiger und agressiver Waschmittel (bei 800 Geburten konnte 1 Tonne/a Wäsche auf diese Weise eingespart werden).

Beispiel: Hygiene
Der Einsatz von Grobdesinfektions- und Feindesinfektionsmitteln, die bei aller gepriesenen „biologischen Abbaubarkeit" umwelt- und personal-belastende Stoffe darstellen, unterliegt einem Umdenkungsprozeß. Dies kann nur mit den Herstellern, Verwendern (Reinigungs- und Pflegekräften) und der Hygienekraft sinnvoll geschehen. Zuviele Richtlinien vom grünen Tisch, die kritiklos übernommen wurden und in der Praxis nur scheinbar vollzogen werden, müssen in dem oben erwähnten Gremium abgestimmt werden. So wird eine Vielzahl von Flächen und Gegenständen, z.B. Infusionshalter, normale Krankenzimmer oder Klosettbecken unnötigerweise desinfiziert, auch Pflegeinstrumente werden sterilisiert, bei denen eine einfache chemische Desinfektion ausreicht.

Beispiel: Wertstoffsammlung
Die Unübersichtlichkeit der Wertstoffsammlung selbst und ihrer Systeme muß abgestimmt werden auf die Machbarkeit vor Ort. Bei einer schon heute erreichten Recyclingquote von 40% kann man davon ausgehen, daß die Reduktion in viel größerem Maße möglich ist. Es gibt Kliniken, die bereits eine Verringerung von 70% des Abfalls erreicht haben. Eklatante Abfallreduzierungen sind beim sogenannten „Sondermüll" durch strenge Überprüfung der Einschlußkriterien und Aufstellungslogistik im Krankenhaus möglich. So kann nach Einführung eines abgestimmten Systems mit Pflege- und Hygienekräften die Entsorgungsreduzierung von 90% erreicht werden.

Relevante ökologische Neuerungen für den Klinikalltag und ökologische Forschungserkenntnisse sind zur Zeit schwierig zu überblicken.

In vielen wissenschaftlichen Fortbildungszeitschriften der verschiedenen Disziplinen der Medizin sind unter „ferner liefen" Artikel über die Ökologie zu finden. Hier ist es dringend geboten, in einer maßgebenden gynäkologischen Zeitschrift laufende Rubriken einzurichten, in der zusammengefaßte umweltrelevante neue Erkenntnisse laufend dargelegt werden.

Ökologie in der Frauenklinik verlangt übergreifende Umweltkonzepte. Hierzu dient die Kooperation mit anderen klinischen Disziplinen, mit medizinisch-wissenschaftlichen Gesellschaften. Darüber hinaus müssen auch andere Berufssparten und Institutionen der Wirtschaft einbezogen werden.

Ökologisches Handeln heißt, in der Frauenklinik und Praxis unsere Arbeitsplatzgrenzen zu überwinden, um die Herausforderung der Zukunft anzunehmen, einen Versöhungsprozeß mit der Natur einzuleiten, der eine Grundvoraussetzung für das gesunde Leben der nächsten Generationen ermöglicht.

Literatur

Daschner F (1994) „Umweltschutz in Klinik und Praxis". Springer, Berlin Heidelberg New
   York Tokyo
Daschner F (1992) „Praktische Krankenhaushygiene und Umweltschutz". Springer, Berlin
   Heidelberg New York Tokyo
Janischowski A (1990) „Umweltorientiertes Krankenhausmanagement". Springer, Berlin
   Heidelberg New York Tokyo
Pomp H (1990) „Ökologie im Krankenhaus". Schriftenreihe AOK Essen
Zahn V (1991) „Umweltmedizin – Angewandter Umweltschutz im Gesundheitswesen". Verlag
   UMGEWE Straubing
Zahn V „Faustregeln zur ökologischen Reformierung der Frauenheilkunde in Praxis und
   Klinik". Verlag UMGEWE Straubing

Teil II
V. Zahn

Etwa 15 % aller verheirateten Paare in den Industrienationen sind ungewollt
unfruchtbar. Das bedeutet, daß jedes 7. Paar davon betroffen ist und auf Deutschland bezogen, sind das insgesamt 600 000 Ehepaare, das entspricht etwa 1,2 Mio.
Menschen, den Bewohnern einer Großstadt wie München. Der Schädigungsme-
chanismus ist vielfältig, wobei besonders das Immunsystem geschädigt wird und
das feine hormonelle Regulationssystem gestört wird. Es wird sowohl die Fertilität
des Mannes als auch der Frau geschädigt.

Dies drückt sich in den Industrienationen in einer verminderten Spermienzahl
von durchschnittlich 50 Mio. Samenfäden aus. Im Gegensatz zum Mann, dessen
Spermien sich erst vom Alter der Geschlechtsreife an immer wieder neu entwickeln und daher mit zeitlich begrenzten Umweltbelastungen besser umgehen
können, sind bei der Geburt von Mädchen bereits alle in ihrem Leben zur Verfügung stehenden Keimzellen vorhanden. Wird die Schwangerschaftsphase der
Mutter durch Umweltgifte belastet, besteht die Gefahr, daß das in den Eizellen
gelegte Erbgut irreparabel geschädigt wird.

Der Wirkungsmechanismus der Schadstoffe ist vielseitig. Sehr viele Gifte reichern sich im Gehirn an, so daß es zu Neurotransmitterstörungen und einer man-
gelhaften Sekretion der hypothalamisch-hypophysären Hormone kommt, woraus
Eireifungsstörungen im Ovar resultieren können. Auch die Schilddrüse ist eng mit
der Fortpflanzung verknüpft. Da die Schilddrüse empfindlich auf Strahlung
reagiert, ist sie sehr störanfällig. Zahlreiche Schadstoffe reichern sich in der
Nebennierenrinde an, weil sie besonders fetthaltig ist.

Dort werden aber zahlreiche Steroide gebildet, die entweder direkt auf die Ovarialfunktion einwirken können oder auf die hypothalamisch-hypophysäre Achse.
Durch eine veränderte Steroidproduktion infolge der Beeinflussung von Enzymen
können Hyperandrogenämie und damit Hirsutismus und Alopezie entstehen, sowie
polycystische Ovarien und Anovulation. Schließlich können Schadstoffe direkt auf
die Ovarien und das Endometrium einwirken.

Der Kontakt mit diesen Umweltgiften muß nicht zur Sofortwirkung von Vergiftungserscheinungen führen. Gerade schwere Folgeschäden, Krebskrankheiten,
Mißbildungen beim Ungeborenen, Veränderung des Erbgutes und Unfruchtbarkeit

treten oft sehr viel später auf. Zwischen dem Kontakt, der Anreicherung der Gifte im menschlichen Fettgewebe und dem Eintreten einer Gesundheitsschädigung können 5 bis 30 Jahre vergehen. Je älter der Mensch wird, umso mehr Schadstoffe reichern sich in seinem Fettgewebe an.

Belastung der Muttermilch
In der Frauenmilch findet sich das gesamte Spektrum schwer abbaubarer chlorierter Kohlenwasserstoffe, Schwermetalle und Dioxine.

Beim Stillen erfolgt hier nun die weitere Schädigung des heranwachsenden Kindes. Nach Ansicht des Umweltbundesamtes ist die Dioxinbelastung derart hoch, daß ein hinreichender, an den Prinzipien der Vorsorge des Gesundheitsschutzes zu messender Sicherheitsabstand nicht mehr gewährleistet ist. Trotz aller Umweltschutzmaßnahmen der Regierung ist kein Rückgang der PCB-Belastung z. B. in der Muttermilch zu verzeichnen. Es gibt niemanden in Wissenschaft und Politik, der diese Belastung durch Umweltgifte bestreiten würde. Dennoch läßt die Lösung dieses Problems auf sich warten. Eine Lösung, die sich nur auf eine Handvoll Umweltgifte von 100tausenden produzierter Chemikalien in der Muttermilch bezieht. Anstelle der Vermeidung bleibt den Frauen nur das Angebot, ihre Muttermilch kostenlos untersuchen zu lassen.

Krebsrate der weiblichen Brust
Zum Schluß möchte ich noch auf eine weitere Bedrohung des weiblichen Geschlechts durch Umweltgifte eingehen, die den Mann so gut wie gar nicht betrifft.

Es ist die Zunahme des weiblichen Brustkrebses, ohne daß die Naturwissenschaften eindeutige Erklärungen abgeben können.

Paterok in Erlangen veröffentlicht seit Jahren die Erkrankungsrate des weiblichen Brustkrebses, wobei in den letzten Jahrzehnten ein deutlicher Gipfel der Brustkrebserkrankung in jüngeren Jahren zu verzeichnen ist, so daß derzeit die Erkrankungshäufigkeit um das 50. Lebensjahr ist. Außerdem konnte Paternok feststellen, daß trotz aller sog. moderner Behandlungsverfahren die Sterberate unverändert in den untersuchten Zeiträumen geblieben ist.

Zusammenfassung
In diesem Sinne wäre es notwendig, daß Medizin, Wissenschaft und Politik die fruchtbarkeits-, fortpflanzungs- und krebsschädigende Wirkung von Schwermetallen und Chemikalien als ein Symptom zunehmender Gesundheitsschädigung durch Umweltgifte ernstnehmen.

Jedes 7. Paar in der Bundesrepublik ist von Unfruchtbarkeit betroffen. Immer häufiger verhindern Umweltgifte die Erfüllung des Kinderwunsches.

Die Zeit drängt. Letztlich geht es um die Frage, inwieweit das vom Menschen verursachte Artensterben in der Natur ihn selbst schon erreicht hat und was dagegen noch getan werden kann. Nur so könnten Strategien zur Prävention erarbeitet werden, die dann zumindest den folgenden Generationen zugute kämen.

Wir Ärzte sind aufgerufen, diese Zusammenhänge anzuerkennen, um damit Anwalt für unsere Patienten zu werden.

Fortschritte in der Diagnostik und Therapie des Ovarialkarzinoms

R. Osmers und R. Winter

Bericht

Im Gegensatz zu anderen gynäkologischen Malignomen sind die diagnostischen Möglichkeiten beim Ovarialkarzinom bisher äußerst beschränkt gewesen. Dieses wird durch die Tatsache reflektiert, daß zum Zeitpunkt der Diagnostik der weitaus überwiegende Teil der Fälle sich in den prognostisch ungünstigen Stadien FIGO III und IV befindet. Die Palpation war bisher der empfindlichste Parameter zur Früherkennung des initial nahezu symptomlosen Ovarialkarzinoms, jedoch hat Barber bereits darauf hingewiesen, daß auf 10000 vaginale Untersuchungen maximal ein Ovarialkarzinom gefunden wird, das sich dann aber auch meistens in einem prognostisch ungünstigen Stadium befindet [1]. Bei wenig ausgeprägten Risikoparametern, abgesehen vom Alter und familiärer Belastung, konzentrierten sich Früherkennungsmethoden auf serologische Tumormarkernachweise bzw. Punktionszytologien. Beide Wege haben sich zur Früherkennung des Ovarialkarzinoms als bisher nicht erfolgreich erwiesen. Den vielversprechendsten Ansatz zeigt bisher in der Diagnostik zweifelsohne die Sonographie, insbesondere die Vaginalsonographie. Auch mit ihrer Hilfe gelang es bisher nicht sicher zwischen benigne und maligne zu differenzieren. Einen neuen Ansatz stellen Wischnik et al. [11] mit dem Versuch der rechnergestützten Texturanalyse von Ovarialtumoren vor. Die Ultraschallbilder ovarieller Tumoren wurden hierbei in bezug auf die Grauwertstatistik und Mikrotexturanalyse beurteilt. Die Ergebnisse von insgesamt 65 Ovarialtumoren wurden von den Autoren mit dem histologischen Befund korreliert. Hierbei zeigt sich, daß diese Methode unter der Voraussetzung einer automatischen Standardisierung und Verfügbarkeit unter Umständen eine reproduzierbare Interpretationshilfe bei sonographisch erfaßten Ovarialtumoren darstellen könnte.

Wenn auch die bekannten klassischen Tumormarker wie CA 125 sicherlich nicht in der Lage sind, den Ansprüchen zur Früherkennung von Ovarialtumoren stand zu halten, so zeigt sich in einer Arbeit von Nagele et al. [8], daß bei insgesamt 201 vorgestellten Patientinnen mit Ovarialkarzinom FIGO I CA 125-Werte über 65 U/ml signifikant niedrigere Fünfjahres-Überlebensquoten (49,7%) gegenüber 92,5% bei Patientinnen mit CA 125-Werten < 65 U/ml hatten. Die arbiträr festgelegte Grenze von 65 U/ml müßte in weiteren prospektiven Studien bestätigt werden, wobei die Korrelation zwischen Tumorgröße und CA 125-Wert in dieser interessanten Arbeit fehlt.

Ein neuer kommerziell angebotener Tumormarker CASA (cancer associated serum antigen) wurde bei insgesamt 231 Patientinnen mit unterschiedlichen benignen und malignen Erkrankungen von Lieder et al. [6] eingesetzt. Hierbei zeigt sich, daß CASA bei Borderline-Tumoren und frühen Ovarialkarzinomen wie CA 125 durch eine hohe Zahl falsch negativer Befunde gekennzeichnet ist und selbst bei Ovarialkarzinomen nur in 61 % der Fälle erhöht war (CASA > 4 U/ml). Interessant ist in diesem Zusammenhang die Mitteilung, daß CASA nur in 8 % der benignen Ovarialtumoren falsch positiv reagierte. Es bleibt abzuwarten, inwieweit die Kombination von CASA und CA 125 in Einzelfällen diagnostische Vorteile erbringen kann.

Zum besseren Verständnis der Tumorbiologie des Ovarialkarzinomes rücken zunehmend Analysen von Risikofaktoren in das Zentrum des Interesses. In einer ersten 14 Ovarialkarzinome umfassenden Studie wurde von Diebold et al. [2] mittels Immunhistochemie und Bildanalyse sowie Durchflußzytometrie die Ploidierate der Karzinome, deren Proliferationsaktivität (Ki67-Antikörper mib 1) sowie das myc-Onkoprotein untersucht. Des weiteren wurde das Tumorsuppressor-Gen p53 bestimmt. Veränderungen von c-myc und p53 beschrieben hierbei die Autoren häufig bei muzinösen Ovarialkarzinomen. Zur Evaluierung der klinisch-therapeutischen Relevanz dieser Ergebnisse sind jedoch größere Fallstudien unumgänglich.

Das gleiche gilt für eine Untersuchung von Tulusan et al. [10], die den Stellenwert DNA-flowzytometrisch ermittelter Proliferationsfaktoren beim Ovarialkarzinom im Zeitraum untersuchten. Bei 93 von 192 Patientinnen mit Ovarialkarzinom konnten zwischen 1985 und 1991 Tumorgewebe auf ihren DNA-Gehalt, DNA-Index und die S-Phase-Fraktion analysiert werden. Bei einem mittleren Beobachtungszeitraum von 60 Monaten konnte gezeigt werden, daß die Rezidivhäufigkeit mit allen flowzytometrisch bestimmten Proliferationsfaktoren hoch positiv korrelierte. Demzufolge haben Patientinnen mit einer niedrigeren S-Phase signifikant seltener Lymphknotenmetastasen. Die Autoren geben an, daß nur 9,5 % der Patientinnen mit lymphknotennegativem diploidem Ovarialkarzinom im Vergleich zu 56 % der Patientinnen mit lymphknotennegativem aneuploidem Tumor tumorbedingt sterben. Die Trennschärfe erhöht sich in dieser Untersuchung noch weiter, wenn die S-Phase mit der Ploidie oder dem DNA-Index kombiniert wird. Prospektive Studien mit größeren Fallzahlen müssen zeigen, inwieweit diese Erkenntnisse Einfluß auf die therapeutischen Überlegungen beim Ovarialkarzinom haben können. Der Befall der pelvinen Lymphknoten stellt nicht nur beim Zervixkarzinom und Endometriumkarzinom einen wichtigen Prognosefaktor dar. Auch beim Ovarialkarzinom ist das exakte histologische Staging für die postoperative Therapie von erheblicher Bedeutung.

Horn et al. [4] haben heterotope Drüsen in pelvinen Lymphknoten von 34 Patientinnen untersucht, die im Rahmen eines Zervixkarzinoms radikal nach Wertheim-Meigs operiert wurden. Immunhistochemisch wurden mit Antikörpern gegen Zytokeratine (MAK 6), das karzinoembryonale Antigen (CEA), Vimentin und mesotheliale Differenzierungen (HEA 125 und BER-EP 4) insgesamt 58 Lymphknoten beurteilt. Hierbei zeigte sich, daß 80 % der heterotopen Drüsen im Kapsel-, Trabekel- oder Randsinusbereich lokalisiert waren, wobei der überwiegende Teil in der Externa-Gruppe, gefolgt von der Obturatorius-Gruppe, vorkam. Nach Ansicht der Autoren läßt sich aufgrund des Nachweises einer Basalmembran und Fehlen eines zytogenen Stromas eine Endometriose ausschließen. Insgesamt demonstriert die Untersuchung, daß auch unter Zuhilfenahme verschiedener Marker eine sichere Zuordnung der Herkunft der heterotopen Drüsenzellen nicht gelingt.

Die Arbeitsgruppe Jung et al. [5] setzt sich mit der retrospektiven histomorphologischen Untersuchung operierter Teratome des Ovars im Zeitraum von 1983–1993 auseinander. Ziel der Untersuchung war es, den Anteil von Teratomen mit dem Vorkommen aller drei Keimblätter (incl. Gliagewebe) zu bestimmen und der Frage nachzugehen, inwieweit ein Zusammenhang zwischen den histologischen Befunden und dem Alter der Patientinnen sowie dem Tumordurchmesser besteht. Bei einem Altersdurchschnitt von 33 Jahren und einem mittleren Tumordurchmesser von 6 cm fanden sich bei weniger als 10% der Tumoren Anteile aller drei Keimblätter. Somit scheinen Alter und Tumordurchmesser keinen Hinweis auf die Zusammensetzung der Teratome zu liefern. Insgesamt muß jedoch der Anteil von knapp 10% Gliagewebe und die Möglichkeit der malignen Entartung als wichtiger Risikofaktor einer möglichen laparoskopisch-operativen Intervention bei Dermoidzysten angesehen werden. Verwachsungskontrolle und Metastasierung von Karzinomgewebe sowie deren Interaktionen mit dem umgebendem Bindegewebe treten ebenfalls zunehmend in den Mittelpunkt onkologischen Interesses.

Hierzu gehören Konzepte autokriner Regulationssysteme in Karzinomen. Emons et al. [3] haben hierzu Zellinien aus menschlichen Ovarial- und Endometriumkarzinomen auf ihren LH-RH-Gehalt hin untersucht. Es ist bekannt, daß beide Zellinien hochaffine Bindungsstellen für LH-RH besitzen und deren Proliferation durch LH-RH-Analoga entsprechend gehemmt wird. Die Autoren konnten zeigen, daß in allen 4 Zellinien LH-RH-Immunreaktivität und die messenger-RNA für LH-RH nachgewiesen werden konnte. Gleichzeitig gelang es ihnen, die mRNA für menschliche LH-RH-Rezeptoren beider verwendeter Ovarialkarzinomzellinien zu isolieren. Nach ihrer Meinung unterstützt das Konzept die Vorstellung eines autokrinen Regulationssystems in Ovarial- und Endometriumkarzinomen, das auf LH-RH und LH-RH-Rezeptoren basiert.

Bei der medikamentösen Therapie des Ovarialkarzinoms steht in zunehmendem Maße neben der Reduktion von Nebenwirkungen bei herkömmlicher Chemotherapie der Einsatz adjuvanter immunmodulatorischer Therapien im Zentrum des Interesses. Mallmann u. Krebs untersuchten in diesem Zusammenhang den Einfluß einer Cis-Platin-Behandlung auf die Empfindlichkeit von Tumorzellen gegenüber einer Lyse durch LAK-Zellen [7]. Hierzu wurden Kulturen von verschiedenen Tumorzellen (K 562, HH9clone 14, sowie verschiedene autologe Tumorzellen) unter Berücksichtigung einer Zeit- und Dosis-Wirkungskinetik mit Cis-Platin inkubiert und deren Lyse nach Inkubation mit LAK-Zellen von Ovarialkarzinompatientinnen und gesunden Frauen im Zytotoxizitäts-Test (Europium-Release-Test) untersucht. Nach Ansicht der Autoren kann durch eine Cis-Platin-Vorbehandlung in Abhängigkeit von der Dauer und der Konzentration die LAK-Zellaktivität peripherer Lymphozyten sowohl bei gesunden Kontrollen als auch bei Ovarialkarzinompatientinnen signifikant gesteigert werden. Hieraus wird auf einen synergistischen Wirkungsmechanismus zwischen LAK-Zellaktivität und Cis-Platin geschlossen, der bei Bestätigung durch größere Fallzahlen in adjuvanten Chemo-/Immuntherapiekonzepten beim Ovarialkarzinom mit einbezogen werden könnte.

Die Stimulation immunkompetenter Zellen steht ebenfalls im Zentrum der Arbeit von Schröder et al. [9]. Die Autoren haben mittels eines implantierten

Tenckhoff-Katheters nIL-2 bei 4 Patientinnen mit rezidivierendem Ovarialkarzinom intraperitoneal nach einer platinhaltigen First-Line-Chemotherapie instilliert. Appliziert wurde nIL-2 nach einem Dosiseskalationsschema ($5 \times 10^4 - 1 \times 10^7 U/m^2$ KOF), hierbei fand sich, daß sich der Anteil intraperitonealer CD3+-Zellen um 20–25% gegenüber dem Ausgangswert in der Peritonealflüssigkeit erhöhte. Weitere Untersuchungen müssen zeigen, inwieweit sich aus dem beobachteten Phänomen ein Konzept mit klinischer und therapeutischer Relevanz entwickeln läßt.

Auch wenn sich insgesamt einige erfolgversprechende innovative Ansätze andeuten, so muß insgesamt der Fortschritt in der Diagnostik und Therapie des Ovarialkarzinoms derzeit, zumindest unter therapeutischen Aspekten, weitestgehend als im experimentellen Stadium befindlich eingestuft werden.

Literatur

1. Barber HRK (1993) Ovarian carcinoma. Etology, diagnosis and treatment, 3rd ed. Springer Berlin, Heidelberg, New York, Tokyo pp 1–38
2. Diebold J, Baretton G, Meier W, Löhrs U (1994) Proliferationsaktivität, DNS-Ploidie und Onkogenveränderungen in Ovarialkarzinomen. Archives of Gynecology and Obstetrics, Volume 255, Suppl 1; 18
3. Emons G, Irmer G, Bürger C, Schulz KD (1994) LH-RH als autokriner Regulator von Ovarial- und Endometriumkarzinomen. Archives of Gynecology and Obstetrics, Volume 255, Suppl 1; 20
4. Horn LC, Bilek K, Friedrich T (1994) Bedeutung von Drüseneinschlüssen in pelvinen Lymphknoten der Frau. Archives of Gynecology and Obstetrics, Volume 255, Suppl 1; 17
5. Jung EM, Maaßen V, Kindermann G (1994) Retrospektive histomorphologische Untersuchung der operierten Ovarialteratome der Jahre 1983–1993 an der I. UFK München. Archives of Gynecology and Obstetrics, Volume 255, Suppl 1; 16
6. Lieder B, Costa S.D, Huober J, Bastert G (1994) Sensitivität und Spezifität des neuen Tumormarkers CASA (cancer associated serum antigen) beim Ovarialkarzinom. Archives of Gynecology and Obstetrics, Volume 255, Suppl 1; 20
7. Mallmann P, Krebs D (1994) Einfluß einer Cis-Platin-Behandlung auf die Empfindlichkeit von Tumorzellen gegenüber einer Lyse durch LAK-Zellen – rational für eine kombinierte Chemo-/Immuntherapie. Archives of Gynecology and Obstetrics, Volume 255, Suppl 1; 18
8. Nagele F, Kurz C, Vavra N, Sevelda P (1994) Der Tumormarker CA 125 als unabhängiger Prognosefaktor bei Patientinnen mit epithelialen Ovarialkarzinomen des FIGO-Stadium I. Archives of Gynecology and Obstetrics, Volume 255, Suppl 1; 19
9. Schröder W, Lissner R, Bender HG (1994) Intraperitoneale Therapie mit Interleukin-2 (nIL-2) bei Ovarialkarzinompatientinnen – erste klinische Ergebnisse einer offenen Phase-I/II-Studie. Archives of Gynecology and Obstetrics, Volume 255, Suppl 1; 21
10. Tulusan AH, Atanasow N, Bauer T, Bühner M (1994) Stellenwert DNA-flowcytometrisch ermittelter Proliferationsfaktoren beim Ovarial-Carcinom. Archives of Gynecology and Obstetrics, Volume 255, Suppl 1; 19
11. Wischnik A, Hiltmann WD, Weigel M, Melchert F (1994) Texturanalyse von Ovarialtumoren – eine diagnostische Entscheidungshilfe? Archives of Gynecology and Obstetrics, Volume 255, Suppl 1; 17

Prä- und intrapartale Infektionen

N. Lang, A. Spitzbart und U. B. Hoyme

Einführung

N. Lang

Durch die neugewonnenen Erkenntnisse eines relativ engen Kausalzusammenhangs von Frühgeburtlichkeit und Amnioninfektion hat die Thematik eine hohe Aktualität für die Klinik bekommen. Der gefundene Zusammenhang ist jedoch sehr komplex und im Gegensatz zu den klassischen Infektionsbildern schwierig zu objektivieren. Die Forschung konzentriert sich auf die vorzeitigen Wehen und die Rolle, die infektiöse Prozesse dabei spielen. Klassische Analytik, die sich vornehmlich auf mikrobiologische Untersuchungen stützt, hilft dabei nur bedingt weiter. Im Mittelpunkt der Forschung steht daher die Entzündungskaskade, die infolge infektiöser Agenzien entsteht. Zytokine spielen dabei offensichtlich eine Schlüsselrolle.

Für die klinische Forschung gilt es nun, die Relevanz solcher Parameter für die therapeutischen Entscheidungen zu prüfen. Hier stehen wir noch am Anfang, aber es ist eine notwendige Entwicklung, um gezielte Präventionsprogramme zur Vermeidung der Frühgeburtlichkeit zu etablieren, die sich auf individuelle Risikokriterien stützen. Diese Parameter müssen eine ausreichend hohe Spezifität besitzen, um eine vernünftige Aufwand/Nutzenrelation zu erreichen, nicht zuletzt auch im Hinblick auf Kosten. In bisherigen Programmen mangelt es daran.

Bericht

N. Lang

Neonatale Streptokokken-B-Sepsis: Inzidenz und Risikofaktoren
D. Surbek, J. Stähelin, N. Pavic, A. C. Almendral (Basel)

Die Prävalenz der Gruppe B-Streptokokken („GBS")-Besiedelung bei schwangeren Frauen beläuft sich in den USA auf 15 bis 40%; in Europa ist die Zahl etwas niedriger, in den meisten Studien um 10%. Auch an der Baseler Universitäts-Poliklinik wurde kürzlich eine Prävalenz von 10% ermittelt. Die Inzidenz (Anzahl Neugeborener mit GBS-Sepsis pro 1000 Lebendgeborene) wird als „attack rate" bezeichnet. Diese wird in US-amerikanischen Studien mit 1–4‰ angegeben, in Europa liegt sie mit 0,5–1‰ wiederum deutlich tiefer.

Die Autoren führten eine retrospektive Analyse der Fälle der letzten 10 Jahre an der Universitäts-Frauenklinik Basel durch mit der Fragestellung nach der Inzidenz der early onset GBS-Sepsis und nach den in den betroffenen Fällen vorhandenen Risikofaktoren. Vor rund 20 Jahren betrug die Mortalität der GBS-Sepsis noch 30–50%; heute ist sie mit 15 bis 20% deutlich abgesenkt worden. Meist sind es schwer prämature Kinder, die davon betroffen sind. Es gibt zwei verschiedene Formen der Neugeborenen-GBS-Sepsis, die frühe Form („early onset"), welche prä- oder intrapartal übertragen wird und meist eine septische Symptomatik prä-sentiert, andererseits die späte From („late onset"), welche erst postpartal z.T. nosokomial übertragen wird und sich meist als Meningitis manifestiert. Die Gren-ze zwischen den beiden Formen ist arbiträr und wird in verschiedenen Studien unterschiedlich gezogen. In der vorgelegten Studie basiert die Definition der frühen GBS-Sepsis auf einer positiven Blutkultur zusammen mit klinischer Symptomatik vor dem 7.Tag post partum.

Die Autoren fanden 16 Mutter-Kind-Paare mit early onset-GBS-Sepsis des Neugeborenen, entsprechend einer Inzidenz (attack rate) von 1‰. 9 von 16 waren Erstgebärende. Es wurden 5 Patientinnen durch Sectio caesarea entbunden. Bei den Neugeborenen fand sich ein durchschnittliches Geburtsgewicht von 2972 g (Bereich 1050–4450 g). Der mittlere arterielle Nabelschnur pH betrug 7,24+/−0,07. Bei den meisten Kindern wurde die Sepsisdiagnose in den ersten 2 Tagen nach der Geburt gestellt; lediglich ein Kind wurde erst am 5. Tag sympto-matisch.

Folgende Risikofaktoren wurden eruiert:

1. 7/16 (44%) Frühgeburten
2. 11/16 (69%) prolongierter Blasensprung >12 h
3. 7/16 (44%) Infektzeichen sub partu,
   und je einmal ein mütterlicher Diabetes mellitus und ein Hydramnion.

Bei fast allen Patientinnen (15/16 = 94%) lag mindestens 1 Risikofaktor vor, wobei die meisten (2/3 davon) 2 und mehr Risikofaktoren aufwiesen. Ein Kind ist ver-storben, entsprechend einer Mortalität von 6%.

Es zeigt sich also, daß bei einer Prävalenz von 10% besiedelter Schwangerer an der Baseler Universitäts-Frauenklinik eine erhebliche Inzidenz der frühen GBS-Sepsis besteht. Dies, und insbesondere auch die in dieser Studie gefundene Häu-figkeit von Risikofaktoren in den betroffenen Fällen, spricht für die Prävention in Form einer selektiven, intrapartalen Antibiotikagabe bei GBS-Trägerinnen mit Risikofaktor sub partu als einzige Maßnahme mit nachgewiesener Effektivität zur Reduktion der frühen GBS-Sepsis.

Das Problem der Identifikation der GBS-Trägerinnen allerdings bleibt bestehen:

Eine Möglichkeit besteht im generellen Screening aller Schwangeren zu Beginn des 3. Trimenon (Kultur im selektiven Medium). Nachteil dieser Methode: inter-mittierende Besiedelung, subpartale Kolonisation, 30% der Patientinnen mit posi-tiver Kultur sind zum Zeitpunkt der Geburt negativ, etwa 10% derjenigen mit zuvor negativer Kultur werden positiv.

Eine andere Möglichkeit besteht mit den Schnelltests, die bei Geburtsbeginn durchgeführt werden können, wobei hier die vor allem bei geringer Kolonisationsdichte schlechte Sensitivität problematisch ist.

Zur Zeit ist ein Test mittels DNA-Nachweis in Prüfung („Accuprobe"), welcher bei 8stündiger Inkubationszeit eine Sensitivität von über 90% zu erreichen scheint. Andererseits wird die Entwicklung eines Impfstoffes zur aktiven Immunisierung erwartet.

Prävention von kindlichen B-Streptokokkeninfektionen.
Prophylaxe bei der Schwangeren versus Therapie des Neugeborenen
H. Proquitte, C. Jäger, R. Roos (München)

Die multizentrische Studie war nur Dank des Einsatzes aller in den beteiligten Kliniken tätigen Geburtshelfern, Neonatologen, Hebammen, Schwestern, und nicht zuletzt den Mikrobiologen möglich.

Sie umfaßt bisher 5357 Mütter und deren Neugeborene (Abb. 1, Tabelle 1, 2).

Schlußfolgerungen
Alle Mütter sollten spätestens im letzten Trimenon auf GBS gescreent werden. Die GBS-positiven Mütter sollten gemäß ihrem Risikoprofil differenziert werden. Eine intrapartale Cefotaxim-Therapie konnte signifikant die Kolonisation und die Krankheitsmanifestationen bei den Neugeborenen reduzieren.

Bei der noch kleinen Zahl der vorgestellten Studienpopulation zeigt sich kein statistischer Unterschied. Jedoch läßt sich bereits jetzt sagen, daß die mütterliche Therapie ein genaues Beobachten und Überwachen des Kindes und gegebenenfalls

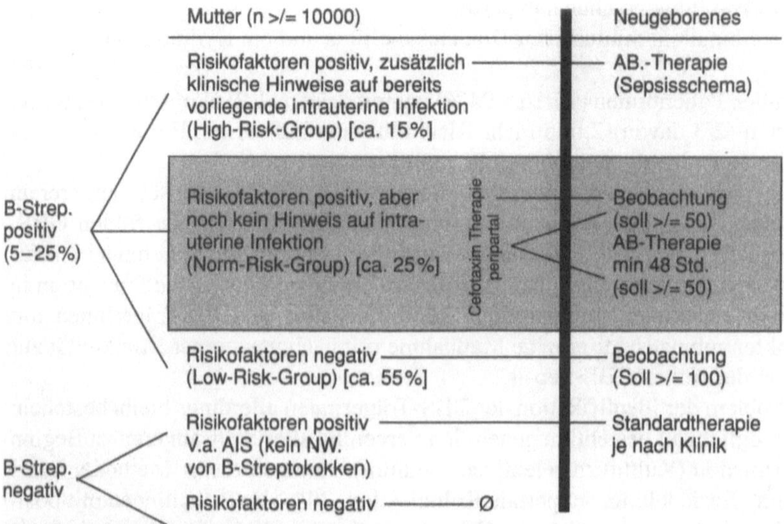

Abb. 1. Studienablauf

Tabelle 1. Ergebnisse der Risikogruppen. Vaginalabstrich positiv 451/5357 (8,4%)

High-Risk		Mütter	Neugeborene		
				Pos. Blut- kultur	Koloni- sation
Temperatur >38,5 °C Fetale Tachykardie Druckdolenter Uterus Frühgeb. <30 SSW CRP >6 mg/dl trotz AB	n (%)	53 (12%)	61	11	21 (34%)
Norm-Risk = Studienpopulation					
Frühgeb. <37, aber >29 SSW CRP >2 mg/dl Leukozytose >17000/µl Geschätztes Geburtsgewicht <2500 g Blasensprung >12 Stunden pos. GBS-Infektionsanamnese (SS)	n (%)	140 (31%)	152	7	82 (54%)
Low-Risk					
Kolonisation ohne erkennbare Risikofaktoren	n (%)	258 (57%)	269	1	151 (56%)

Tabelle 2. Therapiestudie bei 152 Kinder der Norm-Risk-Gruppe (Cefotaxim vs keine Therapie)

	Randomisierte Neonaten (61)			Nicht eingeschlossene Neonaten (91)	
	Behandlung (28)	Beobachtung (33)	Σ	91	
Pos. BK.	0	0	0	7	p ≤ 0,042
Kind krank	3	4 (ms.)	7	26	p ≤ 0,0155
Kolonisation	3	3	6	54	p ≤ 0,0001

eine postpartale Therapie nicht ersetzen kann. Häufigste Hinweise der Neugeboreneninfektion waren Perfusionsstörungen (verlängerte Rekapillarisierungszeit) und respiratorische Störungen (Atemnotsyndrom, Tachypnoe).

Früh- und Infektmorbidität von durch Sectio entbundenen Frühgeburten in Relation zum Blasensprung und zum Keimbefall der Kinder

R. Paetzold, P. Berle (Wiesbaden)

Die Autoren betreiben beim vorzeitigen Blasensprung keine Antibiotikaprophylaxe, ein Vorgehen, dessen Für und Wider seit Jahren kontrovers diskutiert wird.

Um eine Antwort auf die Frage zu erhalten, ob dieses Vorgehen gerechtfertigt ist, haben sie die Infektmorbidität eines besonderen Risikokollektives der Jahre

1987–1992 retrospektiv analysiert. In dieser Zeit wurden 13 652 Kinder geboren, die Frühgeburtsrate betrug ca. 9 %.

Ausgewertet wurden nur jene Frühgeburten mit einem Geburtsgewicht unter 2500 g, die durch Sectio geboren und direkt nach der Geburt in die Kinderklinik verlegt wurden. Alle infektverdächtigen Kinder wurden per Kaiserschnitt geboren und in die Kinderklinik verlegt.

Aus 696 Krankengeschichten ging hervor, daß bei 242 Müttern der verlegten Kinder, das sind 35 %, ein vorzeitiger Blasensprung vorausging. Wichtig für die Fragestellung der Infektmorbidität waren bakteriologische Untersuchungen der Neugeborenen im Nasen-Rachenraum, an der Körperoberfläche, am Nabel und in den Ohren. Als positiver Befall wurde gewertet, wenn mindestens 2 Abstriche positiv ausfielen oder ein positiver Abstrich schon Indikation zu einer systemischen Antibiotikatherapie gewesen war.

Der Blasensprung war Ursache für einen signifikant höheren Keimbefall bei den Kindern. Ohne Blasensprung fanden sich nur bei 44 Kindern (= 9,7 %), Keime. Wenn ein vorzeitiger Blasensprung der Geburt vorausgegangen war, wurde bei 65 (= 26,8 %) der Kinder ein Keimbefall beobachtet. Es wurden hierbei 2 Gruppen gebildet: Die eine Gruppe mit einem Blasensprung und einer Latenzzeit bis zu 5 Stunden und die zweite Gruppe mit einem Blasensprung und einer Latenzzeit von mehr als 25 h. In der ersten Gruppe fand sich ein Keimnachweis von 21 %, in der zweiten Gruppe von 28,6 %. Diese Differenz ist statistisch nicht signifikant, so daß zwei Erklärungen möglich sind:

1. Die Latenzzeit des Blasensprungs spielt in diesem speziellen Risikokollektiv bei der Frühgeburtlichkeit keine Rolle.
   Oder aber
2. der vorzeitige Blasensprung ist Folge eines Keimbefalls, so daß die Dauer des Keimbefalls nicht identisch ist mit der Latenzzeit des Blasensprunges.

Die Infektmorbidität wurde definiert als „Sepsis und Pneumonie" und als Amnioninfektionssyndrom. Diese Diagnosen waren klinisch von den beteiligten Pädiatern gestellt und letztendlich Entlassungsdiagnose aus der Kinderklinik. Die Infektmorbidität aller verlegten Kinder betrug 23,2 % (das sind 162 Kinder), nach vorzeitigem Blasensprung 40 % (97) und ohne Blasensprung 14,2 % (65).

Diese Differenz ist statistisch signifikant und könnte Argument für eine Antibiotikaprophylaxe der Schwangeren sein.

Zusammenfassung
1. Der vorzeitige Blasensprung führt zu einer höheren Inzidenz des Keimbefalls des Fruchtwassers und damit der Neugeborenen. Die Differenz des Keimnachweises in der Gruppe mit und ohne Blasensprung ist statistisch signifikant.
2. Die gefundenen Keime bei den Frühgeburten nach Blasensprung sind deutlich unterschieden von denen ohne vorzeitigen Blasensprung.
3. Die Infektmorbidität Sepsis und Pneumonie als auch Amnioninfektionssyndrom konnte nur in 40 bzw. 44 % durch Keimnachweis gesichert werden, wenn ein vorzeitiger Blasensprung vorausging.

4. Die klinische Diagnose Amnioninfektionssyndrom wird offenbar im Interesse auch der Neugeborenen überbewertet, wenn vorzeitiger Blasensprung vorausgeht.
5. Auch in der Gruppe der Kinder mit AIS werden bei einer längeren Latenzzeit nicht häufiger Keime gefunden.
6. Auch wenn die Infektmorbidität nach vorzeitigem Blasensprung signifikant höher liegt als ohne, meinen die Autoren, daß der Beweis für eine Wirkung der ungezielten Antibiotikaprophylaxe hieraus noch nicht herzuleiten ist. Möglicherweise würden nur 23 Kinder von einer Prophylaxe profitieren, das sind knapp 10 % der Neugeborenen, bei denen der Geburt ein Blasensprung vorausging, 90 % würden dagegen nicht profitieren.

Infektion und Frühgeburtlichkeit: Größere Schwangerschaftsverlängerung durch Zusatztherapie mit Cefotiam (Spizef)
M. Winkler, A. Kempe, I. Pütz, L. Marquet (Aachen)

Der kausale Zusammenhang zwischen silenter intrauteriner Infektion und Auslösung vorzeitiger Uteruskontraktionen ist in den letzten Jahren intensiv untersucht und deutlich belegt worden.

Die Autoren untersuchten Schwangere mit drohender Frühgeburt, die Hinweise auf das Vorliegen einer subklinischen intrauterinen Infektion zeigten, und weiterhin die Auswirkungen einer antibiotischen Therapie auf den Schwangerschaftsverlauf. Als Hinweise auf eine silente intrauterine Infektion wurde eine fakultativpathogene Besiedlung der Vagina, eine Blutleukozytenzahl über 10 000/µl sowie ein erhöhtes CRP im mütterlichen Serum von >als 5 mg/l.

Erfaßt wurden insgesamt 210 Frauen, die in der Frauenklinik der RWTH Aachen intravenös tokolytisch behandelt werden mußten.

Das untersuchte Kollektiv wurde wie folgt definiert: Einlingsschwangerschaft; vorzeitige Wehen mit stehender Fruchtblase zwischen der 23. und 33. SSW; Muttermundserweiterung bis maximal 3 cm und Cervixverkürzung; keine bekannten Ursachen von Frühgeburtlichkeit wie Uterusanomalien (Myome, Fehlbildungen), Hydramnion, Placenta praevia, Operationen am Uterus in der Schwangerschaft, Diabetes mellitus; keine vorherige antibiotische Therapie während der Schwangerschaft; keine extragenitalen Infektionen; postpartal histologisch nachgewiesene Chorioamnionitis; konnatale Infektion des Neugeborenen.

Alle Patientinnen erhielten eine tokolytische Behandlung mit Partusisten intravenös, die nach Sistieren der Wehen oral fortgesetzt wurde. Am Aufnahmetag erfolgte ein Infektscreening. Die Patientinnen wurden mit 2×2 g Cefotiam/Tag antibiotisch behandelt. Die gewählten Ausschlußkriterien führten dazu, daß letztendlich in der Cefotiam-Gruppe 39 und in der nicht antibiotisch behandelten Gruppe 137 Patientinnen zur Auswertung gelangten (Tabelle 3). Bei vergleichbaren demographischen Daten war die Tragzeitverlängerung in der mit Cefotiam behandelten Population signifikant größer, der Anteil an Frühgeborenen signifikant geringer (Tabelle 4). Die Frühgeburtensymptomatik trat in der Cefotiam-Gruppe etwas früher ein als in der Vergleichsgruppe, was bei doch deutlichen Unterschieden in der Tragzeitverlängerung die absoluten Differenzen im Schwanger-

Tabelle 3. Vergleich demographischer Parameter der Cefotiam- bzw. nicht-antibiotisch behandelten Gruppe (M±MSD)

	Mit Cefotiam (n = 59)	Ohne Cefotiam (n = 151)	p
Mütterliches Alter (a)	25,1 ± 3,7	27,9 ± 5,4	n. s.
Gravidität	2,8 ± 1,3	2,6 ± 0,9	n. s.
Parität	1,9 ± 1,4	1,5 ± 0,8	n. s.

Tabelle 4. Vergleich perinatologischer Parameter der Cefotiam- bzw. nicht-antibiotisch behandelten Gruppe (M ± SD)

	Mit Cefotiam (n = 59)	Ohne Cefotiam (n = 151)	p
Antibiose/Schwang.-Verlängerung ≥5 Tage	(n = 39)	(n = 137)	
Gestationsalter bei Tokolysebeginn (d)	209 ± 29	217 ± 28	n. s.
Muttermundsweite (cm)	0,5 ± 0,5	0,5 ± 0,5	n. s.
Gestationsver-längerung (d)	58 ± 28	48 ± 32	< 0,05
Dauer der i. v.-Tokolyse (d)	7,8 ± 5,9	8,5 ± 8,5	n. s.
Gestationsalter bei Geburt (d)	268 ± 14	265 ± 18	n. s.
Geburtsgewicht (g)	3070 ± 520	3100 ± 615	n. s.
Frühgeburten n (%)	3 (7,6)	23 (16,8)	< 0,05

schaftsalter bei der Geburt weniger deutlich erscheinen lassen. Die Autoren räumen ein, daß sie damit beim entscheidenden Teil der drohenden Frühgeburten, nämlich den Patientinnen, die innerhalb der ersten Stunden bis 4 Tage nach Beginn der Symptomatik ihre Frühgeburt erleiden, keinen Effekt der antibiotischen Behandlung nachweisen konnten.

Damit rücken therapeutische Ansätze im Bereich der körpereigenen zytokinvermittelten Infektanwort, z. B. der Blockade von Interleukin-Wirkungen, weiter in den Vordergrund des Interesses (Tabelle 3, 4).

Infektionen der Partner – Bedeutung für die Frühgeburt
I. Watzek (Wien)

Es ist kein Manuskript eingegangen. Die Autorin berichtet über Beiträge aus ihrer Praxis in freier Niederlassung, um ihren Eindruck zu verstärken, daß bei sorgfältiger Vaginalhygiene die Frühgeburtlichkeit sicher vermieden werden könne. Eigene Daten zum Beleg werden nicht präsentiert.

Schwangerschaften bei HIV-infizierten Frauen in der Schweiz
U. Lauper, K. Biedermayer, C. Rudin, O. Iron (Schweizer Arbeitsgruppe HIV und Schwangerschaft)

Es ist kein Manuskript eingegangen. Die Autoren berichten über die Erfahrungen einer vom Schweizer Bundesamt für Gesundheitswesen finanzierten nationalen Studie, die die Ergründung epidemiologischer Faktoren sowie die Probleme der vertikalen HIV-Übertragung auf das Kind zum Ziel hat. Damit wird eine Studiengruppe einem Kontrollkollektiv von HIV-negativen Schwangeren z. T. mit Drogenabusus gegenübergestellt und mit einem umfangreichen diagnostischen Programm untersucht. Wichtigste Aussage der Ergebnisanalyse ist, daß in den letzten Zeiträumen der Anteil heterosexuell Infizierter von 5 auf 38 % zugenommen hat. Bei HIV-positiven Frauen mit aktuellem Drogenkonsum kam es zu vermehrten Frühgeburten und zu einer höheren Rate an wachstumsretardierten Kindern. Es besteht der Eindruck, daß die schonende Geburt durch Sectio einen protektiven Effekt auf das vertikale HIV-Übertragungsrisiko hat.

Zusammenfassung

A. Spitzbart

Uns erscheint wichtig: die Verbesserung der Diagnostik prä- und intrapartaler Infektionen durch Einsatz moderner mikrobiologischer Verfahren. Erfassung des gesamten Keimspektrums einschließlich anaerober Keime und spezieller Viren. Schnellteste der jetzigen Generation sind verbesserungswürdig. Einsatz moderner serologisch-immunologischer Verfahren. Antibiotikatherapie unter Berücksichtigung vom Keimspektrum und Schwangerschaft. Den Infektionen ist vermehrt Bedeutung zu schenken.

Posterbericht

U. B. Hoyme

Interleukin-1 in der Amnionflüssigkeit bei normalem Schwangerschaftsverlauf und bei Frühgeburtlichkeit
I. Pütz, L. Marquet, M. Winkler, B. Wienecke (Aachen)

Die inflammatorische Zytokinkaskade ist an der Regulation der termingerechten Geburt beteiligt
A. Steinborn, A. Gätje, M. Kühnert, E. Halberstadt (Frankfurt am Main)

Zervikaler Erregernachweis durch PCR von sexuell übertragbaren Erkrankungen in der Schwangerschaft
W. Friedmann, B. Zorr, A. P. A. Schäfer, J. W. Dudenhausen (Berlin)

Zervikaler HIV-DNA Nachweis durch PCR und CD4+ Zelldepletion
A. P. A. Schäfer, B. Zorr, W. Lichtenegger (Berlin)

Zytokine sind über Vermittlung der Prostaglandinsynthese an der Induktion von Wehen beteiligt. Pütz und Mitarbeiter (Frauenklinik der RWTH Aachen) berichteten über den Nachweis von Interleukin 1-alpha und 1-beta im Fruchtwasser bei insgesamt 154 Patientinnen. Zum Einsatz kam ein Enzymimmunoassay der Firma Quantikine mit einer Nachweisgrenze von 3,9 pg/ml. Im Resultat zeigte sich ein Anstieg der Konzentration von Interleukin 1-alpha im Verlauf einer normalen Schwangerschaft bei Korrelation mit dem Einsetzen der Wehentätigkeit (2. Trimenon 2,6±1,75; 28.–37. SSW 7,0±4,75; 38.–40. SSW 19±12; Entbindung 22,1±19,2). Im Falle von intrauterinen Infektionen war die beschriebene Korrelation aufgehoben. Im übrigen stieg die Konzentration des Interleukin 1-beta (3,5±2,1) auch bei Wehentätigkeit nicht.

In einer ähnlich ausgerichteten Untersuchung bestimmten H. Steinborn und Mitarbeiter (Zentrum für Frauenheilkunde und Geburtshilfe, Universitätsklinikum Frankfurt/Main) die Zytokinsekretion bei termingerechten und vorzeitigen Wehen sowohl bei intakter Fruchtblase als auch beim vorzeitigen Blasensprung. Gemessen wurden Interleukin 1-beta, Interleukin 6 sowie Tumornekrosefaktor alpha im Zervixsekret, im Fruchtwasser sowie auch im Zellkulturüberstand von Amnion-, Dezidua- und Trophoblastkulturen. Dabei korrelierten klinisch relevante Wehen mit einer massiven Zytokinausschüttung in das Zervixsekret, wobei der Tumornekrosefaktor alpha erst nach Blasensprung nachweisbar wurde.

Tokolyse und Antibiose waren mit einem Absinken der Zytokine korreliert. Interessanterweise konnten von dieser Arbeitsgruppe Zytokine im Fruchtwasser nur bei Infektion nachgewiesen werden. Die Untersuchung der Gewebekulturen ergab, daß nach aktiver Wehentätigkeit die Interleukinproduktion im Trophoblasten lokalisiert werden konnte, während Amnionepithel wenig bzw. Dezidua überhaupt nicht in diesem Sinne aktiv waren. Als Schlußfolgerung ergibt sich daraus die Hypothese, daß das geburtsauslösende Signal vom Trophoblasten bzw. Fetus herrührt, die Zytokinbestimmung im Fruchtwasser bei positivem Ausfall demnach zur Amnioninfektdiagnose geeignet sein dürfte.

Friedmann und Mitarbeiter (Klinikum Rudolf Virchow, Standort Charlottenburg, Universitätsfrauenklinik, FU Berlin) berichteten über den zervikalen Nachweis von HPV 6/11 (4,4%), HPV 16/18 (4,2%), HPV 31 (0,6%), HPV 33 (2,4%) sowie sonstige HPV-Serotypen (7,7%), daneben C. trachomatis (1,2%) bei insgesamt 361 Schwangeren mittels PCR. Neben der epidemiologischen Bedeutung der Untersuchung ist hervorzuheben, daß im Resultat sich die PCR als relativ einfache und sensitive Screeningmethode, die auch mit einem einzigen Endozervikalabstrich durchführbar ist, zeigte. Theoretisch sind etwa 10 unterschiedliche Untersuchungen aus einer DNA-Probe möglich, so daß die Schaffung einer DNA-Bank mit Lagerung der Proben über Jahre neue Perspektiven eröffnet und auch die retrospektive epidemiologische Beurteilung von neuen Erregern in Zukunft erlauben dürfte. Die von W. Friedmann vorgetragene Untersuchung berücksichtigte auch die initial angekündigte Präsentation von A. P. A. Schäfer, der, wie im Abstract dargestellt, belegen konnte, daß der Nachweis von HIV-DNA eine Korrelation mit dem Verlust der CD4+-Zellen ($p < 0,01$) zeigt. Da es sich bei dem Nachweis von HIV-DNA um zellständiges Virusgenom und nicht um freies Virus handelt, muß daraus geschlossen werden, daß mit dem Verlauf der HIV-Infektion die Häufigkeit von virustragenden Zellen im Genitaltrakt ansteigt.

Intrapartale Überwachung des Kindes

E. Brusis

Bericht

In der Einführung zum Thema wies E. Saling darauf hin, daß neue Verfahren zur intrapartalen Überwachung des Kindes hochaktuell zur Debatte stehen. Sowohl die Pulsoxymetrie wie die Doppler-Diagnostik, die hauptsächlich in den Kurzvorträgen angesprochen wurden, ergeben möglicherweise Verbesserungen, da auf eine Traumatisierung des Feten durch die Blutentnahme, wie dies für die Fetalblutanalyse notwendig ist, verzichtet werden kann. Sowohl E. Saling wie E. Brusis wiesen darauf hin, daß derzeit ein vorzeitig routinemäßiger Einsatz in der Klinik noch nicht gegeben ist. Es muß erst noch die Methodik der Pulsoxymetrie weiter ausgefeilt und die Interpretation weiter verbessert werden.

Von E. Brusis wurde besonders darauf hingewiesen, daß es sehr wichtig ist, sich über den Unterschied einer Hypoxie und einer Hypoxämie klar zu sein.

5 Vorträge befaßten sich mit der fetalen Pulsoxymetrie, wobei einer gleichzeitig sich noch mit der NIR-Spektroskopie im Zusammenhang mit der Pulsoxymetrie des Feten sub partu auseinandersetzte.

In zwei weiteren Vorträgen wurden Doppler-Befunde mit dem subpartalen CTG in Korrelation gesetzt und je ein Mal wurde über die Plazentagängigkeit von niedermolekularem Heparin wie über den Stellenwert des CTG's sub partu referiert.

G. Rall und Mitarbeiter aus der Frauenklinik im Klinikum Großhadern berichteten über die fetale Pulsoxymetrie und konnten bei 250 Geburtsüberwachungen mit Oxykardiotokographie 5 Feten, die ohne die Möglichkeit der Pulsoxymetrie wohl einer abdominalen Entbindung zugeführt worden wären, vaginal entbinden.

Die Information über das Wohlbefinden des Kindes wurde vor allen Dingen durch die graphische Darstellung des fetalen EKG's, der plethysmographischen Wellenform der Signale sowie der daraus abgeleiteten Darstellung der Sauerstoffsättigung, die vom fetalen Skalp mit der Elektrode, die von G. Rall und Mitarbeitern entwickelt wurde, gewonnen.

A. Luttkus und Mitarbeiter vom Universitätsklinikum Rudolf Virchow, Frauenklinik, FU Berlin, versuchten die fetale Pulsoxymetrie, die zur kontinuierlichen Messung der fetalen O_2-Sättigung benutzt wird, zum Zeitpunkt der Fetalblutanalyse mit einer Referenzmethode zu evaluieren. Die Gegenüberstellung mit der Referenzmethode ergab eine mediane Abweichung von $+3\%$ der fetalen O_2-Sättigung gegenüber der Fetalblutanalyse. Darauf ergibt sich ein Korrelationskoeffizient von $r = 0{,}65$. Die Korrelation zum pO_2 betrug $r = 0{,}59$. Der Anteil der verwertbaren Signale lag in der Gesamtgruppe bei 45%. In der Beobachtungsperiode von 20 Min. während der 58 Fetalblutanalysen bei 40%.

Die Schlußfolgerung der Autoren ist, daß sich derzeit mit dem in der Versuchsanordnung verwendeten Sensor nur eine begrenzte Signalwiedergabe erreichen läßt. Für die Zukunft läßt sich wohl in der Verbindung mit dem CTG eine verbesserte Hypoxie-Diagnostik erwarten.

K. Faisst und Mitarbeiter von der Klinik und Poliklinik für Geburtshilfe, Universitätsspital Zürich, berichteten über die Messung der fetalen Sauerstoffsättigung sub partu mittels einer von ihnen entwickelten Reflexions-Pulsoxymetrie.

Nach den Ergebnissen der Untersuchergruppe ermöglicht die von ihnen entwickelte Reflexions-Pulsoxymetrie die Erfassung der fetalen Sauerstoffsättigung und Herzfrequenz während der Geburt und läßt auf eine zuverlässige Erkennung fetaler Hypoxien hoffen.

S. Lampe, M. Butterwegge, Frauenklinik der Städtischen Kliniken Osnabrück, zeigten anhand von Untersuchungen von 52 Feten sub partu, daß die Sauerstoffsättigungswerte des Feten kontinuierlich aufgezeichnet werden können. Sie fanden des weiteren bei einem längerfristigen Sauerstoffsättigungsabfall unter 30% eine fetale Gefährdung. Eine Sauerstoffsättigung über 50% ergab eine ausreichende fetale Oxygenierung ohne Gefährdung des Feten.

B. Seelbach-Göbel, Universitätsfrauenklinik, Würzburg, untersuchte die Korrelation der NIR-Spektroskopie und Pulsoxymetrie des Feten sub partu. Zeitlich korrespondierende Messungen der Sauerstoffsättigung und der Veränderung von HbO_2, Hb, Gesamt-Hb und Cytochrom aa3 wurden miteinander verglichen.

Zwischen Konzentrationsveränderungen von oxidiertem und Gesamt-Hb in der NIR-Spektroskopie und Veränderung der Sauerstoffsättigung deutet sich eine Korrelation an. Keine Korrelation fand sich zwischen Konzentration von reduziertem Hb und Cytochromoxidase und den Veränderungen der Sauerstoffsättigung.

Frau Seelbach-Göbel kommt zur Schlußfolgerung, daß eine Veränderung der peripheren Sauerstoffversorgung offensichtlich mit einer Konzentrationsveränderung des zerebralen oxygenierten Hb's, jedoch nicht zwangsläufig mit einer Veränderung des reduzierten Hb's und der Cytochromoxidase einhergeht. Über die periphere Pulsoxymetrie läßt sich ihrer Meinung nach kein direkter Schluß auf die intrazelluläre Sauerstoffversorgung von Gehirnzellen ziehen.

D. Schneider und Mitarbeiter berichten über die Plazentagängigkeit von niedermolekularem Heparin.

In einer Doppelblindstudie wurden jeweils 20 Patientinnen mit niedermolekularem Heparin bzw. unfraktioniertem Heparin therapiert, 20 Pat. dienten als Kontrollgruppe.

Die Untersuchung ergab, daß weder niedermolekulares Heparin noch unfraktioniertes Heparin in der Schwangerschaft die Plazentaschranke passieren.

K. T. M. Schneider et al., Frauenklinik und Poliklinik rechts der Isar der TU München, verglichen die Validität von CTG, fetaler Skalpblutanalyse und cw-dopplersonographischer Messung des Resistance Index in der Arteria umbilicalis prospektiv gegen das fetal outcome.

Obwohl insgesamt die untersuchte Zahl noch klein erscheint, ergibt sich doch der Hinweis, daß die nicht invasive cw-Doppler-Sonographie eine ergänzende Methode zur fetalen Skalpblutanalyse darstellen kann.

O. Behrens und Mitarbeiter, Frauenklinik der Med. Hochschule Hannover, untersuchten den Wert der Kardiotokographie zur prognostischen Abschätzung bei pathologischen Dopplerbefunden.

Dabei ergab sich, daß die meisten Kinder mit Zero- oder Reverse-Flow bereits bei Diagnosestellung ein suspektes bis hochpathologisches CTG aufwiesen. Je ungünstiger die Bewertungskriterien für das CTG ausfielen, desto schlechter waren die geburtshilflichen Ergebnisse.

Die Autoren kommen zu dem Schluß, daß bei hochpathologischem Flow, selbst bei unauffälligem CTG, ein aktives Vorgehen erwogen werden muß, um einer fetalen Asphyxie intragraviditatem oder intrapartum zuvorzukommen.

E. Koepcke, G. Seidenschnur der Frauenklinik, Klinikum Südstadt Rostock, untersuchten retrospektiv bei 5695 Geburten im Zeitraum 1990–1993 die CTG-Befundung in der Eröffnungs-, Austreibungs- und Preßperiode.

Die CTG-Befunde der Preßperiode und Neonatalazidität wurden korreliert. Insgesamt kommen die Autoren zu dem Schluß, daß das CTG nach wie vor ein sensibles Diagnostikum zur Verfügung stellt, da es als Ausdruck fetaler adaptiver Mechanismen im Geburtsverlauf zu verstehen ist.

In der Gesamtbeurteilung ist sowohl der Zeitfaktor wie die Entwicklung der Pathologie des CTG's zu beachten und für die Azidität und angepaßte Geburtsleitung bestimmend.

Nach Abschluß der Kurzvorträge, die gezielt und sehr diszipliniert diskutiert wurden, berichtete W. Schmidt, Homburg/Saar, über die Posterpräsentation „Intrapartale Überwachung des Kindes" zusammenfassend.

Natürliche Geburt

Einführung

J. Eberhard

Einleitend wird im Seminar darauf hingewiesen, daß unsere technisierte moderne Geburtsmedizin trotz ihres hohen Leistungsstandards immer stärkerer Kritik in der Bevölkerung ausgesetzt ist [1]. Der Nutzen vieler medizinischer Verordnungen und Eingriffe wird angezweifelt [2]. Eine natürliche Geburtshilfe sowie mehr Mitspracherecht bei der Geburtsleitung werden gefordert. Diese Forderungen werden Einfluß auf unsere Geburtshilfe ausüben und sie stetig verändern. Ein Festhalten an einem Status Quo ist nicht möglich, auch nicht mit standespolitischen Stellungnahmen [3]. Daher gilt es für uns Geburtshelfer, verantwortungsbewußt Neuerungen aufzunehmen und wissenschaftlich zu prüfen, um die Grenzen stets dort neu zu setzen, wo Selbstbestimmung der Mutter und aber auch unser medizinisches Handeln das schutzbefohlene Neugeborene gefährden können.

Es wird dann gezeigt, wie in den beiden Kliniken Bensberg/D und Frauenfeld/CH alternative Methoden der Geburtsleitung und Entbindung und sichere moderne Geburtsüberwachung zu einer natürlichen sicheren Geburtsmedizin zusammengeführt und routinemäßig praktiziert werden.

Literatur

1. Schneider H (1993) Bedeutung der intrapartalen Asphyxie für die Entstehung von kindlichen Hirnschäden. Geburtsh u Frauenheilk 53:369–378
2. Enkin M, Keirse M, Chalmers I (1992) A Guide to Effective Care in Pregnancy and Childbirth. Oxford University Press
3. Dudenhausen JW (1992) Unterwassergeburt – eine sträfliche Modetorheit. Perinat Med 4: 57

Alternative Geburtsmedizin Frauenfeld. Hintergründe und erste Ergebnisse einer prospektiven Studie

V. Geissbühler und J. Eberhard

In Frauenfeld hatten wir 1990 damit begonnen, alternative Gebärmethoden einzuführen. Anlaß dazu waren politische Wirren in einem Abstimmungskampf um eine sogenannte Hebammeninitiative, bei der uns erstmals bewußt wurde, wie heftig in der Bevölkerung die Spitalgeburtsmedizin kritisiert wird. Die Initiantinnen der Hebammeninitiative warfen den Spitälern vor, die Gebärenden zu bevormunden, ohne Mitspracherecht. Die Frauen seien den Ärzten und Hebammen ausgeliefert, würden in sterilen Gebärzimmern festgehalten und mit unnötiger Technik und Interventionen überfallen. Die Vorwürfe machten uns betroffen und wir entschlossen uns, gemeinsam mit allen an der Geburtshilfe beteiligten Medizinalpersonen innerhalb und außerhalb unseres Spitals Rahmenbedingungen für eine natürliche Geburtshilfe zu schaffen. Um die Sicherheit und Gefahren unserer alternativen Geburtsmedizin zu überprüfen, starteten wir gleichzeitig eine große prospektive Studie.

Mit Hilfe ausführlicher Datenbogen erfassen wir seither vor, während und nach der Geburt Wünsche, Ängste, Schmerzen, Analgesie, Daten zur Geburtsleitung und verschiedene mütterliche und kindliche Parameter bei unterschiedlichen Entbindungsarten. Die bisher erfaßten 3000 Geburten lassen zu vielen Fragen schon konkrete Aussagen zu.

Geburtserwartung
Es zeigte sich, daß 9 von 10 Frauen konkrete Wünsche zum Gebärort, zur Begleitperson und zur Gebärart mitbringen. Im Krankenhaus möchten 88 % gebären, ambulant 10 % und zu Hause nur 2 %. Als persönlichen Begleiter wünschen 99 % den Ehemann oder Partner. 38 % wünschen als Entbindungsart eine Wassergeburt, 35 % eine Geburt auf dem Maiahocker und nur 13 % eine Geburt im Bett.

Ängste
Zwei Drittel aller Frauen fürchten sich vor der Geburt. Die meistgenannten Ängste sind in 48 % Angst, ob das Kind gesund ist, in 40 % Angst vor Schmerzen und in 23 % Angst vor geburtshilflichen Komplikationen.

Geburtserlebnis
Rückblickend beurteilen 60 % das Geburtserlebnis als schön. Alternative Gebärarten, wie Wasser- und Maiahockergeburten, zeigen ein signifikant besseres Geburtserlebnis als Bettgeburten. So beurteilen Frauen, welche im Wasser entbunden haben, in 36 % das Geburtserlebnis als wesentlich schöner als erwartet gegenüber 21 % bei Bettgeburten.

Häufigkeit der Gebärarten
Im ersten Jahr unserer alternativen Geburtsmedizin haben noch 58 % der Frauen im Bett geboren, im zweiten und dritten Jahr nur noch 40 %. Der Anteil der Maia-

hockergeburten blieb konstant, hingegen stiegen die Wassergeburten im zweiten
und dritten Jahr von 15% auf 32% der Spontangeburten an.

Dammverletzungen

Eine Episiotomie hatten bei den Bettgeburten 45% der Frauen, auf dem Maiahocker 36% und im Wasser nur 25%. Umgekehrt sieht es aus bei den Dammrissen
I. und II. Grades, 28% im Bett, dafür 45% im Wasser. Einen Unterschied bezüglich Dammrissen III. und IV. Grades fanden wir nicht.

Blutverlust

Der Blutverlust, gemessen am Absinken des Hämoglobinwertes bis zum zweiten
postpartalen Tag, ist am höchsten bei den vaginal operativen Entbindungen mit
18,2 g/l, gefolgt von 9,4 g/l bei Maiahocker, 7,4 g/l beim Bett und nur 4,75 g/l bei
der Unterwassergeburt. Wir erklären den geringeren Blutverlust bei Wassergeburten durch die hydrostatische Gefäßkompression.

Analgesie

Auffallend ist der Unterschied zwischen Bett- und Wassergeburt. 71% der Wassergeburten brauchten weder schulmedizinische noch alternative Analgetika wie
Homöopathie, Akupunktur oder das Quaddeln. Am meisten Schmerzmittel brauchten Frauen, welche im Bett entbunden haben. Hier im Vordergrund stehen schulmedizinische Analgetika wie Periduralanästhesien sowie Spritzen und Suppositorien. Zu beachten ist, daß der Gebrauch von alternativen Heilmitteln in den drei
Kollektiven Bett, Maiahocker und Wasser etwa gleich groß ist. die Vermutung, daß
Frauen, welche im Wasser entbinden, eine größere Affinität zu alternativen
Heilmitteln haben, hat sich bei uns nicht bestätigt.

Sicherheit

Bedenken, welche im Zusammenhang mit Wassergeburten geäußert werden, sind
die Aspirations- und Azidosegefahr für das Kind sowie eine erhöhte Infektionsrate
für Mutter und Kind. In unserer Studie mit über 600 Wassergeburten konnten wir
keine Einbuße an Sicherheit für Mutter und Kind bei den Geburten im Wasser feststellen. Der pH der Nabelschnurarterie mit einem Durchschnittswert von 7,29, der
Apgar-Score nach 5 Min. sowie die neonatale Verlegungsrate, welche unter 1% ist,
zeigen im Vergleich zu den anderen Spontangeburten und zum Gesamtkollektiv
keinerlei Verschlechterung. Auch die Raten an postpartalem Fieber, Harnwegsinfekten, Endomyometritiden, Mastitiden und der Antibiotikaverbrauch sind bei den
Frauen, welche im Wasser entbunden haben, nicht größer.

Schlußfolgerungen aus der Frauenfelder Geburtsstudie

1. Die Wassergeburten sind weder für Mutter noch Kind gefährlicher als Geburten
   im Bett oder auf dem Maiahocker. Die Wassergeburten werden aber als signifikant schöner und angenehmer erlebt, sie zeigen den geringsten Blutverlust, die
   tiefste Episiotomierate und den niedrigsten Analgetikaverbrauch. Diese Daten
   sollten Kritikern der Wassergeburt, welche ihre Gegenargumente hauptsächlich
   aus der Boulevardpresse beziehen, Anlaß zum Nachdenken geben.

2. Unsere große Studie läßt auch die Aussage zu, daß ein schönes Geburtserlebnis von einer positiven Wunscherfüllung bezüglich Geburtsleitung und Entbindungsart und von einer guten und liebevollen Betreuung abhängig ist. Ein schönes Geburtserlebnis ist unabhängig von der erlebten Schmerzintensität. Das Geburtserlebnis wird durch die Verabreichung von Analgetika nicht verbessert.
3. Alternative Gebärmethoden können ohne Angst vor erhöhtem Risiko, mit gutem Gewissen und zum Wohle von Mutter und Kind in unsere Geburtsmedizin integriert werden. Wichtig dafür ist ein gut funktionierendes und gut geschultes Gebärsaalteam.

Entwicklung und Konzept der „Natürlichen Geburtshilfe" am Beispiel der Frauenklinik des Vinzenz-Pallotti-Hospitals Bensberg

G. Eldering

Die heutige Geburtshilfe ist bereits seit längerer Zeit Gegenstand zwiespältiger Diskussionen. Von den Befürwortern werden die unbestreitbaren Erfolge der modernen Perinatalmedizin aufgeführt, die zu einem bislang unerreichten Ausmaß an Sicherheit für Mutter und Kind geführt haben: die perinatale Mortalität mit 6‰ wie auch die Müttersterblichkeit mit ca. 1/10 000 Lebendgeburten gehören – auch im internationalen Vergleich – mit zu den besten je erreichten Werten.

Im Widerspruch hierzu steht eine – nicht nur bei engagierten Vertretern „alternativer" Verfahren – sondern zunehmend auch in der Bevölkerung verbreitete erhebliche Unzufriedenheit mit der modernen Geburtsmedizin. Die Kritik konzentriert sich hier insbesondere auf die mangelnde bis fehlende Berücksichtigung der psychologischen Hintergründe von Schwangerschaft, Geburt und Wochenbett sowie der persönlichen Bedürfnisse der Frauen. In der Tat wurden diese Aspekte im Zuge einer rasanten Entwicklung technischer Möglichkeiten der Perinatalmedizin während der letzten 20 Jahre stark vernachlässigt.

Es wächst jedoch die Erkenntnis, daß die volle Einbeziehung der psychologischen Hintergründe in Entscheidungs- und Handlungsabläufe nicht nur die langfristige Eltern-Kind-Beziehung (durch den Vorgang des sog. „Bonding" nach E. Freud), sondern ebenso den unmittelbaren Verlauf der Geburt positiv beeinflußt. In diesem Zusammenhang kommt es zu einer wachsenden Zahl von Frauen (und Männern), die sich aus ihrer Unzufriedenheit heraus für Möglichkeiten der außerklinischen Geburtshilfe wie Hausgeburten, Geburtshäuser, Praxisgeburten u.a. interessieren.

An dieser Stelle ist es sinnvoll, eine Klärung und Abgrenzung des Begriffs „Natürliche Geburt" vorzunehmen. Im Kern geht es um die zweifache Dimension jeder Geburt: *medizinische Sicherheit und dennoch Geborgenheit*. Beide Elemente müssen vollkommen gleichberechtigt nebeneinander sowie in ihrer wechselseitigen Beeinflussung berücksichtigt werden. „Natürliche Geburtshilfe" – so wie wir sie verstehen – bedeutet also keinesfalls ein Aufgeben medizinischer Standards, die nachweislich zur Sicherheit von Mutter und Kind beitragen.

Es geht auch nicht um ein „…zurück in die gute alte Zeit…", wie von manchen argwöhnisch vermutet wird. Stattdessen könnte man es als eine „Entschlackung" bezeichnen: viele der routinemäßigen, eingefahrenen Abläufe in der modernen Geburtshilfe halten – bzgl. ihrer medizinischen Wertigkeit und Notwendigkeit – einer kritischen Betrachtung nicht stand und können – ohne Verminderung der erreichten Sicherheit für Mutter und Kind – aufgegeben werden. Die dadurch erreichten Freiräume können von den gebärenden Frauen und ihren professionellen Helferinnen und Helfern kreativ genutzt werden. So wird „Ballast abgeworfen"; gleichzeitig wird dadurch, daß die Geburt als tiefgehendes, prägendes Erlebnis voll wahrgenommen wird, eine größere Zufriedenheit bei allen Beteiligten ermöglicht. Hierin ist der Ansatz der „Natürlichen Geburtshilfe" zu sehen.

Die wenigen vorliegenden wissenschaftlichen Untersuchungen, die sich dieser Problematik annehmen, stützen die dargelegten Erfahrungen und Hypothesen. So zeigten z.B. Astbury et al. in einer Studie, daß ein traumatisches Geburtserlebnis langfristigen Einfluß auf das Allgemeinbefinden der betroffenen Frauen hatte. Die von der Frauenklinik am Kantonsspital Thurgau/Schweiz (Leiter PD Dr.med. Eberhard) und unserer Klinik parallel durchgeführte große Geburtenstudie, die bereits vom Ansatz her ganzheitlich den gesamten psychologischen Aspekt in die Datenerhebung mit einbezieht, zeigt ganz deutlich, welchen hohen Stellenwert das Bemühen um eine „Natürliche Geburtshilfe" bei unseren Patientinnen hat.

Was bedeutet nun ein selbstkritisches Hinterfragen der eigenen Routineabläufe für die tägliche Praxis, um der „Natürlichen Geburtshilfe" Raum zu geben?

Seit 1980 haben wir in der geburtshilflichen Abteilung des Krankenhauses Bensberg wesentliche Änderungen in der Geburtshilfe vorgenommen. Hierzu zählen vor allem:

1. Die *„Hebammen-orientierte Geburtshilfe"*: die im Kreißsaal tätigen Hebammen sind für normal verlaufende Geburten zuständig. Sie sind einerseits fachkompetente Betreuerinnen im Sinne der Geburtsmedizin und andererseits einfühlsame Berater- und Helferinnen für die jeweilige Familie. Zur eigentlichen Geburt wird zwar ein/e Arzt/Ärztin hinzugerufen, der/die sich jedoch nur als Beobachter/in im Hintergrund hält, um einzugreifen, wenn dieses medizinisch notwendig ist.

2. Die *Umgestaltung der Räumlichkeiten*. „Kreißsäle" im klassischen Sinne gibt es in Bensberg nicht mehr. Der Ausdruck „Entbindungszimmer" wird den Tatsachen eher gerecht. Kacheln, Edelstahl, OP-Leuchten und Anästhesiegeräte an der Decke, die alten Kreißbetten und kühle Neon-Beleuchtung wurden konsequent abgeschafft. Stattdessen sind die Wände ansprechend gestaltet mit rosa gestrichenen Tapeten – für uns die Uterusfarbe –, passenden Vorhängen, holzverkleideten Schränken und einer dezenten Deckenbeleuchtung. Nur die notwendigsten Utensilien für die Versorgung der Mutter und die Erstversorgung des Kindes werden im Entbindungszimmer aufbewahrt. Ein breites, höhenverstellbares Bett ermöglicht es den Partnern, gemeinsam mit der Hebamme den Geburtsablauf kreativ und eigenverantwortlich zu gestalten.

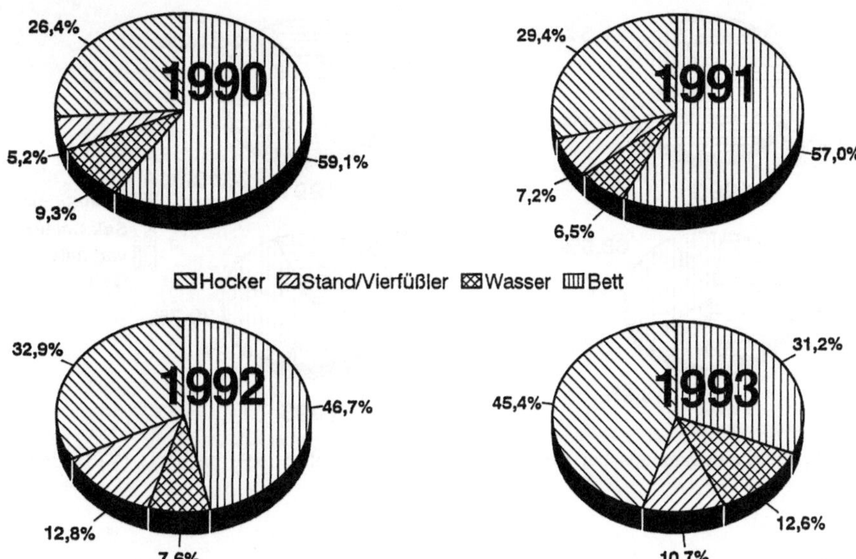

Abb. 1. Verteilung der Geburtspositionen bei Spontangeburten für die Jahre 1990 bis 1993 (VPH Bensberg)

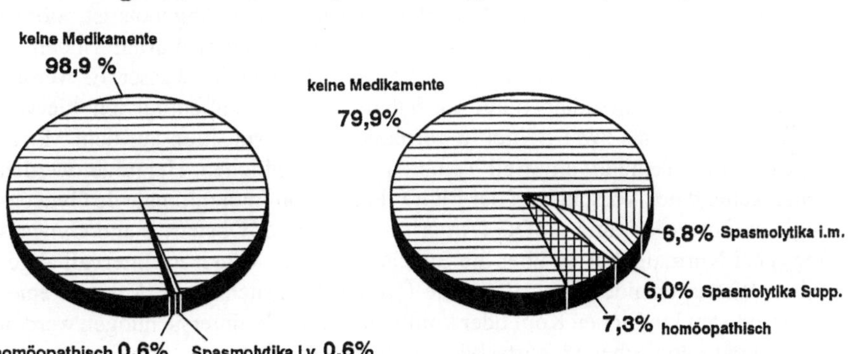

Abb. 2. Bedarf an schmerzstillenden Medikamenten sub partu. Vergleich Wassergeburten – „Landgeburten" (VPH Bensberg)

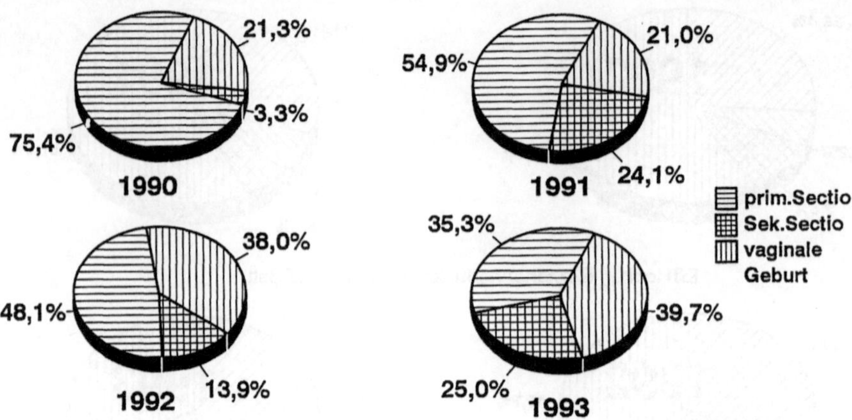

Abb. 3. Entbindungsmodus bei Beckenendlagen für die Jahre 1990 bis 1993 (VPH Bensberg)

3. Die *Auswahl verschiedener Geburtspositionen*: die Frauen können frei wählen, ob sie im Liegen, im Sitzen, auf dem Gebärhocker, stehend am Seil oder im Vierfüßlerstand entbinden wollen (um nur die wichtigsten zu nennen) (Abb. 1). Auch Wassergeburten sind möglich. In einer retrospektiven Fall-Kontroll-Studie, in der 501 Wassergeburten mit 501 Geburten außerhalb des Wassers im sog. „matched-pairs"-Design verglichen wurden, konnte von uns gezeigt werden, daß z.B. der Analgetikaverbrauch bei Wassergeburten signifikant geringer ist (Abb. 2). Wie groß nun die Akzeptanz dieses breiten Angebots ist, mögen folgende Zahlen belegen: 55% aller normalen Spontangeburten finden in vertikaler Position statt und 12% aller Frauen entbinden im Wasser. Es werden ca. 40% der Beckenendlagen auf normalem Wege vaginal entbunden, hiervon wiederum mehr als zwei Drittel in vertikaler Geburtsposition auf dem Maya-Hocker oder stehend am Seil (Abb. 3). Die kindlichen Herztöne werden entsprechend den Vorschlägen der FIGO (Federation Interantionale de Gynecologie et Obstetrice) und ACOG (American College of Obstetrics and Gynecology) bei Normalgeburten über die Bauchdecken der Mütter im Intervall abgeleitet. Weitergehende „Eingriffe" wie Öffnen der Fruchtblase, Anlegen einer Elektrode am kindlichen Kopf oder kindliche Mikroblutuntersuchungen werden nur bei pathologischen Geburtsabläufen durchgeführt.

Grundsätzlich soll sich die Frau von äußeren Zwängen befreien können, um so eigenständig ihre individuelle Geburt erleben zu dürfen. Die Beeinträchtigung der Familien von Seiten der Institution Krankenhaus sollte auf das nur unbedingt notwendige Maß reduziert werden. *Freiheiten geben – Individualität zulassen!* Nach dem ursprünglichen Leboyer'schen Gedanken, dem Kind nach der Geburt möglichst viel von dem wiederzugeben, was es vorher kannte, legen wir es nach der Geburt auf ein dunkelrosa gefärbtes, vorgewärmtes Tuch. Es wird von uns dann nicht mehr berührt. Die Geburt findet in abgedunkelten Räumen statt, – keine OP-Lampen! Es wird spät abgenabelt. Nach der Geburt sind wir Geburtshelfer – Hebammen und Ärzte – nur noch Beobachter. Ein Absau-

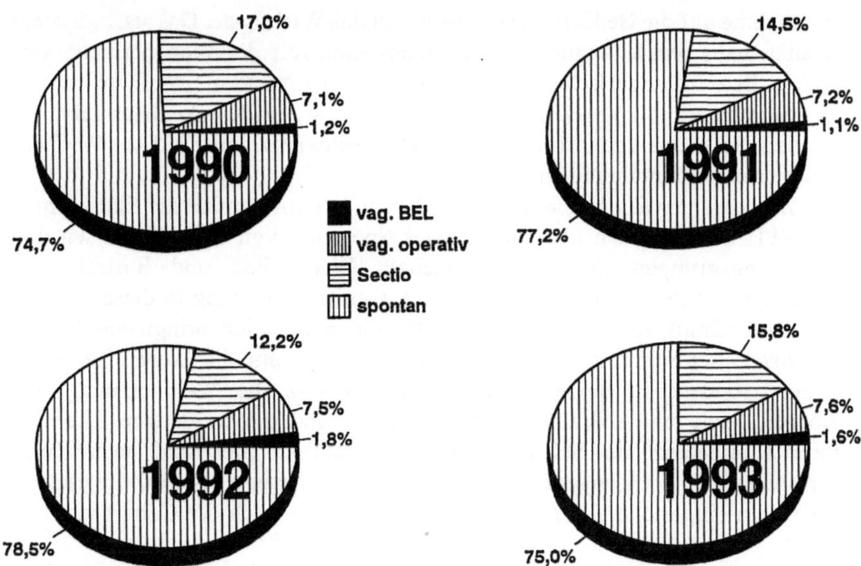

Abb. 4. Häufigkeitsverteilung der verschiedenen Entbindungsarten für die Jahre 1990 bis 1993 (VPH Bensberg)

gen des Rachenraumes ist nur selten notwendig. Das auf dem Tuch liegende Kind kann von seinen Eltern aufgenommen und angenommen werden. Die Mutter legt sich ihr Kind selbst auf die Brust und bestimmt auch den *Zeitpunkt der Annahme* selbst. Wir bestärken die Eltern, ihrem Kind die *Bestätigung* wiederzugeben, die es vorher hatte, nämlich die Nähe zur Mutter, die Wärme, den Herzschlag der Mutter, die Dunkelheit und die Geborgenheit. Wir wollen, daß die Eltern ihrem Kind den Rücken stärken, nicht nur zum Zeitpunkt der Geburt sondern auch weiterhin als elterliche Aufgabe ein Leben lang.

4. Die *Abläufe bei Kaiserschnitten:* Aus Abbildung 4 geht die Häufigkeitsverteilung der verschiedenen Entbindungsarten für die Jahre 1990– 1993 hervor: die Sectiorate liegt zwischen 12,2% und 17,0%. 85% hiervon erfolgen bei uns in Regionalbetäubung (fast ausschließlich Periduralanästhesie), d.h. ohne Vollnarkose. Der Partner darf selbstverständlich bei der Geburt seines Kindes mit im OP anwesend sein. Die Mutter sieht und spürt ihr Neugeborenes unmittelbar nach der Geburt, es erfolgte keine Trennung von Mutter und Kind. Eine Aufwachphase entfällt, die Frauen dürfen sofort nach der OP trinken und essen.

5. Die Wochenstation: der *Rhythmus auf der Wochenstation* wurde auf die Bedürfnisse der Wöchnerinnen umgestellt und ist jetzt wesentlich flexibler. So sind z.B. feste Essenszeiten weitestgehend abgeschafft worden; es gibt ein Frühstücksbüffet. Ein morgendliches Wecken entfällt. Die Betreuung der Frauen und Neugeborenen erfolgt durch die Hebammen in Zusammenarbeit mit Kinderkrankenschwestern. Es wurde die „Gruppenpflege" eingeführt, d.h. jede Wöchnerin hat in jeder Schicht ihre eigene Ansprechpartnerin. Auch hier ist die Rück-

sichtnahme auf die Bedürfnisse der Familien das Wichtigste. Das starre System Krankenhaus wurde zugunsten der Eigenständigkeit der Wöchnerinnen verändert. Es wird angestrebt, aus den Rooming-In-Zimmern „Familienzimmer" zu errichten, um der jeweiligen Familie ein Zuhause im Krankenhaus geben zu können. So können dann Ehemänner und Geschwisterkinder auf der Wochenstation mit aufgenommen werden.

6. Der *Aufbau einer Elternschule:* in ihrer heutigen Form umfaßt die Elternschule am VPH Bensberg ein breit gefächertes Spektrum von über 20 Kursen und Betreuungsgruppen für Schwangerschaft, Wochenbett und Stillzeit. Sie bietet den werdenden Eltern so eine umfassende Begleitung in diesem neuen Lebensabschnitt, der ja viele neue Situationen mit sich bringt und Fragen aufwirft. Hier wird keine „Atemtechnik" gelehrt, um die Wehen zu verarbeiten, sondern in einem ganzheitlichen Ansatz die Wahrnehmung von Körper, Seele und sozialem Umfeld gestärkt und die werdenden Eltern in ihrer Kompetenz zur Selbstbestimmung ermutigt. Hier sind auch Kurse für belastete Schwangerschaften oder beispielsweise Selbsthilfegruppen für Eltern eingerichtet, die ihr Kind vor, unter oder nach der Geburt verloren haben.

7. Eine staatlich anerkannte *Hebammenschule* wurde 1988 eröffnet, um auch in der Ausbildung zur Hebamme die Gesichtspunkte der „Natürlichen Geburtshilfe" zu berücksichtigen. Hier wird großer Wert auf die Ausbildung zur Familienhebamme gelegt.

Ich hoffe, daß durch die Aufzählung der verschiedenen Details – diese Aufzählung kann nur unvollständig sein – deutlich geworden ist, daß wir uns um eine *ganzheitliche Geburtshilfe* bemühen. Viele Dinge, auch im Kleinen, können auf der Wochenstation und im Kreißsaal einiges verändern. Wenn wir auf der einen Seite den *Respekt vor dem natürlichen Vorgang Geburt* neu gewinnen, andererseits unsere *medizinische Sorgfaltspflicht* nicht vergessen, sollte es für alle möglich sein, auch andere Wege, alternative Wege in der Geburtshilfe zu beschreiten. Hierzu braucht es Mut, sich selbst in Frage zu stellen, von der dogmatischen Hierarchie Abschied zu nehmen, in welcher wir groß geworden sind, um positive Entwicklungen nicht zu blockieren. Hierzu rufe ich insbesondere die Chefärzte auf oder diejenigen, die für die Geburtshilfe oder Perinatalmedizin verantwortlich sind. Ich habe größtes Verständnis dafür, daß dies nicht einfach ist, da wir es ja selbst nicht gelernt haben und am liebsten natürlich an dem festhalten, was wir kennen. Durch die eben geschilderten Einstellungen zur Geburt soll kenntlich gemacht werden, daß Geburt für uns nicht ausschließlich den Vorgang des Herauskommens des Foetus aus dem Uterus darstellt, sondern hier mehr die ganzheitliche Einstellung zum Ausdruck kommt – Geburt als Übernahme von Verantwortlichkeit ein Leben lang. Dieses ist vorrangig Aufgabe der Eltern. Hier Weichen zu stellen und Hilfen zu geben ist allerdings Aufgabe der Geburtshelfer insbesondere der Hebammen und der Ärzte.

Literatur

1. Odent M (1983) Birth under water. Lancet (Dec 24/31, 1983): 1476–1477
2. Odent M (1989) (Jan) Children of the future. Resurgence No. 132
3. Lenstrup C, Schantz A, Feder A et al. (1984) Birth under water. A Preliminary Communication. UGESKR-LAEG 42:146
4. Astbury J (1994) Obstetric Intervention and Long Term Emotional Well Being. First World Congress on Labour and Delivery, Jerusalem (Abstract Vol): 311
5. Bland RD et al. (1979) Labour decreases the lung water content of newborn rabbits. Am J Obstet Gynecol 135:364
6. Church LK, Rosenthal M (commentary) (1989) Water birth: one birthing center's observation. J Nurse Midwifery 34(4):165–170
7. English JL (1988) Fettered but not silenced. Midwifery Today 1(8)
8. Davis E (1989) Passing judgement. Mothering 50:68
9. Cole RL (1989) Toward an Enlightened Obstetrics. LIFE TIMES, issue 5:46
10. Seaward PGR, Sonnendecker EWW (1990) Natural Childbirth – the Johannesburg Hospital experience, 1983–1989. South Afric Med J 78:677
11. Mesrogli M, Goeschen K, Siefert H, Pohl G, Schneider J (1987) Das fetale Befinden während eines Bades der Mutter. Untersuchungen mit Hilfe der Unterwasserkardiotokographie in der Schwangerschaft und unter der Geburt. Z. Gebh Perinat 191:181–185

Dopplersonographie in der Gynäkologie

Ch. Sohn

Bericht

Während die Dopplersonographie sich in der geburtshilflichen Diagnostik einen festen Stellenwert in der klinischen Routine erobert hat, wird sie derzeit in der gynäkologischen Diagnostik noch rein wissenschaftlich erprobt. Die Fragestellungen im gynäkologischen Bereich sind in erster Linie auf die Tumordiagnostik gerichtet und weiter auf endokrinologische Fragestellungen. Dabei geht es vor allem um die Diagnostik sehr langsam durchflossener Parenchym-Gefäße, die im Schwarz-Weiß-Bild nicht zur Darstellung kommen. Die Farbdarstellung der Gefäße ist demnach für deren Auffinden erforderlich. Da mittlerweile, im Vergleich zur Dopplersonographie deutlich sensitivere Techniken zur Blutflußdarstellung, zur Verfügung stehen, wird in Zukunft ein gewichtiger Schwerpunkt auf der Evaluation dieser Techniken liegen, klinische Untersuchungen werden ohne Beachtung und Kenntnis dieser unterschiedlichen Techniken nicht mehr korrekt beurteilt werden können [22]. Dabei ist insbesondere darauf zu achten, daß die konventionelle Dopplertechnik sehr langsam durchflossene Gefäße nicht zur Darstellung bringt, während dies mittels moderner Technik geschehen kann. Die Blutflußdarstellung hängt also in sehr hohem Maße von der eingesetzten Technik ab und verlangt die Kenntnis dieser Technik.

Ein Schwerpunkt der Durchblutungsdiagnostik liegt in der Unterscheidung zwischen benignen und malignen Veränderungen, die sich aus dem Schwarz-Weiß-Bild nicht sicher erheben lassen. Dies könnte für die Diagnostik von Ovarialtumoren ebenso von großer Bedeutung sein, wie für Mammatumoren und Veränderungen des Endometriums. In der Literatur werden von Kujak et al. und Campbell et al. exakte Werte angegeben, anhand derer zwischen benignen und malignen Veränderungen des Ovars und des Endometriums sicher unterschieden werden kann [6, 13, 14]. Die Autoren geben einen Resistance-Index von 0,4 an, der diese Grenze darstellen soll. Dies ist falsch und läßt sich eindeutig widerlegen. Bereits im normalen weiblichen Zyklus finden sich physiologischerweise Resistance-Index-Werte unter 0,4, so daß keine Grenze gezogen werden kann [3, 4, 10, 23]. Die niedrigen Gefäßwiderstände maligner Tumoren lassen sich durch die Neoangiogenese erklären, die allerdings kein spezifischer Vorgang in malignen Tumoren ist, sondern selbst in der Folikelreifung zu finden ist [9]. Somit unterliegt die sonographische Durchblutungsdiagnostik von Tumoren entscheidend dem zyklischen Geschehen der Frau. Eine Unterscheidung in Prä- und Postmenopause ist unerläßlich.

Eine andere Möglichkeit besteht mit den Schnelltests, die bei Geburtsbeginn durchgeführt werden können, wobei hier die vor allem bei geringer Kolonisationsdichte schlechte Sensitivität problematisch ist.

Zur Zeit ist ein Test mittels DNA-Nachweis in Prüfung („Accuprobe"), welcher bei 8stündiger Inkubationszeit eine Sensitivität von über 90 % zu erreichen scheint. Andererseits wird die Entwicklung eines Impfstoffes zur aktiven Immunisierung erwartet.

Prävention von kindlichen B-Streptokokkeninfektionen.
Prophylaxe bei der Schwangeren versus Therapie des Neugeborenen
H. Proquitte, C. Jäger, R. Roos (München)

Die multizentrische Studie war nur Dank des Einsatzes aller in den beteiligten Kliniken tätigen Geburtshelfern, Neonatologen, Hebammen, Schwestern, und nicht zuletzt den Mikrobiologen möglich.

Sie umfaßt bisher 5357 Mütter und deren Neugeborene (Abb. 1, Tabelle 1, 2).

Schlußfolgerungen
Alle Mütter sollten spätestens im letzten Trimenon auf GBS gescreent werden. Die GBS-positiven Mütter sollten gemäß ihrem Risikoprofil differenziert werden. Eine intrapartale Cefotaxim-Therapie konnte signifikant die Kolonisation und die Krankheitsmanifestationen bei den Neugeborenen reduzieren.

Bei der noch kleinen Zahl der vorgestellten Studienpopulation zeigt sich kein statistischer Unterschied. Jedoch läßt sich bereits jetzt sagen, daß die mütterliche Therapie ein genaues Beobachten und Überwachen des Kindes und gegebenenfalls

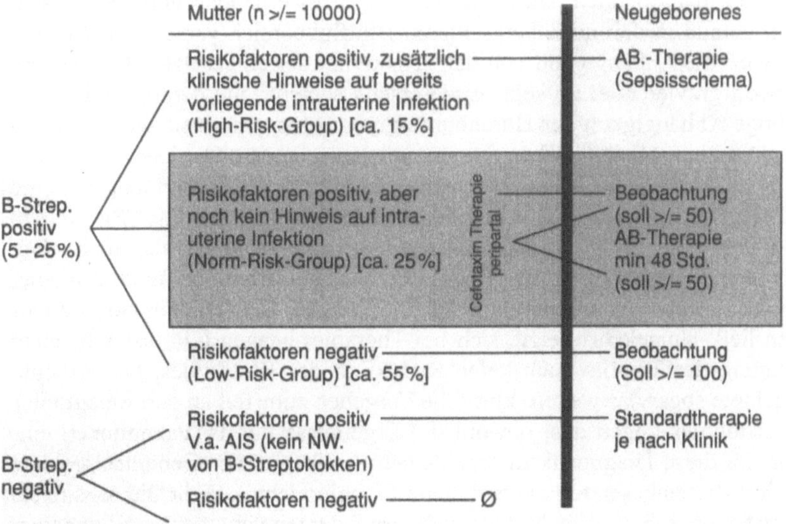

Abb. 1. Studienablauf

In der Sitzung der Kurzvorträge fiel der erste Vortrag zur Dopplersonographie von Adnexbefunden vor endoskopischer Chirurgie unentschuldigt aus. Aus dem Abstract geht hervor, daß differentialdiagnostische Kriterien, einen Befund als maligne oder benigne einzuschätzen, von den Dopplerparametern, dem arteriovenösen Verhältnis, der Gefäßzahl und der Vaskularisierung des echoreichen Tumoranteils abzuleiten wären. Entsprechend der Diskussion während der Sitzung müssen diese Kriterien wohl sehr kritisch beurteilt werden, da gerade die Dopplerparameter – wie eingangs bereits aufgeführt – keine zuverlässige Grenze zwischen benigne und maligne ergeben, ein arteriovenöses Verhältnis im Farbdoppler sicher nicht beurteilbar ist und auf die Gefäßzahl nur aus der Anzahl von Farb-Pixeln geschlossen werden kann.

Mit demselben Thema befaßte sich die Arbeit von Prömpeler et al. Diese Arbeit macht die entscheidend wichtige Unterscheidung zwischen der prä- und post-menopausalen Patientin. Es wird festgestellt, daß sich die Dopplerparameter, die Anzahl der Gefäße, die Summen der systolischen, enddiastolischen und mittleren Flußgeschwindigkeiten zwischen benignen und malignen Veränderungen signifi-kant bei der postmenopausalen Patientin unterscheiden. Somit kann die Sicherheit der Dignitätsdiagnostik gesteigert werden. Beachtet werden muß, daß nicht die einzelnen Parameter, sondern nur die Kombination vieler Mosaiksteine zur ver-besserten Dignitätsdiagnostik führen können. Kritisch wurde angemerkt, daß die Messung absoluter Fließgeschwindigkeiten, wie sie in die Statistik dieser Arbeit eingingen, derart viele Fehlermöglichkeiten beinhalten, daß die diagnostische Ver-wertung unsicher erscheint. Die Anzahl der Gefäße kann zudem sicher nicht mit-tels des Farbdopplers angegeben werden, da nicht sicher ist, ob dasselbe Gefäß mehrmals geschnitten wird und so mehrmals in die Zählung eingeht. Lediglich die Anzahl der Pixel kann somit sicher bestimmt werden.

Der folgende Themenbereich befaßte sich mit der sonographischen Durchblu-tungsdiagnostik von Brusttumoren. Im Vergleich zum inneren Genitale scheint die sonographisch nachweisbare Durchblutung der Brust erheblich geringer zu sein und somit gerade in den noch langsameren Blutflußbereich verschoben zu sein. Dadurch wird die Abhängigkeit von der Sensitivität der eingesetzten Gerätetech-nologie noch gravierender zu sein. Andererseits scheint eine derart signifikante und wichtige Abhängigkeit der Durchblutung vom Menopausenstatus bei diesem Organ nicht in dem Maße gegeben zu sein, wie beim inneren Genitale.

Duda et al. berichteten über Untersuchungen der Brustdurchblutung vor und während einer neoadjuvanten Chemotherapie beim Mammakarzinom. Sie stellten fest, daß im Falle einer erfolgreichen Therapie mit Tumorreduktion sich auch schon sehr früh nach Therapiebeginn eine Reduktion des Blutflusses im Tumor mit einer Erhöhung der Dopplerparameter als Ausdruck eines erhöhtem Gefäßwiderstandes feststellen ließ. Umgekehrt zeigte sich bei Therapieversagen mit ausbleibendem Down-Staging des Tumors auch keine Reduktion des Blutflusses. Die Arbeits-gruppe richtete sogar das weitere klinische Vorgehen zum Teil an den sonographi-schen Blutflußmessungen aus, obwohl die Ergebnisse nur 16 Patientinnen ein-schließen. Da diese Diagnostik in erheblichem Maße von der Gerätetechnologie abhängt und die eingesetzte konventionelle Dopplertechnik nicht die sensitivste verfügbare sonographische Technik darstellt, muß derzeit vor einer Verallgemeine-rung dieser Vorgehensweise gewarnt und größere Studien abgewartet werden. Für die Zukunft können jedoch in dieser Fragestellung wichtige Informationen durch den Farbdoppler erwartet werden. Villena Heinsen et al. führten Untersuchungen zur sonographischen Dignitätsdiagnostik durch. Sie verglichen mittels des Farbdopplers den Blutfluß im sonographisch nachweisbaren Brusttumor mit einem entsprechenden Areal der gesunden Brust der Gegenseite. Dabei fanden sie signifikante Unterschiede zwischen den Dopplerparametern der erkrankten und gesunden Seite im Falle der Malignität und keine Unterschiede im Falle der Benignität und bestätigten somit seit langem bekannte Untersuchungen mittels des CW-Dopplers, die diese Resultate bereits ergeben haben [15, 20]. Problematisch erscheint jedoch der Seitenvergleich mittels des Farbdopplers, da eine Systematik zur Erfassung der Durchblutung eines bestimmten Areals nicht derart erreichbar ist, wie mittels des CW-Dopplers.

Blohmer et al. befaßten sich mit der Frage, ob unterschiedliche histologische Tumortypen auch ein unterschiedliches Durchblutungsmuster aufweisen. Sie fanden, daß lediglich zwischen den benignen und malignen Tumoren ein Unterschied festzustellen ist, jedoch nicht zwischen den unterschiedlichen Tumortypen innerhalb der malignen Tumoren. Dies ist eigentlich auch nicht zu erwarten, da eine Neovaskularisation durch den malignen Tumor nicht zu unterschiedlichen Qualitäten der Gefäßneubildung führen kann, sondern zur Gefäßneubildung an sich. Berücksichtigt werden muß beim Versuch der Dignitätsdiagnostik mittels des Durchblutungsnachweises, daß es ebenfalls benigne Veränderungen wie Mastopathie gibt, die eine ähnlich hohe Durchblutung aufweisen kann, wie maligne Veränderungen. Zudem zeigt die Erfahrung, daß gerade bei den Fibroadenomen Tumortypen mit sehr hoher und Tumortypen mit kaum nachweisbarer Durchblutung auftreten können.

Die folgenden Untersuchungen befaßten sich mit weiteren Themen des Durchblutungsnachweises außerhalb der Tumordurchblutungsdiagnostik:

Baier et al. arbeiteten über die Fragestellung, ob aus der Durchblutungsdiagnostik ein Rückschluß auf Störungen der Eireifung und der C. luteum-Phase gezogen werden kann. In den ovariellen und uterinen Gefäßen fanden sie die bestens bekannten sehr breiten Streuungen der Meßwerte und mußten feststellen, daß Störungen der Follikelreifung dopplersonographisch sich nicht zeigen lassen. Wohl fanden sie Unterschiede zwischen der normalen C.luteum-Phase und dem Zustand bei persitierendem Follikel. Jedoch erscheinen auch hier die Werte derart breit gestreut, daß sich derzeit keine klinisch verwertbare Diagnostik ergibt.

Die Arbeit von Hohmann et al. befaßte sich mit dem venösen Gefäßtonus während der Schwangerschaft und richtet das Augenmerk auf ein Gebiet, das in unserem Fachgebiet völlig außer Acht gelassen wird, obwohl ihm große Bedeutung in der Morbidität der weiblichen Bevölkerung zukommt. Die Varikosis, deren Entstehung und Bahnung der Schwangerschaft mit angelastet werden muß, ist ursächlich für eine hohe Anzahl an direkten Erkrankungen der Beinvenen und sekundär für Herzinsuffizienzen mit entsprechenden Lungenleiden [24]. Bisherige Untersuchungen zeigten, daß in der Schwangerschaft deutlich erweiterte Venenkaliber nachweisbar sind, mit der Folge einer venösen Insuffizienz [24]. Hohmann et al. fanden bei tierexperimentellen Untersuchungen bei schwangeren Ratten einen deutlich erhöhten Gefäßtonus im Vergleich zu nicht-schwangeren Tieren. Dies steht im Gegensatz zu den in der Literatur beschriebenen erweiterten Gefäßkaliber. Erklären läßt sich dieser Widerspruch durch die Tatsache, daß während der Schwangerschaft ein deutlich vermehrtes Blutvolumen trotz erhöhtem Gefäßtonus zur Venenerweiterung führen kann. Eine klinische Konsequenz wäre die konsequente Behandlung der Venenerweiterung durch eine Kompressionsbehandlung. Der Letzte Beitrag der Sitzung 5.5. von Entezami et al., fiel unentschuldigt aus.

Den zusammengestellten Ergebnissen zufolge und entsprechend deren Diskussion mit der internationalen Literatur läßt sich für die sonographische Durchblutungsdiagnostik von Tumoren des inneren Genitale feststellen, daß bei der prämenopausalen Frau eine Unterscheidung zwischen benignen und malignen Veränderungen nicht sicher gelingt. Zu groß sind die Überlappungen der Werte aus der Gruppe der benignen Läsionen und der Gruppe der malignen Läsionen. Das Kriterium, nämlich die Neoangiogenese anhand der Blutflußerhöhung bzw. der Reduktion des Gefäßwiderstandes festzustellen, erlaubt die Unterscheidung in der Dignitätsdiagnostik nicht, da diese Neovaskularisation sich auch physiologischerweise abspielt, bereits während der Follikelreifung. Zwar werden in der Literatur deutliche Unterschiede der Durchblutung im Verlauf des normalen Zyklus angegeben, die bei malignen Veränderungen nicht zu finden wären – dort muß die Durchblutung zyklusunabhängig erhöht sein – jedoch zeigen diese zyklusabhängigen Schwankungen derart breite Wertebereiche, daß letztendlich eine Dignitätsdiagnostik bei der prämenopausalen Patientin aufgrund der sonographischen Durchblutungsdiagnostik nicht gelingt [3, 4, 6, 7, 9, 10, 13, 14, 18, 19, 23].

Ein anderes Bild zeigt sich bei der postmenopausalen Patientin, die nicht hormonell behandelt wird; hier ergeben sich signifikante Unterschiede in den Gefäßwiderständen zwischen malignen und benignen Tumoren. Hier kann also die Dopplersonographie einen Beitrag zur besseren Differenzierung zwischen benignen und malignen Veränderung leisten. Allerdings muß die kritische Frage gestellt werden, ob dadurch die Aussicht besteht, Operationen überflüssig zu machen, falls sich eine Läsion als benigne im Schwarz-Weiß-Bild und dopplersonographisch darstellt? Da auch bei der postmenopausalen Patientin sich Bereiche ergeben, in denen die Dopplerparameter zwischen malignen und benignen Veränderungen sich nicht sicher unterscheiden, wird wohl aus Sicherheit der diagnostizierte Ovarialtumor operativ entfernt werden müssen. Zudem muß beachtet werden, daß zum einen die physiologische Durchblutung erst Jahre – wohl mindestens 5 Jahre – nach Beginn der Menopause ein derart niedriges Niveau erreicht hat, daß eine Flußerhöhung einen wichtigen Anhaltspunkt für die Malignität eines Befundes ergibt, und zum anderen die hormonelle Behandlung die gleichen Schwierigkeiten wie bei der prämenopausalen Patientin in der Durchblutungsdiagnostik bewirkt [6, 7].

Es gilt daher zu konstatieren, daß eine erhöhte Durchblutung, wie sie durch niedrige Dopplerparameter nachgewiesen werden kann, in der Postmenopause ein sehr wichtiger Hinweis für ein Malignom sein kann. Ob sich im Einzelfall ein verändertes klinisches Vorgehen beim fehlenden Nachweis einer erhöhten Durchblutung ergibt, muß kritisch untersucht werden. Sicherlich gibt es immer wieder den Fall, in dem bei erhöhtem operativen Risiko und fehlender Blutflußerhöhung ein abwartendes Verhalten unter sehr engmaschiger Kontrolle möglich ist. Dabei ist zu beachten, daß ein fehlender Nachweis einer erhöhten Durchblutung auch gerätetechnisch bedingt sein kann – oder aufgrund einer nicht genügend gründlichen Untersuchung!

Noch problematischer scheint uns die sonographische Durchblutungsdiagnostik der Brust zu sein, da sich hier bereits in der gesunden Brust mittels der meist verbreiteten Dopplertechnik lediglich wenig Farbpixel darstellen. Auch zeigen sich an der Brust zwar Unterschiede zwischen den Dopplerparametern, die in benignen und malignen Tumoren gefunden werden, jedoch sind die Überlappungen der Wertebereiche beider Tumorarten sehr groß, so daß eine sichere Unterscheidung nicht gelingt [1, 5, 8, 11, 12, 15, 16, 19, 20]. Hinzu kommt ein entscheidender Punkt: das konventionelle Schwarz-Weiß-Bild ist in der Dignitätsdiagnostik bereits derart treffsicher, daß in 90% der Fälle eine korrekte Zuordnung in maligne und benigne Tumoren getroffen werden kann. Eine 100% sichere Differenzierung ist auch unter Zuhilfenahme der Durchblutungsdiagnostik nicht möglich, so daß nur noch eine relativ geringfügige Verbesserung der Dignitätsdiagnostik durch den Durchblutungsnachweis erfolgen kann [2]. Eine histologische Sicherung von Brusttumoren wird also auch nicht überflüssig. So scheint uns viel interessanter, daß erste Untersuchungen darauf hinweisen, daß die sonographische Durchblutungsdarstellung ein Prognosefaktor zu sein vermag [21, 25]. Hier wäre ein wichtiges neues Einsatzgebiet für diese Methode gefunden. Dabei scheint es besonders wichtig, eine Technik zu verwenden, die in langsamen Blutflußbereichen sensitiv ist, um möglichst die kleinsten Gefäße mit extrem niedrigem Gefäßwiderstand, wie sie durch Neovaskularisation entstehen, zu erfassen. Auch ein Monitoring mittels der Durchblutungsdiagnostik während einer neoadjuvanten Chemotherapie scheint sinnvoll, da in Zukunft vielleicht bereits früh über Therapieerfolg oder Therapieversagen entschieden werden kann. Weiterhin ist die Unterscheidung zwischen einem Rezidiv oder Narbenbildung nach der operativen Behandlung eines Mammakarzinoms mit Hilfe der Durchblutungsdiagnostik wohl leichter möglich.

Wie aufgeführt, ist die sonographische Durchblutungsdiagnostik im Bereich der Tumordiagnostik und der gynäkologischen Endokrinologie noch in der wissenschaftlichen Erprobung. In der klinischen Routine scheint ein Einsatz derzeit noch sehr problematisch. Der Einsatz wird sich daran erweisen müssen, ob dadurch eine operative Behandlung vermieden werden kann.

Literatur

1. Bamber JC, Sambrook M, Minasian H, Hill CR (1983) Doppler study of blood flow in breast cancer. In: Jellins J, Kobayashi T (eds.): Ultrasonic Examination of the Breast. John Wiley & Sons, pp 371–378
2. Blohmer J Mammasonographie. In: Ultraschall in Gynäkologie und Geburtshilfe, Sohn Ch, Holzgreve W. Chapman & Hall, Buch in Druck
3. Bourne TH, Hillard T, Whitehead M, Campbell S, Collins WP (1991) Transvaginal Ultrasonography With Color Flow Imaging to Monitor Hormone Replacement Therapy in Postmenopausal Women. Br J Radiology, 64–657
4. Bourne TH Reynolds K, Campbell S (1991) Ovarian Cancer Screening. Eur J Cancer, 27:655–659
5. Burns PN, Virjee JM, Gowland M et al. (1983) The origin of doppler shift signals from breast tumors. In: Jellings J, Kobayashi T (eds.): Ultrasonics Examinations of the Breast. John Wiley & Sons, pp 379–384

6. Campbell ST. Die Durchblutung der Tumoren des inneren Genitale. Aus: Dopplersonographie in Gynäkologie und Geburtshilfe, Sohn CH, Stolz W, Bastert G Thieme publishing house, book gone to press
7. De Ziegler D, Bessis R, Frydman R (1991) Vascular Resistance of Uterine Arteries: Physiological Effects of Estradiol and Progesterone. Fertility and Sterility, 55:775–779
8. Delorme S, Anton H-W, Knopp MV, Betsch B, Trost U, Junkermann I, Fournier v D, Van Kaick G (1991) Vaskularistaion des Mammakarzinoms: Quantitative und morphologische Beurteilung mittels farbcodierter Dopplersonographie. Abstract 423 Ultraschall Klin Prax 6 S. 219
9. Folkman J, Watson J, Ingber D, Hanahan D (1989) Induction of Angiogenesis During the Transition from Hyperplasia to Neoplasia. Nature (London), 56:345–355
10. Hata K, Makihara K, Hata T, Takahashi K, Kitao M (1991) Transvaginal Color Doppler Imaging for Haemodynamic Assessment of Tumors in the Reproductive Tract. Int J Gynecol Obstet
11. Heilenkötter U, Jagella P (1993) Farbdopplersonographie exstirpationsbedürftiger Mammatumoren – Darstellung einer Untersuchungsmethode. Geburtsh. u. Frauenheilk. 53 247–252
12. Jellins J (1988) Combining imaging and vascularity assessment of breast lasions. Ultrasound Med Biol 14 121–130
13. Kurjak A, Zalud I (1991) Early Detection of Ovarian Cancer by Transvaginal Color Doppler. J Ultrasound Med, 10:57
14. Kurjak A, Zalud I (1991) The Characterisation of Uterine Tumors by Transvaginal Color Doppler. Ultrasound Obstet Gynecol 1:50–52
15. Madjar H, Sauerbrei W, Münch S, Prömpeler H, Schillinger H (1990) Methodenanalyse zur Doppleruntersuchung der weiblichen Brust. Ultraschall in Med 4:196–201
16. Madjar H, Prompeler H, Wilhelm CH (1991) Doppler zur Diagnostik und Therapie von Brusterkrankungen. Abstract 425 Ultraschall Klin Prax 6 S. 220
17. Minasian H, Bamber JC (1982) A preliminary assessment of an ultrasonic doppler method for the study of blood flow in human breast cancer. Ultrasound Med Biol 8:357–364
18. Ramos I, Fernandez LA, Morse SS, Fortune KL, Taylor KJW (1988) Detection of Neovascular Signals in 3 Day Walker Rat Carcinoma by CW Doppler Ultrasound. Ultrasound in Med and Biol, 14:123–126
19. Shimamoto K, Sakuma S, Ishigaki T, Makino N (1987) Intratumoral Blood Flow; Evaluation with Colour Doppler Echography. Radiology, 165:683–685
20. Sohn CH, Grischke EM, Wallwiener D, Kaufmann M, Fournier D v, Bastert G (1992) Die sonographische Durchblutungsdiagnostik gut- und bösartiger Brusttumoren. Geburtsh u. Frauenheilk 52:397–403
21. Sohn CH, Grischke EM, Stolz W, Bastert G (1993) Untersuchungen zum Zusammenhang zwischen dem Grad der Durchblutung und dem biologischen Verhalten von Mammatumoren. Ultraschall Klin Prax 8:11–14 Springer
22. Sohn CH, Stolz W, Bastert G (1993) Dopplersonographie in Gynäkologie und Geburtshilfe, Thieme Stuttgart
23. Sohn CH, Grischke EM, Kaufmann M, Bastert G (1994) The Blood Circulation of Malignant and Benign Tumours of the Genital Interior as a Diagnostic Tool. Onkologie, 17:174–178
24. Sohn CH, Karl C, Schonlau H (1987) Vergleichende Untersuchungen am Venensystem des Armes und des Beines vor und nach Entbindung. Zeitschrift für Geburtshilfe und Perinatologie Heft 6
25. Sohn CH, Baudendistel A, Thiel C, Kaufmann M, Bastert G, Die sonographisch nachgewiesene Gefäßdichte – ein neuer Prognosefaktor, Publikation eingereicht.

Mammachirurgie in der Gynäkologie

J. Hüter

Bericht

Die onkoplastische Mammachirurgie hat mit ihren tumoradaptierten Operations-verfahren (Tumor-adapted plastic surgery) in den letzten 5 Jahren einen gewaltigen positiven Schritt nach vorne getan: Die mit der operativen Therapie des Mamma-karzinoms befaßten Gynäkologen vereinigen in sich dabei Kenntnisse und Fähig-keiten zur Diagnosestellung, zur Tumorexcision, zur plastischen (oft beidseitigen) Brust- und Areola-Mamillenrekonstruktion und zur adjuvanten (oder auch neoad-juvanten) Therapie.

Dabei werden die drei Grundprinzipien der Mammacarcinom-Behandlung respektiert: Tumorexcision mit Sicherheitsmantel, ipsilaterale Axillaoperation und Nachbestrahlung der Brust.

Die durchweg hervorragenden Vorträge befaßten sich mit inhärenten Problemen und deren Lösung. Volk und Obermaier (Limburg), Gauwerky und Bastert (Hei-delberg), Schöndorf und Sammel (Saarlouis), Váczi (Rosenheim) und Laube, Rhein, Schönegg, Peters, Retzke, Graf (Suhl u. Berlin) zeigten die Hohe Schule der onkoplastischen Mamma-Chirurgie mit Lösungsvorschlägen auch für Extrem-situationen unter Einschluß der Lappenplastiken (lado, tram) und diese gestielt oder auch mikrochirurgisch frei.

Wichtige neue Zahlen zum Befall des Areola-Mamillen-Komplexes wurden von Müller, Scholze, Citoler und Broer (Köln) geliefert. Die Zona retroareolaris, die intraoperativ histologisch untersucht werden kann, erlaubt relativ verläßlich die Aussage „die explantierte Areola-Mamille ist tumorfrei und kann zur Rekonstruk-tion verwendet werden".

Stranz, Petri und Heptner (Schwerin u. Rostock) befaßten sich mit den Phylloid-Tumoren und zeigten die plastisch gelungene Therapie eines großen sogenannten Cystosarkoma phylloides.

Keckstein, Tuttlies, Sasse, Ulrich (München u. Ulm) haben ein neues Verfahren zur Beurteilung der Milchgänge bei blutigsezernierender Mamille entwickelt – die Galaktoskopie –, die auf Geräten der Sialoskopie der HNO beruht. Alle Herde wur-den einer Excision und damit histologischen Sicherung zugeführt. In der Diskussion war man sich einig, daß dieses neue Verfahren auch anderenorts ange-wendet werden sollte, um seine Bedeutung für die Beurteilung der blutigsezernie-renden Mamille zu evaluieren.

Medl, Mayerhofer, Peters-Engl, Sevelda und Leodolter (Wien) konnten zeigen, daß die Verwendung eines Fibrinklebers in der Achselhöhle nach Achsel-Clearing keinen Vorteil bringt, was die Menge der abgesaugten Lymphe, die Häufigkeit einer Lymphocele und die Drain-Liegedauer anbetrifft.

Erste Ergebnisse der „Selbst-Vorsorge-Aktion von Schwangeren" zur Frühgeburten-vermeidung

E. Saling, N. Fuhr, A. Placht und E. Schumacher

Eine zentrale Aufgabe der Schwangerschafts- und Geburtsmedizin ist die Reduzierung der Zahl ungewollter sehr kleiner Frühgeborener, also solcher unter 1500 g
Geburtsgewicht. Diese Kinder bilden nämlich das Hauptkontingent der post partum verstorbenen oder geschädigten Kinder. Für das Zustandekommen von Spätaborten und Frühgeburten ist eine Reihe von Ursachen bekannt. Was effiziente
Gegenmaßnahmen betrifft, so kann man sich jedoch auf die Erkenntnis beschränken, daß der weit überwiegende Teil der vermeidbaren Ursachen in der aszendierenden genitalen Infektion zu suchen ist und diesbezüglich angesetzte diagnostische und therapeutische Strategien von entscheidender Bedeutung sind. Bei
Früherkennung von Risikohinweisen und durch rechtzeitigen Einsatz geeigneter
Gegenmaßnahmen steht, wie die ersten Ergebnisse zeigen, in Aussicht, hervorragende Erfolge bei der Vermeidung von Spätaborten und der sehr kleinen Frühgeborenen zu erzielen. 1989 haben wir dazu ein einfach konzipiertes und auch in der
frauenärztlichen Praxis gut einsetzbares *Frühgeburten-Vermeidungs-Programm*
entwickelt. Darüber haben wir bereits mehrfach berichtet [1–4].

Der praktische Einsatz dieses Programms an unserer Klinik, später auch bei einigen praktizierenden Frauenärzten in Berlin-Neukölln, hat zu einer Abnahme der
Zahl sehr kleiner untergewichtiger Kinder bis zu 50 % geführt [2].

Um Gegenmaßnahmen weit früher und nicht erst dann zu ergreifen, wenn bereits
eine konkrete Symptomatik der drohenden Frühgeburt vorliegt, haben wir im vorigen Jahr das Frühgeburten-Vermeidungs-Programm weiter ausgebaut, indem wir
die Schwangeren in Form einer Selbst-Vorsorge-Aktion einbezogen haben [5].

Einige *Grundvorstellungen* dabei sind folgende:

Punkt 1
Wenden wir uns zunächst den *Hauptbestandteilen der Selbst-Vorsorge-Aktion* zu
und den *sinnvollen Maßnahmen,* welche die Schwangeren dabei selbst ergreifen
können:

a) Jeder Schwangeren wird empfohlen, *ein- bis zweimal wöchentlich bei sich
   selbst mit Hilfe von Indikatorstreifen den Scheiden-pH-Wert zu messen.* Der
   Meßvorgang ist denkbar einfach. Ein Teststreifen wird an einem Plastikzylinder
   befestigt und der Zylinder unter leichter Drehung (dadurch bessere Benetzung)
   etwa bis zu seiner Hälfte in die Scheide vorgeschoben. Die Indikatorschicht
   gelangt dabei bis zu 3 cm tief in die Scheide, kommt so mit dem Scheideninhalt
   in Berührung und verfärbt sich. Die Farbe des Teststreifens kann danach mit der

auf dem Behälter abgebildeten Farbskala verglichen und der pH-Wert abgelesen werden. Der Wert ist *normal,* wenn er dem *gelben Farbton der pH-Werte 4,0 oder 4,4* entspricht. Bei erhöhten pH-Werten auf 4,7 oder mehr, sollte die Schwangere unverzüglich ihren Frauenarzt aufsuchen. Wird dort die reduzierte Ansäuerung bestätigt, empfiehlt es sich, durch Gaben von Lactobacillus-Präparaten die vaginale Azidität zu korrigieren, gleichzeitig aber auch nach den Ursachen für die Aziditätsstörung zu fahnden.

b) Unabhängig von der vaginalen pH-Selbstmessung sollten alle werdenden Mütter über die wichtigsten potentiellen *Risikofaktoren und Risikohinweise* informiert sein und auf deren eventuelles Vorhandensein achten. Dazu gehören *unbedingt anamnestische Besonderheiten,* wie vorausgegangene Aborte, Frühgeburten oder eine Konisation.

Solche Informationen muß der behandelnde Frauenarzt möglichst schon bei der Erstkonsultation erhalten.

Bei *später auftretenden,* ebenfalls im Risikokatalog aufgeführten *Besonderheiten,* wie vorzeitige Wehen, deutlich vermehrter Fluor oder Beschwerden beim Wasserlassen, sollte die Schwangere unverzüglich nach der ersten Feststellung ebenfalls ihren Frauenarzt aufsuchen und ihn darüber informieren.

Bei allen diesen genannten Risikohinweisen empfiehlt sich der Einsatz der im Frühgeburten-Vermeidungs-Programm beschriebenen weiteren Maßnahmen.

Punkt 2

a) *Der Hauptnutzen durch die aktive Beteiligung der Schwangeren* liegt in dem *frühest möglichen Erkennen von pH-Wert-Abweichungen* und somit im Erfassen eines beträchtlichen Teiles von spätabort- und frühgeburtrelevanten Störungen. Dies ergibt sich aus der Vermeidung längerer, damit kritischer zeitlicher Latenzperioden mit verborgener, noch nicht erkannter Symptomatik.

Dazu einige konkrete Angaben: Nach den bestehenden Mutterschaftsrichtlinien soll die Schwangere ihren Frauenarzt alle vier Wochen aufsuchen und von ihm untersucht werden. Daraus ergibt sich die zeitliche Einschränkung, daß ein Erheben von Befunden und der diesbezüglichen Risiken demnach nur alle vier Wochen erfolgen kann (Abb. 1, oberer Teil). Nimmt eine Schwangere hingegen an der Selbst-Vorsorge-Aktion teil (Abb. 1, unterer Teil), reduziert sie bei zweimaliger wöchentlicher pH-Messung das Untersuchungsintervall ganz beträchtlich und erhöht damit die Chance, daß Risikosymptome statt in vierwöchigen, in einem drei- bis viertägigen Zeitintervall erfaßt werden können.

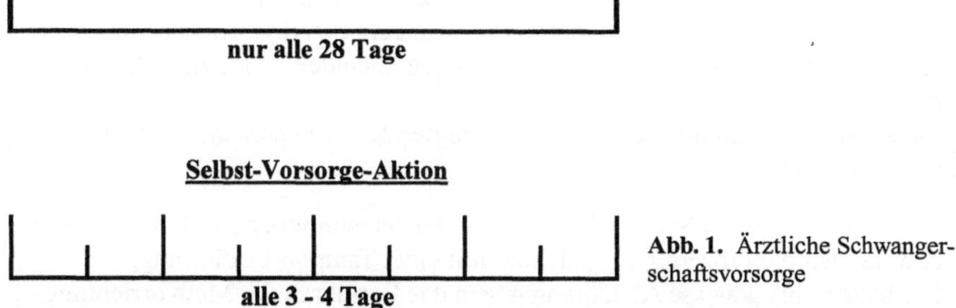

Abb. 1. Ärztliche Schwangerschaftsvorsorge

Auch ermöglicht die häufige Messung durch die Schwangere eine gute *Verlaufskontrolle.* Das Verhalten der vaginalen Azidität, im besonderen bei therapeutischen Maßnahmen, kann *in kurzen Abständen,* bei Störungen sogar täglich, durch pH-Selbst-Messung *beobachtet* werden, z.B. ob und wie eine azidierende Therapie mit Lactobacillus-Präparaten auch pH-wirksam ist. Danach lassen sich unverzüglich – besser als bisher – die weiteren therapeutischen Maßnahmen, sowie Dosisänderungen und Applikationshäufigkeit ausrichten.

b) Ein weiterer Nutzen besteht darin, daß die Patientin im Rahmen der Selbst-Vorsorge-Aktion motiviert wird, auch auf andere verdächtige Besonderheiten zu achten. *Anamnestische Risikofaktoren oder bereits manifest auftretende* Symptomatik kann sie dem betreuenden Frauenarzt zum frühestmöglichen Termin mitteilen, der dann alle wichtigen Konsequenzen ohne nennenswerte Verzögerung ziehen kann.

Zwei weitere, mehr *psychologische Faktoren* hinsichtlich der Nutzeffekte sind:

– *Eine beruhigende Wirkung auf die Schwangere,* wenn die pH-Werte im Bereich der Norm sind und keine anderweitigen Risikomomente vorliegen.
– Es wird das Empfinden gefördert, daß die *natürlichen Vorgänge im Körper beobachtet* werden und darüber hinaus auf einfache Weise etwas *Nützliches* für sich selbst und für das werdende Kind *getan wird.*

Punkt 3 betrifft die Zielgruppe:
Da der Aktion im wesentlichen ein Screening-Prinzip zugrunde liegt, sollten sich möglichst viele Patientinnen beteiligen – und soweit motivierbar – am besten alle Schwangeren.

Punkt 4 betrifft den Zeitpunkt des Einsatzes:
Dieser sollte sehr früh gewählt werden, um drohende Störungen rechtzeitig zu erkennen, also so früh wie möglich in der Schwangerschaft, besser sogar noch zu einem praekonzeptionellen Zeitpunkt, also bereits vor geplanter Schwangerschaft. Beispielsweise könnte beim Zustand nach mehrfachen Aborten eine bereits praekonzeptionell vorliegende Infektion früh erkannt und noch vor Einsetzen der neuen Schwangerschaft wirksam behandelt werden.

Die Selbstvorsorge-Aktion in vollem Ausmaß läuft erst seit September 1993. In zunehmendem Maße kooperieren dabei auch praktizierende Kolleginnen und Kollegen. Details über die den interessierten Schwangeren gegebenen Informationen sind in der Zeitschrift „Der Frauenarzt" publiziert worden [5].

Bislang sind an der Aktion rund 4600 Schwangere beteiligt. Aus den uns bisher zurückgesandten, ausgefüllten 758 Fragebögen möchten wir einige Ergebnisse vorstellen.

Zunächst einmal interessiert, wie die befragten *Schwangeren die Selbstmessung eingeschätzt* haben:

– 79% hatten keinerlei Schwierigkeiten mit der selbstmontierten Meßvorrichtung bzw. fanden die Prozedur vergleichbar mit einer Tampon-Einführung,
– 5% hatten eine gewisse Abneigung gegen das Einführen der Meßvorrichtung,

- 16% haben lieber die Teststreifen mit dem Finger, anstatt mit der Vorrichtung, in die Vagina eingeführt,
- 77%, also die meisten Schwangeren, haben die Messung im Stehen durchgeführt,
- 94% haben den gesamten Meßvorgang als einfach oder als nicht belastend empfunden, nur 6% fanden ihn unangenehm,
- 72% fanden die Farbablesung einfach, 22% waren etwas unsicher, nur 6% hatten Schwierigkeiten, die Verfärbung des Indikatorpapieres richtig zu beurteilen,
- 99% beurteilten den Meßvorgang als sinnvoll und/oder hatten das gute Gefühl, selbst etwas Nützliches für sich und das Kind tun zu können,
- 91% der Frauen fühlten sich über Sinn und Vorgehensweise der pH-Messung ausreichend informiert.

Von den 758 Frauen, die uns bereits die Unterlagen zurückgesandt haben, waren 37% (n = 277) *Erst*schwangere und 63% (n = 481) *Mehrfach*schwangere.

Von besonderem Interesse sind die anamnestischen Angaben im Kollektiv der Mehrfach-Schwangeren. Hieraus geht hervor, daß auffallend viele bereits in vorausgegangenen Schwangerschaften Aborte erlitten hatten. Daraus ist der Schluß zu ziehen, daß es sich weniger um in dieser Hinsicht völlig unbelastete Frauen, also ein positiv ausgelesenes Kollektiv handelt. Vielmehr spricht die hohe Rate früher stattgehabter Aborte jetzt eher dafür, daß in beträchtlichem Maße Frauen mit bereits mißglückten Schwangerschaften teilnehmen, um in dieser Gravidität einen besseren Ausgang zu erreichen. Patientinnen mit vorausgegangenen Aborten und vorausgegangenen untergewichtigen Kindern gehören, ohne Zweifel, zu einem Kollektiv mit erhöhtem Risiko. So wiesen, nach Angaben der Patientinnen, 60% in der jetzigen Schwangerschaft einen „gestörten" Verlauf auf. Die wesentlich niedrigeren Zahlen von Frauen – nämlich 2% – die in der jetzigen Schwangerschaft

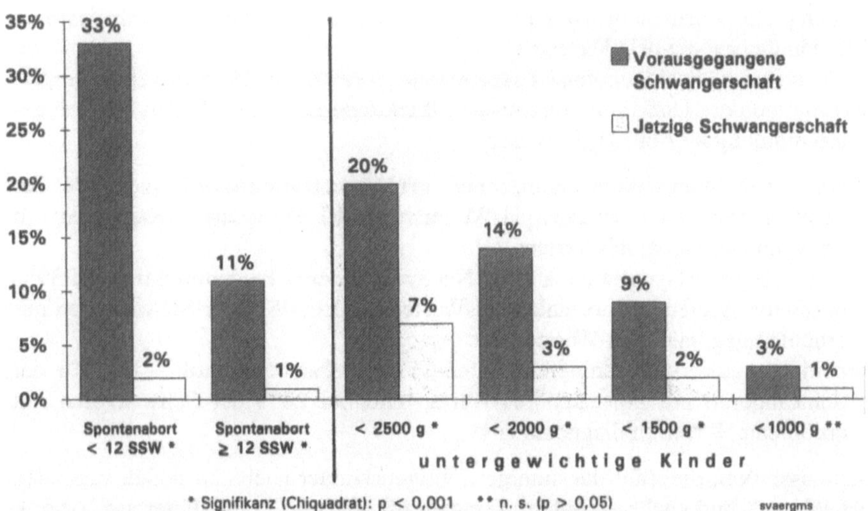

Abb. 2. Selbstvorsorgeaktion. Mehrfach schwangere Frauen (n = 481)

Aborte erlitten haben (Abb. 2 linker Teil), im Vergleich zu den 33%, bei denen sich Aborte in der unmittelbar vorausgegangenen Schwangerschaft ereignet haben, wollen wir zunächst nicht zu hoch einschätzen; dazu sind noch weitere Untersuchungen der Zusammenhänge erforderlich. Was wir aber heute mit Genugtuung feststellen können, ist die Tatsache, daß die Rate an untergewichtigen Kindern (Abb. 2, rechter Teil) mit 7% fast dreifach niedriger liegt als in den jeweils vorausgegangenen Schwangerschaften mit 20%; die der Kinder unter 2000 g lag jetzt bei 3%, in den unmittelbar vorausgegangenen Schwangerschaften bei 14%, von besonderem Interesse ist die Tatsache, daß die Zahl der sehr kleinen Kinder, jetzt mit 2%, vierfach niedriger liegt als in den vorausgegangenen Schwangerschaften mit 9%. Die Rate der extrem kleinen Kinder bertrug jetzt 1% im Vergleich zu 3%.

Zum anderen zeigt sich, selbst an den jetzt zahlenmäßig noch relativ wenigen Schwangerschaften mit erneut unbefriedigendem Ausgang, daß z.B. von den 11 Fällen mit sehr kleinen untergewichtigen Kindern bei vier Fällen offensichtlich aufsteigende Infektionen nachweisbar und bei drei von ihnen auch die pH-Werte erhöht waren und vermutlich noch nicht früh genug die richtigen Konsequenzen gezogen wurden, um diese Frühgeburten zu verhindern. Zwei weitere Kinder stammen aus einer Gemini-Gravidität, wobei hier offenbleiben muß, inwiefern auch Infektionen zu dieser Frühgeburt beigetragen haben. In den verbleibenden fünf Fällen handelte es sich um *un*vermeidbare Frühgeburten. Dort fanden vorzeitig Schwangerschaftsbeendigungen aus fetaler Indikation statt. Grundsätzlich müssen wir aber davon ausgehen, daß durch die Verbesserung der Interaktionen zwischen den Frauenärzten und den Schwangeren auch die Zahl der iatrogen bedingten untergewichtigen Kinder abnehmen dürfte, weil z.B. auch intrauterine Versorgungsstörungen früher festgestellt und auch früher Gegenmaßnahmen eingeleitet werden.

Auch in bezug auf die vaginale Azidität konnten wir einige interessante Ergebnisse ermitteln: was die pH-Meß-Ergebnisse betrifft, so lagen bei 67% aller Frauen immer normale pH-Werte vor, in 33% lagen zwei- oder mehrfach, davon in 7% ständig erhöhte pH-Werte vor.

Auch finden sich deutliche Zusammenhänge zwischen erhöhten vaginalen pH-Werten und der Häufigkeit von Scheideninfektionen bzw. von Fällen mit Frühgeburtsymptomatik (Abb. 3). So wurde

- eine Scheideninfektion allein, ohne Frühgeburtsymptomatik bei 11% der Schwangeren mit normalen pH-Werten und bei 45% der Schwangeren mit erhöhten vaginalen pH-Werten,
- eine Frühgeburtsymptomatik ohne Nachweis einer Scheideninfektion bei 30% der Schwangeren mit normalen pH-Werten und bei 48% der Schwangeren mit erhöhten vaginalen pH-Werten und
- beides – eine Scheideninfektion und Frühgeburtsymptomatik – bei 4% der Schwangeren mit normalen pH-Werten und bei 28% der Schwangeren mit erhöhten pH-Werten diagnostiziert.

Schlüsselt man die Zahl der untergewichtigen Kinder nach „normalen vaginalen pH-Werten" und nach „erhöhten vaginalen pH-Werten" ihrer Mütter auf (Abb. 4, linker Teil), so zeigt sich, daß in Fällen mit normalen pH-Werten nur in 17% uner-

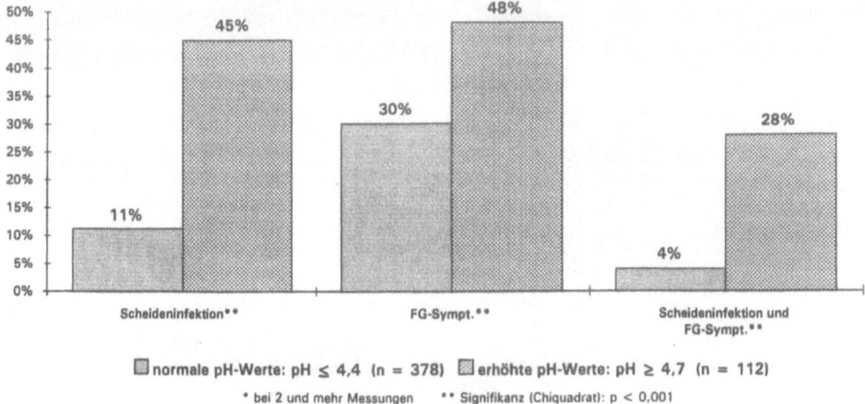

Abb. 3. Häufigkeit von Scheideninfektionen und Frühgeburtssymptomatik bei Schwangeren mit normalen und erhöhten* Scheiden-pH-Werten

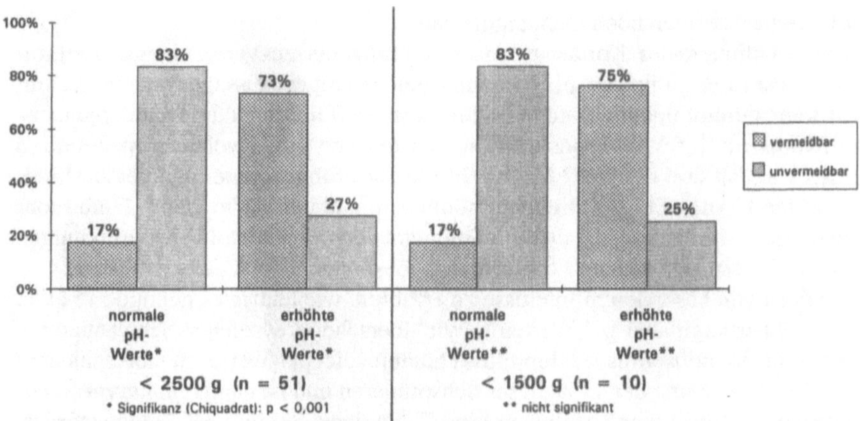

Abb. 4. Zusammensetzung der untergewichtigen Kinder bei Schwangeren mit normalen (pH < 4,4) und erhöhten (pH > 4,7) Scheiden-pH-Werten

wünschte untergewichtige Kinder geboren wurden, d. h. also solche, die als infektiologisch vermeidbar eingestuft werden können, und 83 % untergewichtige Kinder nach iatrogen indizierten und induzierten Schwangerschaftsbeendigungen – also solche, die als *un*vermeidbar eingestuft werden müssen. Entgegengesetzt waren die Ergebnisse in Fällen mit erhöhten vaginalen pH-Werten. Hier lagen in 73 % potentiell vermeidbare und nur in 27 % unvermeidbare, also iatrogen verursachte, untergewichtige Kinder vor. Bei den sehr kleinen untergewichtigen Kindern (Abb. 4 rechter Teil) finden sich tendenziell die gleichen Ergebnisse. Wegen der noch

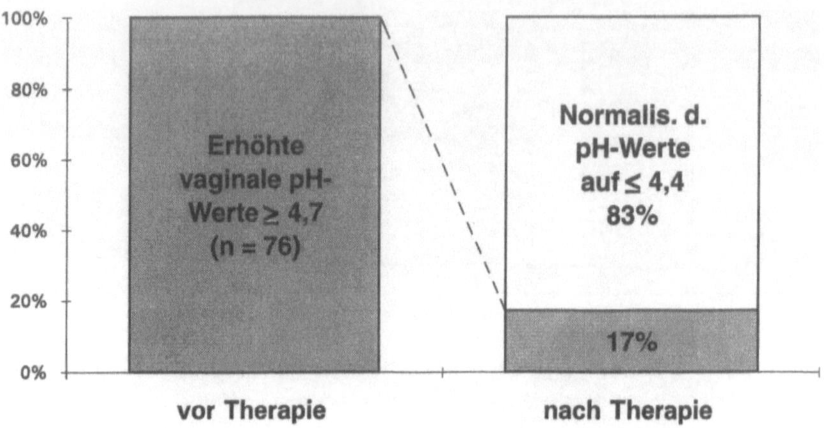

Abb. 5. Scheiden-pH-Wertveränderungen durch Lactobacillustherapie

geringen Zahl der Fälle sind diese Differenzen im Vergleich zum Gesamtkollektiv der Untergewichtigen noch nicht signifikant.

Die Richtigkeit des Konzeptes unseres Frühgeburten-Vermeidungs-Programmes, in dem der vaginalen pH-Messung ein wichtiger Aussagewert eingeräumt wird, kann durch folgende Daten bestätigt werden: Teilt man die 18 untergewichtigen Kinder mit infektiologischer Frühgeburtursache in Gewichtsgruppen auf, so fanden wir, daß drei der vier Mütter sehr kleiner Frühgeborener und beide Mütter der extrem kleinen Frühgeborenen erhöhte vaginale pH-Werte von 4,7 und mehr aufwiesen. Damit zeigt sich, daß die Frequenz der vaginalen pH-Werterhöhungen bei den Müttern sehr kleiner Frühgeborener besonders hoch zu liegen scheint.

Auch ist von besonderem Interesse zu erfahren, wie häufig es gelingt, in Fällen mit erhöhten vaginalen pH-Werten – wir übersehen 76 solcher Schwangerer – durch eine Lactobacillus acidophilus-Therapie die pH-Werte zu normalisieren (Abb. 5). Dies gelang bei 83 % dieser Schwangeren und ist damit ein hervorragendes Ergebnis. Für diesen Erfolg war eine Therapiedauer von 5±3 Tagen erforderlich.

Auch wenn die Rücksendung zahlreicher Antwortbögen bisher noch aussteht, so läßt sich aber jetzt schon anhand der 758 ausgewerteten Fälle absehen, daß das Frühgeburten-Vermeidungs-Programm – kombiniert mit der Selbst-Vorsorge-Aktion der Schwangeren – bei entsprechend breitem Einsatz auch landes- und bundesweit zu mehreren *positiven Ergebnissen* führen dürfte:

1. Eine signifikante *Senkung der Zahl von Spätaborten und sehr kleine Frühgeborenen* ist, wie unsere Ergebnisse zeigen, sehr wahrscheinlich.
2. Dementsprechend ist mit einer weiteren Senkung der *Säuglingssterblichkeit und der Säuglingsmorbidität* zu rechnen.
3. Es ist mit einer *beträchtlichen Einsparung* der für die vermeidbaren Fälle anfallenden hohen allgemeinen *Kosten* für die so aufwendigen Intensiv-Betreuungen

wie auch mit entsprechender Reduzierung bzw. Vermeidung der psychischen und physischen Belastungen der sonst Betroffenen zu *rechnen.*

4. Die Selbst-Vorsorge-Aktion stellt die Grundlage dar für ein *neues Modell des aktiven Zusammenwirkens von Frauenärzten mit den von ihnen betreuten Schwangeren.*

Zum Schluß möchten wir noch einige Bemerkungen zur Gewichtung der besprochenen Maßnahmen machen:

Die Vermeidung von Frühgeburten läßt sich natürlich nicht allein durch die Selbst-Vorsorge-Aktion bewerkstelligen. Die Mitarbeit von Schwangeren stellt nur *einen* Bestandteil – einen allerdings wichtigen – unseres gesamten, auf ärztliche Maßnahmen ausgerichteten Frühgeburten-Vermeidungs-Programmes dar. Auch ist mit der alleinigen vaginalen pH-Messung nicht alles getan, denn bei einigen Graviden kann es durchaus zu aszendierenden Infektionen kommen, selbst wenn normale pH-Werte vorliegen. Um alle Erfolgschancen zu nutzen, muß deshalb das gesamte Frühgeburten-Vermeidungs-Programm zur Anwendung kommen. Dessen Realisierung ist aber erfreulich einfach, für die frauenärztliche Praxis besonders geeignet und durch die relativ leicht erzielbaren Erfolge in hohem Maße befriedigend.

Es stehen auf diesem essentiellen Gebiet unseres Faches bislang nicht erreichbare Fortschritte in Aussicht.

Literatur

1. Saling E, (1989) Zusätzliche aktuelle Maßnahmen zur Vermeidung von Spätaborten und Frühgeburten. In: JW Dudenhausen u. E. Saling: Perinatale Medizin. 14. Deutscher Kongreß für Perinatale Medizin, Berlin, Bd. XIII Thieme. Stuttgart – New York 1990
2. Saling E, Brandt-Niebelschütz S, Schmitz C (1991) Vermeidung von Spätaborten und risikoreichen Frühgeburten. Für die Routine geeignete Maßnahmen. Z Geburtsh u. Perinat 195:209
3. Saling E (1994) Vermeidung von Frühgeburten – neuere Aspekte und Ergebnisse. 2. Kongreß der Ges f Pränatal- u. Geburtsmedizin, Berlin, 02.05.92. In: Feige A, Hansmann M, Saling E: Pränatal- u. Geburtsmedizin. HUF-Verlag, Mühlheim a d. Ruhr
4. Saling E (1993) Praktische Maßnahmen zur Vermeidung sehr kleiner Frühgeborener – entscheidender Schritt zur Senkung der Säuglingsmortalität und -morbidität. Geburtsh u. Frauenheilk 53:68
5. Saling E, Raitsch S, Placht A, Fuhr N, Schumacher G (1994) Frühgeburten-Vermeidungs-Programm und Selbstvorsorge-Aktion für Schwangere. Der Frauenarzt, 35:84

Biophysikalisches Profil des Feten

Einführung

H. J. Holländer

Das Biophysikalische Profil des Feten wird mit Hilfe verschiedener Ultraschall-techniken erstellt. Obwohl die Wurzeln der angewandten Techniken weitgehend im deutschsprachigen Raum liegen, wird das Biophysikalische Profil als Score über-wiegend in Amerika angewandt. Zur Geschichte ist an erster Stelle Herr Hamma-cher zu erwähnen, der 1960 in Düsseldorf das CTG entwickelt hat. 1967 berichte-te Kratochwil in Wien über den Nachweis der fetalen Herzaktion mittels des eindimensionalen A-Verfahrens. 1965 haben wir in Münster das Real-time-Bild-Verfahren aus der Taufe gehoben. 1968 publizierten wir erstmals die Möglichkeit, mit Hilfe dieses Verfahrens fetales Leben durch direkte Beobachtung aktiver kind-licher Bewegungen und der Herzaktion nachzuweisen. Die Fragestellung war dabei zunächst nur: Lebt das Kind oder nicht?

Herr Reinold in Wien beschäftigte sich dann Anfang der siebziger Jahre mit einer Klassifizierung der sonographisch zu beobachtenden fetalen Bewegungen, allerdings vorwiegend in der 1. Schwangerschaftshälfte. Fetale Atembewegungen wurden zu Anfang der siebziger Jahre zunächst mit dem eindimensionalen A-Ver-fahren studiert (Dawes, Gennser, Mantell), später auch in zweidimensionalen Real-time-B-Bild (Hoffbauer, Holländer, 1976).

Bereits 1978 hatten wir die Idee eines Index für die Beurteilung des pränatalen Status (vergleichbar dem Apgar-Score beim Neugeborenen), welcher nicht nur die fetale Herzfrequenz beurteilt, sondern auch das Bewegungsverhalten, Atembewe-gungen und Fruchtwassermenge.

Ein solcher Score wurde dann 1980 von Manning erarbeitet. Dieser beurteilt:

1. das CTG (Non-Stress-Test),
2. die fetalen Atembewegungen,
3. die fetalen Bewegungen,
4. den fetalen Muskeltonus und
5. die Fruchtwassermenge.

Vintzileos hat diesen Score modifiziert und um das Plazenta-Grading erweitert.

Die Podiumsdiskussion hat die Fragen zu beantworten: Ist das Biophysikalische Profil in der bisherigen Form noch aktuell? Welche Parameter sind aussagefähig und praktikabel, welche eventuell nicht? Kann man neue Parameter hinzufügen?

Dopplersonographie

E. Weiss

Seit ihrem erstmaligen Einsatz zur qualitativen Beurteilung von Blutflußmustern in Nabelschnurgefäßen durch Fitzgerald und Drumm 1977 hat die Dopplersonographie in der Geburtsmedizin als diagnostische Methode zunehmende Bedeutung gewonnen. Die Verbesserung des diagnostischen Ultraschalls und insbesondere auch die Entwicklung der farbcodierten Dopplersonographie haben heute die Flußspektren verschiedenster Gebiete des uterofetoplazentaren Kreislaufs einer gut reproduzierbaren Beurteilung zugänglich gemacht.

Die ungestörte Hämodynamik, sowohl der uteroplazentaren Perfusion als auch der fetoplazentaren Perfusion, stellen die übergeordnete Voraussetzung für einen ungestörten Gasaustausch in der Plazenta und damit für die fetale Sauerstoffversorgung dar. Treten Störungen der fetalen Sauerstoffversorgung, sowohl chronisch als auch akut auf, so kommt es zu typischen Reaktionen des intrafetalen Kreislaufs mit einer peripheren Vasokonstriktion, welche in erster Linie die Haut des Feten, aber auch die Durchblutung der fetalen Nieren und des Intestinums betrifft, sowie zu einer Vasodilatation im zentralen Nervensystem, um bei vermindertem Sauerstoffangebot im fetalen Blut via Steigerung des Volumenflusses den Sauerstofftransport zum zentralen Nervensystem aufrecht zu erhalten. Dieser Effekt wird als Sauerstoffsparschaltung nach Saling bezeichnet.

Die uteroplazentare Durchblutung ist dopplersonographisch einerseits im Bereich des aszendierenden Astes der Arteria uterina repräsentativ für die jeweilige Uterusseite oder aber auch im Bereich der Arkadenarterien meßbar. Die zugehörigen Flußkurven zeigen ab etwa 24. SSW keine wesentlichen Veränderungen mehr. Störungen der mütterlichen uteroplazentaren Perfusion, vor allem im Rahmen der Schwangerschaftshypertonie, bedingen eine frühdiastolische Inzisur der uterinen Flußkurven sowie eine Verminderung des diastolischen relativen Flusses.

Während unter physiologischen Bedingungen das Flußmuster der fetalen Aorta sich im letzten Schwangerschaftsdrittel, abgesehen von einer leichten Impedanzsteigerung am Termin nur noch geringfügig verändert, zeigt sich im Flußprofil der Arteria cerebri media ein dramatischer Abfall der Impedanz im letzten Schwangerschaftsdrittel. Hieraus ergibt sich auch, daß eine fetale Zentralisation im Sinne einer sog. Sauerstoffsparschaltung nach einem Gestationsalter von etwa 37–38 Schwangerschaftswochen nicht mehr aufgrund des Flußmusters der Arteria cerebri media eindeutig diagnostiziert werden kann, da es bereits physiologischerweise zu einer fast maximalen Verminderung des Perfusionswiderstandes gekommen ist.

Immer wieder wird die Dopplersonographie dazu mißbraucht, die fetale intrauterine Wachstumsretardierung zu diagnostizieren. Sie muß logischerweise der direkten biometrischen Gewichtsschätzung weit unterlegen sein. Wesentlich höher liegt die diagnostische Wertigkeit bei der Differenzierung biometrisch kleiner Feten. Hier zeigt sich, daß normale Dopplerparameter nicht mit einer vermehrten Gefährdung des Feten, auch bei erheblicher intrauteriner Wachstumsretardierung verbunden sind, während intrauterin wachstumsretardierte Feten mit gestörter Hämodynamik ein hohes Risiko für eine peripartale Asphyxie aufweisen.

Besonders wichtig ist die Kombination dopplersonographischer Befunde mit herkömmlichen Befunden der biophysikalischen Überwachung des Feten. So ist es durchaus möglich, einen pathologischen Befund der fetalen Herzfrequenz bei völlig normalem Flußmuster in allen untersuchten Gefäßen des Feten zu relativieren, z.B. bei einer Carbamazepinintoxikation.

Wesentlich typischer sind jedoch die Fälle mit Wachstumsretardierung und pathologischen Flußmustern, sowohl der utero- als auch der fetoplazentaren Durchblutung und einer sog. fetalen Kreislaufzentralisation. Aufgrund der sehr schlechten Prognose derartiger Kinder mit sog. diastolischem Nullfluß der Nabelarterie und/oder der Aorta des Feten ergibt sich für diese Kinder nach 32 Wochen, auch bei noch normalem Ruhekardiotokogramm, eine Indikation zur Sectio caesarea.

Zukünftig wird man wahrscheinlich die Situation der Kinder mit bereits bestehender fetaler Kreislaufzentralisation und „brain sparing" durch Messung der renalen Durchblutung und insbesondere durch Messung der Extremitätenarterien des Feten weiter differenzieren können.

Gesichert ist der diagnostische Wert des Flußmusters auch großer herznaher Venen wie der Vena cava inferior und auch des Ductus venosus im Rahmen einer beginnenden Rechtsherzinsuffizienz. Der erhöhte rechtsventrikuläre Afterload führt zu typischen Veränderungen des Flußmusters mit einer Erhöhung des Rückstroms während der Vorhofkontraktion am Ende der Diastole. Häufig findet sich dann auch ein pulsatiler Nabelvenenfluß und zeigt damit die akut bevorstehende myokardiale Dekompensation des Feten an.

Die Dopplersonographie erlaubt die nicht-invasive Beurteilung der Hämodynamik einer Vielzahl von intrafetalen Gefäßgebieten, aber auch der fetoplazentaren und der uteroplazentaren Hämodynamik. Damit wird das diagnostische Spektrum zur fetalen Zustandsbefundung ohne Zweifel erheblich erweitert. Die Kombination dopplersonographischer Befunde mit anderen biophysikalischen Untersuchungsparametern verbessert sicherlich deren diagnostische Wertigkeit und dürfte in vielen Fällen eine invasive, für den Feten und für die Mutter gefährliche Diagnostik überflüssig machen und in manchen Punkten dieser sogar überlegen sein.

Bedeutung des biophysikalischen Profils in der fetalen Zustandsdiagnostik oder Systematische Antepartuale Funktionelle Erhebung („SAFE")

B. Arabin

Nachdem Manning et al. 1980 erstmals ein sogenanntes biophysikalisches Profil vorgestellt haben, hat sich die Perinatalmedizin weiterentwickelt. Zum einen wurden neue biophysikalische Untersuchungsmethoden, vor allem die Doppler-

Untersuchung multipler maternaler und fetaler Gefäße, eingeführt, zum anderen konzentriert sich das Interesse nicht mehr vorwiegend auf der asphyktisch bedingten Mortalität, sondern auf verschiedenen definierten fetalen Erkrankungen, die auch die Langzeitmorbidität bestimmen. Wir haben in diversen Studien versucht, den aktuellen Stellenwert biophysikalischer Methoden in der Schwangerschaft zu definieren und fassen die wesentlichen Aussagen hier zusammen:

Biophysikalische Parameter sind den herkömmlichen biochemischen Parametern (HPL/E2) in der Diagnostik chronischer Plazentainsuffizienz und sekundärer fetaler Hypoxie überlegen. Bei Risikogruppen für intrauterine Hypoxie wie Terminüberschreitung und Retardierung konnten wir nachweisen, daß die Aussagekraft der Belastungstests geringer war, als die der „nicht belastenden, beobachteten" Verfahren.

In Anlehnung an den Apgar-Score haben wir ein weiteres biophysikalisches Profil zusammengestellt, das die Parameter: Zentralisation des fetalen Kreislaufs (Ratio cerebrale/umbilikale Durchblutung), Herzfrequenzmuster unter Berücksichtigung der Variabilität, Tonus, Reflexe und Respiration (uteroplazentare Durchblutung) beinhaltet. Dieses Profil zeigte sich bei der Vorhersage eines Hypoxie Risikos dem Manning-Score überlegen.

Beim Vergleich mit invasiv gewonnenen Blutgasparametern in einer Gruppe mit extremem Hypoxic-Risiko (Retardierung >3. Perzentile <28 Wochen) ergaben sich ähnliche Ergebnisse: Diese Kombination war enger als der Manning-Score und jeder Einzelparameter mit pH und pO_2 in der Nabelvene verknüpft. Ähnlich gute Ergebnisse konnten wir für die gekürzte für die Routine geeignete Kombination aus Fruchtwassermenge, fetaler Blutzentralisation, uteroplazentarer Durchblutung und Herzfrequenzmuster durch Kombination mit invasiv gewonnenen Blutgasparametern nachweisen.

Inzwischen haben wir für extreme Fälle – etwa bei früher Präeklampsie und früher extremer Retardierung – unseren eigenen Hypoxie-Score um die Messung der Durchblutung im Ductus venosus erweitert. Dieser reflektiert das Ausmaß der beginnenden kardialen Insuffizienz bei schwerer chronischer Plazentainsuffizienz.

Grundsätzlich ist zu sagen, daß das Hypoxie-Risiko nicht das einzige Risiko für Fet und Neugeborenes darstellt. Weitere Risiken wie die Plazentalösung, die diabetische Stoffwechsellage, die Lungenhypoplasie bei frühem Oligohydramnion, die Frühgeburtlichkeit, die fetale Anämie, das feto-fetale Transfusionssyndrom und natürlich verschiedene Fehlbildungen können ebenso mit einer erheblichen Einschränkung der fetalen oder neonatalen Gesundheit einhergehen. Diese Krankheitsbilder sind jedoch nur bedingt oder überhaupt nicht durch schematische biophysikalische Untersuchungskombinationen zu erfassen.

Für fast alle dieser Krankheitsbilder haben wir daher inzwischen verschiedene Kombinationen biophysikalischer Untersuchungsmethoden zusammengestellt, die jeweils beim ersten Kontakt mit der Schwangeren und im Verlauf bestimmt werden. Wir haben nachgewiesen, daß diese Kombinationen in ihrem Verlauf aussagekräftigere Hinweise auf den Zustand der Kinder geben als die meisten herkömmlichen biochemischen Testverfahren.

Wie beim Erwachsenen bedarf es auch in der Pränataldiagnostik eines *spezifischen Vorgehens*, um eine Prognose für den weiteren Verlauf oder eine Indikation für eventuelle Eingriffe zu stellen. Auch die Interpretation gängiger Untersuchungsmethoden ist je nach Krankheitsbild völlig verschieden. So kann eine „gute" Durchströmung der Nabelarterie bzw. Aorta auf den Widerstandsverlust bei Plazentalösung oder die Kompensation bei fetaler Anämie und so auf eine maximale Gefährdung des Feten hinweisen.

In der Zukunft bemühen wir uns weiter um „systematische antenatale funktionelle Erhebungen", abgekürzt SAFE und hoffen, damit einen Beitrag zu leisten, die „Sicherheit" für den Feten durch geeignete biophysikalische Messungen weiter zu erhöhen.

Während wir für Screening-Untersuchungen ein schematisches Vorgehen zur Erkennung eines Risikos berechtigt finden, halten wir eine frühzeitige Diagnose und die auf die Pathophysiologie des Krankeitsbilds ausgerichteten Untersuchungsmethoden für die einzige sinnvolle Möglichkeit bei der Überwachung eines bekannten Schwangerschaftsrisikos.

Kritisch angemerkt werden muß, daß es sich bei der biophysikalischen Überwachung meist um die Erkennung bestehender Risiken und nicht um das Entgegenwirken beim Entstehen der Risiken handelt. So bestimmen unerwartete Todesfälle und Risiken noch zu einem hohen Prozentsatz die perinatalen Sterblichkeits- und Mortalitätsziffern. Hier sind epidemiologische Anstrengungen erforderlich. Und doch kann eine präzise Überwachung bei bekannten Risiken durch bessere Startchancen für die nachfolgenden 70–80 Jahre des Kindes ein wesentlicher Beitrag primärer Präventivmedizin sein.

Fetale Zustandsdiagnostik – aktuelle Aspekte

W. Schmidt

Die Parameter der biophysikalischen Untersuchungsmethoden reagieren in unterschiedlicher Geschwindigkeit auf ein Vorliegen einer fetalen Hypoxie. *Akute Reaktionen* sind die fetale Herzfrequenz und die fetalen Bewegungen, in geringem Maße auch die Doppler-Flow-Signale. *Mittelfristig* zeigen der Doppler-Flow sowie die fetalen Bewegungen und die Fruchtwassermenge ein reduziertes Aufkommen, *langfristig* reagieren die Kindsgröße, vermindert auch der Doppler-Flow, ebenso auch die Reduktion der Fruchtwassermenge.

Als erstes gilt es dabei, die *Ultraschallbiometrie* zu erwähnen und dabei vor allen Dingen die Abdominometrie, die eine *langfristige* Malnutrition am ehesten widerspiegeln kann durch den Verlust der Glykogenvorräte in der Leber und damit den reduzierten Abdomendurchmesser, bzw. -umfang (Abb. 1).

Eine Gegenüberstellung der verschiedenen biometrischen Größen zeigt ganz eindeutig die Valenz des Abdomenumfanges und läßt bei schwerer Wachstumsretardierung unter der 5. Perzentile 91 % der Fälle erkennen bei einer allerdings noch falsch positiven Rate von 28 %.

Als nächster Parameter, der eine chronische Insuffizienz ausdrücken kann, sollte man die *Fruchtwassermenge* erwähnen. Ein Vorschlag zur semiquantitativen

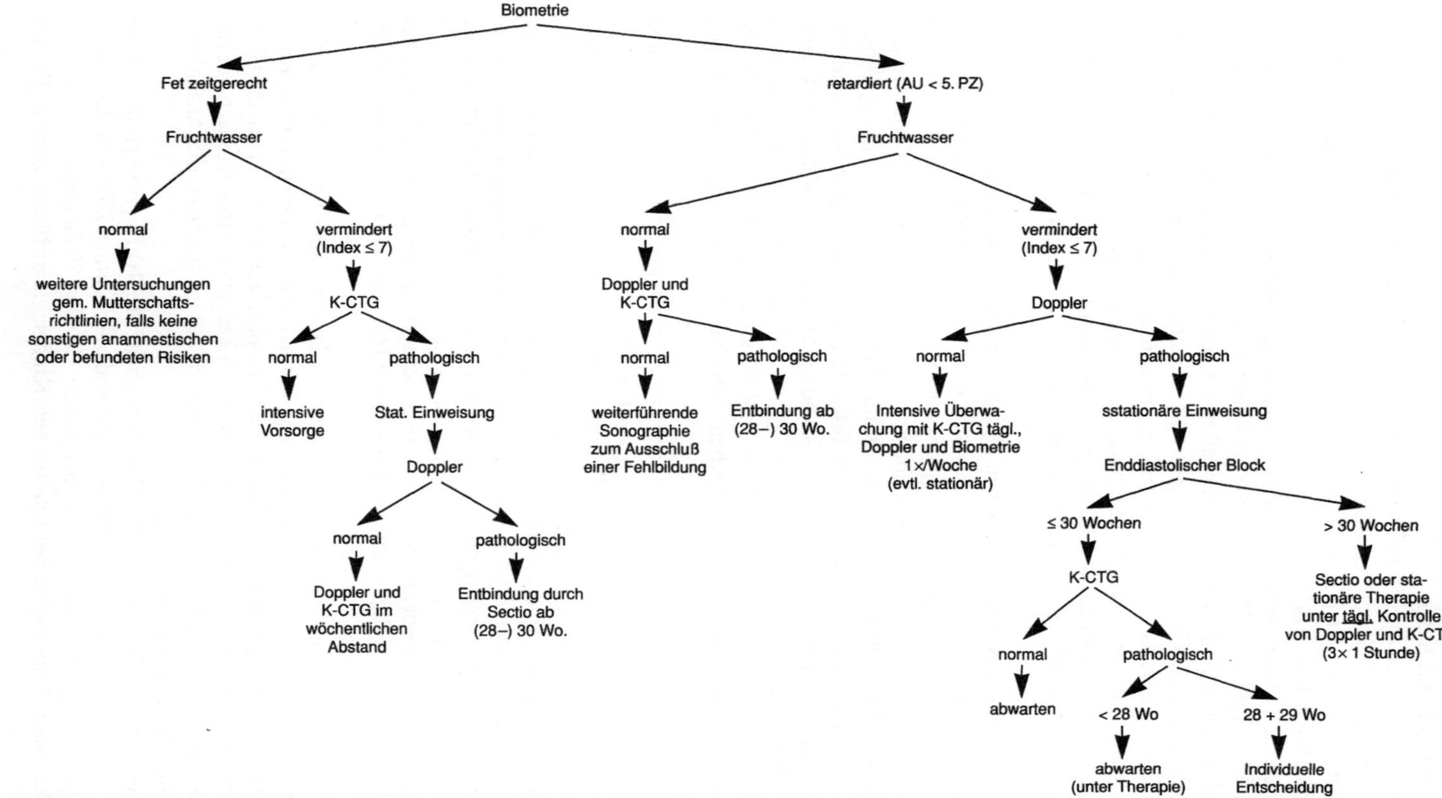

Abb. 1. Schema des Einsatzes verschiedener biophysikalischer Methoden zur Erkennung einer fetalen Gefährdung und daraus folgender therapeutischer Maßnahmen ab einem Schwangerschaftsalter von 26 Wochen und bei intakter Fruchtblase

Bestimmung der Fruchtwassermenge kam aus Amerika 1988 mit der Messung des sog. Amniotic-Fluid-Index.

So ist bei Vorliegen einer fetalen Wachstumsretardierung bei über den Amniotic-Fluid-Index eingeschätzten verminderten Fruchtwassermengen mit einem erhöhten Risiko für den fetalen distress zu rechnen, wie eine Untersuchung von Tomsong und Srisomboon 1993 ergab.

Als weiteres dynamisches Verfahren, das in neuerer Zeit an Bedeutung gewonnen hat, muß der *Doppler-Flow* erwähnt werden. Herauszuheben ist der sog. enddiastolische Block, der vor allen Dingen bei schwerer intrauteriner Dystrophie zu beobachten ist. Die zeitliche Distanz zwischen der 1. Registrierung eines enddiastolischen Blocks und einem konsekutiven pathologischen CTG beträgt 8 bis 12 Tage. Vergleicht man die Charakteristika der Patientinnen, bei denen ein enddiastolischer Block gefunden wurde, so finden sich häufiger EPH-Gestosen, Wachstumsretardierungen und eine erhöhte perinatale Mortalität.

Die Bedeutung des enddiastolischen Blocks für die Schädigung verschiedener Organsysteme bei chronischer Wirksamkeit einer Plazentainsuffizienz ließ sich hervorragend in einer Untersuchung dokumentieren, die von Dr. H. Ertan in unserer Klinik als follow up-Untersuchung bei 2- bis 3jährigen Kindern erfolgte. Mit Hilfe des Entwicklungsprofils wurde die frühkindliche Entwicklung verglichen von Kindern mit normaler bzw. gestörter Perfusion. Es zeigten sich deutliche Zeichen einer neuromotorischen Entwicklungsstörung bei Kindern mit enddiastolischem Block, die auch nach 2–3 Lebensjahren noch nicht vollständig kompensiert war. Diese Untersuchung erscheint uns beispielgebend für die zukünftige Beurteilung der kindlichen Morbidität in Folge antepartaler Hypoxien.

Erstmals 1982 formulierte die holländische Arbeitsgruppe um Nijhuis und Prechtel die Beobachtung von *Verhaltensstadien* des Föten. Ein wesentlicher Indikator der Verhaltensentwicklung ist die *Bewegungsaktivität*, die in der Realtime-Ultraschalluntersuchung grob qualitativ eingeschätzt werden kann.

Durch die gleichzeitige Registrierung fetaler Bewegungen in der Realtime-Ultraschalluntersuchung mit 2 Schallköpfen konnten dopplersonographische Artefakte durch fetale Bewegungen charakterisiert und qualifiziert werden. Dieser Algorithmus ermöglichte die Berechnung eines fetalen Bewegungsprofils, welches mittlerweile in die kommerziellen CTG-Geräte eingebaut werden kann. Neben der fetalen Bewegungsaktivität spielt auch die fetale Herzfrequenz eine Rolle bei der Beurteilung des fetalen Zustandsbildes.

Die *Fluktuation* der FHF ist bei retardierten Kindern deutlich häufiger unter 5 bpm. Ebenso finden wir signifikant seltene Beobachtungszeiten mit *Akzelerationen*, und gleichermaßen ist die mittlere Dauer der Akzelerationen fast um die Hälfte verkürzt. Im fetalen *Bewegungsprofil* zeigt sich bei retardierten Kindern nur die Hälfte der Bewegungsaktivität, die Bewegungsdauer ist verkürzt, die Anzahl der Bewegungsblocks deutlich weniger.

Das sog. fetale Movementprofil FMP berechnet pro 10 Registrierminuten die Anzahl der Activityblocks sowie deren Gesamtdauer. Daraus läßt sich dann auch die mittlere Bewegungsblockdauer berechnen. In der Vorhersage intrapartaler Komplikationen finden sich bei retardierten Kindern signifikant kürzere Block-

Neues Konzept des biophysikalischen Profils

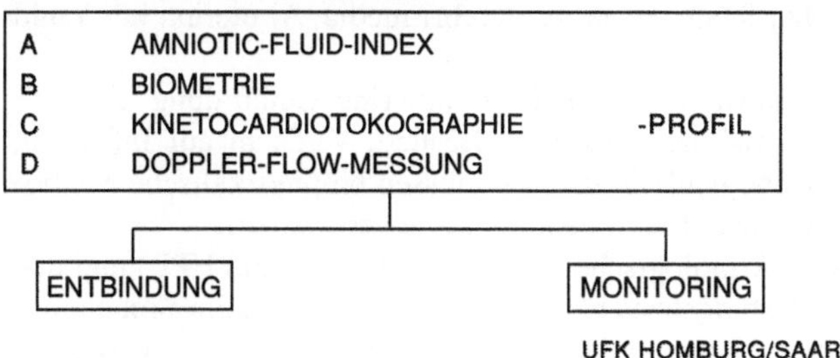

Abb. 2. Neues Konzept des biophysikalischen Profils

längen als bei normalgewichtigen Kindern, natürlich auch häufiger nichtreaktive CTGs.

Die Zusammenführung der genannten verschiedenen biophysikalischen Methoden veranlaßte uns, ein *neues Konzept des biophysikalischen Profils* zu entwickeln, in dessen Kombination der genannten Methoden eine Handlungsanweisung für das geburtshilfliche Management, wie auch bei dem biophysikalischen Profil nach Manning folgen soll (Abb. 2).

Vergleicht man die Qualität der Parameter im biophysikalischen Profil nach Manning und dem *ABCD-Profil*, so finden sich im biophysikalischen Profil fast alle Parameter als subjektive Größen, während die von uns vorgeschlagenen Variablen objektiv quantitativ beschreibbar sind. Ein höherer Zeitbedarf für das ABCD-Profil im Vergleich zu Mannings biophysikalischem Profil ist nicht zu veranschlagen. Aufwendig sind beide Methoden mit ca. 40–50 Minuten Untersuchungszeit, wobei allerdings nur 20–30 Minuten ärztlicher Untersuchungszeit beansprucht wird. Die Gerätetechnik für das ABCD-Profil setzt die Ausstattung eines mittleren bis gehobenen Zentrums der Geburtshilfe voraus.

Diskussion

Nach den Referaten wurde gemeinsam das biophysikalische Profil nach Manning bzw. Vintzileos diskutiert. Dieses erscheint nicht mehr aktuell. Statt dessen wird das von Schmidt vorgestellte ABCD-Profil empfohlen, jedoch ohne Score-Bildung. Die Beurteilung der fetalen Herzfrequenz und der fetalen Bewegungen geschieht im K-CTG, indirekt auch diejenige des fetalen Tonus. Auf die gesonderte Beurteilung der fetalen Atembewegungen wird verzichtet, da diese oft zu zeitaufwendig ist. Es können nämlich Apnoephasen bis zu 2 Std. Dauer beobachtet werden. Andererseits sind fetale Atembewegungen von mindestens 30 Sek. Dauer ein zuverlässiges Anzeichen fetalen Wohlbefindens, jedoch mit Ausnahme bei mütterlichem Diabetes mellitus (Vintzileos).

Auch das Plazenta-Grading wird nicht mehr bewertet, da es bzgl. der Voraussage einer fetalen Asphyxie nicht aussagekräftig ist. Gemeinsam mit dem Auditorium wird ein Schema des Einsatzes der verschiedenen biophysikalischen Untersuchungsmethoden erarbeitet unter Einschluß der *Biometrie* (BPD, KU, AQ, AU,

FL), des *Fruchtwasserindex* nach der 4-Quadrantenmethode, der *Dopplersonographie* (Arteria umbilicalis, fetale Aorta, A. cerebri-media, A. uterina bds.) und des *K-CTG*.

Dieses Schema erfaßt natürlich nicht jede intrauterine Gefährdung. Je nach Krankheitsbild – Hypoxie, Anämie, vorzeitige Lösung, Verdacht auf Infektion, Lungenhypoplasie, spezifische Fehlbildungen – müssen biophysikalische Methoden anders interpretiert oder neue Methoden hinzugezogen werden.

Auf die Bestimmung endokrinologischer Parameter (Östriol und HPL) und den Einsatz eines Oxytocin-Belastungstests bei unreifem Muttermund im Sinne eines Streßtestes kann nach der Überzeugung der Gesprächsteilnehmer verzichtet werden.

Qualitätssicherungsmaßnahmen bei ambulanten Operationen in der Gynäkologie

P. Scheidel, D. Berg und K. Doench

Einführung

P. Scheidel und D. Berg

Mit Inkrafttreten des Gesundheitsstrukturgesetzes am 1. Januar 1993 sollte in Praxen und Kliniken die Möglichkeit des ambulanten Operierens gefördert werden. Dies löste eine heftige Diskussion über Richtlinien zur Beurteilung von baulichen und organisatorischen Voraussetzungen für Einrichtungen des ambulanten Operierens aus. Diese Diskussionen sind bis heute nicht abgeschlossen, auch wenn mittlerweile Richtlinien des ehemaligen Bundesgesundheitsamtes vorliegen, welche die Anforderungen beim ambulanten Operieren im Hinblick auf Krankenhaushygiene und Infektionsprävention festlegen.

Trotz intensivem Dialog zwischen den beteiligten Parteien (Kassenärztliche Bundesvereinigung, Deutsche Krankenhausgesellschaft und Spitzenverbände der Krankenkassen) kam es zunächst zu keiner einvernehmlichen Vereinbarung über Qualitätssicherungsmaßnahmen. Erst unter massivem Druck des Bundesgesundheitsministers wurde zwischen den Vertragsparteien eine Vereinbarung von Qualitätssicherungsmaßnahmen beim ambulanten Operieren vorgenommen. Das Zustandekommen des Inhalts und die Handhabung für die tägliche Praxis werden in dem Referat von Herrn Doench nachfolgend dargestellt. Diese, letztendlich mit „heißer Nadel" gestrickte Vereinbarung, ist teilweise auf heftige Kritik gestoßen. Einige der wesentlichen Kritikpunkte werden nachfolgend dargestellt:

1. Nach § 5 *können* fachkundige Ärzte der ambulant operierenden Fachgebiete und des Medizinischen Dienstes der Krankenversicherung beratend hinzugezogen werden. Die Beratung über die Erfüllung der Anforderungen an die fachliche Befähigung, die Sicherung der baulichen, apparativ-technischen, hygienischen und personellen Voraussetzung, sowie weitere Qualitätssicherungsaspekte findet lediglich unter den Vertragsparteien statt. Eine Hinzuziehungspflicht für fachkundige Ärzte gibt es nicht!
2. Die Vertragspartner (Kassenärztliche Vereinigung, Landeskrankenhausgesellschaft und Landesverbände der Krankenkassen) bilden gemeinsam ein paritätisch besetztes Gremium (Kommission ambulantes Operieren). Auch in dieser Kommission sind Vertreter der Landesärztekammer, bzw. fachkundige Ärzte der ambulant operierenden Fachgebiete nicht obligatorisch.

3. In § 6 wird vorgeschrieben, daß die Dokumentation ambulanter Operationen eine vergleichende statistische Auswertung zum Zweck der Qualitätssicherung ermöglichen muß. Dazu sind von Krankenhäusern und Vertragsärzten Daten in vorgeschriebener Form zu erheben, ohne daß bislang vernünftige Vorstellungen darüber vorliegen, welche Daten denn wirklich einen Vergleich zum Zwecke der Qualitätssicherung ermöglichen.

Selbst wenn man die vorliegenden Punkte aufgrund der politischen Konstellationen als gegeben hinnehmen muß, ergeben sich bei der vorgesehenen Dokumentation erhebliche Probleme. Die vorgeschriebene Dokumentation der präoperativen Diagnose dürfte sich in unserem Fachgebiet sehr schwierig gestalten. Blutungsstörungen, z.B. als Anlaß für eine fraktionierte Abrasio sind keine Diagnose, sondern ein Symptom. Gleichwohl gibt es im ICD-Schlüssel eine entsprechende Klassifizierungs-Nr. Ein anderer Arzt wird die Blutungsstörung unter der präoperativen Diagnose Uterus myomatosus subsumieren. Schon von daher ist eine vergleichende Beurteilung unmöglich. Diese Problematik ließe sich an weiteren Beispielen fortsetzen. Aber selbst wenn es gelingen sollte die präoperativen Diagnosen zu standardisieren, ist eine generelle Überprüfung der Indikation zum operativen Eingriff bei ambulanten Operationen kaum vorstellbar. Die bislang vorliegenden Modelle eines Vergleichs zwischen präoperativer Verdachtsdiagnose und histopathologischem Ergebnis, läßt sich nur bei wenigen Eingriffen (z.B. bei der Konisation) realisieren.

Auch wie die Dokumentation von intraoperativen Komplikationen, bzw. Spätkomplikationen erfolgen und in die Dokumentation eingehen soll, ist völlig ungeklärt.

Zusammenfassend liegt mit dieser Vereinbarung von Qualitätssicherungsmaßnahmen beim ambulanten Operieren gemäß § 14 des Vertrages nach 115 b Absatz 1 SGB 5 (Gesundheitsstrukturgesetz) allenfalls ein grobes Instrument zur vergleichenden Qualitätskontrolle vor. Bis zur Präzisierung der im Vertrag noch offenen Fragen erscheint es äußerst fraglich, ob die beteiligten Ärzte und auch unsere Patientinnen von diesen Maßnahmen profitieren werden. Eines ist sicher, die damit verbundenen Belastungen sind von den ambulant operierenden Ärzten zu tragen. Die Forderung nach angemessener Honorierung dieser zusätzlichen Leistung erscheint illusorisch.

Mit dieser Vereinbarung wurde die Chance vertan, einen breiten Konsens zu Qualitätssicherungsmaßnahmen bei den beteiligten Ärzten zu erzielen. Dies wäre leicht gefallen, wenn man z.B. auf die Erkenntnisse aus Holland zurückgegriffen hätte.

Dort hat man einen anderen Weg gewählt. Zunächst wurden Leitlinien für die präoperative Untersuchung, die Indikationsstellung, die Informationsübergabe, Entlassung, pflegerische Versorgung und organisatorischen Planungen erstellt. Anhand dieser Leitlinien werden die Vorgehensweisen beim ambulanten Operieren strukturiert und sie bieten für die beteiligten Ärzte eine wichtige Entscheidungshilfe. Bei den Leitlinien für die Indikationsstellung wurde bewußt auf Prozedurenkataloge verzichtet und lediglich exakte Bedingungen formuliert, wie z.B., daß der zu erwartende Blutverlust unter 200 ml liegen sollte und die erwartete Operationsdauer weniger als 2 Stunden beträgt. Anhand solcher Bedingungen läßt sich dann die Abweichung, wie z. B. die Rate der Operationen mit einer Dauer von mehr als 2 Stunden, exakt feststellen. Wo dies auffallend häufig geschieht, ist die Qualität der Indikationsstellung in Frage zu ziehen.

Eine solche Art der Qualitätssicherung hätte neben den Problemen der Ärzte auch die Bedürfnisse der Patienten weitgehend integriert. Wir werden jedoch mit den Vereinbarungen leben müssen, auch wenn sie für alle ambulant operierenden Kollegen eine zusätzliche Belastung darstellen, deren Wert sehr fraglich ist.

Sectio und mütterliche Mortalität

W. Straube, H. Welsch und J. Schneider

Bericht

In den entwickelten Ländern hat die Sectiofrequenz während der vergangenen Dezennien ständig zugenommen. Während beispielsweise an der Universitäts-Frauenklinik Greifswald die Sectiorate Anfang der sechziger Jahre deutlich unter 5% lag, beträgt sie derzeit etwa 20% (Abb. 1). Somit kann man fast von „amerikanischen Verhältnissen" sprechen. 1992 wurden in den USA durchschnittlich 22,6% aller Mütter durch Kaiserschnitt entbunden, 1990 war die Rate mit 22,7% sogar noch höher. 1985 wurden nur 6,6% der Frauen mit vorausgegangener Sectio vaginal entbunden, 1992 waren es jedoch bereits 25,4% (USA today 19.5.94). In einer vom amerikanischen Fernsehsender CNN am 19.5.94 ausgestrahlten Sendung wurde der Standpunkt vertreten, daß von den etwa 800 000 Kaiserschnitten, die jährlich in den USA vorgenommen werden, die Hälfte unnötig sei. Dabei wurde eingeräumt, daß eine Mehrzahl der unnötigen Kaiserschnitte vorauseilend vorgenommen würde, um forensische Probleme zu vermeiden.

Ungeachtet der Tatsache, daß wesentliche Fortschritte in der Geburtshilfe, insbesondere die Senkung der perinatalen Mortalität, unmittelbar mit der gestiegenen

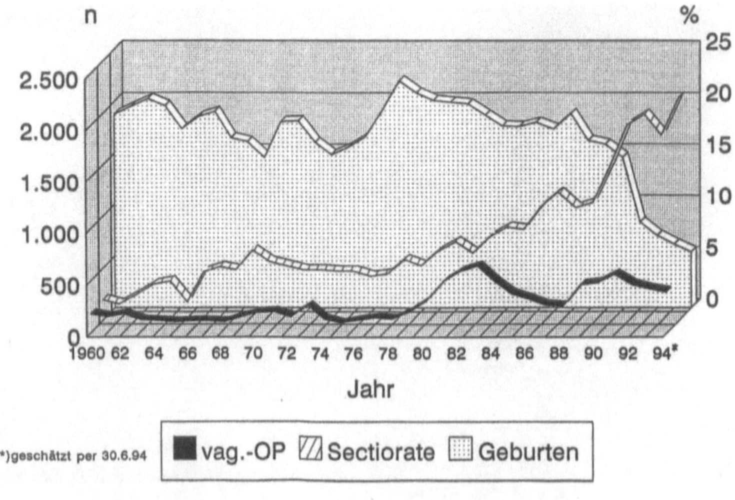

Abb. 1. Geburtenstatistik. Universitäts-Frauenklinik Greifswald

Sectiorate in Zusammenhang stehen, gilt der Kaiserschnitt nach wie vor als die geburtshilfliche Operation mit den relativ größten Risiken für die Mutter.

Was die Verhältnisse in Deutschland betrifft, verfügt H. Welsch, München, über ein umfangreiches Zahlenmaterial, das er in einer kritischen Bilanz zur mütterlichen Sectio-Sterblichkeit verdichtete.

Weitaus dramatischer stellen sich die Probleme in Ländern der Dritten Welt dar. Katharina Maier, Hilgermissen, gab einen Bericht zur mütterlichen Sectio-Mortalität an einem westafrikanischen Regionalkrankenhaus.

Das Krankenhaus von Dori im Sahelgebiet von Burkina Faso verfügt über die einzige Operationsmöglichkeit im Umkreis von 200 km. Schwangerenvorsorge und geburtshilfliche Dienste erreichen unter 10 % der Bevölkerung. Die mütterliche Mortalität liegt schon bei Spontangeburten bei etwa 1,8 %. Im Notfall erreichen die Frauen das Krankenhaus oft erst nach über 24 Stunden. In fünf Jahren starben bei 167 Sectiones 13 Frauen.

Die Untersuchung umfaßte die Rekonstruktion der Geburts- und postoperativen Verläufe von 167 Kaiserschnittentbindungen. Es wurden alle Aufzeichnungen aus dem Krankenhaus Dori sowie aus überweisenden Gesundheitszentren ausgewertet. Ferner wurden Gespräche mit Hebammen, Pflegern und Familienangehörigen der verstorbenen Patientinnen geführt. Hierbei wurden zwei zuvor unbekannte Todesfälle an Spätkomplikationen ermittelt. In fünf Jahren (1986–1990) wurden (einschließlich 21 Laparotomien bei Uterusruptur) 167 Frauen durch Sectio entbunden. 162 Sectiones waren Notoperationen aus zumeist vitaler mütterlicher Indikation. Nur 5 Sectiones erfolgten wegen drohender kindlicher Asphyxie.

Alle Frauen waren unter der Geburt aus bis zu 130 km entfernten Dörfern verlegt worden. Bei Frauen, die weniger als 10 km transportiert wurden oder zur Entbindung von vornherein das Krankenhaus aufsuchten, trat in fünf Jahren bei 3700 Geburten kein Todesfall auf. Die Patientinnen nach Sectio wurden während der nächsten Schwangerschaft überwacht und im Krankenhaus entbunden. Hierbei traten trotz des Risikokollektivs keine Notfälle auf.

Die Todesfälle sind Resultat der schlechten geburtshilflichen Bedingungen und von bei uns kaum noch auftretenden Geburtskomplikationen. Durch die rechtzeitige Erfassung von Risikoschwangerschaften und eine bessere Betreuung von Schwangerschaft und Geburt sind die meisten dieser Komplikationen vermeidbar.

Tabelle 1. Todesursachen und Indikationen zur Operation

Todesursache	Indikation	
Hämorrhagischer Schock	7	Uterusruptur 4
		Placenta praevia 3
Septischer Schock	2	Uterusruptur 1
		Protrah. Geburt (3 Tage) 1
Tetanus (+3 d p.p.)	1	Drohende Uterusruptur
Tod bei Narkoseeinleitung	1	
Lungenembolie (+14 d p.p.)	1	Verschleppte Querlage
Stille Ruptur (+7 Monate p.p.)	1	Starkverengtes Becken

Einer retrospektiven Analyse hat Sabine Vogel 665 Kaiserschnitte unterzogen, die in den Jahren 1985 bis 1988 im Leopoldina-Krankenhaus Schweinfurt durchgeführt wurden. Dabei wurde anhand von 94 Parametern Art und Häufigkeit von Komplikationen und deren Abhängigkeit von Risikofaktoren analysiert.

Die Sectiofrequenz lag in diesem 3-Jahres-Zeitraum mit 11,7% deutlich unter dem bayerischen Durchschnitt von 15%. In der zu diesem Thema vorliegenden umfangreichen Literatur findet man keine einheitliche Definition der Morbidität. Es wurden die Morbiditätsparameter aus dem Bayerischen Perinatalerhebungsbogen übernommen. Ein Absinken des Hämoglobinwertes um mehr als 3 g/l, Harnwegsinfektionen und Bluttransfusionen wurden registriert. Die Komplikationen wurden nach Schweregraden aufgeteilt und bestimmten Risikogruppen zugeordnet. Komplikationen traten bei 31,4% der Frauen auf. 4/5 dieser Komplikationen waren aber Hämoglobinabfälle um mehr als 3 g/l und meist asymptomatische Harnwegsinfektionen. Blutungen über 1000 ml wurden elfmal registriert. Bluttransfusionen erhielten 4,5% der Frauen. 2 Frauen erlitten eine tiefe Beinvenenthrombose und 3 eine Endomyometritis mit septischem Bild, 5mal mußte hysterektomiert werden.

Schwere, teils lebensbedrohliche Komplikationen, traten insgesamt bei 1,5% der Frauen auf, ein Todesfall war zu beklagen. Diese 19jährige Patientin kam mit einem HELLP-Syndrom und Eklampsie in der 30. SSW zur Aufnahme. Postoperativ entwickelten sich Atem- und Nierensuffizienz, eine septische Endomyometritis und ein paralytischer Ileus. Trotz Re-Laparotomie mit suprazervikaler Korpusamputation starb sie am Multiorganversagen im protrahierten Schock.

Zur Betrachtung der Risikogruppen: Der sekundär durchgeführte Kaiserschnitt wird in der Literatur fast einhellig für riskanter gehalten als die Sectio am wehenlosen Uterus. Das hat sich insofern bestätigt, als im vorgelegten Material mehr Komplikationen nach sekundären Kaiserschnitten auftraten. Schwere Komplikationen häuften sich jedoch bei den primären Eingriffen, ebenso Fieber und transfusionspflichtige Blutungen. Bei Betrachtung von Erst- und Mehrfacheingriffen wurden beim Mehrfacheingriff mehr leichtere Komplikationen, bei Primäreingriffen mehr schwerere Komplikationen gefunden.

Über Sectio-Frequenz, kindliche und mütterliche Morbidität und Mortalität an einer Klinik der Maximalversorgung berichteten A. Feige, M. Krause und M. Schießer, Nürnberg. Anhand von drei Risikokollektiven wurde untersucht, ob eine erniedrigte Sectiofrequenz durch erhöhte kindliche Mortalität und Morbidität erkauft wird. In drei Risikogruppen (I. Fet in Beckenendlage, II. Frühgeburt unter 32. SSW, III. Zustand nach 1 bzw. 2× Sectio) wurde die kindliche und mütterliche Mortalität und Morbidität bei Spontangeburt und Sectio miteinander korreliert.

Die Gesamt-Sectio-Frequenz betrug in den Jahren 1990 bis 1993 bei 8189 Geburten 10,7%. Die Sectio-Frequenz im Jahr 1993 betrug 10,1%. Einen Überblick über die Sectio-Frequenzen in den drei Risikokollektiven Beckenendlage, Frühgeburt kleiner 32. SSW sowie Zustand nach 1 bzw. 2× Sectio ergibt Tabelle 2.

In der Gruppe II (Frühgeburt unter 32 SSW) zeigt sich, daß in der Gruppe der Kinder unter 1000 Gramm die Mortalität bei den spontan aus Beckenendlage entwickelten Kindern am niedrigsten war, zwischen 1500 und 1000 Gramm fanden sie in den einzelnen Untergruppen keine signifikanten Unterschiede. Bezüglich der

Tabelle 2. Sectiofrequenz 1990–1993

BEL	– primäre Sectio	12,8%
(n = 552 ≙ 6,5%)	– sekundäre Sectio	23,2%
<32 SSW	– primäre Sectio	14,7%
(n = 246 ≙ 2,9%)	– sekundäre Sectio	17,4%
Zustand nach 1× Sectio	primäre Sectio	3%
(n = 472 ≙ 5,8%)	sekundäre Sectio	24,5%
Zustand nach 2× Sectio	primäre Sectio	28,6%
(n = 49 ≙ 0,6%)	sekundäre Sectio	31,4%

schweren intrakraniellen Blutungen Grad III und IV zeigt sich, daß in der Gewichtsklasse zwischen 1000 und 1500 Gramm Beckenendlagen-Kinder von der Sectio profitieren. Keine Unterschiede fanden sich in der Gruppe unter 1000 Gramm. Schlußfolgernd wird festgestellt, daß bei risikoadaptierter Selektion von Schwangeren in Frauenkliniken der Maximalversorgung Sectio-Frequenzen von ca. 10% ohne Inkaufnahme erhöhter mütterlicher oder kindlicher Mortalität und Morbidität möglich sind.

Der Anteil der Kaiserschnitt-Operation an mütterlichen Todesfällen in Österreich und die Todesursachen in den Jahren 1981 bis 1993 wurden von A. Beck, HP. Firedel, M. Klein und C. Vutuc, Wien, untersucht.

Von den 123 Müttersterbefällen in Österreich der Jahre 1981 bis 1990 traten 42 im Zusammenhang mit einem Kaiserschnitt auf, das sind 34,1%. Nur 8 Fälle können der Operation angelastet werden. Es bestand keine belastende Anamnese, keine Vorerkrankung und keine Schwangerschaftskomplikation.

P. Netzband, K. Tamussino, W. Schöll und H. Pickel untersuchten den Zusammenhang zwischen Sectio und mütterlicher Mortalität an der Universitäts-Frauenklinik Graz in den Jahren 1949 bis 1993. Die mütterliche Mortalität nach Sectio betrug insgesamt 34/~14007 Sectiones (0,24%)/1949–1960, 20/1095 (1,8%), 1963–1972, 8/~3200 <80,25%); 1973–1982, 4/~4100 (0,10%); 1983–1993, 2/5612 (0,036%)/. Todesursachen seit 1963 waren Endomyometritis mit eitriger Peritonitis (4), Verbluten (2), Pulmonalarterienembolie (2), akute Leberdystrophyie (1); Fruchtwasserembolie (1), Eklampsieleber (1), rupturiertes Aortenaneurysma (1), septischer Schock nach Appendicitis (1) und dilatative Kardiomyopathie (1). Die Mortalitätsraten zwischen den Zeiträumen unterscheiden sich signifikant (p 0,05; χ^2-T).

Schlußfolgernd wird festgestellt, daß die mütterliche Mortalität nach Sectio seit 1949 und in den 3 Zehnjahresperioden seit 1963 kontinuierlich abnahm. Die letzten 3 Todesfälle (ab 1975) waren durch mütterliche Grunderkrankungen, nicht durch die Sectio bedingt.

Diskussionsbeitrag über die Qualitätssicherungsmaßnahmen beim ambulanten Operieren

K. Doench

Die Vereinbarung von Qualitätssicherungsmaßnahmen beim ambulanten Operieren ist inzwischen in Kraft getreten. Der Vorstand der Kassenärztlichen Bundesvereinigung hat diese Vereinbarungen unterschrieben. Sie können am 1. Oktober 1994 in Kraft treten.

Da ich selbst Mitglied der Verhandlungskommission der Kassenärztlichen Bundesvereinigung war, weiß ich um die Schwierigkeiten, die zu überwinden waren, um diese Vereinbarung doch noch abzuschließen. Das Bundesgesundheitsministerium hatte ja mit einer Rechtsverordnung gedroht, falls die Vertragspartner sich nicht bis zum 30. Juni 1994 einigen können. Strittig war besonders, wer von den Vertragspartnern berechtigt ist, bei Verdacht auf Qualitätsdefizite Begehungen am Ort der durchgeführten Operationen, also im Krankenhaus und in der Praxis des niedergelassenen Vertragsarztes, eine Besichtigung durchzuführen. Außerdem war strittig, ob dieses stichprobenartig erfolgen dürfe oder nur im Verdachtsfall. Probleme gab es ebenfalls mit der Frage, inwieweit die Bundesärztekammer als Nichtvertragspartner Einfluß auf die Qualitätssicherung nehmen dürfe, zumal sie berufsrechtlich die Verpflichtung hat, Qualitätssicherungsmaßnahmen für die Tätigkeit im ärztlichen Bereich festzulegen. Des weiteren ergab sich in den Verhandlungen die Schwierigkeit, die Rolle des Medizinischen Dienstes zu bestimmen. Dieser hätte am liebsten die gesamte Prüfmaßnahmen im ambulanten Operieren übernommen, und zwar für die Krankenhäuser und auch für die Vertragsärzte. Kraft SGB V ist er aber als Einrichtung der Krankenkassen vorgesehen und kann deshalb nicht getrennt als vierter oder fünfter Vertragspartner in die Verhandlungen mit aufgenommen werden. Den Krankenkassen steht es jedoch frei, aus dem Bereich des Medizinischen Dienstes Fachvertreter zu berufen und eventuell als Vertreter der Krankenkassen an den Verhandlungen der Kommission Ambulantes Operieren teilnehmen zu lassen, die auf Landesebene gebildet werden soll. Des weiteren gab es Probleme bei der Festlegung von Übergangsbestimmungen und hier insbesondere bei der Festlegung des Operationsrahmens der Ärzte, die keine Gebietsbezeichnung führen oder Fachärzte für Allgemeinmedizin sind. Die Deutsche Krankenhausgesellschaft hätte diese am liebsten von der operativen Tätigkeit ausgeschlossen. Die Kassenärztliche Bundesvereinigung bestand aber darauf, zumal viele Fachärzte sich als Ärzte ohne Gebietsbezeichnung niedergelassen haben und ein spezielles Operationsspektrum im niedergelassenen Bereich abdecken, daß hier die Möglichkeit der Übergangsregelung vorhanden ist. Für die Ärzte für Allgemeinmedizin und die basisversorgenden Ärzte ist ein sehr stark abgespecktes operatives Tätigkeitsfeld festgelegt worden, welches sich im groben auf die Wundversorgung, die Abszeßspaltung sowie kleinere ambulant durchführbare Operationen beschränkt, die keinen speziellen Eingriffs- oder Operationsraum benötigen.

Im einzelnen wurde festgelegt, daß die Vereinbarungen von Qualitätssicherungsmaßnahmen beim ambulanten Operieren sowohl für die Krankenhäuser gelten als auch für die niedergelassenen Vertragsärzte. Sowohl das Krankenhaus als auch der niedergelassene Vertragsarzt sind verpflichtet, eine Erklärung abzugeben, daß sie die Inhalte der Vereinbarung erfüllen. Dazu gehört insbesondere, daß die Anforderungen an die fachliche Befähigung der ambulant operierenden/anästhesierenden Ärzte zutreffen. Die Facharzturteile des Bundesgerichtshofes der letzten Jahre haben eindeutig festgelegt, daß Operationen und Anästhesien nach Facharztstandard zu erbringen sind. Danach sind ambulante Operationen und Anästhesien nur von Fachärzten, unter Assistenz von Fachärzten oder deren unmittelbarer Aufsicht und Weisung mit der Möglichkeit des unverzüglichen Eingreifens zu erbringen. Während dieses in der Praxis des niedergelassenen Arztes keine Probleme darstellt, sind die Probleme im Krankenhaus vorprogrammiert. Dieses bedeutet, daß bei allen operativen Eingriffen und Anästhesien diese Rechtsgrundsätze Beachtung finden müssen. Es ist klar, daß sich daraus Probleme entwickeln, besonders hinsichtlich der Weiterbildung, und daß abzusehen ist, daß viele Krankenhäuser dazu übergehen werden, Stellen, die bisher mit Weiterbildungsassistenten besetzt sind, in Lebensstellungen für Fachärzte umzufunktionieren. Die Weiterbildung in den einzelnen Fachgebieten wird dadurch erheblich betroffen.

Ambulante Operationen dürfen in der vertragsärztlichen Versorgung auch von Fachärzten für Allgemeinmedizin und praktischen Ärzten sowie von Ärzten ohne Facharztbezeichnung erbracht werden, wenn sie das Recht zum Führen der Facharztbezeichnung eines Fachgebietes erworben haben, zu dessen Weiterbildungsinhalt der Erwerb von eingehenden Kenntnissen und Erfahrungen im operativen Bereich gehören. Es gibt ja in der Praxis sehr viele Ärzte ohne Gebietsbezeichnung, die den Facharzttitel erworben haben, sich aber wegen der regionalen Struktur oder auch um das größere Tätigkeitsfeld des niedergelassenen Basisarztes ausnützen zu können, dazu entschlossen haben, ihre Facharztqualifikation nicht zu führen. Für diese gilt die Vereinbarung dann, wenn sie operative Bereiche des erworbenen Fachgebietes durchführen wollen. Sie haben dann entsprechend eine Erklärung darüber abzugeben.

Die baulichen, apparativ-technischen, hygienischen und personellen Voraussetzungen sind Mindestanforderungen, die im Rahmen der niedergelassenen Praxis meistens dann erfüllt sind, wenn viel operiert wird. Insofern nimmt die Kassenärztliche Bundesvereinigung an, daß keine großen Veränderungen in diesen Praxen notwendig sind, um die Auflagen der Vereinbarung zu erfüllen. Anders wird es aussehen, wenn nur selten Operationen erbracht werden. Die Erfüllung der Strukturqualität wird es mit sich bringen, daß eine gewisse Marktbereinigung stattfindet und sich die Ärzte, die selten operieren, sehr wohl überlegen, ob sie eventuell größere Investitionen vornehmen, um die Anforderungen der Vereinbarung zu erfüllen oder lieber das ambulante Operieren aufgeben. Insbesondere war bei den Voraussetzungen zu diskutieren, inwieweit Operationen im Eingriffsraum und im Operationsraum durchzuführen sind. Viele Operationen bedürfen nicht der strengen Auflage, die an einen Operationsraum zu stellen sind, sondern sind ambulant unter Beachtung der hygienischen Voraussetzungen in Eingriffsräumen zu erbringen. Anders sieht es dann aus, wenn intraabdominale Eingriffe oder z. B. auch Eingriffe an den Gelenken oder am Knochen durchgeführt werden. Die Vertragspartner haben sich dazu verständigt, daß die doch recht rigiden Vorstellungen des Bundesgesundheitsamtes als Empfehlungen zu werten sind, die beachtet werden sollten, jedoch keine verpflichtende Wirkung für alle operativen Eingriffe haben.

Die personellen Voraussetzungen sind recht gering gegriffen. Wer häufig ambulant operiert, braucht höher qualifizierte Kräfte, nicht nur für die Operationen, sondern auch für die Instrumentenpflege, die Sterilisation und die Einhaltung des Hygieneplanes. Nicht zuletzt muß daran gedacht werden, daß die Betreuung des Patienten nach der Narkose ständig erfolgen muß. Hier ist keine entsprechende Hilfskraft vorgesehen.

Die Deutsche Krankenhausgesellschaft hatte primär das Ziel, die Anforderungen an die Strukturqualität wesentlich höher zu schrauben, offenbar mit der Absicht, dadurch die ambulanten Operationen weitgehend an die Krankenhäuser zu binden. Inzwischen ist es ihr klar geworden, daß sie damit eine Art Selbsttor geschossen hat, da in den größeren ambulanten Operationszentren der Vertragsärzte die Strukturqualität bereits vorhanden ist, aber an den Krankenhäusern spezielle Einrichtungen für das ambulante Operieren erst geschaffen werden müssen, da sich vorhandene Strukturen nicht in jedem Falle eignen, den unterschiedlichen Anforderungen an ambulante Operationen Rechnung zu tragen.

Auf Landesebene soll von den Vertragspartnern eine Kommission Ambulantes Operieren eingesetzt werden, welche die Verfahren der Qualitätssicherung festlegt. Fachkundige Ärzte der ambulant operierenden Fachgebiete und des Medizinischen Dienstes sollen beratend hinzugezogen werden, ebenfalls Vertreter der Landesärztekammer. In jedem Land ist eine entsprechende Geschäftsstelle einzurichten. Wenn sich Anhaltspunkte für Qualitätsdefizite ergeben, fordert die Kommission den Arzt im Krankenhaus oder in der niedergelassenen Praxis auf, ein Gespräch mit einer fachspezifisch zusammengesetzten Arztgruppe durchzuführen. Wenn Anhaltspunkte für Qualitätsdefizite aus unzureichender Strukturqualität resultieren, kann die Kommission auch eine Begehung am Ort der Leistungserbringung veranlassen. Dieses setzt allerdings die Einverständniserklärung des Betroffenen voraus. Wird diese verweigert, ist die Leistungserbringung und damit auch die Abrechnung der Leistungen zu widerrufen. Die anstehenden Fragen sollen bei Gespräch und Begehung im kollegialen Dialog geklärt werden. Insbesondere legt die Kassenärztliche Bundesvereinigung Wert darauf, daß sie per se schon verpflichtet ist, Qualitätssicherungsmaßnahmen für die ambulante vertragsärztliche Versorgung durchzuführen (§ 135). Darüber hinaus ist es die Verpflichtung der Krankenkassen, die Wirtschaftlichkeit und die Qualität im Rahmen der Krankenhausbehandlung zu überprüfen.

Für die Dokumentation ambulanter Operationen und Anästhesien soll ein einheitlicher Datenerhebungsbogen beschlossen werden, der einmal eine Basisdokumentation enthält, dann aber auch für die einzelnen Fachgebiete zusätzliche Qualitätsmerkmale erlaubt. Für die einzelnen Fachgebiete besteht ja schon vielfach seit Jahren eine freiwillige Qualitätssicherung. Diese besteht seit zehn Jahren in Niedersachsen im Arbeitskreis ambulant operierender Gynäkologen. Seit vier Jahren wird eine entsprechende Dokumentation vom Berufsverband Ambulanter Operateure (BAO) angeboten. Hierauf können sich z. B. Qualitätsmerkmale aufbauen, wobei ein wichtiges Indiz bisher fehlte, welches ganz entscheidend für eine Qualitätssicherungsmaßnahme ist. Es handelt sich hierbei um die Indikationsstellung, die in dem Dokumentationsbogen aufgeführt ist. Präoperative Diagnose, Indikation zum operativen Eingriff und postoperative Diagnose sollen mit Text und ICD-Schlüssel dokumentiert werden. Ebenfalls soll der histologische Befund dargelegt werden. Die Festlegung der Indikationsstellungen und der Diagnose sowie die Dokumentation des histologischen Befundes sind sicher als die wesentlichste Qualitätssicherungsmaßnahme beim ambulanten Operieren anzusehen. Es bleibt abzuwarten, wieweit diese Qualitätssicherungsmaßnahme greift.

Die statistischen Auswertungen nimmt eine von den Vertragspartnern zu bestimmende Stelle auf Landesebene vor. Die einzelnen Vertragspartner sind verpflichtet, alles zu tun, damit die Dokumentation vollständig erfolgt. Während die Kontrolle in der Vertragspraxis recht einfach ist, sie kann anhand der Zuschlagziffern von dem Vertragsarzt angefordert werden, stellt die Beschaffung der Daten im Krankenhausbereich noch ein Problem dar, welches lösungsbedürftig ist. Den Mitgliedern der Verhandlungskommission ist klar, daß eine ordnungsgemäße Dokumentation, die ja einen höheren Aufwand an Zeit, also Mehrarbeit, mit sich bringt, nur dann durchgeführt werden kann, wenn auch eine Vergütung dafür festgesetzt wird. Diese muß im vertragsärztlichen Bereich geschaffen werden, eine entsprechende Vergütung kann im Krankenhaus in die Pflegesatzverhandlungen einfließen.

Von vielen Seiten ist Kritik an der Vereinbarung zur Qualitätssicherung bei ambulanten Operationen angemeldet worden. Auch die Wunschvorstellungen der Kassenärztlichen Bundesvereinigung sind nicht erfüllbar gewesen, es war sehr schwierig, einen Kompromiß zu finden, der annäherungsweise das Einverständnis der Vertragspartner erlaubte. Als ein Defizit ist auch anzusehen, daß von den leitenden, angestellten und beamteten Ärzten in den Krankenhäusern keine Vertreter an diesen Verhandlungen teilgenommen haben. Die Krankenhausgesellschaft selbst kann keineswegs als Vertretung der Ärzte an den Krankenhäusern angesehen werden. Sie handelt nach wirtschaftlichen Interessen und übersieht deshalb vielfach Schwierigkeiten, die sich aus dem Arzt-Patienten-Verhältnis und bei der Durchführung von Leistungen ergeben. Auch im niedergelassenen Bereich gibt es Probleme, besonders bei Ärzten, die Voraussetzungen dieser Vereinbarungen, z. B. auch in baulicher Hinsicht, nicht erfüllen können. Daraus wird sich in der nächsten Zeit eine gewisse Konzentration der ambulanten Operationen auf die Zentren entwickeln, die in einem größeren Umfang ambulant operativ tätig sind und naturgemäß auf die Krankenhäuser, denen es zur Dienstverpflichtung gemacht wird, diesen Bereich der ambulanten operativen Medizin abzudecken. Wenn dieses für die Krankenhausärzte auch bedeutet, daß sie mehr Arbeit und nicht mehr Honorar erhalten, so werden sie in dem Konkurrenzkampf zwischen der niedergelassenen Praxis und dem Krankenhaus doch auf längere Zeit die Sieger sein, es sei denn, daß sich die Honorarsituation für ambulante Operationen in der niedergelassenen Praxis erheblich ändert und endlich wieder, was für beide Teile wichtig ist, eine suffiziente Bezahlung erfolgt. Wenn nur 63% des festgelegten Leistungsrahmens bezahlt werden, kann damit keine ausreichende Honorierung für die ambulante Operation erreicht werden.

Zukunftschancen sehe ich in Kooperationsmodellen, wo im Krankenhaus ambulante Operationen auch durch den niedergelassenen Arzt erbracht werden können. Der Deutsche Ärztetag 1994 hat die Grundlagen für solche neuen Kooperationsmodelle in seinem Grundsatzpapier hinsichtlich der Verflechtung von stationärer und ambulanter ärztlicher Tätigkeit gelegt.

Mütterliche Sectio-Sterblichkeit – eine kritische Bilanz

H. Welsch

Die hohe Sectio-Frequenz in der modernen Geburtshilfe, nicht zuletzt durch defensivmedizinische Überlegungen bedingt, aktualisiert eine kritische Auseinandersetzung über die mütterliche Gefährdung durch die Schnittentbindung. Da in den letzten Jahrzehnten das materne Mortalitätsrisiko immer weiter gesenkt werden konnte, haben einzelne Klinikstatistiken wegen kleiner Fallzahlen für die mütterliche Sectio-Sterblichkeit nur noch kasuistische Bedeutung. Gesicherte Aussagen sind allein mit Hilfe landesweiter Erhebungen möglich.

Seit Beginn des Jahres 1983 führen wir, gemeinsam mit Krone, im Auftrag der Bayerischen Gesellschaft für Geburtshilfe und Frauenheilkunde auf freiwilliger Basis und unter strikter Wahrung des Datenschutzes Einzeluntersuchungen bei allen bekannt gewordenen Müttersterbefällen in Bayern durch [12–14]. Eine Gegenüberstellung der Jahre 1983–88 mit 1989–93 läßt landesweite Entwicklungen und Trends bei der mütterlichen Sectio-Sterblichkeit im Verlauf der letzten 11 Jahre erkennen. Dabei interessieren vor allem folgende Fragen:

1. Höhe der Sectio-Frequenz.
2. Häufigkeit und Todesursachen bei Sectio-Mortalität und Sectio-Letalität, Anteil von Ausländerinnen am Gesamtkollektiv, Risiko bei primärer und sekundärer Schnittentbindung.
3. Nationaler und internationaler Leistungsvergleich.
4. Mütterliches Sterblichkeitsrisiko bei vaginaler Entbindung im Vergleich zur Sectio.

Die Erfassungsquote der Bayerischen Perinatalerhebung (BPE) liegt seit Mitte der Achtziger Jahre bei rund 85%. Zwischen 1983–93 ist die Zahl der Schnittentbindungen in der BPE Jahr für Jahr kontinuierlich von 13,49% auf 17,11% angestiegen. Derzeit wird in Bayern landesweit jede sechste Schwangere durch Sectio entbunden.

Tabelle 1 zeigt für die Jahre 1983–93 links die Zahl der Lebendgeborenen in Bayern; in der Berichtszeit insgesamt 1,365 Millionen. Die amtliche Müttersterblichkeit ist in absoluten Zahlen und der international üblichen Bezugsgröße pro 100000 Lebendgeborene ausgewiesen. Mit Ausnahme des Jahres 1991 lagen die bayerischen Mortalitätszahlen in den vergangenen 11 Jahren stets über dem Bundesdurchschnitt. Dies ist in erster Linie auf eine bessere Erfassung, möglicherweise auch auf eine unterschiedliche Signierung der Todesursachen zurückzuführen. Die unvollständige Registrierung von Müttersterbefällen in amtlichen Statistiken ist in allen Ländern ein gleichermaßen ungelöstes Problem und erschwert statistische Vergleiche. Die vorläufige amtliche Statistik weist 1993 für die Bundesrepublik 44 Müttertodesfälle entsprechend einer Müttersterblichkeit von 5,2/100000 Lebendgeborene aus. Jeder vierte Müttersterbefall wurde aus Bayern gemeldet, obwohl im Freistaat nur knapp 15% der Gesamtbevölkerung leben.

Auch in Westeuropa entsprechen offizielle Mortalitätszahlen mit Sicherheit nicht der Realität. So enthielt 1988–90 in Großbritannien die amtliche Statistik nur

Tabelle 1. Müttersterblichkeit in Bayern 1983–1993

	Anzahl der Lebendgeborenen	Amtliche Mortalität		BGGF[a]	
		n pro 100000 Lbg.		n pro 100000 Lgb.	
1983	112644	11	9,8	12	10,6
1984	111183	20	18,0	20	18,0
1985	111365	20	18,0	20	18,0
1986	118439	14	11,8	14	11,8
1987	119623	15	12,5	17	14,2
1988	126409	17	13,4	18	14,2
1989	127029	13	10,2	13	10,2
1990	136122	13	9,6	17	12,5
1991	134400	8	5,9	8	5,9
1992	133946	12	9,0	12	9,0
1993	133897	11	8,2	12	9,0
Gesamt	1365057	154		163	

[a] BGGF: Bayerische Gesellschaft für Geburtshilfe und Frauenheilkunde.

72% der im Confidential Report (CEMD) aufgeführten Müttersterbefälle [11]. Bouvier-Colle ermittelte 1991 in Frankreich bei offiziellen Daten eine Fehlerquote bis 55% [4]. Beck fand in Österreich bei Einzeluntersuchungen eine um ca. 30% höhere Mortalität als amtlich ausgewiesen [1].

In Bayern wurden in den letzten 11 Jahren nicht alle in der amtlichen Statistik enthaltenen Todesfälle mit Hilfe ärztlicher Todesbescheinigungen erfaßt. So enthielt z.B. die Statistik des Jahres 1992 primär nur 9 Müttersterbefälle, über 3 weitere konnten wir das Statistische Landesamt informieren. Ferner gibt es Müttertodesfälle, die uns erst nach Schließung der amtlichen Statistik – in der Regel April/Mai des nächstfolgenden Jahres – bekannt werden. In unserem Kollektiv sind – rechte Spalte – 9 derartige Fälle enthalten. Damit überblicken wir im Verlauf von 11 Jahren insgesamt 163 Müttersterbefälle. 159mal erhielten wir auf Anforderung von den behandelnden Ärzten Krankenunterlagen oder weitere Auskünfte.

Mütterliche Sectio-Mortalität (fatality rate) umfaßt alle Sterbefälle im *zeitlichen Zusammenhang* während oder innerhalb von 42 Tagen nach dem Eingriff, bezogen auf 1000 Schnittentbindungen und angegeben in Promille [6]. Sectio-Mortalität beinhaltet somit eine rein zeitliche Zuordnung. Daraus resultiert, daß zur Sectio-Mortalität sowohl direkte wie indirekte Müttersterbefälle als auch „nicht gestationsbedingte" Sterbefälle während und nach Schnittentbindungen gehören, z.B. infolge Verkehrsunfall oder Malignom. Nach Inkrafttreten der ICD 10 sollen „late maternal deaths" zwischen dem 43. Tag und einem Jahr post partum hinzukommen.

Die amtliche Statistik erfaßt in der Bundesrepublik lediglich Müttersterbefälle unter Ausschluß nicht gestationsbedingter Todesfälle. In Perinatalerhebungen sind mütterliche Sterbefälle aus beiden Kollektiven enthalten, allerdings nicht aufgeschlüsselt und mit Sicherheit unvollständig. Daher sind Perinatalerhebungen zur Ermittlung einer landesweiten Sectio-Mortalität grundsätzlich nicht geeignet.

Soll mit dem Begriff „Mütterliche Sectio-Sterblichkeit" aber allein das auch heute noch gegenüber vaginalen Entbindungen erhöhte Risiko des abdominalen Eingriffs zum Ausdruck gebracht werden, dann dürfen logischerweise in derartige Todesfallstatistiken nur die operations- und anaesthesiebedingten Sterbefälle eingehen. Präexistente Schwangerschafts- und Geburtskomplikationen, in letzter Konsequenz eine Sectio in moribunda, können der Schnittentbindung ebensowenig zur Last gelegt werden wie eine eventuelle aktive Beeinflussung des Krankheitsverlaufs durch die Patientin, z. B. durch ungenügende Teilnahme an Vorsorgeuntersuchungen, verspäteten Krankenhauseintritt oder Verweigerung von Bluttransfusionen. Im Einzelfall wird bei präexistenten Erkrankungen sogar die Frage zu stellen sein, ob nicht bei einer frühzeitigeren Indikationsstellung der tödliche Ausgang eventuell hätte verhindert werden können.

Wir haben deshalb 1987 vorgeschlagen, der Sectio-Mortalität die *Sectio-Letalität* gegenüberzustellen und verstehen darunter die Zahl der in *ursächlichem Zusammenhang* mit der Sectio innerhalb von 42 Tagen verstorbenen, präoperativ gesunden Mütter, bezogen auf 1000 Schnittentbindungen und angegeben in Promille [13]. Eine derartige Aufgliederung der Sectio-Sterbefälle ist nur mit Hilfe von Einzeluntersuchungen möglich.

Von 1983–88 sind uns in Bayern 101 Müttersterbefälle entsprechend einer Müttersterblichkeit von 14,44/100000 Lbg. bekanntgeworden (Tabelle 2). 7 der 9 sub partu und 38 der 67 post partum verstorbenen Patientinnen kamen während oder nach einer Schnittentbindung ad exitum (59,2% aller während oder nach der Geburt verstorbener Mütter).

In den Jahren 1989–93 sank die Müttersterblichkeit auf 9,32/100000 Lebendgeborene (Tabelle 3). Bei 38 Müttersterbefällen im Wochenbett war 23mal eine

Tabelle 2. Müttersterbefälle in Bayern 01.01.1983–31.12.1988

			Exitus bei oder nach Schnittentbindung
Schwangerschaft	25	24,8%	
Geburt	9	8,9%	7
Wochenbett	67	66,3%	38
Müttersterbefälle	101	100,0%	45

Lebendgeborene: 699663 – Müttersterblichkeit: 14,44/100000Lbg.

Tabelle 3. Müttersterbefälle in Bayern 01.01.1989–31.12.1993

			Exitus bei oder nach Schnittentbindung
Schwangerschaft	22	35,5%	
Geburt	2	3,2%	0
Wochenbett	38	61,3%	23
Müttersterbefälle	62	100,0%	23

Lebendgeborene: 665394 – Müttersterblichkeit: 9,32/100000Lbg.

Tabelle 4. Bayern 01.01.1986–31.12.1993. Nicht gestationsbedingte mütterliche Sterbefälle

	n	Exitus bei oder nach Schnittentbindung
1983	?	?
1984	?	?
1985	?	?
1986	1	1
1987	9	1
1988	4	1
1989	1	1
1990	4	0
1991	5	1
1992	6	0
1993	2	2
Gesamt	31	7

Tabelle 5. Bayern 01.01.1983–31.12.1993. Todesfälle während und nach Schnittentbindungen

Todesursachen	Exitus in tabula	Exitus post partum
Operationskomplikationen	0	26
Anästhesiekomplikationen	2	3
Todesursache unbekannt	0	3
Präexistente Erkrankungen	5	29
Müttersterbefälle	7	61
Nicht gestationsbedingte Todesfälle	2	5

Tabelle 6. Müttersterblichkeit in Bayern 01.01.1983–31.12.1988. Sectio-Letalität: Todesursachen

	(n)	Obduktionen (n)
Lungenembolie einschließlich Verdachtsfälle	7	(3)
Puerperalsepsis	5	(4)
Narkosetodesfall	4	(4)
Haemorrhagischer Schock und Folgezustände	1	(1)
Fruchtwasserembolie	1	(1)
Sinusvenenthrombose	1	(–)
Cerebrale Massenblutung unklarer Genese	1	(–)
Todesursache unklar	1	(–)
Gesamt	21	(13)

Tabelle 7. Müttersterblicheit in Bayern 01.01.1989–31.12.1993. Sectio-Letalität: Todesursachen

	(n)	Obduktionen (n)
Lungenembolie einschließlich Verdachtsfälle	2	(1)
Puerperalsepsis	3	(3)
Narkosetodesfall	1	(1)
Haemorrhagischer Schock und Folgezustände	4	(3)
Septische Ovarialvenenthrombose	1	(1)
Todesursache unklar	2	(1)
Gesamt	13	(10)

Schnittentbindung dem Tod vorausgegangen (57,5% der Müttertodesfälle im Wochenbett).

Im Gegensatz zu den übrigen Bundesländern werden in Bayern seit 1986 auch nicht gestationsbedingte Sterbefälle während Schwangerschaft, Geburt und Wochenbett, soweit aus ärztlichen Todesbescheinigungen ersichtlich, durch das Bayerische Landesamt für Statistik und Datenverarbeitung erfaßt. Bei 31 nicht gestationsbedingten Todesfällen fand sich in der Vorgeschichte 7 mal eine Schnittentbindung (Tabelle 4). Damit überblicken wir in 11 Jahren insgesamt 75 mütterliche Sectio-Todesfälle.

Eine Aufschlüsselung dieser 75 Sterbefälle ergibt daß 9 Mütter während des Eingriffs und 66 im Wochenbett verstorben sind (Tabelle 5). Die Sectio-Letalitätsgruppe infolge Operations- und Anästhesiekomplikationen umfaßt 34 Patientinnen, ebenso viele Frauen gehören zum Kollektiv der Müttersterbefälle mit praeexistenten Erkrankungen. In der letzten Zeile finden sich die 7 nicht gestationsbedingten Sectio-Todesfälle.

In beiden Zeiträumen sind bei der Sectio-Mortalität nichtdeutsche Frauen überrepräsentiert. Zwischen 1983 und 1988 betrug der Anteil ausländischer Neugeborener an der Gesamtgeburtenzahl 6,9%. An der maternen Sectio-Mortalität waren Ausländerinnen mit 14,6% beteiligt. In den Jahren 1989–93 stieg die Quote ausländischer Neugeborener auf 9,24%, der Anteil ausländischer Mütter an der Sectio-Sterblichkeit erhöhte sich auf 22,2%.

Tabelle 6 und 7 informieren über die Todesursachen bei den 34 Müttern des Letalitätskollektivs: Zwischen 1983–88 wurden 21 Todesfälle registriert (Tabelle 6). Nur in rund 60% ist die klinische Diagnose durch Autopsie gesichert. Dies entspricht der allgemeinen Obduktionsquote im Gesamtkollektiv der Müttersterbefälle. Haupttodesursachen waren Lungenembolien einschließlich klinischer Verdachtsfälle [7], Puerperalsepsis [5] und Narkosetodesfälle [4].

Von 1989–93 ging die Zahl der Sterbefälle trotz höherer Sectiozahlen auf insgesamt 13 zurück (Tabelle 7). Die Anzahl der Autopsien lag infolge Zunahme gerichtsmedizinischer Obduktionen bei 77%. Als Todesursachen fanden sich 4mal haemorrhagischer Schock und Folgezustände, 3mal Puerperalsepsis, 2mal Lungenembolie und je einmal ein Narkosetodesfall und eine septische Ovarialvenenthrombose. Dreimal blieb während den letzten 11 Jahren die Todesursache unklar, einmal trotz Obduktion.

Tabelle 8. Müttersterblichkeit in Bayern 01.01.1983–
31.12.1988. Sectio-Mortalität: Praeexistente Erkrankungen (n = 24)

	(n)
HELLP-Syndrom (3× mit Eklampsie)	6
Vorzeitige Placentalösung	3
Subarachnoidalblutung	2
Intracerebrale Massenblutung unklarer Genese	1
Sepsis bei M. Crohn	2
Uro-Sepsis	1
Septischer Schock bei Zustand nach PROM	1
Sepsis unklarer Genese	1
Dekompensiertes Vitium cordis	1
Zustand nach Fruchtwasserembolie	1
Zustand nach Lungenembolie intra grav.	2
Zustand nach „akutem embolischem Geschehen"	1
Sarkoidose III. Grades	1
Cerebrale Schußverletzung bei Suicid	1
Nicht gestationsbedingte Sterbefälle (n = 3)	
Polytrauma	1
Larynx-Ca	1

Als anatomisches Substrat für eine Puerperalsepsis fanden sich u. a. je einmal
eine Nahtdehiszenz mit Peritonitis, ein Abszeß zwischen Harnblase und Uterus,
eine Perforation der Uterushinterwand durch nekrotisierende Endo-Myometritis
und eine nekrotisierende Fasciitis. Einmal erfolgte die Wiederaufnahme der Patientin wegen Bauchdeckenabszeß 4 Tage nach Klinikentlassung. Bei einer weiteren
Patientin führte $4\,^1/_2$ Wochen nach der Schnittentbindung ein unklares septisches
Geschehen zur Wiederaufnahme und trotz sofortiger Uterusexstirpation zum Tod.
Bei 6 der 8 Patientinnen war zur Beseitigung des Sepsisherdes im Wochenbett eine
Hysterektomie vorgenommen worden. Als Konsequenz der einzelnen Krankheits-
verläufe erscheinen die möglichst frühzeitige Diagnose und Therapie eines beginnenden septischen Schockzustandes und die rechtzeitige Indikation zur Hysterek-
tomie von essentieller Bedeutung.

Bei den Lungenembolien erwies sich das Körpergewicht der Wöchnerin als
gravierender Risikofaktor. 5 der 9 Wöchnerinnen, darunter eine der beiden Ge-
mini-Mütter, hatten eine postpartale Adipositas von mehr als 80 kg. Neben
Frühmobilisierung ist besonders bei Übergewicht auf rechtzeitigen Beginn und
ausreichende Dosierung der medikamentösen Thromboseprohylaxe zu achten.

Zwei der 5 Todesfälle durch haemorrhagischen Schock unterstreichen die Notwendigkeit, eine Schwangere mit sonographisch gesicherter Placenta praevia prae-
natal generell nur in solchen Krankenhäusern zu hospitalisieren, die rund um die
Uhr die Möglichkeit sofortiger und ausreichender Bluttransfusionen bieten.
Andernfalls ist die Verlegung dieser Hoch-Risikoschwangeren in entsprechend
eingerichtete Kliniken angezeigt. Generell darf die Höhe eines Blutverlustes im
Verlauf der Gestation nicht unterschätzt werden. Neben rascher chirurgischer

Tabelle 9. Müttersterblichkeit in Bayern 01.01.1989–31.12.1993. Sectio-Mortalität: Praeexistente Erkrankungen (n = 10)

	(n)
HELLP-Syndrom (1× mit Eklampsie)	4
Eklampsie (ohne HELLP-Syndrom)	1
Zustand nach Fruchtwasserembolie	2
Zustand nach Lungenembolie intra grav.	1
EISENMENGER-Syndrom	1
Hirnaneurysma-Blutung	1
Nicht gestationsbedingte Sterbefälle (n = 4)	
Polytrauma	1
Malignom	2
Zustand nach epileptischem Anfall	
mit Aspiration und Asystolie	1

Intervention ist trotz heute vielfach vorhandener kritischer Zurückhaltung rechtzeitig mit Bluttransfusionen in ausreichendem Umfang zu beginnen.

In beiden Beobachtungszeiträumen wurden laut BPE etwa 55% aller Schnittentbindungen primär ausgeführt. Am Letalitätskollektiv sind elektive Schnittentbindungen lediglich mit 41,2% beteiligt. Das bedeutet für die Gesamtbeobachtungszeit ein um den Faktor 1,7 erhöhtes Letalitätsrisiko bei sekundärer Sectio gegenüber der elektiven Schnittentbindung. Bemerkenswert ist, daß sich 4 der 5 Narkosetodesfälle (zweimal Asystolie bei Narkoseeinleitung, einmal Intubationsprobleme und einmal Verletzung der A. subclavia bei Legen eines zentralen Zugangs) bei primärer und nur ein Müttersterbefall infolge Aspiration bei Narkoseeinleitung bei einer sekundären Sectio ereignet hatten.

Bei der Sectio-Mortalität infolge praeexistenter Erkrankungen fällt in beiden Beobachtungszeiträumen die hohe Zahl von Müttersterbefällen infolge HELLP-Syndrom besonders auf (Tabelle 8 und 9). Wir haben darüber bereits an anderer Stelle berichtet [13]. Durch eine frühzeitigere Diagnose und Therapie dieser lebensbedrohlichen Komplikation erscheint eine weitere Senkung der Sectio-Mortalität möglich.

Unsere Einzeluntersuchungen bei Müttertodesfällen in Bayern werden selbständig und unabhängig von der BPE durchgeführt. Zwischen beiden Studien gibt es aber eine gute Kooperation. So ermöglicht ein anonymer Datenvergleich mit den mütterlichen Sterbefällen der BPE eine zusätzliche Vollständigkeitskontrolle. Dabei konnten wir z.B. feststellen, daß alle drei mütterlichen BPE-Todesfälle des Jahres 1993 in der amtlichen Müttersterblichkeits-Statistik nicht geführt sind.

Ebenso wichtig ist die Zusammenführung der Resultate unserer Einzeluntersuchungen mit den Sectio-Zahlen der BPE. Dadurch sind gesicherte Aussagen zur landesweiten Sectio-Mortalität und -Letalität in Bayern möglich.

Ein Vergleich der beiden Beobachtungszeiträume zeigt eine eindrucksvolle Entwicklung (Tabelle 10): In den Jahren 1983–88 lag bei knapp 83000 Schnittentbindungen die Sectio-Mortalität bei 0,53 und die Sectio-Letalität bei 0,23‰.

Tabelle 10. Einzeluntersuchungen von Todesfällen während und nach Schnittentbindungen in Bayern und Bayerische Perinatalerhebung (BPE) 1983–1988

Gesamtzahl der Geburten	570950
Gesamtzahl der Schnittentbindungen	82897
Sectio-Mortalität (n = 44)	0,53‰
Todesfall in zeitlichem Zusammenhang mit Sectio caesarea	1:1884
Sectio-Letalität (n = 19)	0,23‰
Todesfall in kausalem Zusammenhang mit Sectio caesarea	1:4363

Tabelle 11. Einzeluntersuchungen von Todesfällen während und nach Schnittentbindungen in Bayern und Bayerische Perinatalerhebung (BPE) 1989–1993

Gesamtzahl der Geburten	546246
Gesamtzahl der Schnittentbindungen	88428
Sectio-Mortalität (n = 27)	0,31‰
Todesfall in zeitlichem Zusammenhang mit Sectio caesarea	1:3275
Sectio-Letalität (n = 13)	0,15‰
Todesfall in kausalem Zusammenhang mit Sectio caesarea	1:6802

Tabelle 12. Sectio-Mortalität und Sectio-Letalität im internationalen Vergleich

Autoren	Land	Zeitraum	Sectio caesarea	Mortalität [‰]	Letalität [‰]
Beck et al.	Österreich	1975–82	ca. 43000	0,63	
Beck et al.	Österreich	1990	ca. 9000	0,3	
Jaluvka et al.	West-Berlin	1975–84	17252	0,81	
Remy et al.	West-Berlin	1985–89	11927	0,67	0,25
Cemd (88)	England + Wales	1982–84	185820	0,37	
Cemd (94)	England + Wales	1988–90	228413	0,37	
Cemd (94)	United Kingdom	1988–90	278500	0,33	
Hochuli (ASF)	Schweiz	1983–86	12815	0,39	0,31
Hochuli (ASF)	Schweiz	1987–92	25700	0,31	0,08
Welsch (BGGF)	Bayern	1983–88	82897	0,53	0,23
Welsch (BGGF)	Bayern	1989–93	88428	0,31	0,15

Tabelle 13. Einzeluntersuchungen von Todesfällen während und nach vaginalen Entbindungen in Bayern und Bayerische Perinatalerhebung (BPE) 1989–1993

Gesamtzahl der Geburten	546246
Gesamtzahl der vaginalen Entbindungen	457818
Mortalität bei vaginalen Entbindungen (n = 13)	0,028‰
Todesfall in zeitlichem Zusammenhang mit vaginaler Entbindung	1:35217
Letalität bei vaginalen Entbindungen (n = 10)	0,022‰
Todesfall in kausalem Zusammenhang mit vaginaler Entbindung	1:45782

Zwischen 1989–93 verstarben bei 88428 Schnittentbindungen nur noch 27 Mütter (Tabelle 11). Dementsprechend reduzierte sich die Sectio-Mortalität von 0,53‰ auf 0,31‰, was einem mütterlichen Todesfall auf 3275 Schnittentbindungen entspricht. Die Sectio-Letalität konnte von 0,23‰ auf 0,15‰ gesenkt werden. Rein statistisch muß damit auch heute noch auf rund 6500–7000 Schnittentbindungen mit dem Tod einer präoperativ gesunden Mutter gerechnet werden.

Die bayerischen Daten mit bisher über 171000 Schnittentbindungen sind die größte Sectio-Mortalitäts- und Letalitätsstatistik im deutschsprachigen Raum. Tabelle 12 zeigt die von uns ermittelten Resultate im nationalen und internationalen Vergleich. In der Bundesrepublik hat die Berliner Arbeitsgruppe um Jaluvka und Weitzel 1993 unsere Einteilung bezüglich Mortalität und Letalität übernommen und in der zweiten Hälfte der Achtziger Jahre für Westberlin ebenfalls einen Rückgang der Sectio-Sterblichkeit ermittelt, ohne allerdings die bayerischen Resultate ganz zu erreichen. Im Confidential Report wurden für England und Wales bereits 1982–84 sehr niedrige Sectio-Mortalitätszahlen publiziert, die aber bis zum Ende des Jahrzehnts unverändert geblieben sind. Im United Kingdom lag zwischen 1988–90 die Sectio-Mortalität mit 0,33‰ etwas niedriger. Auch Hochuli hat die Sectio-Todesfälle der Arbeitsgemeinschaft Schweizer Frauenkliniken (ASF) entsprechend unseren Vorschlägen nach Mortalität und Letalität aufgeschlüsselt. Für die Jahre 1987–92 konnte die ASF über eine extrem niedrige Sectio-Letalität berichten. Während zwischen 1983–88 die Sterblichkeitszahlen in Bayern noch deutlich über europäischen Spitzenwerten gelegen hatten, wurde dieser Rückstand inzwischen aufgeholt.

Tabelle 13 demonstriert für die Jahre 1989–93 das mütterliche Sterblichkeitsrisiko der BPE bei vaginalen Entbindungen. Die Mortalität lag bei 0,028‰ entsprechend einem mütterlichen Todesfall auf rund 35000 Geburten. Die Letalität bei Entbindungen per vias naturalis betrug landesweit 0,022‰, was einem Sterbefall einer präpartal gesunden Mutter auf etwa 45000 vaginale Geburten entspricht. Damit war das Sectio-Letalitätsrisiko während der letzten 5 Jahre in Bayern im Vergleich zur mütterlichen Letalität bei vaginalen Entbindungen um den Faktor 6–7 erhöht bei deutlich höherer Gefährdung bei der sekundären Sectio gegenüber dem elektiven Eingriff.

Die vorgestellten Fakten lassen nur eine Konsequenz zu: *Jede Schnittentbindung bedarf einer klaren und kritisch gestellten Indikation.*

Falls eine Schwangere ohne „harte" medizinische Indikation auf der Durchführung einer Schnittentbindung besteht, gehört zur juristisch geforderten, umfassenden präoperativen Aufklärung auch eine Information der Patientin über die aktuelle Sectio-Letalität.

Literatur

1. Beck A (1991) Pers. Mitteilung
2. Beck A, Vutuc C 81984) Die Mortalität und Letalität der Sectio caesarea. Geburtsh u Frauenheilk 44:421–424
3. Beck A, Vutuc C, Friedl HP (1991) Mütterliche Todesfälle bei Kaiserschnitt. Gynäkol geburtsh Rundsch 32 Suppl 3:64–65

  4. Bouvier-Colle MH, Varnoux N, Costes P, Hatton F (1991) Reasons for the underreporting
     of maternal mortality in France, as indicated by a survey of all deaths among women of
     childbearing age. Int J Epidemiol 20:717–721
  5. Hochuli E, Benz M, Litschgi M, Marti WK (1987) Geburtshilflich-gynäkologische Daten-
     erhebung zur Qualitätskontrolle und Beantwortung gesundheits-und standespolitischer
     Fragen. Geburtsh u Frauenheilk 47:829–837
  6. Hochuli E (1994) Pers. Mitteilung
  7. Hüter J (1975) Die aktuelle mütterliche Sectio-Morbidität und -Mortalität in der BRD.
     Gynäkologe 8:19–27
  8. Jaluvka V, Ponnath H, Weitzel HK. Kaiserschnittmortalität in West-Berlin. 95. Tagung
     Nordwestdtsch Ges Gynäkol Geburtsh 28.–30.06.1985 Braunschweig
  9. Remy N, Jaluvka V, Weitzel HK (1993) Mortalität und Letalität nach Schnittentbindung in
     West-Berlin 1975 bis 1989. Zentralb Gynäkol 115:7–12
 10. Report on Confidential Enquiries into Maternal Deaths in England and Wales.
     1982–1984. HMSO London, 1988
 11. Report on Confidential Enquiries into Maternal Deaths in the United Kingdom.
     1988–1990. HMSO London, 1994
 12. Welsch H (1992) Das gestationsbedingte materne Mortalitätsrisiko – gestern und heute.
     Der Frauenarzt 33, 727–740
 13. Welsch H (1994) Mütterliche Mortalität bei HELLP-Syndrom in Bayern 1983–1992.
     Zentralbl Gynäkol 116:202–206
 14. Welsch H, Krone HA (1987) Sektio-Mortalität und -Letalität in Bayern 1983–1986.
     Gynäkol Rundsch 27 Supp 2:127–132

Posterbericht

J. Schneider

Die Sitzung fand großes Interesse. Mindestens 50 Personen lauschten den Erklärungen der Referenten und stellten Rückfragen. Alle 4 Poster waren sehr gut gegliedert und dargestellt (Tabelle 1).

In der Diskussion wird die Ansicht betont, daß bei gedeckter Ruptur möglichst eine Ausschneidung des Gewebes mit Neuaufbau der Wundflächen versucht werden sollte. Selbstverständlich ist die Entscheidung zur Re-Sectio auch davon abhängig, ob die prmäre Sectio aufgrund verzögerten Geburtsverlaufs wegen Kindsgröße oder mütterlicher Anomalie druchgeführt wurde. Kindliche Ergebnisse können aus den Statistiken nicht abgeleitet werden. An der Frauenklinik Mainz ist ein Modell zur statistischen Evaluierung der Indikationsstellung erarbeitet worden.

Tabelle 1. Gesamtergebnis

Autoren	Schmidt, M (Suhl)	Mast et al. (Hildesheim)	Hueler et al. (Würzburg)	Seifer et al. (Mainz)
Gesamtzahl analysierter Fälle mit Rezidiv	498	589	743	511 (= 2341)
Zeitraum	83–93	85–90	84–93	84–92
Vaginale Entbindung nach Sectio	56%	70,4%	38–60%	57%
Nahtruptur	1,4% bzw. 0,4–1%	1%	0,5%	1%
PDA bejaht	ja	ja	ja	ja
internes Tokogramm	nein	ja	nein	nein
Nachtastung	nein	nein	nein	fakultativ
Hysterektomie bzw. Ruptur	1	Ø	Ø	Ø
PDA + operativ-vaginale Entbindung	nimmt zu	nimmt zu	nimmt zu	nimmt zu

Teil II

Frauenheilkunde und Umwelt

Einführung

D. Krebs

Tagtäglich werden wird durch Zeitungsberichte, Fernsehsendungen und Radiomeldungen mit Informationen über schädigende Umwelteinflüsse überschwemmt. Die Zahl der Stoffe, die einen ungünstigen Einfluß auf unsere Gesundheit nehmen könnten, wird immer größer und die Nachweismethoden immer subtiler. Trotzdem werden die Menschen immer älter und nicht nur das Durchschnittsalter ist gestiegen, was auf den Rückgang der Neugeborenen- und Säuglingssterblichkeit zurückgeführt werden könnte, auch das durchschnittliche Alter, welches ein 50jähriger noch vor sich hat, steigt langsam, aber beständig an (Abb. 1). Dabei verbessert sich die Qualität dieses verlängerten Lebens. Die Zeiten, in denen eine 50jährige Frau als am Ende des Lebens stehend angesehen wurde und ihre gesellschaftliche und familiäre Stellung deutliche Einschnitte aufwies, sind, wie wir alle wissen, lange vorbei.

Wie lassen sich diese beiden gegensätzlichen Beobachtungen „Stärkere Gefährdung durch Umweltgifte auf der einen Seite und längeres Leben auf der anderen

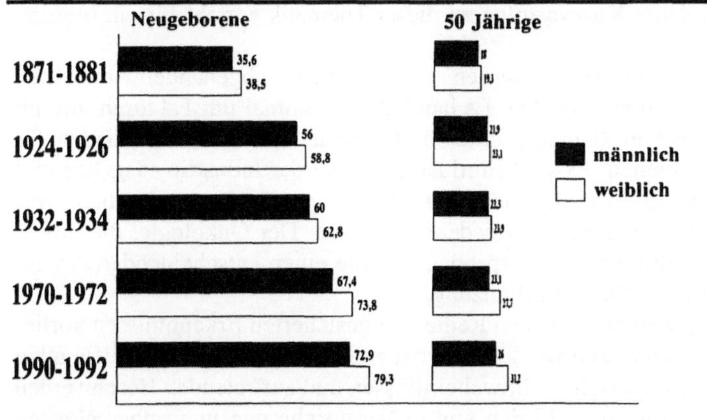

Abb. 1. Durchschnittliche Lebenserwartung (in Jahren)

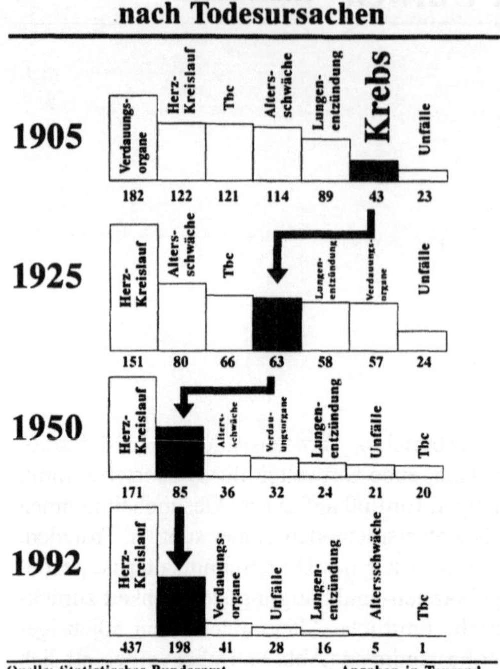

Abb. 2. Sterbefälle nach Todesursachen

Seite" miteinander vereinbaren und was hat eine Thematik: „Frauenheilkunde und Umwelt" auf einem gynäkologischen Kongreß zu suchen?

Die Deutsche Gesellschaft für Gynäkologie und Geburtshilfe hat bereits auf dem letzten Kongreß in Berlin unter der Thematik „Homo oecologicus" Umweltprobleme angesprochen, und der jetzige Präsident hat dankenswerter Weise die Bedeutung der Umwelt für unser Fachgebiet zu einem Hauptthema gemacht. Auch die Anmeldung zahlreicher Kurzvorträge zu dieser Thematik spricht für ein breitgefächertes Interesse.

Innerhalb des Hauptthemas werden vier Bereiche abgehandelt, in denen Umwelteinflüsse diskutiert werden. Es handelt sich einmal um Faktoren, die im Krankenhaus zu suchen sind und unter bestimmten Bedingungen Schaden für unsere Patienten bedeuten. Es sind Einflüsse, die von der Industrie ausgehen und uns alle betreffen. In zwei Bereichen wird am spezifischsten deutlich, was Umweltfaktoren für den Einzelnen bedeuten können. Der Onkologie, die uns in unserem Leben bedroht und der Reproduktion, die einen entscheidenden Aspekt unseres Lebens betrifft: Die Fortpflanzung.

Es wird sichtbar werden, daß eine Reihe von gesicherten Erkenntnissen vorliegen. Es muß aber auch betont werden, daß wir am Anfang stehen und häufig allzu schnell Verbindungen zwischen Umwelteinflüssen und auftretenden Beschwerden gezogen werden, die wenig hilfreich nur zu Verunsicherung und unberechneten Ängsten führen. Untersuchungen aus dem Tier- und Pflanzenreich aber auch aus der Humanmedizin zeigen, daß wir eine hohe Anpassungsfähigkeit aufweisen.

Kommen wir noch einmal auf die Sterblichkeitsziffern zurück und betrachten wir die Todesursachen (Abb. 2), so wird klar, daß die Verbesserung der Lebenserwartung und auch der Lebensqualität im einzelnen vielleicht unserer ärztlichen Kunst zuzuordnen sind. Unzweifelhaft haben aber die Verbesserung der Hygiene und die Schaffung von besseren sozialen Voraussetzungen das Schicksal der Bevölkerung nachhaltiger beeinflußt. Es gibt viele Anhalte dafür, daß das Leben des Menschen ein Endalter von 150 Jahren hat. Hat die Infektionsbekämpfung durch verbesserte Hygiene das Alter des Menschen um 15–25 Jahre verlängert, so sind wir heute besonders bedroht durch die chronischen Erkrankungen und die bösartigen Neubildungen. Erkrankungen, bei denen am ehesten Einflüsse der Umwelt und Lebensweise in Frage kommen. Hier finden wir Ansatzpunkte, Lebenslänge und Lebensqualität zu verbessern durch mehr Beachtung unserer Umwelt. Dies ohne Verbreitung von Unsicherheit und Angst zu tun, ist eine Herausforderung an die Ärzteschaft, die angenommen werden muß.

Umwelt und Krankenhaus

F. Daschner

Krankenhäuser sollten besser Gesundheitshäuser heißen, denn zu ihren Aufgaben gehört auch der vorsorgende Gesundheitsschutz. Gesundheitsvorsorge heißt nämlich auch Umweltschutz, aber gerade der Umweltschutz wird in den meisten deutschen Kliniken noch teilweise sträflich vernachlässigt. Es ist daher ein ganz besonderes Verdienst des Präsidenten des 50. Deutschen Gynäkologen-Kongresses, daß er den Umweltschutz zu einem der Hauptthemen des Kongresses gemacht hat. In der Tat sind auch Gynäkologen (Dr. Pomp, Essen; Prof. Zahn, Straubing) die Pioniere des Umweltschutzes in deutschen Kliniken. Diesen beiden Kollegen haben wir es zu verdanken, daß Umweltschutz in Kliniken überhaupt zu einem Thema wurde.

Beispiele von Umweltschutzproblemen in Kliniken

Das Müllaufkommen in Kliniken ist um ein vielfaches höher als im Privathaushalt. In Tabelle 1 sind die Abfallmengen des Universitätsklinikums Freiburg aus dem Jahre 1991 aufgelistet. Eine erhebliche Abwasserbelastung durch Tausende von Litern von Reinigungsmitteln, Desinfektionsmitteln, 45 Tonnen Waschpulver usw. kommen noch hinzu. Als normale Bürger erzeugen wir pro Tag und Kopf 1,2 kg Hausmüll, als Patienten in Kliniken dagegen durchschnittlich 7,4 kg pro Bett und Tag. Auch die angenehmeren Seiten eines Patientendaseins, wie z.B. Kaffeetrinken oder Besuche von Angehörigen produzieren Müllprobleme in Kliniken (Tabelle 2, 3). Mittlerweile kann in der Klinikgärtnerei des Klinikums Freiburg kein Kaffeesatz mehr kompostiert werden, der ganze Kompost würde sonst nur noch aus Kaffeesatz bestehen. Der Papierverbrauch in Kliniken ist enorm und sicher zu hoch (Tabelle 4). Sehr häufig wird Papier nur einseitig beschrieben. In Kliniken gibt es noch kaum Fotokopierapparate, die vollautomatisch doppelseitig kopieren. Ganz sicher aber könnte man die Rückseite alter Fotokopien als Schmierpapier ver-

Tabelle 1. Abfallmengen. Universitätsklinikum Freiburg 1991

Abfallstoff	Menge [t]
Haus- und Gewerbeabfall	1950
Werkstoffcontainer	1212
Kartonagen/Aktenvernichtung	138
Fettabscheider	55
Chemikalienabfall	41
Klinikspezifischer Abfall	40
Entwicklerbad	36
Fixierbad	34
Metallschrott	17
Radioaktiver Abfall	16
Leuchtstoffröhren	6
Styropor	4
PCB-haltiger Abfall	1

Tabelle 2. Blumen in Kliniken

- Universitätsklinik Freiburg: mindestens 50000 Blumensträuße/Jahr
- Infektionsgefahr: nein
- Biomüll: 25 t
- Wasserverbrauch: 500000 l/Jahr

Tabelle 3. Kaffeesatz. Universitätsklinikum Freiburg

4 Tonnen/Jahr
nur ein kleiner Teil davon ist wegen Platzmangel kompostierbar

Tabelle 4. Papierverbrauch im Uniklinikum Freiburg 1993: 12 Mio. Blatt chlorfrei gebleichtes Papier = 60 t pro Jahr

Verbrauchszahlen für die Erzeugung der Faserstoffe:

Materialverbrauch	132 t Holz (70–100 Bäume)
Wasserverbrauch:	6900 m³ (69 Schwimmbäder)
Primärenergieverbrauch:	438360 kWh (ca. 37130 l Dieselöl)
Abwasserbelastung (CSB):	4200 kg
Bei Einsatz von Recyclingpapier:	70% weniger Wasser
	56% weniger Energie

wenden. Anstelle von chlorfrei gebleichtem Papier, für dessen Herstellung Bäume abgeholzt werden müssen, sollte auch in Kliniken ausschließlich nur noch Recyclingpapier verwendet werden. Man gewöhnt sich sehr schnell an das vornehme Grau des Recyclingpapiers.

Mehrere Tonnen Müll entstehen im Universitätsklinikum Freiburg allein dadurch, daß jede Wöchnerin Dutzende, meist unsinnige Werbegeschenke erhält, von denen die meisten das Klinikum als Müll zu entsorgen hat.

Gleicher Hygienestandard – weniger Umweltbelastung

Durch Weglassen unnötiger Krankenhaushygienemaßnahmen kann ein erheblicher Beitrag zum Umweltschutz geleistet werden. Dazu nur einige Beispiele:

Die Wirksamkeit von OP-Masken ist äußerst gering (Tabelle 5). Nur wenn die heute in OPs gebräuchlichen Masken an den Wangen festgeklebt werden, wären sie besser als die Kontrolle ohne Maske. Tatsächlich konnte dann auch in einer prospektiven Studie gezeigt werden, daß die postoperative Wundinfektionsrate mit und ohne Maske identisch ist (Tabelle 6). Wir empfehlen das Tragen von Masken nur noch für das OP-Team; schon Personen, die einen Meter vom Operationsfeld entfernt sind (z. B. auch der Anästhesist), müssen keine Maske mehr tragen (Tabelle 7). Springer und vor allem alle Personen, die sich außerhalb des Operationssaales, z. B. auf den Gängen, bewegen, müssen sicher keine Masken tragen.

Auch für die Hauben konnte gezeigt werden, daß bei gut funktionierenden raumlufttechnischen Anlagen kein Effekt auf die Luftkeimzahl vorhanden ist. Hauben verhindern, daß größere Mengen von Haaren in das OP-Feld fallen; niemand konnte aber bisher zeigen, daß sie zu einer Senkung der postoperativen Wundinfektionsrate führen. Auch Hauben müssen nur vom OP-Team getragen werden (Tabelle 8).

Die Einsparungen, wenn keine Hauben und Masken mehr benützt werden, sind erheblich (Tabelle 9).

Plastiküberschuhe („Schuhpräservative") sind nicht nur im OP, sondern vor allem auch auf Intensivstationen, wo sie noch in vielen Kliniken Vorschrift sind, völlig überflüssig (Tabelle 10). Der Gebrauch von Plastiküberschuhen (reines

Tabelle 5. Wirksamkeit von Masken (experimentelle Studie). Aus Pippin et al. 1987)

Produkt	Permeabilität [%]
I (normal getragen)	24,2
I (an den Wangen festgeklebt)	0
II (normal getragen	30,9
II (an den Wangen festgeklebt)	0
Kontrolle, keine Maske	24,5

Tabelle 6. Postoperative Wundinfektionen und chirurgische Masken. Prospektive, kontrollierte klinische Studie. (Aus Tunevall 1991)

- 3088 Operationen während 115 Wochen (randomisiert)
- ausgeschlossen waren OPs mit Implantation von Kunststoff und OPs bei Patienten mit hämatologischer Grundkrankheit
- Infektionsraten
- mit Maske: 4,7% (95%-Konf.-Intervall: 3,7–5,8%)
- ohne Maske: 3,5% (95%-Konf.-Intervall: 2,6–4,5%)
- Erregerspektrum bei postop. WI
- S. aureus: 15 vs 19 Isolate (ohne/mit Maske)
- A-Streptokokken: 0 vs 2 Isolate (ohne/mit Maske)

Tabelle 7. Chirurgische Masken im OP? Experimentelle Studie unter üblicher OP-Ventilation. (Aus Mitchell u. Hunt 1991)

* ohne Maske
- keine Freisetzung von Bakterien bei ruhigem Atmen durch die Nase, Keimzahlen bei Flüstern niedriger (im Mittel 27 KBE/Sedimentationsplatte) als bei lautem Sprechen (142 KBE), Platten jeweils in 15 cm Entfernung

* mit bzw. ohne Maske
- Stehen neben dem OP-Tisch, lautes Sprechen: O KBE vs 20 KBE/3 Sedimentationsplatten
- Stehen 1 m vom OP-Tisch entfernt, lautes Sprechen von bis zu 4 Versuchspersonen gleichzeitig: keine Bakterien auf den 3 Platten auf dem OP-Tisch

Tabelle 8. Kopfschutz im OP? Experimentelle Untersuchungen unter üblicher OP-Ventilation. (Aus Humphreys et al. 1991b)

* Bestimmung der Luftkeimzahl
- mit Ventilation, mit Kopfschutz
- mit Ventilation, ohne Kopfschutz
- ohne Ventilation, mit Kopfschutz
- ohne Ventilation, ohne Kopfschutz
- mit und ohne Ventilation ohne Versuchspersonen (Kontrolle)

* keine Unterschiede in den Luftkeimzahlen bei eingeschalteter Ventilation, aber höher ohne Ventilation
→ - Kopfschutz ohne Einfluß auf die Infektionskontrolle
  - nur OP-Team soll Kopfschutz tragen
  - Empfehlung gilt nicht für knochenchirurgische OPs mit Kunststoffimplantation

Tabelle 9. Hauben und Masken im Universitätsklinikum Freiburg

etwa 150 hauptamtliche Mitarbeiter in den OPs
- 75 müssen keine Hauben und Masken tragen
- Einsparungen pro Jahr: 30000 Masken, 15000 Hauben (0,25 t)

Tabelle 10. Überschuhe im OP? (Aus Humphreys et al. 1991a)

- alle Besucher: 2 Wochen mit/
                    2 Wochen ohne Überschuhe (PVC)
- 4× täglich Keimzahl auf dem Fußboden gemessen
- kein Unterschied in der Keimzahl, in einem OP-Abschnitt sogar höhere Keimzahl während der Überschuh-Periode,
- S. aureus mehr als 1× pro Tag während Überschuh-Periode, aber kein S. aureus ohne Überschuhe

PVC!) erzeugte allein im Universitätsklinikum Freiburg bis vor einigen Jahren nahezu eine Tonne Palstikmüll! Man muß endlich einmal auch in Deutschland akzeptieren, daß vom Boden keine Krankenhausinfektionen ausgehen. Auch im Operationssaal entstehen postoperative Wundinfektionen vom Fußboden nur, wenn die Patientin z. B. bei Sektio mit offenem Bauch auf den Fußboden gelegt wird. Daher ist in vielen Ländern, so z. B. in skandinavischen Ländern, die routi-

Tabelle 11. Wundinfektionsrate (WI): Einwegabdeckung – Baumwollabdeckung

Einwegtücher		Baumwolltücher		
(n)	WI [%]	(n)	WI [%]	Quelle
26303	1,5	9252	2,3	Cruse u. Foord 1980
2139	5,1	2223	6,0	Schaaf et al. 1986
226	2,2	268	2,2	Garibaldi et al. 1986
1121	2,8	1060	5,6	Moylan et al. 1987
679	10,0	354	11,3	Müller et al. 1989

nemäßige Fußbodendesinfektion im Operationssaal längst Historie; nur nach septischen Eingriffen wird der Fußboden noch desinfiziert.

Auch Einwegmaterial, z. B. Einwegabdeckungen, senkt die postoperative Infektionsrate nicht (Tabelle 11). Plastikinzisionsfolien sind aus hygienischen Gründen überflüssig.

In den Richtlinien des Bundesgesundheitsamtes zur Verhütung und Bekämpfung von Krankenhausinfektionen wird leider die Empfehlung ausgesprochen, daß das OP-Personal sich umkleidet, wenn es die Toilette besucht hat. Dies würde im Klinikum Freiburg zu erheblichen ökonomischen Konsequenzen führen, wobei die Zeit des Umkleidens noch gar nicht eingerechnet worden ist (Tabelle 12). Es ist zumindest bisher wissenschaftlich völlig unbewiesen, daß sich z. B. Gynäkologen im Operationssaal beim großen oder kleinen Geschäft mikrobiologisch dermaßen beschmutzen, daß ihre OP-Kleidung für die nächste Frau, die sie operieren müssen, zu einer Infektionsgefahr würde. Außerdem wird über diese Kleidung nochmals ein steriler OP-Kittel angezogen.

Die Umweltbelastung durch Klinikwäschereien ist erheblich (Tabelle 13). Die Umweltbelastung wir noch dadurch verstärkt, daß in Kliniken häufig zuviel Wäsche, insbesondere weiße Kittel verbraucht werden (Tabelle 14). Wissenschaftlich nachgewiesen ist, daß man auch Neugeborenen-Intensivstationen – und das gleiche gilt natürlich auch für das Kinderzimmer in Frauenkliniken – keinen frischen Kittel benötigt (Tabelle 15). Es ist unsinnig, z. B. bei Betreten von Intensivstationen routinemäßig einen frischen Kittel anzuziehen. Nur wenn an einem Patienten eine infektionsgefährdende Tätigkeit durchgeführt wird oder wenn von einem Patienten eine Infektionsgefahr ausgeht, muß man möglichst patientennahe, also z. B. im Patientenzimmer selbst oder vor der Tür, einen Kittelwechsel vornehmen, diesen Kittel nach Benützung dann aber am Patientenbett bzw. im Patientenzimmer belassen und nicht – wie in den meisten Kliniken üblich – mit diesem kontaminierten Kittel durch die ganze Station rennen und ihn wieder vor der Station deponieren.

Auch mit der Bettwäsche wird in den meisten Kliniken sehr großzügig umgegangen, wobei man sich immer vor Augen halten muß, daß jedes Kilogramm Wäsche zwölf bis sechzehn Liter Abwasser erzeugt. Im Universitätsklinikum Freiburg wurde eine Wäschekommission eingerichtet, deren Hauptaufgabe es ist, hygienisch unnötige Wäsche einzusparen. So ist es beispielsweise auch hygienisch unnötig, postoperativ die Frauen in ein frischbezogenes Bett zu legen. Wenn eine Frau am Montag in die Klinik aufgenommen wurde und am Mittwoch operiert

Tabelle 12. Ökonomische und ökologische Konsequenzen vom Umkleiden nach Toilettenbesuch im OP (Universitätsklinikum Freiburg)

- ca. 150 hauptamtliche Mitarbeiter in den Operationsabteilungen
- zusätzlich 13,5 Tonnen Wäsche pro Jahr
- zusätzliche Kosten: 23000 DM pro Jahr
- zusätzliches Abwasser: 162000 Liter pro Jahr
- zusätzlicher Waschmittelverbrauch: 202 kg pro Jahr

Tabelle 13. Umweltbelastung und Kosten durch Klinikwäscherei (Universitätsklinik Freiburg)

- 4,89 kg Wäsche pro Bett und Pflegetag
- 11 t Wäsche pro Tag, tägliche Kosten 18700 DM
- 45 t Waschmittel pro Jahr
- 58,2 Mio Liter Abwasser

Tabelle 14. Schutzkittel: Verbrauch, Reinigungskosten und Umweltbelastung in einem Universitätsklinikum

	gesamte Klinik	Kinderklinik
Kittelverbrauch Uniklinik/Tag	2400 Stück	115 Stück
Kittelverbrauch Uniklinik/Jahr	550000 Stück	42000 Stück
Reinigungskosten pro Jahr	935000 DM	72000 DM
Waschmittelverbrauch	4200 kg	320 kg
Abwasserbelastung	2.990000 l	230000 l

Tabelle 15. Krankenhausinfektionen auf Neugeborenen-IPS. (Aus Donowitz 1986)

Infektionen	Mit Kittel	Ohne Kittel	Signifikanz
Sepsis	3/198	1/256	NS
Pneumonie	6/198	5/256	NS
Wundinfektion	2/198	3/256	NS
Andere Infektionen	13/198 (13%)	11/256 (9%)	NS

Tabelle 16. Wäscheeinsparung „Standardbett", Universitätsklinik Freiburg

Altes Bett	Neues Standardbett
4,4 kg	2,6 kg

Bettenwechsel/Jahr:	10006
Wäscheverbrauch bisher:	44,4 Tonnen
Wäscheverbrauch neues „Standardbett":	26,6 Tonnen
Wäscheeinsparung pro Jahr: bis zu	17,8 Tonnen

Tabelle 17. Umweltschutz in der Frauenklinik

- Mehrwegwindel/-Windeleinlagen
- Elektrischer Rasierer mit auswechselbaren Scherköpfen statt Einmalrasierer
- Keine Einwegunterlagen für inkontinente Patienten und Wöchnerinnen
- Bei der Pelviskopie keine Einweg-Gasfilter
- Keine Einweginstrumente wie z. B. Trokare
- Mehrwegredon statt Einwegredon (PVC)
- Metall-Nierenschalen statt Papp-Nierenschalen
- Baumwollband statt Plastik-Nabelklemme
- Rüsch-Absauger statt Einweg-Absauger
- Catgut-Flasche statt Einzelverpackung
- Mehrweg-Milchflaschen
- Keine Einmal-Kanülen-Entsorger, keine Einmal-Höschen
- Nabelkompressen aus Container
- Recycling von Papier, Metall, Glas, Plastik
- Keine bakteriendichten Infusionsfilter
- Kein Verbandswechsel bei aseptischen Wunden
- Infusionsbesteck alle 47–72 Stunden wechseln
- Kein Milton
- Speiseöl statt Penatenöl
- Keine „Reklamegeschenke"
- Papierunterlagen nur unter entblößter Haut

wird, so ist ihr Bett meist innerhalb von ein bis zwei Tagen nicht so sehr verschmutzt, daß sie nach der OP ein frisches Bett benötigt. Das Bett wird physiologischerweise mit der Körperflora des Patienten kontaminiert, welche auch für den postoperativen Patienten keine Infektionsgefahr darstellt.

Durch Einführung eines sogenannten Standardbettes haben wir in der Universitäts-Frauenklinik Freiburg viele Tonnen Wäsche einsparen können (Tabelle 16).

Spezielle Umweltschutzmaßnahmen in Frauenkliniken

In Tabelle 17 sind spezielle Umweltschutzmaßnahmen in Frauenkliniken zusammengefaßt. Die meisten Anregungen stammen von Prof. Pomp, Essen, und Prof. Zahn, Straubing.

Literatur

Daschner F (Hrsg) (1994) Umweltschutz in Klinik und Praxis. Springer Heidelberg
Daschner F (Hrsg) (1992) Praktische Krankenhaushygiene und Umweltschutz. Springer Heidelberg
Donowitz LG (1986) Failure of the overgrown to prevent nosocomial infection in a pediatric intensive care unit. Pediatrics 77:35
Humphreys H et al. (1991a) Theatre over-shoes do not reduce operating theatre floor bacterial counts. J Hosp Infect 17:117
Humphreys H et al. (1991b) The effect of surgical theatre head-geer on air bacterial counts. J Hosp Infect 19:175
Mitchell NJ, Hunt S (1991) Surgical face masks in modern operating rooms – a costly and unnecessary ritual? J Hosp Infect 18:239
Pippin DJ et al. (1987) Journal Oral Maxillofac. Surgery 45:319

Pomp H (Hrsg) Umweltschutz im Krankenhaus Stadt Essen, Essen, 1992
Tunevall TG (1991) Postoperative wound infections and surgical face masks – a controlled
    study. World J Surg 15: 383
Umweltbundesamt (Hrsg) (1993) Umweltfreundliche Beschaffung, 3. Aufl. Bauverlag, Wies-
    baden-Berlin
Zahn V, Schulte-Webbing V (1991) Lehrbuch der Umweltmedizin. UMGEWE Straubing

Umwelt und Onkologie

R. Frentzel-Beyme

Die Onkologie wird üblicherweise oder zumeist mit Diagnostik und Therapie der
Krebskrankheiten in Zusammenhang gebracht, doch kann man im weiteren Sinn
auch die Ätiologie einbeziehen. Hier ist die Verbindung zur Krankheitsursachen-
forschung beim Menschen, der Epidemiologie herstellbar. Die Epidemiologie ist
immer menschenbezogen und im Kontext dieses Kongresses wird die Ätiologie
spezifisch auf Krankheitsrisiken des weiblichen Geschlechts betrachtet und vor
Ihnen steht ein homo aetiologicus.

Frauen werden in unzähligen Berichten ständig gewarnt vor vererbbaren, biologischen und Verhaltensfaktoren, die beispielsweise das Brustkrebsrisiko erhöhen.
Ebenso sind Kenntnisse über Risikofaktoren für das Cervixcarcinom und sogar
für Uteruskorpuskrebs verbreitet, während über Ovarialkrebs bisher wenig bekannt
ist. Andererseits haben 70% der an Brustkrebs erkrankten Frauen keinen der
anerkannten Risikofaktoren. Gleichzeitig steigen die Neuerkrankungs-Raten
weiter an, teilweise „wegerklärt" mit der Annahme, es handele sich um diagnose-
bedingte Früherkennungseffekte, quasi eine Vorverlegung der Diagnose (damit
eine Erhöhung der gefundenen Fälle). Da wir keine Krebsregister haben, können
wir diese Frage nicht hinreichend bzw. nur über die Sterbeziffern zu klären versuchen, beispielsweise durch den Krebsatlas der Bundesrepublik Deutschland
(Becker et al., 1984).

Eine Vermutung ist jedoch berechtigter geworden, und zwar daß durchaus auch
Umweltfaktoren einen wesentlichen Beitrag zu dem Anstieg liefern, so daß nicht
nur ansteigende Trends in den Industrieländern (USA, Europa), sondern auch
gegenteilige Beobachtungen, nämlich abnehmende Trends, wie in Israel vorkommen (The Israeli Breast-Cancer Anomaly, s. unten).

Zuvor eine Übersicht:

Die Zusammenstellung des bekannten Wissens, das für die Ätiologie relevant ist,
findet sich in den Monographien des IARC (1990).

Seit 1969 bewertet das IARC das karzinogene Risiko für den Menschen durch
Kriterien für Risikofaktoren:

Gruppe 1:   Für den Menschen gesichert karzinogen
        2A: wahrscheinlich karzinogen
        2B: möglicherweise karzinogen
        3:   nicht klassifizierbar bzgl. der Karzinogenität für den Menschen
        4:   wahrscheinlich nicht karzinogen

Tabelle 1. Chemikalien und Substanzgruppen mit karzinogener Wirkung

Aflatoxine
4-Aminobiphenyl
Arsen und Arsen-Verbindungen
Asbest
Benzol
Benzidin
Bis(chloromethyl)äther und Chloromethyl
  Methyläther (technische Grade)
Chrom (VI)
Erionit
Senfgas (schwefelhaltig)
2-Naphthylamin
Nickel-Verbindungen
Radon und seine Zerfallsprodukte
Talkum, mit Asbestfasern kontaminiert
Vinylchlorid

Industrielle Verfahren mit karzinogener Exposition
Aluminiumproduktion
Auramin-Herstellung
Schuh- und Stiefelproduktion und Reparatur
Kohlevergasung
Koksproduktion
Möbelherstellung, Tischlerei
Hämatit-Untertagebau mit Radonexposition
Eisen- und Stahlgießerei
Isopropylalkohol-Herstellung (stark ätzendes Verfahren)
Magenta-Herstellung
Arbeitsplatzbelastung im Maler- und Anstreicherhandwerk

Für

> „1: sufficient evidence
>   (a causal relationship has been established)
> 2A: limited evidence in humans
>   sufficient evidence in animals"

Übersichtlich werden die beeinflußbaren Umweltbelastungen bewertet und Substanzen mit adäquaten Risikoabschätzungen versehen (Tabelle 1).

Es geht dabei vorwiegend um die chemische Belastung am Arbeitsplatz (Tabelle 2).

In der Umwelt außerhalb der Produktions- und Weiterverarbeitungsstätten (am Ende der Liste) geht eine Kontamination großen Stils vor sich und ist in den letzten Jahren Thema der Forschung geworden und gleichzeitig eine der bedeutendsten Besorgnisse des modernen Lebens.

Nicht zu Unrecht, wie Beispiele aus der Umweltforschung zeigen.

Es gibt vier Hauptbereiche mit Faktoren, die zur Risikoerhöhung für Krebs geeignet sind:

– die Strahlengenese im Beruf und in der Umwelt (Radiatio) vom IARC ebenfalls als ionisierende bzw. ultraviolette Strahlung unter „Biologische und physikalische Faktoren" erwähnt.

Tabelle 2. Äußere Umwelt. Industrien, die häufig durch
Emissionen Umweltbelastung verursachen

Holzverarbeitung
Kraftwerke
Lederverarbeitung
Petroleum-Raffinerie
Chemiefabrik (anorganische Produkte)
Eisen- und Stahlproduktion
Chemieproduktion (organische Verbindungen)
Metallverarbeitung
Farbenherstellung
Plastik- und Synthetikherstellung
Papierherstellung
Textilfabriken
Seifen- und Reinigungsmittelfabrikation
Gummiherstellung
Galvanisation
Dachdecker- und Straßenbau-Tätigkeit
Autowaschanlagen
Innenraumbelastungen:
einschließlich Trinkwasser und Lebensstil

Tabelle 3. Gemische mit karzinogener Wirkung

alkoholische Getränke
Betel-Priem mit Tabak
Pech
Teer
Mineralöle, unbehandelt oder leicht behandelt
Schieferöle
Ruße
Rauchlose Tabakprodukte (Schnupftabak, Kautabak)
Tabakrauch

– psychomentale Faktoren, wobei oft die Tendenz zu einem „blame the victim"-
  Denken erkennbar wird,
– die Einflüsse von Elektrizität, insbesondere EMF (Frentzel-Beyme, 1994;
  Löscher, 1994), wobei die Theorie „light at night" von Stevens ebenso näher
  betrachtet werden sollte (1993),
– chemische Verunreinigung der Umwelt und am Arbeitsplatz zumeist von Männern, aber auch von Frauen, die einen Beruf mit Tätigkeit am Fließband oder mit
  Exposition in sog. Reinräumen haben (Tabelle 3).

Soweit zu den Monographien des IARC.

Die Frage drängt sich auf, ob diese Faktoren überhaupt getrennt betrachtet werden müssen, oder vielmehr die Wirkungen sich gegenseitig potenzieren.

Dies würde z. B. für die additive Wirkung von Radiatio als Initiator mit nachfolgenden Regulationsstörungen etwa durch psychomentale Faktoren wie Hoffnungslosigkeit, und/oder EMF als Promotoren gelten.

Dies sind zwei Arten von Aktionen, die jeweils für sich allein nicht zum gleichen
Erfolg führen wie in Kombination; d. h. also Interaktionen (additiv, multiplikativ,

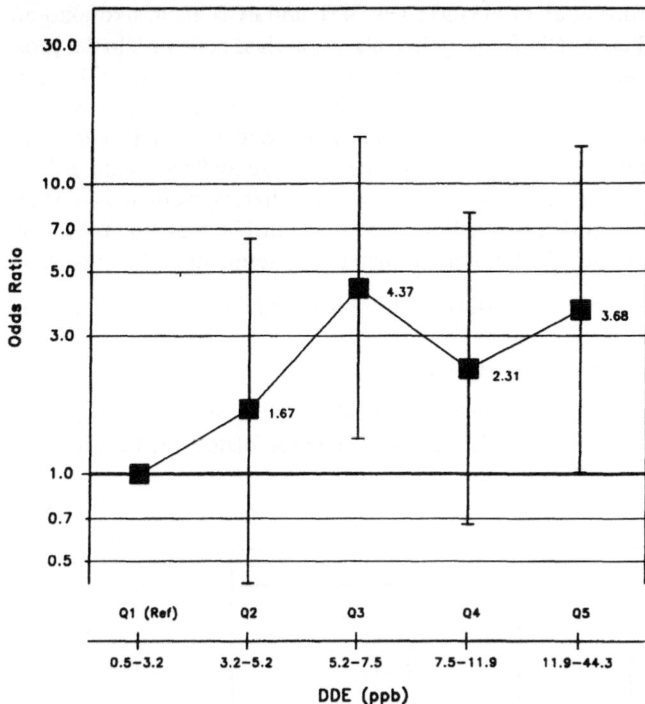

Abb. 1. Relatives Risiko („odds ratio") für Brustkrebs in Quintilen der DDE-Konzentration im Blutserum. Quintile basieren auf der kombinierten Häufigkeitsverteilung bei Fällen und Kontrollpersonen (n = 171). Nur von 49 der 58 Fälle konnten die kompletten Daten für die konditionale logistische Regressionsanalyse erfaßt werden. Fall-Kontroll-Häufigkeiten für die DDE-Quintile: Q1 (niedrig): 6/39, Q2: 6/34, Q3: 16/27, Q4: 8/33 und Q5 (hoch): 13/26. Für DDE war der Regressionskoeffizient ($\pm$ SE) 0,0823$\pm$0,0301 (p = 0,0037); χ^2 für den Trend bei den Quintilen: 4,44 (p = 0,035)

überadditiv). Gleichzeitig ist die Erschwernis der Identifizierung von Folgen zu beobachten, wenn eine ubiquitäre Exposition vorliegt, also Einwirkung auf große Bevölkerungsschichten, so daß eine Erkennung des Risikofaktors – etwa Dioxine – bereits unmöglich gemacht wird.

Epidemiologische Studien haben bestimmte Imitationen: Epidemiologische Studien sind unempfindlich und langsam. Eine frühzeitige Entdeckung krebserregender Eigenschaften von Substanzen muß daher experimentell erfolgen. Mischexpositionen erschweren die Interpretation von Ergebnissen epidemiologischer Krebsforschung (Hernberg, 1993). Die meisten störenden Einflußfaktoren, sogenannte Confounder, in epidemiologischen Studien über berufliche Krebsfaktoren wirken in negativer Richtung, d.h. es erfolgt eine Maskierung der Wirkung. Daher sind positive Befunde besonders bedeutsam und zeigen meist die Spitze eines Eisberges an. Dies gilt für die Wirkung der Herbizide sowie deren Verunreinigungen, wie TCDD, aber auch der Insektizide, und ist am Beispiel des DDT besonders eindrucksvoll darstellbar.

In der Studie von Wolff et al. (1993) werden DDT und PCB als Risikofaktoren für Brustkrebs gegenübergestellt. Beide gelten als „first-class poisons". In der groß angelegten Studie der New York University wurden zwischen 1985 und 1991 Seren von 14290 Frauen gesammelt, die in einer prospektiven Studie erfaßt worden waren. In diesen Blutproben wurden nicht nur Hormone, sondern auch Ernährungsfaktoren und Umweltfaktoren untersucht, um mit der anschließend daran auftretenden Krebshäufigkeit – der Brustkrebsinzidenz – korreliert zu werden. Die 58 an Brustkrebs erkrankten unter den 14 000 Frauen wurden mit 171 anderen Frauen aus der Gesamtkohorte bezüglich der toxikologischen Daten verglichen. Dabei wurden

a) Dichlor-bis-chlor-phenylethylen (DDE) als Abbauprodukt des DDT (Dichlor-diphenyl-Trichlorethan) und
b) polychlorierte Biphenyle (PCB) bestimmt.

Die um das Dreifache größere gematchte Kontrollgruppe erlaubte eine einwandfreie statistische Beurteilung der Befunde (Abb. 1). Diese hatten ergeben, daß die

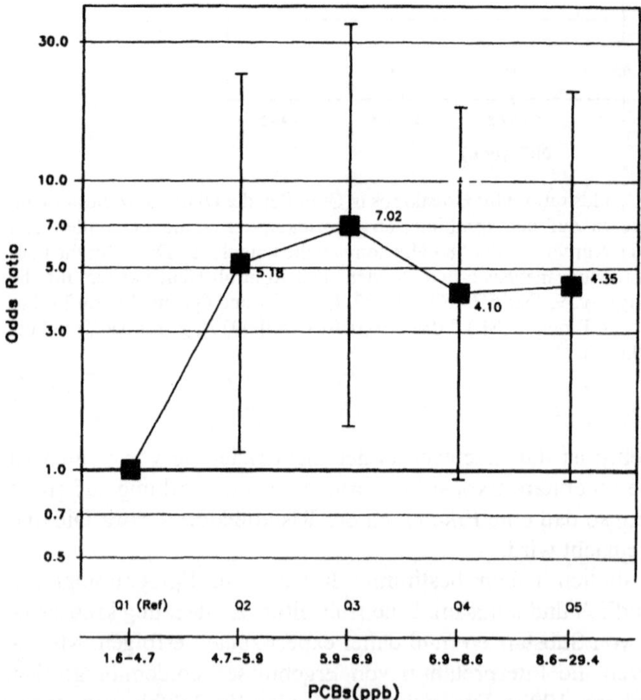

Abb. 2. Relatives Risiko („odds ratio") für Brustkrebs in Quintilen der PCB-Konzentration im Blutserum. Quintile basieren auf der kombinierten Häufigkeitsverteilung bei Fällen und Kontrollpersonen (n = 171). Nur von 49 der 58 Fälle konnten die kompletten Daten für die konditionale logistische Regressionsanalyse erfaßt werden. Fall-Kontroll-Häufigkeiten für die PCB-Quintile: Q1: 4/38, Q2: 12/33, Q3: 10/29, Q4: 12/30 und Q5: 11/29. Für PCB war der Regressionskoeffizient ($\pm$SE) 0,0795$\pm$0,0587 (p = 0,16); χ^2 für den Trend bei den Quintilen: 1,99 (p = 0,16)

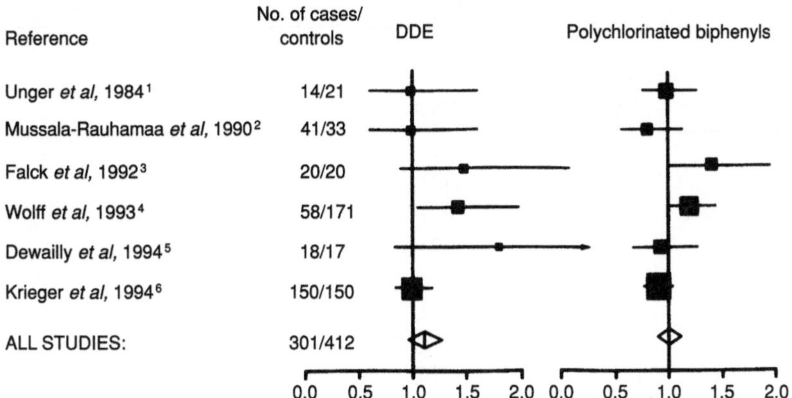

Abb. 3. Ratios der mittleren Konzentrationen von DDE und PCB bei Fällen und Kontrollpersonen aus sechs Studien. Die Flächen der Quadrate verhalten sich proportional zur Information in jeder Studie

mittleren Meßwerte für DDT und DDE und auch des PCB bei den Brustkrebspatientinnen höher als bei den Kontrollpersonen, jedoch nur für DDE statistisch gesichert erhöht waren.

Nach Kontrolle solcher Risikofaktoren wie

– Familienmitglieder mit Brustkrebs
– Stillperiode
– Alter bei der ersten ausgetragenen Schwangerschaft

stieg die Risikorate von zuvor 2fach, wenn eine DDE Konzentration im Blut von 2 nano-Gramm/ml Blut gemessen worden war, bei einer DDE-Konzentration im Blut von 19 nano-Gramm/ml auf das vierfache an.

Das RR für einen PCB-Anstieg von 3,9 nm/ml auf 10,6 ng/ml war 2fach (Abb. 2), fiel aber nach Kontrolle auf das Vorliegen von DDE im Blut sogar etwas ab.

Die Schlußfolgerung, daß die Kontamination der Umwelt mit Organochlorverbindungen oder Rückständen ein wichtiger ätiologischer Faktor für Brustkrebs sein könnte, wurde somit für das in der Nahrungskette angereicherte DDE und leider auch persistierende Insektizid bestätigt. Dabei ist zu beachten, daß DDT und PCBs als Tumorpromotoren im Tierversuch nachgewiesen wurden und sogar östrogene Aktivitäten entfalten können. Leider sind diese Stoffe aber auch ubiquitär in der Umwelt und im menschlichen Gewebe vorhanden, da sie durch die Ineffizienz des menschlichen Metabolismus nicht ausgeschieden werden und durch hohe Fettlöslichkeit lebenslang im Fettgewebe verbleiben können. Die Besorgnisse, die aus diesen Befunden resultierten, führten zu einer Metaanalyse mehrerer Studien, die zu dem gleichen Thema durchgeführt worden waren. Auf der Abbildung (Abb. 3) sind die Ergebnisse der einschlägigen sechs Studien dargestellt.

Es ergibt sich für DDT bzw. DDE eine nachweisbare Erhöhung des Risikos, während sich für PCB nur in einigen Studien ein Hinweis zweifelsfrei ergibt, der sich noch nicht konsistent sichern läßt.

Tabelle 4. Age-Specific Breast Cancer Death Rates in Israeli Women (per 10^5): 1976 versus 1986

Age	Year		% Change
	1976[a]	1986[b]	
25–34	5.6 (14)[c]	3.7 (12)	−34[d]
35–44	28.3 (49)	20.7 (52)	−29
45–54	59.5 (101)	53.6 (94)	−10
55–64	91.6 (125)	69.3 (116)	−24
65–74	103.3 (103)	106.1 (132)	+3
75 and older	127.2 (58)	159.1 (127)	+25

[a] Data from WHO.[35]
[b] Data from WHO.[36]
[c] Absolute number of deaths.

Die Studie von Krieger et al. (1994), deren Ergebnisse am deutlichsten gegen einen erhöhten Nachweis von DDE und PCBs im Blut bei Brustkrebsfällen sprechen sollen, hat einige Probleme, die nicht unerheblich sind. Die Studie wurde in Kalifornien durchgeführt, wo früher als in den meisten US-Staaten oder anderswo in der Welt sehr strenge Umweltschutzbestimmungen herrschten, d. h. ebenso wie ein Verbot des Einsatzes von DDT auch eher verminderte Expositionsquellen gegenüber PCBs zu erwarten sind. So waren PCB-Werte in der Gruppe der kalifornischen Frauen niedriger als an der Ostküste der USA (Wolff et al., 1993), wenn auch verschiedene Zeitperioden betrachtet wurden. Diesem Umstand ist zuzuschreiben, daß hohe DDE-Werte bei Frauen vorlagen, deren Blutproben vor 1969 erhoben wurden, also vor dem Verbot des DDT im Jahre 1972. Die mittlere Folow-up-Periode der Studie war 14 Jahre, so daß unklar ist, welche Expositionsverhältnisse in den Jahren kurz vor dem Auftreten von Brustkrebs herrschten. Da eine Promotor-Wirkung bei diesen chlorierten Substanzen wahrscheinlicher ist als die Initiation von Brustkrebs, sind derartig frühzeitig erhobene Daten weniger brauchbar als kurzfristigere Befunde (z. B. bei Wolff et al., 1993). Hierzu liegen aber keine Detailangaben vor, so daß nur indirekt die Schlußfolgerung gezogen werden kann (Israel Anomalie w. u.), daß das Promotormodell mit einer kurzen Latenzperiode mit dem sinkenden Trend anschließend an die Reduktion der Expositionen eher in Einklang zu bringen ist. Schließlich stellen Krieger et al. selbst fest, daß sich ihre Gesamtgruppe aus drei Untergruppen von je 50 sog. weißen, schwarzen und asiatischen Frauen zusammensetzt. Die Betrachtung der Einzelwerte und Raten ist jedoch durchaus erwähnenswert. Die DDE-Werte waren bei schwarzen Frauen mit Brustkrebs erhöht und Organochlorverbindungen waren bei farbigen (einschl. asiatischen) Frauen signifikant höher, und andere Risikofaktoren für Brustkrebs waren nicht von wesentlicher Bedeutung. So führen die Autoren selbst an: „The strongest suggestion of a relationship between DDE levels and breast cancer in our study occurred among the black women who had significantly higher levels of exposure than the white women".

Die Israel-Anomalie

In Israel nahmen die zuvor hohen Brustkrebssterberaten (Wynder et al.) in den 10 Jahren nach 1977 dramatisch ab, am stärksten mit 34% in der jüngsten Altersgruppe der 25–34jährigen (Tabelle 4). Nur über 75jährige profitierten überhaupt nicht von dem Abwärtstrend. Risikofaktoren waren dagegen in diesen Jahren eher angestiegen, d.h. der Fettverzehr um ein Fünftel bis ein Sechstel höher, Frucht- und Getreideprodukte waren zurückgegangen in der Ernährung, ebenso die Kinderzahl (gross reproduction rates) bei gleichzeitig erhöhtem durchschnittlichen Alter bei der ersten Geburt (Tabelle 5). Bis 1977 waren die Biozide in der Kuhmilch fast die höchsten in der Welt gewesen (Tabelle 6) und im Vergleich mit den USA beträchtlich höher, besonders Lindan und HCH (Hexa-chlorocyclohexan). Ab Frühjahr 1978 wurden Lindan und HCH aus dem Kuhfutter verbannt und die Spiegel in der Kuhmilch und in der Muttermilch sanken um 90–98%.

Die Frage ist, inwieweit sich diese Befunde auch auf andere Bereiche der Umweltgefährdung übertragen lassen, d.h. ob diese auch in Deutschland gültig

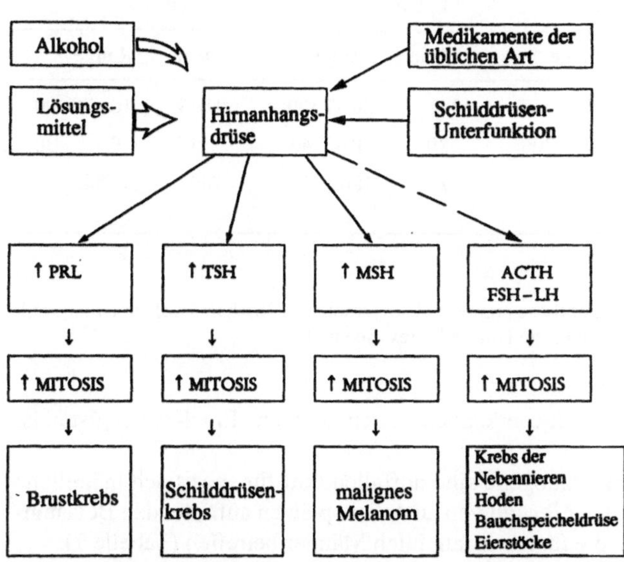

modifiziert, nach Roger R. Williams, Lancet 996-999, 1976.

Abb. 4. Übersicht. PRL Prolaktin, TSH schilddrüsen-stimulierendes Hormon, MSH Melatonin-stimulierendes Hormon, ACTH Hormon zur Anregung der Nebennierenfunktion, FSH Follikel-stimulierendes Hormon, LH luteinisierendes Hormon. (Mod. nach Williams 1976)

Tabelle 5. Comparison of Positive and Negative Breast-Cancer Risk Factors in Israel: 1976 versus 1986

Risk Factor	Year		% Change
	1976	1986	
Fat intake			
Animal origin	36,6[a,b]	43,6[c]	+19
Vegetable origin	68,3[a,b]	77,7[c]	+14
Fruit and vegetable intake	306[a,d]	297[c]	−3
Cereal intake	1067[a,d]	985[c]	−8
Alcohol intake	43[a,f]	45[g]	+5
Total food intake	3,038[a,d]	3,064[c]	+1
Mean age at first birth	23,2[h,i]	25,4[i]	+9
Gross reproduction rates[k]			
< 19 years old	0,16[h]	0,08[g]	−54
< 30 years old	2,1	1,7	+19
≥ 30 years old	1,1	1,1	0

Tabelle 6. Comparison of Pesticide Residues in Cows' Milk in 1975–1977

	Pesticide Concentration (ppb, fat basis)					
	DDE		Lindane		α-BHC	
Country	Mean	Range	Mean	Range	Mean	Range
Israel[a]	170	50–1630	341	20–7300	1019	10–28000
United States[b]	30	0– 300	20	0– 40	10	0– 30
Ratio (Israel/ United States)	>5 –	<5	17[c] –	180	100[c] –	>900

[a] Data from Analyst.[41]
[b] Data from Johnson et al.[39,40]
[c] Within 2 years of the banning of these compounds in Israel in 1978, their levels in Israeli milk became comparable with those in the United States. See text.

sind und entsprechende Effekte erkennen lassen würden. Ein Krebsregister ist dafür Voraussetzung.

Die Listen der Humankarzinogene sind auffallend oft für spezifisch männliche Risikokonstellationen, d. h. aufgrund von an Arbeitsplätzen auftretenden Belastungen identifiziert wurden, die fast ausschließlich Männer betreffen (Tabelle 7).

Frauen fehlen oft in den Studien, die diesen Abschätzungen zugrundeliegen oder werden aus den Analysen mit der Begründung ausgeschlossen, daß ihre oft kleinen absoluten Zahlen weitergehende statistische Tests erschweren oder unmöglich machen. In dem hier vorgegebenen Rahmen und bei der begrenzten Zeit sind noch folgende Themen von Relevanz:

Tabelle 7. Industrielle Verfahren mit karzinogener Exposition. (Aus IARC 1990)

Aluminiumproduktion
Auramin-Herstellung
Schuh- und Stiefelproduktion und Reparatur
Kohlevergasung
Koksproduktion
Möbelherstellung, Tischlerei
Hämatit-Untertagebau mit Radonexposition
Eisen- und Stahlgießerei
Isopropylalkohol-Herstellung (stark ätzendes Verfahren)
Magenta-Herstellung
Arbeitsplatzbelastung im Maler- und Anstreicherhandwerk

Die deutliche Erhöhung des Risikos auch für Hirntumoren bei Frauen aufgrund elektromagnetischer Felder in der beruflichen (Schlehofer et al., 1990) und auch privaten Umwelt, deren Bedeutung unterschätzt wurde, erfordert Erwähnung, da diese nicht nur beispielsweise in der Mikroprozessorherstellung, sondern auch im Haushalt auftreten können. Die Wirkung erfolgt über den Melatoninspiegel, also eher promovierend (Löscher, 1994). Die Brustkrebsgefährdung infolge erhöhter Prolaktinspiegel nach Lösungsmitteleinwirkung in Kombination mit EMF wurde noch nicht adäquat untersucht. Daß Styroleinwirkung den PRL-Spiegel erhöht, wurde von Arfini und Mutti bei Männern und Frauen sowie im Experiment bei Kaninchen nachgewiesen. Langzeitstudien bezüglich Brustkrebsrisiko oder anderer Krebsformen von solchen definierten, hormonell überwachten Personengruppen fehlen allerdings noch.

Das Hirntumorrisiko nach langjähriger und intensiver Einwirkung von Organochlorverbindungen kann offensichtlich beträchtlich steigen, wenn in sog. Reinräumen mit konzentrierter staubfreier, aber mit VOC („volatile organic compounds") angereicherter Luft gearbeitet wird (Part et al.).

Die „unifying Hypothesis" von Williams (Abb. 4) betrifft auch das Risiko für Melanom bei Frauen. Nach der Hypothese von Williams werden solche Umweltfaktoren potenziert, die bisher selten in Zusammenhang mit Hautkrebs gebracht wurden. Hatte man bisher angenommen, daß ausschließlich die UV-Strahlung eine Rolle bei der Melanomentstehung spielt, sind seit 1976 durch Williams Hinweise gegeben worden, daß pränarkotisch wirkende Lösungsmittel wie auch Alkohol auf die Hypothalamus-Hypophysen-Achse einwirken und sich promovierend auf das Krebsrisiko auswirken können. Das ergänzte Schema von Williams aus Lancet, 1976 zeigt, wie man sich diese Wirkung vorstellen könnte.

Einerseits ist eine stimulierende Wirkung des Alkohols auf den HVL (Hypophysenvorderlappen) und damit auf die Zielorgane der drei topischen Hormone PRL, TSH, MSH zu sehen. Die promovierende Wirkung bezüglich maligner Neubildungen der Brustdrüse, Schilddrüse und der Melanozyten ist Folge der verstärkten Anregung der Gewebe zur Proliferation und damit Mitosesteigerung in diesen Zielgeweben. Der PRL-stimulierende Effekt durch Alkohol wurde auch durch andere Pharmaka oder Chemikalien beschrieben. Hierzu gehören Reserpin, Phenothiazine, Amphetamin und Imipramin und auch Methyldopa. Worum es hier geht, ist jedoch die verstärkte Sensitivität des Zielgewebes infolge der Proliferationsanregung durch die Dauerstimulierung infolge der Hypophysenanregung.

Aber auch die Promotion von bereits bestehenden Neoplasien und Mikrokarzinomen durch MSH, TSH und PRL soll hier mit berücksichtigt werden. Dies führt zu dem schlagartigen Anstieg der altersspezifischen Inzidenzraten für Malignome der drei Zielgewebe im frühen Erwachsenenalter. Die Wirkung muß man sich prospektiv vorstellen, so daß die Messung von PRL bei bereits erkrankten Brustkrebspatienten und noch nicht erkrankten Kontrollpersonen nicht die gleiche Bedeutung hat wie eine temporäre Bestimmung der PRL-Erhöhung in der Entstehungsphase, also noch vor der klinisch nachweisbaren Erkrankung und anschließender Follow-up bezüglich der Inzidenz.

Hierzu gehören Befunde, daß bei Mitgliedern von Familien mit erhöhter Brustkrebsfrequenz auch erhöhte PRL-Spiegel gefunden wurden. Bezüglich der Umwelteinflüsse sind nun die Wirkungen anderer Faktoren als des Alkohols von besonderer Bedeutung, nämlich von spezifischen Lösungsmitteln. Diese wirken am Arbeitsplatz leider noch häufig über den zulässigen Werten ein, vor allem sind dann oft unbeeinflußbare Spitzenwerte zu finden, deren Auswirkungen zu befürchten sind, die aber bei gelegentlichen Kontrollmessungen gar nicht auffindbar zu sein brauchen. Hierzu sind die Befunde von Mutti, Arfini und Franchini besonders bezüglich der bereits erwähnten Kombinationswirkung von Risikofaktoren von Bedeutung (die Autoren fanden nach Styroleinwirkung Prolaktinome bei 2 von 16 exponierten Frauen und 2 von 9 Männern). Nur über das Vorgehen der prospektiven Epidemiologie in noch gesunden exponierten Bevölkerungen, beispielsweise weiblichen exponierten Betriebsbelegschaften, lassen sich Risikoabschätzungen vornehmen, die dann auch zur Aufnahme in die Monographien der WHO führen.

Und nur über adäquate Risikoabschätzungen kann die Forderung nach einer wirksamen Beseitigung vorhandener Umweltrisiken mit dem nötigen Nachdruck erfolgen. Die Israel-"Anomalie" scheint ermutigend zu sein.

Literatur

Arfini G, Mutti A, Vescovi P (1987) Impaired dopaminergic modulation of pituitary secretion in workers exposed to styrene: Further evidence from PRL response to TRM stimulation. J Occ Med 29:826–830

Becker N, Frentzel-Beyme R, Wagner G (1984) Krebsatlas der Bundesrepublik Deutschland. Springer Berlin

Frentzel-Beyme R (1994a) Krebs als Folge von Einwirkungen elektromagnetischer Felder. Berechtigen kontroverse epidemiologische Ergebnisse zu Zweifeln? Umwelt und Gesundheit, 3:6–13

IARC (1990) Causes, Occurrence and Control. IARC Scientific Publications No 100, Lyon

Key T, Reeves G (1994) Organochlorines in the environment and breast cancer. British Medical Journal 308:1520–1521

Krieger N, Wolff MS, Hiatt RA, Rivera M, Vogelman J, Orentreich N (1994) Breast cancer and serum organochlorines: a prospective study among white, black, and Asian women. J Nat Cancer Inst 86:589–599

Löscher W (1993) Tumor promotion in a breast cancer model by exposure to a week alternating magnetic field. Cancer Letters 71:75–81

Park RM, Silverstein MA, Green MA, Mirer FE (1990) Brain cancer mortality at a manufacturer of aerospace electromechanical systems. Am J Indust Med 17:537–552

Schlehofer B, Kunze S, Sachsenheimer W et al. (1990) Occupational risk factors for brain tumors: Results from a population-based case-control study in Germany. Cancer Causes and Control 1:209–215

Stevens RG (1987) Electric power use and breast cancer: a hypothesis. Am J Epidermiol 125, 556–561
Stevens RG (1992) Eletric power, pineal function and the risk of breast cancer. FASEB Journal 6:853–860
Westin JB, Richter E (1990) The Israeli breast cancer anomaly. Annals of the New York Academy of Science: 609:269–279
Williams RR (1976) Breast and thyroid cancer and malignant melanoma promoted by alcohol-induced pituitary secretion of prolactin, TSH and MSH, Lancet I, 996–999
Wolff M, Toniolo PG, Lee EW, Rivera M, Dubin N (1993) Blood levels of organochlorine residues and risk of breast cancer. Journal National Cancer Institute, 85:648–652

Umwelt und Reproduktion

I. Gerhard

Experimentelle Untersuchungen an Zellkulturen, aus der Veterinärmedizin und aus der Sozial- und Arbeitsmedizin, legen nahe, daß Schadstoffe aus der Umwelt auch in die Reproduktionsmechanismen der Frau eingreifen können, woraus Zyklusstörungen und Abortneigung resultieren könnten (MacDonald et al., 1988; White et al., 1988; Ahlborg et al., 1987; Ensslen et al., 1990; Goldman u. Yawetz, 1990; Kundiev et al., 1993; Van der Ven et al., 1990). In einer Pilotstudie sollten deshalb Chlorkohlenwasserstoffe und Schwermetalle bei Frauen mit Hormonstörungen gemessen werden.

1989–1991 wurden Umweltuntersuchungen bei 638 Frauen mit Hormonstörungen gemacht (durchschnittliches Alter 31±4 Jahre). 504 dieser Frauen hatten Kinderwunsch (durchschnittliche KW-Dauer 4±2 Jahre). Zunächst wurde die etablierte Diagnostik durchgeführt: zwischen dem 2. und 5. Zyklustag Bestimmung der Gonadotropine, Androgene (Testosteron und DHEAS), von Östradiol und Prolaktin. Durchführung des TRH-Testes mit Bestimmung von TSH basal und nach 30 Minuten. Falls Hinweise auf eine Hyperandrogenämie vorlagen, so wurde ein ACTH-Test durchgeführt und nach 60 und 120 Minuten die Konzentrationen von 17-Hydroxyprogesteron, 21-Desoxycortisol, DHEA, DHEAS, 17-Hydroxyprogesteron, 17-Hydroxypregnenolon, Testosteron, Dihydrotestosteron und Cortisol bestimmt. Zwischen dem 20. und 24. Zyklustag wurden zweimal Prolaktin, Progesteron und Östradiol im peripheren Blut gemessen. Bei Kinderwunsch erfolgte die Tubendiagnostik mit Pertubation, Hysterosalpingographie und/oder Chromolaparoskopie. Nach Vorlage des Spermiogramms des Partners wurden Sims-Huhner-Postkoitaltests und Kremer-in-vitro-Spermienpenetrationstests durchgeführt.

Zur Messung der Chlorkohlenwasserstoffe (CKW) im Blut wurde Vollblut in Spezialröhrchen aus einer Kubitalvene abgenommen, in ein Laboratorium verschickt (Labor Dr. Bauer, Saarbrücken) und mit Hilfe der Gaschromatographie und Massenspektrometrie ausgewertet (Eckrich u. Gerhard, 1992). Es handelte sich um die polychlorierten Biphenyle (PCB) Kongenernummer 28 (Referenzwert (RW) in ng/l < 10), Nr. 82 (< 10), Nr. 101 (< 100), Nr. 138 (< 750), Nr. 153 (< 600), Nr. 180 (< 350), Dichlordiphenyltrichlorethan (DDT, < 10), Tetrachlordiphenylethan (DDD, < 10), Dichlordiphenylethan (DDE, < 4000), Hexachlorbenzol (HCB, < 1000), Hexachlorcyclohexan (HCH) alpha (< 10), β (< 600), y (Lindan, < 100), Pentachlorphenol (PCP, < 25000).

Da Schwermetalle nur vorübergehend im Blut meßbar sind, weil sie rasch in Organdepots abgelagert werden, wurde ein Schwermetallausschwemmtest mit dem Chelatbildner Dimercaptopropionsulfonsäure (DMPS) durchgeführt. Den nüchternen Patientinnen wurden 10 mg/kg Körpergewicht DMPS per oral verabreicht. Vor und 2 Stunden nach der DMPS-Gabe wurden Urinproben abgegeben und darin die Konzentrationen von Quecksilber (Hg), Cadmium (Cd), Blei (Pb), Arsen (As), Kupfer (Cu), Zink (Zn) gemessen. Die Ausscheidungen wurden auf das Urinvolumen und das Kreatinin bezogen (Gerhard et al., 1992).

Aufgrund früherer Untersuchungen hatten sich Hinweise dafür ergeben, daß einige Hormon- und Fertilitätsstörungen mit charakteristischen Erhöhungen bestimmter Schadstoffe einhergehen (Gerhard u. Runnebaum 1992). Da jedoch auch das Lebensalter, die Nationalität und die Rauchgewohnheiten eine Rolle spielten, wurde in einem multivariaten logistischen Modell der Einfluß verschiedenster Faktoren auf vorgegebene Zielgrößen bestimmt. Als Zielvariablen wurden die folgenden gynäkologischen Erkrankungen untersucht:

- primäre Sterilität,
- Zustand nach Abort innerhalb des letzten Jahres,
- Hyperandrogenämie (Definition: Testosteron > 600 pg/ml und/oder DHEAS > 4500 ng/ml),
- Hormonstörungen (Definition: Hyperandrogenämie und/oder Hyperprolaktinämie = Prolaktin basal > 500 mE/l, und/oder Lutealinsuffizienz = Progesteron < 8 ng/ml in der 2. Zyklushälfte, und/oder Anovulation/Oligomenorrhoe),
- Endometriose (laparoskopische Sicherung erfolgt),
- Uterus myomatosus (laparoskopisch und/oder sonographisch diagnostiziert),
- Schwangerschaftseintritt innerhalb eines Jahres nach Schadstoffanalytik,
- Alopezie (diffus oder areata).

Folgende Einflußgrößen wurden untersucht: das Alter in 4 Kategorien, die Nationalität binär, der Bodymass-Index (metrisch) und das Rauchen in 3 Klassen. Als spezielle Risikofaktoren galten die Blutkonzentrationen von PCP, HCB, Gesamt-HCH, Gesamt-DDE, Gesamt-PCB. In einem zweiten Untersuchungsschritt wurden die allgemeinen Einflußgrößen in Zusammenhang mit den spezifischen Schwermetallen gebracht: Zahl der Amalgamfüllungen, maximale Urinausscheidungen von Hg, Pb, Cd, As, Cu, Zn.

Die Assoziation zwischen der Zielgröße (z.B. Abortjahr ja/nein) und den Einflußgrößen wurde durch das Logitmodell $\ln(\pi(1-\pi)) = \alpha + \beta x$ beschrieben. Dabei bedeutet $1-\pi$ die Proportion der Befundträger π (Abort ja) zu den Nichtbefundträgern $I-\pi$ (Abort nein) in der Grundgesamtheit. α ist die Modellkonstante, x ist der Vektor der erklärenden Variablen und β beschreibt den tatsächlichen Effekt eines Faktors auf die Responsevariable, wenn man den Einfluß anderer Variablen herausrechnet. Falls $\beta = 0$ ist, liegt kein Einfluß vor. Für die Codierung der unabhängigen kategorialen Variablen wurde die Dummy-Codierung verwendet. Die niedrigste Variablenstufe wurde als Referenzkategorie festgelegt. Zur Parameterschätzung wurde die Maximum-Likelihood-Methode gewählt und die Variablenauswahl erfolgte durch das schrittweise Selektionsverfahren. Als Effektmaß eines Risikofaktors auf die binäre Responsevariable wurde die Odds-Ratio (Chancenverhältnis) benutzt. Die Interpretation der Odds-Ratio hängt von der

Tabelle 1. Primäre Sterilität. Ja n = 225, Nein n = 234

χ^2 für Covariate	73,747 mit 9 FG (p = 0,0001)				
Variable	Regr.-Koeff.	Odds-Ratio	95% Vertrauensbereich		p
			untere Grenze	obere Grenze	
Konstante	−0,152	0,859	0,347	2,125	0,742
Alter ≤ 25 Jahre					
Alter 26−29 Jahre	1,558	4,759	2,602	8,666	0,001
Alter 30−33 Jahre	0,946	2,575	1,346	4,923	0,0004
Alter ≥ 34 Jahre	0,187	1,206	0,501	2,903	0,676
deutsche National.		1			
andere National.	−0.599	0,549	0,264	1,146	0,110
ges. HCH	−0.001	0,999			0,019
ges. DDT	0,004	1,000			0,032
HCB	0,004	1,004			0,018
Alter * HCB	−0,00014	1,000			0,015

Skalierung der Variablen ab. Ist die erklärende Variable kategorial mit I-Stufen, so bedeutet eine Odds-Ratio von n in der i-ten Stufe eine n-fache Responsechance (z. B. Abortrisiko) in dieser Kategorie gegenüber der Referenzstufe (1. Stufe). Eine Odds Ratio von 3 würde beispielsweise auch bedeuten, daß die Erkrankung bei belasteten Patienten 3fach häufiger vorkommt. Für kontinuierliche Variablen wird die Relation zwischen dem Befundrisiko und der erklärenden Variablen x durch die Exponentialfunktion $e^{\beta x}$ beschrieben. Erhöht sich die Einflußvariable x um n-Einheiten, so ändert sich die Chance für das Auftreten der Response um das $e^{\beta n}$-fache.

Bei primärer Sterilität (n = 225) bestand erwartungsgemäß eine signifikante Assoziation mit dem Alter (Tabelle 1). Die primäre Sterilität kam 5mal häufiger in der Altersgruppe 26−29 Jahre vor als in den übrigen Altersklassen. Die Gesamt-DDE- und Gesamt-HCB-Konzentrationen wiesen einen signifikanten Effekt auf die primäre Sterilität auf. Aufgrund der signifikanten Alter-HCB-Interaktion war der Haupteffekt der Variable Gesamt-HCB auf die primäre Sterilität altersabhängig.

Das Risiko eines früheren Aborts (n = 52) war ebenfalls signifikant, jedoch linear mit dem Alter assoziiert (Tabelle 2). Frauen mit Fehlgeburten in der Vorgeschichte wiesen signifikant niedrigere Zinkausscheidungen im Urin auf als Frauen ohne Fehlgeburten. Der Effekt wurde durch den Zusammenhang zwischen Zink und Cadmium relativiert. Es bestand kein signifikanter Zusammenhang zu den Rauchgewohnheiten.

Die Hyperandrogenämie (n = 72) war signifikant vom Alter abhängig (Tabelle 3). Sie trat am häufigsten bei den Frauen unter 25 Jahren auf und nahm mit zunehmendem Alter ab. Es bestand ein Trend zu einem negativen Einfluß von HCB auf die Hyperandrogenämie. Der Regressions-Koeffizient war jedoch statistisch nicht signifikant.

Hormonelle Sterilitätsursachen wurden bei 248 Frauen vermutet (Tabelle 4). Es bestand eine signifikante, nicht lineare Assoziation mit dem Alter. Das Risiko einer

Tabelle 2. Früherer Abort. Ja n = 52, Nein n = 274

| χ^2 für Covariate | 41,3 mit 7 FG (p = 0,0001) | | | | |

Variable	Regr.-Koeff.	Odds-Ratio	95% Vertrauensbereich		p
			untere Grenze	obere Grenze	
Konstante	−0,695	0,499	0,126	1,975	0,322
Alter ≤ 25 Jahre		1			
Alter 26−29 Jahre	0,042	1,042	0,318	3,415	0,945
Alter 30−33 Jahre	1,446	4,244	1,469	12,264	0,008
Alter ≥ 34 Jahre	1,287	3,623	1,201	10,928	0,022
Amalgam-Füllungen	−0,106	0,900	0,838	0,966	0,004
Cd-Max	−0,554	0,575			0,155
Zn	−0,005	0,995			0,006
Cd*Zn	0,003	1,003			0,056

Tabelle 3. Hyperandrogenämie. Ja n = 72, Nein n = 391

| χ^2 für Covariate | 40,59 mit 4 FG (p = 0,0001) | | | | |

Variable	Regr.-Koeff.	Odds-Ratio	95% Vertrauensbereich		p
			untere Grenze	obere Grenze	
Konstante	−0,246	0,782	0,459	1,331	0,3652
Alter ≤ 25 Jahre		1			
Alter 26−29 Jahre	−1,395	0,248	0,123	0,498	0,0001
Alter 30−33 Jahre	−1,499	0,223	0,109	0,457	0,0001
Alter ≥ 34 Jahre	−1,813	0,163	0,073	0,365	0,0001
HCB	−0,0009	0,999			0,084

Tabelle 4. Hormonelle Sterilitätsursache. Ja n = 248, Nein n = 75

| χ^2 für Covariate | 36,24 mit 6 FG (p = 0,0001) | | | | |

Variable	Regr.-Koeff.	Odds-Ratio	95% Vertrauensbereich		p
			untere Grenze	obere Grenze	
Konstante	2,903	18.235	2.217	150.001	0.007
Alter ≤ 25 Jahre		1			
Alter 26−29 Jahre	−2,596	0,075	0,010	0,570	0,012
Alter 30−33 Jahre	−3,300	0,037	0,005	0,281	0,001
Alter ≥ 34 Jahre	−2,829	0,059	0,007	0,475	0,008
Pb-Max	0,014	1,014			0,081
Cd-Max	1,411	4,099			0,008
Pb*Cd	−0,015	0,985			0,016

hormonellen Sterilitätsursache war bei den unter 26jährigen Frauen signifikant höher als bei den übrigen. Die maximale Cadmiumausscheidung war mit hormoneller Sterilitätsursache signifikant assoziiert. Der Cadmium-Blei-Interaktionseffekt war auffallend signifikant, wirkte sich aber nur leicht dämpfend auf den Haupteffekt Cadmium aus.

Das Risiko für das Auftreten von Myomen stieg mit zunehmendem Alter stark an, so daß es bei Frauen über 35 Jahren zehnfach höher war als bei den unter 26jährigen Frauen (Tabelle 5). Die übrigen allgemeinen Störfaktoren wie Body-mass-Index, Rauchen und Nationalität hatten keinen statistisch signifikanten Einfluß. Gesamt-HCH und Gesamt-PCB hatten einen signifikanten Effekt auf das Auftreten von Myomen. Es konnte jedoch keine altersabhängige Assoziation zwischen der CKW-Belastung der Frauen und dem Uterus myomatosus gesichert werden. Die Interaktion zwischen Gesamt-HCH und Gesamt-PCB zeigte keinen signifikanten Effekt auf das Auftreten von Myomen. Außerdem fand sich ein statistisch signifikanter Einfluß des Cadmiums auf den Uterus myomatosus.

Tabelle 5. Uterus myomatosus. Pestizide: Ja $n = 17$, Nein $n = 442$/Schwermetalle: Ja $n = 18$, Nein $n = 486$

χ^2 für Covariate	Pestizide: 26,09 mit 10 FG ($p = 0,0036$)
	Metalle: 14,00 mit 4 FG ($p = 0,007$)
Pestizide	

Variable	Regr.-Koeff.	Odds-Ratio	95% Vertrauensbereich		p
			untere Grenze	obere Grenze	
Konstante	−3,685	0,025	0,002	0,273	0,003
Alter ≤ 25 Jahre		1			
Alter 26−29 Jahre	−0,112	0,894	0,053	14,962	0,938
Alter 30−33 Jahre	1,690	5,418	0,599	49,017	0,133
Alter ≥ 34 Jahre	2,363	10,626	1,273	88,696	0,029
Nichtraucher		1			
Exraucher	−1,116	0,328	0,067	1,591	0,166
Raucher	−0,821	0,440	0,113	1,714	0,237
Deutsche National.		1			
andere National.	−0,904	0,405	0,095	1,724	0,221
ges. HCH	0,001	1,001			0,045
ges. DD	0,00077	0,999			0,081
ges. PCB	0,001	1,001			0,013
HCB	−0,0013	0,999			0,242
Schwermetalle					
Konstante	−4,788	0,008	0,001	0,06	0,0001
Alter ≤ 25 Jahre		1			
Alter 26−29 Jahre	0,320	1,378	0,123	15,402	0,795
Alter 30−33 Jahre	1,511	4,531	0,538	38,137	0,165
Alter ≥ 34 Jahre	1,955	7,063	0,862	57,882	0,069
Cd-Max	0,238	1,268			0,019

Bei der Endometriose zeigte sich ein signifikanter altersabhängiger Effekt, der nicht linear war (Tabelle 6). Frauen zwischen 30 und 33 Jahren hatten das höchste Risiko einer Endometriose aufzuweisen. Die Gesamt-PCB-Konzentrationen im Blut wiesen einen signifikanten Trend zur Erhöhung des Risikos einer Endometriose auf. Rauchgewohnheiten beeinflußten die Häufigkeit einer Endometriose nicht. Auffallend hoch war ein Interaktionseffekt zwischen Cadmium und Quecksilber auf die Zielvariable Endometriose. Dieser statistisch signifikante Synergismus zwischen Cadmium und Quecksilber muß einer weitergehenden Analyse mit nicht hierarchischen Modellen unterzogen werden.

Der Eintritt einer Schwangerschaft im Beobachtungszeitraum (n = 78) war signifikant mit dem Alter assoziiert (Tabelle 7). Die Chancen einer Schwangerschaft waren bei Frauen zwischen 30 und 33 Jahren am höchsten. Die Höhe der Gesamt-DDE-Belastung hatte einen signifikanten Effekt auf das Eintreten einer Schwangerschaft. Wegen des signifikanten Interaktionseffektes zwischen Alter und Gesamt-DDE-Belastung konnte der Haupteffekt des Merkmals Gesamt-DDE nicht für sich genommen interpretiert werden. Die Chance für das Eintreten einer Schwangerschaft bei Frauen mit DDE-Belastung war altersabhängig. Bezogen auf

Tabelle 6. Endometriose. Pestizide: Ja n = 28, Nein n = 430/Schwermetalle: Ja n = 44, Nein n = 460

χ^2 für Covariate   Pestizide: 26,09 mit 10 FG (p = 0,0036)
                            Metalle: 14,00 mit 4 FG (p = 0,007)

Pestizide

Variable	Regr.-Koeff.	Odds-Ratio	95 % Vertrauensbereich		p
			untere Grenze	obere Grenze	
Konstante	−0,822	0,440	0,018	10,818	0,615
Alter ≤ 25 Jahre	1				
Alter 26−29 Jahre	0,727	2,069	0,515	8,317	0,306
Alter 30−33 Jahre	1,123	3,075	0,825	11,457	0,094
Alter ≥ 34 Jahre	0,683	1,979	0,479	8,184	0,246
Body Mass Index	−0,120	0,887			0,086
ges. HCH	−0,002	0,887			0,086
ges. PCB	0,001	1,001			0,057

Schwermetalle

Variable	Regr.-Koeff.	Odds-Ratio	untere Grenze	obere Grenze	p
Konstante	−2,794	0,061	0,02	0,189	0,0001
Alter ≤ 25 Jahre		1			
Alter 26−29 Jahre	0,830	2,29	0,718	7,321	0,161
Alter 30−33 Jahre	1,302	3,677	1,195	11,314	0,023
Alter ≥ 34 Jahre	0,538	1,713	0,492	5,970	0,398
Nichtraucher		1			
Exraucher	0,552	1,737	0,826	3,652	0,145
Raucher	−0,357	0,7	0,307	1,596	0,396
CD-Max	−0,428	0,652			0,115
Hg-Max	−0,004	0,996			0,102
CD*Hg	0,003	1,003			0,014

die Referenzgruppe war beispielsweise bei einer 35jährigen Frau ein Anstieg der DDE-Belastung um 100 ng/l mit einer Schwangerschafts-Odds-Ratio von 0,95 verbunden. Ein Anstieg der DDE-Belastung um 1000 ng/l verringerte die Odds-Ratio auf 0,61. Aufgrund des hohen Anteils der fehlenden Angaben zum Schwangerschaftsausgang konnte diesbezüglich keine multivariate Analyse durchgeführt werden. Frühere Untersuchungen (Derner et al., 1993; Gerhard u. Runnebaum, 1992) geben Hinweise darauf, daß der Schwangerschaftsausgang signifikant mit den PCP-Konzentrationen im Blut korreliert, wobei sich mit steigenden PCP-Werten das Abortrisiko erhöht.

Die vorliegenden Untersuchungen lassen einen Einfluß verschiedener Schwermetalle und CKW auf die Reproduktion bei der Frau möglich erscheinen (Gerhard et al., 1993; Gerhard u. Runnebaum, 1992; Bercovici et al., 1983). Da die CKW-Konzentrationen im peripheren Blut nur einen Anhalt für die Belastung in etwa den letzten vier Wochen geben, kann erwartet werden, daß durch Messung der CKW-Konzentrationen im Körperfett engere Zusammenhänge nachweisbar wären. Obwohl einige dieser CKW in Deutschland schon lange verboten sind, ist unsere innere und äußere Umwelt wegen der langen Halbwertszeit dieser Substanzen nach wie vor massiv belastet. Durch chronische Belastung mit verschiedenen Giftstoffen im Niedrigdosisbereich sind andere Effekte als bei akuten Vergiftungen zu erwarten. Die vorliegenden Untersuchungen geben Anhaltspunkte dafür, bei welchen gynäkologischen Krankheitsbildern die ursächliche Wirkung von Schadstoffen in wissenschaftliche Untersuchungen einbezogen werden sollte. Hierzu zählen aufgrund unserer Daten die Endometriose, der Uterus myomatosus, das Abortgeschehen und die Sterilität (Waldbrenner et al., 1993; Gerhard et al., 1993; Butz et al., 1993). Sie sollten in zukünftigen Studien gesunden Kontrollen gegenübergestellt werden. Da für Schwermetallbelastungen bereits Behandlungsmethoden zur Verfügung stehen (Gerhard et al., 1993; Perger, 1987; Rana u. Bocera, 1992; Saksena et al., 1983), sollte die diesbezügliche Diagnostik und Therapie großzügig eingesetzt werden.

Tabelle 7. Eingetretene Schwangerschaft. Ja n = 78, Nein n = 386

χ^2 für Covariate	20,73 mit 7 FG (p = 0,0001)				
Variable	Regr.-Koeff.	Odds-Ratio	95 % Vertrauensbereich		p
			untere Grenze	obere Grenze	
Konstante	−2,168	0,114	0,054	0,242	0,0001
Alter ≤ 25 Jahre		1			
Alter 26−29 Jahre	0,843	2,324	1,042	5,184	0,040
Alter 30−33 Jahre	1,392	4,024	1,641	9,868	0,002
Alter ≥ 34 Jahre	1,224	3,399	1,047	11,038	0,042
Nichtraucher		1			
Exraucher	0,012	1,012	0,527	1,940	0,972
Raucher	0,080	1,083	0,606	1,936	0,789
ges. DD	0,003	1,003	1,001	1,004	0,008
Alter*ges. DD	−0,0001	1,000	1,000	1,000	0,005

Literatur

Ahlborg G, Bjerkedal T, Egenaes J (1987) Delivery outcome among women employed in the plastics industry in Sweden and Norway. Am J Ind Med 12:507–517

Bercovici B, Wassermann M, Cucos S, Ron M, Wassermann D, Pines A (1983) Serum level of polychlorinated biphenyl and some organochlorine insecticides in women with recent and former missed abortions. Environ Res 30:169–174

Butz S, Gerhard I, Krähe J, Waldbrenner A (1993) Chlorkohlenwasserstoff (CKW)- und Schwermetallbelastung bei Frauen mit Abortanamnese. Arch Gynecol Obstet 254: 1294–1296

Derner M, Gerhard I, Runnebaum B, Daniel V (1993) Immunologische Veränderungen bei Frauen mit hormonellen Störungen und chronischer Pentachlorphenol (PCP)-Belastung. Arch Gynecol Obstet 254:273–275

Eckrich W, Gerhard I (1992) Organochlorverbindungen im Blut der Bevölkerung – ein Überblick. Klin Lab 38:462–468

Ensslen SC, Riedel HH, Blüthgen H, Heeschen W, Grillo M, Jung H (1990) Chlorkohlenwasserstoffe in Follikelflüssigkeit und Sperma. Fertility 6:119–122

Gerhard I (1993) Unfruchtbarkeit bei Frauen durch Umweltgifte. In: Prävention, Diagnose und Therapie von Umwelterkrankungen (Hrsg Kruse-Jarres JD), pp 51–68

Gerhard I, Runnebaum B (1992) Grenzen der Hormonsubstitution bei Schadstoffbelastung und Fertilitätsstörungen. Zentralbl Gynäkol 114:593–602

Gerhard I, Runnebaum B (1992) Schadstoffe und Fertilitätsstörungen – Schwermetalle und Mineralstoffe. Geburtshilfe Frauenheilkd 52:383–396

Gerhard I, Waldbrenner P, Thuro H, Runnebaum B (1992) Diagnostik von Schwermetallbelastungen mit dem peroralen DMPS-Test und dem Kaugummitest. Klin Lab 38:404–411

Gerhard I, Eckrich W, Runnebaum B (1993) Schadstoffe und Fertilitätsstörungen. Lösungsmittel, Pestizide. Geburtshilfe Frauenheilkd 53:147–160

Gerhard I, Krähe J, Waldbrenner A, Runnebaum B (1993) Fertilitätsstörungen von Frauen in Abhängigkeit von Schadstoffkonzentrationen im Blut und Urin. Arch Gynecol Obstet 254:261–263

Goldman D, Yawetz A (1990) The interference of aroclor 1254 with progesterone metabolism in guinea pig adrenal and testses microsomes. J Biochem Toxicol 5:99–107

Kundiev YL, Karakashyan AM, Chusova VN: Effects of pesticides and other adverse factors in agriculture on the female reproductive system (an epidemiological study). In: Richardson M (ed) Reproductive Toxicology. VCH, Weinheim, pp 155–166

McDonald AD, Lavoie J, Cote R, McDonald JC (1988) Spontaneous abortion in women employed in plastics manufacture. Am J Ind Med 14:9–14

Perger F (1987) Unterschiedliche Entwicklungen der Schwermetallbelastungen (Pb, Cd, Hg) und ihre Therapie. Ärztezeitschr Naturheilverf 10:774–794

Rana SVS, Bocera PR (1992) Antiperoxidative mechanisms offered by selenium against liver injury caused by cadmium and mercury in rat. Bull Environ Contam Toxicol 48:120–124

Saksena S, White MJ, Mertzlufft J, Lau I (1983) Prevention of cadmium-induced sterility by zinc in the male rat. Contraception 27:521–530

Van der Ven H, van der Ven K, Wagner U, Diedrich K (1990) Chlorierte Kohlenwasserstoffe im menschlichen Zervikalmukus: Einfluß auf Spermapenetration und Überlebensfähigkeit. Berichte Gynäkol Geburthilfe 127:1097

Waldbrenner A, Gerhard I, Krähe J, Runnebaum B (1993) Umwelttoxikologische Belastungen bei Frauen mit Uterusmyomen und/oder Endometriose. Arch Gynecol Obstet 254: 588–590

White FM, Cohen FG, Sherman G, McCurdy R (1988) Chemicals , birth defects and stillbirths in New Brunswick: associations with agricultural activity. Can Med Assoc J 138:117–124

Umwelt und Industrie

R. Schrödel

Abbildung 1 zeigt die gemeinhin wohl häufigste Assoziation, wenn es um Industrie und Umwelt geht. Es soll nicht meine Aufgabe sein zu bewerten, ob dieses Urteil gerecht ist oder nicht.

Vielmehr werde ich in den nächsten zwanzig Minuten zu Anforderungen und Chancen der Industrie Stellung nehmen, die einerseits aus einem veränderten Bewußtsein von Ökologie und andererseits durch die Dynamik der Ordnungspolitik entstanden sind.

Der Entwicklung des Umweltschutzes in Industriebetrieben liegen zwei unterschiedliche Motivstrukturen zugrunde. Die eine – und leider weitaus seltenere – kennzeichnet das Bestreben, mit einem konsequent ökologisch orientiertem Verhalten Wettbewerbsvorteile im Markt zu erzielen. Die andere – primär reaktiv ausgerichtete Struktur – ist gekennzeichnet von der Angst vor Sanktionen, sei es durch die Ordnungspolitik oder durch das Verhalten des Verbrauchers, der inzwischen umweltfeindliches Verhalten bestraft.

Daß konsequent ökologisch orientiertes Verhalten tatsächlich Wettbewerbsvorteile hervorbringen kann, zeigen Beispiele, wie das des Schweizer Konzerns Migros.

Aus dem Leitbild von Migros:

„Wir wollen ein Vorbild sein in der Förderung der Volksgesundheit und in der Schonung von natürlichen Ressourcen".

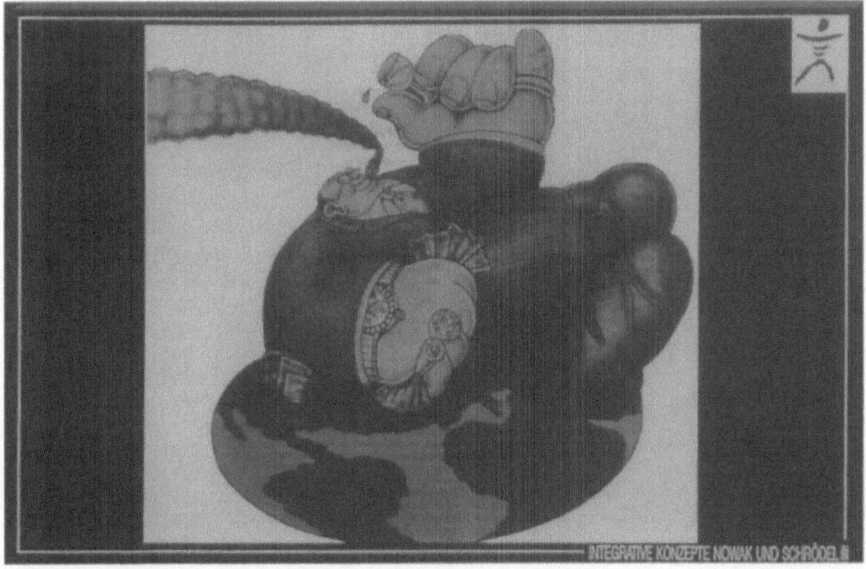

Abb. 1. Bildassoziation zu Industrie und Umwelt

„Wir unterstützen wirksame Maßnahmen zur Vermeidung und zur Verminderung der Umweltbelastung".

Bekenntnisse dieser Art wird man nur sehr selten in Unternehmensleitsätzen finden, da mit einer solchen Meßlatte – Vorbild sein zu wollen – die unternehmenspolitische Ausrichtung in diesem Kontext zur ständigen ökologisch orientierten Optimierung verpflichtet.

Im konkreten Fall führte es dazu, daß Migros seine Position im Wettbewerbsumfeld ausbauen konnte, was ökonomisch außerordentlich positiv zu Buche schlug.

Damit sich Umweltschutz sozusagen flächendeckend zu einer bedeutenden und richtungsweisenden Unternehmensfunktion entwickelt, bedarf es eines ausreichenden Grades an Betroffenheit. Wie sieht es im speziellen bei der chemisch-pharmazeutischen Industrie aus?

Abbildung 2 zeigt, daß sich die Branche sowohl ordnungspolitischen Zwängen, als auch einem starken Druck seitens der Verbraucher ausgesetzt sieht.

Nach Verabschiedung des Kreislaufwirtschaftsgesetzes in diesem Jahr, in dem erstmals die Produktverantwortung der Hersteller und die Anforderung an die Qualität der Entsorgung festgeschrieben wurde, darf wohl niemand mehr daran zweifeln, daß der Druck, sich umweltgerecht zu verhalten – einmal mehr, einmal weniger beflügelt durch die publizistische Aufbereitung von Themen und Ereignissen – zunehmen wird.

Das neue Kreislaufwirtschaftsgesetz mit einer verschärften Umwelthaftung für die Industrie wird Marktstrukturen verändern. So werden künftig Hersteller stärker

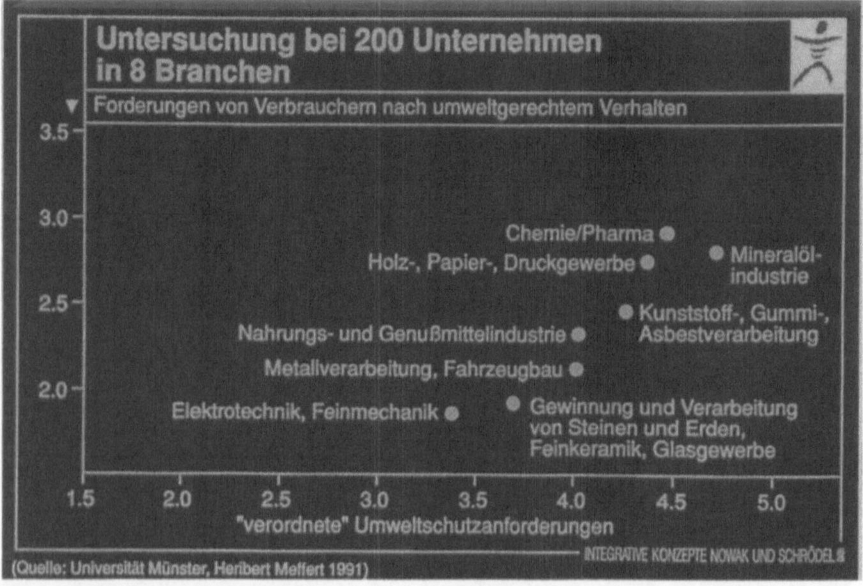

Abb. 2. Untersuchung bei 200 Unternehmen in 8 Branchen

in den Entsorgungsprozeß einbezogen: Durch die Rückkopplung mit Rücknahmepflichten oder die Übernahme von Entsorgungskosten.

Anläßlich der letzten Tagung dieser wissenschaftlichen Gesellschaft im Jahre 1992, sprachen wir von der Notwendigkeit einer neuen Produktverantwortung aus ökologischer Sicht.

Neue Produktverantwortung
aus ökologischer Sicht[1]

heißt:
integrierter bzw. produktionsintegrierter Umweltschutz

heißt:
Entwicklung und Anwendung von Vermeidungsstrategien

und:
Denken in Stoffkreisläufen

1994 wurde diese Forderung formal im Kreislaufwirtschaftsgesetz durch eine verbindliche Vorgabe festgeschrieben. Das „Environment Business Briefing" schreibt hierzu:

„…Es gibt als erstes Gesetz seiner Art den entscheidenden Anstoß, der ein aktives Umdenken anregt und damit die Entstehung der Entsorgung in andere Bahnen lenkt. Es schreibt erstmals eine präventive Regelung fest, die das Ziel hat, Stoffströme und Stoffumsatz zu reduzieren. Nachhaltiger noch als die Paragraphen von heute wird aber der Druck des Marktes von morgen das Aussehen und die Entsorgung der Produkte beeinflussen."
(Nr.: 312, August 1994)

Die Industrie wird darauf zu achten haben, eine gute Verwertbarkeit ihrer Produkte sowie Nebenprodukte sicherzustellen. Wichtige Voraussetzung dafür ist wiederum, daß Umweltschutz, respektive ökologisches Denken und Handeln, bereits bei Design und Entwicklung beginnt.

Vor zwei Jahren haben wir exemplarisch als ein Handlungsfeld die jährlich produzierten Mengen Quadratmeter Verbundblister aus Kunststoff und Aluminium definiert. Mit dem bereits damals entwickelten chemisch-physikalischen Trennverfahren – dessen Verfahrensschritte folgende Abbildung zeigt – ist ein hervorragendes werkstoffliches Recycling möglich (Abb. 3).

Dieses Handlungsfeld wurde seinerzeit als kleines und zudem zeitlich limitiertes Problem eingestuft. Nach Verabschiedung des KrWG sind aber nicht nur die in den Markt gebrachten Mengen ein Problem, sondern bereits die bei der Herstellung anfallenden Stanzgitterreste mit einem Volumen von etwa 5 % der in den Markt gebrachten Menge.

Ein weiteres Beispiel im Handlungsspektrum der Industrie, insbesondere der chemisch-pharmazeutischen Industrie, die hier enorme umweltschutz-

---

[1] Krebs, D. und Schrödel R. (Hrsg.): Lernprozesse. ECON Verlag GmbH. Düsseldorf/Wien/ New York/ Moskau,. 1993.

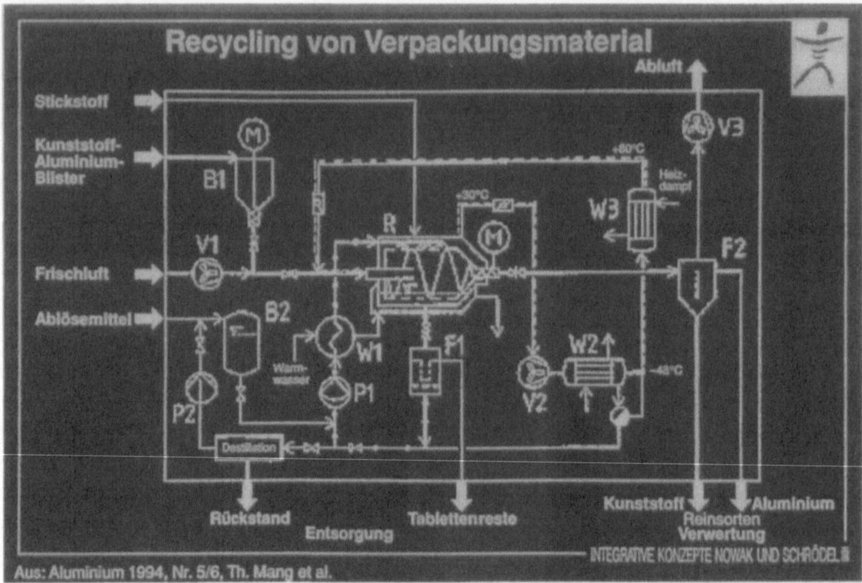

Abb. 3. Recycling von Verpackungsmaterial

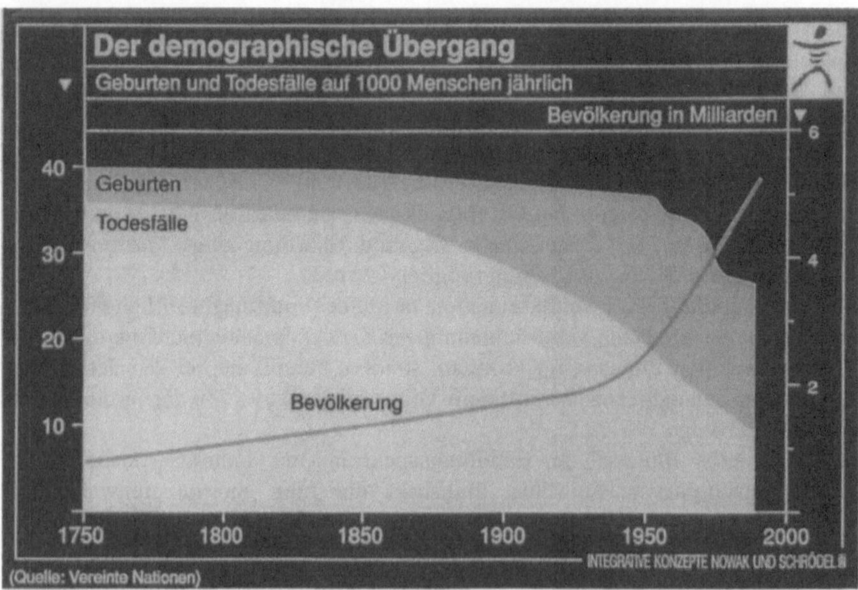

Abb. 4. Der demographische Übergang

relevante Optimierungspotentiale erschließen kann, ist im Umgang mit Wasser zu sehen.

Gerade für den genannten Industriebereich sind Wasser und andere Lösemittel im Herstellungsprozeß von großer Bedeutung. Die Sensibilität der Fachkreise und der Öffentlichkeit für eine Verschmutzung der Gewässer wird weiter zunehmen, was alleine schon aus der Verknappung der Trinkwasserressourcen abzuleiten ist, und sich einerseits aus der Bevölkerungsentwicklung, andererseits aus der zunehmenden Umweltbelastung der Gewässer resultiert (Abb. 4, 5).

Beispiele, wie bereits bestehende innovative Verfahren, die auf die Vermeidung belastender Lösemittel im Prozeß der Herstellung von Industriechemikalien oder im speziellen von Arzneimitteln zielen, weisen den Weg.

Ihre Kreation ist aber häufig der Initiative einzelner oder dem Zufall überlassen. Die diesbezügliche Forschung und Entwicklung ist zu strukturieren und zu fördern, ihre Erfolge müssen durch eine aktive Informations- und Kommunikationspolitik bewußt werden – will man die ökologischen Optimierungspotentiale auch hinsichtlich ihrer positiven ökonomischen Effekte erschließen.

Neue Instrumente im Prozeßmanagement, insbesondere in der Prozeßsteuerung wurden entwickelt, die es nun gilt, auf breiter Front einzusetzen. Um dabei möglichst eine gute Vergleichbarkeit sicherzustellen, ist eine Orientierung an der DIN/ISO 9001 unabdingbar. Es sollte in diesem Zusammenhang nicht unerwähnt bleiben, daß die dem Öko-Auditing möglicherweise nachfolgende Zertifizierung sowohl unmittelbar ableitbare ökonomische Vorteile als natürlich auch positive Image-Effekte erbringen kann.

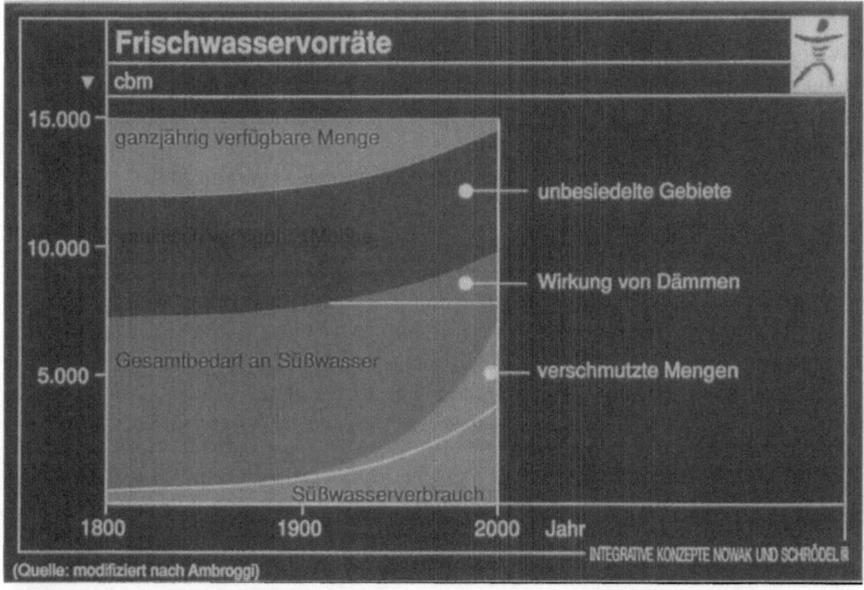

Abb. 5. Frischwasservorräte

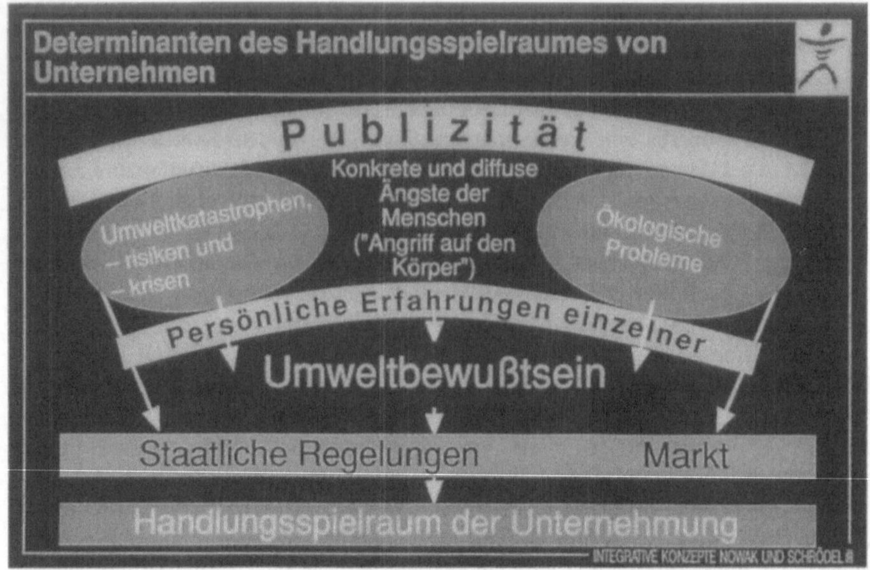

Abb. 6. Determinanten des Handlungsspielraums von Unternehmen

Neben den Auswirkungen von Ordnungspolitik und technischer Innovation sind ebenso die Veränderungen im Umweltbewußtsein und Umweltverhalten von großer Bedeutung. Sie beeinflussen den Handlungsrahmen der Unternehmen, wie Abb. 6 zeigt, auf mehreren Ebenen.

Welche Veränderungen sich beispielsweise im Meinungsbild der Deutschen bereits manifestiert haben, ist – aufgrund der engen Wechselbeziehung zwischen Gesundheit und Umwelt – besonders für die Beteiligten im Gesundheitswesen relevant.

An dieser Stelle sei bemerkt, daß das Abflachen „veröffentlichter" Umweltsensibilität nicht auf erlahmendes Interesse der Menschen zurückzuführen ist, sondern auf die inzwischen geringere Sensationsfähigkeit bestimmter umweltrelevanter Ereignisse.

Unternehmen, die dieses Phänomen als ein Zeichen interpretierten, sich in strukturell schwierigen Zeiten anderen Themen widmen zu können, werden von den neuesten Entwicklungen um so mehr überrascht sein.

Erkenntnisse sozialwissenschaftlicher Trendforschung, deren noch unveröffentlichte Ergebnisse ich auszugsweise heute vortrage, belegen dies eindrucksvoll.

Es handelt sich um Untersuchungsbefunde der jährlich durchgeführten Studie „SocioConsult" des Sozialwissenschaftlichen Instituts Sinus in Heidelberg vom Mai 1994 (Basis: 2000 Fälle Männer und Frauen in Deutschland). Bemerkenswert ist dabei, daß diese umweltrelevanten Strömungen jeweils bei Frauen ausgeprägter sind als bei Männern.

Der Schlüssel zur Interpretation der Befunde ist im gewandelten Verständnis von Ökologie zu finden.

Ausgehend vom allgemeinen Umweltbewußtsein – einer eher diffusen Wahrnehmung vorhandener Umweltgefährdungen – ist eine Entwicklung erkennbar, hin zur konkreten, individuellen Ökologie. Es wächst das Bewußtsein, daß die eigene Gesundheit eine gesunde Umwelt voraussetzt. Die Grenzen zwischen innerer und äußerer Umwelt schwinden.

Als Folge davon ist zu beobachten, daß Forderungen nach ökologischem Verhalten radikaler, aggressiver und umfassender werden.

Bei Frauen ist die Sensibilität für die Umweltproblematik, die Akzeptanz von Verhaltenskonsequenzen (weniger Convenience), die Forderung nach mehr Information und Transparenz sowie die Skepsis gegenüber „Öko-Schwindel" durch Hersteller besonders ausgeprägt.

Einige Beispiel sollen dies belegen:

– 62% von insgesamt 1052 Befragten Frauen stimmen der Aussage zu, daß sie befürchten, durch Umweltverschmutzung allmählich ihren Körper zu vergiften.
– 75% der Befragen versuchen im Bedarfsfalle möglichst nur natürliche Heilmittel zu nehmen; die Affinität der Frauen zu diesen Mitteln ist dabei weitaus größer als die der Männer.
– 86% der Frauen sind der Auffassung, daß die Betriebe, die fortgesetzt die Umwelt schädigen, geschlossen werden müßten.
– 78% äußern Ängste, wenn sie an die Umwelt denken.
– 63% der Frauen boykottieren Hersteller, sobald es Hinweise gibt, daß diese der Umwelt schaden.
– 76% der Frauen vermissen wirklich glaubhafte und objektive Informationsquellen zum Thema Umwelt.

Als glaubwürdig wurden dabei im wesentlichen nur Nachrichtensprecher im Fernsehen, Vertreter von Umweltschutzorganisationen und, mit großem Abstand dazu, Priester und Kirchenvertreter angesehen.

Tabelle 1. Glaubwürdigkeit verschiedener Informationsquellen zum Thema Umwelt

	Gesamt	Männer	Frauen
Nachrichtensprecher im Fernsehen	58	55	60
Priester, Kirchenvertreter	35	34	37
Politiker	2	3	2
Journalisten	14	15	14
Unternehmer, Manager der Industrie	5	6	4
Gewerkschaftsvertreter	13	12	13
Vertreter der Umweltschutzorganisationen (z.B. Greenpeace, BUND)	53	51	55
Regierungsmitglieder	3	4	2
Werbung	4	4	4

Neben diesen direkt ableitbaren Erkenntnissen zum Verständnis von Ökologie gibt es eine Reihe korrespondierender soziokultureller Strömungen, die es beim Thema Umwelt zu beachten gilt:

- Im Bestreben nach Gleichgewicht von Leib und Seele und der Suche nach Wellness kommt deutlich der Integrationsanspruch zum Ausdruck zwischen
  - körperlichem und seelischem Befinden,
  - Ich und Außenwelt,
  - sozialer und ökologischer Umwelt.

Zwischen Verantwortungsethik, das heißt dem Streben, über sein Tun und Lassen selbständig und verantwortungsbewußt zu entscheiden, und dem Streben nach ganzheitlicher Sinneserfahrung (Polysensualismus) besteht eine enge Wechselbeziehung, was zu einer Verstärkung des Trends zur integrativen Betrachtungsweise auf vielen Ebenen führt.

Weiterhin ist eine sehr dynamische Beziehung zwischen Authentizität und Umweltveranwortung zu sehen: In der Umweltverantwortung kommt die nach wie vor zunehmende Bereitschaft besonders von Frauen zum Ausdruck, „umweltaktiv" zu sein". Die Authentizität – die Forderung nach Echtheit, Ehrlichkeit und Aufrichtigkeit – bezieht sich sowohl auf den zwischenmenschlichen Bereich, als auch auf Produkte. Die Ablehnung der Fassadenkommunikation und Etikettenschwindel (insbesondere Ökolabeling, etc.) sind die logische Konsequenz davon.

Bereits aus dieser verzichteten Darstellung wird erkennbar, daß sich die Forderungen an die Industrie, oder besser ihre Aufgaben nicht nur aus dem Kreislaufwirtschaftsgesetz ergeben, sondern vor allem auch aus den Erwartungen und Bedürfnissen der Verbraucher.

Zusammenfassende Thesen

1. Sowohl die Zunahme *staatlicher Regelungen (vgl. KrWG)* als auch das sich dynamisch *verändernde Bewußtsein von Ökologie* fordern zu einer aktiven Umweltschutzstrategie auf.
   Dabei hat die *präventive Umweltpolitik* im Sinne einer neuen Produktverantwortung Vorrang. Wesentlich dabei ist, sich der soziokulturellen Strömungen in Deutschland bewußt zu werden und Konsequenzen daraus abzuleiten.
2. Präventiver Umweltschutz in Unternehmen kann nur dann wirklich gelingen, wenn ökologisch orientiertes Denken und Handeln als *integraler Bestandteil aller Unternehmensfunktionen* verstanden wird und den Ablauf der gesamten industriellen Prozesse – beginnend bei Design und Entwicklung – begleitet.
   Die traditionelle oder „Kernleistung" des Unternehmens ist von der ökologischen Leistung nicht mehr zu trennen.
3. Eine aktive und offensive *Umweltschutzstrategie fördert die Sicherung der Wettbewerbsposition.* Eine defensive oder gar ignorante Grundhaltung gegenüber den Erfordernissen des Umweltschutzes kann zum Rückgang der Nachfrage oder schlimmer noch, zur Gefährdung der Existenz führen.
4. Für Unternehmen im Gesundheitsbereich, vor allem für die pharmazeutische Industrie, besteht überdies die Verpflichtung, mit einer offenen Informations-

und Kommunikationspolitik zum besseren Verständnis der traditionellen Medizin bzw. ihrer Produkte beizutragen und Mißverständnisse und Vorurteile gegenüber der sogenannten Schulmedizin abzubauen.
Dies setzt unter anderem die Bereitschaft voraus:

> Von den Naturheilmitteln und -verfahren zu lernen, insbesondere im Hinblick auf die Leistungen, die neben der eigentlichen Wirksubstanz den Menschen geboten werden (empathische Kompetenz, Individualisierungsgrad, immaterielle Leistungsbestandteile).
> Angebote der pharmazeutischen Industrie für Ärzte und Patienten im Sinne eines gesamtökologischen Verständnisses aufzubereiten.

5. Neben der Problemlösungskompetenz – nachvollziehbare und konsequente Verbesserung von Umwelteigenschaften der Produkte – ist vor allem die soziale Kompetenz für eine erfolgreiche ökologieorientierte Strategie von Bedeutung.
- Glaubwürdigkeit: durch eine auf das ganze Unternehmen bezogene Strategie.
- Offenheit: durch den Dialog mit den Akteuren des Umweltschutzes im ständigen Bemühen um die ökologisch vernünftigere Alternative.

Die jüngste politische Diskussion um die sogenannte Ökosteuer sowie die „Hysterie" zum OZON-Alarm sind Beweise genug dafür, daß die Industrie gut beraten ist, eben nicht abzuwarten bis sich ein Regelwerk etabliert hat, sondern die ökologische Herausforderung annimmt und die Neuorientierung im Sinne einer neuen Produktverantwortung unter Beweis stellt.

Es ist an der Zeit, die nach wie vor wahrnehmbare Polarisierung von Ökologie und Ökonomie durch Konzepte der Integration zu überwinden. Gesellschaftliche Werte und Entwicklungen, darunter vor allem der Umweltschutzgedanke, dürfen nicht länger die Ursache einer Bewußtseinsspaltung in unserer Gesellschaft bleiben.

Den mühsamen, aber nach unserer Auffassung einzig gangbaren Weg zur Überwindung dieses Dilemmas sehen wir in der Entwicklung von Konzepten, die den Bedürfnissen beider Seiten soweit entgegenkommen, daß sie sich einer Partizipation nicht entziehen können. Gelingt dies, dann wird der ökologische Erfolg auch seinen ökonomischen Niederschlag finden und umgekehrt.

Onkologie und Lebensqualität

Einführung

A. Pfleiderer

Beim Thema Onkologie und Lebensqualität stellt sich die Frage nach Anspruch und Wirklichkeit in besonderem Maße. Mit der Diagnose „Krebs" ändert sich bekanntlich für jeden Betroffenen schlagartig sein Lebensprogramm. Plötzlich wird er sich seiner Sterblichkeit bewußt und taucht gewissermaßen von seinen Ansprüchen an das Leben in die Wirklichkeit auf. Der Begriff „Lebensqualität" gewinnt in dieser Situation plötzlich andere Aspekte.

Die moderne Onkologie hat in den letzten Jahren die Lebensqualität mehr in den Vordergrund gestellt als in vielen Jahrzehnten vorher. Die gynäkologische Onkologie war es, die mit der Konisation beim frühinvasiven Karzinom, mit der brusterhaltenden Operation beim Mammakarzinom, der Vulvateilresektion beim Vulvakarzinom und fertilitätserhaltenden Operationen bei Keimzelltumoren entscheidende Schritte getan hat, durch Organ- und Funktionserhaltung die Lebensqualität der Betroffenen zu erhöhen. Auch bei der medikamentösen Therapie waren es mit dem Einsatz von neuen Hormontherapien und mit der Erprobung von neuen Antiemetika und weniger toxischen Zytostatika gynäkologische Onkologen, die hier die wissenschaftliche Führung übernommen haben. Bei der Strahlentherapie sind heute durch moderne Geräte die effektiven Dosen höher und die Nebenwirkungen eklatant geringer. Bei der Kontaktbestrahlung der Uteruskarzinome sind die langen, quälenden Liegedauern verschwunden und werden meist durch die kurzen Iridiumkontakt-Bestrahlungen ersetzt. Sind wir damit auf dem richtigen Weg, haben wir damit genug erreicht?

Wir wollen zunächst den Begriff der Lebensqualität im Rahmen der Onkologie definieren und dann einige Gedanken und Forderungen zum Thema operative Onkologie und Lebensqualität anschließen. In den letzten Jahren hat sich das Gebiet der Psychoonkologie besser differenziert. Während zunächst die Frage der Psychogenese von Krebserkrankungen im Mittelpunkt des Interesses standen, gewannen dann psychosomatische Aspekte der Krebserkrankung und der Krebsbehandlung mehr Beachtung.

Als Onkologen werden wir heute nicht selten abqualifizierend als „Schulmediziner" bezeichnet, als blind für eine natürliche, biologische Ganzheitsmedizin. Wir würden die natürlichen Abwehrkräfte des Körpers zu wenig berücksichtigen und in unsere Programme einbeziehen. Sehr viele unserer Patientinnen wählen deshalb zusätzlich alternative Behandlungen, die als immunstimulierend verkauft werden. Tatsächlich unterschätzen wir sehr oft die Verunsicherung und Todesangst unserer Patientinnen, wenn wir die Diagnose Krebs stellen. Vor etwa 10 Jahren haben Herr Prof. Nagel als medizinischer Onkologe und Herr Marx als privater Unternehmer diese Lücker erkannt und eine „Klinik für Tumorbiologie" gefordert, um diese Nöte und Ängste aufzufangen und zu behandeln. Diese Klinik steht inzwischen in Freiburg. Von weit und breit strömen die Patientinnen in ihrer Not dorthin und suchen durch „natürliche Medizin" Heilung.

Ich hoffe sehr, daß es uns gelingt, damit die wichtigsten Gesichtspunkte zum Thema Onkologie und Lebensqualität anzusprechen.

Lebensqualität – Versuch einer Begriffsdefinition

H.-G. Schnürch

Diskussionsfelder der Lebensqualität

Lebensqualität ist ein Schlagwort, bei dem jeder unmittelbar Bedeutung und Gehalt zu kennen meint. Ein kurzes Nachdenken allerdings führt schon zu der Frage, in welchem Zusammenhang der Begriff erscheint. Wenn in der Medizin über Lebensqualität gesprochen wird, dann ist damit im wesentlichen das Wohlbefinden gemeint, das durch Krankheiten, Behandlungen und ihre Folgezustände eingeschränkt sein kann.

Politiker und Sozialwissenschaftler summieren unter diesem Schlagwort im wesentlichen die soziokulturellen Lebensbedingungen für Bevölkerungsgruppen. Dabei sei insbesondere an die immer wieder zitierte Einführung dieses Begriffes in die politische Diskussion erinnert, die Willi Brandt zugeschrieben wird im Hinblick auf die Durchsetzung von Gleichheitschancen, Städtebau, Freizeit- und Arbeitsplatzgestaltung und später auch Umweltschutz. In der Sozialphilosophie steht dieser Begriff für das Prinzip der gesellschaftlichen Gerechtigkeit, in der Umweltphilosophie soll damit unter dem Leitgedanken der Mitgeschöpflichkeit aller Lebewesen der Verantwortung gegenüber der Natur im Zusammenhang mit technik-kritischen und fortschritts-kritischen Thesen Ausdruck gegeben werden (Sass, 1990).

Lebensqualität in der Medizin

In der Medizin wird ganz allgemein unter dem Begriff der Lebensqualität ein Optimierungsprinzip der Patientenversorgung gesehen. Dem Wertebild und dem subjektiven Befinden der Patienten wird eine zentrale Bedeutung zugemessen: Entscheidungen zur Behandlung werden daran orientiert. Der Philosoph und Medizin-Ethiker Sass (1990) führt aus, daß die medizin-ethische Literatur der letzten Jahre im wesentlichen vier Gebiete erkennen läßt, die schwerpunktmäßig die Lebensqualität behandeln:

1) Behandlungsverzicht oder – Abbruch bei schwerstbehinderten Feten/Neugeborenen: Die Qualitäten, die Eigenschaften des spezifisch menschlichen Lebens werden dabei herausgearbeitet. Der Dualismus von Vitalität und Personalität wird bearbeitet und es wird nach den Indikatoren der Menschlichkeit gefragt, die die Personenqualität ausmachen. Gleichzeitig wird die philosophische und die religiöse Frage nach der Heiligkeit des Lebens an sich erörtert und mit quantitativen Aspekten des Wohlbefindens oder Mißempfindens, auch der „Zumutbarkeit", abgewogen. Unter Personenqualität werden Eigenschaften subsummiert wie Selbstbewußtsein, Rationalität, Zeitempfindung, Fähigkeit zur sozialen Beziehung und Kommunikation, Verantwortungsfähigkeit und Neugier etc.

2) Bei nicht mehr kommunizierenden, dementen oder komatösen oder anders schwerstbehinderten und schmerzgeplagten Patienten: Diese Gruppe rekrutiert sich zu einem großen Teil aus onkologischen Patienten am Lebensende. Die Situation, in der schmerzgeplagte Patienten zunehmend ihre sozialen Beziehungen verlieren und nach den herkömmlichen Kriterien ihre Lebensqualität völlig eingebüßt haben, setzt Diskussionen zum medizinischen Behandlungsplan in Gang, wenn therapeutische Maßnahmen die Möglichkeit zur Verlängerung dieses Zustandes beinhalten. Lebensqualität am Lebensende sollte aber nicht verwechselt werden mit dem Komplex des lebenswerten oder -unwerten Lebens. Lebensqualität umfaßt auch und geht fließend über in die Qualität des Sterbens.

3) Bei gesundheitspolitischen Verteilungsentscheidungen,

4) in der Krebstherapie allgemein. Entsprechend dem Thema dieser Sitzung möchte ich mich im Folgenden auf die medizinischen Aspekte der Lebensqualität in der Onkologie konzentrieren.

Grundsätzliche Bestandteile der Lebensqualität

Viele Versuche der Aufzählung von Merkmalen und Kriterien, die zur Lebensqualität beitragen, sind in der Literatur gegeben worden und jede Aufzählung möchte vollständiger sein. Im Folgenden werde ich mich einreihen mit einer Skizze (Abb. 1), die viele Einflußgrößen für die Lebensqualität erfaßt und eine für die medizinische Betrachtung zweckmäßige Aufteilung vornimmt.

Die Skizze soll verdeutlichen, daß Lebensqualität und Gesundheit keine deckungsgleichen Begriffe sind. Besondere Bedeutung kommt der Tatsache zu, daß jede Einflußgröße alle anderen Größen bzw. deren Gewichtung variieren kann. Ein Beispiel: ein Mangel an physischer Gesundheit kann zum Verlust der Arbeitsstelle führen oder auch zum Verlust des Partners; dadurch wird der Lebensstandard und das Sicherheitsgefühl reduziert, was wiederum die Selbstempfindung für den Mangel an Gesundheit verstärkt und somit das Wohlbefinden stark vermindert.

Sass (1990) führt aus, daß in individuell unterschiedlichem Ausmaß folgende Faktoren die Lebensqualität mitbestimmen:

1) Sicherheit und Länge des Lebens,
2) Freiheit des Ergreifens von Chancen, das Erstreben von Zielen,
3) persönliche und gesellschaftliche Anerkennung,

Faktoren für "Ein gutes Leben"

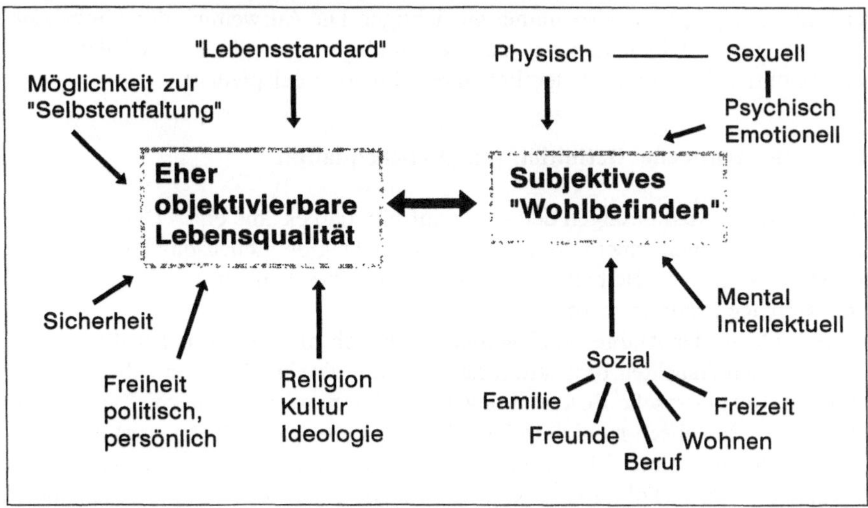

Abb. 1. Anordnung von Faktoren, die zu Lebensqualität und Wohlbefinden beitragen: Eine mögliche Version der Darstellung

4) soziale Integration und

5) Verfügung über ökonomische und gesundheitliche Voraussetzungen für eine gute Lebensqualität.

Der Gesundheitsstatus und die Länge des Lebens gehen mit in die Abwägung der Lebensqualität ein, sind aber nicht identisch. Für die individuelle Behandlung von Patienten ist die Erarbeitung von Wertelisten und Kriterienkatalogen durch den Arzt mit dem Patienten gemeinsam die beste Möglichkeit, das individuelle Ziel der Patienten und seine individuelle Gewichtung zu erfahren. Das *Wertebild* ist ebenso wichtig wie das Blutbild. Dies kennzeichnet allerdings keine neuartige Einstellung; seit jeher liegen der Arzt-Patienten-Beziehung Maximen wie „Salus aegroti suprema lex" und „nil nocere" zugrunde.

Nutzung des Begriffes der LQ in der Medizin

Die starke Zunahme chronischer Erkrankungen, die mittlerweile 80% aller Behandlungsfälle in den zivilisierten Ländern ausmachen, läßt die Lebensqualität als ein Beurteilungsmerkmal für den Therapieerfolg – als ein Therapieziel – in den Vordergrund rücken. In der onkologischen Behandlung hat insbesondere die ausbleibende Verbesserung der konventionellen Therapieziele erster Ordnung, der Verlängerung der Überlebenszeit bzw. des rezidivfreien Intervalls, dazu geführt, die Lebensqualität verstärkt in die Therapieplanung einzubeziehen. Dabei ist sowohl die adjuvante Situation Forschungsobjekt in Studien als auch die palliative Behandlung. Bei der systemischen adjuvanten Therapie spielt die Lebensqualität insofern eine besondere Rolle, als die absoluten Verbesserungen für die behandelte Gruppe immer kleiner werden, die Nebenwirkungen dadurch in ihrer Bedeutung in der Behandlungsgruppe aber immer gewichtiger. Die Ausweitung der adjuvanten Therapie auch auf Patienten mit mäßigem und geringem Risiko (NO-Patienten beim Mamma-Carcinom) verdeutlicht diese Situation beispielhaft.

Bemühungen um eine Definition von „Lebensqualität"

Die bisherigen Ausführungen deuten darauf hin, daß es „die eine" Definition für Lebensqualität auch innerhalb der Medizin nicht gibt. Lebensqualität steht für eine subjektzentrierte Betrachtungsweise, deren näherer Inhalt von der jeweiligen Interessenlage bestimmt wird.

Die Vielzahl der Autoren und Kliniker, die sich mit der Lebensqualität unter medizinischen Aspekten beschäftigt haben, lehnt eine griffige sprachliche Definition ab. Definitorische Beschreibungen existieren, wie zum Beispiel von Diehl (1990) aus onkolisch-medizinischer Sicht: „Lebensqualität ist bestmögliche Lebensentfaltung eines Menschen in seine ihm durch die Tumorerkrankung, Therapie oder deren Folgezustände auferlegten Begrenztheiten", oder als Ergebnis einer Konsensus-Konferenz (1991): „Unter Lebensqualität wird ein multidimensionales Konstrukt verstanden, das die subjektive Bewertung seelischen, körperlichen und sozialen Erlebens enthält, bezogen auf einen definierten Zeitraum, oder von körperlichen und sozialen Erlebens enthält, bezogen auf einen definierten Zeitraum", oder von Jonsen (1986): „Lebensqualität besteht in der Wiederherstellung von Gesundheit, Bekämpfung von Schmerzen und Symptomen sowie Unterstützung beeinträchtigter Funktionen". Diese Beschreibungen klären wohl, worin die Sicht des Betrachters oder Bewerters zentriert ist, ermöglichen aber mitnichten eine allgemeingültige und übertragbare Erfassung und Verarbeitung.

So weist der Begriff „Lebensqualität" sprachlich eindeutig und präzise auf ein – dann aber – weites Feld hin, dessen Grenzen unscharf sind und dessen Merkmale und Inhalte für jeden individuell Betroffenen unterschiedlich sind.

Eine allgemein verbindliche Bedeutung der Lebensqualität gibt es in unserer Gesellschaft des Wertepluralismus nicht. Eine Begriffsbestimmung im Sinne einer Definition würde entweder zu der Vieldeutigkeit einer leeren Sprachhülse führen oder sich in der unendlichen Vielfalt konkreter individueller Situationen verlieren.

Diese Ausführungen werden deshalb nicht in einer Definition münden, sondern den Begriff im wesentlichen aus dem Blickwinkel seines derzeitigen sinnvollen Einsatzes in der Onkologie beschreiben.

Lebensqualitätsforschung

Das weite Feld der Lebensqualität zu bearbeiten, zu nutzen und in den gesteckten Grenzen fruchtbar zu machen, ist die Aufgabe der – boomenden – Lebensqualitätsforschung.

Eine Analyse der Publikationsdichte im Zeitraum 1966–1992 zeigt einen erst zögerlichen, dann aber mächtigen Anstieg der Beschäftigung mit der Lebensqualität ab etwa 1980. Analysiert man die umfassenden Einträge in die Datenbank

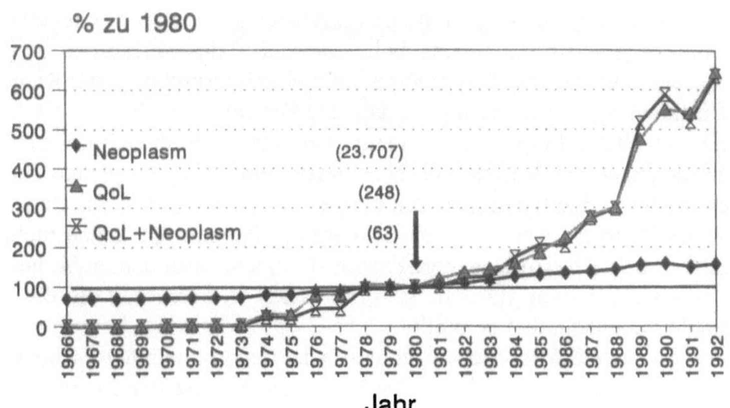

Abb. 2. Relative Publikationsanzahl für Arbeiten zu „neoplasm" und „quality of life" sowie beiden Stichworten im Publikationsarchiv „Medline". Das Jahr 1980 = 100%. In Klammern die absoluten Zahlen von 1980

„Medline" nach den Begriffen „neoplasm", „quality of life" und der Kombination aus beiden und relativiert man die Publikationshäufigkeit auf das Jahr 1980 = 100%, so ergeben sich die Kuren der Abb. 2. Dabei bleibt der Anteil über Lebensqualität in der Onkologie proportional gleich vertreten.

Die Lebensqualitätsforschung in der Medizin hat im Grunde das Ziel, das Qualitative am Leben zu quantifizieren. Folgende zu messende Bereiche werden immer wieder aufgezählt: Symptombildung, funktioneller Status, Rollenaktivität, soziale Funktion, emotioneller Status, Perzeption, Schlaf, Energie und Vitalität, Gesundheitsempfindung, allgemeine Zufriedenheit.

Die subjektive Bewertung von Lebensqualität scheint mit dem Ausmaß der Diskrepanz zwischen dem individuellen normativen Begriff von Lebensqualität und dem individuellen faktischen Vorhandensein von Lebensqualität zu korrelieren (Lülsdorf, 1991). Der individuelle normative Begriff ist kaum präzise zu erfassen und variiert sehr stark interindividuell und auch intraindividuell.

Die zahlreichen Teilaspekte des subjektiven Wohlbefindens und auch die übrigen Konstellationen der objektiven Lebensbedingungen fügen sich nicht zwanglos wieder zu einem Globalindikator zusammen. Es ist deshalb unmöglich, definitorisch von „einer" oder „der" Lebensqualität zu sprechen.

Meßverfahren der Lebensqualitätsforschung

Der Versuch einer Begriffsbeschreibung muß auch einen Ansatz über die medizinisch-psychologischen Instrumente zur Messung der Lebensqualität beinhalten, der im Folgenden ausgeführt werden soll.

An die Messung der Lebensqualität müssen grundlegende Ansprüche gestellt werden: es sollen die wesentlichen Befindensmerkmale umfänglich erfaßt werden: Physische, psychische, geistige und soziale Aspekte. *Psychometrische* Qualitätsmerkmale müssen erfüllt werden: Die *Validität* der Fragen bzw. des Interviews und die *Reliabilität* des Verfahrens muß gewährleistet sein ebenso wie eine ausreichende *Änderungssensibilität*. Eine hohe *Akzeptanz* des Verfahrens muß gewährleistet werden. Die *Mehrfachmessung* erlaubt eine Interpretation der Richtung und des Umfanges der Veränderung, so daß eine Verlaufsbeurteilung entsteht und die wiederholten Bewertungen der Patienten eine Kontrolle in sich ergeben. Diese Verlaufsmessungen ermöglichen darüber hinaus eine integrale Erfassung, weil dabei auch der individuelle Umgang mit dem erlittenen Schicksal, das Handhaben des Leidens integriert werden kann. So wird ein Patient, der leiden nicht primär als negativ empfindet, auf geeignete Fragen zu seinem Befinden im Verlauf anders antworten als ein Patient, für den die körperliche Unversehrtheit die Basis für eine akzeptable Lebensqualität darstellt.

Es gibt keinen Goldstandard des Meßverfahrens in der Lebensqualitätsforschung. Entscheidend für die Art der Ermittlung der Lebensqualität ist der Interessenzusammenhang. Zur Beurteilung einer klinischen Prognose werden andere Gewichtungen und Fragen eingesetzt als bei der Bewertung einer medizinischen Therapie oder bei einer Verlaufsbeobachtung einer klinischen Kohorte. Die Beurteilung der Therapie bei randomisierten klinischen Studien wiederum verlangt spezifische Fragestellungen nach spezifischen Nebenwirkungen, die gesundheitspolitischen Entscheidungen verlangen weitere Spezialaspekte.

Die angewandten Meßverfahren beinhalten verschiedene Batterien, Indices, Skalen und Interviews, auf die hier nicht im einzelnen eingegangen werden soll.

Die speziell für die Onkologie entwickelten Verfahren, sie sich im Wesentlichen bewährt haben, sind in Tabelle 1 zusammengefaßt (Bullinger, 1991).

Mit diesen Verfahren werden unterschiedlich intensiv folgende Empfindensbereiche erfaßt: Physisch (medizinische Parameter, Schmerzempfindung, Fähigkeit zu Kommunikation, Mobilität), psychisch (Ausgeglichenheit, Freude, Ruhe, Wohlbefinden), sozial (Familie, Freunde, Kultur, Finanzen, Beruf), spirituell (Sinn des Lebens, Ziele, individuelle Werteskala, Religion, Ideologie) (Meran, 1992).

Für die Bewertung der Antworten auf die Befindensfragen werden verschiedene Ebenen abgrenzbar, die bei der Auswertung nicht miteinander „verrechnet" werden

Tabelle 1. Lebensqualität Meßverfahren in der Onkologie

Name	Autor	Items	Dauer Min.
Quality of life questionnaire (QLQ)	EORTC 1986	46	10–15
Cancer Inventory of Problem Situations CIPS	Schag 1983	131	15–30
Functional Living Index Cancer FLIC	Schipper 1983	20	10
Quality of Life Skala LASA	Selby 1984	31	10
LASA Skala	Priestman 1976	10	5
Quality of Life Index QLI/LASA	Padilla 1983	14	5
Anamnestic Comparative Self Assessment ACSA	Bernheim 1983	1	1

dürfen und doch in der Empfindung eng beieinander liegen können. Es sind unterschiedliche „Währungen", in denen Lebensqualität quantifiziert wird: Materielle Ebene (körperliche Funktionen und Möglichkeiten, Mobilität), Ebene des personalen Erlebens (Familie, Freunde, Beruf, Partner, Aufgaben, Verantwortungsbereich), transzendente Ebene (Glück, Sinnerfüllung Religiosität, existentielle Zufriedenheit) (Meran, 1992).

Kritik an der Messung der Lebensqualität

Warum all diese gängigen Verfahren ihr Ziel noch nicht erreicht haben und „die" reproduzierbare Lebensqualität ermitteln, wird durch die immer wieder geäußerten kardinalen Kritikpunkte deutlich.

1) Die Variabilität der selbsteingeschätzten Lebensqualität wird nur unzureichend ermittelt.
2) Zumeist werden Idealwerte oder kollektive Mittelwerte als Bezugspunkte genommen, diese erscheinen wenig geeignet.
3) Die ausgefeilte Analyse dividiert und seziert einzelne Bereiche; eine Reintegration dieser kleinen Mosaiksteine über die Zahl ist aber nicht möglich bzw. bietet ein verfälschtes Bild.
4) Metaphysische Aspekte sowie religiöse Bedürfnisse bleiben unbeachtet.
5) Unendlich viele Störfaktoren entstehen durch Ort und Umgebung der Befragung bzw. des Ausfüllens (setting).
6) Vorgänge innerhalb des Befragten können eine Aussage erheblich verfälschen; dazu gehört die Verleugnung der Erkrankung, eine depressive Verstimmtheit, eine aktuelle Situation mit Ärger, Demenz, Medikamenteneinwirkung sowie spezielle interpersonale Beziehung zum Interviewer.
7) Die individuelle Bewertung physischer Einschränkungen variiert extrem von Patient zu Patient; die Patienten unterscheiden deutlich zwischen abgrenzbaren Beschwerden wie z.B. Schmerzen oder einer umschriebenen Funktionseinschränkung und ihrer Globalverfassung und schließlich ganz elementar und auf den Punkt gebracht von Raspe (1990):
8) Der unreflektierte Werteaspekt: „Besonders prekär ist der implizierte und unreflektierte Werteaspekt: Alles, was vom Ideal einer schmerzlosen, behinderungsfreien, potenten und vitalen Existenszweise abweicht, wird in einer pubertären Anthropologie mit Last oder Unwert identifiziert."

Die Integration naturwissenschaftlicher und geisteswissenschaftlicher Aspekte bei der Ermittlung und Berücksichtigung der Lebensqualität in der Medizin eröffnen für den Krebspatienten grundlegende Verbesserungen: ER erhält im offenen Dialog mit dem Arzt Aufklärung, erfährt Begleitung und Entscheidungshilfe. Eine ernstgenommene Erfassung der Lebensqualität bringt eine wohlverstandene Patientenmitbestimmung über den individuellen Therapieplan mit sich (Meran, 1992).

Es ist das Verdienst der intensivierten Diskussion über die Lebensqualität, daß patientennahe Determinanten und patientennahe Effekte der Erkrankung und der Behandlung ins Blickfeld rücken und das Werteproblem der individuellen Patienten in die Diskussion bringen. Damit wird der Übergang von der paternalistischen

Arzt-Patienten-Beziehung aus den früheren Jahren zu einer partnerschaftlichen Medizin ermöglicht.

Zuletzt bitte ich um Nachsicht dafür, daß ich „die zutreffende" Definition des Begriffs Lebensqualität nicht geliefert habe. Daß dies aber auch nur eine Gaukelei gewesen wäre, hoffe ich mit diesen Ausführungen über das schillernde Schlagwort „Lebensqualität" deutlich gemacht zu haben.

Literatur

Bullinger M (1990) Erhebungsmethoden. In: Tüchler H, Lutz D (Hrsg) Lebensqualität und Krankheit. Deutscher Ärzteverlag Köln, S 84–96

Diehl V, Kalle v A-K, Kruse T, Sommer H (1990) „Lebensqualität" als Bewertungskriterium in der Onkologie. In: Schölmerich P, Thews G (Hrsg) Lebensqualität als Bewertungskriterium in der Medizin. G Fischer, Mainz Stuttgart New York, S 149–163

Jonsen AR, Siegler M, Winslade WJ (1986) Clinical Ethics. A Practical Approach to Ethical Decisions in Clinical Medicine. 2nd ed. Macmillan, New York Toronto London

Konsensus-Konferenz über Konzepte, Methodik und Anwendung (1991) Heidelberg: Die Erfassung von Lebensqualität in der Onkologie. Dt Ärtzbl 88, SB, 214–216

Lütterfels W (1990) Philosophische Aspekte der medizinischen Lebensqualität. In: Tüchler H, Lutz D (Hrsg) Lebensqualität und Krankheit. Dt Ärztbl Köln, S 162–187

Meran JG (1993) Lebensqualität – Anspruch und Wirklichkeit als medizinischer Parameter versus Lebensqualität als subjektbezogene Wirklichkeit. In: Meran JG, Poliwoda H, Löw R (Hrsg) Lebensqualität. Blackwell-MZV Wien, S 24–29

Raspe HH (1990) Zur Therapie und Messung der Lebensqualität in der Medizin. In: Schölmerich P, Thews G (Hrsg) Lebensqualität als Bewertungskriterium in der Medizin. G Fischer, Mainz Stuttgart New York, S 23–40

Sass HM (1990) Behandlungsqualität oder Lebensqualität? Ethische Implikationen von „Lebensqualität" als Bewertungskriterien in der Medizin. In: Schölmerich P, Thews G (Hrsg) Lebensqualität als Bewertungskriterium in der Medizin. G Fischer, Mainz Stuttgart New York, S 225–239

Operative Onkologie und Lebensqualität

A. Pfleiderer

Lebensqualität – aus welcher Sicht?

Das Thema hat 3 Aspekte: Erstens die Vorstellungen des *Onkologen*. Für ihn ist die „Ausrottung des Tumors" die entscheidende Voraussetzung für Lebensqualität. Ihm stellen sich die Fragen: Welche Behandlung erfordert die spezielle Krebskrankheit dieser Frau? Wie wird die Ausbreitung dieses Tumors exakt erfaßt? Wie erkenne ich seine maligne Potenz? Wie entferne ich diesen Tumor im Gesunden?

Für den *externen Betrachter* ist bei einer Operation wegen Krebs nur dann die Lebensqualität gesichert, wenn sämtliche Organe, die Körperfunktionen und die Körperform erhalten sind und das bei minimaler Narbenbildung und einem möglichst kurzen Krankhausaufenthalt. Die Heilung wird fast vorausgesetzt, rangiert aber meist unter „ferner liefen".

Die Lebensqualität aus der Sicht der *Tumorkranken* ist anders, für sie ist die Operation, verglichen mit der Strahlen- und der Chemotherapie das geringste Übel. Für die Befreiung von Symptomen (besonders Schmerz, Erbrechen, Blutungen, sichtbarem Tumor) wird von der Betroffenen fast bedenkenlos jedes Organ geopfert. Natürlich sollte das Ausmaß der Operation in Bezug zur Symptomatik stehen und die Heilung garantieren.

Aspekte der Krebskranken

Wichtigste Voraussetzung für die Lebensqualität ist die *Linderung der Beschwerden*. Die Angst der Patientin vor dem Krebs gründet sich im wesentlichen auf der Angst vor dem Schmerz. Der Schmerz muß medikamentös oder chirurgisch behandelt werden. In unserem Fach ist dies beim Vulvakarzinom, beim Mammakarzinom und beim Ovarialkarzinom in vielen Fällen möglich. Das Erbrechen und die Ileussymptomatik, aber auch ein sichtbarer Tumor sind weitere Gründe für eine ganz unmittelbare Beziehung zwischen operativer Onkologie und Lebensqualität.

An zweiter Stelle steht der *Wunsch nach Heilung*, wie diese auch immer definiert sein mag. Für den Mediziner ist die Heilung als Überleben definiert. Aus der Übersicht ergibt sich, daß, abgesehen vom Ovarialkarzinom, mehr als die Hälfte aller unserer Patientinnen nach 5 Jahren noch am Leben ist (Tabelle 1). Die Überlebensquoten liegen für das Stadium I bei etwa 80%, für das Stadium II bei etwa 60% und für das Stadium III bei etwa 30%. Erst an dritter Stelle steht für die Tumorkranke Lebensqualität *durch Organerhaltung*. Hier war in den letzten Jahren die gynäkologische Onkologie Vorreiter für viele andere onkologische Disziplinen. Natürlich schätzen die betroffenen Patientinnen alle Möglichkeiten der Organerhaltung, und wir sind aufgerufen, alles einzusetzen, dies zu ermöglichen (Tabelle 2).

Dabei ist entscheidend, wie sehr das Ausmaß und die Art der Operation mit den Vorstellungen der Patientin über die Art und Ursache ihrer Erkrankung und deren Behandlung korrelieren. Ihre geheimen Ängste und Wünsche sollten wir kennen. In diese Vorstellungen fließt ein, wie die Umgebung der Patientin, ihre Angehörigen, aber auch vorbehandelnde Ärzte die Erkrankung beurteilen und die Patientin

Tabelle 1. Die Überlebensraten bei den verschiedenen gynäkologischen Karzinomen wie sie sich heute darstellen

Wunsch: Heilung

Überleben	Alle [%]	I [%]	II [%]	III [%]
Vulva-Ca*	52,3	72	54	37
Zervix-Ca*	59,8	82	61	37
Korpus-Ca*	69,3	85	70	49
Ovarial-Ca*	31,9	77	55	23
Mamma-Ca	>5J: 74%		>10J: 51%	

* Annual Report (actuarial survival).

Tabelle 2. Lebensqualität durch Organerhaltung

Brusterhaltung
Brustwiederaufbau

Defektdeckung

Vulvaerhaltung
Verlängerung der Vagina
Neovagina

Erhaltung der Parametrien
Uteruserhaltung

Erhaltung der Ovarien

Erhaltung der Fertilität

---

bewußt oder unbewußt beeinflußt haben. Wichtig wird dabei immer mehr, wie sehr der Eingriff mit naturheilkundlichen Gedanken und mit den Vorstellungen der Patientin (und ihrer Umgebung) von sog. „Ganzheitsmedizin" übereinstimmen.

Eine der Grundfragen ist, *wer will die Operation?* Für eine hohe postoperative Lebensqualität ist wichtig, wie gut es dem Arzt gelingt, die Notwendigkeiten, die die Tumorerkrankung vorgibt, also die Ausbreitung, die maligne Potenz, die Metastasierungshäufigkeit und die individuelle Prognose, der Patientin so glaubhaft zu machen, daß sie es in ihre eigenen Vorstellungen einbauen kann. Dabei ist der Arzt der Experte, der von seinem Wissen über die spezielle Erkrankung allein berufen ist, wissenschaftlich wohl begründet die z.Z. beste Behandlung zu kennen und zu empfehlen. Dieses Wissen darf sich nicht nach den Wünschen und Gefühlen – weder der Patientin, noch denen ihres Partners noch denen des Arztes selbst – richten. Um dieses aber für die Patientin optimal umzusetzen, ist es notwendig, daß der Arzt das Vertrauen der Patientin gewinnt und erhält. Dazu gehört, daß er sich genügend Zeit nimmt, die Ängste der Patientin anzuhören, ihre Sorgen und Vorstellungen kennen zu lernen. Dazu gehört, daß er über dieses Karzinom im allgemeinen und über die Erkrankung dieser speziellen Patientin so optimal wie möglich informiert ist. In diesem Gespräch ist ein häufiger Fehler besonders von jungen und dynamischen Kollegen, daß sie die geplante Operation nicht möglichst einfach und ohne allzu großes Wenn und Aber darstellen.

Der *Anspruch des Tumorleidens* muß den Vorrang vor den Ansprüchen der betroffenen Patientin behalten. Probleme treten in unserem Fach besonders dann auf, wenn die Brusterhaltung dringend gewünscht wird, wenn es sich jedoch um ein multizentrisches Karzinom, um ein Karzinom mit ausgedehntem intraductalem Anteil oder um ein mamillennahes Karzinom handelt. Man diskutiert heute, ob man nicht bei kleinem Zervixkarzinom das Corpus uteri und bei jungen Frauen mit malignen Ovarialtumoren die Fertilität erhalten kann. Die Krebserkrankung verleitet alle Beteiligten zu irrationalem Vorgehen, zum Undertreatment, aber auch zum Overtreatment. So sollte sich der Arzt jedesmal prüfen, ob in diesem Fall die radikale Operation mehr Erfolg als eine eingeschränkte Radikalität bringt.

Wir müssen uns der Frage stellen: *Ist diese Operation wirklich indiziert?* Das gilt für alle prophylaktischen Operationen, z.B. für die Ablatio mammae bei Mastopathie, die Hysterektomie beim CIN und die prophylaktische Ovarektomie. Eine moderne Versuchung sind die laparoskopischen Operationen bei „sonographischem" Ovarialtumor und bei der Endosalpingiose. Dazu gehören beim Ovarialkarzinom die Laparoskopie zur Überwachung, die Laparotomie bei Markeranstieg, die Second-look-Operation, ja sogar die Laparotomie bei progredienter Peritonealkarzinose.

Operation, Alter und Lebensqualität

Operation, Alter und Lebensqualität werden oft in Zusammenhang gebracht. Dabei entscheidet das absolute *Alter* heute nur noch sehr bedingt über die Art und die Ausdehnung der Operation. Gefühlsmäßig wird man junge Frauen immer radikaler als ältere operieren. Das entspricht der falschen Vorstellung, daß maligne Tumoren bei jungen Frauen immer bösartiger sind als bei alten. In fast allen Fällen ist das umgekehrte richtig (Tabelle 3): Bei alten Frauen finden wir eher ausgedehnte Tumoren und die malgine Potenz ist sehr oft höher als bei jungen. Wenn die Operation mit einer Chemotherapie verbunden werden muß, so können junge Frauen sehr viel besser chemotherapiert werden als alte. Um zum gleichen Ergebnis zu kommen, ist deshalb bei alten Frauen oft die radikalere Operation nötig. Während bei jungen Frauen immer die Langzeitprognose bedacht werden muß, steht bei der alten Frau die Kurzzeitprognose im Vordergrund.

Operation und Lebensqualität beim Mammakarzinom

Operation und Lebensqualität sind bei der Behandlung des Mammakarzinom förmlich greifbar. Entscheidend ist die *praeoperative Diagnostik*. Die Mammo-

Tabelle 3. Die Bedeutung des Alters für das Auftreten und das Überleben bei einigen gynäkologischen Karzinomen

---

Alter und Prognose

Mammakarzinom:
 prae- und postmenopausal gleich

Zervixkarzinom:
 Durchschnittsalter und Stadium
 I 47,8   II 55,1   III 57,5   IV 59,4 Jahre

'Endometriumkarzinom:
 über 5 Jahre leben
 bis 59: 82%   60–69: 70%   70–79: 48%

Maligne Ovarialtumoren:
 Junge Frauen grundsätzlich besser
 z.B. Ovarialkarzinom Stadium III
 über 5 Jahre leben
 bis 59 Jahre: 41%, ab 60 Jahre: 13%

---

graphie, der hochauflösende Ultraschall, gezielte Feinnadelpunktionen unter Sonographiekontrolle und ggf. die Kernspintomographie geben die Möglichkeit, jeden auch noch so kleinen Herd in der Brust praeoperativ zu erkennen und zu markieren. Sind diese Untersuchungen praeoperativ konsequent durchgeführt worden und hat sich der operierende Arzt mit dem Diagnostiker kurzgeschlossen, so vermag er die betroffene Patientin exakter aufzuklären, ihr einfacher zu erklären, welche Operation notwendig ist und kann diese an die tatsächlichen Gegebenheiten anpassen.

Die Therapie der Wahl ist die *brusterhaltende Operation* mit Nachbestrahlung der Brust. Lokalrezidive in der Brust treten bei ausgedehnter intraductaler Tumorkomponente, trotz Bestrahlung schon in den ersten 5 Jahren häufig im Bereich der Tumorexcisionsstelle auf, während sog. Rezidive in anderen Quadranten der Brust oft echte Zweitkarzinome sind und erst später beobachtet werden. Das bedeutet, daß man bei jungen Frauen die Regeln des brusterhaltenden Operierens sehr viel strenger anwenden und im Hinblick auf die Langzeitprognose die Indikation zur Ablatio großzügiger stellen muß als bei einer alten Frau, die auch bei sehr ausgedehntem intraductalem Anteil höchstens noch ein lokales Rezidiv erlebt. Bei Mammakarzinomen mit hoher maligner Potenz (z.B. aneuploide, Rezeptornegative Karzinome mit axillärem Befall) haben lokale Maßnahmen weniger Gewicht als systemische.

Operation und Lebensqualität beim Endometriumkarzinom

Beim Endometriumkarzinom ist die Hysterektomie der wichtigste Teil der Therapie. Bei high-risk-Fällen, dazu zählen die Karzinome, die bis zur Serosa invasiv oder über den Uterus hinaus ausgedehnt sind, die serösen, die hellzelligen und soliden, die aneuploiden und rezeptor-negativen Karzinome, ist die radikale Operation mit pelviner und paraaortaler Lymphonodektomie nötig. Bei den wesentlich häufigeren low-risk-Fällen dagegen genügt die Hysterektomie. Wahrscheinlich ist hier meist nicht einmal die Ovarektomie notwendig (obwohl sie schon aus diagnostischen Gründen unerläßlich ist). Die einfache vaginale Hysterektomie kann bei sehr adipösen Hochrisikopatienten schon die optimale Behandlung sein. Beim Stadium IIa ist die Wertheimoperation allermeist ein Overtreatment. Sie ist dann erforderlich, wenn die Zervixmuskulatur vom Tumor tief infiltriert ist (IIb).

Operation und Lebensqualität beim Ovarialkarzinom

Die Angst vor einem Ovarialkarzinom, die Ärzte und aufgeklärte Frauen haben, führte in den letzten Jahren zu einer Vielzahl *unnötiger Operationen* mit der Folge von Infertilität und Kastration und sehr oft dadurch zu einer versteckten Störung der Lebensqualität. Das Problem liegt darin, daß die bei *jungen Frauen* zur Natur des Ovars gehörenden funktionellen Abläufe bis heute selbst mit modernsten Farbdopplern nicht sicher von einem malignen Tumor zu unterscheiden sind. Bei jungen Frauen handelt es sich bei den sehr seltenen malignen Tumoren allermeist um Keimzelltumoren und bei invasiven Karzinomen um ein Stadium Ia G1. Am häufigsten aber beobachtet man sog. Borderline-Tumoren. Eine Diagnose, die heute oft zu großzügig gestellt wird. Dazu kommt, daß die laparoskopisch (wegen der Vergrößerung) sehr viel häufiger als früher beobachteten peritonealen Implantate oft zur Fehldiagnose einer Metastasierung Anlaß geben. In all diesen Fällen ist die Gefahr der „Radikaloperation" und damit des *operativen Overtreatment* sehr viel größer als die einer zu konservativen Operation.

Die *Indikation zur radikalen Operation* ist aber dann gegeben, wenn bei invasiven Karzinomen der Tumor im kleinen Becken verwachsen, doppelseitig, vom Ic- oder IIc-Typ ist oder immer dann, wenn sich mehr oder weniger solitäre Metastasen im Oberbauch finden. Dann muß mit höchstem know-how das gesamte Tumorgewebe vollständig entfernt werden. Dazu gehören die vollständige pelvine und paraaortale Lymphonodektomie, evtl. Darmresektionen und vieles mehr. Alles andere ist falsch!

Im Gegensatz dazu muß bei einer massiven Peritonealkarzinose das Hauptgewicht der Therapie bei der Chemotherapie liegen. Sehr häufig sehen wir alte, oft sogar sehr *alte Patientinnen* mit den Zeichen einer *Peritonealkarzinose* oder mit großen Ovarialtumoren. Zur Verbesserung der Lebensqualität ist hier fast immer die *Laparotomie indiziert.* Die Entfernung eines tumorbefallenen Netzes, von großen Ovarialtumoren und die Hysterektomie bringt der unter der Tumorlast erheblich leidenden Patientin entscheidende Erleichterung und fast immer neue Lebensqualität. Dabei sollte chirurgisch die Operation so optimal wie möglich durchgeführt werden und jeder Tumor, der entfernbar ist, reseziert werden. Darmverletzungen sind zu vermeiden, kleine Darmresektionen aber durchaus möglich.

Operation und Lebensqualität beim Rezidiv

Der Tod im Koterbrechen, unter qualvollen Schmerzen, das Ersticken durch den übervollen Tumorbauch ist so fürchterlich, daß hier jede *palliative Operation* die Situation verbessert. Diese Fälle lehren uns, daß die Ansprüche an die Art der Lebensqualität nicht von der Umgebung und auch nicht vom Arzt, sondern nur von der betroffenen Patientin beurteilt werden können.

Rezidivoperationen, auch sehr ausgedehnte, werden von sehr vielen betroffenen Frauen gewünscht und führen auch dann, wenn Funktionsstörungen des Darmes und der Harnleiter einschließlich der Blase in Kauf genommen werden müssen, nicht zu einer Verschlechterung der Lebensqualität, da die über das Vorhandensein des Rezidivs aufgeklärte Patientin jede Operation, auch eine verstümmelnde, dem Abwarten oder einer Chemotherapie vorzieht.

Schlußfolgerungen

Das erste Ziel, das wir nie aus dem Auge verlieren dürfen, ist die optimale, dem speziellen Tumorleiden genau angepaßte Therapie. Es ist unsere Aufgabe, im Einzelfall die Ausbreitung dieses Tumors bei dieser Frau und seine maligne Potenz zu erfassen und die optimale Therapie zu kennen. Das müssen wir der Patientin so nahe bringen, daß sie von ihr akzeptiert und zu eigen gemacht werden kann. Die

Angst vor dem Krebsleiden darf nicht zu irrationalem Handeln führen. Die Gefahr liegt dabei nicht nur im Undertreatment, sondern auch im Overtreatment. Schließlich sollten wir die Lebensqualität in erster Linie von der Patientin her sehen. Die Bedeutung der palliativen Operation kann nicht unterschätzt werden.

Psychoonkologie in der Gynäkologie

W. Schuth

Die Psychoonkologie, eine historisch junge Wissenschaft im Überschneidungsbereich von Medizin und Sozialwissenschaften, forscht überwiegend mit sozialwissenschaftlichen Methoden in drei Grundlagen- und Anwendungsbereichen (Ziegler, 1984):

1. Die Frage der Psychogenese: Lassen sich psychologische Variablen identifizieren, die eine Malignomerkrankung zumindest mitverursachen?
2. Psychosomatische Aspekte von Malignomerkrankungen, ihrer Therapie und deren Folgen: Welche psychischen Belastungen und Reaktionen treten im Verlauf einer Malignomerkrankung und ihrer Therapie auf? In welcher Qualität, wie häufig, in welchen medizinischen oder soziodemographischen Substichproben, mit welchen Effekten auf die Lebensqualität und Lebensdauer?
3. Auseinandersetzung mit und Bewältigung von Krankheit und Therapie auf der körperlichen, psychischen und sozialen Ebene: Welche Strategien setzt wer wann ein? Was sind individuelle Ziele des Bewältigungsprozesses? Was ist adaptives bzw. maladaptives Bewältigungsverhalten? Wie sind durch wen wann Bewältigungsstrategien zu modifizieren?

Globalziel der Psychoonkologie ist es also, psychogenetische Faktoren der Malignomätiologie, sofern vorhanden, zu identifizieren und prophylaktisch zu eliminieren sowie bei manifestem Malignom evaluierte Interventionsstrategien anzubieten.

Beispielhaft für den Wissensbestand der Psychoonkologie möchte ich versuchen, zu Punkt 2 und 3 praktische Hinweise für die Akutphase der Erstmanifestation zu geben. Denn hier kann der Arzt, die Ärztin ist immer mitgedacht, mit wenig Aufwand auch langfristig viel erreichen – im Gegensatz zur Phase der Progression oder des Rezidivs. Auch sind die Erwartungen unserer Patientinnen an uns in dieser Phase maximal.

Vor der Praxis jedoch noch etwas Theorie: Warum gibt es, im Vergleich z. B. zur erst embryonal entwickelten Psychokardiologie oder Psychorheumatologie, eine etablierte Psychoonkologie? Warum sind Patientinnen mit Malignom besondere Patientinnen? Warum sind Ärzte ihnen gegenüber erwiesenermaßen stärker verhaltensunsicher als gegenüber Patienten mit anderen chronischen und vital bedrohlichen Erkrankungen? Auf diese Fragen gibt es drei empirisch relativ gut gesicherte Antworten:

1. „Krebs" hat in den westlichen Industriegesellschaften (Curbow et al., 1986; Verres, 1986) übereinstimmend das negativste Image aller Krankheiten. Mit

„Krebs" verbindet sich kollektiv und damit auch individuell ein fixiertes Konnotationsensemble:
Krebs ist geschichtslos, er kommt, wann er will; er ist wahllos, er kann jeden treffen – nur nicht mich; wen es trifft, der ist irgendwie selbst daran schuld; Krebs ist ein Todesurteil, die operative Therapie hat bestenfalls aufschiebende Wirkung, Strahlen- und vor allem Chemotherapie können sogar schädlich sein, da sie die Abwehr ausschalten; Krebs endet in einem schlimmen Sterben, der Tod ist Erlösung von Siechtum, Schmerz und von unaufhaltsam fortschreitendem Verfall (Neumann, 1969; Dornheim, 1983). „Krebs repräsentiert damit das für unsere Gesellschaft epochentypische Bild vom schlechten Tod. Der „gute Tod", besser das „gute Sterben", ist der Sekundentod, z.B. durch Herzinfarkt (Sontag, 1981; Ariès, 1982). Die Präsenz und Macht dieser Konnotationen bei unseren Patientinnen kann gar nicht hoch genug eingeschätzt werden. So fordert z.B. die magische Komponente dieser Konnotationen auch magische Alternativtherapien und rechtfertigt diese (Furnham, 1988; Alting, 1989). Diese Konnotationen äußern unsere Patientinnen nur selten direkt, bedingt durch die Technologieorientierung der Medizin und den Statusunterschied zum Arzt.
Mit der Diagnosemitteilung können die Konnotationen subjektiv den Charakter prognostischer Determinanten gewinnen. Daher verbindet sich subjektiv mit der Diagnose der Verlust der bisherigen Selbstverständlichkeiten, besonders der Selbstverständlichkeit zu leben, der Sturz aus der Normalität, die Amputation der Zukunft, das Versagen der bisherigen Bewältigungsstrategien vor dieser, von allen bisher erlebten Belastungen kategorial abweichenden Katastrophe (Gerdes, 1987; Ferring et al., 1994). Wegen der krebsspezifischen Konnotationen werden auch die nicht-krebsspezifischen Belastungen häufiger und intensiver erlebt als bei anderen chronischen, bedrohlichen Erkrankungen, besonders Depression, Angst, Hilf- und Orientierungslosigkeit. Kurz: die Patientin stürzt in eine existentielle Krise, denn sie hat die schlimmste aller vorstellbaren Krankheiten.

2. Auch das medizinische Personal und die Angehörigen haben Teil an den genannten Konnotationen. Malignomkranke sind Träger des Bildes vom schlechten Tod. Als solche werden sie sozial distanziert, teilweise sogar stigmatisiert. Die Patientin, selbst bedroht, wird somit bedrohlich für ihre soziale Umwelt, auch für den Arzt, indem sie sein professionelles Selbstbild als mächtigen Helfer in Frage stellt und ihn mit Tod und Sterben konfrontiert.
Das Spektrum und Ausmaß distanzierender Verhaltensweisen ist relativ gut untersucht, vor allem für die Kommunikation (bes.: Glaser et al., 1974; Schuth et al., 1989). In der Tendenz werden „gefährliche" Fragen der Patientin, z.B. nach der Prognose, vom Personal tabuisiert oder durch Techniken wie Adressaten- und Inhaltswechsel abgewehrt. Im Extrem dient die Kommunikation der offenen Täuschung der Patientin und dem Schutz des Personals vor ihren belastenden Fragen und Emotionen.
Die Patientin wird um so stärker distanziert, je größer die Diskrepanz zwischen den Erwartungen der Patientin und der Rollendefinition des Arztes ist: In aller Regel erwartet die Patientin gleichzeitig und gleichbedeutsam den medizinisch versierten Experten und den emphatischen, an ihr als Person interessierten und für sie engagierten Mitmenschen, den „Experten für human relations"

(Parsons, 1951; Geisler, 1989). Diese komplexe Rollenerwartung muß der Arzt aus zwei Gründen häufig enttäuschen:

1. Der Arzt definiert sich selbst als krankheitszentrierten Mediziner, nicht als patientenzentrierten Arzt, und verhält sich entsprechend eingeschränkt.
2. Intentional möchte der Arzt durchaus die Wünsche der Patientin über die medizinische Versorgung hinaus erfüllen, doch fehlen ihm Wissen und Verhaltenskompetenz, um die Patientin differenziert wahrzunehmen und daraus angemessenes Verhalten abzuleiten. Guter Wille und Bemühen sind notwendige, aber nicht hinreichende Voraussetzung für eine effiziente psychoonkologische Tätigkeit.

3. Die psychologischen Spezifika von Krebserkrankungen lösen auf Patientenseite psychosoziale Reaktionen aus, die spezifische Verhaltensweisen der sozialen Umwelt, besonders des Arztes, erfordern. Diese Sequenz legitimiert die Psychoonkologie – auch im klinischen Alltag?
   Studenten und Assistenten müssen – sanktionsbedroht – onkologisches Wissen und Können erwerben. Wenige Parameter reichen aus zur medizinischen Charakterisierung, sprich Diagnose, aus der sich zwingend die Verhaltenskonsequenz, die Therapie, ableitet. Diese Parameter müssen beherrscht werden; es handelt sich z. B. um ein Mammakarzinom T2 N2 M0, ER+/PR+, hist. G III, invasiv-duktal, prämenopausal. Das Befinden von Frau Maier hingegen wird so beschreiben: „irgendwie schon mitgenommen", „läßt sich auch ein bißchen so depressiv hängen", „man kommt nicht an sie ran". Der Erwerb onkologischen Wissens und Könnens sind zu Recht Pflicht, der Erwerb psychoonkologischen Wissens und Könnens dagegen ist ins Belieben des Einzelnen gestellt und nicht Ausbildungsgegenstand. Mangelnde psychoonkologische Kompetenz ist nicht sanktionsbedroht und daher von geringerem Wert.

Im folgenden möchte ich zur strukturierten Wahrnehmung der Patientin und zur Ableitung von Interventionsstrategien die Begriffe „Krise" und „Krisenintervention" anbieten.

Unter Krise wird verstanden (Ciompi, 1993) die akute Überforderung des gewohnten Bewältigungsspektrums durch ein erwartungswidriges negatives und bedrohliches Ereignis. Dadurch sind bisherige Werte und (Lebens-)Ziele in Frage gestellt. Das Ereignis erzeugt Hilf- und Orientierungslosigkeit, verlangt aber gleichzeitig nach raschen Entscheidungen. In der Krise ist die Suggestibilität erhöht, was zu neuen langfristig wirksamen, stabilen Einstellungen führen kann. Im Sinne eines „Butterfly-Effekt" haben winzige Ursachen langfristige und bedeutsame Auswirkungen. Die verbale ärztliche Prognosemitteilung „Sie werden wieder gesund!" kann vollständig durch ein gleichzeitiges skeptisches Stirnrunzeln des Arztes auf Dauer konterkariert werden.

Eine Krise beinhaltet somit gleichzeitig Risiko und Chance.

Die psychische Krisensymptomatik kann dem oberflächlichen Beobachter hinter der Fassade freundlicher Angepaßtheit völlig entgehen, im anderen Extrem das Vorbild der psychischen Dekompensation mit Derealisations- und Depersonalisationserscheinungen zeigen. In rasch und häufig extrem schwankender Ausprägung und Kombination sind meist zu beobachten: erhöhte Spannung, Nervosität,

Unsicherheit, Ängstlichkeit, Hilflosigkeit, Konfusion, Depressivität, Regression und Aggressivität (Schuth et al., 1989).

Damit das Risiko der Krise minimiert und die Krise als Chance genutzt werden kann, muß interveniert werden. Intervenieren sollen alle mit der Patientin befaßten Personen im Rahmen ihrer spezifischen Kompetenz (Schnyder, 1993). Die Intervention des Arztes sollte in 6 Schritten erfolgen (Jacobson, 1980):

1. Den Krisenanlaß verstehen: Welche Belastungsbereiche nennt die Patientin; z.B. ihre Konnotationen zu „Krebs", die Trennung vom pflegebedürftigen Ehemann, Angst vor der Therapie und ihren vermuteten Folgen? Kann sie überhaupt ihre Befindlichkeit verbalisieren, oder hat die Diagnose sie sprachlos gemacht?
2. Eine gemeinsame Krisendefinition erarbeiten: Wie lassen sich die Situation und die Probleme für die Patientin und ihre Bezugspersonen akzeptabel und verständlich formulieren?
3. Gefühle ausdrücken dürfen und sollen: Wie kann der Arzt die Äußerung von Gefühlen erleichtern, z.B. von Schmerz, Kränkung, Vorwurf, Angst, Hilflosigkeit, Verzweiflung, Schuld, Neid, Haß, Bitterkeit, Aggression?
4. Coping-Analyse: Welche Aufgaben sind aktuell jetzt am dringlichsten zu bewältigen, z.B. Suizidprävention? Wie wurden ähnliche Probleme in der Vergangenheit mit welchem Erfolg angegangen? Erscheinen sie in der aktuellen Krise effizient?
5. Coping-Modifikation: Welche Aufgaben erscheinen im Moment mit den bisherigen Bewältigungsstrategien unlösbar, welche neuen Strategien müßten eingesetzt werden? Zeichnen sich Umbewertungen und neue Ziele ab?
6. Rückblick und Bilanz: Mit welcher Grundstimmung verläßt die Patientin die Klinik? Wer oder was begünstigt oder erschwert voraussichtlich die Erreichung neu formulierter Ziele, auf welche Ressourcen kann sie zurückgreifen?

Der Erfolg spezifischer Kriseninterventionen ist von zwei Voraussetzungen abhängig:

1. Die Aufklärung erfolgt kontinuierlich in einem Prozeß und ist jeweils orientiert am aktuellen Frage- und Verstehenshorizont der Patientin, so daß sich die Patientin ein zutreffendes Bild von Ursache, Therapie und Prognose der Erkrankung machen kann.
2. Der Arzt ist zunächst bedingungslos zu einem Arbeitsbündnis mit der Patientin bereit, das die korrekte medizinische Behandlung und emphatische Begleitung umfaßt. Er übernimmt die durchaus konfligierenden Rollenanteile des medizinischen Experten, der agiert und verhaltenssicher Lösungen im medizinischen Bereich anbietet, und des engagierten Nichtexperten, der reagiert, keine Lösung weiß, aber der Patientin hilft, wieder Expertin für ihr eigenes Leben zu werden. Die Patientin wird medizinisch als Objekt behandelt, gleichzeitig aber handelt sie selbst auch als Subjekt bei der Bewältigung.

Soll das Arbeitsbündnis tragfähige Basis für spezifische Interventionen sein, sollten folgende Verhaltensweisen verwirklicht bzw. vermieden werden:

1. Der Patientin Zweck, Ergebnis und Konsequenz jeder diagnostischen und therapeutischen Maßnahme erläutern, ohne eine Heilungsgarantie zu geben.

2. Den mitteleuropäischen Höflichkeitsstandard einhalten, z. B. mit Namen begrüßen, sich selbst vorstellen, anklopfen, nicht ungefragt aufs Bett setzen, pünktlich sein, zuverlässig sein in der Termineinhaltung.
3. Vorbehaltlose Fragemöglichkeit schaffen und durchhalten, auch bei wiederholten Fragen antworten, Aggressionen aushalten.
4. Keinen Rat erteilen. In aller Regel hat die Patientin Zielvorstellungen, kann diese jedoch nicht verwirklichen. Der Rat „Sie müssen mehr lachen!" z. B. verschärft noch ihre Hilflosigkeit: Sie würde gerne lachen, kann es aber angesichts der Situation absolut nicht. Ferner widerspricht der Rat möglicherweise ihrem Selbstverständnis oder ihrer Lebenswelt („Machen Sie's wie ich, spielen Sie Golf"!). Das Verb „müssen" sollte vermieden werden.
5. Bewältigungsstrategien wechseln intraindividuell in Wechselwirkung zwischen Individuum, Krankheitsverlauf und Spektrum der verfügbaren Strategien (Lazarus et al., 1981). Wichtigste Bewältigungshilfe für Frauen mit Malignom ist der social support, d. h. die Hilfen, die die Patientin von ihren Bezugspersonen erhält, um psychische und soziale Belastungen zu bestehen und die Folgen der Krankheit zu bewältigen (Badura, 1981). Im positiven Fall erfährt die Patientin, daß sie wertgeschätzt und geachtet wird, daß für sie gesorgt wird und sie einem Netzwerk von Kommunikation und gegenseitiger Verpflichtung angehört (Cobb, 1976)
Es ist noch unklar, welche Strategien bei welchen Personen adaptiv bzw. maladaptiv sind. Ferner sagt die jeweilige Strategie nichts aus über den Bewältigungserfolg (Beutel, 1993; Weber, 1994). Daher wäre die Festlegung der Patientin auf eine einzige Strategie, im Extrem auf die Lieblingsstrategie des Arztes, voreilig und gerade nicht person- und situationsorientiert (Heim, 1993). Der Arzt muß sich also davor hüten, Strategien, die für ihn hilfreich sind, der Patientin quasi als objektive medizinische Empfehlung aufzuoktroyieren, z. B. „Kämpfen", „Machen Sie genau dort weiter, wo Sie vor der Krankheit aufgehört haben".

Folgende Strategien sind empirisch wahrscheinlich adaptiv:

- ausreichender social support
- positiver Lebenssinn
- positiver Krankheitssinn
- Extropunitivität bei erhaltener emotionaler Kontrolle
- durchgehaltene Verleugnung der Bedrohung
- aktiv problemorientierte kämpferische Haltung
- Krankheit ist Herausforderung

Wahrscheinlich prognostisch maladaptiv sind:

- stoisches Akzeptieren
- persistierende Hoffnungslosigkeit
- Verdrängung/Verleugnung emotionaler und sozialer Bedürfnisse
- gesteigerte Intro-, gehemmte Extropunitivität
- soziale Überangepaßtheit
- fehlender social support
- depressive Grundstimmung.

Wir wissen auch nur in Umrissen, welche Eigenschaften einen „good coper" bzw. „bad coper" charakterisieren. In Analogie zur Psychotherapie-Ergebnisforschung ist „YAVIS" (young, attractive, verbal, intelligent, successful) eine prognostisch günstige, „HOUND" (homely, old, unintelligent, nonverbal, dumb) hingegen eine prognostisch ungünstige Merkmalskombination. Antonovsky (1987) identifizierte bei Menschen, die gestärkt aus wiederholten Krisen hervorgingen, drei habituelle Copingstrategien: die Fähigkeit, die Krise zu analysieren und sich eine strukturierte Vorstellung von ihren Folgen zu machen, kreativ die eigenen und sozialen Ressourcen auszuschöpfen und der Krise einen subjektiven Sinn zu verleihen. Diese Strategien, die in ihren Zusammenwirkungen die Salutogenese ausmachen (Antonovsky, 1989), sollten daher auch für die ärztlichen Kriseninterventionen leitend sein.

6. Die eigentliche Arbeit des Arztes als emphatischem Helfer in der Krise besteht darin, das, was ihm die Patientin narrativ mitteilt, zu strukturieren: Was sind die sozialen, psychischen, somatischen Belastungsbereiche? Wie reagiert die Patientin auf die jeweilige Belastung? Welche Strategien setzt sie mit welchem Ergebnis ein? Hat die Patientin differenzierte oder diffuse Bewältigungsziele? Kann sie der Krankheit einen Sinn verleihen und daraus spezifische Strategien ableiten?

Einige Interventions-Techniken seien abschließend aufgeführt (Schnyder, 1993; Schaffner, 1994). Es sind keine psychotherapeutischen Techniken, denn Frauen mit Malignom sind in aller Regel nicht neurotisch und Gynäkologen keine Psychotherapeuten.

1. Rollenspiel und Rollentausch, z. B.: Was würde die Patientin dem Arzt, wäre er an ihrer Stelle, raten?

2. Der Innere Beistand: Welche Person war in der Vergangenheit stabil emotional positiv? Wer hat die Patientin in ihrem Wesen verstanden? Diese Person vergegenwärtigt sich die Patientin plastisch; sie erlebt die Wiederbegegnung vor allem atmosphärisch und tritt in einen inneren Dialog ein. Der innere Beistand kann auch hinführen zum Gottesbild und die Transzendenzerwartungen der Patientin.

3. Coping-Shopping: Ich biete meine Einfälle zur Bewältigung an unter dem Vorbehalt, daß ich nicht in der Situation der Patientin bin. Sie soll prüfen und verwerfen oder übernehmen. Dabei stelle ich auch die üblichen, von der Familie und dem medizinischen Personal gebrauchten floskelhaften Strategien vor, z. B. „Bewußter leben" – „Du mußt nur kämpfen und positiv denken!" – „Nicht den Kopf sinken lassen, wenn das Wasser bis zum Hals steht" – „Es soll sich nichts ändern; alles soll sein wie vorher, der Krebs soll umsonst gewesen sein!"

4. Zeitreise: Wie könnte die Patientin kurz-, mittel- und langfristig ihre Zeit füllen, bis zum nächsten Chemotherapie-Zyklus bzw. zum Tod? Wer hilft, wer blockiert welche Ziele?

5. Gewinnung von social support: Wer interessiert sich für die Patientin, wer kann ihr in welchem Bereich helfen? Wer oder was hemmt sie, social support ausreichend in Anspruch zu nehmen, z.B. in Selbsthilfegruppen, Hobby, Reaktivierung von Freundinnen.

6. Dem Feind ins Auge blicken: Die Patientin soll der Krankheit einen passenden Namen geben, z. B. heißt die Krankheit dann nicht mehr „es", sondern „Der Krebs" oder „Du Sauhund, du elender, du willst mich kaputtmachen". Die beim Aussprechen auftretende Angst wird aufgefangen durch die zwei mächtigen Verbündeten: die Therapie und den Arzt. Gleichzeitig verschiebt die Patientin die Einstellung zur Chemo- oder Strahlentherapie dabei vom negativen zum positiven Pol, z. B. von „Gift" hin zu „Lebensretter".

Elaborierte Techniken sind in der Regel in der Akutklinik nicht zu vermitteln, z. B. die Simonton-Methode (Simonton et al. 1988), oder sind nicht mehr indiziert, z. B. wurde autogenes Training gegen antizipatorisches Erbrechen durch die Einführung spezifischer Serotonin-Rezeptor-Antagonisten überflüssig.

Im Vorstehenden mag manches unorthodox und nicht mit dem Verhaltenskodex des Arztes vereinbar erscheinen. Für diesen Fall möchte ich Sie ermutigen, Ihr Verhalten zu modifizieren, durchaus nonkonform, aber immer authentisch und personzentriert zu sein in dem sich täglich wiederholenden, dennoch individuellen Zwei-Personen-Stück „Meine Patientin, z. B. Frau Maier, und ich".

Literatur

Alting R (1989) Heilpraktiker und Krebs – Subjektive Krankheitskonzepte und Therapeutik nichtapprobierter Heilkundiger. In: Verres R, Hasenbring M (Hrsg) Jahrbuch der medizinischen Psychologie, Bd. 3: Psychosoziale Onkologie. Springer, Berlin, S 254–262

Antonovsky A (1987) Unraveling the Mystery of Health. How People Manage Stress and Stay Well. San Francisco. Jossey-Bass

Ariès PH (1982) Geschichte des Todes. München, Deutscher Taschenbuch-Verl

Badura B (1981) Zur sozialepidemiologischen Bedeutung sozialer Bindung und Unterstützung. In: Badura B (Hrsg) Soziale Unterstützung und chronische Krankheit. Zum Stand sozialepidemiologischer Forschung. Suhrkamp, Frankfurt, S 13–38

Beutel M (1993) Bewältigungsprozesse bei chronischen Erkrankungen. 2. Aufl, Weinheim, Ed Medizin VCH

Ciompi L (1993) Krisentheorie heute – eine Übersicht. In: Schnyder U, Sauvant J-D (Hrsg) Krisenintervention in der Psychiatrie. Huber, Bern, S 13–25

Cobb S (1976) Social support as a moderator of life stress. Psychosomatic Medicine 38, 300–314

Curbow B, Andrews RM, Burke TA (1986) Perceptions of the cancer patient: Causal explanations and personal attributions. Journal of Psychosocial Oncology 4, 115–134

Dornheim J (1983) Kranksein im dörflichen Alltag. Soziokulturelle Aspekte des Umgangs mit Krebs. Tübingen: Tübinger Vereinigung für Volkskunde e.V.

Ferring D, Filipp S-H, Klauer T (1994) Korrelate der Überlebenszeit bei Krebspatienten: Ergebnisse einer follow-back-Studie. In: Heim E, Perrez M (Hrsg) Krankheitsverarbeitung. Jahrbuch der Medizinischen Psychologie 10. Hogrefe, Göttingen, S 63–73

Furnham A, Smith C (1988) Choosing alternative medicine. A comparison of the beliefs of patients visiting a general practitioner and a homoeopath. Social Science and Medicine, 26, 685–689

Geisler L (1989) Arzt und Patient – Begegnung im Gespräch. Wirklichkeit und Wege. 2 Aufl, Pharma-Verl, Frankfurt/M

Gerdes N (1987) Zurück zur „Normalität"? Anmerkungen zum Konzept der Lebensqualität bei Krebskranken. Onkologisches Forum, 3, 12–18

Glaser BG, Strauß AL (1974) Interaktion mit Sterbenden. Beobachtungen für Ärzte, Schwestern, Seelsorger und Angehörige. Vandenhoeck & Ruprecht, Göttingen

Heim E (1993) Der Bewältigungsprozeß in Krise und Krisenintervention. In: Schnyder U, Sauvant J-D (Hrsg) Krisenintervention in der Psychiatrie. Huber, Bern, S 27–43

Jacobson GF (1980) Crisis intervention in the 1980's. Jossey-Bass, San Francisco

Lazarus RS, Launier R (1981) Streßbezogene Transaktionen zwischen Personen und Umwelt. In: Nitsch JR (Hrsg) Streß. Huber, Bern

Neumann G (1969) Das Problem der Krebserkrankung in der Vorstellung der Bevölkerung. Thieme, Stuttgart

Parsons T (1951) Illness and the role of the physician: A sociologic perspective. American Journal of Orthopsychiatry, 21, 452–460

Schaffner L (1994) Psychosoziale Interventionen bei Krebspatienten – Eine Übersicht. In: Heim E, Perrez M (Hrsg) Krankheitsverarbeitung. Jahrbuch der Medizinischen Psychologie 10. Hogrefe, Göttingen, S 170–191

Schnyder U (1993) Ambulante Krisenintervention. In: Schnyder U, Sauvant J-D (Hrsg) Krisenintervention in der Psychiatrie. Huber, Bern, S 55–74

Schuth W, Hillemanns HG (1989) Umgang mit inkurablen Patientinnen und deren Angehörigen. In: Schmidt-Matthiesen H (Hrsg) Spezielle gynäkologische Onkologie II. 2. Aufl. Urban & Schwarzenberg, München, (Klinik der Frauenheilkunde und Geburtshilfe; 12) S 427–442

Schuth W (1993) Subjektive Ätiologievorstellungen gynäkologischer Patientinnen. Eine Erkundungsstudie. Habilitationsschrift, Medizinische Fakultät, Universität Freiburg

Simonton OC, Simonton SM, Creighton J (1988) Wieder gesund werden. Eine Anleitung zur Aktivierung der Selbstheilungskräfte für Krebspatienten und ihre Angehörigen. 2. Aufl. Rowohlt, Reinbek

Sontag S (1981) Krankheit als Metapher. Fischer Taschenbuch-Verl, Frankfurt/M

Verres R (1986) Krebs und Angst. Subjektive Theorien von Laien über Entstehung, Vorsorge, Früherkennung, Behandlung und die psychosozialen Folgen von Krebserkrankungen. Springer, Berlin

Weber H (1994) Effektivität von Bewältigung: Kriterien, Methoden, Urteile. In: Heim E, Perrez M (Hrsg) Krankheitsverarbeitung. Jahrbuch der Medizinischen Psychologie 10. Hogrefe, Göttingen, S 49–62

Ziegler G (1984) Psychosomatische Aspekte der Onkologie. 3. akt. Aufl. Institut für Psychosomatische Forschung, Stuttgart

Onkologische Nachsorge und Rehabilitation – Interaktion Arzt–Patientin in der gynäkologischen Onkologie

H. Schünemann, R. von Hugo, F. Jänicke und P. Strigl

Die Führung einer Krebskranken beginnt mit der Aufklärung über die onkologische Diagnose und die vorgesehene Therapie. Sie bedarf der lückenlosen Fortsetzung in der Nachsorge, oft bis zum Lebensende.

Nach einer Studie von Mähring [4] leiden Patientinnen nach Mitteilung der Krebsdiagnose noch nach 5 bis 15 Jahren vermehrt unter einer pessimistischen Lebenseinstellung und depressiven Stimmungen. Als Folge treten gehäuft körperliche Beschwerden auf. Schröck [7] fand bei knapp 400 gynäkologischen Krebskranken in der stationären Nachsorge in 45 bis 90 % Ängste, Leistungseinbußen, psychosomatische und körperliche Beschwerden sowie depressive Verstimmungen. Mehr als 60 % der anfangs hochbelasteten Patientinnen erlebten im Verlauf der Nachsorge eine Reduzierung von Belastungen, die noch nach 1 Jahr deutlich nachweisbar war. Stationäre Nachsorgeprogramme erwiesen sich somit kurz- und langfristig als wirksam im Sinne einer Belastungsreduzierung.

Die Nachsorge beinhaltet die Rehabilitation, sie soll nach Stauber [12] primär Folgekrankheiten verhüten, beseitigen oder mildern.

Der Arzt muß nach Hepp [2] fachliche Kompetenz, Bereitschaft zur individuellen Aufklärung und Wahrheit und zur Begleitung bis in den Tod einbringen. Dabei ist die Mahnung von Zander [14] zu beherzigen, daß im Ernstfall der Mut zur Wahrheit gegenüber der Barmherzigkeit abzuwägen sei.

Für die Patientin ist die interaktionelle Verarbeitungsebene von großer Wichtigkeit. Das Beziehungsgeflecht zum Lebenspartner, zur Familie und Umwelt wird durch die Krebsdiagnose aufgebrochen und kann nur in gemeinsamer Arbeit mühsam wieder zusammengefügt werden. Die Familie selbst erfährt eine starke Belastung durch ihr krebskrankes Mitglied, sie weiß nicht, wie sie sich gegenüber der Erkrankten verhalten soll, ist unsicher, neigt zu Bagatellisierung der Krankheit, ist sprachlos oder meidet die Erkrankte völlig (soziale Isolation).

Hier ist der Arzt aufgerufen, die Angehörigen aufzuklären und ihnen sinnvolle Verhaltensweisen nahezubringen (Familie als Therapeut).

Von besonderer Bedeutung ist die Interaktion Arzt–Patientin, sie muß einfühlsam, individuell und rücksichtsvoll sein.

Der Verlust der körperlichen Unversehrtheit nach Mastektomie oder Hysterektomie wird häufig als dramatisch empfunden. Der Gynäkologe muß helfen, die Identitätskrise zu überwinden, den Anpassungsprozeß an die neue Realität zu fördern und reaktive Depressionen zu beheben.

In der Interaktion Arzt–Patientin werden aber auch Fehler gemacht. Negative Äußerungen über eine andere Patientin vor Eintritt ins Zimmer, von der Betroffenen mitgehört, werden trotz gegenteiliger Beteuerungen auf sich bezogen.

Die Mitteilung einer günstigen Prognose oder gar der Heilung, überbracht mit einem Stirnrunzeln kann eine Patientin nach Schuth [11] noch jahrelang beunruhigen. Der Arzt muß Zuverlässigkeit und Sicherheit ausstrahlen. Er soll Ängste der Krebskranken ansprechen und bei der Bewältigung realer und neurotischer Ängste helfen [12]. Nur auf der Basis des Vertrauens kann die Interaktion Arzt–Patientin segensreich sein.

Aufgaben der Krebsnachsorge

1. Die Verbesserung der Lebensqualität, nach Möglichkeit die vollständige Wiederherstellung der Gesundheit (dieses Ziel ist eng verknüpft mit der Rehabilitation).
2. Die Rehabilitation (geistig-seelisch, körperlich, beruflich, sozial).
3. Die Einleitung oder Fortsetzung adjuvanter Therapien.
4. Die Erkennung und Behandlung unerwünschter Therapiefolgen.
5. Die Erkennung und Behandlung von Rezidiven und Metastasen.
6. Die Erkennung und Behandlung maligner und benigner Zweiterkrankungen.
7. Wissenschaftliche Analysen.

Die Vielfalt der Aufgaben kann vom einzelnen Frauenarzt nicht bewältigt werden. Es bedarf zwingend einer breiten interdisziplinären Zusammenarbeit u.a. mit

Radiologen, Chirurgen, Urologen, Internisten, Psychologen, Physiotherapeuten, Sozialarbeitern und Selbsthilfegruppen.

Wie breit das Spektrum der Nachsorge ist, wird allein durch die Diagnose und Therapie maligner und benigner Zusatzerkrankungen klar, die am Beispiel des Endometriumkarzinoms dargelegt werden.

Material und Methode

Aus dem Krankengut der Klinik Bad Trissl wurden 1616 Patientinnen mit Endometriumkarzinom auf die Kombination mit einem malignen Zweit- oder Dritt-Tumor untersucht. Das Kollektiv umfaßt einen Zeitraum von 24 Jahren, von 1968 bis 1994. Die Patientinnen wurden uns nach der Operation und/oder Bestrahlung, vorwiegend aus Bayern, zur Nachsorge eingewiesen. Alle Doppel- und Dreifachmalignome sind histologisch belegt, zweifelhafte Fälle wurden ausgeschlossen.

Aus dem gleichen Kollektiv sind die letzten 477 Patientinnen aus den Jahren 1987 bis 1994 für die Analyse benigner Nebenerkrankungen.

Dabei wurde eine Adipositas ab 20% Übergewicht, eine Hypertonie ab 95 mm Hg diastolisch, eine Hyperlipidämie ab 260 mg/dl oder 260 mg Triglyceride und eine Hyperurikämie erst ab 6,5 mg/dl angenommen.

Ergebnisse

Von 1616 Patientinnen mit Endometriumkarzinom waren 16% in der Prämenopause, 84% in der Postmenopause. Das Menopausenalter betrug 50,4 Jahre, das Alter bei Primärtherapie 60,6 Jahre.

73,5% der Endometriumkarzinome verteilten sich auf das FIGO-Stadium I, 17% auf das Stadium II, 7,4% auf das Stadium III und 2,1% auf das Stadium IV.

Die Primärtherapie erfolgte in 26% durch alleinige Operation, in 13% durch alleinige Strahlentherapie. Die Verschiebung der Primärtherapie von der Strahlentherapie zur Operation im Vergleich 1968 zu 1981 und 1981 zu 1994 ist auffällig. Bei 1616 Patientinnen mit Endometriumkarzinom fanden sich 176 (10,9%) Mehrfachmalignome, davon 156 Doppel- und 20 Dreifachmalignome (Tabelle 1). Das Endometriumkarzinom trat simultan mit einem anderen Malignom in 25,6% auf, zuerst in 42,6% und nach einem anderen Malignom in 31,8%.

Die Latenzzeit vom Erst- zum Zweitmalignom betrug 4,5 Jahre. 25,0% der Multiplizitätstumoren wurden in der Klinik Bad Trissl aufgedeckt. Die hohe Kombinationsrate des Endometriumkarzinoms mit dem Mammakarzinom von 62,5% ist auffällig.

Benigne Nebenerkrankungen sind in Tabelle 2 aufgelistet. Mit 38% ist die Hyperlipidämie am häufigsten, gefolgt von der beim Endometriumkarzinom bekannten Trias Adipositas, Diabetes, Hypertonie. Herzkreislauferkrankungen summieren sich zu 58%. 477 Patientinnen mit Endometriumkarzinom haben durchschnittlich 1936 benigne Nebenerkrankungen, d.h. 4 pro Patientin.

Tabelle 1. Mehrfachmalignome (n = 176)I. E = Endometriumkarzinom, M = Mammakarzinom

Doppelmalignome (n = 156)		Tripelmalignome (n = 20)	
E + Astrozytom	1	E + M + M	6
E + Karzinoidtumor (Lunge)	1	E + M + Ovarialkarzinom	3
E + Granulosazelltumor (Ovar)	1	E + M + Blasenkarzinom	1
E + Melanom (Auge, Haut)	2	E + M + Kolonkarzinom	2
E + AML	1	E + M + Magenkarzinom	1
E + CLL	1	E + M + Melanom	1
E + Plasmozytom	1	E + M + Basaliom	1
E + Magensarkom	1	E + Zervix + Kolonkarzinom	1
E + Leiomyosarkom (Ovar)	1	E + Rektumkarzinom + M. Bowen	1
		E + Blasen- + Sigmakarzinom	1
E + Basaliom	6	E + Ovarial- + Sigmakarzinom	1
E + M (TIS)	1	E + Pankreas- + Schilddrüsenkarzinom	1
E + CA in situ der Portio	3		
E + Blasenkarzinom (Grad I)	1		
E + Vulvakarzinom	1		
E + Zervixkarzinom	7		
E + Chorionkarzinom	1		
E + Ovarialkarzinom	9		
E + Blasenkarzinom	3		
E + Rektumkarzinom	3		
E + Sigmakarzinom	3		
E + Kolonkarzinom	4		
E + Zökumkarzinom	2		
E + Gallenblasenkarzinom	1		
E + Choledochuskarzinom	1		
E + Nierenkarzinom	3		
E + Bronchialkarzinom	1		
E + Mundbodenkarzinom	1		
E + Schilddrüsenkarzinom	1		
E + M	94		

Nur 21 Patientinnen (4,4%) haben keine Nebenerkrankungen, 3 Patientinnen leiden unter 10 Nebenerkrankungen.

Die Trias Adipositas, Diabetes, Hypertonie kommt in 12% vor.

Diskussion

Die Wichtigkeit der Rehabilitation als integraler Bestandteil der gynäkologischen Krebsnachsorge, die psychosomatische Betreuung der Krebskranken zur Überwindung der Krankheit oder zur Begleitung bis in den Tod wurde einleitend ebenso dargestellt, wie die besondere Rolle der Interaktion Arzt–Patientin. Höchstes Ziel der Primärtherapie und der Nachsorge ist die Wiedererlangung der Gesundheit bzw. einer guten Lebensqualität.

Aus der Fülle der Aufgaben der gynäkologisch-onkologischen Nachsorge werden am Beispiel des Endometriumkarzinoms maligne und benigne Zusatzerkrankungen herausgegriffen, um aufzuzeigen, wie unentbehrlich die interdisziplinäre Zusammenarbeit auch mit nichtärztlichen Helfern geworden ist.

Tabelle 2. Endometriumkarzinom 7/87–6/94 (n = 477). Benigne Nebenerkrankungen (n = 1936)

1. Sonstige (alle unter 2%)	381	(80%)
2. Hyperlipidämie	179	(38%)
3. Adipositas	176	(37%)
4. Diabetes	175	(37%)
5. Hypertonie	152	(32%)
6. Degeneratives Skelett	141	(30%)
7. Cholezystopathie	136	(28%)
8. Varikose, Thromb., Embolie	90	(19%)
9. Hyperurikämie	87	(18%)
10. Dysthyreose	81	(17%)
11. KHK	61	(13%)
12. Herinsuffizienz	52	(11%)
13. Herzrhythmusstörung	34	(7%)
14. Arteriosklerose	32	(7%)
15. Gastritis/Ulkus	27	(6%)
16. Allergie	26	(5%)
17. Herzinfarkt	23	(5%)
18. Atemwegserkrankungen	23	(5%)
19. Leberinsuffizienz	19	(4%)
20. Niereninsuffizienz	18	(4%)
21. Apoplex	13	(3%)
22. Harnwegsinfekt	10	(2%)

Nebenerkrankungen: 1936 = 4 pro Patientin, 21 × keine, 3 × 10.

Wenn dargelegt werden kann, daß maligne Mehrfachtumoren bei nahezu 11% von 1616 Endometriumkarzinomen den ganzen Körper von Kopf bis Fuß befallen, wird klar, daß nahezu alle medizinischen Disziplinen gefordert sind.

Wenn außerdem belegt wird, daß sich seit Moertel et al. (Tabelle 3) in den letzten 50 Jahren die Zweittumorrate um 10% bewegt, werden die eigenen Ergebnisse plausibel [1, 3, 5, 8, 10, 13].

Die ins Auge springende Häufigkeit von Endometriumkarzinom und Mammakarzinom in über 60% gibt der Vermutung Nahrung, daß die Östrogenabhängigkeit beider Tumoren eine Rolle spielen könnte. Dazu würden auch die Daten von Schindler [6] passen, die ein um 16% erhöhtes Risiko für die Entstehung eines Mammakarzinoms aufweisen, wenn eine Adipositas mit Stammfettsucht besteht. Da in der Postmenopause das Fettgewebe der Hauptort der extraglandulären Östrogen-Biosynthese ist, müßte die Adipositas bei Endometriumkarzinompatientinnen nur häufiger sein als in der Normalpopulation, um diese Vermutung zu stützen.

Nach unseren Ergebnissen ist die Adipositas bei Patientinnen mit Endometriumkarzinom mit 37% gegenüber ca. 20% gleichaltriger Frauen der alten Bundesrepublik Deutschland deutlich erhöht (Infratest-Gesundheitsforschung 1984/86). Das Gleiche gilt für die Trias Adipositas, Diabetes, Hypertonie. Vier benigne Nebenerkrankungen finden sich im Durchschnitt bei jeder Patientin mit Endometriumkarzinom. Ohne Nebenerkrankungen sind nur 4% unseres Kollektivs.

In der gynäkologischen Onkologie ist die multimorbide Patientin die Regel, nicht die Ausnahme. Die Aufdeckung benigner und maligner Zweiterkrankungen, die

Tabelle 3. Datenvergleich verschiedener Autoren von Mehrfachtumoren beim Endometrium-karzinom

Autor	Jahr	Gesamt-zahl der Studie	Zahl der Mehrfach-Malignome	[%]	Zeitraum
Moertel et al.	1961	807	80	9,9	1944–1953
Bailar	1963	2358	191	8,1	1935–1951
MacMahon	1969	869	135	15,8	1920–1959
Vongtama et al.	1970	984	116	11,8	1940–1960
Schünemann, Beaufort	1982	808	85	10,5	1968–1981
Schünemann, Jänicke	1994	1616	176	10,9	1968–1994

Früherkennung potentiell heilbarer Rezidive, der Nachweis behand-lungsbedürftiger Therapiefolgen (z.B. Stauungsnieren) gelingt nicht, wenn sich Nachsorgeprogramme weitgehend auf Anamnese und klinische Ursachen be-schränken [9].

Die unter dem Aspekt der Kosten-Nutzenrelation geborene Einschränkung laborchemischer und apparativer Untersuchungen kann fatale Folgen haben. Ethische Fragen belasten den Arzt als Entscheidungsträger. Halten wir es noch mit der Richtschnur unserer Lehrer: Salus aegroti suprema lex?

Literatur

1. Bailer JC (1963) The incidence of independent tumors among uterine cancer patients. Cancer 16, 842–853
2. Hepp H (1990) Ethische Aspekte bei der Behandlung Krebskranker. Krebsmedizin 11, 46–51
3. MacMahon B, Austin JH (1969) Association of carcinomas of the breast and corpus uteri. Cancer (Philadelphia) 23, 275–280
4. Möhring P (1986) Habilitationsschrift an der Universität Gießen
5. Moertel CG, Dockerty MB, Baggenstoff AH (1961) Multiple primary · malignant neoplasms. Cancer 14, 231–248
6. Schindler AE (1994) Bedeutung der Adipositas für die gynäkologische Onkologie. Referat, 50. Kongreß, Dtsch Ges Gynäkologie und Geburtshilfe, 23.–27. August 1994
7. Schröck R, Stepien J, Schwiersch M (1992) Heilbehandlung und Rehabilitation in der gynäkologischen Onkologie. Krebsmedizin 13, 42–45
8. Schünemann H, Beaufort F (1982) Mehrfachtumoren beim Korpuskarzinom. Geburtshilfe Frauenheilkd 42, 517–519
9. Schünemann H (1993) Nachsorge. In: Schünemann H, Beaufort F, Scheidel P, Willich N: Gynäkologische Malignome, 5. Aufl. Zuckschwerdt
10. Schünemann H, Jourdain M (1994) Doppel- und Dreifachmalignome beim Endometrium-Karzinom. Zentralbl Gynäkol 116, 522–526
11. Schuth W (1994) Psycho-Onkologie in der Gynäkologie. Referat, 50. Kongreß, Dtsch Ges Gynäkologie und Geburtshilfe, 23.–27. August 1994
12. Stauber M (1990) Die Führung der krebskranken Frau: psychosomatische Anforderungen. Krebsmedizin 11, 4–6

13. Vongtama V, Kurohara SS, Badib AO, Webster JH (1970) Second primary cancers of endometrial carcinoma. Cancer 26, 842–846
14. Zander J (1981) Aufklärung des Krebskranken über die Diagnose, Behandlung und Prognose. In: Schmidt-Matthiesen H, Krebs D: Verhandlungen der Dtsch Ges Gynäkologie und Geburtshilfe. Arch Gynec Vol 232, 1–4

Der Krebspatient zwischen Schulmedizin und Alternativmedizin – Therapiekonzepte

G. A. Nagel

Zusammenfassung

Das Thema „Schulmedizin versus Alternativmedizin" gewinnt, neben dem Aspekt der selbstverständlich immer wieder zu fordernden Notwendigkeit der wissenschaftlichen Überprüfung unkonventioneller Heilmittel eine neue Dimension, wenn es unter dem Aspekt der subjektiven Ätiologievorstellung des Patienten betrachtet wird. Unkonventionelle Therapien spielen nämlich im Verständnis des Patienten eine andere Rolle als im Verständnis der wissenschaftlichen Medizin.

Therapieziele in der Krebsmedizin sind: direkte Tumoreffekte durch die unmittelbare Schädigung der Krebszelle; indirekte Tumoreffekte durch die Beeinflussung körpereigener Abwehrmechanismen; Besserung von Symptomen, Palliation, Beeinflussung der Lebensqualität, Lebenshilfe.

Direkte und indirekte Tumoreffekte lassen sich, soweit wissenschaftlich fundiert, nur mit den Standardmethoden der Krebsbehandlung, Operation, Bestrahlung, Chemotherapie, Hormontherapie, einige biologische Therapien erzielen. Solche Tumoreffekte sind zwar für ausgewählte Naturheilverfahren und unkonventionelle Verfahren denkbar, wissenschaftlich jedoch nicht abgesichert. Hier ist Forschungsbedarf. Palliative, symptomatische, subjektiv vom Patienten bewertete Therapieeffekte sind mit allen Therapieformen mit ausgeprägtem Placeboeffekt denkbar.

Der praktische Einsatz von unkonventionellen Therapien muß neben den medizinisch angestrebten Therapiezielen auch die subjektiven Ätiologievorstellungen von Patienten berücksichtigen. Nach diesen Vorstellungen ist die Überwindung der Krebskrankheit nur möglich, wenn Krankheitsbekämpfung im Pathogenesekonzept der Naturwissenschaft verbunden mit Gesundheitsstärkung im Salutogenesekonzept der Naturheilkunde wird. Über Möglichkeiten der besseren Verankerung des Salutogenesekonzeptes in der Schulmedizin wird gegenwärtig diskutiert.

Hintergrund und Fragestellung

Unsere Medizin hat sich spätestens seit dem 19 Jh. in zwei wesentliche Strömungen gespalten – eine naturwissenschaftliche und eine naturheilkundliche. Davon abzugrenzen sind besondere medizinische Richtungen, speziell die Homöopathie

und die anthroposophisch begründete Medizin sowie Außenseiter- und Scharlatanverfahren [4].

Die vom Denken der Naturwissenschaften geprägte medizinische Richtung, auch
Schulmedizin genannt, ist die normative Medizin unserer Gesellschaft. Ihren hohen
Stellenwert hat sie erreicht, weil sie begründbar, lehrbar, technisch perfektionierbar
und berechenbar ist und weil sie wie keine andere Medizinform zum medizinischen
Fortschritt, zur Krankheitserkennung und Therapie beigetragen hat.

Dennoch verzeichnen andere Medizinformen, zusammengefaßt unter dem
populären Begriff „Alternativmedizin", heute einen noch nie dagewesenen Zulauf.
Die vielfältigen Ursachen für die Entzweiung der naturwissenschaftlichen und
naturheilkundlichen medizinischen Strömungen und die besondere Attraktivität
stehen unter anderem in Zusammenhang mit zwei unterschiedlichen Heilungs-
konzepten: die naturwissenschaftliche Medizin will heilen durch Krankheitsbekämpfung (pathogenetisches Paradigma), die naturheilkundliche Medizin will
heilen durch Gesundheitsstärkung (salutogenetisches Paradigma [1]). Ganzheitliche Medizin wäre die geglückte Verbindung beider Paradigmen, ein Versuch, der
in der Klinik für Tumorbiologie Freiburg modellhaft unternommen wird [6].

Dieser Versuch wird zur Herausforderung, wenn es um die Frage geht, ob und
gegebenenfalls wie bestimmte Therapieverfahren oder sogar dahinterstehende
medizintheoretische Konzepte der Alternativmedizin in das schulmedizinische
Glaubensbekenntnis integriert werden können. Dieser Frage kann heute nicht mehr
aus dem Wege gegangen werden, da sie nicht nur von wenigen Menschen, sondern
von breiten Kreisen unserer Gesellschaft an die Medizin gestellt wird.

Definition

Der Diskussion über den Stellenwert schulmedizinischer versus „alternativer"
Tumortherapien muß, um Verständnisschwierigkeiten zu vermeiden, eine Definition von Begriffen vorausgehen. Allzu oft wird nämlich jede Medizinform außerhalb der Schulmedizin pauschal in den Topf „Alternativmedizin" geworfen, von
Naturheilverfahren bis zu Scharlatanerie. Dabei geht eine ganz wesentliche Tatsache unter: wichtige Teile der „Alternativmedizin", namentlich die Naturheilverfahren und die ihnen zu Grunde liegende Denkweise, sind in unserer Medizin
immer verankert gewesen. Was die Terminologie in der Diskussion um „alternative
Therapien" anbelangt, so gibt es bislang leider keine allgemein verbindliche
Begriffsbestimmung. Deswegen wird hier versucht, in Anlehnung an einen
gewissen Grundkonsens der in der Literatur vorherrscht, zu definieren:

Schulmedizin
Gleich wissenschaftliche, manchmal auch naturwissenschaftliche (im Gegensatz
zu naturheilkundliche) Medizin, die an den Hochschulen gelehrt wird und sich
bemüht, ihr medizinisches Lehrgebäude wissenschaftlich zu begründen.

Alternativmedizin
Dieser Begriff bezeichnet im allgemeinen Verständnis alle Behandlungsformen
außerhalb der Schulmedizin. Er ist durchaus brauchbar, wenn man rasch zwischen

Schulmedizin und Nicht-Schulmedizin unterscheiden will. Andererseits ist er außerordentlich mißverständlich und wird daher in offiziellen Verlautbarungen, wie z. B. im Programm der Bundesregierung durch den Terminus *unkonventionelle medizinische Richtungen* [3] ersetzt. Mißverständlich ist der Alternativbegriff insofern, als er impliziert, es gäbe außerhalb der akzeptierten Standards echte therapeutische Alternativen, die Gleiches, Besseres oder auf mildere Art Vergleichbares zu leisten vermögen wie die Standardverfahren der Tumortherapie (Operation, Bestrahlung, Chemotherapie, Hormontherapie, vereinzelte biologische Mittel). Etablierte therapeutische Alternativen in diesem Sinne gibt es, wie nicht genügend betont werden kann, jedoch nicht bzw. noch nicht.

Standardtherapien
Dies sind schulmedizinisch verwendete, in der Regel wissenschaftlich überprüfte oder auch unabhängig davon, ob wissenschaftlich überprüft oder nicht, von der wissenschaftlichen Medizin zum Standard erklärte Behandlungsformen. Zur Standardtherapie gehören die regulär vom Bundesgesundheitsamt zugelassenen und somit von den Kassen erstattungspflichtigen Arzneimittel. Die Entwicklung und Verwendung von Standardtherapien geschieht mit dem Ziel der Verhütung (z. B. Impfungen) oder Therapie (z. B. Zytostatika) von Krankheiten, Krankheitserregern oder Krankheitssymptomen.

Experimentelle Therapien
Diese sind in wissenschaftlicher Erprobung befindliche Arzneimittel in Phase I bis III der klinischen Prüfung und vor der Arzneimittelzulassung. In diesem Sinne kann jede Therapieform, auch eine exotische, eine experimentelle Therapie sein.

Naturheilverfahren
Die Entwicklung und Verwendung von Naturheilverfahren dient, im Gegensatz zu den Standardverfahren, nicht der Krankheitsprophylaxe/Therapie, sondern der Erhaltung, Regulierung oder Wiederherstellung natürlicher Körperfunktionen und natürlicher Heilkräfte des Körpers. Naturheilverfahren werden breit angewendet in der Rehabilitationstherapie, physikalischen und balneologischen Medizin, welche sich herausentwickelt hat aus der Naturheilbewegung des 19. Jh. [11]. Naturheilverfahren sind insofern Teil der Standardtherapie als sie zum Therapiearsenal des Arztes für Naturheilverfahren, einer Subspezialität der Schulmedizin, gehören [10]. Zu den Naturheilverfahren werden gerechnet:

1. Hydro-/Thermotherapie
2. Bewegungstherapie einschl. Atemtherapie
3. Massageverfahren
4. Ernährungstherapie
5. Phytotherapie
6. Ordnungstherapie einschl. Entspannungsverfahren
7. Ausleitende Verfahren (Aderlaß, Neuraltherapie, Lichttherapie etc.)
8. Andere (nicht spezifiziert)

Naturheilverfahren unterscheiden sich insofern von den Standardverfahren, als sich darunter auch nicht regulär zugelassene, sondern registrierte Arzneimittel befinden, deren Erstattung nicht immer obligatorisch ist.

Unkonventionelle Therapien
Diese sind verbreitete, wissenschaftlich nicht oder noch nicht ausreichend überprüfte, nicht zum schulmedizinischen Standard gehörende Therapieformen, die oft Teil anderer Medizinschulen sind, deren Anwendung irgendwie plausibel erscheint und die im Prinzip mit den Methoden der wissenschaftlichen Medizin überprüft werden können. Zu den unkonventionellen Krebstherapien gehören neben den Mitteln der Homöopathie und Anthroposophie sowie anderer Medizinkulturen zahlreiche Singulärprinzipien wie Thymuspräparate, Faktor AF-2, Wobe Mugos, Polyerga, Radikalenfänger, Selen, Krebsimpfungen, Zelltherapie, ASI (Aktive Spezifische Immuntherapie), Plasmaphoresen und andere [2]. Mistelpräparate nehmen eine Sonderstellung ein, da sie sowohl im anthroposophischen Therapiekonzept als auch außerhalb desselben verwendet werden.

Außenseitertherapien
Diese sind Therapieverfahren, deren Anwendung in aller Regel nicht plausibel erscheint, die auf unbeweisbaren Behauptungen basieren, deren Überprüfbarkeit zum Teil mangels Standardisierbarkeit, Unzumutbarkeit oder ethischer Bedenken nicht gegeben ist und die zumeist Erfindungen von Einzelgängern oder autistisch denkenden Menschen sind. Beispiele für Außenseitermethoden sind: magische Medizinformen, Geistheilung, Esoterik, obstruse Krebsdiäten, Krebsmehrschritttherapien, Urinextrakte oder Therapien, mit denen ihre Erfinder ihre Namen verbinden. Den Außenseiterverfahren muß auch jene Polypragmasie zugerechnet werden, die in zahlreichen privaten Krebskliniken praktiziert wird, erkennbar an einem sogenannten „ganzheitlichen" Therapiecocktail, in dem sich von Vitaminen bis Organextrakten, von Spurenelementen bis Enzymen alles befindet, was irgendwie der Biosphäre entstammt.

Scharlatantherapie
Diese sind Therapieverfahren, die auf bewußter Irreführung oder Täuschung beruhen, die eine Ausbeutung von Patienten zum Ziel haben und deren wissenschaftliche Überprüfung von den Anwendern nicht gewollt ist. Scharlatane kommen gar nicht so selten aus den Reihen der Schulmedizin, hängen sich gerne an experimentelle Trends der wissenschaftlichen Medizin an (Immuntherapien, Zytokininduktion) und vermögen ihre Therapiekonzepte daher pseudowissenschaftlich so zu verbrämen, daß sie schwer als Scharlatane entlarvt werden können.

Biologische Therapien
Im populären Gebrauch ist eine biologische Therapie so viel wie eine nicht künstliche, nicht chemische, nicht schädliche, nicht aggressive Behandlungsform. Im wissenschaftlichen Gebrauch werden damit Behandlungsformen gemeint, die das Netzwerk der natürlichen Regelvorgänge des Krebswachstums regulieren. Beispiele: Hormone, Zytokine.

Pathogenesekonzept der Naturwissenschaft, Salutogenesekonzept der Naturheilkunde

Bevor auf die Ziele der Tumortherapie und Indikation verschiedener therapeutischer Alternativen eingegangen wird, muß ein Wort zu den unterschiedlichen Denkweisen der naturwissenschaftlichen und naturheilkundlichen Medizin gesagt werden.

In der naturwissenschaftlich geprägten Medizin herrscht seit dem 19. Jahrhundert, seit dem Krankheiten und ihre Ursachen erkannt werden können, das *pathogenetische Paradigma* vor. Dies gilt für die Onkologie spätestens seit der Veröffentlichung der Zellularpathologie von *Paul Ehrlich*. Das pathogenetische Paradigma besagt, daß Gesundung eines Menschen vornehmlich durch Krankheitsbekämpfung erreicht werden soll. Die Errungenschaften der modernen Medizin beruhen in der Tat auf der konsequenten Anwendung dieses Paradigma in der Krankheits-Ursachenforschung und pathogenitäts-bezogenen Krankheitstherapie.

In der naturheilkundlichen Medizin herrscht demgegenüber ein anderes Denken vor. Es basiert auf dem *salutogenetischen Paradigma*. Es besagt, daß Gesundung eines Menschen durch die Stärkung der einem jeden Menschen innewohnenden Selbst-Heilungskräfte erzielt werden soll.

Derartige salutogenetische Mechanismen sind zwar unbestritten, ihre Erforschung ist jedoch von der wissenschaftlichen Medizin noch nicht mit gleichem Erfolg betrieben worden, wie diejenige der pathogenetischen Mechanismen.

Mit der Formulierung der Inhalte der psychosomatischen Medizin [13] ist heute im Grundsatz eine Vereinigung der pathogenetischen und salutogenetischen Denkweise in der Medizin gegeben. Wird Gesundheit nicht als Zustand, als statische Größe, sondern als erfolgreich ablaufender Prozeß betrachtet, der permanent aktiv erkämpft werden muß, so stellen pathogenetisches und salutogenetische Paradigma keinen Gegensatz dar. Dies läßt sich an folgendem Schema verdeutlichen (Abb. 1).

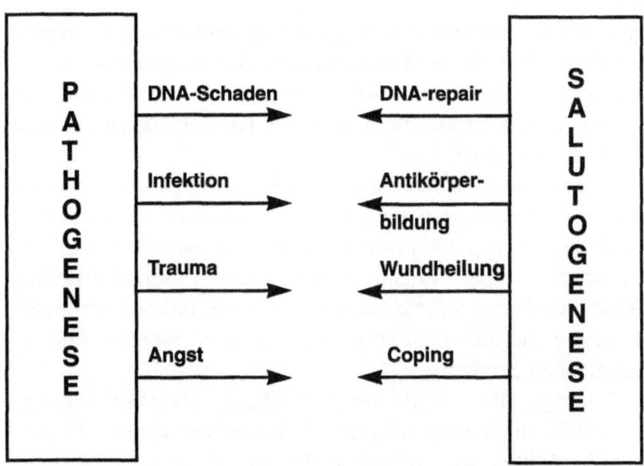

Abb. 1. Interaktion zwischen Pathogenese und Salutogenese

Demnach sind pathogene und salutogene Prozesse beständig ablaufende Normalereignisse, deren Balance als Gesundheit verstanden werden kann. Daraus abgeleitet ist das *Paradigma der ganzheitlichen Medizin*, welches besagt, daß Gesundheit sowohl durch die Unterdrückung des krankmachenden Prozesses als auch durch die Förderung des gesundmachenden Prozesses erreicht werden soll.

Was leisten konventionelle und unkonventionelle Tumortherapien?

Die Wirksamkeit einer Therapie wird gemessen an einem bestimmten, vorgegebenen *Therapieziel*. In der Onkologie werden folgende Therapieziele unterschieden:

Direkte Tumorwirkung

Ziel ist die direkte Entfernung, Zerstörung oder Schädigung von Krebszellen selbst. Direkte Tumorrückbildungen (Remissionen), zu Heilungen oder zur Lebensverlängerung führende Tumoreffekte sind nur mit den Standardmethoden der wissenschaftlichen Medizin, der Chirurgie, der Strahlentherapie, der Chemo-/ Hormontherapie und mit wenigen biologischen Therapieverfahren (Zytokine, Immuntherapien) zu erzielen. Gelingt die vollständige Zerstörung der Krebszellen, ist *Heilung* von Krebs möglich. Dies gelingt bei circa 50 % aller Krebsfälle. *Ist das Therapieziel die direkte Tumorwirkung, so gibt es außer den oben genannten Standardverfahren keine therapeutischen Alternativen.* Jede Therapieform, die einen direkten Tumoreffekt verspricht, wird von der wissenschaftlichen Medizin heute umgehend geprüft. Wenn dabei Tumorwirksamkeit und ein vernünftiges Nutzen-Risiko-Verhältnis nachgewiesen werden können, so wurde und werden solche Therapieformen stets umgehend von der Schulmedizin assimiliert. Daher kann es außerhalb der Schulmedizin keine alternative Therapie mit bewiesenermaßen direkter Tumorwirksamkeit geben.

Indirekte Tumorwirkungen

Ziel ist die Rückbildung von Tumoren über den Weg der Einflußnahme auf körpereigene Mechanismen der Regulation des Krebswachstums. Auf diesem Mechanismus beruht z.B. die Wirkung einiger Hormontherapien, welche die Tumorzelle nicht direkt schädigen, sondern das endokrine Milieu des Körpers zu Ungunsten des endokrinabhängigen Tumors ändern.

Für viele der unkonventionellen Mittel, aber auch für Außenseiter- und Scharlatanverfahren wird von Herstellern behauptet, sie hätten derartige indirekte Tumorwirkungen. Diese Aussage ist jedoch nur für bestimmte schulmedizinisch verwendete Standardverfahren belegt. Entsprechende, mit wissenschaftlicher Methodik begründete Aussagen können für Naturheilverfahren, unkonventionelle Verfahren, Außenseiter- und Scharlatanverfahren nicht gemacht werden. Hierzu fehlen die geforderten klinischen Studien.

Umgekehrt ist die Aussage aber auch nicht zulässig, Psychotherapien, meditative Techniken, Ernährungsumstellungen, Naturheilverfahren, Phytotherapien, unkonventionelle Mittel, etc. hätten nicht das *Potential*, indirekte Tumorwirkungen zu entfalten. Es ist im Gegenteil unbestritten, daß Tumorrückbildungen auf indirektem Wege, durch Änderung des den Tumor umgebenden Milieus zustande kommen können. Auf dieser Annahme beruht geradezu die Erforschung Sozio-, Psycho-, Neuro-, Immun-, endo/-para/autokriner Netzwerke. Nur, wie gesagt, Naturheilverfahren, unkonventionelle Verfahren, Außenseiterverfahren und Scharlatanverfahren sind den *wissenschaftlichen Beweis*, solches zu leisten, bisher schuldig geblieben, obwohl ihre Hersteller bei der Darstellung des Produktes oft vermitteln wollen, dies sei der Fall.

Eine besondere Anmerkung ist hier zur *Messung von Immunparametern bei Krebspatienten zu machen*. Es ist weit verbreitete Praxis, Immunparameter (Immunprofile), Quotienten von Lymphozytenpopulationen, Immunologische Prognosescores etc. zu bestimmen. Veränderungen von Immunparametern können tatsächlich auch mit allen möglichen Mitteln, von Zytostatika bis Mistelpräparaten, von Hyperthermie bis Biofeedback, von Ernährungsumstellungen bis zu Placebos erzielt werden. *Die Relevanz der Veränderung von Immunparametern bezüglich des Verlaufs von Krebserkrankungen ist jedoch noch völlig unklar* und es grenzt an Scharlatanerie zu behaupten, solche Veränderungen würden eine Tumorwirksamkeit der angewandten Therapie beweisen.

Besserung von Tumorsymptomen

Tumorsymptome sind direkte oder indirekte Auswirkungen der Krebserkrankungen, die vom Patienten subjektiv wahrgenommen werden, in erster Linie Schmerzen, Malaise, Inappetenz, Störungen von Organfunktionen, psychosomatische Erscheinungen. Handelt es sich um direkte, vom Tumor selbst ausgelöste Symptome werden sie am besten durch die Beeinflussung des Tumors selbst, durch Standardverfahren, behandelt. Andernfalls bieten sich gezielte symptomatische Maßnahmen (Analgetika, Antiemetika) an. Da der Schweregrad von Tumorsymptomen sehr oft durch eine subjektive Erlebniskomponente des Patienten mitgeprägt wird, ist es klar, daß jede Therapieform über Placeboeffekte positive symptomatische Effekte haben kann. Wird eine solche Besserung mit einem unkonventionellen Mittel erzielt, ist die Schlußfolgerung unzulässig, diese Therapie habe einen direkten Tumoreffekt entfaltet, es sei denn, solch ein Tumoreffekt konnte durch entsprechende Diagnostik am Tumor eindeutig belegt werden. Gerade diese unzulässige Schlußfolgerung wird von Vertretern außerschulmedizinischer Richtungen aber immer wieder gezogen.

Besserung der Lebensqualität

Bei der „Lebensqualität" handelt es sich im wesentlichen um eine von der Einschätzung des Patienten selbst abhängende subjektive Zielgröße der Therapie. Eine allgemein verbindliche Definition des Begriffs fehlt bisher. „Lebensqualität" ist auch noch kein Kriterium der Zulassung oder der Einschätzung der Erstattungsfähigkeit von Arzneimitteln. *Im Rahmen vergleichender klinischer Prüfungen spielt der jeweils arbiträr definierte Begriff der Lebensqualität jedoch eine wichtige Rolle*. Die Beeinflussung der Lebensqualität ist besonders bedeutsam bei der Beurteilung palliativer Behandlungen für welche weder Heilung, Tumorremission, Verlängerung der Überlebenszeit noch andere objektivierbare Parameter therapeutisches Ziel sind.

Eine Beeinflussung der Lebensqualität ist mit allen erdenkbaren Therapieformen möglich, unabhängig davon, ob die Krankheit selbst gebessert wird oder nicht. Daher ist der Rückschluß vom subjektiven Eindruck, „es ging dem Patienten besser", auf den objektiven Sachverhalt, „die Tumorerkrankung wurde gebessert", unzulässig.

Lebenshilfe

Das therapeutische Zielkriterium „Lebenshilfe" existiert im Schrifttum bisher nicht. Dennoch spielt es bei den Verschreibungsgewohnheiten der Ärzteschaft eine große Rolle. Die dahinterstehende Absicht ist die, dem Patienten ein Mittel an die Hand zu geben, welches seinem Bedürfnis entgegenkommt, *selbst etwas zur Genesung beizutragen.*

Dieser Selbsthilfegedanke von Krebspatienten entspringt der Vorstellung, daß die Krebskrankheit nur überwunden werden kann, wenn die Krankheitstherapie (Operation, Bestrahlung, Chemotherapie) ergänzt wird durch gesundheits- und abwehrstärkende Maßnahmen. Diese Vorstellung ist durchaus verständlich, wenn man die subjektiven Ätiologievorstellungen von Krebspatienten kennt. Nach diesen Vorstellungen entsteht Krebs auf dem Boden eines gestörten „Gleichgewichts der Kräfte", z.B. aufgrund chronischer Streßsituationen, falscher Ernährung, ungesunder Lebensweise oder manchmal auch schuldhaften Verhaltens, jedenfalls einer gesamtkörperlichen Vorschädigung. Im Gegensatz zur wissenschaftlichen Medizin, die Krebs als Folge einer zunächst streng lokalisierten Zellveränderung definiert, welcher erst im Spätstadium der Erkrankung eine ganzkörperliche Beeinträchtigung folgt, geht diese Beeinträchtigung im Verständnis der Naturheilkunde und der allermeisten Patienten der Krebsentstehung voraus [7]. Mit anderen Worten: *Krebs ist im naturwissenschaftlichen Verständnis eine Krankheit, im naturheilkundlichen Verständnis ein Symptom.* Deswegen faßt die Medizin eine direkte Tumortherapie, z.B. durch Operation, als kausale Behandlung auf, während der Patient sie als symptomatische deklariert. Im kausalen Therapieverständnis des Patienten muß diese gesamtkörperliche Schieflage ebenso wie der Tumor selbst behandelt werden.

Der Selbsthilfegedanke entspringt ferner der Absicht des Patienten, *aus der passiven Rolle des Krankheitsopfers herauszutreten in die Rolle dessen, der die Krankheit aktiv abwehrt.* Dieses aktive Beitragenwollen wird nicht zuletzt symbolhaft vergegenständlicht, im greifbaren „Mittel zum Zweck", vornehmlich dem Mittel zur Steigerung der Abwehr. Anthropologisch und psychologisch läßt sich hier eine Parallele zu uralten Ritualen der Menschheit finden, bei denen durch das Einverleiben bestimmter Mittel magische Naturkräfte erworben werden [2]. Das unkonventionelle Mittel ist in diesem Sinne weniger Medikament als Metapher [8].

Der Selbsthilfegedanke hat noch eine dritte Wurzel: Krebskrank-Sein bedeutet für den Patienten sehr oft ein Herausgeworfen-Sein aus den gewohnten Bahnen des alltäglichen Lebens. Das Leben bekommt eine andere Bedeutung und neue Ziele; der Lebensweg ist mit psychologisch schwierig zu meisternden Hindernissen versehen und kann oft nicht mehr so unbefangen wie zuvor beschritten werden. *Um diesen Lebensweg Krebskranker besser gehen zu können, greifen Patienten oft nach Mitteln im Sinne einer Geh-Hilfe.*

Beispiel: Eine 58jährige Patientin erzählt: „Vor 8 Jahren hatte ich Brustkrebs. Ich wurde operiert und bestrahlt. Dann nahm ich Mistel und es ging mit gut. Vor 3 Jahren hatte ich den Brustkrebs auf der anderen Seite. Ich ließ mich wieder operieren und bekam Chemotherapie. Ich nahm weiter Mistel und es ging mir sehr gut. Jetzt habe ich Leukämie. Natürlich muß ich jetzt wieder Chemotherapie haben. Aber mein Arzt hat mir gesagt, Mistel dürfen Sie jetzt nicht mehr nehmen. Und da hat er mir eine Krücke weggeschlagen."

Es ist längst noch nicht ausdiskutiert, inwiefern es zum Auftrag des Arztes gehört, in diese Selbst- und Lebenshilfskonzepte von Krebspatienten einzutreten bzw. inwiefern es zum Auftrag der Kostenträger gehört, derartige Mittel zur Lebenshilfe zu erstatten. Jedenfalls wird hier deutlich, daß das Gespräch über das Pro und Contra des Einsatzes unkonventioneller Therapien nicht beendet sein kann mit der Forderung, solche Mittel seien zunächst einmal wissenschaftlich zu überprüfen. So berechtigt diese Forderung ist, wir haben neben den Therapien der *Krebskrankheit* neu nachzudenken über die psycho-anthropologische Dimension des *Krebskrankseins* und unsere Behandlungskonzepte entsprechend anzupassen.

Empfehlungen zur Anwendung von unkonventionellen Mitteln

Therapieziele: Tumorheilung – Tumorrückbildung – Heilung von Krebs
Dies sind die Therapieziele, die primär von der Medizin, vom Arzt verfolgt werden. Mit dieser Zielsetzung gibt es keine Indikation zum Einsatz unkonventioneller Mittel.

Es sei wiederholt: Tumortherapien außerhalb der Standardverfahren der wissenschaftlichen Medizin sind den Beweis direkter Wirksamkeit am Tumor oder indirekter Tumorwirkungen über die Aktivierung von Abwehrsystemen des Körpers gegen Krebs bisher schuldig geblieben. Ihr Einsatz in solcher Absicht kann nicht begründet werden. Da unkonventionellen Mitteln von heute jedoch durchaus das Potential zum Standard von morgen innewohnen könnte, wird eine konsequente, vorurteilsfreie wissenschaftliche Überprüfung dieser Mittel daher zu Recht gefordert.

Therapieziele: Lebensqualität – Lebenshilfe
Dies sind Therapieziele, die hauptsächlich von Patienten vorgegeben werden. Sie erfordern eine ganz andere Betrachtungsweise.

Wie auch immer der Arzt zu unkonventionellen Mitteln steht, die Frage des Patienten nach solchen Mitteln hat er äußerst sorgfältig aufzugreifen, wenn nicht gar herauszufordern, da sich Krebspatienten oft scheuen, sie anzusprechen. Leider wird dieses Gespräch von Ärzten nicht immer sorgfältig genug geführt. Im Gegenteil, allzu oft signalisiert der Arzt Aversionen gegen die „Alternativmedizin" und entmutigt den Patienten dadurch seine eigenen Gedanken, Ängste und Phantasien zur Krankheit und im Kranksein zu äußern. *Die Verweigerung des Gesprächs über die dem salutogenetischen Denken der Naturheilkunde nahestehende subjektive Ätiologievorstellung des Patienten ist jedoch eine Respektlosigkeit gegenüber dem Patienten und wird vom Patienten oft als Mißachtung seiner Persönlichkeit empfunden.*

Dieses Gespräch muß daher geführt werden. Es soll zielgerichtet erfolgen, in erster Linie um die Hauptgründe nach dem alternativen Therapiewunsch zu erfahren. Es soll aber auch zur Information des Patienten beitragen, da dieser in der Regel hilflos vor dem alternativmedizinischen Therapieangebot steht und oft gar nicht unterscheiden kann zwischen einer ernstzunehmenden Komplementärmaßnahme, obskuren Quacksalberei oder skrupellosen Scharlatanerie.

Es gibt *vier Hauptgründe*, warum Patienten unkonventionelle Arzneimittel einnehmen wollen und verschiedene Möglichkeiten, darauf zu reagieren:

1. Wenn die Frage nach dem unkonventionellen Mittel verzweifeltes Suchen aus einer ausweglos erscheinenden Situation, unbewältigten Krise oder Orientierungslosigkeit signalisiert, so erübrigt sich der Einsatz der Mittel oft nach einer gezielten psychologischen Intervention.

2. Wenn sich der Patient vom unkonventionellen Mittel etwas verspricht, was dieses Mittel nicht leisten kann (z.B. Tumorheilung oder Tumorrückbildung) wird der ehrliche Arzt versuchen, sich mit dem Patienten auf realistische Therapieziele zu verständigen. Auch dann verzichten viele Patienten auf die Einnahme „alternativer" Mittel. Auf keinen Fall sollte man Patienten, die sich utopische Vorstellungen von der Leistungsfähigkeit unkonventioneller Mittel machen, in diesen Utopien unterstützen, auch nicht indirekt, in dem man diese Mittel nicht als solche bezeichnet oder sich gar auf sie einläßt.

3. Wenn Patienten entsprechend ihrer subjektiven Ätiologievorstellung fixiert darauf sind, unkonventionelle Mittel nicht als Ersatz einer Standardtumortherapie, sondern komplementär zu derselben einzunehmen, so ist es in aller Regel unumgänglich, auf diese Forderung einzugehen. Verweigert dies der Arzt, so treibt er den Patienten unweigerlich in die Hände der Alternativmedizin, leider oft in die Fänge von Außenseitern und Scharlatanen. Was hingegen verweigert werden sollte, sind unberechenbare Immunomodulatoren (Impfungen, Zelltherapien, Thymuspräparate) bei den möglicherweise immunogenen Tumoren, Melanome, Nierenzellkarzinome, Blasenkarzinome, Morbus Hodgkin, Lymphome, Leukämien, weil bei diesen Tumoren das Risiko der Tumorstimulation nicht ausgeschlossen werden kann. Nach Auffassung des Patienten soll das unkonventionelle Mittel die Abwehr steigern oder den Körper von Schadstoffen befreien (Entgiftung, Entschädigung, Entschlackung). In diesem Kontext wird vor allem nach Diäten, Vitaminen, Spurenelementen, neuerdings nach Radikalenfängern, besonders oft aber nach Stoffen pflanzlicher oder tierischer Herkunft zur Abwehrsteigerung gefragt.

Muß auf den Wunsch des Patienten nach komplementären, ergänzenden Therapieverfahren eingegangen werden, bieten sich mit den in der Schulmedizin alteingesessenen Naturheilverfahren, besonders in der Phytotherapie, Physiotherapie und Ernährungsmedizin, zahlreiche Behandlungsmöglichkeiten an, die auch der streng schulmedizinisch eingeschworene Arzt verordnen kann, ohne gegen sein therapeutisches Gewissen zu handeln.

Es bleibt der bis heute umstrittene Sonderfall „Mistel". Mistelpräparate sind durch aggressives Marketing, unterlegt durch eine offensichtlich eindrückliche therapeutische Philosophie, gestützt durch Daten aus schwer interpretierbaren Studien, vielleicht auch durch die Verknüpfung mit alten magischen Vorstellungen derart populär geworden, daß sie schon fast den Stellenwert solcher schulmedizinischer Standardpräparate erlangt haben, die den Beweis ihrer Wirksamkeit bisher ebenfalls nicht erbringen konnten [12]. Mistelpräparate sind keine Krebsmittel wie Zytostatika oder Hormone. Daß sie Immunparameter des Menschen beeinflussen können, wurde überzeugend dargelegt, was therapeutisch damit bewirkt wird allerdings nicht. Um Mistelpräparate im Konzept der Anthroposophie oder Homöopathie einzusetzen, bedarf es spezieller Kenntnisse. Insistiert ein Patient auf der Einnahme von Mistel, empfiehlt es sich, derartige Spezialkenntnisse zu erwerben oder diesen Patienten an qualifizierte Schulmediziner mit anthroposophischer oder homöopathischer Zusatzausbildung zu überweisen.

4. Wenn der Patient den Abwehrkampf gegen den Krebs aktiv führen und selbst etwas zur Überwindung der Krankheit tun will, so möchte er hierzu gerne ein Mittel, im Sinne einer Lebens- oder Gehhilfe, an die Hand bekommen. Diese Initiative zum aktiven Bewältigungsprozeß (coping) ist unbedingt anzuerkennen, zu fördern, ja anzuregen, da die „aktiven Coper" eine bessere Lebensqualität, ja sogar bessere Prognose aufzuweisen scheinen als die sogenannten „bad Copers" [5]. Selbsthilfeprogramme von Patienten umfassen körperliche Maßnahmen, Trainingsprogramme, Umstellung auf Vollwertkost, psychotherapeutische Strategien und immer wieder Mittel zur Abwehrstärkung. Man muß dieses Bedürfnis nach Einnahme eines Mittel zur Abwehrsteigerung, wie nochmals zu betonen ist, nicht so sehr unter dem Aspekt der Krankheitstherapie, als unter demjenigen der Gesundheitsstärkung (Salutogenese) sehen. Abgewehrt werden soll Schädigendes, Ängstigendes, Bedrohendes. Der Erfolg des Mittels kann entsprechend nicht am Tumoreffekt gemessen werden, sondern am subjektiven Erfolgserlebnis des Patienten selbst. Nicht Einflußnahme auf den Krankheitsverlauf, sondern auf die Kompetenz des Patienten, der lernen möchte, seinen Weg als Krebskranker selbständig zu gehen, ist der Zweck des Mittels.

Welche Mittel bieten sich dazu an?

Da die wissenschaftliche Medizin für die hier besprochene *Indikation der Lebenshilfe* kein Präparat entwickelt hat, legen wir selbst bis auf weiteres folgende Qualitätskriterien an:

- das Präparat soll dem Arzneischatz der einheimischen Erfahrungsmedizin/Naturheilkunde entstammen und sich empirisch bewährt haben;
- es soll von gleicher nachprüfbarer Qualität sein und unter kontrollierten Bedingungen hergestellt worden sein;
- es soll frei sein von Toxinen, potentiell infektiösen Kontaminationen, Schwermetallen, Schadstoffen und unerwünschten Rückständen aus dem Herstellungsprozeß;
- es soll vom Patienten selbst sicher dosiert werden können, ohne Risiko von Vergiftungserscheinungen bei irrtümlicher Überdosierung;
- es soll nicht allzu teuer sein, da von der Erstattungsfähigkeit des Präparates nicht in jedem Fall auszugehen ist;

– es soll wissenschaftlich überprüfbar sein und als Therapeutikum nach wissenschaftlicher Bearbeitung weiterentwickelt werden können;
– es soll von jedem Arzt verschrieben werden können, ohne daß ein Bekenntnis zu besonderen weltanschaulich begründeten Medizinsystemen abgelegt werden muß.

Diesen Kriterien entsprechen vor allem einheimische Heilpflanzen, für welche Monographien existieren und für die es im Rahmen der naturheilkundlichen Phytotherapie schulmedizinisch akzeptierte Indikationen gibt. Wir haben uns nach umfangreichen Voruntersuchungen zur Arzneimittelqualität für die nach dem Zimpel'schen Verfahren hergestellten Urtinkturen von Phytopharmaka entschieden. Im speziellen bevorzugen wir für die Indikationen „Abwehrstabilisierung", „Selbstmedikation im Salutogenesekonzept" den *Echinacea angustifolia Komplex*, der sowohl rasch als auch retardiert einsetzende Wirkstoffe enthält [3]. Die Akzeptanz dieses Komplexes ist bei Patienten ebenso wie die Verträglichkeit und Arzneimittelsicherheit groß.

Literatur

1. Antonovsky A (1993) Gesundheitsforschung versus Krankheitsforschung. In: Franken A, Brode M (Hrsg) Psychosomatische Gesundheit. Versuch einer Abkehr vom Pathogenesekonzept. Verlag Deutsche Gesellschaft für Verhaltensforschung, Tübingen
2. Campbell I (1989) Die Kraft der Mythen. Bilder der Seele im Leben des Menschen. Artemis, Zürich/München
3. Echinacea Komplex SPAGOMED No. 211 enthaltend: *Echinacea angustifolia TM 40%, Eupatorium perfoliatum TM 40%, Thuja occidentalis TM 20%.* Hersteller SPAGOMED AG, Ch-3453 Heimisbach, Schweiz
4. Jork K (Hrsg) (1993) Alternativen in der Medizin. Behandlungsformen zwischen Wissenschaft und Empirie. Hippokrates, Stuttgart
5. Muthny FA, Haag G (1993) Onkologie im psychosozialen Kontext. Spektrum psychoonkologischer Forschung, zentrale Ergebnisse und klinische Bedeutung. Asanger, Heidelberg
6. Nagel GA (1991) Klinik für Tumorbiologie Freiburg – ein Modell. Onkologie 1991, Band 14, Heft 5, S 441–445. Karger, Basel/München
7. Nagel GA (1991) Krebsmedizin. Zur Notwendigkeit einer Standortbestimmung. Rombach, Freiburg
8. Nagel GA (1993) Naturheilkunde als Metapher. Schweiz. Rundschau Med (Praxis) 1993/82, Nr. 25/26, S 735–739
9. Projektträger „Forschung im Dienste der Gesundheit" (Hrsg) (1992) Unkonventionelle Medizinische Richtungen. Bestandsaufnahme zur Forschungssituation. Materialien zur Gesundheitsforschung; Schriftenreihe zum Programm der Bundesregierung Forschung und Entwicklung im Dienste der Gesundheit; Band 21. Wirtschaftsverlag NW, Wilhelmshaven
10. Richtlinien der Landesärztekammer Baden-Württemberg über den Inhalt der Weiterbildung in den Bereichen vom 26.11.1988 (ÄBW 1989, S 499) und 25.11.1989 (ÄBW 1990, S 29)
11. Rothschuh KE (1983) Naturheilbewegung, Reformbewegung, Alternativbewegung. Hippokrates, Stuttgart
12. Schmähl D, Nagel GA (1989) Krebsmedikamente mit fraglicher Wirksamkeit. Zuckschwerdt, München/Bern/Wien
13. Von Uexküll H (1992) Integrierte psychosomatische Medizin in Praxis und Klinik. Schattauer, Stuttgart/New York

Tubare Sterilität – Möglichkeiten und Grenzen

Statistik und Qualitätssicherung
der endoskopischen Tubarchirurgie

H. K. Selbmann

Einleitung

Qualitätsmanagement, das sind nach der Definition der ISO Norm 8402 Qualitäts-planung, Qualitätskontrolle, Qualitätssicherung und Qualitätsverbesserung, kann nur dort betrieben werden, wo sich die Medizin auf einem sicheren wissenschaft-lich, zumindest aber empirischen Boden befindet. Diesen sicheren Boden benötigt man bereits zur Qualitätsmessung, die in der Regel durch einen Vergleich der tatsächlich erbrachten Qualität mit einer nach dem Stand des Wissens und der gegebenen Ressourcenverteilung erreichbaren Sollvorstellung vorgenommen wird.

Nach Avedis Donabedian (1968) unterscheidet man zwischen

- einer Strukturqualität, das ist die Qualität der in der Regel wenig oder langsam veränderbaren Rahmenbedingungen, unter denen die Behandlung der Patientinnen erfolgt,
- einer Prozeßqualität, das ist die Qualität der Indikationsstellung und der Durchführung der Leistungen, und
- einer Ergebnisqualität, die an der Veränderung des Gesundheitszustandes der Patientinnen abzulesen und die auf die Behandlung zurückzuführen ist.

Richtlinien, Leitlinien oder Empfehlungen

Die Sollvorstellungen für eine optimale Prozeßqualität werden in der Regel in Form von explizit formulierten Richtlinien, Leitlinien oder Empfehlungen beschrieben. Der in diesem Zusammenhang auch häufig verwendete Begriff „Standard" sollte nicht benutzt werden, da er im Deutschen mit Norm, Niveau oder Richtschnur mehrdeutig belegt und daher immer interpretationsbedürftig ist. Richt- oder Leitlinien geben den gegenwärtigen Stand des Wissens wieder, sofern sie nach empirisch-wissenschaftlichen Prinzipien erstellt wurden und man ihre Wirksamkeit in der Praxis belegen konnte. Beides ist nicht selbstverständlich und

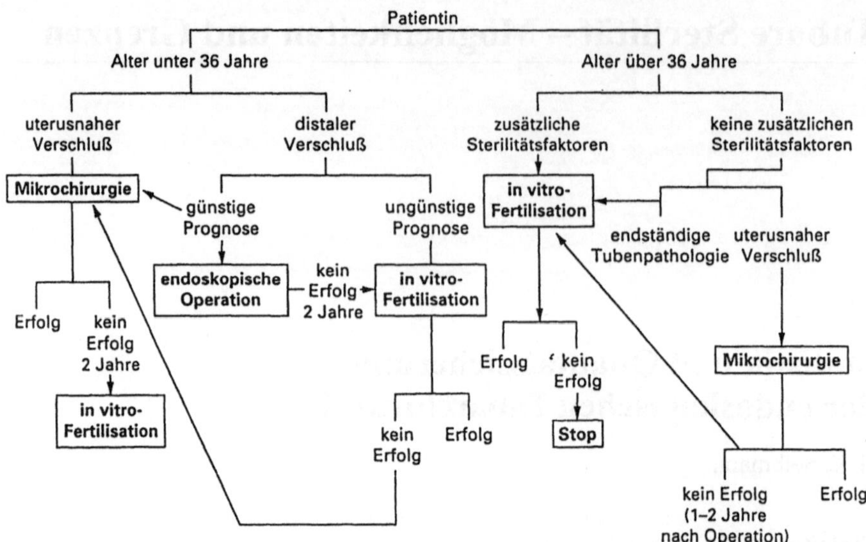

Abb. 1. Entscheidungsbaum für die Therapiewahl bei tuboperitonealer Sterilität (Hohl 1993)

daher immer kritisch zu hinterfragen. Gemäß ihrer Bezeichnung haben Richtlinien (man muß sich nach ihnen richten!), Leitlinien (man sollte sich von ihnen leiten lassen!) und Empfehlungen (es wird vorgeschlagen, nach ihnen zu handeln) unterschiedliche Verbindlichkeiten. Entsprechend dieser unterschiedlichen Verbindlichkeiten wird und darf man an Richtlinien, Leitlinien und Empfehlungen auch verschieden hohe Anforderungen an ihre Formulierung und ihren Wirksamkeitsnachweis stellen.

Richtlinien, Leitlinien und Empfehlungen können unterschiedliche Komplexitätsgrade besitzen, beginnend bei einfachen Checklisten bis hin zu komplizierten, computer-gestützten Entscheidungsalgorithmen. Zum Beispiel sind die Empfehlungen von Hohl (1993) zur Indikationsstellung von In-vitro-Fertilisation, endoskopischer und laparotomischer Operation bei Tubenverschlüssen in Abb. 1 als Entscheidungsbaum dargestellt. Auch dieser Entscheidungsbaum bedarf einer wissenschaftlichen Evaluation seiner Wirksamkeit, bevor er als Leitlinie Eingang in die alltäglich Praxis von vielen Frauenärzten finden kann.

Prinzipien vergleichender Therapiestudien

Idealerweise entstehen Richt- oder Leitlinien mit Hilfe von Konsenstechniken und/oder von Metaanalysen, die beide auf Therapiestudien oder zumindest ausreichenden medizinischen Erfahrungen basieren. Auch für Therapiestudien zur Behandlung der weiblichen Sterilität gelten die Good Clinical Practice Guidelines, die von den drei Grundprinzipien vergleichender Therapiestudien ausgehen:

1. *Ausreichend große Patientinnenzahlen* pro Therapieform, die vorab in einem Studienprotokoll festzulegen sind. Zu kleine Patientenzahlen führen oft zu

einem Übersehen von kleineren Unterschieden. Ein statistisch nicht signifikantes Ergebnis heißt nicht, daß kein Unterschied vorhanden ist, sondern nur daß keiner festgestellt werden konnte.

2. *Strukturgleichheit* – z.B. gleiche Alters-, Risiko- oder Schweregrad-Verteilungen zwischen den zu vergleichenden Patientengruppen.

   Idealerweise sollte jede Patientin, bei der alle Therapieformen zum Einsatz kommen können, die gleiche Wahrscheinlichkeit besitzen, mit einer der zu vergleichenden Therapieformen behandelt zu werden. Dies ist nur mit einer zufälligen Zuteilung der Patientinnen, eventuell mit einer übergeordneten Schichtenbildung, zu den Therapieformen zu realisieren. Bei nicht randomisierten Studienplänen wird man versuchen, durch ein statistisches Verfahren (z.B. durch direkte Standardisierung oder durch eine multiple logistische Regression) die Ungleichheiten der Verteilungen nachträglich auszugleichen. Dies kann jedoch immer nur dort und dann auch nur unvollkommen geschehen, wo die Strukturungleichheiten bekannt und meßbar sind.

   Unter Verwendung eines Zustandsschlüssels für die Läsionen an der distalen Tube haben Bruhat und Mitarbeiter (1989) eine Erfolgsstatistik, gemessen an den eingetretenen Schwangerschaften nach Operation, erstellt (Tabelle 1). Bei der Betrachtung der Erfolgsraten unabhängig vom Tubenzustand zeigte sich kein Unterschied zwischen dem endoskopischen (32%) und dem laparotomischen (36%) Vorgehen. Eliminiert man aber mit Hilfe der direkten Standardisierung die unterschiedliche Verteilung des Schweregrades der Tubenveränderungen, so entsteht der Eindruck, daß das laparotomische Vorgehen zu einer höheren Erfolgsrate führen könnte. Die Formulierung muß deshalb so sorgfältig gewählt werden, weil die Daten aus zwei Beobachtungsstudien (ohne Randomisierung) stammen und die nachträgliche Elimination der unterschiedlichen Schweregradverteilungen nicht bedeutet, daß sich beide Gruppen in ihrer Zusammensetzung jetzt nicht mehr unterscheiden.

3. *Beobachtungsgleichheit*. Die Durchführung der zu vergleichenden Therapieformen und ihre Ergebnisse sollten mit der gleichen Technik beobachtet und dokumentiert werden, wobei es gilt, bei Befunden, die auf einer subjektiven Wertung des Beobachtenden basieren, besonders vorsichtig zu sein und gegebenenfalls Verblindungstechniken zu Hilfe zu nehmen. Aber auch bei scheinbar

Tabelle 1. Intra- und extrauterine Schwangerschaften nach endoskopischer bzw. laparotomischer Operation bei Veränderungen an der distalen Tube. (Nach Bruhat et al. 1989)

Zustand der Tube	Endoskopie	Laparotomie
I	11/22 (50%)	8/12 (67%)
II	10/27 (37%)	14/30 (47%)
III	1/13 (8%)	5/21 (24%)
IV	0/6 (0%)	0/13 (0%)
unstandardisiert	12/68 (32%)	27/76 (36%)
standardisiert auf Verteilung der Endoskopie-Gruppe	(32%)	(45%)

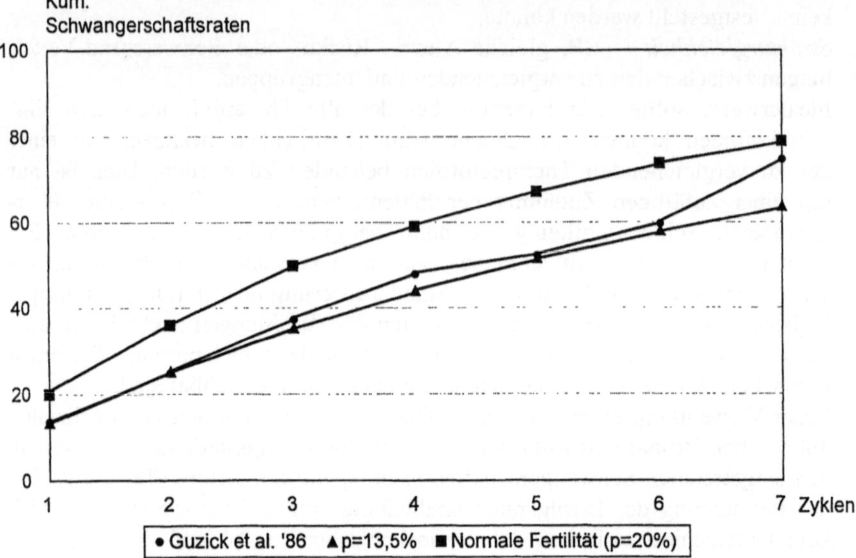

Abb. 2. Kumulative Schwangerschaftsraten unter Verwendung von Daten von Guzick et al. 1986

objektiven Kriterien wie der Schwangerschaftsrate nach Sterilitätsoperation ist Vorsicht geboten. Wie Abb. 2 zeigt, sind Erfolgsraten ohne Angabe der beobachteten Zyklen ohne großen Wert. In Abbildung 2 sind die beobachteten Schwangerschaften nach IVF (Guzick et al., 1986) mit jenen bei einer daraus geschätzten konstanten Fekundabilität von 13,5% und jenen gesunder Patientinnen (angenommen p = 20% pro Zyklus) gegenübergestellt. Mit jedem Zyklus erhöht sich die kumulative Schwangerschaftsrate, so daß bei unterschiedlichen Beobachtungszeiten auch unterschiedliche Schwangerschaftszahlen entstehen, ohne daß in Wirklichkeit die Fekundabilitäten im Anschluß an die verschiedenen Therapieformen unterschiedlich sind. Leider wird diese einfache Erkenntnis in der Literatur nicht immer berücksichtigt. Es gibt eigentlich nur zwei korrekte Wege zur Einhaltung des 3. Prinzips der Beobachtungsgleichheit: entweder man verwendet die kumulativen Schwangerschaftsraten nach einer einheitlichen Zahl von Zyklen oder man berechnet die Schwangerschaftsrate pro Zyklus. Letzteres setzt allerdings voraus, daß sie über die Zyklen konstant ist bzw. nur zufälligen Variationen unterliegt.

Qualitätssicherung und Qualitätsmanagement

Die Bundesärztekammer hat zur Qualitätssicherung endoskopischer Eingriffe im Frühjahr 1994 Richtlinien erlassen, die auch für endoskopische Sterilitätsbehandlungen gültig sind. Diese Richtlinien, verbindlich für alle Ärzte, sehen verschiedene prophylaktische und prüfende Maßnahmen des Qualitätsmanagements vor, darunter auch die vergleichenden Prüfungen der Behandlungs- und Ergebnisqualität, wie sie vom § 137 des 5. Sozialgesetzbuches von allen Krankenhäusern gefordert werden.

Richtlinien der Bundesärztekammer zur Qualitätssicherung endoskopischer Eingriffe (verabschiedet vom Vorstand der BÄK am 8.4.1994):

1.   Begriffsbestimmung
2.   Ziele
3.   Anforderungen
3.1   Qualitätssicherung in den einzelnen Fachgebieten
3.2   Strukturqualität
3.2.1   persönliche Qualifikation des Arztes, der endoskopische Eingriffe durchführt
3.2.2   Qualifikation des Assistenzpersonals
3.2.3   Räumliche, apparative und hygienische Anforderungen
3.2.4   Allgemeine organisatorische Anforderungen
3.3   Prozeßqualität
3.3.1   Präoperative Diagnostik und Therapie
3.3.2   Endoskopischer Eingriff
3.3.3   Behandlung nach dem endoskopischen Eingriff
3.4   Ergebnisqualität
3.4.1   Beteiligung an Maßnahmen zur externen Qualitätssicherung der Ärztekammern
3.4.2   Beurteilung der Ergebnisqualität

Nicht explizit angesprochen in den Richtlinien der Bundesärztekammer sind die internen Maßnahmen des Qualitätsmanagements, die zu einer stetigen Verbesserung der Versorgungsqualität führen sollen. Hinter diesen steht der PDCA-Zyklus (Plan-Do-Check-Act) von W. E. Deming, der ausgehend von

– der Erkennung von Problemen oder Schwachstellen,
– einer Prioritätensetzung und Problemanalyse,
– der Auswahl und Umsetzung einer Problemlösung in den Alltag,
– der Evaluation, die zu beurteilen hat, ob das beobachtete Problem auch beseitigt wurde, bis hin zur
– Sicherung der damit erreichten Qualität

reicht (Abb. 3).

Das wiederholte Durchlaufen dieses Zyklus verbunden mit qualitätsbewußten und kundenorientierten Mitarbeitern und ausformulierten Qualitätszielen der Leitungsebene führt zu einer wettbewerbsfähigen Qualitätskultur, wie das Beispiel des japanischen Wirtschaftswunders zeigte:

– Qualitätssicherung im engeren Sinn (Anforderung an Personal und Arbeitsstätte, Zweitmeinungstechniken, Hausleitlinien, regelmäßige Fortbildung etc.),
– Qualitätskontrolle (Qualitätsindikatoren für die Prozeß- und Ergebnisqualität einschließlich von Späterergebnissen und Patientenerfahrungen, routine-mäßiges

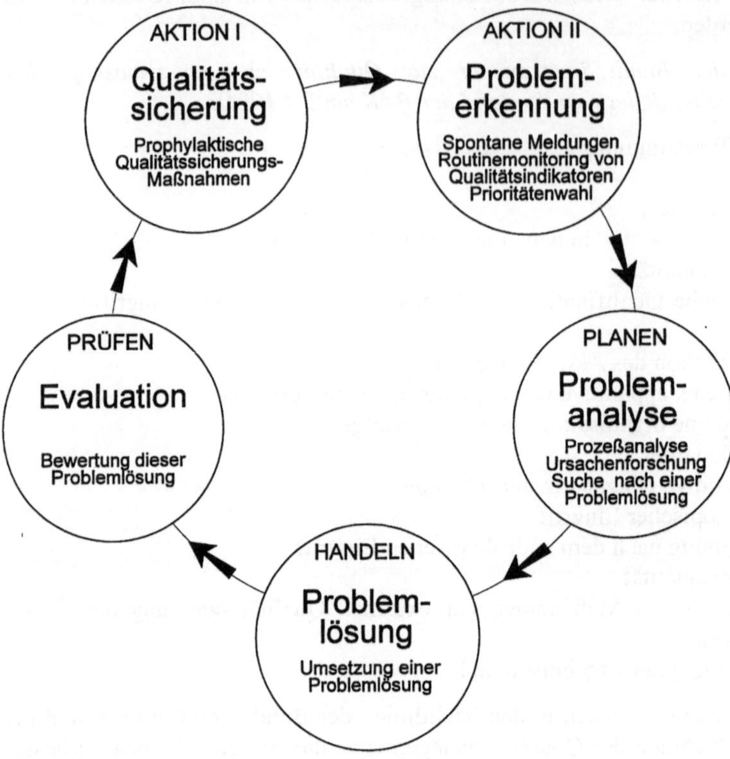

Abb. 3. Problem-orientierte Qualitätsverbesserung (PDCA-Zyklus). (Mod. nach Deming)

Monitoring der Indikatoren, Definition von Referenzbereichen und Qualitätszielen, spontanes Meldesystem für Schwachstellen etc.) und
– Qualitätsverbesserung (Qualitätszirkel, Qualitätsberater, Entwicklung von Hausleitlinien, gezielte Fortbildung, Motivationsarbeit zum Qualitätsbewußtsein etc.)

müssen dabei Hand in Hand arbeiten.

Schlußbemerkung

Der Ausgangspunkt jedes Qualitätsmanagements ist allerdings die Fähigkeit zur Selbstkritik, zu der Wilhelm Busch 1874 in seiner „Kritik des Herzens" – seinerzeit nicht unbedingt ein Publikumserfolg – so treffliche Motivationshilfe gegeben hat:

Die Selbstkritik hat viel für sich.
Gesetz den Fall, ich tadle mich:

So hab ich erstens den Gewinn,
daß ich so hübsch bescheiden bin.

Zum zweiten denken sich die Leut,
der Mann ist lauter Redlichkeit.

Auch schnapp ich drittens diesen Bissen
vorweg den anderen Kritiküssen.

Und viertens hoff ich außerdem
auf Widerspruch, der mir genehm.

So kommt es denn zuletzt heraus,
daß ich ein ganz famoses Haus.

Literatur

Bruhat MA, Wattiez A, Mage G, Pouly JL, Canis M (1989) CO_2 laser laparoscopy. Bailiére's
    Clinical Obstetrics and Gynecology 3 (3), 487–497
Donabedian A (1966) Evaluating the quality of medical care. Milb Mem F Q 44, 166–206
Guzick DS, Wilkes C, Jones HW (1986) Cummulative pregnancy rates for in vitro fertilization.
    Fertility and Sterility 46 (4), 663–667
Hohl MK (1993) Mikrochirurgie in der Gynäkologie – 1. Einführung. Gynäkol prax 17,
    659–663

Mikrochirurgie der Tube

H.-W. Schlößer

Funktionsstörende Veränderungen der Eileiter zählen zu den häufigsten Ursachen
der ungewollten Kinderlosigkeit bei der Frau.

Die Behebung einer solchen tubar bedingten Sterilität ist heute durch zwei sich
prinzipiell unterscheidende Behandlungsmethoden möglich: die operative Beseitigung bzw. Korrektur der funktionsstörenden Veränderungen an den Tuben und die
IVF. Die Erfolgsquote beider Verfahren sind begrenzt.

Die operative Beseitigung von Tubenschäden läßt sich entweder mit Hilfe der
mikrochirurgischen Technik oder durch den Einsatz der minimal-invasiven
Chirurgie erreichen. Bei Vorliegen einer tubaren Sterilität sind Endoskopie und
Mikrochirurgie konkurrierende Methoden.

Gegenüber den endoskopischen Verfahren bietet die Mikrochirurgie per laparotomiam eine Reihe von Vorteilen. So lassen sich Ausmaß und Schweregrad des
Eileiterschadens am offenen Bauch durch die effizientere und umfangreichere
Exploration besser einschätzen, so daß eine am tatsächlichen Befund orientierte
funktionswiederherstellende Korrektur besser vorgenommen werden kann. Etwa
40% der Laparoskopiebefunde geben den tatsächlichen Tubenschaden nicht real
wieder, sondern stellen sich bei der Laparotomie als Fehleinschätzung heraus.

Mit Hilfe der Mikrochirurgie lassen sich nicht nur atraumatischere, blutärmere
und präzisere Präparationen an den Zielorganen Tube und Ovar durchführen,

sondern durch den Einsatz subtiler Nahttechniken am visceralen und parietalen Peritonaeum ist eine bessere Adhäsionsprophylaxe gewährleistet, die postoperative Verwachsungen auf ein Minimum reduziert. Im Gegensatz zur Laparoskopie sind bei mikrochirurgischen Eingriffen darüber hinaus Anastomosen in allen Tubensegmenten mit guter Prognose möglich. In einem Gesamtkollektiv von Frauen mit tubarer Sterilität ist mit der Notwendigkeit einer Anastomose zumindest einer Seite in 25%–30% der Fälle zu rechnen. Im Endergebnis ist durch den Einsatz mikrochirurgischer Techniken nicht nur in jedem Fall ein besseres anatomisches Resultat, sondern auch – dies gilt für ein nicht selektioniertes Patientengut – eine insgesamt höhere Rate an Geburten zu erzielen.

Nachteile der Mikrochirurgie sind die langwierige Erlernung der Technik und die notwendige Eröffnung des Abdomens durch Bauchschnitt.

Gegenüber der IVF weisen rekonstruierende Operationen an den Eileitern bei Vorliegen einer tubaren Sterilität insgesamt höhere Erfolgsquoten auf. Weitere Vorteile tubenchirurgischer Eingriffe sind die Wiederherstellung der natürlichen Konzeptionsfähigkeit sowie die Möglichkeit wiederholter Schwangerschaften ohne erneute Therapie.

Für Patientinnen mit schweren morphologischen Tubenveränderungen oder nach erfolglosen Operationen an den Eileitern ist die IVF die einzige sinnvolle Alternative, um den Wunsch nach einem eigenen Kind vielleicht doch noch zu realisieren.

Pro und Kontra:
Pelviskopie und Mikrochirurgie der Tube

K. Semm

Anfangs dienten optische Systeme in der Gynäkologie nur diagnostischen Zwecken, so z.B. die Kolposkopie zur Diagnose des Portio-Karzinoms mit dem Ansinnen, damit ursprünglich die Messerbiopsie an der Portio bzw. später die Konisation zu erübrigen. Selbst die Mikrokolposkopie von Antoine und Grünberger mit Transparentmachen der Portio-Haut brachte jedoch keine Erfolge und wurde letztendlich von der Screening-Methode nach Papanikolaou abgelöst.

Aber schon 1958 diente ein Kolposkop, entsprechend dem Vorschlag von W. Walz/Heidenheim (Abb. 1), den Operationen an den Ampullen der Eileiter zur verbesserten operativen Korrektur bei Eileiterverschluß.

Hohn und Spott erntete W. Walz über seinen Vorschlag, ein Kolposkop für diese seine erste Mikrochirurgie bei der Eileiterchirurgie einzusetzen. Wir in Deutschland mußten erst auf die Arbeiten von K. Swolin, Göteborg, V. Gomel, Canada, und R.M.L. Winston, London, warten, bis bei seinem Eröffnungsvortrag K. Swolin, anläßlich des Deutschen Gynäkologen-Kongresses im Deutschen Museum 1978, hohes Lob für seinen Vortrag über Mikrochirurgie in der Gynäkologie als „ausländische Methode" ernten durfte.

Gedemütigt saß W. Walz in der dritten Reihe, aber sein Name wurde im Festvortrag nicht erwähnt.

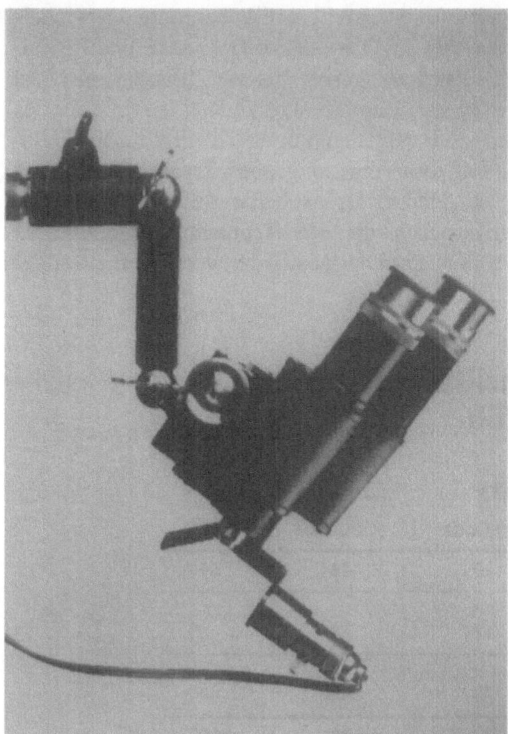

Abb. 1. Original Kolposkop der 50er Jahre an der II. UFK München für die Einführung der mikrochirurgischen Tubenchirurgie. (Nach Walz 1958)

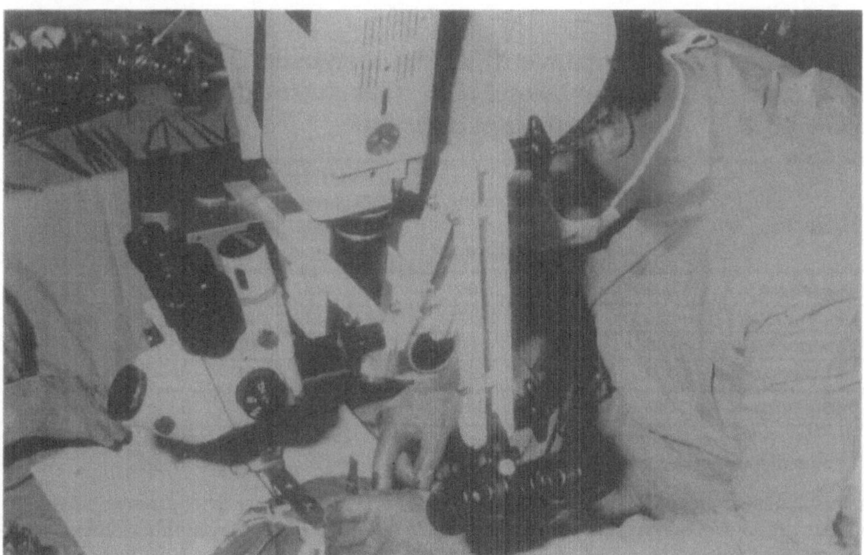

Abb. 2. Fortgeschrittene Mikrochirurgie der Tube mit drei parallel geschalteten Stereo-Mikroskopen für Operateur und 2 Assistenten

Auch wir in Kiel, zwar von der pelviskopischen Technik überzeugt, entwickelten ein großes Operationsmikroskop (Abb. 2). Obwohl der Operateur und 2 Assistenten brillant stereoskopisch das Operationsgebiet bis zu 20fach vergrößert sehen konnten, steht heute das teure Operationsmikroskop in Kiel in der Ecke des Operationssaales, weil wir überzeugt sind, daß wegen eines Tubenschadens kaum noch eine Indikation besteht, der Patientin ein so großes Trauma wie einen Pfannenstiel-Querschnitt[1] zufügen zu dürfen. Ist es heute doch möglich, die mikrochirurgische Operationstechnik durch die IVF-Technik weitgehend zu kompensieren. In Kiel dominierte ab 1970 zur Diagnostik der weiblichen Sterilität die Pelviskopie (Semm, 1976).

Pelviskopien bei Sterilität (1971 - 1977)
n = 838

Sterilität

Pelviskopien	primär	secundär	Summe	%
diagnostisch	295	129	424	51
diagnostisch-chirurgisch	61	17	78	9
chirurgisch-therapeutisch	243	93	336	40
Summe	599	239	838	100

Abb. 3. Darstellung des Beginns der Pelviskopie bei Sterilität an der Universitäts-Frauenklinik in Kiel

Schwangerschaftsraten von 1363 Sterilitätspatientinnen nach operativ-pelviskopischer Tubenkorrektur und Chromopertubation

Vorgehen	n	Tubenkorrektur		Intrauterine Schwangerschaften		Lebend-Geburten	
		einseitig	beidseitig	n	%	n	%
Ovariolyse	360	70*	190*	83	23	72	20
Salpingolyse	333	196*	137*	107	32	106	32
Fimbrioplastik	330	170*	160*	112	34	108	33
Salpingostomie	340	238*	102*	98	29	95	28
Gesamt	1363	674	589	400	29	381	28

* kombinierte Behandlung

Abb. 4. Statistische Auflistung von 1363 Sterilitätspatientinnen nach operativer pelviskopischer Tubenkorrektur und Chromopertubation an der Universitäts-Frauenklinik Kiel

---

1 Pfannenstiel, geb. 1862 – gestorben am 2. Juli 1909 als Ordinarius der UFK Kiel.

Die erste Statistik in Kiel von 1971–1977 weist 838 Pelviskopien aus mit 40% chirurgisch-therapeutischen Eingriffen bei Sterilität (Abb. 3). Eine Sammelstatistik aus dem Jahre 1977–1984 mit 1363 pelviskopischen Tubenkorrekturen stagniert bei einer Lebendgeburtenrate von 20–33% (Abb. 4). Trotz Verfeinerung der operativen Methoden am offenen Bauch durch die Mikrochirurgie steigt beim nicht selektierten Patientengut die Schwangerschaftsrate nicht signifikant. Praktisch die gleiche erreichen wir bei der Pelviskopie/Laparoskopie bei weit weniger technischem und physischen Aufwand (Abb. 5). Der theoretische Vorteil zur Verbesserung der Schwangerschaftsrate bei der mikrochirurgischen Tubenchirurgie per laparotomiam besteht darin, daß sich einerseits das dazu erforderliche teure Instrumentarium nur wenige Zentren leisten können und die daran arbeitenden Ärzte mit hochqualifizierter Ausbildung höchste Operationsleistung vollbringen, während die heute mehr und mehr allerorts übliche Pelviskopie bzw. Laparoskopie auf breiter Ebene in der Mikrochirurgie der Tube noch ungeübte gynäkologische Chirurgen dazu veranlaßt, sich auch auf diesem Feld zu betätigen. Dies belastet natürlich die Erfolgsstatistik.

Auf dem Weltkongreß der FIGO 1982 in San Francisco stellte ich in meinem Vortrag „Ist heute eine Laparotomie für die Korrektur eines Tubenschadens noch gerechtfertigt" die End-zu-End Anastomose per pelviskopiam bildlich vor (Abb. 6). Anschließend hat man mich gebeten, diese Diapositive aus meinem Vortrag herauszunehmen, denn dies würde meinen Vortrag lächerlich machen.

Diese Diapositive von 1980 genießen jedoch heute hohe Anerkennung im Sinne einer Pionierleistung. 1991, also 10 Jahre später, wurde anläßlich der Gründung der Brasilianischen-Argentinischen-Chilenischen Gesellschaft für Endoskopie, genannt „Scopiam", der 1. Preis für das beste Video in Sao Paulo und unlängst 1994

Operative Pelivskopie mit Chromo– / Hydropertubation
bei tubar bedingter Sterilität   —   1974 — 1984
n = 632

	n	eingetretene Schwangerschaften		lebend Geburten	
		n	%	n	%
Endometriosis genitalis * (3–Phasen–Therapie)	255	122	48	114	44
Ovariolyse *	60	13	22	13	22
Salpingolyse *	75	26	35	22	29
Fimbriolyse *	150	48	32	40	27
Salpingostomie *	92	27	29	25	27
total	632	236	37	214	34

*** dominierende Operation bei multiplen Eingriffsarten**

Frauenklinik der Universität Kiel

Abb. 5. Statistische Auswertung von 632 Fällen von 1974–1984 an der Universitäts-Frauenklinik mit operativer Pelviskopie mit Chromo- und Hydropertubation bei tubar bedingter Sterilität

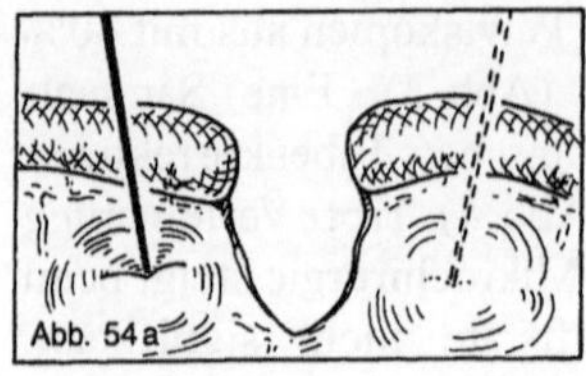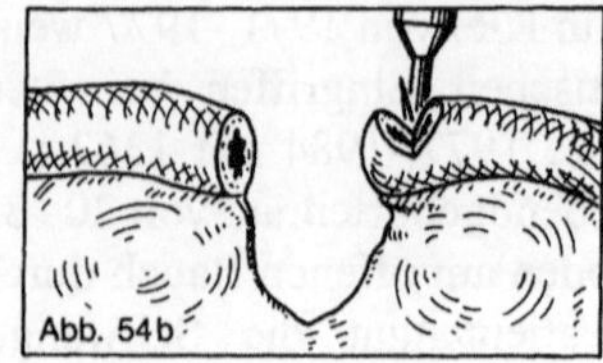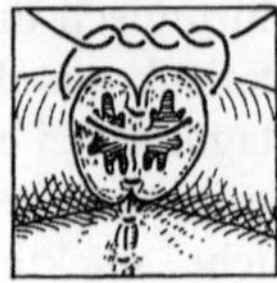

Abb. 6. Schematische Darstellung der pelviskopisch durchgeführten End-zu-End Anastomose nach tubarer Sterilisierung. (Semm, 1982, 1984)

Fimbrioplastik

Salpingostomie

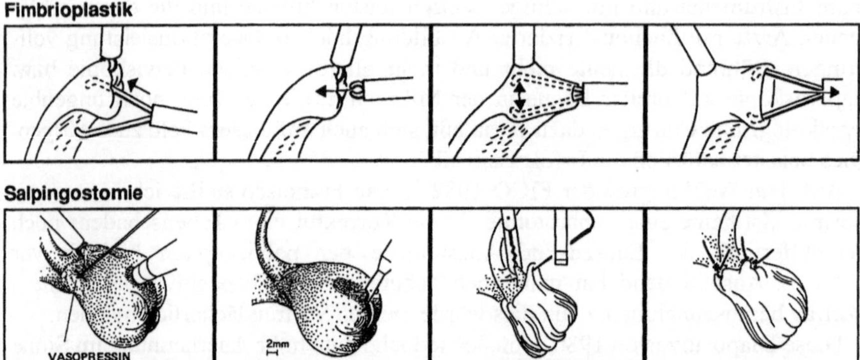

Abb. 7. Schematische Darstellung der wegen pelviskopischen Fimbrioplastik und Salpingostomie mit Mikronaht

im Rahmen des 2. Videofestival der AAGL in San Diego der 2. Preis für je ein Videoband mit „Pelviskopischer End-zu-End Anastomose" prämiert. 1982 war meine Darstellung zu früh, um akzeptiert zu werden.

Erst jetzt beginnt die Ära der pelviskopischen-mikrochirurgischen Operationskunst und in einigen Jahren, erlauben Sie es mir, wenn ich dieserart heute formuliere, wird die Laparotomie per mikrochirurgiam in der operativen Gynäkologie zur Korrektur eines Tubenschadens keinen Stellenwert mehr haben.

Abbildung 7 schematisiert die pelviskopischen Techniken für Fimbrioplastik und Salpingostomie mit ascendierender Chromopertubation, soweit technisch ausgereift, um als Methode der Wahl, ja „Goldener Standard", vorgestellt zu werden.

Zunächst demonstriert eine Summenstatistik über 1363 Fälle (s. Abb. 4) aus Kiel die durchschnittliche Schwangerschaftsrate nach operativer Tubenkorrektur. Die nachfolgende Statistik (s. Abb. 5), aus anderer Perspektive von mehreren Mitarbeitern in Kiel angefertigt, zeigt in etwa die gleiche Schwangerschaftsrate im nicht selektierten Patientengut mit etwa 30+/−5% „Take home babys".

Dies galt auch für unsere Schwangerschaftsraten, die wir seit 1975 bei Anwendungen von stereoskopischen Operationsmikroskopen für Operateur und 2 Assistenten bei offenem Bauch erzielten.

Es sei angemerkt, daß alle pelviskopischen oder mikrochirurgischen Operationen per laparotomiam gefolgt waren von einer 3–5tägigen Hydropertubation, täglich

20 ml mit einem Gemisch aus: wasserlösliches Novocain-Hydrocloride, Streptomycin Base, Urbasone (Cortison Lösung), Methylene Blau Lösung (Abb. 8).

Die Erfolgsrate nach pelviskopischer konservativer Tubenchirurgie bei Eileiterschwangerschaft liegt bei 57% (Abb. 9).

Eine andere Arbeitsgruppe unserer Klinik hat ihr jüngstes pelviskopisches Operationsgut bei der Korrektur eines peripheren Eileiterverschlusses per pelviskopiam mit modernstem heute zur Verfügung stehenden elektronischen Datenverarbeitungsmaterial aufgeschlüsselt. E. Lehmann-Willenbrock et al. erarbeiteten ebenfalls, zwar unter Einschluß neuer Perspektiven z. B. Myomenukleation (Abb. 10) und Endometriose, daß letztere im höheren Stadium mehr die Schwangerschaft unterstützt als im Stadium I der EEC. Aber auch diese Statistik in bezug auf Alter der Patientin Abb. 11 und Dauer der Sterilität (Abb. 12) zeigt in bezug auf die Schwangerschaftsrate keine besseren Resultate als wir sie in den 70er und 80er Jahren kannten.

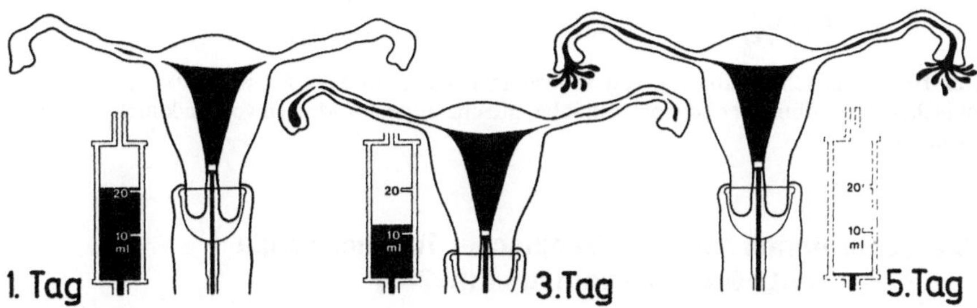

Abb. 8. Schematische Darstellung des Einflusses der Hydropertubation auf die Eileiterdurchgängigkeit

Graviditäten nach pelviskopisch operierten Tubargraviditäten bei vorhandensein von nur der operierten Tube, durch die eine Gravidität möglich ist (n = 37)

n	Graviditäten			
	intrauterin	tubar	Summe	%
nur 1 Tube vorhanden 17	6	2	8	47
kontralaterale Tube proximal oder peripher verschlossen 20	9	0	9	45
37	15	2	17	46

Abb. 9. Statistische Darstellung der wegen Tubargravidität an der Kieler Universitäts-Frauenklinik pelviskopisch operierten Patientinnen in bezug auf nachfolgende Graviditäten

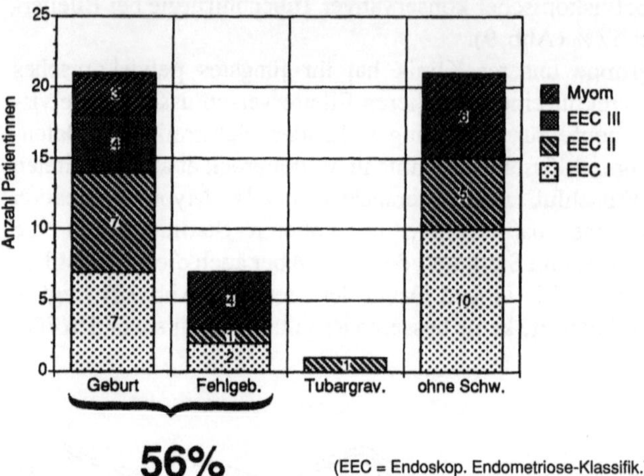

Abb. 10. Statistische Auflistung von Schwangerschaften an der UFK Kiel 1984 nach pelviskopischer Behandlung der Tubensterilität bei gleichzeitigem Vorliegen von Endometriose bzw. Myomen

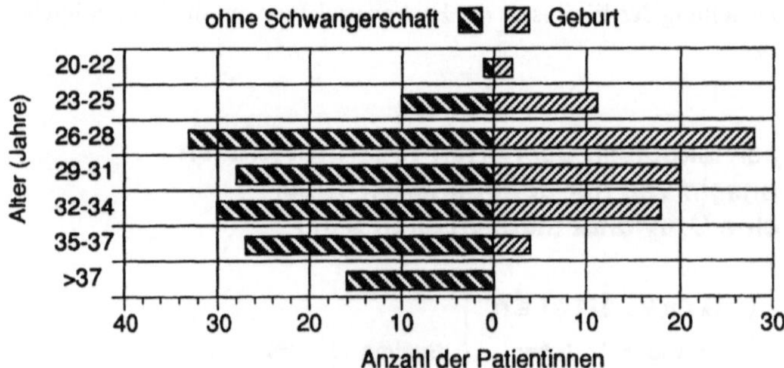

Abb. 11. Statistische Darstellung der Geburtenrate an der UFK Kiel 1984 nach pelviskopischer Tubenchirurgie in Abhängigkeit vom Alter der Patientin

Fassen wir zusammen, so ist trotz großen technischen Fortschrittes in den letzten 25 Jahren in bezug auf die operativen Korrekturmöglichkeiten des Eileiterverschlusses kein signifikanter Wandel entstanden. Beim nicht vorselektierten Material bleibt die Schallgrenze der Erfolgsquote bei 30–40%. Sie ist nicht zu überbieten, und wir vertreten daher die Ansicht, daß in Anbetracht des neuerdings zur Verfügung stehenden IVF Programms die Korrektur des Tubenschadens per pelviskopiam der goldene Standard sein sollte, und nur für spezielle Zentren die

Die Geburtenrate nach pelviskopischer Tubenchirurgie in Abhängigkeit von der Sterilitätsdauer (n=221)

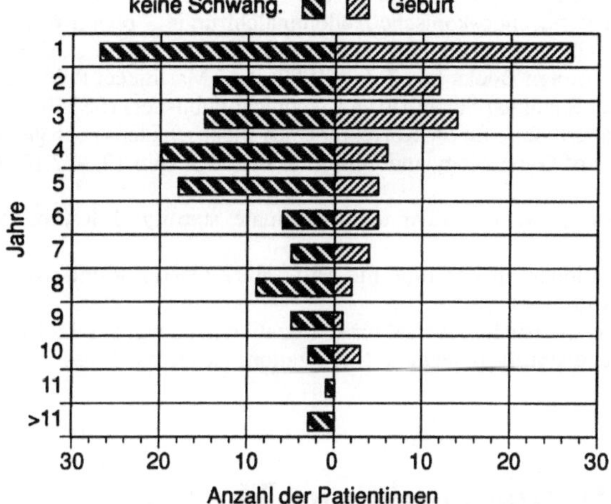

Abb. 12. Statistische Darstellung der Geburtenrate an der UFK Kiel 1984 nach pelviskopischer Tubenchirurgie in Abhängigkeit der Sterilitätsdauer

Laparotomie unter mikrochirurgischen Bedingungen die Ausnahme sein dürfte. Merkwürdig ist, daß auch bei der IVF Technik eine Schallgrenze bei 15–20 % seit etwa 10 Jahren nicht überschritten wird.

Pro und Kontra: Antwort:

Die Mikrochirurgie per laparotomiam hat nur in einem großen Zentrum mit großem Vorbehalt eine Berechtigung, die operative Pelviskopie stellt heute den goldenen Standard dar!

Literatur

Gomel V, McComb P (1979) Microsurgery in gynecology. In: Sobler SJ (ed) Microsurgery, Williams and Wilkins, Baltimore, Maryland, S 143–183

Gomel V (1978) Profile of women requesting reversal sterilization: a reappraisal: Fertil. Steril. 30:39–41

Koh CH, Janik GM: Laparoscopic Microsurgical Tubal Anastomosis. The Second International Gynecologic Endoscopic Film Festival of AAGL July 8–9, San Diego, California

Mittler L, Rjosk HK, Haeske-Seeberg H, Seeberg B, Kreuzer E (1994) IVF und GIFT Ergebnisse in Deutschland 1993, Fertilität 1994 (zur Zeit im Druck)

Riedel H-H, Semm K (1984) Einfluß der Tubensterilisation auf dem Ovarialstoffwechsel. Berichte Gynäkologie Geburtshilfe, Bd 120, Heft 2, 113

Riedel H-H, Conrad P, Semm K (1985) Die deutsche Pelviskopiestatistik der Jahre 1978–1982. Geburtsh u Frauenheilk 45:656–663

Semm K (1976) Pelviskopie und Hysteroskopie – Farbatlas und Lehrbuch. FK Schattauer Stuttgart (Übersetzungen: Engl. WB Saunders Company; Philadelphia London Toronto; Franz.: Masson, Paris, New York Barcelona Milano 1977; Portug: Editora Manole Ltd Sao Paulo 1977; Span: Torray-Masson, SA Barcelona 1977)

Semm K (1977) Therapie der tubaren Sterilität – 2. Operative pelviskopische Therapie. Gynäkol Prax 1:625–636
Semm K (1979) Statistischer Überblick über die Bauchspiegelung in der Frauenheilkunde bis 1977 in der Bundesrepublik Deutschland. Geburts u Frauenheilk 39:537–544
Semm K (1984) Operationslehre für endoskopische Abdominalchirurgie – operative Pelviskopie: Schattauer, Stuttgart (Übersetzungen: engl.: Year Book Medical Publ. Inc. Chicago-London 1987; jap.: Central Foreign Books ltd., Tokyo 1987; ital.: Martinucci Publicazioni Mediche, Neapel 1987; chin.: Shanghai Scientific and Technical Publishers (SSTP) 1991
Semm K (1982) Ist heute ein Laparotomie für die Korrektur eines Tubenschadens noch gerechtfertigt? 10th World Congress of Gynecology and Obstetrics der FIGO am 17.–22.10.1982 in San Francisco, USA
Swolin K (1977) Laparoscopy as an operative tool in female sterility. J Reprod Med 19:167–170
Walz W (1959) Sterilitätsoperationen an der Tube mit Hilfe eines Operationsmikroskopes. Z Geburtsh Gynäk 153:49–55
Winston RML (1978) Tubal anastomosis for reversal for sterilization in 45 women. In: Brosens I, Winston RML (1978) Reversibility of Female Sterilization. Academic Press, London, S 55–67

Aktuelle Aspekte in Diagnostik und Therapie der tubaren Sterilität

R. Felberbaum und K. Diedrich

In den letzten 20 Jahren haben sich unsere Kenntnisse und Möglichkeiten in der Diagnostik und Behandlung des sterilen Paares entscheidend erweitert. Die Technik der extrakorporalen Befruchtung mit anschließendem Embryotransfer (IVF/ET) hat sich fest im Behandlungskanon etabliert, wobei sich der Indikationsbereich mehr und mehr zur andrologischen Sterilität hin erweitert hat [1]. In den letzten beiden Jahren erleben wir durch die Einführung der Intrazytoplasmatischen Spermieninjektion (ICSI) mittels der Technik der Mikromanipulation eine Revolution in der Behandlung der andrologisch bedingten Sterilität [2]. Dennoch stellt die Patientin mit tubar bedingter Sterilität weiterhin einen Problemfall dar.

Störungen der Tubenfunktion gehören zu den häufigsten Ursachen für eine ungewollte Kinderlosigkeit. Je nach Literaturangabe, auf die man sich bezieht, schwanken die Zahlen zur Inzidenz der tubaren Sterilität zwischen 20 und 40% [3–7]. Verantwortlich sind meist entzündliche Erkrankungen durch Keimaszension im kleinen Becken, Endometriose und peritubare Verwachsungen als Folge früherer operativer Eingriffe, intrauteriner Kontrazeption oder einer extrauterinen Gravidität [8]. Bei diesen Patientinnen wird der behandelnde Gynäkologe weiterhin mit dem Problem konfrontiert, eine möglichst effektive, sichere und ohne unnötigen Zeitverlust sich gestaltende Diagnostik durchzuführen, die es ihm ermöglicht, zu entscheiden, welcher therapeutische Ansatz bei der jeweiligen Patientin der erfolgversprechendste zu sein scheint. Es gilt, die Frage zu beantworten, welche Patientin mit tubarer Sterilität einer rekonstruktiven Tubenchirurgie oder aber einer alternativen Therapieform wie IVF/ET zugeführt werden soll.

Prinzipiell stehen zur Behandlung der tubaren Sterilität folgende Möglichkeiten zur Verfügung:

- konventionelle Makrochirurgie
- Mikrochirurgie
- endoskopische Chirurgie
- In Vitro Fertilisation

Bei der Wahl des chirurgischen Vorgehens ist heute die Entscheidung eindeutig zu Gunsten der Mikrochirurgie gefallen. Während die Geburtenrate aus einer größeren Sammelstatistik nach makrochirurgischer Salpingostomie nur bei 9,5% liegt, bei zusätzlich hoher Tubargraviditätsrate (18%), sind die Ergebnisse bei makrochirurgischem Vorgehen unter Einsatz des entsprechenden Instrumentariums deutlich günstiger [8]. Ob der Eingriff mikrochirurgisch oder laparoskopisch durchgeführt wird, hängt davon ab, mit welcher Technik der Operateur mehr vertraut ist. Dennoch läßt sich sagen, daß die minimal invasive Chirurgie (MIC) in diesem Bereich immer mehr an Einfluß gewinnen wird, da die meisten mikrochirurgischen Eingriffe sich auch laparoskopisch, z.B. durch Einsatz der Lasertechnik bewältigen lassen. Allein die Behandlung der cornualen Obstruktion und die Reanastomose im Sinne der Refertilisierung nach stattgefundener Tubenligatur scheint eine mikrochirurgische Domäne per laparotomiam mit sehr guten Ergebnissen zu bleiben [9, 11].

Hingegen kann die Entscheidung zwischen mikrochirurgischer/laparoskopischer Operation oder IVF/ET zur Behandlung der tubaren Sterilität häufig schwierig sein. Hier müssen zusätzliche Entscheidungskriterien wie die Dauer des Kinderwunsches, das Alter der Patientin, das Vorliegen eines andrologischen Faktors und natürlich die Einstellung der Patientin zur extrakorporalen Befruchtung Berücksichtigung finden.

Kontraindikationen zur mikrochirurgischen Therapie

Als Kontraindikationen für ein mikrochirurgisches rekonstruktives Vorgehen bei tubarer Sterilität werden folgende Veränderungen angesehen:

1. Proximaler und distaler Tubenverschluß (bipolar disease). In diesen Fällen wurde nach mikrochirurgischem Vorgehen nur selten über eine Schwangerschaft berichtet.
2. Vorhergehende Operationsversuche. Meist ist ein erneutes mikrochirurgisches Vorgehen an bereits operierten Tuben nicht erfolgversprechend. Dieses kann lediglich bei kleinen lokalisierten Verschlüssen ohne Verdickungen und ödematöse Veränderungen der Tube nach makrochirurgischem Vorgehen bzw. nach fehlgeschlagener Refertilisierung erfolgversprechend sein. Jedoch sollte auch in diesen Fällen eine strenge Indiaktionsstellung und Abwägung gemacht werden.
3. Eine Tubenlänge unter 4 cm. Hier erscheint ein mikrochirurgisches Vorgehen ebenfalls nicht erfolgversprechend und daher sollte eher der extrakorporalen Befruchtung der Vorzug gegeben werden.

4. Das Alter der Patientin. Die Fertilität nimmt mit dem 37. Lebensjahr deutlich ab und es sollte deshalb jenseits dieses Alters überlegt werden, ob bei der Wartezeit auf den Erfolg der Operation nicht wertvolle Zeit verschenkt wird.
5. Andrologischer Faktor: Liegt eine deutlich eingeschränkte Fertilität des Ehemannes vor, so sollte von einem operativen Vorgehen Abstand genommen und auf die besseren Erfolgsaussichten unter in vitro-Bedingungen, vor allem mittels der Technik der Mikromanipulation hingewiesen werden.
6. Chronische subklinische Infektionen, vor allem eine durchgemachte Genitaltuberculose stellen eine absolute Kontraindikation für einen mikrochirurgischen Eingriff dar [12, 13].

Vorteile und Nachteile; Mikrochirurgie vs. IVF/ET

Sowohl die mikrochirurgische Behandlung der tubaren Sterilität als auch IVF/ET besitzen bestimmte, in der Natur der beiden Verfahren begründete Vor- und Nachteile. Der unbestrittene Vorteil der Tubenchirurgie liegt darin, daß sie der betroffenen Patientin ihre Fähigkeit zur natürlichen Empfängnis wiederherstellt. Darüber hinaus ermöglicht sie weitere Schwangerschaften ohne die Notwendigkeit einer erneuten Therapie. Wie von Winston et al. beschrieben, hat die Mehrzahl der erfolgreich durch mikrochirurgische Salpingostomie behandelten Patientinnen ein zweites Kind empfangen und geboren [14]. Die Tubenchirurgie setzt die Patientin nicht dem erhöhten Risiko der Mehrlingsschwangerschaft aus, wie dies im Rahmen der extrakorporalen Befruchtung mit vorheriger durch Stimulation induzierter Superovulation der Fall ist [14]. Ein chirurgischer Eingriff wird im allgemeinen als „normaler" und weniger emotional belastend erlebt als die Techniken der assistierten Reproduktion. Darüber hinaus vermeidet er psychologische und im Einzelfall auch religiös bedingte Belastungen unter der Behandlung. Auf der anderen Seite bedeutet jede mikrochirurgische Therapie einen größeren operativen Eingriff, der nur unter stationären Bedingungen erfolgen kann. Die Patientin muß sich darüber hinaus mit Geduld wappnen. Zwar kann bei sorgfältiger Selektion des Patientinnenkollektivs die Erfolgsrate bei Salpingostomie bei der Behandlung des ampullären Tubenverschlusses bis auf 44 % ansteigen, jedoch nur, wenn die Patientin bereit ist, einen Zeitraum von bis zu sechs Jahren postoperativ abzuwarten [15]. Während bei der extrakorporalen Befruchtung trotz der Heterogenität des Patientinnenkollektivs und der Indikationsstellung eine Erfolgsrate pro Behandlungszyklus angegeben werden kann, ist dieses mit mikrochirurgischen Sterilitätsoperationen sehr viel schwieriger aufzustellen. Für den Erfolg einer Operation spielt neben dem Ausmaß und der Lokalisation des Tubenschadens die Erfahrung des Chirurgen und die Sorgfalt der Technik eine große Rolle. Es ist daher kaum möglich, eine Erfolgsrate für alle Indikationen zu nennen. Auch weisen die angegebenen Erfolgsraten deutliche Schwankungen auf. So werden für die Salpingostomie Erfolgsraten zwischen 30 und 60 % genannt, für die Reanastomose 40–60 % und für die Adhäsiolyse 30–40 %. Bei beidseitig verschlossenen Tuben, vorangegangener Fimbriektomie und einer Tubenlänge von weniger als 4 cm sinkt die Erfolgsrate auf weniger als 10 %. Demgegenüber steht eine kumulative Schwangerschaftsrate für IVF/ET bei 2,4 Punktionen/Patient für die Indikationen tubare, andrologische und idiopathische Sterilität von insgesamt 42 %! (Abb. 1).

Mikrochirurgie vs in vitro Fertilisation: Schwangerschaftsrate/Patient

Mikrochirurgie:	
Salpingostomie	30–60%
Reanastomose	
(nach Tubenkoagulation)	40–60%
Adhaesiolyse	30–40%
beidseits verschlossene Tuben	
Fimbriektomie	<10%
Tuben < 4 cm	
In vitro Fertilisation:	
Tubare, andrologische, idiopathische Sterilität	42%
2803 Zyklen bei 1173 Patienten =	
2,4 Punktionen/Patient	
504 Schwangerschaften	

Abb. 1. Mikrochirurgie versus in-vitro-Fertilisation: Schwangerschaftsrate pro Patientin, Gegenüberstellung aus der Literatur einschließlich eigener Ergebnisse

Im Gegensatz zur Tubenchirurgie kann die Patientin nach IVF/ET bereits nach zwei Wochen über Erfolg oder Mißerfolg der Behandlung informiert werden. Die Behandlung ist wiederholbar und stellt einen wenig belastenden Eingriff dar, der ambulant und ohne Narkose durchgeführt werden kann. Die Behandlung macht keine Laparoskopie oder Laparotomie nötig. Auch bei fehlenden Tuben bleibt die Erfolgsaussicht des Behandlungsverfahrens gleich. Weitere Faktoren wie Alter der Patientin und eingeschränkte Fertilität des uxor stellen keine Indikationseinschränkung dar. Demgegenüber steht eine im Einzelfall erhöhte psychische Belastung und eine sicherlich begrenzte Zahl von Therapieversuchen, die vernünftigerweise durchgeführt werden sollten. Das Risiko eines ovariellen Überstimulationssyndroms ist erhöht, ebenso das der Mehrlingsschwangerschaft. Eine erhöhte Abortrate und ethische Bedenken im Einzelfall gegen die vorgenommene Manipulation komplettieren das Bild.

Diagnostik

Nach dem bisher Gesagten erscheint es klar, daß Erfolg und Mißerfolg der gewählten Therapie primär von der Qualität der vorgeschalteten Diagnostik abhängt. Boer-Meisel et al. waren mit die ersten, die darauf hingewiesen haben, daß der

Erfolg einer mikrochirurgischen Salpingostomie prinzipiell vom Ausmaß der tubaren Schädigung bestimmt wird [16]. Nicht jede tubare Pathologie ist geeignet für eine chirurgische Versorgung. Die zur Verfügung stehenden diagnostischen Möglichkeiten zur Abklärung der tubaren Situation umfassen die Hysterosalpingographie, die Sonographie, die Laparoskopie mit Chromopertubation sowie die Hysteroskopie, Salpingoskopie und Tuboskopie. Während die Hysterosalpingographie in erster Linie die Frage nach der Durchgängigkeit der Tube beantwortet und die Sonographie meist nur fortgeschrittene Pathologien der Tube im Sinne der Hydrosalpinx oder Sactosalpinx im allgemeinen aufzudecken vermag, bietet die Laparoskopie mit Chromopertubation bereits einen großen Informationsvorteil. Die Durchgängigkeit der Tuben kann direkt visuell beurteilt werden, ebenso die Beweglichkeit der Fimbrientrichter, bestehende Adhäsionen lassen sich erkennen und gegebenenfalls in gleicher Sitzung lösen, das Ausmaß einer entzündlichen Schädigung kann, zumindest für die äußere Wandung der Tube beurteilt werden und eine bestehende Endometriose entzieht sich nicht der Diagnose. Ebenso kann beurteilt werden, ob die Ovaroberfläche frei ist oder aber der Eiauffangmechanismus von dieser Seite gestört ist. Dennoch muß es weitere Faktoren geben, die den Erfolg einer tubaren Behandlung wesentlich mitbestimmen. So führt die mikrochirurgische Versorgung dünnwandiger Hydrosalpingen nach Ablauf von 2 Jahren in ca. 50% der Fälle zu einer Schwangerschaft, wohingegen es nur knapp 20% bei dickwandigen Hydrosalpingen sind [17]. Diese Faktoren sind das Ausmaß einer bestehenden Tubenwandfibrose, das Ausmaß der Mucosaschädigung, das Bestehen intraluminaler Adhäsionen sowie deren Art und Ausmaß. Die Salpingoskopie, durchgeführt im Rahmen der diagnostischen Laparoskopie ermöglicht Aussagen über den Zustand der Ampulla tubae bis zum isthmoampullären Übergang. Es konnte gezeigt werden, daß bei bestehenden Adhäsionen in diesen anatomischen Segmenten der Tube innerhalb eines Beobachtungszeitraumes von mehr als 2 Jahren keine spontane Konzeption erfolgte [18]. Von verschiedenen Arbeitsgruppen wurden „Tubal Scoring Systems" entwickelt, um die Patientinnen verschiedenen Prognosegruppen zuteilen zu können [19, 20]. Alternativ zur Salpingoskopie führen wir an unserer Klinik die transzervikale retrograde Tuboskopie mittels des „Linear everting catheter" der Firma Imagyn Inc. (USA) durch [21]. Mittels dieser Technik ist es möglich, die Tubensegmente transzervikal in voller Länge visuell darzustellen, auch im Falle peripher verschlossener Tuben. Der LE-Katheter besteht aus zwei ineinander gelagerten Teilen, die durch eine flexible Membran verbunden sind. Diese tubuläre Ballonmembran ist flüssigkeitsgefüllt und kann vom Operateur unter kontrolliertem Druck über ein Manometer evertiert, also ausgefahren werden, und ist, nach Identifikation des inneren Tubenostiums in der Lage, auch sehr kurvenreichen Tubenverläufen zu folgen (Abb. 2). Die Ballonmembran schützt dabei die Tubenmucosa vor Scherkräften und Verletzungen und bietet zum anderen in ihrem inneren Lumen Raum für die Einführung eines flexiblen Miniendoskopes von 0,5 mm Durchmesser. Mittels dieser Technik ist es Kerin et al. gelungen, bei 75 Patientinnen mit Hinweis auf einen positiven Tubenfaktor in 25% der Fälle schwerste intraluminale Veränderungen festzustellen. Bei einem follow up von einem Jahr hat keine dieser Patientinnen spontan konzipiert [22].

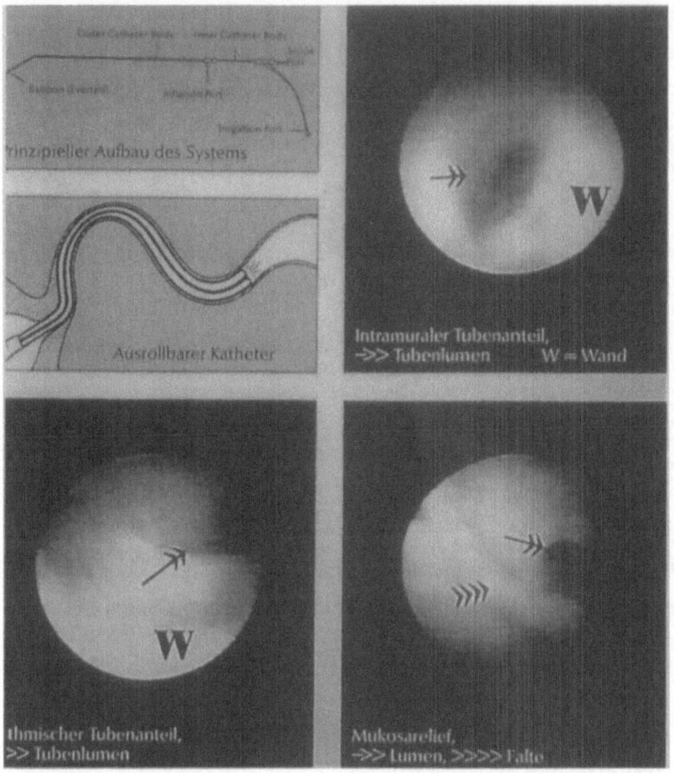

Abb. 2. Zusammenfassende Darstellung des „Linear Eversion Catheter-Systems", Imagyn Medical Inc (USA)

„Pelvic Score"

Grundlage der Therapieentscheidung im Falle einer tubaren Sterilität sollte die Synopsis aller verfügbaren Befunde sein, wie sie sich in dem 1988 von Wu et al. publizierten „Pelvic Score" zur Beurteilung der Prognose für eine mikrochirurgische Operation widerspiegelt [23]. In diesem Score werden die pathologischen Beckenveränderungen unterteilt in Adhäsionen, entzündliche Tubenveränderungen und Tubenverschlüsse. Das Ausmaß der pathologischen Veränderungen wird als wenig (1), mäßig (2), stark (3) und sehr stark (4) eingestuft (Abb. 3). Der maximale Score für Adhäsionen, entzündliche Veränderungen und dem Tubenverschluß beträgt 48, 24 bzw. 28 und der endgültige Score setzt sich aus der Summe dieser drei zusammen. Das Stadium der pathologischen Beckenveränderung wurde entsprechend der Höhe des Scores in 0, I, II, III und IV eingeteilt. Es zeigte sich eine gute Korrelation des Pelvic Scores mit der Schwangerschaftsrate bei seiner Anwendung. Mit Zunahme des Scores und der Stadieneinteilung der pathologischen Veränderungen nahm die Schwangerschaftsrate ab. Während im Stadium I nach mikrochirurgischer Operation die Schwangerschaftsrate bei über 60 % lag, verschlechterte sie sich bei dem

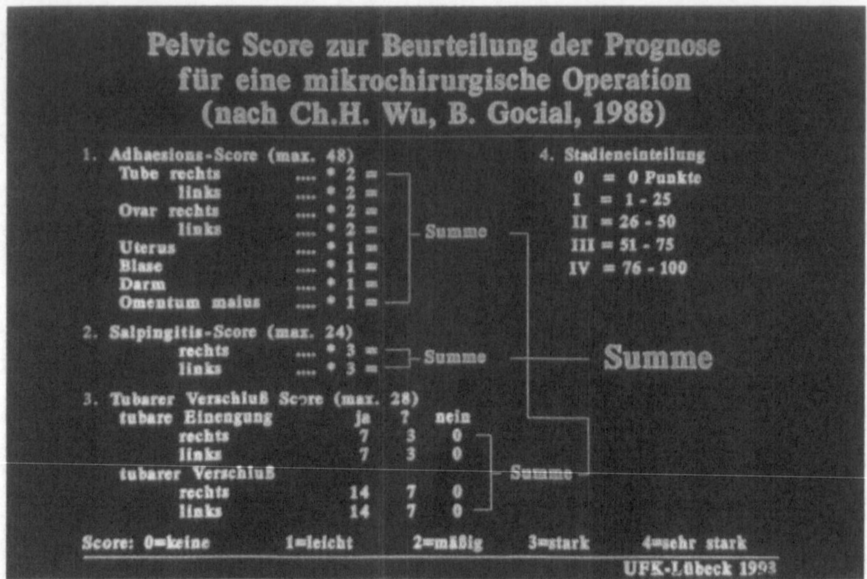

Abb. 3. „Pelivic Score" zur Beurteilung der Prognose für eine mikrochirurgische Operation. (Wu et Gocial, 1988)

Stadium II (41%) und im Stadium III (12%) deutlich. Im Stadium IV wurde wegen der Aussichtslosigkeit und der schlechten Prognose eine mikrochirurgische Operation nicht mehr durchgeführt. Dieses Beurteilungsschema spiegelt die klinische Erfahrung wider und kann für die Beratung der Patientin in bezug auf die Prognose und den möglichen Schwangerschaftseintritt gut verwendet werden.

Zusammenfassung

Liegt bei einer Patientin jünger als 35 Lebensjahre ein Tubenverschluß bei Normozoospermie des Ehemannes vor, so sollte beim proximalen Verschluß operiert werden. Beim distalen Verschluß dient der „Pelvic Score" als Entscheidungshilfe. Liegt eine andrologische Subfertilität vor, so sollte auf jeden Fall zu Gunsten der extrakorporalen Befruchtung entschieden werden. Ist die Patientin älter als 35 Lebensjahre, so sollte bei Vorliegen weiterer Zusatzfaktoren wie Ovarialinsuffizienz oder andrologischer Subfertilität ebenfalls die in vitro Fertilisation erfolgen. Liegen keine zusätzlichen Faktoren vor, so kann der proximale Tubenverschluß mikrochirurgisch angegangen werden, wobei postoperativ nur 1 Jahr auf die spontane Konzeption gewartet werden sollte. Bleibt der Erfolg aus, so ist erneut der extrakorporalen Befruchtung der Vorzug zu geben. Selbiges gilt für den Fall des distalen Tubenverschlusses (Abb. 4).

Abbildungen 5 und 6 geben nocheinmal die Indikationen für den mikrochirurgischen Eingriff und für die extrakorporale Befruchtung wieder.

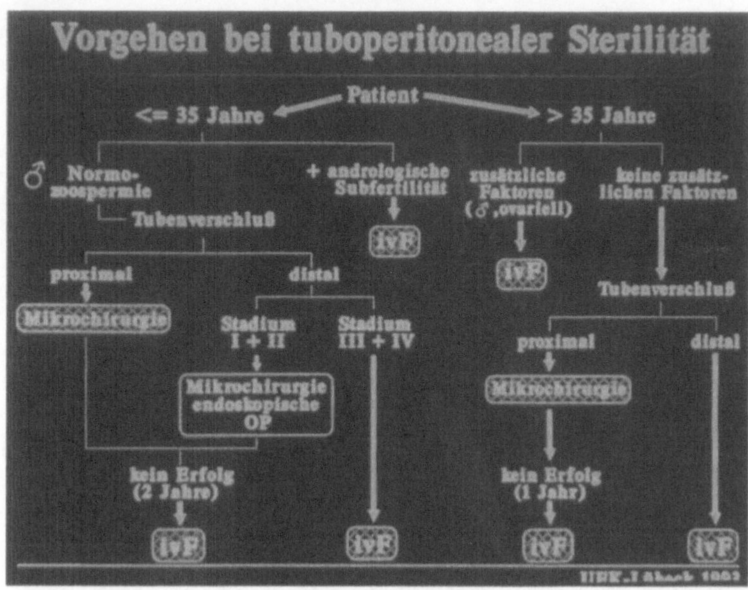

Abb. 4. Empfehlungen zur Vorgehensweise bei tubarer Sterilität in Abhängigkeit vom Lebensalter der Patientin

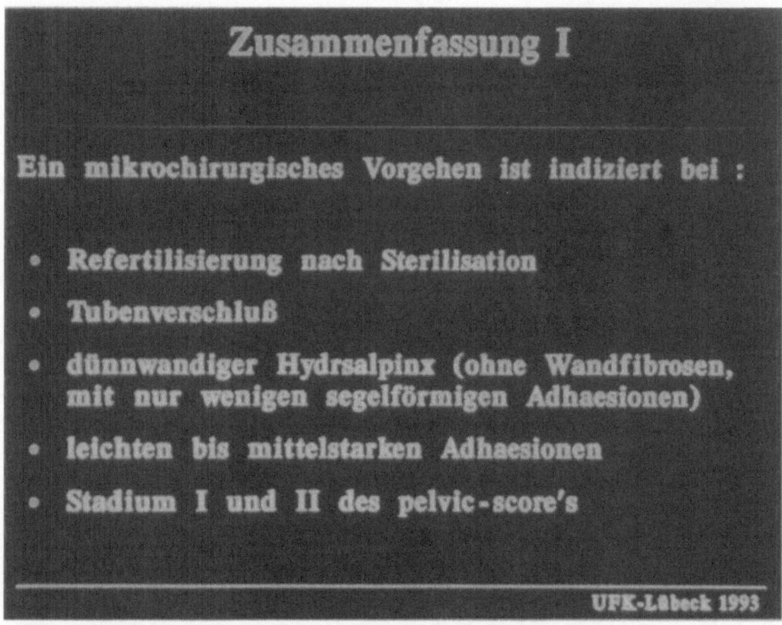

Abb. 5. Indikationen für den mikrochirurgischen Eingriff bei tubarer Sterilität

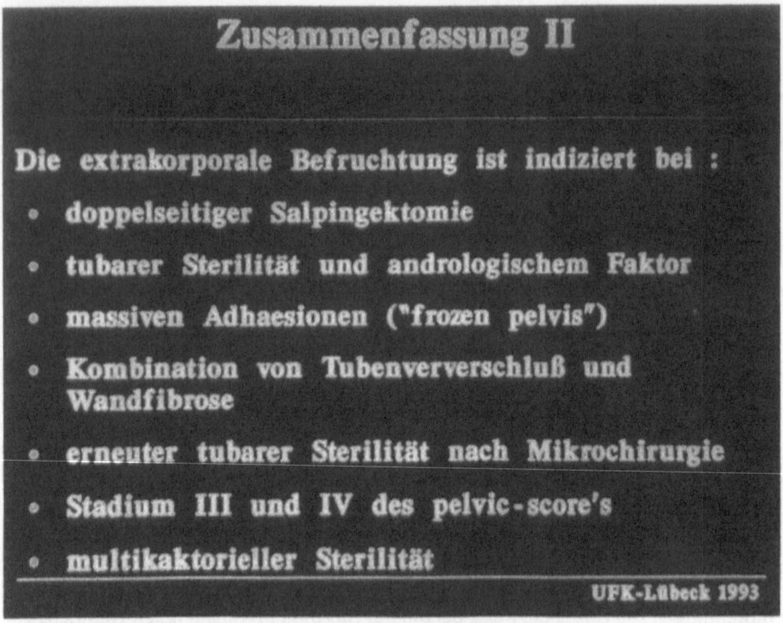

Abb. 6. Indikationen für die extrakorporale Befruchtung (IVF/ET) bei tubarer Sterilität

Literatur

1. Diedrich K, Al-Hasani S, Van der Ven H, Diedrich C, Krebs D (1990) In-vitro-Fertilisation menschlicher Eizellen und Embryotransfer. In: Diedrich K (Hrsg) Neue Wege in Diagnostik und Therapie der Sterilität, Bücherei des Frauenarztes Band 25. Enke Verlag, Stuttgart, 169–195
2. Van Steirteghem AC, Liu J, Joris H, Nagy Z, Janssenswillen C, Tournaye H, Derde MP, Van Assche E, Devroey P (1993) Higher success rate by intracytoplasmatic sperm injection than by subzonal insemination. Report of a second series of 300 consecutive treatment cycles. Hum Reprod 8:1055–1060
3. Dor J, Homburg R, Rabau E (1977) An Evaluation of Etiology Factors and Therapy in 665 Infertile Couples. Fertil Steril 28:718
4. Kliger BE (1984) Evaluation, Therapy and Outcome in 493 Infertile Couples. Fertil Steril 41:40
5. Döring GK (1970) Über die Häufigkeit der verschiedenen Sterilitätsursachen bei der Frau und die Erfolgsaussichten ihrer Behandlung. Geburtsh Frauenheilk 30:302
6. Schirren C, Bettendorf G, Leidenberger F, Frick-Bruder V (1989) Unerfüllter Kinderwunsch. Leitfaden für Diagnostik, Beratung und Therapie in der Praxis. Deutscher Ärzte-Verlag, Köln
7. Schlösser HW, Dolff M (1986) Mikrochirurgie in der Gynäkologie. In: Bender HG, Beck L (Hrsg) Operative Gynäkologie. Springer, Berlin Heidelberg New York
8. Decleer W, Van der Ven H, Boeckx W, Brosens I, Diedrich K (1990) Mikrochirurgische Techniken in der Infertilitätstherapie. In: Diedrich K (Hrsg) Neue Wege in Diagnostik und Therapie der Sterilität, Bücherei des Frauenarztes, Band 25. Enke Verlag, Stuttgart, 205–227
9. Donnez J, Casanas-Roux F, Nisolle-Pochet M, Waeyenbeg M, Karaman Y (1987) Surgical management of tubal obstruction at the uterotubal junction. Acta Eur Fertil, 18:5–9

10. McComb P (1986) Microsurgical tubocornual anastomosis for occlusive cornual disease: Reproducible results without the need for tubouterine implantation. Fertil Steril 46: 571–577
11. Winston RML, Margara RA (1992) The role of tubal surgery. In: Infertility Practice, Proceedings of 25th Royal College of Obstetricians and Gynaecologists Workshop, Drife JO, Templeton A (eds), London RCOG
12. Marana R, Quagliarello J (1988) Distal Tubal Occlusion: Microsurgery Versus in Vitro Fertilization – A Review. Int J Fertil 33:107–115
13. Marana R, Quagliarello J (1988) Proximal Tubal Occlusion: Microrsurgery Versus In Vitro Fertilization – A Review. Int J Fertil 33:338–340
14. Winston RML (1992) Tubal Surgery or in Vitro fertilization (IVF)? J Ass Reprod Gen 9: 309–311
15. DeCherney AH (1990) In vitro Fertilisation versus rekonstruktive Tubenchirurgie. In: Scheidel P, Hepp H, DeCherney AH (Hrsg) Operative Techniken der Reproduktionsmedizin. Urban und Schwarzenberg, München Wien Baltimore, 143–146
16. Boer-Meisel ME, te Velde ER, Habbema JD, Kardaun JW (1986) Predicting the pregnancy outcome in patients treated for hydrosalpinx: A prospective study. Fertil Steril 45:23–29
17. Henry-Suchet J, Loffredo V, Tesuier L, Pez J (1985) Endoscopy of the tube (= tuboscopy): its prognostic value for tuboplasties. Acta Eur Fertil, 16:139
18. DeBruyne F, Puttemans P, Boeckx W, Brosens I (1986) The clinical value of salpingoscopy in tubal infertility. Fertil. Steril., 51, 339–340
19. Mage G, Pouly JL, de Joliniere JB, Chabrand S, Rioullon A, Bruhat MA (1986) A preoperative classification to predict the intrauterine and extopic pregnancy rates after distal tubal microsurgery. Fertil Steril 46:807–810
20. Dubuisson JB, Chapron C, Morice P, Aubriot FX, Foulot H, de Joliniere JB (1994) Laparoscopic salpingostomy: fertility results according to the tubal mucosa appearance. Hum Reprod 9:334–339
21. Bauer O, Diedrich K, Bacich S, Knight C, Lowery G, Van der Ven H, Werner A, Krebs D (1992) Transcervical access and intraluminal imaging of the fallopian tube in the nonanaesthetized patient: Preliminary results using a new technique for fallopian access. Hum Reprod 7:7–11
22. Kerin JF, Williams DB, San Roman GA, Pearlstone AC, Grundfest WS, Surrey ES (1992) Falloposcopic classification and treatment of fallopian tube lumen disease. Fertil Steril 57:731–741
23. Wu CH, Gocial B (1988) A pelvic scoring sytem for infertility surgery. Int J Fertil 33:341–346

Gynäkologie (Videobericht)

H.G. Hillemanns

Die gynäkologische Untersuchung
I. Moreno Richter, F. Meißner-Brocke, R. Hildebrandt, (Klinikum Steglitz, Berlin)

„Die Krebsvorsorge" und *„Gynäkologische Infektionen"* sind zwei Lehrfilme, die hervorragend zur Ausbildung von Studenten oder auch Berufsanfängern geeignet sind. Im ersten Teil wird in anschaulicher Form, systematisch der Ablauf einer Routinevorsorgeuntersuchung dargestellt, wobei besonders auch auf die Fehlerquellen beim zytologischen Abstrich hingewiesen wird. Zur Verdeutlichung der Untersuchungsschritte wird der reale Untersuchungsablauf immer wieder durch schematische Bilder ergänzt. Da die sorgfältige Darstellung der Kolposkopie den Rahmen des Films gesprengt hätte, wird darauf in einem gesonderten Beitrag eingegangen.

Im zweiten Teil wird anhand einer Patientin mit Fluorbeschwerden das praktische Vorgehen bei der Diagnostik und Therapie gynäkologischer Infektionen dargestellt. Die Möglichkeiten des Nativpräparats werden besonders hervorgehoben.

Gerade durch die klinisch relevante Darstellung der Untersuchung, die durch Computeranimationen und theoretische Erläuterungen unterstützt wird, sind diese Filme eine wertvolle Bereicherung für die klinische Ausbildung.

Laparoskopische Myomenukleation
A. Jensen, M. Zygmut, (Univ.-Frauenklinik Gießen)

Der prophylaktischen und therapeutischen Entfernung von uterinen Myomen kommt hohe praktische Bedeutung zu. Nahezu jede 5. Frau ist Myomträgerin. Das operative Problem betrifft vor allem auch Myompatientinnen vor oder im Beginn einer Schwangerschaft, und Patientinnen mit Sterilitätsproblemen. Im Videofilm wird die laparoskopisch-endoskopische Technik der Knotenucleation, der Wundversorgung und Knotenentfernung dargestellt. Es wird so die Fortentwicklung der minimal invasiven Chirurgie an einem praktischen Alltagsproblem der Gynäkologie eindrucksvoll demonstriert.

Fascia-Lata-Verwendung bei Harninkontinenzoperationen
W. Fischer, R. Tunn (Charité-Frauenklinik, Berlin)

Es werden 3 Patchplastiken bei unterschiedlichen Erscheinungsformen von Bindegewebsschwäche gezeigt:

1. Die suburethrale *Brückenbildung* zwischen den Mm. pubococcygei bei defektem Septum urethrovaginale und zu schlaffer Vagina, aber noch intakter Urethraaufhängung und Beckenbodenmuskulatur. Sie soll das Hängemattenverschlußprinzip der Harnröhre unterstützen und dem weiteren Auseinanderweichen der Levatorschenkel entgegenwirken.
2. Die suburethrale *Schlingenbildung* mit Faszien- oder Zügelfadensuspension an der vorderen Bauchwand bei hypotoner, hypermobiler oder erstarrter Urethra. Sie soll die Ligg. pubourethralia ersetzen und einem weiteren Druckabfall zuvorkommen (als Nadelsuspension weniger invasiv, aber riskanter).
3. Die *Kolposuspension* an der seitlichen Bauchwand bei hypermobiler, normo- bis hypotoner Urethra mit schlechter Drucktransmission. Sie soll die Harnröhre strecken und anheben, Trichterbildungen beseitigen und die intraabdominale Druckeinwirkung wiederherstellen (wenn körpereigene Faszienstreifen nicht mehr zur Verfügung stehen).

Alle 3 Varianten sind urometrie- und sonographieabhängig. Bei defektem Septum rectovaginale und Perineum sind sie mit einer Kolpoperineoplastik kombinierbar. Die Erfolgschancen sind von der prognostisch unterschiedlichen Ausgangssituation abhängig. Der Bindegewebsersatz mit dehydratisierter Fascia-lata (Tutoplast®) hat sich besonders bewährt.

Harninkontinenz-Reoperation nach Burch
M. Halaska, A. Martan, R. Voigt (I. Frauenklinik Praha/Tschechische Republik)

In dem Video „Harninkontinenz-Reoperation nach Burch" werden in ca. 15 Minuten Aspekte über das Auftreten von Harninkontinenz-Rezidiven dargestellt. Anschließend wird die Operation einer nach Marshall-Marchetti voroperierten Patientin mit einem bereits wenige Wochen nach der Erstoperation aufgetretenen Rezidiv vorgestellt.

Es wird das Vorgehen nach Burch bei diesem durch massive Verwachsungen im Cavum Retzii gekennzeichneten Fall dargestellt. Dabei ist die Schwierigkeit bei der Präparation der Scheidenfazie ersichtlich, weiterhin wird die Nahttechnik bei der Burchoperation demonstriert. Im Gegensatz zur Routine werden bei dieser Reoperation 3 Burch-Nähte auf jeder Seite gelegt. Der Elevationseffekt kann durch den in der Scheide befindlichen Finger des Operateurs gezeigt werden.

Neben der Präparationstechnik und der Darstellung des Legens der Burch-Nähte wird auch das Knüpfen, das ja für den Erfolg der Burch-Operation und besonders bei einer Reoperation eminent wichtig ist, verdeutlicht.

Im Anschluß an die Operationsdarstellung werden kurz die in der I. Frauenklinik Prag erzielten Resultate bei Rezidiv-Operationen vorgestellt.

Die pelviskopische In-toto-Entfernung von Ovarialtumoren in einem Beutel durch die hintere Kolpotomie

H. U. Bratschi, B. Heiz (Klinik Sonnenhof, Bern)

Problematik: Die Behandlung von Ovarialtumoren unklarer Dignität verlangt, daß diese Tumoren uneröffnet aus der Bauchhöhle entfernt werden, um eine mögliche Verschleppung von malignen Zellen in die Bauchhöhle zu vermeiden.

Inhalt: Der Videofilm zeigt anhand einer 41jährigen Patientin mit einem 65× 50 mm großen rechtsseitigen Ovarialtumor unklarer Dignität, wie dieser Ovarialtumor pelviskopisch in toto aus der Bauchhöhle entfernt wird, ohne daß eine Inzision der Bauchwand von mehr als 18 mm Länge angelegt werden muß:

Die Ovarektomie rechts sowie die hintere Kolpotomie erfolgen mittels Bikoagulation und dem CO_2-Laser. Mit einem Spezialinstrument wird ein Nylonbeutel (Lapsac®, Cook Inc.) eingeführt. Daraufhin wird der uneröffnete Tumor in den Beutel eingepackt und dieser durch eine hintere Kolpotomie unverletzt aus der Bauchhöhle geborgen.

Der Film weist auf technische Feinheiten hin, damit Probleme wie beispielsweise der Verlust von CO_2-Gas durch die hintere Kolpotomie mit entsprechender Beeinträchtigung der Sicht vermieden werden können.

Die Anwendung des Cavitron Ultrasonic Surgical Aspirator (CUSA) bei der Tumorreduktion des fortgeschrittenen Ovarialkarzinoms

D. G. Kieback, V. J. Möbus, R. Kreienberg (Universitäts-Frauenklinik Ulm)

Beim fortgeschrittenen Ovarialkarzinom ist die Radikalität der Tumorreduktion zum Zeitpunkt der Primäroperation mitentscheidend für die Prognose der Patientin. Es wird dargestellt, inwieweit die Anwendung des CUSA die konventionellen operativen Möglichkeiten ergänzt, z.B. bei der Tumorentfernung im Bereich des Zwerchfells, der Darmarkaden, auf Darmsegmenten und Gefäßen. Außerdem werden CUSA-eigentümliche Strategien demonstriert, wie z.B. das Arbeiten mit nicht präformierten Operationsebenen.

Das CORT-Verfahren zur Behandlung von Beckenwandrezidiven gynäkologischer Malignome

M. Höckel, P. G. Knapstein (Universitätsklinik Mainz)

CORT („Combined Operative and Radiotherapeutic Treatment") ist ein neues Behandlungsverfahren für Rezidive gynäkologischer Malignome mit Beckenwandbeteiligung nach operativer und/oder strahlentherapeutischer Primärtherapie.

Der operative Teil besteht aus (i) Probelaparotomie/Lymphadenektomie, (ii) Exenteration der tumorinfiltrierten zentralen Beckenorgane und konservativer Tumorresektion an der Beckenwand, (iii) Implantation von Führungshülsen auf das Tumorbett im Bereich der Beckenwand, (iv) Beckenwandplastik mit Muskel-,

Muskulokutan- und/oder Omentum-majus-Lappen, (v) operativer Rekonstruktion der Darm-, Blasen- und Perineo-vulvo-Vaginalfunktion. Die Bestrahlung erfolgt über die implantierten Führungshülsen als postoperative High-Dose-Rate Brachytherapie, Patientinnen ohne vorherige Bestrahlung erhalten zusätzlich eine präoperative Teletherapie des Beckens.

Das CORT-Verfahren wird an der Universitätsfrauenklinik Mainz seit 1989 angewandt. Bis Ende 1993 wurden 40 Patientinnen mit CORT behandelt. 26 dieser Patientinnen waren vorbestrahlt. Es ist keine behandlungsbedingte Mortalität zu beklagen. In 14 Fällen traten Komplikationen auf. Die nach Kaplan-Meier ermittelte rezidivfreie Vier-Jahres-Überlebenswahrscheinlichkeit beträgt 45% bei einer lokalen Kontrollrate von über 80%.

Im Videofilm werden das Konzept und einige der neuen Techniken des CORT-Verfahrens vorgestellt.

Laparoskopische Myomenukleation – ein Film für den studentischen Unterricht

M. Zygmunt, J. Hererro, A. Jensen (Universitätsfrauenklinik Gießen)

In einem kurzen Film für den studentischen Unterricht (13 Minuten) wird die Bedeutung der mikroinvasiven Chirurgie für die Gynäkologie anhand der häufigsten gutartigen Erkrankungen der Gebärmutter – dem Myoma uteri – dargestellt. Der Zuschauer wird über die Häufigkeit und den Sitz der Myome sowie über Indikationen, Risiken und Technik der laparoskopischen Myomenukleation informiert. Dies geschieht in didaktisch sinnvoll arrangierten Schautafeln und Skizzen, bevor die Videosequenz einer laparoskopischen Myomenukleation mit erläuternden Kommentaren eingespielt wird. Die wesentlichen Schritte des Eingriffs werden hervorgehoben. Dieses sind das Umspritzen von Myomen mit Vasopressinlösung, die Durchtrennung der Myomkapsel, das Ausschälen der Myomknoten sowie die Adaptation der Wundränder durch Endonaht und das Spülen des Bauchraumes.

Abschließend werden, wiederum in Schaubildern, die Vorteile der mikroinvasiven Chirurgie deutlich gemacht. Der kurze Krankenhausaufenthalt und die Verbesserung der postoperativen Lebensqualität sowie die schnelle Rückkehr ins Berufsleben nach pelviskopischer Operation werden betont.

Standards in Diagnostik, Überwachung und medikamentöser Therapie bei Gestationshypertonie, Präeklampsie und deren besonderen Verlaufsformen

U. Retzke, H. Graf und H. Kaulhausen

Bericht

U. Retzke und H. Graf

Am 25.08.1994 fand im Raum 4, Hörsaal 225 der Münchner Universität in der Zeit von 14.00 bis 15.45 die Kurzvortragssitzung der AG „Schwangerschaftshochdruck/Gestose" im Rahmen des 50. Kongresses der Deutschen Gesellschaft für Gynäkologie und Geburtshilfe statt.

Die Sitzung stand unter der Thematik „Standards in Diagnostik, Überwachung und medikamentöser Therapie bei Gestationshypertonie, Präeklampsie und deren besonderen Verlaufsformen". Insgesamt wurden 3 Übersichtsreferate und 4 Kurzvorträge gehalten. Zur Sitzung waren insgesamt etwa 270 Teilnehmer erschienen. Die Sitzung stand unter Leitung des scheidenden Vorsitzenden H. Kaulhausen (Remscheid). Die Diskussion wurde vom neugewählten Vorsitzenden der Arbeitsgemeinschaft „Schwangerschaftshochdruck/Gestose", U. Retzke (Suhl), und dessen Stellvertreter, W. Rath (Aachen), geleitet.

Zunächst berichteten A. Faridi und H. Kaulhausen (Remscheid) in einem Übersichtsreferat über *„Standards in der Diagnostik und Therapie der Gestationshypertonie und Präeklampsie"*. Inhaltlich entsprach der Beitrag den Empfehlungen, die im Frauenarzt Heft 8/93 veröffentlicht wurden.

Anschließend gab A. Schüler (Remscheid) eine Übersicht über *„Genetische Aspekte bei Präeklampsie und Eklampsie"*. Das Autoreferat des Beitrages lag bei Erstellung dieses Berichtes nicht vor.

In einem Übersichtsvortrag referierte S. Niesert (Hannover) über die *„Geburtshilfliche Prognose nach schwerer Präeklampsie"*. Die geburtshilfliche Prognose nach einer Schwangerschaft mit hypertensiven Komplikationen ist nach seiner Meinung für die Patientin und den betreuenden Arzt von großer Bedeutung. Die Angaben für ein Wiederholungsrisiko einer schwangerschaftsbedingten Hypertonie reichen in der Literatur von 0% bis 90%. In vielen Studien seien Vorerkrankungen, die ebenfalls eine Hypertonie auslösen können, nicht berücksichtigt. Bekanntlich gäbe es zahlreiche internistische Erkrankungen, die ein Risiko für eine Präeklampsie im Sinne einer Pfropfgestose in sich bergen. Zum Wiederholungsrisiko nach Eklampsie zitiert der Autor mehrere Arbeiten: Chesley (1978) untersuchte bei 171 Frauen, die früher eine Eklampsie hatten, den Verlauf von 398 Schwangerschaften und fand ein Wiederholungsrisiko für eine Präeklampsie von 23,1% und für die Eklampsie von 1,0%. Bei 6,5% der Patienten trat eine Frühgeburt ein, die perinatale Mortalität lag bei 4,7%. Aus der Analyse dieser Daten leitete Chesley ab, daß bei folgenden Verläufen der Eklampsie ein hohes Wiederholungsrisiko besteht: Blutdruck während der Eklampsie 160 mm Hg und höher, Beginn der Eklampsie vor der 36. SSW, Hypertonie 10 tage post partum, Proteinurie 10 Tage post partum. Liegt einer dieser Faktoren vor, besteht ein Wiederholungsrisiko von 25%, bei 2 vorliegenden Faktoren 56% und bei 3 Faktoren 78%. Zum Wiederholungsrisiko bei HELLP-Syndrom zitiert der Autor Studien von Sibai (1986) und von Spitzer (1993), die bei 38 bzw. 7 Patientinnen ein Risiko von 2,6% ermittelten. Der Autor zitiert die Literatur zur Prognose nach Schwangerschaftshypertonie: Hargood et al. (1991) differenziert zwischen den verschiedenen Verläufen in der 1. Gravidität und untersucht daher 2 Patientengruppen. Die 1. Gruppe hatte in der 1. Gravidität nur eine Schwangerschaftshypertonie, bei 44% dieser Frauen trat erneut in der 2. Gravidität eine Schwangerschaftshypertonie auf, bei 2% lag zusätzlich eine Proteinurie und bei 2% lag eine chronische Hypertonie vor. 52% der Schwangerschaften verliefen unauffällig. Die 2. Gruppe hatte in der 1. Gravidität eine Präeklampsie, nämlich eine Hypertonie und eine Proteinurie. Bei diesen Patientinnen trat bei 53% eine Hypertonie und bei weiteren 5% jeweils eine Präeklampsie sowie eine chronische Hypertonie auf. Zusammenfassend stellt der Autor fest, daß ein hohes Wiederholungsrisiko für eine Schwangerschaftshypertonie besteht, wenn in der 1. Gravidität die Komplikation vor der 30. SSW oder Komplikationen wie eine Abruptio placentae, Frühgeburt oder intrauterine Wachstumsretardierung auftraten. Bei der Beurteilung der Studien aus anderen Ländern sind die unterschiedlichen Richtlinien der Mutterschaftsvorsorge mitzuberücksichtigen. Vielleicht sind durch engmaschige Vorsorgeuntersuchungen, durch entsprechende Schonung der Patientinnen oder durch eine medikamentöse Therapie einige der schweren Verläufe der Präeklampsie in der 2. Gravidität zu verhindern.

J. Wacker, M. Schweizer, J. Müller, E. M. Grischke und G. Bastert berichteten über *„Eine neue Methode zur kontinuierlichen Überwachung des Blutdrucks bei Schwangeren mit Hypertonie"*. Dabei verglichen die Autoren die Ergebnisse der Blutdruckmessung mit dem neuen Finapres-Gerät mit der intraarteriellen/invasiven RR-Messung. Das Finapres-Verfahren basiert auf dem Grundgedanken, daß ein von der Manschette ausgeübter externer Druck, der jeweils dem arteriellen Blutdruck gleicht, die Arterienwände entlastet (Nulldruckdifferenz), so daß sich die Größe der Arterien nicht ändert. Dadurch ändert sich auch das bei diesen Drücken in den Arterien enthaltene Blutvolumen nicht, so daß das Photoplethysmogramm einen konstanten Wert darstellt. Der Finapres-Blutdruckmonitor liefert kontinuierliche Meßwerte des arteriellen Blutdruckes im Finger und zeigt eine Druckkurve und Digitalwerte für den systolischen, diastolischen und mittleren Blutdruck sowie die Pulsfrequenz und den Trend mit Zeitmarkierungen an. Der Nutzen für die Geburtshilfe besteht in der Möglichkeit der kontinuierlichen und non-invasiven Blutdrucküberwachung (die Patientin muß zur RR-Messung nicht geweckt werden). Das Verfahren ist nach Meinung der Autoren besonders geeignet bei stationären Patientinnen mit schwangerschaftsinduzierter Hypertonie und Präeklampsie zu Beginn der antihypertensiven Behandlung.

W. Klockenbusch, M. Wilhelm, T. Hohlfeld, T. Somville und K. Schröer (Düsseldorf) berichteten über die *„Thrombozytäre Prostazyklinrezeptorzahl und -affi-*

nität bei schwangerschaftsinduzierter Hypertonie und Präeklampsie". Die Autoren gehen von der Überlegung aus, daß bei schwangerschaftsinduzierter Hypertonie (SIH) bzw. Präeklampsie eine Thrombozytenhyperreaktivität besteht, die sich z.B. in einer vermehrten Freisetzung von vasokonstriktorisch wirkenden Mediatoren äußert. Es wäre denkbar, daß diese pathophysiologischen Veränderungen Folge einer verminderten antithrombozytären Aktivität von Prostazyklin, dem wirksamsten Inhibitor der Thrombozytenaktivität, sind. In der vorgelegten Studie wurden thrombozytäre Prostaglandin-Rezeptor-Charakteristika bei Patientinnen mit SIH und Präeklampsie untersucht. Dazu wurden bei 14 Patientinnen mit unauffälliger Schwangerschaft, bei 8 Patientinnen mit SIH und bei 8 Schwangeren mit Präeklampsie Blut abgenommen, die Thrombozyten isoliert, anschließend homogenisiert und eine Membransuspension gebildet und mit einem Prostazyklinmimetikum inkubiert. Nach weiterer Aufarbeitung wurde eine Rezeptor-Bindungskurve erstellt. Durch nichtlineare Regressionsanalyse wurden die Dissoziationskonstante als Maß für die Rezeptoraffinität und anhand der Bindungskapazität die Rezeptorzahl ermittelt. Die Autoren fanden bei der thrombozytären Prostazyklin-Rezeptorzahl keine Unterschiede zwischen den untersuchten Patientenkollektiven. Die Dissoziationskonstante aber war bei der SIH gegenüber der Kontrollgruppe signifikant erhöht und lag insbesondere bei der Präeklampsie deutlich höher. Damit konnte eine abnehmende Affinität in der Reihenfolge: unauffällige Schwangerschaften, SIH, Präeklampsie gezeigt werden. Die Autoren schlußfolgern, daß die Rezeptorzahl bei SIH und Präeklampsie gegenüber normalen Schwangerschaften unverändert sei. Die SIH sei allerdings durch eine verminderte und die Präeklampsie durch eine erheblich reduzierte Rezeptoraffinität gekennzeichnet. Die Ergebnisse sprechen für eine verminderte antithrombozytäre Aktivität von Prostazyklin bei SIH und Präeklampsie, wobei die verminderte Rezeptoraffinität mit der Schwere der Erkrankung zu korrelieren scheint. Im Zusammenhang mit der bekannten Prostazyclinminderproduktion läßt sich nach Meinung der Autoren daraus der Schluß ziehen, daß SIH und Präeklampsie durch das Versagen der inhibitorischen Systeme am Thrombozyten gekennzeichnet sind.

H. Graf und U. Retzke (Suhl) stellten in ihrem Vortrag *„Der Protein-Kreatinin-Index im Spontanurin – ein Parameter zur schnellen Erkennung einer pathologischen Proteinurie in der Schwangerschaft"* eine neue Methode zur Beurteilung des Schweregrades der Proteinurie vor. Ziel der Studie war die Beantwortung der Frage, ob der Protein-Kreatinin-Index im Spontanurin einen geeigneten Screeningparamter zur semiquantitativen Abschätzung der Proteinausscheidung im 24-Stunden-Urin darstellt. Bei 53 unausgewählten Schwangeren im 3. Trimenon (31.–40. SSW) wurde die Eiweißausscheidung im 24-h-Sammelurin verglichen mit dem Protein-Kreatinin-Index aus dem morgendlichen (8.00 Uhr) und dem zur Mittagszeit (12.00 Uhr) gewonnenen Spontanurin. Der Protein-Kreatinin-Index wurde berechnet als (mg Protein/l/mmol Creatinin/l) × 10. Es wurde geprüft, ob ein Protein-Kreatinin-Index im Spontanurin unter 200 mit einer Eiweißausscheidung von weniger als 300 mg pro Tag einhergeht. Ergebnisse: Sensitivität: Bei 90,0% aller Patienten mit einer täglichen Eiweißausscheidung über 300 mg fand sich ein Index größer als 200. Spezifität: 80,3% der Patienten mit einem Index unter 200 hatten keine signifikante Proteinurie (Eiweißmenge unter 300 mg/Tag). Positiver Vorhersagewert: 64,3% aller Patienten mit einem Index über 200 hatten eine Proteinurie über 300 mg. Negativer Vorhersagewert: 95,3 % der Frauen mit einem Index unter 200 hatten auch keine signifikante Proteinurie über 300 mg/Tag. Wir halten die Bestimmung des Protein-Kreatinin-Index im Spontanurin für einen geeigneten Screeningtest zur Erkennung einer pathologischen Proteinurie, durch den sich viele Probleme im Zusammenhang mit der 24-stündlichen Urinsammlung vermeiden lassen. Der Test stellt nach Meinung der Autoren eine nützliche und bequeme Methode zur semiquantitativen Bestimmung einer Proteinurie in der Schwangerschaft dar.

W. Hamm, G. Richardsen und A. Bolte (Köln) stellten in ihrem Vortrag *„Das HELLP-Syndrom: Erfahrungsbericht über 46 Fälle zwischen 1988 und 1993 aus der Universitäts-Frauenklinik Köln"* Management und Ergebnisse bei der Behandlung des HELLP-Syndroms vor. In die retrospektive Studie wurden alle Schwangeren mit laborchemischen Veränderungen des HELLP-Syndroms (LDH >240 U/L und/oder Bilirubin $>1,2$ mg/dl und/oder Haptoglobin <70 mg/dl; GOT >16 U/L und/oder GPT >20 U/L; Thrombozyten $<150000/\text{mm}^3$) aufgenommen. Zur Evaluierung einer Korrelation zwischen Ausmaß der laborchemischen Veränderungen einerseits und dem Schweregrad der Präeklampsie andererseits wurden die Patienten entsprechend der Klassifikation von Martin und Mitarbeitern in 3 Klassen eingeteilt. Der Schweregrad der Präeklampsie wurde entsprechend dem Gestose-Index nach Friedberg in leicht, mittelgradig und schwer eingeteilt. Im Untersuchungszeitraum von 01.01.1988 bis 31.07.1994 erfüllten 49 Schwangere die genannten Eingangskriterien des HELLP-Syndroms. Die Inzidenz betrug 1 Erkrankungsfall auf 117 Geburten. Die charakteristischen Oberbauchbeschwerden, zum Teil begleitet von Übelkeit und/oder Erbrechen, traten bei 28 Patientinnen (57 %) auf. In 10 Fällen (20,4 %) kam es zu einer postpartalen Manifestation der typischen laborchemischen Veränderungen. 98 % der Patientinnen wiesen eine schwangerschaftsinduzierte Hypertonie oder Präeklampsie auf, 3 Patientinnen entwickelten eine Eklampsie. Das mittlere Gestationsalter zum Zeitpunkt der Manifestation betrug 34 Wochen (Variation 23–41 Wochen). Bei einem medianen Zeitintervall zwischen Diagnosestellung und Entbindung von 150 Minuten wurden 46 Patientinnen (94 %) per Sectio caesarea entbunden. Die mütterliche Mortalität betrug 0 %, die Morbidität lag bei 10,2 %. Eine intrauterine Wachstumsretardierung (Geburtsgewicht unterhalb der 10. Perzentile) wiesen 64 % der Neugeborenen auf. Auffallend hoch war die Rate an schweren kongenitalen Anomalien (n = 4). In 2 Fällen kam es jeweils in der 23. und 26. Woche zum intrauterinen Fruchttod. 5 Frühgeborene verstarben postpartal, so daß die ungereinigte perinatale Mortalität 12,7 % betrug. Zwischen Ausmaß der Thrombozytopenie und dem Schweregrad der Präeklampsie fanden die Autoren keine sichere Beziehung. Demgegenüber fand sich jedoch eine direkte Beziehung zwischen Ausmaß der Thrombozytopenie und der Leberenzymerhöhung. Die Autoren schlußfolgern, daß bei jeder Patientin mit klinischen Verdachtsmomenten (uncharakteristische Oberbauchbeschwerden, Übelkeit, Erbrechen) unabhängig vom Vorhandensein einer Hypertonie und/oder einer Präeklampsie, ein laborchemisches HELLP-Screening erfolgen sollte. Dieses Screening sollte neben der Bestimmung der Thrombozyten und Transaminasen die Bestimmung des Haptoglobins als sensitiven Hämolyseparameter beinhalten. Die Ergebnisse unterstreichen die Bedeutung der frühzeitigen Diagnose und unverzüglichen Entbindung nach Diagnosestellung, vorzugsweise mittels elektiver Sectio ceasarea, um die bekannt hohe mütterliche und kindliche Mortalität zu senken. Für die optimale Behandlung der sehr häufig extrem untergewichtigen und dystrophen Frühgeborenen ist die Entbindung in einem perinatalen Zentrum nach Meinung der Autoren eine unverzichtbare Voraussetzung.

Genetik der Präeklampsie bzw. Eklampsie

H. Kaulhausen

Die genetische Prädisposition einer Schwangeren für eine Präeklampsie wird seit langem unterstellt. Chesley und Cooper zeigten 1986 in einer großen Familienstudie ein Wiederholungsrisiko von 26 % für eine Präeklampsie bei den Töchtern von Indexpatientinnen mit einer Eklampsie. Die Schwiegertöchter dieser Patientinnen zeigten dagegen eine Präeklampsie von 6 %. Diese Zahlen legten einen maternalen rezessiven Genotyp mit einer häufigen Genfrequenz nahe. Liston und Kilpatrick vermuteten 1991 in ihren Familien mit Präeklampsie eine Interaktion zwischen Fet und Mutter im Sinne eines gemeinsamen rezessiven Genotyps. Die im gleichen Jahr veröffentlichte Zwillingsstudie von Thornton zeigte hingegen eine deutliche Diskordanz bezüglich einer Präeklampsie von eineiigen weiblichen Zwillingspaaren. Bei der Suche nach einem möglichen Genort für die Präeklampsie konnten erhöhte HLA-DR 4 Frequenzen bei Neugeborenen, Müttern und Vätern in Präeklampsiefamilien gefunden werden. Molekulargenetische „linkage" Untersuchungen zum HLA-DRB-Genort zeigten allerdings keine Assoziation. Die aktuellsten Studien untersuchen als mögliche weitere Genorte des Angiotensinogengen und deren Rezeptoren. Mögliche Lokalisationen wären denkbar auf dem Chromosom 1, 3 oder 9. Eine exakte Eingrenzung und diagnostische Abklärung eines genetischen Risikos bezüglich einer Präeklampsie oder Eklampsie ist auch heute noch nicht in Sicht.

Papillomavirus-assoziierte Dysplasien und Neoplasien des unteren Genitaltrakts

H.-E. Stegner

Bericht

F. Girardi (Graz) berichtet über Verlaufsbeobachtungen benigner und neoplastischer Epithelveränderungen der Cervix uteri nach HPV-DNA-Analyse mit der PCR. Bei den benignen Epithelveränderungen kam es weder bei den HPV-negativen (n = 113) noch den HPV-positiven (n = 22) Fällen im Beobachtungszeitraum von 4 Jahren zu präneoplastischen Veränderungen. Die Spontanregressionsrate der CIN I Fälle betrug 82%, die der CIN II Fälle 37%. Bei HPV-16 positiven invasiven Zervixkarzinomen fanden sich signifikant häufiger regionäre Lymphknotenmetastasen mit identischer HPV-DNA. Mit dem Primärtumor identische HPV-Typen fanden sich auch in Rezidivtumoren und metastasenfreien Lymphknoten. Nach Ansicht von Girardi kommt aufgrund dieser Befunde dem Nachweis von HPV 16 prognostische Bedeutung zu.

Die prognostische und prospektive Bedeutung der sog. leichten Dysplasien der Cervix uteri ist Gegenstand des Beitrages von A. Schneider (Jena). Leichte Dysplasien werden am häufigsten bei jungen Frauen diagnostiziert. Zirka 60% bilden sich in einem Beobachtungszeitraum von 7 Jahren spontan zurück, jeweils 20% persistieren oder progredieren zu höheren Dysplasiegraden. Die HPV-Typisierung stellt einen intermediären Marker von hohem prediktivem Wert dar und kann zur Vermeidung von Übertherapie beitragen. Der Nachweis von „high risk" Typen wie der Typen 16, 18, 30, 31, 33, 35, 39, 45, 51, 52, 56, 58, 59 oder 66 kann Progression mit einer Sensitivität von 80% vorhersagen. Da bis zu 60% aller leichtgradigen Dysplasien „high risk" HPVs enthalten, liegen Spezifität und positiver Voraussagewert erheblich niedriger. Nicht geklärt ist, ob HPV-negative Läsionen oder Läsionen mit „low risk" HPVs zum Ca in situ fortschreiten können. Zusätzliche intermediäre Marker wie z.B. der Nachweis von hoher Viruskonzentration, Viruspersistenz oder von spezifischen HPV-Transkripten müssen in prospektiven Studien auf ihre Wertigkeit untersucht werden, um den prognostischen Wert des HPV-Nachweises zu erhöhen. Erst dann kann der Virusnachweis für das klinische Management von Patienten herangezogen werden.

Der Beitrag von Ch. Kühler-Obbarius (Hamburg) behandelt die Verlaufskontrolle von zervikalen intraepithelialen Neoplasien nach Lasertherapie und Konisation. Zervikale intraepitheliale Neoplasien unterschiedlicher Schweregrade wurden in Abhängigkeit von der Lokalisation des Befundes durch oberflächliche Destruktion (Laservaporisation) oder Konisation behandelt. 450 Patientinnen konnten im Rahmen der Dysplasiesprechstunde der UHK Hamburg über einen

Zeitraum von 3 Monaten bis 5 Jahren nachbeobachtet werden. Die Auswertung der Zervixabstriche erfolgte sowohl nach dem Papanicolaou-Schema als auch nach der sog. Bethesda Klassifikation; der HPV-Status wurde durch in-situ-Hybridisation und PCR ermittelt. Bei progredienten Befunden wurde erneut eine kolposkopisch geleitete Biopsie entnommen und/oder eine Zervixabrasio durchgeführt. Bei 130 Patientinnen mit einer SIL low grade-Läsion wurde ohne Therapie ausschließlich engmaschig kontrolliert. In 62% (n = 80) zeigte sich eine Persistenz der Läsion, wovon 57 Fälle HPV-positiv waren. 35 Patientinnen hatten eine persistierende HPV high-risk Infektion. In 20% (n = 26) konnte im Verlauf eine Progression gesichert werden. Bei 20 der 26 Fälle lag eine HPV high risk Infektion vor. In Verlaufskontrollen nach Laservaporisation (n = 129) wie auch nach Konisation (n = 115) zeigten 26 von 50 primär HPV 16/18 positiven Fällen nach der operativen Sanierung eine Persistenz der Infektion. Eine erneute HPV-assoziierte CIN-Läsion wurde bei 17 (15 %) Patientinnen nach Konisation gefunden. Sechs von 21 Fällen mit HPV 16/18 positiven CIN III Läsionen rezidivierten nach Laservaporisation. Die Befunde zeigen, daß der postoperative Verlauf weniger von der Wahl der angewandten Therapie als vom primären HPV-Status und dem Atypiegrad der Läsion abhängt. Wegen der zu erwartenden höheren Rezidivrate sollten Frauen mit HPV 16/18 positiven CIN II-III Läsionen nach lokaler Sanierung engmaschig nachbeobachtet werden.

K. Milde-Langosch (Hamburg) und T. Löning (Hamburg) berichten über HPV-Analysen und p53-Mutationen in Plattenepithelkarzinomen des unteren Genitaltraktes. Mutationen im p53 Tumorsuppressorgen stellen die häufigste genetische Veränderung in menschlichen Tumoren dar. Eine Inaktivierung dieses wichtigen Regulators der Zellproliferation kann in gynäkologischen Tumoren auf zweierlei Weise erfolgen: 1. durch Mutation im p53 Gen, 2. durch Bindung an das E6-Protein von Papillomaviren der „high-risk" Gruppe. Untersucht wurden 27 Plattenepithelkarzinome der Zervix und 36 Plattenepithelkarzinome der Vulva. HPV-DNA wurde durch PCR nachgewiesen, p53-Mutationen in den Exons 5–8 durch Temperaturgradienten-Gelelektrophorese (TGGE) und nachfolgende Sequenzierung. Die Zervixkarzinome waren zu 93% HPV-infiziert (HPV 16: 63%, HPV 18: 15%, HPV 31: 7%; HPV X: 7%). p53-Mutationen waren nur in wenigen HPV-positiven Fällen (7%) nachweisbar (Tabelle 1). Dagegen waren nur 25% der Vulvakarzinome HPV-positiv (8 × HPV 16; 1 × HPV X), während 44% der Fälle eine p53-Mutation aufwiesen. HPV-negative Tumoren waren mit 48% häufiger mutiert als HPV-positive Vulvakarzinome (44%). Bei 8 Zervix- und 9 Vulvakarzinomen wurden zusätzlich zum Primärtumor Metastasen und/oder Rezidive

Tabelle 1. Plattenepithelkarzinome der Zervix und Vulva: HPV-Infektion und p53-Mutation

		HPV	p53-Mutation
Zervix:	Primärtumor	93%	7%
	Metastase/Rezidiv	persistierend	nicht erhöht
Vulva:	Primärtumor	25%	44%
	Metastase/Rezidiv	nicht persistierend	89%

Tabelle 2. Zervikale Adenokarzinome. Altersverteilung der HPV-positiven und -negativen Fälle

Alter	20–29	30–39	40–49	50–59	60–69	70–79	über 80	mittleres Alter
HPV-positiv	1	2	7	4	3	2	1	54,1
HPV-negativ	0	0	3	2	2	2	3	62,5

HPV 16 positive Patientinnen, mittleres Alter: 57,3 Jahre
HPV 18 positive Patientinnen, mittleres Alter: 47,7 Jahre

untersucht. Zervixkarzinome zeigten dabei in allen Fällen eine Persistenz der HPV-Infektion und des p53 Status. Dagegen war bei 2 HPV 16 positiven Vulvakarzinomen keine HPV-DNA in den Metastasen nachweisbar. Der Anteil der p53-Mutationen war in fortgeschrittenen Vulvakarzinomen mit 89% besonders hoch, wobei keine Unterschiede zwischen Primärtumor und Metastasen bzw. Rezidiv nachweisbar waren. Die Ergebnisse weisen darauf hin, daß HPV-Infektionen an der Entstehung eines Teiles der Vulvakarzinome, jedoch nicht an ihrer Metastasierung beteiligt sind. p53-Mutationen sind dagegen bei fortgeschrittenen Vulvakarzinomen besonders häufig und daher mit einer ungünstigen Prognose korreliert.

HPV-DNA-Analysen an Adenokarzinomen der Cervix uteri legen nach dem Beitrag von H.-E. Stegner, Hamburg, den Schluß nahe, daß für die geläufigen muzinösen Adenokarzinome der Zervix vergleichbare epidemiologische und kausalgenetische Bedingungen wie für das Plattenepithelkarzinom bestehen, nämlich eine initial sexuell übertragene Papillomvirusinfektion durch die onkogenen Virustypen HPV 16 und 18 mit der nachfolgenden Kaskade molekularbiologischer Ereignisse. Das ist aus der gleichen histogenetischen Ableitung beider Tumorformen aus bipotenten Reservezellen der Zervix durchaus erklärlich. Nach HPV-DNA-Analysen mit der PCR waren 72% der zervikalen Adenokarzinome HPV-positiv, 28% HPV-negativ (Tabelle 2). HPV 16 u. 18 fand sich in etwa gleicher Häufigkeit. Verglichen mit Plattenepithelkrebsen war aber HPV 18 deutlich häufiger vertreten. Die Typen 6, 11, 31 u. 33 waren in keinem der Fälle nachzuweisen. Das Durchschnittsalter der HPV-positiven Patientinnen lag mit 54,1 Jahren deutlich unter dem der HPV-negativen Frauen (62,5 Jahre). Für einige spezielle Typen des zervikalen Adenokarzinoms gelten möglicherweise andere kausalgenetische Bedingungen. So fanden sich p53-Akkumulationen vor allem in serös-papillären, klarzelligen und undifferenzierten Tumoren, p53-Mutationen waren in 3 von 11 HPV-negativen Adenokarzinomen (2mal serös-papillär, 1mal undifferenziert) nachzuweisen. Im Hinblick auf die relative Häufigkeit der zervikalen Adenokarzinome konnte Stegner im Krankengut der Hamburger Universitätsfrauenklinik im Beobachtungszeitraum von 1972 bis 1991 keine Zunahme beobachten. Die Inzidenz lag im Mittel bei 10,7%. Beim Vergleich der Perioden 1972–1984 und 1985–1991 sank allerdings das mittlere Erkrankungsalter beim zervikalen Adenokarzinom von 62,6 auf 56,8 Jahre.

Der Beitrag von G. Dallenbach-Hellweg (Mannheim) behandelt die formale und kausale Genese des Vulvakarzinoms und seiner Vorstadien. Histomorphologisch sind bei den invasiven squamösen Karzinomen der Vulva verhornende, nicht verhornende, basaloide, condylomatöse und verrucöse Formen zu unterscheiden. Das condylomatöse Karzinom der jüngeren Frauen ist in nahezu 100% mit HPV 16, seltener mit HPV 18 assoziiert. Intraepitheliales Vorstadium ist die ebenfalls HPV-assoziierte condylomatöse Form des Carcinoma in situ. Das condylomatöse Karzinom muß unterschieden werden von dem seltenen verrucösen Karzinom (1–2% aller Vulvakarzinome), dessen Identität mit dem HPV 6/11 positiven Riesencondylom Buschke-Löwenstein diskutiert wird. Das verrucöse Karzinom wächst im Unterschied zum hochmalignen condylomatösen Karzinom nur lokal aggressiv, ohne Lymphknotenmetastasen zu setzen. Das basaloide Karzinom ist zu 75% HPV-assoziiert. Vorstufe ist die basaloide Form des Ca in situ. Das Plattenepithelkarzinom der späten Postmenopause ist in der Regel nicht HPV-assoziiert. Das Durchschnittsalter liegt bei 77 Jahren. Der Karzinomentstehung können Plattenepithelhyperplasien oder ein Lichen sclerosus vorausgehen. Nichtinfektiöse Kausalfaktoren wie auch Mutationen des Tumorsuppressorgens p53 spielen offenbar eine Rolle bei der Entstehung verhornender und nicht verhornender Plattenepithelkarzinome des höheren Lebensalters.

Frauenheilkunde – Umwelt und soziales Umfeld

B. Karbowski und W. Weise

Bericht

In insgesamt neun Kurzvorträgen wurde der Bezug von Umwelt und sozialem Umfeld auf die Frauenheilkunde gezogen. Hierbei ging es um Umwelteinflüsse und

1. Carcinogenese am Beispiel des Mammacarcinoms,
2. Infertilität am Beispiel der Schwermetallbelastungen bei wiederholten Fehlgeburten,
3. Sterilität am Beispiel der Kernkraftwerkstrahlung,
4. Familienplanung am Beispiel der Familienplanung vor und nach der Wiedervereinigung Deutschlands,
5. Häufigkeit kindlicher Fehlbildungen am Beispiel eines Fehlbildungsregisters in Österreich,
6. Entwicklung der Perinatalmedizin in Ost- und West-Berlin,
7. Sexualdelikte am Beispiel eines Modellprojektes zur Verbesserung der Problematik der Sexualdeliktverarbeitung und
8. der besseren gynäkologischen Betreuung nach Sexualverbrechen durch einen sog. „Rape-"Test,
9. Kreuzschmerzen bei jungen Mädchen ohne organisches Korrelat mit Bezug zur Psychosomatik am Beispiel einer Blockierung im Sacroiliacal-Gelenk bzw. im Bereich der Lendenwirbel.

Ad 1:

Hanf und Mitarbeiter aus der Universitäts-Frauenklinik und dem Institut für Organische Chemie der Universität Tübingen untersuchten den Einfluß der Dioxine und koplanaren PCBs in Mammacarcinomen. Sie fanden keine Dioxinanreicherung in Mammacarcinom-Geweben gegenüber der derzeitigen Hintergrundbelastung. Dennoch ist eine Dioxin-bedingte Tumorpromotion aufgrund der dargelegten Daten nicht ausgeschlossen, da Dioxine bereits in Hintergrundkonzentrationen in der Lage sind, über eine Enzyminduktion den Metabolismus von Fremdstoffen und körpereigenen Substanzen (inklusive Östrogenen) derart zu modifizieren, daß einer Tumorpromotion Vorschub geleistet wird..

Ad 2:

Frau Gerhard und Mitarbeiter aus der Abteilung für Gynäkologische Endokrinologie und Fertilitätsstörungen der Universitäts-Frauenklinik Heidelberg untersuchten
Schwermetallbelastung bei Frauen mit wiederholten Fehlgeburten.

Bei insgesamt 111 Frauen wurde die Schwermetallausscheidung für Hg, Pb, Cd
und As im Urin gemessen. Hierbei zeigte sich eine Zunahme der Bleiausscheidung
mit zunehmendem Alter. Ein signifikanter Zusammenhang zwischen der Schwermetallausscheidung und dem Body-Mass-Index sowie den Rauchgewohnheiten
und der Nationalität ließ sich nicht herstellen. Dennoch zeigten sich anhand eines
„Belastungsscores", basierend auf den Perzentilen der Urinkonzentrationen der
einzelnen Schwermetalle für jede Patientin, deutliche Unterschiede bei den Lym-
phocyten-Populationen und in der Mitogenstimulation, so daß ein Einfluß von
Schwermetallbelastung über hormonelle oder immunologische Regelkreise bei
Frauen mit wiederholten Fehlgeburten nicht ausgeschlossen ist.

Ad 3:

Straube und Mitarbeiter griffen die Frage nach einem Zusammenhang zwischen
Kernkraftwerkstrahlung und Sterilität auf. Sie untersuchten retrospektiv den
Einfluß der beruflichen Strahlenexposition am Beispiel des Kernkraftwerks in
Greifswald auf die weibliche und männliche Reproduktion. Im Vergleich zu einer
altersgleichen Kontrollgruppe wurden bis zur kumulativen Äquivalentdosis bei
Männern von 130 mSv pathologische Spermiogramme nicht häufiger gesehen als
bei nicht strahlenexponierten Männern. Auch bei Frauen fand sich im Vergleich zu
Kontrollmüttern keine größere Anzahl an Sterilitätspatientinnen bei Tätigkeit
im Kernkraftwerk (kumulative Höchstäquivalentdosis 4 mSv). Da es dennoch
Schwankungen in der Qualität des Spermiogramms gab, bleibt die Frage, inwieweit dennoch eine temporäre Beeinflussung der männlichen Fertilität unter dem
Einfluß ionisierender Strahlen besteht.

Ad 4:

Plachowski und Präßler aus der Universitäts-Frauenklinik Dresden untersuchten
die Frage der Familienplanung nach der Wiedervereinigung Deutschlands am Bei-
piel von Ostsachsen. Hier nahm die Zahl der Geburten von 1989 bis 1993 auf 42 %
ab, wohingegen das Verhältnis von Schwangerschaftsabbrüchen zu Lebendgeburten gleich blieb (Faktor 1 auf 2,5). Sozio-ökonomische Faktoren ebenso wie Ausbildung und Beruf beeinflußten wesentlich die Familienplanung.

Ad 5:

Häusler und Mitarbeiter aus der Gynäkologisch-Geburtshilflichen Universitätskli-
nik und dem Institut für Medizinische Informatik, Statistik und Dokumentation der
Karl-Franzens-Universität Graz, Österreich, referierten zum Thema „Angeborene
Fehlbildungen als epidemiologische Herausforderung".

Am Beispiel des Steirischen Fehlbildungsregisters, das 1987 gegründet wurde und
ein raumdeckendes Register von mehr als 16 387 km^2 darstellt mit mehr als 13 000
Geburten pro Jahr, wurde die Problematik einer solchen epidemiologischen Erfassung aufgezeigt. Als Beispiel wurde der Fallout nach Tschernobyl erfaßt. In dem
Zeitraum von 8 Jahren (1985 bis 1992) war auch nach dem Fallout von Tscherno-

byl kein Einfluß auf die Inzidenz angeborener Fehlbildungen zu registrieren. Die Genauigkeit von Registern wird jedoch wesentlich durch den Erfassungsgrad, die Fallzahl und den Beobachtungszeitraum beeinflußt, so daß es hier noch weiterer Verbesserungen bedarf.

Literatur: Häusler M, Schöll W, Hofer P, Schaffer M (1992) The influence of the post-Chernobyl fallout on birth defects and abortion rates in Austria. Am J Obstet Gynecol, 167:1025–1031

Ad 6:

Ragosch und Mitarbeiter stellten ein epidemiologisches Zwillingsmodell in der Entwicklung vor: Perinatalmedizin in Ost- und West-Berlin 1950 bis 1990 aus dem Norddeutschen Forschungsverbund Public Health Epidemiology Hannover und Klinikum Steglitz und EDV-Rechenzentrum Rudolf Virchow der Freien Universität Berlin.

Ziel dieser Vergleichsuntersuchung an der geteilten Stadt Berlin 1950 bis 1990 war es, die Entwicklung der Perinatalmedizin unter dem Blickwinkel verschiedener Politischer Systeme zu beleuchten. Hierbei zeigte sich, daß im Ost- und Westteil der Stadt die Müttersterblichkeit in dem Beobachtungszeitraum etwa um den Faktor 15 abfiel. Die Säuglingssterblichkeit nahm um den Faktor 10 ab. Wie zu erwarten, wurden in dem westdeutschen Teil der Stadt Berlin zuerst Techniken wie CTG und Ultraschall, Fetalblutanalyse sowie die pränatale Diagnostik eingeführt. Im Ostteil der Stadt hingegen wurden Geburtsvorbereitungskurse, Diabetesscreening, Stillberatung und die Notwendigkeit der noch in utero notwendigen Verlegung bei Risikoschwangerschaften organisiert. Die Frequenz der Schwangerenbetreuung war im Ost- und Westteil analog, die Schwangerenvorsorge wurde in den beiden Stadtteilen gleichermaßen frequentiert. Auch das Geburtserleben mit dem Sicherheitsempfinden war beherrscht durch die Medizintechnik und die Begleitperson, weniger durch den Arzt und die Hebamme.

Ad 7:

Aus der Universitäts-Frauenklinik Freiburg wurde von Frau Karsch ein Erfahrungsbericht der „Anlaufstelle für vergewaltigte Frauen" in Freiburg gegeben. Dieses Modellprojekt, das vom Sozialministerium sowie vom Bundesministerium für Frauen und Jugend und der Stadt Freiburg finanziell getragen wurde, hat die Aufgabe, für vergewaltigte Frauen rund um die Uhr eine ärztliche und psychologische Betreuung zu bieten. Von November 1991 bis November 1992 wurden 156 Kontakte mit der Anlaufstelle aufgenommen, wobei nach 25 akuten Vergewaltigungsfällen jedoch nur 11 Fälle zur Anzeige kamen. 67% der Frauen, die Kontakt zur Anlaufstelle aufnahmen, waren unverheiratet, das Alter lag zwischen 15 und 50 Jahren. Insgesamt wurden 304 psychologische Beratungen durchgeführt. Das Modellprojekt macht auf ein sozialmedizinisches Defizit aufmerksam.

Ad 8:

Die Arbeitsgruppe um Hartmann aus der Städtischen Frauenklinik Berg in Stuttgart und dem Kriminaltechnischen Institut des LKA Baden-Württemberg in Stuttgart stellte ein Rape-Kit zur gynäkologischen Untersuchung nach Sexualverbrechen vor. Dieses Kit enthält alle für die Befragung, Untersuchung, Spurensicherung, Dokumentation und Beratung notwendigen Materialien und Hilfsmittel. Durch die Nutzung dieses Rape-Kit können nach einem Sexualdelikt die aus medizinischer Sicht notwendigen Maßnahmen und Untersuchungen zügig durchgeführt werden bei gleichzeitig umfassender Spurensicherung. Hiermit wird eine sekundäre Viktimisierung der Opfer minimiert, da die Befunderhebung, Spurensicherung und Dokumentation aller tatrelevanten Parameter durch den behandelnden Gynäkologen rasch und sicher erfolgen kann, ohne eine Erlebniswiederholung bei der Patientin zu provozieren.

Ad 9:
Frau Schaffer aus der Geburtshilflichen-Gynäkologischen Universitätsklinik Graz behandelte das Thema „Kreuzschmerzen im Jugendalter". Sie zeigte auf, daß die Ursache von jugendlichen Kreuzschmerzen nicht in organischen Störungen, sondern in einer Funktionsstörung des Gelenkspiels im Bereich der Wirbelsäule liegen kann. Sie wies insbesondere auf Blockierungen im Iliosacralgelenk oder im Bereich der Lendenwirbel bei jugendlichen Patientinnen hin.

Pränatalmedizin und Anspruch

U. Gembruch und R. Terinde

Bericht

In dieser Vortragssitzung präsentierten sieben Arbeitsgruppen ihre Ergebnisse zu Fragen unterschiedlicher aktueller Probleme der Pränatalmedizin. Der Sitzung vorangestellt waren in das Thema einführende Worte der Vorsitzenden, R. Terinde und U. Gembruch, die für die Praxis relevante Möglichkeiten ansprachen, welche zur Verbesserung im Rahmen der sonographischen Fehlbildungsdiagnostik führen könnten. Terinde wies darauf hin, daß die Beurteilung der Form des Kopfes sowie des Kleinhirns im zweiten Schwangerschaftsdrittel ein weit besserer Marker zur Diagnostik der Spina bifida aperta sei, als das Alpha-Fetoprotein im mütterlichen Serum, da ca. 99% der Feten mit Spina bifida aperta zu diesem Zeitpunkt ein „lemon sign" bzw. ein „banana sign" aufweisen. Die wenigen Fälle mit einer normalen Cisterna magna sind entweder geschlossen, d.h. überhäutet, oder sehr kaudal gelegen und weisen eine sehr günstige Prognose auf. Das „lemon-" und „banana-sign" sind in der Regel sonographisch leichter nachweisbar, als die Spina bifida aperta selbst. Sie sollten daher als Hinweiszeichen bereits in die Stufe I-Diagnostik aufgenommen werden, deren Nachweis zur Überweisung an ein Zentrum der Stufe II gemäß der DEGUM-Richtlinien führen soll, ähnlich den biometrischen Abweichungen, der Oligo- oder Polyhydramnie. Die Bedeutung der Beurteilung des Ausflußtraktes des fetalen Herzens über den Vier-Kammer-Blick hinaus wurde von U. Gembruch betont. Viele schwere Herzfehler, die in der Regel mit einem unauffälligen Vier-Kammer-Blick verbunden sind, weisen gut nachweisbare Defekte im Ausflußtrakt auf, insbesondere viele Ventrikelseptumdefekte mit und ohne überreitendender Aorta, der Truncus arteriosus communis, die Fallot'sche Tetralogie, die double-outlet right ventricle und – bei Darstellung des weiteren Verlaufs der großen Gefäße – auch die Transposition der großen Arterien. Da das Erkennen vieler dieser Herzfehler ihr perinatales Management deutlich verbessern kann, aber auch viele dieser Herzfehler mit Chromosomenstörungen assoziiert sind, sollte über den Vier-Kammerblick hinaus die Darstellung des Ausflußtraktes sowie der beiden großen Arterien zu einer sonographischen Fehlbildungsausschlußdiagnostik gemäß Stufe II des Mehrstufenkonzeptes der DEGUM gehören.

    Die beiden ersten Kurzvorträge befaßten sich mit der Dreidimensionalen (3D) Sonographie. Beide Arbeitsgruppen benutzten ein Gerät der Firma Kretztechnik. Zunächst berichteten E. Merz et al. aus Mainz – „Plastische Darstellung fetaler Strukturen und Fehlbildungen mit Hilfe der Volumensonographie – eine neue Zukunftsperspektive!" – über ihre mittlerweile breiten Erfahrungen (seit 1989

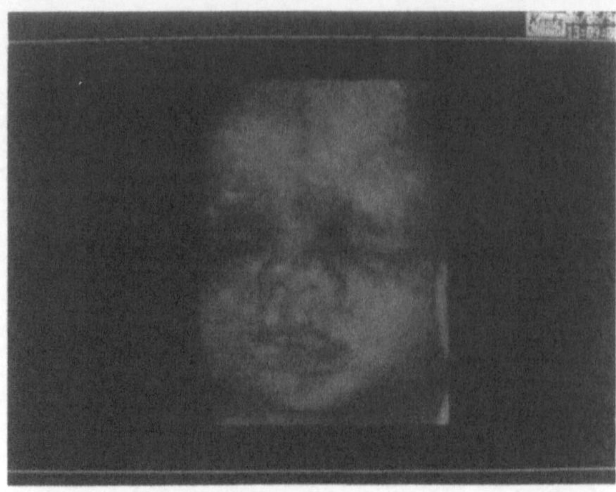

Abb. 1. 3D-Aufsicht auf ein
fetales Gesicht, 28. SSW

wurden 3D-Geräte in Mainz eingesetzt) bei 348 Feten. Sie zeigten an sehr schönen
Beispielen, daß sich fetale Oberflächenstrukturen, wie das fetale Gesicht (Abb. 1),
Abdominalwand oder Ohr – mittlerweile im Routineverfahren – exakt plastisch
rekonstruieren lassen. Gleiches gilt für Fehlbildungen, wie die Lippen-Kiefer-
Gaumenspalte und die Spina bifida aperta. Das räumliche Ausmaß von Ober-
flächendefekten kann besser erfaßt werden und von verschiedenen Blickwinkeln
analysiert werden. Außerdem macht die plastische Darstellung der fetalen Struk-
turen Normalbefunde und pathologische Befunde den Patientinnen verständlicher.
Mit der Transparenzmethode können erstmals röntgenähnliche Bilder des fetalen
Skeletts erstellt werden.

In einem zweiten Vortrag gingen H. Steiner et al. aus Salzburg – „Neue 3-D
Ultraschalltechniken helfen gehobene Ansprüche von Arzt und Eltern in der
Pränatalmedizin abzudecken" – auf die mittlerweile zur Verfügung stehenden
3D-Darstellungsformen ein. Neben der Oberflächendarstellung ist dies die Darstellung des Objektes in drei senkrecht aufeinander stehenden Schnittebenen mit
der Möglichkeit der Translation und Rotation in allen Ebenen, ferner die einzelner
Sektoren aus gescanten Volumenbereichen und schließlich die transparente Darstellung. Oberflächen- und Transparentdarstellungen ergeben eine von allen Seiten
zu betrachtende, rotierbare, plastische Darstellung und bieten sowohl bei Ober-
flächendefekten als auch zur Beurteilung der Proportionen und von knöchernen
Strukturen klare Bilder. Das systematische Durchschichten von Sektoren aus
einem gescanten Nebenbereich erlaubt eine Ultraschalltomographie. Die Schnitt-
ebenendarstellung liefert im Einzelfall zusätzliche Schnittebenen, die konven-
tionell zweidimensional nicht darstellbar sind. Sowohl Herr Merz als auch Herr
Steiner wiesen darauf hin, daß die bereits jetzt in Einzelfällen sehr wertvolle
Technik der 3D-Darstellung durch weitere Verbesserungen in der Zukunft wohl in
den klinischen Alltag einziehen wird, wobei die „Indikationsbereiche" noch zu
definieren sind. Doch bereits jetzt liefern die plastischen Oberflächenrekonstruk-
tionen Bilder, die sowohl für den Fachmann als auch für den Laien den Feten als
ungeborenen Menschen erkennen lassen.

Die nächsten drei Vorträge der Sitzung beschäftigten sich mit Methoden, mit denen fetale Zellen aus dem mütterlichen Blut zur pränatalen genetischen Diagnostik gewonnen werden können. B. Tutschek et al. aus London berichteten über die „Anreicherung fetaler Trophoblastzellen aus dem mütterlichen Blut durch magnetische Zellsortierung mit EGF-R-Antikörper". Durch PCR-Amplifikation Y-Chromosom-spezifischer DNS konnte die Anwesenheit fetaler Zellen im mütterlichen Blut bereits 4 + 5 SSW nach dem ersten Tag der letzten Regelblutung nachgewiesen werden, wobei es sich wahrscheinlich um keine fetalen Blutzellen, sondern um Trophoblastzellen handelt. B. Tutschek zeigte, daß sich mit „epidermal growth factor receptor" (EGF-R)-Antikörpern Zytotrophoblast, Synzytotrophoblast und Trophoblast-Einzelzellen markieren lassen. Die Trophoblastzellen können mit EGF-R-Antikörpern aus Mischungen mit peripherem Blut angereichert werden, und zwar um den Faktor 400. Die Anreicherung mittels EGF-R-Antikörpern und magnetischer Zellsortierung kann zur Sortierung für Trophoblastzellen verwendet werden, muß aber durch spezifische Antikörper und/oder negative Selektion der Blutzellen verbessert werden. Mit dieser Methode kann eine Anreicherung erzielt werden, die chromosomale Untersuchungen mittels Fluoreszenz-in-situ-Hybridisierung erlaubt. Die Diagnostik vererbter Genstörungen erfordert aber darüber hinaus die Untersuchung einzelner fetaler Zellen.

Frau M. Thomas et al. von der gleichen Arbeitsgruppe (ihr Vortrag wurde von Herrn Tuschek gehalten) berichtete über den „frühesten Nachweis embryonaler Y-Chromosomen-spezifischer DNS im mütterlichen Blut", wobei zur exakten Datierung der Schwangerschaft eine Gruppe von Schwangeren aus dem IVF-Programm untersucht wurden, und zwar zwischen der 4. und 8. Woche nach dem ersten Tag der letzten Regelblutung. Den frühesten Nachweis eines positiven Y-PCR-Ergebnisses ergab eine Blutgruppe, die in der 4.+5. SSW nach dem ersten

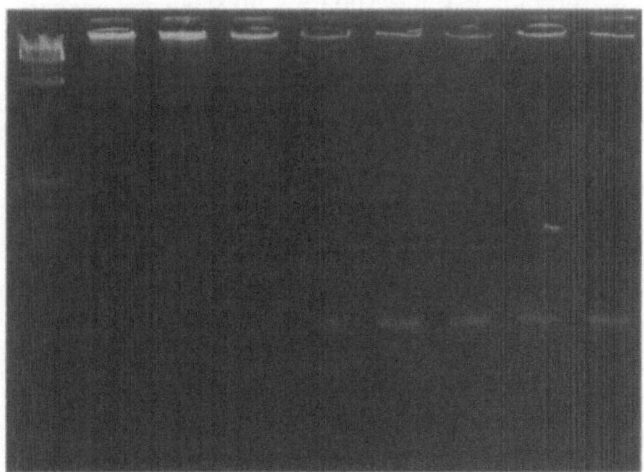

Abb. 2. Zeitlicher Verlauf des Auftretens fetaler Zellen gemessen am Y-Chromosom-spezifischen PCR-Produkt bei einer Schwangeren mit männlichem Fetus. Das spezifische PCR-Produkt hat eine Größe von 198 Basenpaaren. Bahn 1: Größenmarker. 2: PCR ohne DNS-Zusatz. 3: PCR-Produkt von 2 µg weiblicher DNS. 4–8: PCR-Produkt von DNS aus mütterlichem, Blut 3 + 5, 5 + 5, 7 + 5, 9 + 5 und 11 + 5 Wochen + Tage nach der letzten Periode. 9: PCR-Produkt von 10 pg männlicher DNS

Tag der letzten Regelblutung gewonnen wurde (Abb. 2). Aufgrund des Zeitablaufes der Trophoblast- und embryonalen Blutentwicklung ist anzunehmen, daß der Nachweis von embryonalem genetischem Material zu diesem Zeitpunkt auf Trophoblastzellen als Ursprung hinweist. Denn obwohl die Blutbildung im Dottersack bereits in der 4. Woche nach letzter Regel beginnt und der fetale Kreislauf und das Einsetzen des Herzschlages in der 5. Woche nach letzter Regel etabliert wird, erfolgt die Vaskularisierung der Chorionzotten als Vorbedingung für das Übertreten fetaler Blutzellen in der Regel erst in der 8. Woche nach letzter Regel. M. Thomas et al. konnten somit zeigen, daß somit wenige Tage nach Ausbleiben der Regelblutung über die Isolierung von Trophoblastzellen die Möglichkeit einer nicht invasiven genetischen Diagnostik besteht.

Mit der „Anreicherung und Charakterisierung fetaler erythrozytärer Vorstufen aus mütterlichem Blut als Grundlage nichtinvasiver pränataler Diagnostik" beschäftigte sich Frau C. Nevinny-Stickel et al. aus München. Über Dichte Gradientenzentrifugation und magnetische Zellseparation wurden aus 20 ml ACD-Blut schwangerer Frauen kernhaltige eryhtrozytäre Zellen angereichert und ihr Anteil lichtmikroskopisch bestimmt. Mittels paternal vererbter HLA-Marker erfolgte die Identifizierung fetaler Zellen durch Fluoreszenz-in-situ-Hybridisierung. In Einzelfällen war so eine Anreicherung der erythrozytären Vorstufen zu einem prozentualen Anteil von 24% möglich. Es gelang, an den fetalen, HLA-markierten Zellen numerische Chromosomenaberrationen durch in-situ-Hybridisierung auszuschließen, so daß auch hier eine Möglichkeit der nichtinvasiven Diagnostik chromosomaler Anomalien und Genstörungen aus fetalen Blutzellen im mütterlichen Blut gegeben ist.

Im folgenden Vortrag von R. Bald und G. Giers über „Das Krankheitsbild der fetalen Alloimmunthrombozytopenie. Die Diagnostik, die Gefahren und die Therapiemöglichkeiten", wurde über die mittlerweile sehr große Erfahrung der Bonner Arbeitsgruppe in der Behandlung dieser Hochrisikoschwangerschaften dargelegt. Insgesamt wurden von 1992 bis Februar 1994 bei 20 Schwangerschaften 21 Feten durch 80 intrauterine Thrombozytentransfusionen behandelt, wobei die Thrombozytenausgangswerte zumeist unter 50/nl lagen. Außerdem wurde bei einem großen Teil der Feten in 7- bis 14tägigen Intervallen den Müttern Immunglobulin (1 g/kg Körpergewicht) intravenös verabreicht. In drei Fällen hingegen erfolgte die Gabe dieser Immunglobuline direkt in den Feten. Nur bei einem Feten konnte ein Effekt der mütterlichen Immunglobulingaben nachgewiesen werden. Zwei Feten waren PLA1-negativ und wurden nicht weiter behandelt, ein Fet verstarb intrauterin möglicherweise an den Folgen einer Thrombozytentransfusion. Zusammenfassend kann gesagt werden, daß die Direktbehandlung des Feten mit Thrombozytenkonzentraten bei fetaler Alloimmunthrombozytenpenie die derzeit einzige Methode darstellt, das Blutungsrisiko dieser Feten zu verringern. In bezug auf den Zeitpunkt des Beginns der Behandlung, die Transfusionsintervalle und den Effekt der Immunglobulingaben an Mutter und Feten bestehen allerdings noch ungeklärte Fragen.

Mit der intrauterinen Behandlung der Rhesusinkompatibilität setzten sich Frau R. C. Seitz et al. aus Hamburg auseinander und entwickelten eine am Schweregrad der fetalen Hämolyse orientierte Perinatal-Therapie der maternofetalen Blutgruppeninkompatibilität. Fünf Schweregrade wurden beschrieben (mild: kompensierte

Hämolyse, Nabelvenenhämatokrit >40%, postnataler Icterus; moderat: hämolytische Anämie, Nabelvenenhämatokrit 30–40%, postnatal Icterus gravis; schwer: kritische Anämieentwicklung mit Nabelvenenhämatokrit 20–30% nach der 34. SSW; lebensbedrohlich: kritische Anämieentwicklung vor der 34. SSW, ohne Behandlung Hydrops fetalis bei Nabelvenenhämatokrit unter 20%; dekompensiert: Hydrops fetalis bei Nabelvenenhämatokrit <10%, ohne Therapie intrauteriner Fruchttod). Mit Beginn des aktiven plazentaren Antikörpertransportes in der 18.–20. SSW sollte eine engmaschige Schwangerschaftsüberwachung mit valider Beurteilung der Dynamik der fetalen Immunhämolyse erfolgen. Serielle Hämoglobinanalysen durch Fetalblutentnahmen werden abgelehnt, einerseits wegen des damit verbundenen Risikos andererseits wegen der auf die aktuelle Hämoglobinkonzentration beschränkten Information ohne ausreichende Information über mögliche Modulation der hämolytischen Aktivität der maternen Immunantikörper. Nach dem vorgeschlagenen Konzept wurden zwischen 1988 und 1993 165 Kinder aus 312 durch mütterliche Antikörper komplizierte Risikoschwangerschaften in Hamburg betreut. 50% der Kinder kamen bei kompensierter Immunhämolyse mit den Schweregraden „mild" und „moderat" ohne invasive pränatale Diagnostik und Therapie aus, hingegen war nur bei 14% der Patienten der Schweregradgruppe „schwer" eine vorzeitige Sectio-Geburt mit Einleitung neonatologischer Intensivmaßnahmen erforderlich, lediglich 36% der ungeborenen Kinder entwickelten eine bereits vor der 34. SSW dekompensierende und damit pränatal substitutionsbedürftige Anämie (Schweregrade lebensbedrohlich und dekompensiert), die in 29% der Fälle elektive intraperitoneale und in nur 7% der Fälle bei bereits manifester Hydropsentwicklung durch intravasale Intrauterintransfusionen behandelt wurde. Die diagnostische Sensibilität der indirekten immunhämatologischen Differenzierung zwischen bereits pränatal und erst postnatal therapiebedürftigen Krankheitsverläufen betrug 100%, bei einer Spezifität von 97%, so daß es gerechtfertigt erscheint, in den meisten Fällen auf eine invasive Pränatal-Diagnostik mittels Fetalblutentnahme zu verzichten. Die Mortalität der Blutgruppeninkompatibilität ließ sich auf unter 3% senken; über 95% der im Alter von 1–2 Jahren nachuntersuchten Kinder zeigten eine ungestörte somatische, motorische und psychomentale Entwicklung.

Im letzten Vortrag befaßten sich U. Gembruch et al. (Lübeck/Bonn) mit der „Intrauterinen Behandlung therapierefraktärer Tachyarrhythmien mit Flecainid". Obwohl Tachyarrhythmien ohne Hydrops heutzutage keine therapeutischen Probleme mehr bereiten dürften, gibt es immer wieder Fälle mit Hydrops fetalis, bei denen die üblichen Therapieschemata (Digoxin, Digitoxin und Verapamil) zu keiner Kardioversion in einen normalen Sinusrhythmus führen. In den letzten drei Jahren wurden in Bonn und Lübeck insgesamt 9 dieser Feten mit der Kombination Digoxin und Flecainid (Antiarrhythmikum der Klasse IC nach Vaughan Williams) behandelt. In 8 von 9 Fällen kam es zu einer endgültigen Kardioversion in einen Sinusrhythmus unter dieser Therapie. Allerdings betrugen die Zeitintervalle bis zum Auftreten des Sinusrhythmus zwischen 2 und 14 Tagen. In Einzelfällen (9. Fall) reichte jedoch bereits die Frequenzsenkung unter 210 Schlägen/Minute aus, um zum Abbau des Hydrops fetalis zu führen. Flecainid kann somit als hochpotentes Antiarrhythmikum auch pränatal zur Therapie refraktärer Tachyarrhythmien mit Hydrops fetalis eingesetzt werden.

Literatur

Nyberg D (1994) Ultrasound as a screening test for neural tube defects (and other important anomalies). Editorial Ultrasound Obstet Gynecol, 4:265–268

Achiron R, Glaser J, Gelernter I, Hegesh J, Yagel S (1992) Extended fetal echocardiographic examination for detecting cardiac malformations in low risk pregnancies. Brit Med J, 304:671–674

Kibach D, Whittingham TA (1994) 3D ultrasound – the Kretztechnik Voluson[R] approach. Eur J Ultrasound, 1:85–89

Merz E, Macchiella D, Bahlmann F, Weber G (1992) Three-dimensional ultrasound for the diagnosis of fetal malformations. Ultrasound Obstet Gynecol, 2 (Suppl 1):137

Sohn C, Grotepaß J, Swobodnik W (1989) Möglichkeiten der 3dimensionalen Ultraschalluntersuchung. Ultraschall, 10:307–313

Steiner H, Staudach A, Spitzer D, Graf AH, Wienerroither H (1993) Bietet die 3D-Sonographie neue Perspektiven in Gynäkologie und Geburtshilfe. Geburtsh Frauenheilk, 53:779–782

Frühgeburt und Grenzen

K. T. M. Schneider, K. Bilek, A. Bolte und E. Halberstadt

Bericht

K. T. M. Schneider und K. Bilek

Die Arbeitsgruppe W. Hamm et al./Köln [1] untersuchte in einer retrospektiven Studie über einen 8-Jahreszeitraum von 1986 bis 1994 Prognosefaktoren hinsichtlich der Überlebensraten von very low birthweight-Frühgeborenen (VLBW) < 1500 g. Frühgeborene mit chromosomalen Aberrationen und schweren kongenitalen Fehlbildungen wurden aus dieser Auswertung ausgeschlossen. Insgesamt gingen 270 lebend geborene VLBW-Frühgeborene in die Auswertung ein. Die statistische Analyse erfolgte mittels eines Chi-Quadrat-Testes. Als Hauptursachen der Frühgeburtlichkeit wurden:

- vorzeitiger Blasensprung (29,9%)
- hypertensive Schwangerschaftserkrankungen (28,9%)
- Mehrlingsschwangerschaften (21,9%)
- idiopathische intrauterine Wachstumsretardierung (14,7%)
- nicht hemmbare Wehen (10%) sowie
- antepartale Blutung (7,6%) ermittelt.

Als günstige Faktoren für die Überlebenswahrscheinlichkeit (signifikante Unterschiede) fanden sich das Vorliegen einer Einlingsgravidität, weibliches Geschlecht sowie pränatale respiratory distress syndrome (RDS)-Prophylaxe. Wachstumsretardierte Feten wiesen im Vergleich zu zeitgerecht entwickelten Frühgeborenen in sämtlichen Gewichtsklassen bessere Überlebensraten auf, wobei dieser Unterschied gerade in der Gruppe der extrem untergewichtigen Frühgeborenen mit Geburtsgewichten ≤ 750 g am deutlichsten war. Die Überlebensraten zeigten eine deutlich positive Korrelation mit steigendem Geburtsgewicht und Gestationsalter. Nach Goldenberg et al. [2] bringt jeder Tag zwischen der 24. und 28. SSW um den die Schwangerschaft prolongiert werden kann, eine Verbesserung der Überlebensrate um 2–3%.

Die oft nur kurzfristig mögliche Schwangerschaftsverlängerung sollte aufgrund der vorliegenden Ergebnisse genutzt werden, um die fetale Lungenreife abzuschließen und den Transport des Feten möglichst in utero in ein perinatologisches Zentrum zu gewährleisten. Es wird ferner postuliert, daß zwar bei vertretbarer vaginaler Geburtsleitung unter bestimmten Voraussetzungen (Einlingen, Schädellage ohne weitere Risikofaktoren) die Sektioindikation in jedem Fall großzügig gestellt werden soll, jedoch die signifikant erhöhte mütterliche Morbidität bei der Sektio in sehr frühem Gestationsalter im Vergleich zur abdominalen Schnittentbindung am Termin nicht vernachlässigt werden darf [3]. Die operationstechnische Vorgehensweise bei der abdominalen Schnittentbindung (isthmischer Querschnitt versus isthmo-corporalem Längsschnitt) sollte sich nach den jeweiligen anatomischen Gegebenheiten richten. Die sog. amnionprotektive Sektio wird mit dem Erhalt der Fruchtblase zur schonenden Entwicklung des VLBW-Frühgeborenen von den Autoren empfohlen.

Die Moderatoren bemerken daraufhin, daß die erste Arbeit von Liggins ähnlich wie die Ergebnisse der Kölner Autoren darauf hinweist, daß das weibliche Geschlecht deutlicher von der Lungenreifeinduktion profitiert, andererseits sei nach den Daten der Bayerischen Perinatalerhebung ein abnehmender Einsatz der Corticosteroidprophylaxe zur Lungenreifeinduktion zu beobachten. Aufgrund der vorliegenden prospektiven Studien muß ausdrücklich davor gewarnt werden, im Bereich vor der 32. SSW selbst bei Verfügbarkeit von Surfactant auf eine Lungenreifeinduktion zu verzichten, da bei alleiniger Surfactant-Gabe die Ergebnisse deutlich schlechter sind als nach vorausgegangener Corticosteroidprophylaxe.

Die Autoren A. Riehn et al./Dresden [4] stellten eine Untersuchung zum Einfluß geburtshilflicher Behandlungsmaßnahmen auf die Entstehung von RDS und intra ventricular hemorrhage (IVH) vor. In die Untersuchung gingen 238 Feten mit einem Geburtsgewicht ≤ 1500 g ein. Zur statistischen Aufarbeitung wurden u. a. multivariate Tests angewandt. Von den geprüften Merkmalen standen das Gestationsalter und das Geburtsgewicht in signifikanter Beziehung zum Schweregrad des RDS. Auch ein positives CRP > 12 mg/ml korrelierte mit einer höheren RDS-Inzidenz. Mit Hilfe der logistischen Regression zeigten zusätzlich vaginal entbundene Beckenendlagen-Kinder signifikant häufigere Hirnblutungen als Beckenendlagen, die durch Sektio entwickelt wurden.

Die Autoren folgern aus ihren Ergebnissen, daß eine Prophylaxe des RDS und von Hirnblutungen zuvorderst darin bestehen sollte, die Schwangerschaft zu prolongieren. Nach der 32. SSW gewinnen Komplikationen, die durch kindliche Infektionen bedingt sind, gegenüber der Unreife zunehmend an Bedeutung. Der Kaiserschnitt bei Schädellage bietet nach Ansicht der Autoren für das sehr kleine Frühgeborene keine Vorteile. Trotzdem sollte die Indikation zur Sektio gerade im Bereich der extremen Frühgeburtlichkeit liberal gestellt werden. Bei Beckenendlagenkindern sollte bevorzugt die Schnittentbindung durchgeführt werden. Bei nicht entfaltetem unteren Uterinsegment wird eine vertikale Uterusinzision von den Autoren vorgenommen. Keinesfalls sollte auf eine Corticoidprophylaxe verzichtet werden [5]. Die Entbindung von very low birthweights infants sollte in einem perinatal-medizinischen Zentrum erfolgen.

F. Casper et al./Mainz und Bad Kreuznach [6] untersuchten im Zeitraum von 1978 bis 1990, 284 Frühgeburten mit einem Geburtsgewicht von < 1500 g retrospektiv hinsichtlich des fetal outcome in Abhängigkeit vom Entbindungsmodus. Neben der Mortalität ging auch die pädiatrische Beurteilung als Maßstab der Morbidität in die Auswertung mit ein (Klassifikationsschema nach Perkins: Klinische Untersuchung, EEG, Ultraschall, evtl. craniales CT). Ausschlußkriterien waren Fehlbildungen oder Mehrlingsgeburten. Die vaginal entbundenen Kinder unterschieden sich nicht signifikant von den durch Sektio Entbundenen. In der

Gruppe mit Sektio (n = 160) zeigten sich gegenüber der Gruppe nach Spontangeburt (n = 124) signifikante bessere 5-Minuten-Apgar-Werte und höhere Nabelschnurarterien-pH-Werte. Bei verminderter Mortalitätsrate in der Sektiogruppe zeigte sich bei den Überlebenden in beiden Kollektiven eine nicht signifikant unterschiedliche Rate neurologischer Auffälligkeiten (44,6 versus 43,8 %). In einer Diskriminationsanalyse zeigte sich die Schwangerschaftswoche als wichtigster Parameter für ein unauffälliges fetal outcome. Als weiterer Prognosefaktor ist dem 5-Minuten-Apgar-Wert nach den Daten der Autoren ebenfalls eine entscheidende Bedeutung beizumessen.

Trotz nicht unterschiedlicher neurologischer Entwicklung sehen die Autoren wegen der geringeren Mortalität eine großzügige Indikationsstellung zur Schnittentbindung bei der kleinen Frühgeburt, wobei allerdings in der Arbeit nicht auf die Unterschiede zwischen Schädel- und Beckenendlage näher eingegangen wurde.

In der Arbeit B.M. Viehweg et al./Leipzig [7] wurde das geburtshilfliche Management bei vorzeitigem Blasensprung vor der 27. SSW anhand 25 derartiger Fälle der letzten 3 Jahre retrospektiv beschrieben. 45 drohende Frühgeburten gleichen Gestationsalters ohne Blasensprung dienten als Vergleichsgruppe. Der Blasensprung trat in einer Inzidenz von 36 % auf. In der Gruppe mit Blasensprung fanden sich 8 %, in der Gruppe ohne Blasensprung 20 % Geminigraviditäten. Bei vergleichbarem Cervixbefund zwischen beiden Gruppen konnten die Autoren eine signifikant häufigere Besiedlung durch E. coli (43 % versus 9 %) bei gleichzeitig signifikanter Verminderung von Lactobazillen (13 % versus 3 %) in der Gruppe mit Blasensprung nachweisen. 64 % der Feten mit vorzeitigem Blasensprung wiesen ein positives C-reaktives Protein > 15 Gpt/versus 27 % in der Kontrollgruppe auf. 40 % der Blasensprünge hatten eine Leukozytose über 15000 versus 2 % in der Kontrollgruppe. Ein Amnioninfektionssyndrom trat in der Gruppe mit Blasensprung in 36 % versus 7 % auf. Die Ergebnisse waren signifikant unterschiedlich. Die mittlere Tragzeitverlängerung in der Gruppe mit Blasensprung betrug 5 Tage, das mediane Schwangerschaftsalter zum Zeitpunkt der Geburt 26,4 SSW, das durchschnittliche Kindsgewicht 920 g. 17 % der Kinder wiesen eine manifeste Infektion auf und mußten durchschnittlich 106 Tage auf der Kinderintensivstation behandelt werden. Die Überlebensrate der Kinder mit vorzeitigem Blasensprung unter der 27. SSW betrug insgesamt 70 % versus 93 % in der Gruppe ohne Blasensprung (signifikant). Dies erklären die Autoren aus dem signifikant höheren prozentualen Anteil von Frühgeburten vor Erreichen der 37. SSW. 63 % der Kinder aus der Gruppe mit Blasensprung wurden ohne Handikap entlassen, dagegen 96 % aus der Gruppe ohne Blasensprung (p < 0,01).

Die Moderatoren weisen darauf hin, daß das schlechtere Ergebnis u.U. auch durch die bewußte Inkaufnahme des klinischen Amnioninfekts bedingt sein könnte, da eine Prolongation der Schwangerschaft bei vorzeitigem Blasensprung trotz Leukozytose und positivem CRP versucht wurde. Es wird ferner auf die Problematik der Surfactant-Zerstörung bei der Kombination von Infektion und extremer Frühgeburtlichkeit hingewiesen. Auch auf die Gefahren der Tokolyse bei Vorliegen einer manifesten Infektion wurde in der Diskussion aufmerksam gemacht.

Der Beitrag der Autoren D. Spitzer et al./Salzburg [8] befaßte sich mit einer ganz ähnlichen Thematik. Sie untersuchten die Fragestellung, ob Kinder vor der 28.

SSW mit vorzeitigem Blasensprung von einer Tragzeitverlängerung hinsichtlich der Lungenreife profitieren oder ob infektiöse Komplikationen das Risiko für den Feten erhöhen. Über einen 6-Jahreszeitraum wurden 156 Schwangere mit vorzeitigem Blasensprung vor der 37. SSW, davon 19 vor der 28. SSW behandelt. Nach Ausschluß von Kontraindikationen wurde eine i. v. Tokolyse bis zum Auftreten erster Anzeichen eines Amnioninfekts oder Einsetzen von Wehen durchgeführt. Während der Lungenreifeinduktion mit Corticosteroiden behandelten die Autoren antibiotisch für 48–72 Stunden. Die Analyse wurde retrospektiv durchgeführt. Prüfparameter waren die Rate von Respiratory Distress-Syndrom, neonatale Infektionen und die perinatale Mortalität. Das mittlere Gestationsalter nach vorzeitigem Blasensprung betrug 25,1 SSW, 9 Frauen wurden vor der 28. SSW (Medianwert 26,4 SSW) entbunden, 10 Frauen nach der 28. SSW (Medianwert 30,3 SSW). In der Gruppe jenseits der 28. SSW lag die Tokolysedauer signifikant höher (33,5 versus 4,6 Tage), ebenso war das mediane Geburtsgewicht signifikant unterschiedlich: 1590 g versus 740 g. Die neonatale Infektmorbidität betrug 33,3 versus 30%. Die RDS-Rate war < 28. SSW mit 66,6% signifikant höher als jenseits der 28. SSW mit 15%. Die perinatale Mortalität betrug in der 28. Woche 33%, jenseits der 28. SSW 10%.

Die Autoren schlußfolgern, daß Kinder mit einem Blasensprung vor der 28. SSW von einer Tragzeitverlängerung durch eine Abnahme der RDS-Rate und der Mortalität profitieren ohne daß neonatale Infektionen zunehmen, obwohl diese bei niedrigem Gestationsalter gehäuft auftreten.

Die Autoren J. van Eyck et al./Zwolle/Berlin [10] stellten Management und outcome zur symptomatischen Therapie von Präeklampsie und HELLP-Syndrom (Haptoglobin < 0,2 g/l, Thrombozytopenie < 100000, Leberenzymwerte > 30 U/l) vor. Es wurden insgesamt 46 Fälle mit Präeklampsie mit diastolischen Blutdruckwerten > 110 mm Hg und HELLP-Syndrom zwischen der 26. und 32. SSW einer Intensivüberwachung mit symptomatischer Therapie durchgeführt mit dem Ziel der Minimierung der Geburtsmorbidität und maternaler Komplikationen. Ausschlußkriterien der Studie waren: pathologisches CTG bzw. pathologische Dopplerflußmessungen. Unter Intensivbedingungen wurde ein Swan-Ganz-Katheter auf der Intensivstation zur Überwachung des pulmonary capillary wedge pressure gelegt. Die Korrektur der Hypovolämie erfolgte durch Applikation von Plasmavolumen im Mittel 1 l/Tag (750–1800 ml), falls noch erforderlich, wurde eine sekundäre Vasodilatation mit Dihydralazin durchgeführt. Es erfolgt eine kontinuierliche maternale und fetale Überwachung (tägliche Doppeluntersuchungen, kontinuierliche aktokardiographische Überwachung). Als Ergebnisse fanden die Autoren in allen Fällen eine Verbesserung des Hämatokritwertes, der Leberenzymwerte sowie einen Anstieg der Thrombozytenwerte bei gleichzeitigem signifikantem Anstieg des Herzminutenvolumens (im Mittel um 3 l/min), einen Anstieg des pulmonary wedge pressure (im Mittel um 5 mm Hg) und einen Abfall des systemischen Gefäßwiderstandes (im Mittel um 700 dyne/sec cm^5). Die mittlere Zeitdauer von Therapiebeginn zur Entbindung betrug 2–22 Tage. Es konnte ebenfalls eine Verbesserung der fetalen Hämodynamik sowie eine Aktivierung des fetalen Verhaltens festgestellt werden. Die Autoren berichten über einen mütterlichen Todesfall kurz nach der Aufnahme bei einer akuten Plazentalösung und nahezu simultanem Hirntod infolge einer cerebralen Blutung. Die perinatale Mortalität betrug 8/46, gereinigt 7/46. In 2 Fällen wurde der intrauterine Fruchttod nach Aufklärung der Eltern bei extrem niedrigem Gewicht und schlechtem Zustand des Kindes in der 26. SSW akzeptiert, ein Kind verstarb an der beschriebenen akuten Plazentalösung in der 26. SSW, 1 Kind an Candidasepsis in der 27. SSW, 1 Kind an RDS in Kombination mit einem Dandy Walker Syndrom, 2 Kinder in der 27. SSW an einer Hirnblutung.

Die Autoren halten aufgrund ihrer Ergebnisse die Prolongation der Schwangerschaft für vorteilhaft hinsichtlich der Durchführung der fetalen Lungenreifung und auch hinsichtlich des mütterlichen outcome für vertretbar.

Die Autoren selbst argumentieren richtig, daß die endgültige Beurteilung eines konservativen Vorgehens nur im Rahmen prospektiver, randomisierter, klinisch kontrollierter Studien erfolgen kann. Nach Ansicht der Moderatoren müßte wegen der niedrigen Inzidenz das HELLP-Syndrom eine solche prospektiv randomisierte Studie multizentrisch erfolgen. Wegen der fatalen mütterlichen Komplikationsmöglichkeit wäre sie wahrscheinlich auch nur im Bereich der extremen Frühgeburtlichkeit (z.B. vor der 28. SSW) ethisch vertretbar. In einer Zusammenstellung von 129 HELLP-Syndromen [11] wird ausdrücklich darauf hingewiesen, daß bei sofortiger Sektio kein mütterlicher Todesfall auftrat, während bei konservativem Management 2 Todesfälle zu verzeichnen waren.

F. Louwen et al./Münster [12] stellten eine Pilotstudie [1] und eine einjährige fortlaufende Therapiestudie [2] vor. Als Cut-off-Parameter für das HELLP-Syndrom dienten: Bilirubin 1,0 mg/dl, LDH > 500 U/l, GOT > 70 U/l, Thrombozytopenie < 100 000/mm^3, Haptoglobin < 50 mg/dl als Hämolyseparameter. Als inkomplette HELLP-Syndrome wurde eine 2. Gruppe bezeichnet, die lediglich eine Thrombozytopenie und 2 der 3 weiteren Kriterien erfüllten.

In die Studie 1 wurden 35 Patienten aufgenommen, wovon 23 von Eingangskriterien des HELLP-Syndroms, 12 die Eingangskriterien des iHELLP-Syndroms erfüllten. 12 von 23 Patienten der HELLP-Gruppe (52%) und 7 von 12 in der iHELLP-Gruppe (58%) hatten eine assoziierte Präeklampsie. Der Hauptprognosefaktor für schwere maternale Komplikationen wie Leberkapselhämatom oder Eklampsie war die assoziierte Präeklampsie. Alle anderen Faktoren korrelierten nicht mit dem neonatalen und maternalen outcome.

In die Therapiestudie [2] wurden 17 Patientinnen aufgenommen. 8 der 17 Patientinnen wurden nach informellem Einverständnis konservativ therapiert (median 16,4 Tage, range 4–33 Tage), 4 der 8 Patientinnen hatten Rezidive des HELLP-Syndroms im Schwangerschaftsverlauf. Besondere Bedeutung wurde der Überwachung der Leberzelleistung mit Kontrolle der PCHE bei assoziierter Präeklampsie zugemessen. 3 von 17 endeten in einem intrauterinen Fruchttod und wurden nach Einleitung spontan entbunden. Darunter hatte eine Patientin eine Präeklampsie, eine weitere eine Eklampsie initial bei der Aufnahme. 3 von 17 Patientinnen hatten zwischen der 35. und 39. SSW eine Spontangeburt, von denen 2 Patientinnen eine Präeklampsie aufwiesen. Unter den durch Kaiserschnitt entbundenen Patientinnen fanden sich 6 von 11 mit Symptomen der Präeklampsie, eine weitere Patientin hatte ebenfalls bei Aufnahme initial eine Eklampsie.

Die Autoren schlußfolgern, daß das HELLP-Syndrom unter therapeutischen Maßnahmen nicht immer progredient, sondern bei konservativer Intensivobservation rezidivierende Verläufe aufweisen kann. Eine frühzeitige Therapie der dissiminierten intravasalen Gerinnung bei HELLP-Syndrom gelingt mit Frischplasma und Thrombozytensubstitution. Die Autoren verweisen auf eine Literaturübersicht von 5 verschiedenen Fremdautoren, die bei einer konservativ behandelten Fallzahl von insgesamt 56 Fällen eine Prolongation der Schwangerschaft ohne einen Todesfall erzielen konnten.

Auch bei diesem Beitrag muß auf die fatalen Komplikationsmöglichkeiten des HELLP-Syndroms und die Notwendigkeit, derartige Studien nur prospektiv randomisiert durchzuführen, hingewiesen werden. Im Auditorium wurde auch auf die Notwendigkeit der Überwachung auf einer Intensivstation mit engmaschiger laborchemischer Kontrolle der entsprechend wichtigen Parameter hingewiesen.

Literatur

1. Hamm UJ, Göhring A, Kribs G, Wildermann, Bolte A (1994) Prognosefaktoren bei Frühgeborenen sehr niedrigen Geburtsgewichts (≤ 1500 g). Arch Gynecol Obstet Suppl 1, 255:97
2. Evans LC, Combs CA (1993) Increased maternal morbidity after cesarean delivery before 28 weeks of gestation. Int J Gynecol Obstet, 40:227
3. Goldenberg R, Nelson KG, Dabis RO, Kosky J (1984) Delay in delivery: Influence of gestational age and the duration of delay on perinatal outcome. Obstet Gynecol, 64:480–483
4. Riehn A, Riehn F, Kurt E, Wiedemann B, Universitätsfrauenklinik, Kinderklinik, Institut für medizinische Informatik und Biometrie der TU Dresden (1994) Einfluß geburtshilflicher Parameter auf RDS und Hirnblutungen von sehr kleinen Frühgeborenen < 1500 g. Arch Gynecol Obstet Suppl 1, 255:97
5. Crowley P, Chalmers I, Keirse MJ (190) The effects of corticoid administration before preterm delivery: an overview of the evidence from controlled trials. Br J Obstet Gynecol, 97:11–25
6. Casper F, Wessels C, Seufert R, Brockerhoff P (1994) Das sehr unreife Frühgeborene: Mortalität und Morbidität in Abhängigkeit vom Entbindungsmodus. Arch Gynecol Obstet Suppl 1, 255:98
7. Viehweg BM, Vogtmann C, Hiller K, Faber R (1994) Geburtshilfliches Management bei vorzeitigem Blasensprung vor der 27. Schwangerschaftswoche. Arch Gynecol Obstet Suppl 1, 255:98–99
8. Spitzer D, Zajc M, Steiner H, Staudach A (1994) Behandlungsergebnisse bei vorzeitigem Blasensprung (PROM) vor der 28. Schwangerschaftswoche. Arch Gynecol Obstet Suppl 1, 255:99
9. Morales WJ, Talley T (1993) Premature rupture of membranes before 28 weeks: a management dilemma. Am J Obstet Gynecol 168:503–507
10. Van Eyck J[1], Wortelboer M[1], Hundertmark S[2], Ragosch V[2], Arabin B[1,2] (1994) Vermeidung der iatrogenen Frühgeburt bei Präeklampsie/HELLP-Syndrom: Ansätze zur symptomatischen Therapie unter Intensivüberwachung. 1) Sophia Ziekenhuis Zwolle/NL, 2) Klinikum Benjamin Franklin der FU Berlin. Arch Gynecol Obstet Suppl 1, 255:99–100
11. Rath W, Loos W, Kuhn W (1994) Das HELLP-Syndrom. Zentralbl. Gynäkol 116, 195–201
12. Louwen F, Jackisch C, Holzgreve W, Schneider HPG (1994) Ergebnisse eines differenzierten Managements bei HELLP-Syndrom. Universitätsfrauenklinik Münster. Arch Gynecol Obstet Suppl 1, 255:100–102

Posterbericht

A. Bolte und E. Halberstadt

In einer Gemeinschaftsuntersuchung der Perinatologie der Frauenklinik Zwolle und der Frauenklinik des Klinikum Berlin-Steglitz wird von Nijmann (Koautoren Hocher, Hundertmark, Ragosch, van Eyck, Arabin) zur Vermeidung der iatrogenen Frühgeburt bei Präeklampsie/HELLP-Syndrom und Ansätze zur Erforschung der Ätiologie berichtet. Ermittelt wurden bei 12 Patientinnen mit schweren Krankheitsbildern vor der 32. Schwangerschaftswoche die Plasma-Endothelinspiegel, die Rezeptordichte für Endothelin respektive endogene Glukokortikosteroide und 11 β-Hydroxysteroiddehydrogenase, die auf zellulärer Ebene das endogene System des Cortison steuert. Nachgewiesen wurde, daß Plasmabestimmungen von Endothelin bzw. Cortison unzureichend für die Aufklärung der Pathophysiologie parakrin wirkender Gewebshormone sind. Die Autoren legen nahe, Gewebesendothelinspiegel zu bestimmen bzw. die Verteilung der Rezeptoren. Da Heparin die Endothelinproduktion hemmt, wird eine kontrollierte Studie über die Wirkung niedermolekularen Heparins zur Prävention bei Präeklampsie unter Kontrolle der beschriebenen Methoden angeregt.

Das Poster zum Thema: „Pathologische Blutströmungsprofile der Arteria uterina unter Berücksichtigung der Plazentamorphologie und geburtshilflicher Daten bei Präeklampsie" wurde nicht präsentiert.

Aus der Kinderklinik und der Frauenklinik der Universität Gießen wird von Bender (Koautoren Reither, Klingmüller, Jensen) über Häufigkeit und Risikofaktoren, die zum Atemnotsyndrom bei Frühgeburten führen, berichtet. Vor der 30. Schwangerschaftswoche war bei Knaben, Zwillingen und bei niedrigem Apgarwert das Risiko deutlich erhöht. Bei Frühgeburten zwischen der 31. und 34. Schwangerschaftswoche fand sich auch bei pathologischem CTG und bei Zustand nach Kaiserschnitt ein erhöhtes Risiko. Die Glukokortikoidprophylaxe war bei Frühgeburten vor der 30. Schwangerschaftswoche wirksamer als bei später auftretender vorzeitiger Geburt. Ein vermindertes Atemnotsyndromrisiko fand sich nach vorzeitigem Blasensprung.

Aus der Frauenklinik Bochum wird von Behrens (Koautoren Hasenburg, Spätling, Fallenstein) über die Erfassung vorzeitiger Wehentätigkeit mit Hilfe der Mehrkanaltokografie berichtet. Um vorzeitige Wehen möglichst genau beurteilen zu können, wird eine Dreikanalableitung mit 2 Transducern links und rechts über dem Fundus uteri sowie 1 Transducer über dem unteren Uterinsegment empfohlen, um eine zufriedenstellende Schätzung der Wehenhäufigkeit zu ermöglichen. Die genaue Lage des unteren Transducers spielt offensichtlich keine wesentliche Rolle, so daß dieser Umstand dem Routine-CTG entgegenkommt für die optimale Plazierung des Transducers für die fetale Herzfrequenz.

In der Diskussion werden die Autoren über die Notwendigkeit zur Differenzierung zwischen Wehen und Kontraktionen der Uterusmuskulatur aufmerksam gemacht.

Aus der Heidelberger Univ.-Frauenklinik wird von Wacker (Koautoren Christ, Grischke, Bastert) über den Einfluß des geburtshilflichen Managements bei Präeklampsie auf die Schwangerschaftsdauer und die Frühgeburtenrate berichtet. Eine

Verlängerung der Schwangerschaftsdauer konnte erzielt werden, wenn es gelang, durch antihypertensive Behandlung den diastolischen Blutdruck zwischen 80 und 90 mm Hg einzustellen. Unter kontinuierlicher Blutdrucküberwachung konnte eine schonendere Senkung des Hochdrucks erreicht werden, so daß pathologische CTG-Veränderungen seltener und später auftraten.

Aus der Städt. Frauenklinik Wiesbaden wird von Ulrich (Koautoren Kalder, Berle) über die Bedeutung der Präeklampsie als zusätzlichem Risikofaktor für die kindliche Entwicklung beim intrauterinen Null-flow der Nabelarterie berichtet. Unter 79 wegen Null- bzw. Negativflow der Nabelarterien mittels Kaiserschnitt geborener Kinder befanden sich 11 schwere Präeklampsien. Neuropädiatrische Untersuchungen ließen eine deutlich erhöhte neurologische Spätmorbidität bei Kindern erkennen, wenn sich zur Durchflußeinschränkung der Nabelarterien eine Gestosesymptomatik hinzugesellte.

Der Arbeitskreis um Schmidt-Rhode (Koautoren Obert, Schulz), Univ.-Frauen-klinik Marburg, berichtet über die Bedeutung der β-adrenergen Rezeptordichte auf die Wirksamkeit der Tokolyse. Der lymphozytäre Rezeptorenbesatz, der zum myometranen korreliert, wird unter kontinuierlicher intravenöser Tokolyse auf 35% der prätherapeutischen Ausgangbindungsstellen reduziert. Diese Downregu-lation ist entscheidend für die Wirksamkeit der Wehenhemmung. Bolustokolyse und orale Tokolyse zeigten differente Ergebnisse.

Aus der Frauenklinik Cottbus wird von Dietterle (Koautoren Schulze, Blaut, Schwanitz) eine klinische Studie über die Prüfung der erhöhten neuromuskulären Erregbarkeit durch Ambroxol vorgelegt. Durch Tokometrie, Calcium- und Magne-siumbestimmungen ließ sich im Zusammenhang mit Ambroxol-Verabreichung und Rheobasenmessung nachweisen, daß bei insgesamt untersuchten 39 Patien-tinnen in 8% der Fälle regelmäßige Wehen auftraten, so daß eine i. v.-Tokolyse erforderlich war, in 31% der Fälle tokometrisch nachweisbare Uteruskontraktionen zu verzeichnen waren und in 46% der Fälle sich eine deutliche Senkung der Rheobasen-Werte nachweisen ließ. Die Autoren empfehlen daher die exakte Ein-haltung der Dosierungsempfehlung.

Aus der Univ.-Frauenklinik Berlin-Steglitz wird von Hundertmark (Koautoren Ragosch, Opri, Weitzel) über die Rolle der 11β-Hydroxysteroid-Dehydrogenase in der Regulation der Surfactant-Synthese berichtet. In der vorgelegten Studie ist erstmals der Zusammenhang zwischen der Aktivität von 11β-Hydroxy-steroid-Dehydrogenase und der Surfactant-Synthese gezeigt worden, so daß in der Prävention des fetalen RDS diese Substanz in Zukunft Bedeutung zu erlangen verspricht.

Über kindliche und maternale β-adrenerge Rezpeptorbestimmung nach Tokolyse berichtet Zieger (Koautoren Hartung, Wischnik, Melchert) aus der Univ.-Frauenklinik Mannheim. Unter Dauertokolyse sinkt die mütterliche β-Rezeptoren-dichte kontinuierlich ab und bleibt nach 3 Tagen auf einem niedrigeren Niveau stehen. Erstmals konnte eine signifikante Reduktion der β-Rezeptorendichte sowohl bei Frühgeborenen als auch bei reifen Neugeborenen festgestellt werden. Zwar war die β-Rezeptorendichte bei Frühgeborenen in der 32. Woche, wenn vorausgehend nicht tokolysiert wurde, signifikant niedriger als bei reifen Neu-geborenen, doch kommt es unter der Wehenhemmung zu einer zusätzlichen Down-Regulation der β2-Rezeptoren. Offen bleibt, warum die Autoren den Einsatz von

Medikamenten, die in das adrenerge System des ungeborenen Kindes eingreifen, reiflich zu überlegen empfehlen, da Tokolyse eigentlich nur unterhalb der 37. Schwangerschaftswoche durchgeführt wird.

Aus der Univ.-Frauenklinik Lübeck wird von Baumann (Koautoren Romero, Cotton, Wilson) in Zusammenarbeit mit den Departments of Obstetrics and Gynecology der Wayne State University und der University of Dundee über Gravidin bei vorzeitiger Wehentätigkeit und Frühgeburt berichtet. Nachgewiesen wird, daß Gravidin, ein 60-kD-Glykoprotein normalerweise im Fruchtwasser nachgewiesen, eine Tokolytikarefraktäre vorzeitige Wehentätigkeit mit niedrigeren Gravidin-Konzentrationen hervorruft als hemmbare Wehentätigkeit und die Konzentrationen an Gravidin im Fruchtwasser im Verlauf der normalen Schwangerschaft ansteigen.

Das Endometriumkarzinom – neue Ansätze und Überlegungen zur Therapie

A. Pfleiderer und T. Bauknecht

Bericht

W. Kleine, Freiburg: Operative Therapie

Die operative Therapie des Endometriumkarzinoms hat sich in den vergangenen Jahren erheblich gewandelt. Die Stadien des Endometriumkarzinoms werden seit 1988 chirurgisch (postoperativ) und nicht mehr klinisch (präoperativ) festgelegt. Ein Vergleich zwischen der präoperativen Stadieneinteilung und der postoperativen, histologisch gesicherten Ausbreitung des Karzinoms bei 473 Patientinnen zeigt, daß bei 12% des vermeintlichen Stadiums I bereits ein ausgedehnteres Karzinom vorliegt. Die größte Unschärfe besteht in den Stadien II u. III.

Ein exaktes, übersichtliches operatives Vorgehen ist Grundvoraussetzung für eine erfolgreiche Therapie des Endometriumkarzinoms. Bereits präoperativ sollte man sich – soweit möglich – über die Ausdehnung des Karzinoms (mit Ultraschall) und über die Prognosefaktoren mit Hilfe des Abradats informieren. Die Operation beginnt mit einem medianen Unterbauchlängsschnitt. Es folgt die sorgfältige Inspektion des Abdomens, wobei der Uterus an den Tuben und Ligg. rotunda mit stumpfen Klemmen gefaßt wird. Eine Peritoneallavage und Inspektion des Oberbauchs schließen sich an. Hat die präoperative Diagnostik keinen Hinweis für eine intracervikale oder parametrane Infiltration ergeben, und ist auch die Inspektion des visceralen und parietalen Peritoneums unauffällig, erfolgt die Hysterektomie mit beidseitiger Adnexexstirpation in typischer Weise.

Am aufgeschnittenen Uterus muß der Pathologe über die Infiltrationstiefe, gegebenenfalls mit Hilfe eines Schnellschnittes entscheiden. Der histologische Subtyp und der Differenzierungsgrad sollten vom Abradat her bekannt sein. Wenn irgend möglich, sollten auch der Progesteronrezeptorgehalt und das Proliferationsverhalten schon am Abradat bestimmt werden. Aus den GOG-Daten ist bekannt, daß bei tiefer Wandinfiltration und undifferenziertem Karzinom auch im vermeintlich günstigen Stadium I in einem Drittel aller Fälle mit pelvinen Lymphknotenmetastasen zu rechnen ist. Der Befall paraaortaler Lymphknoten ist zwar geringer, hängt aber im wesentlichen ebenfalls vom Differenzierungsgrad und der Infiltrationstiefe ab. Bei positiven pelvinen Lymphknoten ist in einem Drittel mit Metastasen paraaortal zu rechnen.

In Anbetracht des Allgemeinzustandes der Patientinnen (Alter, Adipositas) ist generell eine Lymphonodektomie nicht indiziert. Die Morbidität der pelvinen und paraaortalen Lymphonodektomie ist zweifelsohne größer, die Operationszeiten länger und der Blutverlust höher. Andererseits ist die operative Entfernung befallener Lymphknoten wahrscheinlich die beste Therapie und ist weder durch Bestrahlung, noch durch medikamentöse Behandlung zu ersetzen. Dabei gilt: Wenn eine Indikation besteht, die pelvinen Lymphknoten zu entfernen, so sollten auch die paraaortalen mitentfernt werden. Die paraaortale Lymphonodektomie erstreckt sich dann üblicherweise von der Aortenbifuraktion bis zum Abgang der Nierengefäße. Jeder Einzelfall erfordert deshalb eine Nutzen-Risikoanalyse vor dem Hintergrund der Prognosefaktoren.

Früher war viel diskutiert, ob der Operateur ein Vaginalrezidiv verhindern kann. Die Vorschläge reichen hier vom Vernähen der Zervix zu Beginn der Operation über das Austamponieren des oberen Scheidendrittels mit absolutem Alkohol bis zur Entfernung einer Vaginalmanschette. Keines der genannten Verfahren hat bisher überzeugen können, so daß wir darauf verzichten.

Das neuerdings diskutierte „minimale invasive" Vorgehen mit laparoskopischer Lymphonodektomie und vaginaler Hysterektomie gefährdet die Patientin durch unzureichende Übersicht. Die minimal invasive Chirurgie ist deshalb hier Ausdruck einer minimalen onkologischen Kompetenz.

H. Junkermann, Heidelberg: Strahlentherapie

Die adjuvante Vorbestrahlung war in Europa nie verbreitet. Ihr Wert ist nicht nachgewiesen. Zur genauen Erhebung des patho-histologischen Status wird in Europa die primäre Operation vorgezogen.

Die *primäre Strahlentherapie* des Endometriumkarzinoms ist der Operation unterlegen und deshalb heute die Ausnahme. Interessant sind jedoch neue Entwicklungen der Afterloading-Kontakttherapie mit der Pack-Methode und bildgebungsbasierte Individualisierungen der Dosis mit schrittbewegter Quelle (HDR, PDR).

Aus der randomisierten Studie von Kolstad am Radium-Hospital (veröffentlicht von Aalders u. a.) ergibt sich, daß eine generelle *perkutane Nachbestrahlung* keinen Nutzen bringt. Dagegen besteht in der Gruppe mit entdifferenzierten Karzinomen (G III) und bei einer Invasionstiefe in das Myometrium von mehr als 50% bei den bestrahlten ein Überlebensvorteil.

So hat G. Thomas in Freiburg 1994 eine interessante Rechnung aufgestellt: Bei Hochrisikofällen im Stadium I waren 52% der Rezidive ausschließlich pelvin und 37% ausschließlich extrapelvin lokalisiert. Durch eine Bestrahlung des Beckens ist eine sekundäre pelvine Kontrolle in 57% möglich. Der geschätzte Überlebensvorteil bei adjuvanter pelviner Bestrahlung von Hochrisikopatientinnen dürfte deshalb bei 10% liegen und damit die Indikation einer perkutanen Nachbestrahlung bei Hochrisikopatientinnen ergeben.

Als Hochrisiko-Patientinnen sind Karzinomfälle mit einer Wandinfiltration des Myometriums von mehr als 50%, solche mit einem Befall von Isthmus und Zervix oder der Adnexe zu verstehen. Dazu kommen alle Fälle einer unvollständigen Operation oder die mit einer nachgewiesenen pelvinen oder paraaortalen Lymphknotenmetastasierung. Als Bestrahlung ist eine Dosis von 50 (bis 60) Gy oder von 40 Gy + Afterloading zu empfehlen.

Eine Nachbestrahlung der paraaortalen Region ist durchaus sinnvoll (Thomas, 1994). Von den extrapelvinen Rezidiven waren 46% im Oberbauch und paraaortal nachzuweisen. Ein Langzeitüberleben nach paraaortaler Bestrahlung bei paraaortalem Befall kann in 30–60% erwartet werden. Die Dosis der Bestrahlung sollte bei 45 Gy liegen, wobei die Tagesdosis 1,5–1,8 Gy nicht überschreiten sollte.

Unbestritten ist die Bestrahlung des Scheidenstumpfes, da sie die Häufigkeit von Vaginalmetastasen auf ein Drittel reduziert. Besondere Indikationen sind entdifferenzierte Karzinome (GII und GIII), wenn eine perkutane Bestrahlung nicht indiziert ist, sowie alle Hochrisikofälle, wenn auf eine perkutane Bestrahlung verzichtet wird. Als Dosis werden 3 mal 7,5 Gy in 0.5 cm Tiefe empfohlen.

Offene Fragen sind die adjuvante Bestrahlung bei Hochrisiko-Tumoren mit negativen Lymphknoten, die paraaortale Bestrahlung bei massiv positiven Beckenlymphknoten und nicht untersuchten paraaortalen Lymphknoten und das Vorgehen bei positiver Peritonealzytologie.

M. Kaufmann, Heidelberg: Adjuvante Therapie

Die adjuvante systemische Therapie beim Endometriumkarzinom ist in der Highrisk-Situation sinnvoll. Heute ist die High-risk-Situation bei diesem Karzinom durch einfache Untersuchungen erkennbar. Aufgrund des heutigen Wissensstandes ist jedoch eine adjuvante systemische Therapie nur in kooperativen Studien sinnvoll, wobei jeder Therapievergleich (z.B. Antiöstrogene, Antigestagene, reine Antiöstrogene) eine Kontrollgruppe beinhalten muß.

Ziel einer am norwegischen Radium-Hospital von 1975–1982 bei 1148 Patienten durchgeführten Studie war, ob eine adjuvante Progestagentherapie beim Endometriumkarzinom des Stadiums FIGO I und II das Überleben verbessert. In dieser zweiarmigen Studie wurde ein Kontrollarm ohne weitere postoperative adjuvante systemische Therapie mit dem Therapiearm verglichen. Die Behandlungsgruppe erhielt 1–6 Wochen postoperativ zunächst eine Loading-Dosis von 5000 mg Hydroxyprogesteroncaproat über 5 Tage und anschließend dieses Hormon $2\times$ wöchentlich i.m. über ein Jahr mit einer Dosierung von 1000 mg. Die mediane Nachbeobachtungszeit betrug 72 Monate. Auswertbar waren 531 Patientinnen der Kontrollgruppe und 553 Patientinnen der Progestagen-Gruppe. Zwischen der Therapie- und Kontrollgruppe zeigten die unbereinigten Daten keinen Unterschied hinsichtlich der Überlebensraten. Dies galt auch für tumorbedingte Todesfälle. In der Therapiegruppe wurde eine signifikant höhere Todesrate aufgrund von Sekundärerkrankungen festgestellt (p = 0,04). Das mediane Überleben von Patientinnen mit krebsbedingter Todesursache war in der Therapiegruppe im Vergleich zur Kontrollgruppe (30 versus 22 Monate) signifikant (p = 0,03) günstiger. Die Rezidivrate unterschied sich in beiden Gruppen nicht.

Im Rahmen einer südwestdeutschen Studiengruppe wurde zwischen 1983 und 1989 bei 385 Patienten eine dreiarmige, prospektiv randomisierte Studie beim Stadium FIGO I des Endometriumkarzinoms durchgeführt. Bei allen Frauen wurde eine abdominale Hysterektomie mit beidseitiger Adnexektomie unter Mitnahme einer Scheidenmanschette und meist einer intravaginalen Kontakttherapie durchgeführt. Eine Bestrahlung des kleinen Beckens erfolgte bei Grad III-Karzinomen oder bei einer myometranen Invasion von mehr als 1/3 der Myometrium-Gesamtdicke. Die mediane Nachbeobachtungszeit betrug 31 Monate. In je einem Therapiearm wurden Tamoxifen (30 mg) oder Medroxyprogesteronacetat (500 mg) für jeweils 2 Jahre per os gegeben.

Das Gesamtüberleben des Gesamtkollektivs war für Frauen jünger als 70 Jahre signifikant (p < 0,001) besser, ebenfalls für Grad I/II-Tumoren im Vergleich zu Grad III-Tumoren (p < 0,001). In der Kontrollgruppe wurden 8,8% Rezidive beobachtet im Vergleich zu 10,9% in der mit Tamoxifen behandelten Gruppe und 7,4% in der mit Medroxyprogesteronacetat behandelten Gruppe. Die wenigsten Lokalrezidive wurden unter Tamoxifen und die wenigsten Fernmetastasen unter Medroxyprogesteronacetat beobachtet. Die Anzahl verstorbener Frauen war in der Medroxyprogesteronacetat-Therapiegruppe mit 13,9% im Vergleich zur Kontrollgruppe (10,4%) und der Tamoxifen-Therapiegruppe (9,4%) am höchsten. Es ergaben sich keine signifikanten Unterschiede zwischen den einzelnen Therapiegruppen. Betrachtet man die Nebenwirkungen und Begleiterkrankungen, so zeigt sich, daß die meisten Nebenwirkungen durch Metroxyprogesteronacetat hervorgerufen wurden. Hier wurden eine Gewichtszunahnme und als schwere Nebenwirkungen je eine Thrombose und eine Lungenembolie beobachtet.

Damit sind die bisher vorliegenden Ergebnisse zur adjuvanten Hormontherapie beim Endometriumkarzinom eher enttäuschend. Verläßliche Prognosefaktoren müssen gefunden werden, da offensichtlich der Nachweis von Hormonrezeptoren nicht aussagekräftig genug ist. Andererseits scheint eine Hormonabhängigkeit vor allem bei prognostisch günstigem Grading vorzuliegen.

G. Emons: Palliative Therapie

Über 30% der an diesem Malignom erkrankten Frauen sterben trotz moderner operativer und strahlentherapeutischer Konzepte an diesem Leiden (Pfleiderer, 1991; Neijt, 1993). Grundpfeiler der palliativen Therapie bei rezidivierenden und/oder metastasierenden Endometriumkarzinomen ist traditionell die Gestagenbehandlung. Die Einschätzungen der Wirksamkeit dieser Therapie aus den 60er und 70er Jahren sind jedoch viel zu optimistisch gewesen. Nach neueren Untersuchungen sind durch Gestagene beim disseminierten Endometriumkarzinom in etwa 10–20% objektive Remissionen zu erreichen. Auch wenn einzelne Responder mehrere Jahre überleben können, beträgt das Overall Survival unter Gestagenbehandlung lediglich 1 Jahr (Park et al., 1992). Auch mit dem Antiöstrogen Tamoxifen konnten keine besseren Ergebnisse erzielt werden (Schulz et al., 1991). Über den Einsatz des Aromatasehemmers Aminoglutethimid liegen nur anekdotische Berichte vor. Die wesentliche Ursache für die begrenzte Wirksamkeit konventioneller endokriner Therapie bei fortgeschrittenen bzw. disseminierten Endometriumkarzinomen ist wahrscheinlich, daß diese weitaus seltener Steroidhormonrezeptoren (insbes. Progesteronrezeptoren) besitzen, als die primär kurablen Tumoren. Häufig sind die Steroidhormonrezeptoren auch nur im Tumorstroma, nicht aber in den eigentlichen Tumorzellen exprimiert. Außerdem ist ein relevanter Prozentsatz der meßbaren Rezeptoren wahrscheinlich funktionell inaktiv. Als neue Konzepte für die palliative endokrine Therapie des Endometriumkarzinoms, die diese Probleme überwinden sollen, werden z. Z. diskutiert bzw. experimentell und klinisch untersucht:

1. hochdosierte Gestagene,
2. sog. „reine" Antiöstrogene,
3. neue Aromatasehemmer,
4. Antigestagene,
5. (Anti-) Androgene und
6. LH-RH-Analoga.

In ca. 80% der Endometriumkarzinome konnten spezifische Bindungsstellen für LH-RH nachgewiesen werden. Das Wachstum dieser Endometriumkarzinomzellen wurde von Agonisten und Antagonisten des LH-RH zeit- und dosisabhängig gehemmt (Emons u. Schally, 1994). Laufende Phase II-Studien in England und der Bundesrepublik lassen hoffen, daß LH-RH-Analoga bei deutlich geringeren Nebenwirkungen zumindest eine ähnliche Wirksamkeit besitzen wie Gestagene. In einigen Fällen wurden sogar objektive Remissionen bei gestagenrefraktären Endometriumkarzinomen beobachtet.

Unter den zahlreichen Chemotherapeutika, die zur Behandlung fortgeschrittener bzw. rezidivierter Endometriumkarzinome eingesetzt wurden, haben bisher Adriamycin und Cisplatin die höchste Wirksamkeit gezeigt. Die Kombination dieser Substanzen, ggf. noch unter Hinzufügung von Cyclophosphamid ist mit Remissionsraten zwischen 30 und 80% als „Standardchemotherapie" des Endometriumkarzinoms akzeptiert (Meerpohl, 1991; Neijt, 1993). Trotz des primär relativ guten Ansprechens von disseminierten Endometriumkarzinomen auf solche Kombinationschemotherapien sind die erreichten Remissionen nur von kurzer Dauer (5–8 Monate).

Bei den meist alten, multimorbiden und vorbestrahlten Patientinnen ist jedoch die Toxizität solcher Chemotherapien sehr hoch. Der Effekt auf das Überleben (median survival 7–14 Monate) ist nicht sehr beeindruckend. Deshalb hat sich die Chemotherapie bisher noch nicht als das Mittel der ersten Wahl beim disseminierten Endometriumkarzinom durchsetzen können. Da die Wirksamkeit einer Chemotherapie durch eine vorangegangene endokrine Therapie nicht vermindert wird, empfehlen viele Autoren, zunächst eine endokrine Therapie zu versuchen und eine Chemotherapie nur bei gestagenrefraktären oder rasch progredienten Tumoren und solchen Patientinnen einzusetzen, denen die beachtliche Toxizität zuzumuten ist. Da bisher nur wenige zuverlässige Daten über die palliative Therapie des Endometriumkarzinoms vorliegen, wäre es sehr wünschenswert, den Stellenwert der bekannten und neuen Therapiekonzepte durch aussagekräftige klinische Studien an genügend großen Patientinnengruppen zu evaluieren. Entsprechende Untersuchungen werden von der AGO vorbereitet.

Literatur beim Verfasser.

Neue Therapieansätze beim Endometriumkarzinom

T. Bauknecht

Die Therapie des Endometriumkarzinoms unterliegt einem Wandel. Für die sogenannten Hoch-Risikofälle sollte die rationale Basis für neue Therapiemodalitäten
gefunden werden. Mit dem Nachweis neuer Prognosefaktoren lassen sich in
Zukunft eventuell neue Studienkonzepte kreieren.

Auf der im März 1994 durchgeführten AGO Consensus Tagung berichtete Dr.
Gillian Thomas aus der Toronto Studie, daß beim Rezidiv etwa 48% der Fälle
außerhalb des kleinen Beckens und 30% davon ausschließlich im Bereich des
Abdomens oder paraaortal beobachtet werden. Nach der Schätzung von Gillian
Thomas wird durch eine paraaortale Bestrahlung möglicherweise in 35 bis 60%
der Fälle eine Kuration erzielt, wobei diese nur bei mikroskopisch vorhandener
Tumoraussaat zu erwarten ist. Somit muß neben den operativen und strahlenthera-
peutischen Maßnahmen für die high-risk Fälle eine systemisch wirkende Therapie
zum Einsatz gebracht werden. Beim fortgeschrittenen Endometriumkarzinom
wurden bislang verschiedene Zytostatika überprüft, wobei vor allem für Anthra-
zykline, Platinderivate aber auch für Cyclophosphamid und 5-Fluoruracil zytostatische Aktivitäten nachgewiesen werden konnten. Adriamycin ist offensichtlich die
aktivste Einzelsubstanz mit Responseraten zwischen 20 und 37%.

Aufgrund bisheriger unbefriedigender Ergebnisse wird intensiv nach neuen
Therapiemodalitäten in der Behandlung der High-Risk und der fortgeschrittenen
Endometriumkarzinome gesucht.

Molekular-biologische und molekular-genetische Analysen haben in den letzten
Jahren Hinweise geliefert, daß ähnlich wie beim Mammakarzinom und Ovarialkarzinom auch beim Endometriumkarzinom verschiedene Tumorentitäten vorkommen. Zu vermuten ist, daß Gene, die den Zellzyklus regulieren, wie das p53,
DNA Reparaturgene, etc., bei der Entstehung und der weiteren Prognose involviert
sind. Solange aber von Seiten der Molekularbiologie und der Molekulargenetik
keine neuen Therapieansätze zur Verfügung stehen, kann versucht werden, mit
immunologischen Techniken neue Therapieansätze zu finden.

Eine Möglichkeit stellt der Einsatz sogenannter „pro-drug"-Aktivierung durch
monoklonale Antikörperenzymkonjugate dar. Läßt sich ein möglichst tumorspezi-
fisches Antigen nachweisen, welches durch einen monoklonalen Antikörper
erkannt werden kann, so lassen sich mit einem gekoppelten Antikörperenzym-
komplex Substanzen aktivieren, die als sogenannte „pro-drug" biochemisch inaktiv sind und nach Aktivierung über das Enzym in die aktive Substanz übergeführt
werden. Als Enzyme bieten sich hier die alkalische Phosphatase (AP), die Zytosin-
deaminase und die Betalaktamase (BL) an. Zytostatika, die als „pro-drug" existieren, sind z. B. das 5-Fluorzytosin, das in 5-Fluoruracil übergeführt werden kann,
und das Cephalosporin-Doxorubicin, welches in das aktive Doxorubicin transferiert wird. Über eine pro-drug Aktivierung lassen sich lokal hohe intratumorale
Zytostatikakonzentrationen erzielen, ohne Nebenwirkungen an antigen-negativen
Zellen.

Eine weitere immuntherapeutische Möglichkeit sind die sogenannten „Immun-
toxine".

Beim Uteruskarzinom (Zervix- + Endometriumkarzinom) kann in einem hohen Prozentsatz ein Oberflächenantigen nachgewiesen werden, das dem Lewis (Y-Antigen) entspricht, das durch einen IG G3 Antikörper (mit der Bezeichnung: BR-96) erkannt wird, wobei der Antikörper nach Bindung internalisiert wird. Durch Konjugierung eines Toxins (z.B. Doxorubicin) an den BR-96 Antikörper wird der Immuntoxinkomplex spezifisch durch die Tumorzelle gebunden und nach Bindung internalisiert. In laufenden Phase II Studien konnte eine hohe zytostatische Aktivität des BR-96 Doxorubicin Immuntoxins beim Lungenkarzinom und Kolonkarzinom nachgewiesen werden. Da Uteruskarzinome dieses Antigen ebenfalls exprimieren, wäre eine Durchführung einer Studie mit Immuntoxinen sehr sinnvoll.

Durch die Intensivierung der Erforschung auf dem Gebiet des Endometriumkarzinoms wird es in Zukunft möglich sein, neue molekulare Marker und Parameter in der Charakterisierung des Endometriumkarzinoms einzusetzen. Aktuell erscheint die Immuntherapie für die Klinik in der Behandlung des Endometriumkarzinoms einen effizienten Therapiebeitrag beizusteuern. Es ist zu hoffen, daß die Institutionen, die über diese immuntherapeutischen Maßnahmen verfügen, alsbald bewegt werden können, diese Substanzen für die Therapie des rezidivierten und eventuell auch für das fortgeschrittene primäre Endometriumkarzinom zur Verfügung zu stellen.

Pro und Kontra: Zervixexstirpation

Pro: Ein kritischer Beitrag zum besseren Verständnis möglicher funktioneller Störungen des Genital-, Blasen- und Beckenbodenapparates

B. Schüssler

Einführung

Für die meisten Gynäkologen ist die Diskussion über die Erhaltung der Zervix bei der Hysterektomie längst abgeschlossen. „Subtotal hysterectomy is rarely practised ... and then only when there is some special reason such as the presence of dense adhesions obliterating the pouch of Douglas", schreibt Jeffcoate 1967 in: Principles of Gynaecology [1]. Von den wenigsten vielleicht direkt ausgesprochen, verbinden wir doch die subtotale Hysterektomie mit dem Eingeständnis eines Mangels an chirurgischer Erfahrung mit dieser Operation. Howkins & Stallworthy haben diese unsere Einstellung 1974 in Bonney's Gynaecological Surgery wahrscheinlich auf den Punkt gebracht: „Every surgeon must go through a period of inexperience which may provide an excusable occasion for the adoption of the incomplete operation... We include this chapter [on subtotal hysterectomy] with apologies" [2]. Die Tatsache, daß lediglich 0,37% der in der Schweiz im Jahre 1992 im Rahmen der Arbeitsgemeinschaft Schweizer Frauenkliniken erfaßten 3281 Hysterektomien suprazervikal durchgeführt wurden, unterstreicht dies noch einmal eindrücklich.

Insofern sind wir mental schlecht vorbereitet auf die für die meisten plötzlich neu aufgekommene Diskussion um die Zervixerhaltung. Konfrontiert findet man sich plötzlich damit, daß die einfache, totale Hysterektomie, die über Jahrzehnte als hinreichend komplikationsarme Operation galt, mit erheblichen, funktionellen Risiken belastet sein soll [3]. Im Vordergrund der Fachdiskussion, und inzwischen auch in der Laienpresse, stehen durch die totale Hysterektomie bedingte, funktionelle Störungen von:

- Sexualität,
- Blasenfunktion,
- Beckenboden.

Gleichzeitig erfährt das

- Risiko des Zervixstumpfkarzinoms

eine neue Bedeutung.

Sexualität

Im Gegensatz zum anglo-amerikanischen und deutschsprachigen Raum, hat die suprazervikale Hysterektomie in Skandinavien schon seit längerem, und auch ohne das Zutun endoskopischer Techniken, eine Renaissance erfahren. Ausgelöst wurde dies durch eine Studie von Kilkku et al. aus dem Jahre 1993, in der man zeigte, daß die totale Hysterektomie die Orgasmusfrequenz vermindert, nicht aber die subtotale Hysterektomie [4]. Erwartungsgemäß haben diese Ergebnisse neueren Untersuchungen nicht standgehalten. Nathorst-Böös et al. beispielsweise (1992), fanden keinen Unterschied zwischen totaler und subtotaler Hysterektomie bezüglich ihres Einflusses auf die Sexualität [5]. Helstrom et al. konnten zeigen, daß der wichtigste Prädiktor über die postoperative Sexualität nicht die Operation als solches, sondern die präoperative Sexualität ist [6]. Darüber sollte man aber nicht vergessen, daß eine unsachgemäß durchgeführte totale Hysterektomie durch Verkürzung der Vagina, Narben am Scheidenabschluß etc. sehr wohl Ursache von postoperativen Kohabitationsstörugnen sein kann.

Blasenfunktion

Jede komplette Hysterektomie kann zu einer passageren urodynamisch nachweisbaren Funktionsalteration des Blasenhohlmuskels führen, bedingt durch die Präparation der Blasen-Hinterwand im Bereich der Zervix-Vorderwand. Dieser Effekt ist ca. eine Woche nach der Operation nicht mehr nachweisbar [7]. Obwohl eine sorgfältige chirurgische Vergleichsstudie, zwischen Frauen mit abdominaler Hysterektomie und solchen, bei denen lediglich in Narkose eine Cürettage durchgeführt wurde, keine bleibenden postoperativen Unterschiede in der Blasenfunktion zeigen konnte [8], so ist es doch vorstellbar, daß anderslautende Berichte eine durch die Präparation bedingte Ursache haben, da die die Harnblase versorgenden Nervenäste auf der Höhe der Zervix, ca. 1–2 cm lateral der Zervixkante im Parametrium verlaufen und weiter caudal im Bereich des Parakolpiums noch näher an die seitliche Vaginalwand herankommen.

Operationstechniken, welche nicht eine streng an der Zervixkante orientierte Absetzungslinie beachten, mögen in Einzelfällen ursächlich für eine bleibende Miktionsstörung sein, wie wir sie sonst nur nach radikaler Hysterektomie beobachten. Beispiele: Großzügige nach lateral orientierte Klemmenschritte bei elongierter und insbesondere bei kaudal aufgetriebener Portio sowie möglicherweise auch das endoskopische Absetzen mittels Stapler, welches ebenfalls mehr Platz nach lateral beansprucht, wenn man nicht Verletzungen von Ureter und Harnblase riskieren will.

Beckenboden

Inwieweit eine komplette Hysterektomie Funktionsstörungen der Beckenanatomie mit späterem Prolaps induzieren können, ist bisher weitgehend Gegenstand von Spekulationen. Wie von De Lancey kürzlich beschrieben, ruht die Aufhängung des oberen Scheidendrittels beinahe ausschließlich an den parametranen und sakrouterinen Bindegewebspfeilern. Wird diese Aufhängung bei der Hysterektomie zerstört, so ist eine Prädestination für einen späteren Prolaps durchaus denkbar. So konnte De Lancey bei Präparation am Kadaver zeigen, das eine alleinige Durchtrennung der Sacrouterin-Ligamente zu einer Einstülpungstendenz des Vaginalstumpfes führt [9].

Zervixstumpf- und Zervixkarzinom-Risiko

Hauptargument für die Entfernung einer ansonsten gesunden Zervix, beispielsweise anläßlich einer Hysterektomie wegen Uterusmyomen oder Blutungsstörungen, war das Risiko eines Zervixstumpfkarzinoms. Dieses wurde auf 0,5–1 % angesetzt. Aus unserer heutigen Sicht, darf dies als Überschätzung angesehen werden. In einer dänischen Studie aus dem Jahre 1992 bei Frauen mit subtotaler Hysterektomie, betrug das Zervixkarzinom-Risiko 0,3 % [10]. In Großbritannien wird bereits das Screening im Alter von 64 Jahren dann ausgesetzt, wenn drei unauffällige Pap-Smear vorausgegangen sind. Eine kürzlich vorgestellte Studie, ebenfalls aus Großbritannien, konnte sogar zeigen, daß bei gleichen Voraussetzungen im Alter von 50 Jahren die weitere Vorsorge bezüglich Zervixkarzinom ohne Einbuße von Sicherheit für die Frau entfallen kann [11].

Die sogenannte Entfernung der Zervixdrüsen nach Semm, entsprechend dem C.U.R.T.-Verfahren, ist nicht in der Lage, die Zervixdrüsen mit Sicherheit komplett zu entfernen. Sie schützt damit ebensowenig vor einem minimalen Zervixkarzinom-Risiko, wie eine simultane Elektro-Koagulation der Umwandlungszone, anläßlich einer suprazervikalen Hysterektomie, wie von Kilkku gezeigt hat [13].

Zukünftige Bedeutung der Zervixerhaltung bei der Hysterektomie

Obwohl eine schwedische Studie in einer großen Serie zeigen konnte, daß die abdominale suprazervikale Hysterektomie mit klassischem Bauchschnitt als Zugangsweg weniger komplikationsträchtig ist, in Bezug auf Infektion, urogenitale Verletzungen und Nachblutungsrisiko, als die komplett durchgeführte Hysterektomie, wird dies mit hoher Wahrscheinlichkeit dennoch nicht zu einer echten Renaissance dieses Verfahrens führen [5].

Die Bedeutung einer suprazervikalen Hysterektomie liegt vielmehr im Bereich der endoskopischen Operationstechniken [14]. Spurazervikale Vorgehensweisen sind technisch viel einfacher zu erlernen und vor allen Dingen wesentlich weniger komplikationsträchtig als die über Stapler oder Koagulation mit nachfolgender Durchtrennung der Parametrien durchgeführte totale endoskopische Hysterektomie. Ein so durchgeführter Eingriff wird darüber hinaus dem Anspruch

„minimal invasiv" insofern noch mehr gerecht, als auch die Vagina intakt bleibt. Dies könnte in Zukunft von der Patientinnenseite zunehmend mehr Bedeutung erfahren. Zusätzliche Aushülseschritte der Zervix, wie beim C.U.R.T.-Verfahren nach Semm, laufen diesem Anspruch auf eine intakte Vagina entgegen. Sie schließen das in ausgewählten Fällen minimale Risiko des Zervixkarzinoms darüber hinaus nicht gänzlich aus.

Literatur

1. Jeffcoate TNA (1967) Principles of Gynaecology. Butterworths, London, 930
2. Howkins J, Stallworthy J (1974) Bonney's Gynaecological Surgery. Bailliere Tindall, London, 282
3. Semm K (1991) Hysterektomie per laparatomiam oder per pelviscopiam. Ein neuer Weg ohne Kolpotomie durch C.A.S.H. Geb Frauenheilk 51: 996
4. Kilkku P (1983) Supravaginal uterine amputation vs. hysterectomy. Effects on coital frequency and dyspareunia. Acta Obstet Gynecol Scand 62:141
5. Nathorst-Böös J et al. (1992) Consumer's attitude to hysterectomy. The experience of 670 women. Acta Obstet Gynecol 71:230
6. Helstöm et al.: Sexuality after hysterectomy: A factor analysis of women's sexual lives before and after subtotal hysterectomy.
7. Schüssler B (1983) Habil.-Schrift Univ d Saarlandes
8. Griffith-Jones MD et al. (1991) Adverse urinary symptoms after total abdominal hysterectomy – facts or fiction? Brit J Urol 67:295
9. De Lancey JOL (1992) Anatomic aspects of vaginal eversion after hysterectomy. Am J Obstet Gynecol 1566:1717
10. Storm HH, Clemmenson IH, Manders T, Brinton LA (1992) Supravaginal uterine amputation in Denmark 1978–1988 and risk of cancer. Gynecol Oncol 45:198
11. Van Wijngaarden WJ, Duncan ID (1993) Rationale for stopping cervical screening in women over 50. Br Med J 306:967
12. Semm K (1992) Totale Uterus Mucosa Ablatio (TUMA) – C.U.R.T. anstelle von Endometrium Ablation. Geburtsh Frauenheilk 52:773
13. Kilkku P et al. (1982) Preoperative electrocoagulation of endocervical mucosa and later carcinoma of the cervical stump. Acta Obstet Gynecol 61:265
14. Schüssler B (1994) Endoskop. Chirurgie: Vom Machbaren zum Sinnvollen. Arch Gynecol Obstet 255, im Druck

Kontra Zervixexstirpation

K. Semm

These 1: Die Zervixexstirpation zerstört den Beckenboden

Beim aufrechtgehenden Säuger, dem Homo sapiens, ist der Beckenboden ein höchst differenziertes Organ, das dem physiologischen Zusammenspiel von Blase, Rektum und Reproduktionsorgan von der Prä-Pubertät über die Geschlechtsreife bis zum Senium voll gerecht wird. In Abb. 1 ist die Aufgabenerfüllung des Beckenbodens dargestellt in Bezug auf die Passivität der Lage und Haltung des Reproduktionsorgans einerseits bei Füllung der Blase, andererseits der Ampulla recti und letztendlich bei der Ausdehnung der Gebärmutter während der Schwangerschaft,

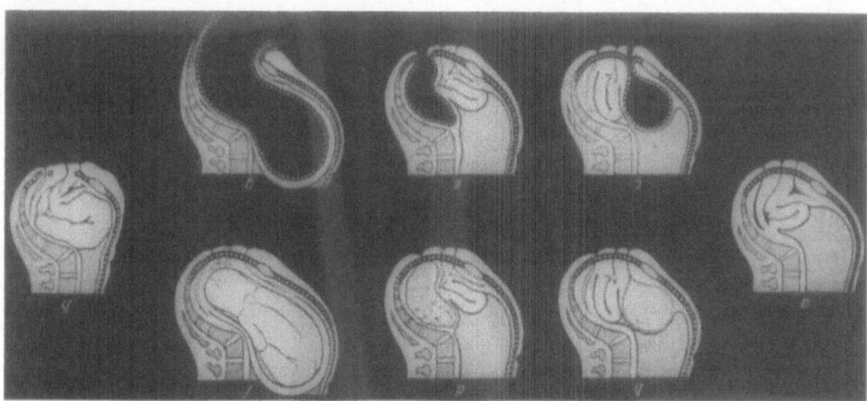

Abb. 1. Schematische Darstellung des weiblichen Reproduktionsorgans außerhalb und in der Schwangerschaft. (Nach H. Sellheim, 1924)

bis zu dem Moment, in dem sämtliche Organe auf die Seite treten müssen, um dem Geburtsobjekt, insbesondere dem Kopf, durch Bildung eines Gebärschlauches (Abb. 1) gerecht zu werden. Für den statischen Halt des Beckenbodens sorgt elastisches Bindegewebe, in das netz- oder zügelartig Muskelgewebe eingelagert ist, das durch regelmäßige sinnvolle Kontraktionen die Fibrinspiralmoleküle im Bindegewebe bei Erschlaffen turnusmäßig wieder in die ursprüngliche Länge zurückzieht. Meist ausgehend vom Frankenhäuser'schem Plexus etc. werden diese Beckenbodenstützorgane innerviert. Dazu gesellt sich ein hauptsächlich von der Arteria uterina ausgehendes arterielles Versorgungssystem.

Bei der totalen Hysterektomie werden beide Systeme, das nervöse und arterielle, unkontrolliert durchtrennt, ebenso die bindegewebigen Halteplatten – je nach Eingriffstechnik – mehr oder minder radikal. Dies geschieht aus medizinischer Sicht indikationslos, wenn die Indikation zur Hysterektomie gutartige Geschwülste, (Myome) oder Blutungsstörungen stellen.

Je nach Alter der Patientin, Parität, Adipositas und Ausbildungsstand des gynäkologischen Operateurs entsteht im kleinen Becken eine große Denervationswunde (Abb. 2), da die den Zervixstumpf ausschneidenden Schnitte mit Messer oder Schere mitten durch die angesprochenen essentiellen Strukturen der Beckenbodenorgane geführt werden. Daraus entwickelt sich der sogenannte Post-Hysterektomie-Komplex (Abb. 3), der infolge Durchtrennung der Nerven und der Gefäße zu urologischen, proktologischen und pelveo-pathischen Insuffizienzerscheinungen führt. Darüber hinaus verursacht allein schon der Name Totaloperation einen großen psychologischen Schock bei der Patientin. Wie bei der breiten Durchforstung der Weltliteratur im nächsten Kapitel festgestellt wurde, ist im gesamten einschlägigen Schrifttum der Mann bzw. das membrum virile in die psychische als auch physische Änderung des Geschlechtserlebnisses bislang mit keinem Wort erwähnt.

Aldridge hat schon 1950 dafür plädiert, die totale Uterusamputation durch eine intraisthmische Technik der Uterusexstirpation zu ersetzen. Dabei geht es nicht um den Erhalt der Zervix im allgemeinen Sprachgebrauch, sondern um die von

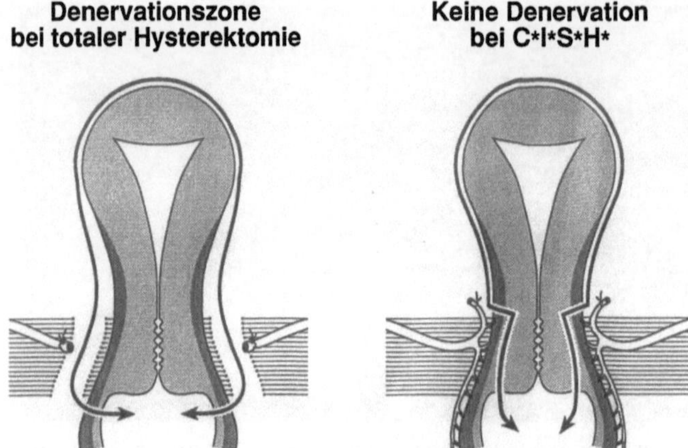

Abb. 2. Schematische Darstellung der Denervationzonen bei totaler Hysterektomie und C*I*S*H* in Anlehnung an Zeichnungen von Aldridge: Nur intrauterine Wunde bei intrafasziale Hysterektomie. **a** Schnittführung mit Unterbindung der Aa. uterinae in klassischer Manier. **b** Schnittführung intrauterine ohne Ligatur der Aa. uterinae in Anlehnung nach Aldridge

Totale Hysterektomie umfaßt:

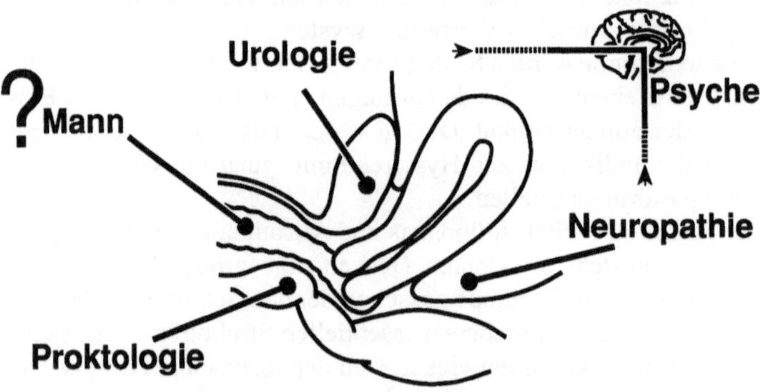

= Hysterektomie Komplex

Abb. 3. Graphische Darstellung des Hysterektomiekomplexes wobei der Mann bisher wissenschaftlich von keiner Disziplin erfaßt wurde

Goerteler schon beschriebenen zarten, subserösen Längsmuskelfasern, die alle radiär in die Stamm-Muskulatur der Zervix einstrahlen und jedem Geburtshelfer als Kontinuität des Muskelschlauches von Uterus und Vagina bekannt sind. Ein Teil der Fasern strahlen bis in die Beckenbodenmuskulatur und stellen Stabilitäts- und Elastizitätsmomente des Restgenitales dar. Aldridge erwähnt in seiner Arbeit von 1950 lediglich die perizervikalen elastischen Fasern, Binde- und Seitengewebe, die bei der Totalexstirpation der Gebärmutter unbedingt geschont werden müssen, was folgerichtig zu einer intra-isthmischen Ausschälung der Zervix führt. Das zervikale Seitengewebe wird bei sorgfältiger Präparation nicht verletzt und damit gibt es normalerweise auch keine Gefahr, die Ureteren zu schädigen. Er fordert zwar noch die Unterbindung der A. uterina, weil ohne Unterbindung derselben die Blutungsgefahr nicht zu beherrschen ist.

Allein schon die jetzt dominante, klinisch aber in keiner Weise indizierte prinzipielle Unterbindung der Aa. uterinae (s. Abb. 2) schadet jedem hysterektomierten Organsitus, da das obere Scheidendrittel nur noch über Anastomosen ernährt wird und infolge fehlender maximaler Durchblutung der verfrühten Atrophie anheim fällt. Befestigt man darauf noch die Stümpfe der Lig. rotunda – die Sacrouterinbänder verbleiben ja an ihren Insertionsstellen –, wird ein Stabilitätseffekt erreicht, der wesentlich größer ist, als wenn das Collum mit der Portio pendelnd in das Vaginalgewölbe hineinhängt, wie dies nach der ehemaligen subtotalen Hysterektomie der Fall war.

Der Fortschritt in der operativen Gynäkologie der Gegenwart im Rahmen der Minimalisierung der Eingriffe ist evident durch:

1. Simplifizierung des Hysterektomieeingriffes für jeden Operateur, den Anfänger als auch den Routinier;
2. Schaffung einer rein intrauterinen, d. h. intrazervikalen Wundhöhle, die – wenngleich auch eine Blutstillung durch Koagulation erforderlich ist – sich innerhalb von 6 Wochen komplett verschließt;
3. Gefährdung der Ureteren ist ausgeschlossen;
4. Durch Nichtunterbindung der Aa. uterinae bleibt die Gefäßversorgung im Bereich des unteren perifaszikulären Uterinsegments erhalten. Trotzdem ist die Operationszeit für die subtotale per laparotomiam und bei der IVH (Intrafaszialen Vaginalen Hysterektomie) wesentlich verkürzt;
5. Der Beckenboden bleibt in seiner Topographie unangetastet;
6. Methoden der Senkungsoperationen bei Descensus genitalis werden durch die Excoreation des Zervixmuskels nicht beeinflußt.

Antwort zu These 1:
Ja, die Zervixexstirpation zerstört den Beckenboden morphologisch und funktionell.

These 2: Die Aushülsung der Zervix (Abb. 4) beugt mit absoluter Sicherheit dem Collum-Carcinom vor

Wir gehen davon aus, daß das Collum-Carcinom seinen Ursprung in der Umwandlungszone im Bereich des Übergangs des unverhornten Plattenepithels zum

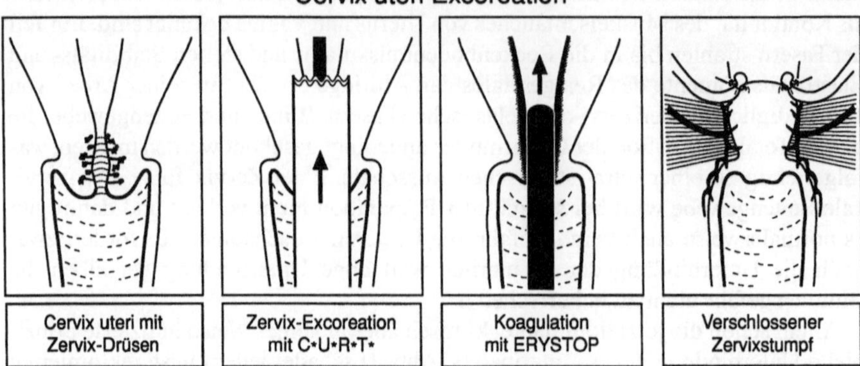

Abb. 4. Schematische Darstellung von pelviskopischen C*I*S*H* und intrafaszialen vaginalen Hysterektomie nach Exkoreation der Zervixdrüsen mit C*U*R*T*, Koagulation des Reststumpfes und völliger Verschluß der Exkoreationsnaht nach 6 Monaten

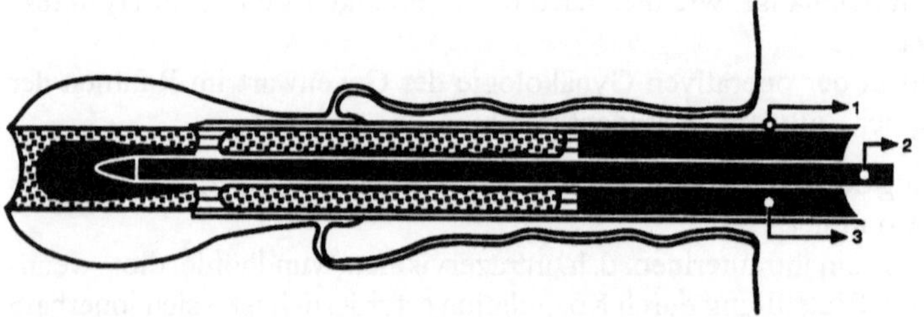

Abb. 5. Graphisches Schema der Exkoreation mit dem C*U*R*T*: 1. Wellenschliffschneidrohr (in 15, 20, und 24 mm Durchmesser). 2. Führungsstab mit Perforationsspitze. 3. Führungsstange für das Exkoreationsrohr (Abb. 1)

Zervixdrüsenepithel nimmt. Desweiteren entsteht z. B. das hohe Zervix-Carcinom, das Tonnen-Carcinom durch Aberration der Zervixdrüsen im Sinne eines Adeno-Carcinoms der Zervix. Die Inzidenz (Krebsatlas, Becker et al. 1994) für beide Carcinome liegt pro 100 000/Jahr bei 18,48, d. h. für das Adeno-Carcinom bei 0,82 (5%) und das Plattenepithel-Carcinom bei 17,56 (95%).

In Kiel entfernten wir anläßlich von 253 C*I*S*H*-Operationen die Übergangszone der in Abb. 5 gezeigten Zervix-Cavum uteri-Funduszylinder in 100%, d. h. die Inzidenz für ein Collum-Ca. liegt nahe bei 0. Vereinzelte Zervixdrüsen gingen bis an den Rand des excidierten Zylinders. Es muß angenommen werden, daß auch jenseits noch Endozervixdrüsen existieren. Dies war so in 6 Fällen = 2,3%, Inzidenz 0,02 oder mit anderen Worten: In 1:5 Mio kann der Fall eintreten, falls bei allen 6 Fällen die zurückgebliebenen Zervixdrüsen sich carcinomatös verändern. Hervorzuheben ist, daß die Excoreation des Zylinders mit einem simplen Instrument mit 15, 20 oder 24 mm Durchmesser durchgeführt wird (Abb. 6). Zu seiner Anwendung ist keine besondere Ausbildung erforderlich, sowohl für die Excoreation des Zervixstumpfes bei subtotaler Hysterektomie bei einer Laparotomie oder bei der IHV, d. h. der vaginalen Hysterektomie bzw. der pelviskopischen C*I*S*H*-Operation mit transabdominaler Entfernung bis zu kopfgroßen Uteri durch Morcellement mit dem S.E.M.M.-Macro-Morcellator-Set (Abb. 7). Die Histologie ist zu 100% garantiert.

Die bei 253 Exstirpationen nach C*I*S*H* gezeigte Inzidenz von 0,02 ist auch darauf zurückzuführen, daß wir anfangs nur mit 10 und 15 mm Excoreationshülsen (s. Abb. 5) arbeiteten, da wir noch zuwenig Erfahrung für evtl. Nachblutungen hatten. Seit 1993 benutzen wir aber meist die 20 mm und 24 mm Hülsen, da sich dadurch keine größere Blutungsgefahr zeigte, andererseits aber die Zervixexcoreate bis jeweils an den Rand der Zervixfaszie reichten. Wurde gelegentlich

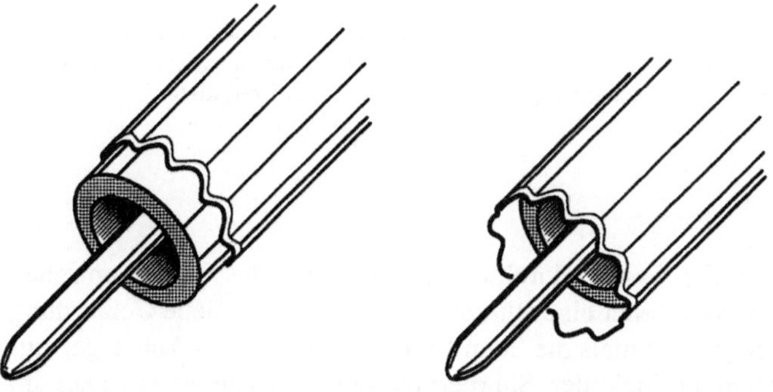

Abb. 6. Schematische Darstellung des Führungsmechanismus und der Führungsstange für den mit Wellenschliff versehenen Schneidzylinder in inaktiver und aktiver Form

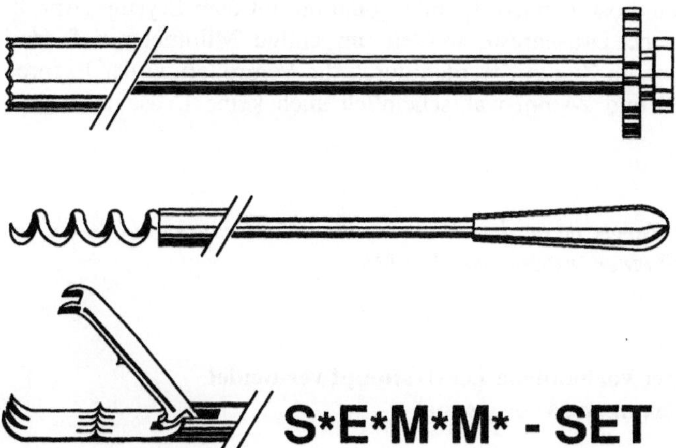

Abb. 7. Morcellations-Set (S*E*M*M*-Set = „serrated edged macro morcellator") mit Morcellationsrohr, Myombohrer und großer Krallenzange

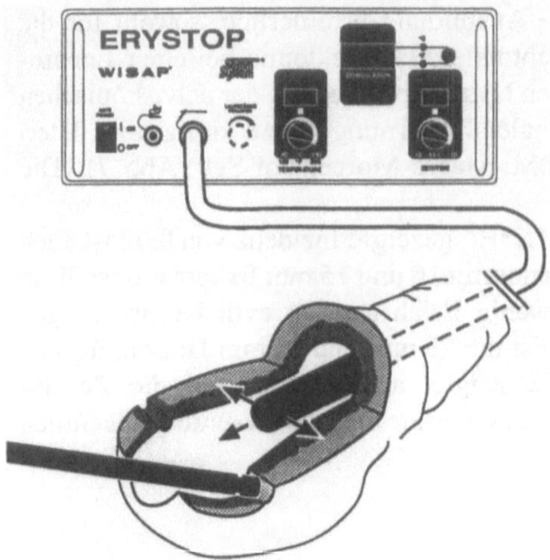

Abb. 8. Koagulationsapparatur mit Hämostaser im Stanzlumen des Corporis uteri liegend zur Blutstillung und Einleitung der Myometriolyse und Darstellung der separaten kompletten Koagulation der Mukosa in den Tubenabgangswinkel mit dem 5 mm Koagulator bei 120 °C

nach vorne zur Blase die Faszie durchtrennt, anläßlich des pelviskopischen C*I*S*H*, entstand hierbei weder eine Blutung noch eine zusätzliche Gefährdung der Patientin. Abb. 2 zeigt nochmals die Schnittführung mit dem in Abb. 6 gezeigten Excoreationsinstrument incl. der Sondierung der Tubenabgangswinkel im Präparat. Die Frage: „Beugt die Aushülsung der Zervix mit absoluter Sicherheit dem Collum-Carcinom vor?! konnte bei 253 C*I*S*H*-Operationen bei Plattenepithel-Ca. mit „Ja" beantwortet werden, die Koinzidenz von 0,2 für ein Adeno-Carcinom mit 1:5 Mio. Dabei ist zu berücksichtigen, daß in diese Statistik nicht einbezogen wurde die postoperative Endokoagulation mit dem Erystop (Abb. 8). Noch stehengebliebene Drüsenreste werden um einige Millimeter tief damit biologisch denaturiert. In Zukunft werden durch die Vergrößerung der Excoreationszylinder auf 20 und 24 mm wahrscheinlich auch keine Drüsenreste mehr verbleiben.

Anwort zu These 2:
Die Aushülsung der Zervix beugt dem Plattenepithel-Carcinom in 100% vor, das Adeno-Carcinom mit einer Inzidenz von 1:5 Mio.

These 3: Kontra: Der vorhandene Zervixstumpf vermeidet psycho-sexuelle Störungen (Anorgasmie)

Die Formulierung der These ist im Prinzip falsch, denn die Zervix hat mit dem psycho-sexuellen Leben bestimmt nichts zu tun, sondern der Erhalt des perifaszialen Nerven- und Gefäßsystems. Und hierbei ist nochmals zu zitieren der Hysterektomie-Komplex (s. Abb. 3). Schon allein der Ausdruck „Total" hat eine „verheerende psychologische Wirkung" (W. Eicher, 1993). Die urologische, proktologischen und neuro-pathischen Veränderungen entstehen durch Schaffung der Denervationszone bei der Uterus-Totalexstirpation, d.h. einer großen Wunde, in die alle durchtrennten Nerven und Gefäßstümpfe ligiert oder unligiert hineinklaffen (s. Abb. 2A). Bei der C*I*S*H*-Technik entsteht keine Denervationszone, sondern nur eine intrauterine (s. Abb. 2B), d.h. intrazervikale Wunde. Diese kann, wie wir in allen Fällen beobachten konnten, völlig zugranulieren. Sie ist daher nicht Ursache für die bei normaler supravaginaler Uterusamputation beobachtete Zervixstumpfmorbidität, wie z.B. häufig Stumpfexsudate und Parametritis, 3% Prolaps (nach TE 0,05%), 50% gutartige Portioveränderungen, 2,4% Kreuzschmerzen, Kolpitis, 100% Fluor oder Blutung, 17–82% chronische Zervizitis, 27% Stenosen, 16,2% Polypen, 4,1% Empyeme, 4,1% Endometriose (Elert, 1959).

Bei einer psycho-somatischen Belastung heben Eicher, Prill, Wenderlein, Condrau nach Hysterektomie hervor die Furcht vor Hitzewallungen, Gewichtszunahme, vorzeitiges Altern neben Verstümmelung der Geschlechtlichkeit, Zerstörung der Persönlichkeit, Leben verliert seinen Sinn, d.h. ist nicht mehr lebenswert, Verlust der Geschlechtsreife = Antizipation des Todes. Beim Studium des Post-Hysterektomie-Syndroms aus urologischer Sicht geben Verwest et al. (1988) in 57% der Fälle schon präoperative Probleme an, doch davon sind 43% vermehrt nach der Totalexstirpation, wie Pollakisurie, Nykturie, Dysurie, Streß, Inkontinenz etc. Paries et al. signalisieren 1980 als urologische Symptome den Anstieg von 59% präoperativen auf 75% postoperativen Problemen an, wobei die vesico-urethralen von 39% auf 70% und eine Dysfunktion auf 73% pelviner Neuropathien ansteigen, ausgelöst durch sacrale Läsionen. Erwest et al. (1990) beschreiben eine Post-TE signifikante Reduktion der Blasenkapazität und der Blasencompliance und geben als Ursache chirurgische Verletzungen an. Es gibt aber auch entgegengesetzte Ergebnisse.

Hier darf erwähnt werden, daß entgegengesetzte Ergebnisse in jedem Fall erfreulicher Natur sind. In keinem Fall kompensieren sie aber die negativen Ergebnisse mit Beschwerden. Was nützt es einer Frau aus dem Hysterektomie-Komplex, daß eine andere vermehrte Libido etc. hat.

Das Post-Hysterektomie-Syndrom im Sinne proktologischer Probleme wird bei Taylor mit einer Abnahme der Stuhlgangsfrequenz, Obstipation, abnorme Darmtätigkeit, Korrelation zwischen Obstipation und Pollakisurie mit der Ursache autonomer Denervation beschrieben. Warma (1992) faßt zusammen Post-TE: Therapieresistente Verstopfungen, Rektumvolumen und Dehnbarkeit signifikant vergrößert, Defizit der Sensibilität des Rektums nachgewiesen durch Elektrostimulation, d.h. autonome Innervation des Enddarms nach T.E. Prior et al. (1992) erforschten als Post-TE-Syndrom, ein Colon irritabile de novo in 10% der Hysterektomiefälle. Das Psycho-Hysterektomie-Syndrom wird im Sinne von psycho-sexuellen Problemen beschrieben von Patterson und Craig (1963): Libidoverminderung 18% bei 100 Patientinnen post TE. Munday und Cox (1967) ermittelten bei Beobachtung von 290 Patientinnen eine Libidoverschlechterung in 27%, eine Libidoverbesserung in 12%, 2–3 Jahre post TE. Über psycho-sexuelle Probleme berichten Richard (1974), Craig und Jackson (1976), Martini et al.

(1980) und Gard et al. (1992) mit Verminderung mit 36%, 14%, 12%, 17% und Verbesserung 37% keine, 33% und 56%. Das Post-Hysterektomie-Syndrom im Sinne des Sexualverhaltens nach TE gibt Chang (1989) bei 230 Patientinnen in 30% reduziert an. Auch Seidenschnur et al. (1989) beschreiben eine signifikante Abnahme der Koitusfrequenz, der Libido und der Orgasmusfähigkeit bei 488 Patientinnen. Ein Vergleich zwischen totaler und suprazervikaler Hysterektomie gibt Kilkku (1983) Dyspareunie nach totaler in 15%, suprazervikaler nur in 0,3% post TE an. Auch Hasson (1993) beschreibt eine Darm-Blasen-Dysfunktion post TE durch Verletzung des Plexus uterovaginale. In einer Analyse von 1974 von Wittig und Lutius-Höhme aus dem Psychologischen Institut der Universität Freiburg werden Arbeiten aus Deutschland (27%), Großbritannien (20%), USA (20%) zwischen 1905 und 1966 praktisch als wertlos beschrieben, da sie den prinzipiellen Anforderungen der psychologischen Standardanalysen nicht entsprechen. Als typisches Beispiel hierfür darf ich eine Arbeit von R. Wiborny und A. Gold angeben. Sie untersuchten 670 vaginale Hysterektomien zwischen 1987 und 1992 im Anschreibeverfahren mit Rücklauf von 51,7%. Die Koitusfrequenz blieb in über 50% gleichbleibend, wobei aber in der Gruppe der 31- bis 40jährigen Patientinnen nach einfacher TE selten Orgasmus beobachtet wurde! Trotzdem Feststellung: Postoperativ Orgasmusfähigkeit in überwältigender Mehrheit unverändert. Desweiteren: Die Zunahme der Orgasmusfähigkeit von 30% hält sich mit 27% Abnahme die Waage. Resümee: „Die These, daß die Erhaltung des parazervikalen Gewebes für die postoperative Befindlichkeit verantwortlich ist, kann nicht aufrecht erhalten werden".

„Daher werden wir weiter bei der vaginalen TE bleiben". Was heißt hier die Waage halten? die armen Frauen, die einen Verlust und sogar den des Orgasmus zu beklagen haben, können sich nicht darüber freuen, daß es anderen Frauen besser geht!

Am eindrucksvollsten erscheint mir ein Beitrag von J. Raboch jun. et al. Sie befragten in einer Kleinstadt 164 verheiratete Frauen, je $1\frac{1}{4}$ Stunden und gaben noch einen Fragebogen mit 90 Fragen mit nach Hause. Sie fanden nach 1–2 Jahren eine Besserung des Sexuallebens von 12,4%, keine Veränderung in 39,1% und eine Verschlechterung in 47,5%. Nach 3 Jahren in der gleichen Reihenfolge 5,3%, 36,6% und 57,5% und resultierten daraus, daß jede zweite Frau eine Verschlechterung ihres Sexuallebens nach der Hysterektomie hinnehmen muß und fordern – erstmals in einer Arbeit zitiert – daß zur Überwindung eine enge Zusammenarbeit mit *beiden* Ehegatten erforderlich ist.

Die Frage Pro und Kontra Zervixexstirpation ist mit einem glatten „Nein" zu beantworten, da in allen psycho-sexuellen Analysen in bis zu 70% negative Auswirkungen auf die Totalexstirpation beobachtet wurden. Der Hysterektomiekomplex (s. Abb. 3) ist nicht nur in der Addition der 5 Faktoren, sondern auch in ihrer Potenz zu sehen. Die Verbesserung der Kohabitationsfähigkeit z.B. durch die psychische Erleichterung, kein Kind zu bekommen usw., dienen den Frauen überhaupt nicht, die durch den Eingriff einer Hysterektomie in ihrem Sexualleben eine Beeinträchtigung hinnehmen müssen. Ganz besonders ist an dieser Stelle nochmals hervorzuheben: In keiner dieser Auswertungen wurde das sexuelle Erlebnisbild des Ehemannes mit einbezogen, dessen Besitzstand sich nach der klassischen juristischen Formulierung nach Hysterektomie wesentlich ändert. Und dies nicht nur psychisch, sondern auch rein am Kohabitationsakt selbst (s. Abb. 3).

Antwort zur These 3:
Die Entfernung der Zervix ist für Mann und Frau psychosexuell sehr problemreich

Literatur

Aldridge AHS (1950) Meredith. Amer J Obstet Gynec 59:748

Becker N, Frentzel-Beyme R, Wanger G (1984) Krebsatlas der Bundesrepublik Deutschland/Atlas of Cancer Mortality in the Federal Republic of Germany, 2. Auflage. Springer, Berlin Heidelberg New York Tokyo

Condrau G (1969) Psychosomatik der Frauenheilkunde, 2. Aufl. Huber Klett, Bern Stuttgart 349–357

Craig GA, Jackson P (1974) Sexual Life after Hysterectomy. Brit Med Journal 3:97

Eicher W (1993) Zur Frage der sexuellen Funktion und sexueller Störungen nach Hysterektomie. Geburtsh Frauenheilk 53:519–524

Ehlert R (1959) Der prophylaktische Gedanke in der operativen Gynäkologie. Wien Med Wschr 71:15

Gath D, Cooper P, Bond A, Edmounds G (1982) Demographic psychiatric and physical factors in relation to psychiatric outcome. Br J Psychol 140:343–350

Kilkku P (1983) Supravaginal uterine amputation vs. hysterectomy. Effects on coital frequency and dyspareunia. Acta Obstet Gynecol Scand 62:141

Martius H (1960) Lehrbuch der Gynäkologie, 7. Auflage, Georg Thieme Verlag

Munday RN, Cox IW (1967) Hysterectomy for benign lesions. Med J Aust 2:759–763

Parys BT, Woolfenden KA, Parson KF (1963) Bladder dysfunction after simple hysterectomy; urodynamic and neurological evaluation. Eur Urol 17:129–133

Patterson RM, Carig JB (1963) Miconceptions concerning the psychological effects of Hysterectomy. Am J Obstet Gynecol 85:104–111

Prill HJ (1964) Psychosomatische Gynäkologie. Verlag Urban und Schwarzenberg, München Berlin, 65–66

Raboch J, Bondnik V, Raboch J jun. (1985) Das Geschlechtsleben nach der Hysterektomie. Geburtsh Frauenheilk 45:48–50

Richards DH (1974) A post-hysterectomy syndrome. Lancet II:983

Seidenschnur G, Beck H, Uplegger H et al. (1989) Zum Befinden und Sexualverhalten nach Hysterektomie. Zentralbl Gynäkol 111:53–59

Semm K: Pelviskopisch unterstützte vaginale totale Hysterektomie. In: Operationslehre für endoskopische Abdominalchirurgie. Operative Pelviskopie – Operative Laparoskopie. Schattauer, Stuttgart New York (Hrsg. Semm)

Semm K (1991) Hysterektomie per laparotomiam oder per pelviskopiam. Ein neuer Weg ohne Kolpotomie durch C*A*S*H. Geburtsh Frauenheilk 51:996–1003

Semm K (1993) Intrafasziale vaginale Hysterektomie (IVH) mit oder ohne pelviskopischer Assistenz. Geburtsh Frauenheilk 53:873–878

Semm K (1994) Pro und Contra: Zervixexstirpation. Die Zervixexstirpation zerstört den Beckenboden. Kongreßband des 50. Kongresses der deutschen Gesellschaft für Gynäkologie und Geburtshilfe, München 23.–27. August 1994

Taylor SE (1983) Adjustment of threatening events: A theory of cognitive adaption. Am Psychol 38:1161–1173

Vervest HAM, van Venrooij EPM, Barents JW et al. (1989a) Non-radical hysterectomy and the funciton of the lower urinary tract. I. Urodynamic quantification of changes in storage function. Acta Obstet Gynecol Scand 68:221–229

Vervest HAM, van Venrooij EPM, Barents JW et al (1989b) Non-radical hysterectomy and the function of the lower urinary tract. I. Urodynamic quantificaiton of changes in evacuation function. Acta Obstet Gynecol Scand 68:231–235

Wendelein JM (1974) Übergewicht – Hysterektomie – Sexualität. Fortsch Med 92:1289

Wiborny R, Gold A (1993) Ist die Portio vaginalis zur Erhaltung der Orgasmusfähigkeit nach Hysterektomie notwendig? Gynäkol Geburtshilfliche Rundsch 33:28–29

Reform der Reform des § 218 StGB und Embryonenschutzgesetz – ein Wertewiderspruch?

Entscheidungswege und Begründungen des Karlsruher Urteils

K. Grashoff

I. In Art. 2 Abs. 2 Satz 1 GG heißt es: Jeder hat das Recht auf Leben… Diese Vorschrift bildet den Ausgangspunkt für die verfassungsrechtliche Beurteilung des Schwangerschaftsabbruchs. Ist der Nasciturus ein jeder im Sinne dieses Grundrechts, so hat der Staat ihm ein Recht auf Leben zu gewährleisten.

Diese Frage hatte der Senat nur für einen Embryo zu entscheiden, der die Nidation bereits erreicht hat. Dies beruht darauf, daß der Begriff des Schwangerschaftsabbruchs eigens für das Strafrecht in § 219 d StGB definiert ist. Es heißt dort: Nicht als Schwangerschaftsabbruch im Sinne des Strafrechts gelten Handlungen, deren Wirkung vor Abschluß der Einnistung des befruchteten Eies in der Gebärmutter eintritt. Das Strafrecht schützt damit das ungeborene Leben vor Abtreibung erst mit der Nidation. Die verfassungsrechtliche Zulässigkeit dieser Regelung hatte der Senat nicht zu entscheiden. Gleichwohl hat er in einem obiter dictum gesagt, daß er verfassungsrechtliche Bedenken nicht habe. Diese Aussage bezieht sich allerdings nur darauf, daß der Staat im Stadium zwischen Verschmelzung und Nidation nicht zum Schutz durch *Strafe* verpflichtet ist. Unberührt und nicht entschieden ist damit die Frage, ob für dieses Stadium der Embryo ein *jeder* im Sinne des Art. 2 Abs. 2 Satz 1 GG ist.

Den von der strafrechtlichen Regelung des Schwangerschaftsabbruchs erfaßten Nasciturus qualifiziert der Senat einstimmig als ein „jeder" im Sinne des Art. 2 Abs. 2 Satz 1 GG. Der Senat verweist dazu darauf, daß es sich nach heute feststehenden medizinischen Erkenntnissen jedenfalls vom Abschluß der Einnistung des befruchteten Eies in der Gebärmutter bei dem Ungeborenen um individuelles, in seiner genetischen Einmaligkeit festgelegten Leben handelt, das sich im Prozeß des Wachsens und sich Entfaltens *als Mensch* und nicht etwa erst *zum* Menschen entwickelt. Damit hat der Nasciturus gemäß Art. 2 Abs. 2 Satz 1 GG ein Recht auf Leben und gemäß Art. 1 Abs. 1 GG Anspruch auf Achtung der Würde, die jedem menschlichen Leben zukommt. Damit steht zugleich fest, daß die rechtliche Regelung des Schwangerschaftsabbruchs nicht allein von dem Persönlichkeitsrecht der Mutter dirigiert sein kann, sondern von dem Grundrecht auf Leben des Nasciturus einerseits und dem eben genannten Grundrecht der Mutter andererseits.

II. Das Recht auf Leben, das der Nasciturus hat, nimmt den Staat in zweierlei Hinsicht in die Pflicht. Er darf zum einen nicht selbst Handlungen vornehmen, die dieses Leben gefährden und zum anderen – und das ist hier das Entscheidende – trifft ihn die Pflicht es gegenüber Angriffen Dritter zu schützen. Diese Schutzpflicht besteht daher auch und gerade gegenüber der Mutter, die das Kind nicht haben will. Zur Erfüllung der Schutzpflicht kann und muß der Staat zunächst präventiv tätig werden, indem er soziale Bedingungen schafft, die dazu beitragen, daß die Schwangere sich zum Austragen des Kindes in der Lage sieht. Damit ist es aber nicht getan. Die Schutzpflicht verpflichtet auch zu rechtlichem und repressivem Schutz. Sie stellt den Staat hier vor eine einmalige Aufgabe, Leben schützen zu müssen, von dessen Vorhandensein er nichts weiß und das ihm gegenüber nicht unmittelbar in Erscheinung tritt. Die besondere Verbindung von Mutter und ungeborenem Leben bedeutet für dieses zwar in der Regel auch besonderen Schutz, andererseits bringt gerade sie und die Unentdecktheit des Embryos diesem auch die größte Gefahr. Gebührt dem Embryo staatlicher Schutz, muß der Staat diesen daher auch gerade gegen die Mutter gewähren. Dieser rechtliche Schutz ist nicht anders zu verwirklichen, als daß der Staat Frauen verbietet, das Leben, das sie in sich tragen, zu töten. Dieses Tötungs*verbot* hat allerdings unabweislich ein Handlungs*gebot* zur Folge, nämlich die Pflicht zum Austragen des Kindes. Diese Verknüpfung zwischen dem Gebot, das Töten zu unterlassen und dem Gebot, das Kind zu gebären, ist in der Rechtsordnung einzigartig. Hier liegt auch der Ansatzpunkt für die Beantwortung der aufgeworfenen Fragen eines Wertungswiderspruchs.

III. An dieser Stelle tritt die Kollision der verfassungsrechtlichen Schutzpflicht für das Leben des Ungeborenen mit den Grundrechten der Frau zutage. Unzweifelhaft sind Persönlichkeitsrecht und Menschenwürde der Frau betroffen, wenn ihr der Staat von Verfassungs wegen die Rechtspflicht auferlegt, das ungewollte Kind auszutragen – eine Rechtspflicht, die Auswirkungen auf jedenfall zwei Jahrzehnte des Lebens der Frau hat und ihre gesamte Lebensplanung umstoßen kann.

Wie kann diese Kollision zwischen dem Lebensrecht des Ungeborenen und dem Selbstbestimmungsrecht der Frau gelöst werden?

2. a) In einer Situation wie der einer ungewollten Schwangerschaft, ist die sonst von der Verfassung bei Grundrechtskollisionen anzustrebende praktische Konkordanz nicht möglich: Bei dem Nasciturus geht es darum, ob er lebt oder nicht, ein auch nur teilweises Berücksichtigen der Belange der Frau ist dabei nicht möglich. Generell muß daher das Lebensrecht des Ungeborenen den Vorrang haben; dies bedeutet, daß es bei dem grundsätzlichen Verbot des Schwangerschaftsabbruchs von Beginn an und damit bei der grundsätzlichen *Rechtswidrigkeit* einer Abtreibung verbleiben muß.

b) Es gibt allerdings Ausnahmelagen, in denen die Rechtspflicht zum Austragen des Kindes entfällt. Das Kriterium für die Anerkennung solcher Ausnahmelagen ist das der Unzumutbarkeit. Die singuläre Verknüpfung des Tötungsverbots mit der die Frau existentiell betreffenden Pflicht, das Kind auszutragen, läßt es zu, daß die Rechtsordnung die Frau aus dieser Rechtspflicht entläßt, wenn der Frau andernfalls Belastungen erwachsen, die über den Rahmen der Normalsituation einer Schwangerschaft hinausragen und das Austragen des Kindes als nicht zumutbar erscheinen lassen.

c) Erlaubt die Verfassung einen Schwangerschaftsabbruch lediglich in Ausnahmelagen, so liegt es nahe, daß der Staat seine Pflicht, ungeborenes menschliches Leben rechtlich zu schützen, dadurch erfüllt, daß er den Abbruch der Schwangerschaft in allen anderen Fällen bestraft. Dies war die sogenannte Indikationenregelung, die seit 1975 in den alten Ländern der Bundesrepublik galt. Die Ausnahmelagen, die eine Unzumutbarkeit der Fortsetzung der Schwangerschaft begründen können, lassen sich dabei in vier typisierten Indikationstatbeständen erfassen: der medizinischen, embryopathischen, kriminologischen und sogenannten allgemeinen Notlagenindikation. Der letztgenannte Tatbestand unterscheidet sich wesentlich von den drei anderen. Daß sich die Frau mit der Fortsetzung der Schwangerschaft einer beachtlichen Gefahr für ihre Gesundheit aussetzt, daß die erhebliche Gefahr einer schweren Schädigung des Kindes besteht, oder daß die Frau Opfer einer Straftat ist, ist relativ leicht feststellbar. Auch ist es ohne weiteres nachvollziehbar, wenn die Frau sich bei Vorliegen solcher schwerwiegender Beeinträchtigungen nicht zum Austragen des Kindes in der Lage sieht und sich auf eine Unzumutbarkeit beruft. Dagegen ist der in über 90% aller Abtreibungsfälle geltend gemachte Indikationstatbestand der allgemeinen Notlage äußerst schwer zu handhaben und in seinen Voraussetzungen kaum zu ermessen. Wer soll beurteilen, ob die Frau ihre Situation zutreffend einschätzt und wer soll entscheiden, ob die von der Frau angegebenen Lebensumstände, aus denen sie für sich eine Unzumutbarkeit herleitet, wirklich vorliegen? Eine Frau, die derartiges zur Überzeugung eines dritten darzulegen hat, ist hierauf so fixiert, daß sie ihre Situation von vornherein nicht objektiv einschätzt und auch in einer Beratung hierfür nicht mehr offen und aufgeschlossen ist.

3. Diese aus den Erfahrungen mit der Indikationenregelung erwachsenen Zweifel ließen den Gesetzgeber bei der Schaffung des SFHG darauf setzen, das Ungeborene in der Frühphase der Schwangerschaft nicht *gegen* die Mutter durch Strafandrohung, sondern *mit* ihr zu schützen, indem diese durch Beratung und verbesserte soziale Förderung als Verbündete gewonnen werden soll. Der Gesetzgeber ging davon aus, daß die Frau viel eher bereit sein würde, ihren Konflikt in einem Beratungsgespräch offenzulegen, wenn sie von der Darlegung und dem Nachweis der Voraussetzungen einer allgemeinen Notlagenindikation befreit ist.

IV. Diese Einschätzung des Gesetzgebers hat der Senat einstimmig für vertretbar und damit für verfassungskonform gehalten. Er hat jedoch aus der Schutzpflicht des Staates zugunsten des ungeborenen Lebens eine Reihe bedeutsamer verfassungsrechtlicher Vorgaben für die Ausgestaltung einer solchen Beratungsregelung abgeleitet:

1. Ein effektiver Schutz des Ungeborenen ist nur möglich, wenn eine dem Lebensschutz dienende Beratung möglichst wirkungsvoll durchgeführt werden kann. Das aber setzt voraus, daß eine allgemeine Notlagenindikation nicht festgestellt wird, weil das die Aufgeschlossenheit der Frauen für die Beratung beeinträchtigte. Da aber andererseits strafrechtliche Rechtfertigung nur möglich ist, wenn die Voraussetzungen des jeweiligen Rechtfertigungsgrundes unter staatlicher Verantwortlichkeit *festgestellt* worden sind, kann es bei einer Beratungsregelung die Rechtfertigung der allgemeinen Notlagenindikation nicht geben. Hieraus folgt zunächst, daß der Senat trotz grundsätzlicher Billigung des Beratungskonzeptes die Regelung des § 218a des SFHG, wonach beratene Schwangerschaftsabbrüche

gerechtfertigt sein konnten, für verfassungswidrig erklären mußte. Er konnte es nur zulassen, daß die Schwangerschaftsabbrüche nicht Gegenstand eines Straftatbestandes sind.

Was bedeutet diese Differenzierung: Rechtmäßigkeit darf nicht sein – Ausschluß aus dem Straftatbestand ist möglich?

Bei der Bewertung, daß eine bestimmte Handlung nicht rechtswidrig sei, handelt es sich nicht um eine spezifisch strafrechtliche Qualifizierung. Vielmehr ist damit die Bewertung eines Verhaltens für die gesamte Rechtsordnung als rechtmäßig, als mit dem Recht übereinstimmend, verbunden. An eine solche Handlung können damit in der gesamten Rechtsordnung keine rechtlichen Sanktionen geknüpft werden. Umgekehrt bedeutet aber die Bewertung als nicht rechtmäßig nicht, daß die Handlung auch in jedem Bereich der Rechtsordnung als eine rechtswidrige mit Sanktionen belegt sein muß. So gibt es viele Beispiele dafür, daß rechtswidrige Handlungen etwa vom Zivilrecht verboten und mit Sanktionen belegt, dieselbe Handlung aber nicht *strafbar* ist, weil sie vom Strafrecht schon gar nicht tatbestandsmäßig als Straftatbestand ausgestaltet ist. Dies kann etwa in Betracht kommen, wenn das Strafrecht mit seinen Besonderheiten einen – repressiven – Schutz gegen das jeweilige rechtswidrige Verhalten nicht effektiv gewährleisten kann. Eins von vielen denkbaren Beispielen ist der Ehebruch. Das Eherecht des Bürgerlichen Gesetzbuchs verbietet ihn mit der Generalklausel des § 1353 Abs. 1 BGB. Der Ehebruch ist im Familienrecht eine schwere Eheverfehlung und kann über den Entzug von Unterhaltsansprüchen sanktioniert sein. Das Strafrecht kennt ihn aber nicht mehr als Straftatbestand. Der Ehebruch ist mithin rechtswidrig aber nicht strafbar.

Eben diesen Weg hat der Senat auch für das Konzept einer Beratungsregelung gewiesen. Rechtmäßig, d. h. rechtlich bedenkenfrei, können nur die Abbrüche sein, für die ein Rechtfertigungsgrund der medizinischen, embryopathischen oder kriminologischen Indikation festgestellt wird. Alle Abbrüche, die in den ersten drei Monaten *nur* nach Beratung vorgenommen werden, können nicht gerechtfertigt sein, weil für sie ein Rechtfertigungsgrund nicht festgestellt ist und, soweit eine allgemeine Notlagenindikation in Anspruch genommen wird, auch nicht festgestellt werden darf. Damit können diese Abbrüche nicht ohne weiteres für die gesamte Rechtsordnung als rechtmäßige Handlungen angesehen werden. Sie müssen aber nicht auch gleichzeitig als Straftatbestand ausgestaltet sein, weil das Strafrecht gerade insoweit nicht als effektiver Schutz erkannt wurde.

Die Verwirklichung des Schutzes des Nasciturus durch Beratung und Gewinnung der Mutter zur Verbündeten erlaubt es darüber hinaus, den Schwangerschaftsabbruch auch in anderen Rechtsbereichen nicht als rechtswidrig zu behandeln, wenn dies gerade zur Verwirklichung dieses Schutzkonzepts erforderlich erscheint. Das ist überall dort der Fall, wo das Beratungskonzept der Frau Bedingungen schaffen muß, die es ihr attraktiv genug erscheinen lassen, sich dieser Beratung aufgeschlossen zu unterziehen. Nur so kann gewährleistet werden, daß die Beratung das bewirkt, wozu sie da ist, daß die Frau sich ihr offen unterzieht und sich dann möglicherweise doch noch für das Kind entscheidet. Dagegen gebietet es die Schutzpflicht zugunsten des werdenden Lebens, das grundsätzliche Verbot des Schwangerschaftsabbruchs überall dort zur Geltung zu bringen, wo das Schutzkonzept der Beratungsregelung zu seiner Wirksamkeit nichts anderes erfordert.

Dies hat folgende Konsequenzen:

a) Der Arzt, an den sich die Frau mit ihrem Abbruchwunsch wendet, handelt weder standes- noch rechtswidrig, wenn er nach einem Gespräch mit der Frau zu der Überzeugung gelangt, daß er die Vornahme des Abbruchs verantworten kann. Auch hat der Staat zu gewährleisten, daß keine Frau an der Inanspruchnahme eines Arztes für den von ihr verlangten Abbruch gehindert ist, weil sie nicht über die dazu erforderlichen finanziellen Mittel verfügt. Zum Schutze des Persönlichkeitsrechts der Frau kann ferner im Rahmen der derzeitigen arbeitsrechtlichen Regelungen eine Lohnfortzahlung nicht daran scheitern, daß die nach Beratung vorgenommenen Abbrüche nicht gerechtfertigt sind. Anderenfalls müßte die Frau, die für den Abbruch keinen Urlaub nehmen kann, ihrem Arbeitgeber den Abbruch offenbaren; dies wäre mit der nach dem Schutzkonzept unerläßlichen Offenheit der Frau für das Beratungsgespräch nicht zu vereinbaren.

b) Nach denselben Kriterien hat der Senat auch die umstrittene Frage der Krankenkassenfinanzierung beantwortet. Das Schutzkonzept erfordert es nicht, Frauen, die nicht bedürftig sind, die Kosten des Abbruchs abzunehmen. Es muß daher in diesem Rechtsbereich dabei bleiben, daß diese Schwangerschaftsabbrüche nicht wie rechtmäßige behandelt werden dürfen, und der Staat sich daher an ihnen nicht beteiligen darf. Durch staatliche Finanzierung beteiligt der Staat sich nämlich an dem Abbruch selbst. Damit konnte es nur zugelassen werden, daß Abbrüche, deren Rechtmäßigkeit festgestellt wird, weil sie medizinisch, embryopathisch oder kriminologisch indiziert sind, Grundlage eines Sozialleistungsanspruchs sein können.

c) Schließlich hängt die Verfassungsmäßigkeit einer Beratungsregelung nach Auffassung des Senats von weiteren Rahmenbedingungen ab, die das SFHG nicht in vollem Umfang erfüllte. Von zentraler Bedeutung ist insoweit die Ausgestaltung der Beratung; sie muß am Ziel des Schutzes des ungeborenen Lebens ausgerichtet sein, ohne daß damit eine einseitige Beeinflussung der ratsuchenden Schwangeren verbunden sein darf. Ebenso gefordert ist eine Einbindung des von der Schwangeren konsultierten Arztes in das Beratungskonzept. Dieser ist schon durch Berufsethos und Berufsrecht darauf verpflichtet, sich grundsätzlich für die Erhaltung des menschlichen Lebens, auch des ungeborenen, einzusetzen. Er schuldet daher Rat und Hilfe nicht nur, um die Frau vor gesundheitlichen Beeinträchtigungen zu bewahren, sondern auch, um das *Ungeborene* zu schützen. Schließlich ist der Gesetzgeber gehalten, das ungeborene Leben vor negativen Einflüssen aus dem familiären und weiteren sozialen Umfeld der schwangeren Frau zu schützen. Nicht selten wirkt das Umfeld auf einen Schwangerschaftsabbruch hin oder bewirkt durch verwerfliches Verhalten, daß die Frau sich zu einem Abbruch entschließt.

Reform der Reform des § 218 StGB –
Analyse der parlamentarischen Entscheidung

H.-D. Hiersche

Im Rahmen der Wiedervereinigung der beiden deutschen Staaten wurde entsprechend Art. 31, Abs. 4 des Einigungsvertrages (EinV) der Gesamtdeutsche Gesetzgeber verpflichtet,

1. die dem Schutz vorgeburtlichen Lebens und
2. die verfassungskonforme Bewältigung von Konfliktsituationen schwangerer Frauen

besser als bisher zu gewährleisten.

Welches waren die wesentlichen Elemente der gesetzlichen Regelung einer Abruptio in der DDR und der BRD gewesen?

In der DDR war die „Kombinationslösung entsprechend §§ 153–155 StGB von 1975; das Gesetz über die „Unterbrechung" (sehr euphemistisch) der Schwangerschaft (SchAG) v. 2.3.1972 und entspr. Durchführungsbestimmungen sowie Instruktionen zu den Durchführungsbestimmungen zum Gesetz für die Unterbrechung der Schwangerschaft durch das Ministerium für Gesundheit der DDR geregelt. Danach war der Schwangerschaftsabbruch innerhalb der ersten 12 Wo. p.m. grundsätzlich zulässig im Sinne der Fristenregelung und der freien Entscheidung der Schwangeren überlassen. Nach Ablauf der ersten 12 Wo. p.m. konnte eine „Unterbrechung" nur vorgenommen werden, wenn zu erwarten war, „daß die Fortdauer der Schwangerschaft das Leben der Frau gefährdet oder wenn andere schwerwiegende Umstände vorliegen" (§ 2, I SchwAG). In diesen Fällen traf eine Facharztekommission die Entscheidung über die Zulässigkeit des Schwangerschaftsabbruchs (§ 2, II SchAG).

Anzumerken ist, daß das Recht der DDR im Gegensatz zur BRD weder eine kriminologische noch eine schwere Fruchtschaden-Indikation ausdrücklich vorsah, so daß ein Abbruch in diesen Fällen nach der 12. SSW p.m. nur dann zulässig war, wenn im konkreten Fall die Austragung der Schwangerschaft erhebliche psychische Belastungen für die Schwangere zur Folge haben könnte, die zu bleibenden Gesundheitsstörungen führen (§ 5, III der Durchführungsbestimmungen zum Gesetz über die Unterbrechung der Schwangerschaft). Schließlich gewährte das DDR-Recht, soweit die gesetzlichen und sonstigen Voraussetzungen vorlagen, der Schwangeren einen rechtlichen Anspruch darauf, daß der Schwangerschaftsabbruch auch vorgenommen wird. Diesen Anspruch konnte sie im Wege des in den Durchführungsbestimmungen vorgesehenen Einspruchsverfahrens durchsetzen. Auf das Recht des medizinischen Personals geht das DDR-Recht nicht ausdrücklich ein; doch postuliert das juristische Schrifttum der DDR eine Behandlungspflicht.

Welches war nun das Hauptargument der DDR zu Gunsten der Fristenregelung? Es war die Gleichberechtigung der Frau. So stand in der Präambel zum Gesetz über die „Unterbrechung der Schwangerschaft" v. 9.3.1972: „Die Gleichberechtigung der Frau in Ausbildung und Beruf, Ehe und Familie erfordert, daß die Frau über die Schwangerschaft und deren Austragung selbst entscheiden kann".

In die gleiche Richtung ging die Begründung der DDR-Regierung zum Entwurf des obigen Gesetzes, in der festgestellt wurde, daß „das Anliegen dieses Gesetzes darin besteht, der Frau entsprechend der in der sozialistischen Gesellschaft erreichten Gleichberechtigung ein Recht zu gewähren, und daß es natürlich der Frau überlassen wird, von diesem Gesetz Gebrauch zu machen oder nicht".

Weiterhin hob die DDR hervor, daß es sich beim Leben des Embryo aufgrund seines Entwicklungsstandes und seiner relativ geringen Beziehung über die Mutter zur Gesellschaft, nicht um ein embryonal-fetal-menschliches Leben bzw. um ein werdendes handelt. Der Schwangerschaftsabbruch könne daher nicht als Vernichtung menschlichen Individuums oder eines menschlichen Lebens angesehen werden und verstoße auch nicht gegen die Prinzipien der ärztlichen Pflicht zur Lebensbewahrung. Der Arzt sei auch deshalb für das Leben eines Embryo nicht verantwortlich, weil dies ihm von der Gesellschaft nicht anvertraut worden sein.

In der DDR-Regierung hat man sich wenigstens Gedanken um den Hippokratischen Eid – speziell Art. V – gemacht, wenngleich das Ganze eher eine Camouflage ist. In der BRD hat man die hippokratische Eidesformel einfach ausgeklammert, von Grundrechten gesprochen, um sie gleich zu frikassieren: In der BRD stand der Schwangerschaftsabbruch nach der Entscheidung des BVerfG zur 1. Reform des § 218 StGB in den 70er Jahren unter dem Leitsatz: „Das Lebensrecht der Leibesfrucht genießt grundsätzlich über die gesamte Dauer der Schwangerschaft Vorrang vor dem Selbstbestimmungsrecht der Schwangeren und darf nicht für eine bestimmte Frist in Frage gestellt werden",: *eine grundsätzliche Feststellung*, die im Rahmen der sog. weitgefaßten Indikationslösung, realiter einer dehnbar auslegbaren Indikationslösung, in praxi von der Schwangeren, ihrem sozialen Umfeld und von den Ärzten nicht durchgehend bedacht und befolgt wurde. Diese Fehlwertung der sog. Indikationslösung als verkappte Fristenregelung hat zwei wesentliche Ursachen:

1. Die Festschreibung einer straffreien Abtreibung *ohne* Indikation *nach* Sozialberatung bis zur 22. SSW p.c. für die Schwangere. – Der Arzt macht sich als Operateur aber dennoch strafbar, woraus sich schon die Ungereimtheit ergibt, daß nach partei-politischen und verfassungsgerichtlichen Vorstellungen die Abbruchwillige die Endverantwortliche sei.
2. Das schuldhafte Versäumnis des DBT, die „Notlage" entsprechend der Auflage des BVerfG von 1975 so zu umschreiben, daß sie in den 3 anderen Indikationen, subsumiert unter dem Begriff der „mütterlichen Indikation", kongruent ist.

Hier liegt aber auch die unverzeihbare und elementare politische Schuld für die Ursache des Memminger Prozesses. Und es spricht nicht gerade für die politische Qualität, Verantwortung und rechtsstaatliches Denken, wenn eine Grüne MdB bei der entsprechenden Anhörung im „Hohen Hause" sagte:" ...hier hätten bayerische Provinzrichter mal so richtig die Sau rausgelassen". Und es ist ein Skandal, wenn der damalige Präsident des DBT, Dr. Jenninger, diese Abgeordnete nicht zur Ordnung gerufen hat. Ist das der Stil des „Hohen Hauses", das entspr. Art. 31, Abs. 4 EinV ein neues Gesetz zum Schwangerschaftsabbruch erarbeiten sollte?

Alsbald geisterte damals durch die parteipolitischen Räume das Wort vom „Dritten Weg" der Rita Süßmuth, von dem eigentlich nur wenige Auserkorene ahnten, was denn nun wirklich gemeint sei; *Fristenregelung* war es zum Schluß wohl doch nicht; *Eigenindikation? –, Nicht-Unrecht der Tat? –, Endverantwortung der Nicht-Täterin Frau?*.

Was sind nun die Kernsätze des am 26.06.1992 vom DBT verabschiedeten Gesetzes zum Schwangerschaftsabbruch im SFHG?:

Es war eine nicht nur straffreie, sondern rechtmäßige Fristenregelung bis zur 12. SSW p.c. im Interesse des Selbstbestimmungsrechtes der Frau und eine soziale und ärztliche Pflichtberatung der Schwangeren im Interesse des Ungeborenen, eingebunden in ein SFHG. Darüber hinaus gab es Indikationen – unbefristet bei reiner medizinischer Indikation (Leib und Leben) – sowie eine bis zur 22. SSW p.c. bei einer schweren Fruchtschadenindikation, wobei nicht klar herausgearbeitet wurde, ob es sich um eine mütterliche oder doch um eine kindliche Indikation handeln sollte.

Die Umschreibung einer „Notlage-Indikation" und einer „Kriminologischen Indikation" konnte bei diesem Konzept entfallen.

Die *Ärztliche Beratung* sollte – abgesehen von einer präoperativen Aufklärung – nur eine wertfreie, zielfreie, dokumentationsfreie, auf Wunsch patienten-anonyme Information über einen Abbruch sein. Hier wird schon deutlich, daß dieses Instrument als Lebensschutz nicht greifen kann – sollte es denn wirklich? – und im Zeitalter der pathologischen Verrechtlichung des ärztlichen Berufsstandes denn auch zu Lasten des Arztes geht – was dieser bisher wohl kaum erahnt hat. Kommt man nun aber auf den Kernpunkt der Entscheidung des BVerfG, so erkennt man, daß die abbruchwillige Frau stets die Möglichkeit hat, alleine zu entscheiden, ob sie abbrechen lassen will oder nicht. Die „Maßnahmen zum Schutz ungeborenen Lebens" sind hierbei kein Hindernis, mit staatlicher Hilfe und ohne Angabe von überprüfbaren Gründen abzubrechen. Damit ist bisher noch nicht – wie in der ehem. DDR – das *Recht* auf Abbruch installiert, aber sind wir nicht schon auf dem Weg? Dies gilt um so mehr, als das BVerfG zwar die Schutzpflicht des Staates für das einzelne, individuelle Leben hervorhebt, andererseits der Meinung ist, „der Wechsel des Schutzkonzept für das Ungeborene im SFHG sei verfassungsgemäß (Leitsatz 11). Daß dem nicht so ist, weiß man aus praktischer ärztlicher Erfahrung. Und dieses Schutzkonzept wird weder dem Leitsatz 1 (eigenes Lebensrecht des Ungeborenen) noch Leitsatz 2 (Schutzpflicht für das einzelne Leben) gerecht. Wo bleibt auch der Lebensschutz des wehrlosen Ungeborenen ohne Lobby gegenüber seiner Mutter (Leitsatz 3)? Ganz unfaßbar, da unvereinbar, ist für mich Leitsatz 13: „Die staatliche Schutzpflicht erfordert es, daß die im Interesse der Frau notwendige Beteiligung des Arztes zugleich Schutz für das ungeborene Leben bewirkt". Hier stiehlt sich der Staat aus seiner Verantwortung, überträgt sie strafbewehrt an den Arzt und bezeichnet gleichzeitig die abbruchwillige Schwangere, aber eben dann Nicht-Täterin als Endverantwortliche; und dabei soll der Arzt zu Gunsten des Lebens redlich beraten, ohne vorhandene Ängste und seelische Nöte zu verstärken; und das Gespräch ist ohne Rückschlüsse auf Identität zu führen. Dabei hat sich der „Eid des Hippokrates" dem Beratungsmodel zu unterordnen: (S. 120 d. Entscheidung).

Wörtlich: „Das Schutzkonzept trifft im Arzt (S. 119 d. E. u. ff.) auf einen weiteren Beteiligten. Er schuldet Rat und Hilfe (Was ist damit gemeint?). Er darf nicht nur einen Abbruch vornehmen, sondern muß sein Handeln verantworten (ein medizinrechtlicher Pferdefuß). Er ist zum Lebensschutz grundsätzlich verpflichtet (wie soll das unter der Vorgabe überhaupt möglich sein?). Das hat der Staat sicherzustellen!

Ich denke an die z. T. realtiätsfremden Urteile des VI. Zivilsenats des BGH. Den Gesamtkomplex möchte ich nicht vertiefen, denn durch die Entscheidung des II. Senats des BVerfG vom 28.05.1993 wurde diese Fristenregelung insbesondere § 218 StGB n. F. und § 219 StGB n. F., hier – soweit es nicht um Sozialleistungen, sondern um Lebensschutz des Ungeborenen geht – begründet nicht in Kraft gesetzt.

Liest man die Entscheidung des BVerfG, die Ausführungen, Regelungen, Auflagen – das BVerfG hat ja mal wieder die Hausaufgaben für den DBT gemacht – so scheint das Gericht prima vista den Vorstellungen des EinV für die Schaffung eines für alle 16 Bundesländer einheitlichen Gesetzes zum Schwangerschaftsabbruch gerecht geworden zu sein. Studiert man diese über 200 Seiten lange Entscheidung – einschließlich der 3 „Abweichenden Meinungen" so trägt sie doch sibyllinische Züge:

Es handelt sich bis zur 12. SSW p. c. um eine rechtswidrige, aber straffreie, somit nicht von der Solidargemeinschaft zu bezahlende Fristenregelung. Bei sozialschwachen Frauen springt jedoch die Solidargemeinschaft – nicht aber der ggfs. reiche Erzeuger des Kindes – ein; und er wird es schon zu richten wissen, Alimente zu vermeiden.

An die „kriminologische Indikation", die ja erarbeitet werden muß, stellt man hohe Anforderungen; eine „Notlageindikation" (S. 100 ff der Entscheidung) wird als denkbar angesehen.

Als Lebensschutz für den Embryo bleibt nur die soziale und ärztliche Beratung mit Lebensschutztendenz durch hochqualifizierte soziale Beratungsstellen mit großen Auflagen und zu dokumentierende Beratungsgespräche mit einem qualifizierten Arzt: dabei soll es ein auf Lebensschutz zielorientiertes, persönliches, konflikterfassendes, ergebnis-offenes Beratungsgespräch sein. Diesem Gespräch kann sich die Schwangere versagen und/oder Anonymität verlangen. Beweismittel werden aber dem redlich und richtig beratenden Arzt gegenüber der Behauptung, nur unzureichend informiert zu haben, vorenthalten. Dies ist vom BVerfG schlicht unredlich.

Er, der Arzt, entscheidet aber *nicht*, ob ein Abbruch stattfinden darf (S. 124 d. E.).

Und weiter: Er soll sogar Komplize der abbruchwilligen Frau gegen das Ungeborene und sein soziales Umfeld sein (s. 106 d. E.).

Was ist das für ein Arzt in einer Zeit der parteipolitisch-ideologischen Reglementierung der Ärtzeschaft?

Was ist das für ein Arzt in einer Zeit der pathologischen Verrechtlichung des ärztlichen Berufsstandes?

Was ist das für ein Arzt in einer Zeit, da der hippokratische Eid zur Disposition gestellt wird, was das BVerfG billigend in Kauf nimmt?

Was ist das für ein vereinsamter Arzt in unserer Gesellschaft?

Dies wird ein Geheimnis des BVerfG bleiben!

Die Beratung als prozedurales Modell für den rechtswidrigen, aber nicht strafbaren Schwangerschaftsabbruch

H. L. Schreiber

I

Die Eckwerte für das Recht des Schwangerschaftsabbruches werden für die nächsten Jahre durch die Leitsätze des Verfassungsgerichtsurteils vom 28. Mai 1993 bestimmt werden, über die und ihre Beründungswege Frau Graßhoff soeben ausführlich berichtet hat.

Das Urteil hat Unvereinbares miteinander zu verbinden gesucht: Den Schutz des ungeborenen Lebens durch den Staat und sein Recht auch vor seiner Mutter und die selbstbestimmte Entscheidung der Frau über Fortsetzung und Abbruch ihrer Schwangerschaft.

Einerseits hält das Urteil den Schutz vorgeburtlichen Lebens bis hin zum Strafrecht für geboten, es wird ein sogenanntes „Untermaßverbot" postuliert. Andererseits wird ein Abbruch ohne eine der bisher üblichen Indikationen für die Frühphase der Schwangerschaft bis zu zwölf Wochen nach Beratung durch selbstverantwortliche Entscheidung der Frau zugelassen. Solche Abbrüche dürfen straflos sein, sie bleiben aber, anders als es das Schwangeren- und Familienhilfegesetz vom 27.07.1992 gewollt hatte, rechtswidrig. Das Schwangeren- und Familienhilfegesetz hatte sich am sogenannten „notlageorientierten Diskursmodell" orientiert, das die Entscheidung nach vorangegangener Beratung in die Selbstverantwortung der Schwangeren stellte, die selbst über eine mögliche Unzumutbarkeit der Austragung der Schwangerschaft zu entscheiden haben sollte. Im Gegensatz dazu geht das Urteil davon aus, daß eine Rechtfertigung nicht vorliegen könne, denn diese setze ein stärkeres Recht voraus, das sich gegen ein anderes richte sowie eine Entscheidung über die Voraussetzungen der Rechtfertigung durch einen Dritten. Eine Leistung der gesetzlichen Krankenversicherung soll für den auch nach Beratung rechtswidrig bleibenden Abbruch nicht erbracht werden dürfen, sondern nur für Abbrüche, die aufgrund von Indikationen erfolgen. Auch Krankengeld darf nicht gezahlt werden. Andererseits sind die Arztverträge zwischen Patientin und Arzt über den Abbruch als eine Leistung zu rechtswidrigem wenn auch straflosem Zweck rechtsgültig. Auch sollen ärztliche Leistungen, die der versicherten Frau im Vorfeld eines Schwangerschaftsabbruch erbracht werden, ebenso wie Nachbehandlungen, die durch komplikationsbedingte Folgeerscheinungen des Abbruchs veranlaßt sind, von der Sozialversicherung bezahlt werden dürfen. Das Gericht hat einen Kompromiß gesucht zwischen dem Schutz des ungeborenen Lebens und der Selbstbestimmung der Frau. Es kommt zu einer Lösung prozeduraler Rechtfertigung. Bestimmte Regeln bei Einrichtung der Beratungsstellen und Durchführung der Beratung müssen eingehalten werden. Die Beratung muß eine bestimmte Richtung haben. Der Arzt hat über die möglichen Folgen des Schwangerschaftsabbruches aufzuklären. Das alles führt nach dem Urteil des

Bundesverfassungsgerichtes nicht zu einer Rechtfertigung, aber doch zur Straflosigkeit.

Der Streit setzt sich nach dem Urteil im Detail des Gesetzgebungsverfahrens zur Neuregelung fort. Erbittert wird über die Einzelheiten der Beratungsregeln gestritten.

Sehen wir, wie das „Schutzkonzept durch Beratung" oder, wie es Eser genannt hat, das „notlagenorientierte Diskursmodell" aussehen wird, welche Anforderungen es an den Arzt stellt.

II

Das Urteil weist die Besonderheit auf, daß es sich über viele Seiten mit der Rolle und Funktion des Arztes im sogenannten Beratungskonzept befaßt. Es weist ihm eine entscheidende Bedeutung im staatlichen System des Lebensschutzes zu. Der Arzt dürfe nicht bloßer Vollzugsbeamter selbstbestimmter Schwangerschaftsabbrüche sein. Das Urteil beschäftigt sich mit der Rolle des Arztes nicht nur unter strafrechtlichen sondern auch unter berufsrechtlichen und rechtsethischen Aspekten.

Es geht dabei davon aus, daß der Arzt auch einen bis zur zwölften Woche verlangten Schwangerschaftsabbruch nicht einfach vollziehen, sondern sein ärztliches Handeln zum Schutz von Leben und Gesundheit verantworten müsse. Er dürfe nicht unbesehen an einem Schwangerschaftsabbruch mitwirken. Das Gericht fordert eine eigene verantwortliche ärztliche Entscheidung, wenn der Arzt auch nicht mit verbindlicher Wirkung über eine Indikation für einen Abbruch zu entscheiden habe. Der Arzt habe das Recht, die Mitwirkung an Schwangerschaftsabbrüchen – außer medizinisch indizierten – zu verweigern. Das hatte schon Artikel 2 des 5. Strafrechtsreformgesetzes festgelegt. Auch in Arbeitsverträgen dürfe das Weigerungsrecht nicht abbedungen werden. Eine Kündigung könne nur ausnahmsweise dann in Betracht kommen, wenn der Arbeitgeber wegen der Weigerung, an Abbrüchen teilzunehmen, keine andere Möglichkeit der Beschäftigung habe.

Das Urteil bindet den Arzt mit seiner ärztlichen Pflicht zum Schutze des Lebens in das von ihm entwickelte Schutzkonzept der Beratung ein. Lassen Sie mich einige Sätze aus der Argumentation des Urteils im Zusammenhang zitieren, damit Sie das sowohl strafrechtlich als auch berufsrechtlich relevante Konzept des Gerichtes besser verstehen: „Das Schutzkonzept einer Beratungsregelung trifft im Arzt auf einen weiteren Beteiligten, der der Frau – nunmehr aus ärztlicher Sicht – Rat und Hilfe schuldet. Der Arzt darf einen verlangten Schwangerschaftsabbruch nicht lediglich vollziehen, sondern hat sein ärztliches Handeln zu verantworten. Er ist Gesundheit und Lebensschutz verpflichtet und darf deshalb nicht unbesehen an einem Schwangerschaftsabbruch mitwirken".

Die staatliche Schutzpflicht erfordere es hier, daß die im Interesse der Frauen notwendige Beteiligung des Arztes zugleich Schutz für das ungeborene Leben bewirke. Der Arzt sei schon aus Berufsethos und Berufsrecht darauf verpflichtet, sich grundsätzlich für die Erhaltung menschlichen Lebens, auch des ungeborenen, einzusetzen. Daß der Arzt dieser Schutzaufgabe bei einer ärztlichen Beratung und der Entscheidung über die Mitwirkung an einem Schwangerschaftsabbruch nachkommen kann, müsse der Staat sicherstellen.

Er muß ferner gerade dann, wenn die Rechtsordnung darauf verzichtet, das Vorliegen eines Rechfertigungsgrundes für den Schwangerschaftsabbruch im Einzelfall feststellen zu lassen, den Arzt verpflichten, die ihm zukommende Schutzaufgabe wahrzunehmen. Im Einzelnen könne die rechtliche Regelung der Pflichten des Arztes bei einem Schwangerschaftsabbruch zunächst an die allgemeinen Berufspflichten anknüpfen, die der Arzt bei jedem medizinischen Eingriff zu beachten habe. Genannt werden als solche Pflichten die Erhebung eines Befundes, die Aufklärung und Beratung der Patientin sowie die Dokumentation.

Eine ärztlich zulässige Mitwirkung bei einem Schwangerschaftsabbruch setze voraus, daß der Arzt sich selbst über die Voraussetzungen vergewissere, von denen nach dem Schutzkonzept einer Beratungsregelung der Ausschluß der Strafbarkeit abhänge. Dazu gehöre neben der Prüfung, ob die Frau sich habe beraten lassen, und ob die Überlegungsfrist zwischen Beratung und Schwangerschaftsabbruch gewahrt sei, die Feststellung des Alters der Schwangerschaft.

Weiterhin obliege es dem Arzt, über die rein medizinischen Aspekte des Schwangerschaftsabbruchs hinaus den Schwangerschaftskonflikt, in dem die Frau stehe, im Rahmen ärztlicher Erkenntnismöglichkeit zu erheben. Dazu habe er sich die Gründe, aus denen die Frau den Schwangerschaftsabbruch verlange, darlegen zu lassen. Soweit diese, wie etwa der Gesundheitszustand der Frau, ärztlicher Untersuchung zugänglich sind, obliege dem Arzt grundsätzlich eine eigene Beurteilung. Bei anderen Gründen dürfe der Arzt regelmäßig von den Angaben der Frau ausgehen, sofern sie ihm ggf. nach entsprechender Vergewisserung glaubhaft erschienen.

Die Erfordernisse eines ärztlichen Gespräches mit der Frau und einer Entscheidung des Arztes in ärztlicher Verantwortung stünden nicht, so das Bundesverfassungsgericht, in Widerspruch zur Konzeption einer Beratungsregelung. Denn die Frau werde nicht dem Druck ausgesetzt, die Gründe für ihren Abbruchwunsch durch einen Dritten, hier den Arzt, überprüfen und bewerten zu lassen. Die Feststellung und Beurteilung einer Indikation werde vom Arzt gerade nicht verlangt, wenn er sich ein Bild darüber machen solle, ob er nach seinem ärztlichen Selbstverständnis seine Mitwirkung bei dem von der Frau gewünschten Abbruch verantworten könne.

Eine solche ärztliche Entscheidung sei mit dem Beruf des Arztes und seiner ureigenen Aufgabe, Leben zu erhalten, unaufhebbar verbunden. Erforderlich sei die Prüfung, ob das Gespräch mit der Patientin die Überzeugung vermitteln könne, daß der Abbruchwunsch auf einem eigenen, verantwortlichen Entschluß und achtenswerten Gründen beruhe. Wenn die Frau weiterhin den Schwangerschaftsabbruch wünsche, nachdem sie außer der Beratung auch ärztlichen Rat im dargestellten Sinne erfahren habe, sei es verfassungsrechtlich unbedenklich, daß in einem Beratungskonzept der Ausschluß der Strafdrohung für sie nicht mehr davon abhänge, ob der Arzt den Schwangerschaftsabbruch für zulässig halte. In diesem Konzept solle der Arzt nicht mit verbindlicher Wirkung sagen, ob der Schwangerschaftsabbruch im Einzelfall stattfinden dürfe.

Vor allem habe er sein Augenmerk darauf zu richten, ob die Frau tatsächlich den Schwangerschaftsabbruch innerlich bejahe oder ob sie insbesondere Einflüssen unterlegen sei, die von ihrem familiären oder weiteren sozialen Umfeld, etwa dem Ehemann, dem Partner, den Eltern oder dem Arbeitgeber ausgegangen seien. Im Beratungsgespräch, das deutlich von der vorangegangenen Schwangerschaftsabbruchberatung unterschieden wird, habe der Arzt der Frau in geeigneter Weise ohne vorhandene Ängste und seelische Nöte zu verstärken, ein hinreichendes Wissen davon zu vermitteln und zur Sprache zu bringen, daß der Schwangerschaftsabbruch menschliches Leben zerstöre. Der ärztlichen Untersuchung und Information müßten aufgrund der Schutzpflicht für das ungeborene Leben aber auch Grenzen gezogen werden, um der Gefahr von Schwangerschaftsabbrüchen aus Gründen der von der Verfassungsordnung mißbilligten Geschlechtswahl zu begegnen. Daher müsse ausgeschlossen sein, daß in der Frühphase der Schwangerschaft anderen als dem Arzt oder seinem Personal das Geschlecht des Kindes bekannt wird, es sei denn, die Mitteilung wäre medizinisch indiziert.

Der Arzt habe, da verantwortliches ärztliches Handeln normativ am Schutze des ungeborenen Lebens orientiert sei, zu berücksichtigen, unter welchen Voraussetzungen die Rechtsordnung einen Schwangerschaftsabbruch als nicht rechtswidrig ansehe. Notwendig sei eine dem Recht verpflichtete ärztliche Beurteilung der Konfliktlage, die als Grundlage des Gesprächs mit der Frau und der eigenen Entscheidung des Arztes dienen könne. Dabei habe der Arzt der Frau die für seine eigene Entscheidung maßgeblichen Gesichtspunkte mitzuteilen

Halte der Arzt den Abbruch für ärztlich verantwortbar, so müsse er daran mitwirken können, ohne daß ihm Strafe drohe. Halte er den Abbruch für ärztlich nicht verantwortbar, so sei er zwar aufgrund seiner allgemeinen Berufspflichten gehalten, seine Mitwirkung abzulehnen. Sanktionen für die Verletzung von Pflichten solcher Art seien in der Rechtspraxis nur schwer durchsetzbar. Die verfassungsrechtliche Schutzpflicht für das ungeborene Leben gebiete es nicht, für Verstöße im Strafrecht eine Ahndung vorzusehen. Zur Erfüllung der Schutzpflicht erscheint es insoweit ausreichend, aber auch erforderlich, daß die genannten Verpflichtungen und ihre Durchsetzung in den ärztlichen Berufsordnungen geregelt werden, dies müsse unabhängig von einer strafrechtlichen Regelung geschehen. Strafrechtlichen Sanktionen zugänglich und im Rahmen eines Beratungskonzeptes auch bedürftig sei dagegen, daß der Arzt sich die Gründe der Frau für ihr Abbruchverlangen darlegen lasse, sich der vorausgegangenen Beratung sowie der Überlegungsfrist vergewissere und seine besondere, dem Lebensschutz dienende Aufklärungs- und Beratungspflicht erfülle. Auch die Verpflichtung, das Alter der Schwangerschaft festzustellen und in den ersten zwölf Wochen der Schwangerschaft keine Mitteilung über das Geschlecht des zu erwartenden Kindes zu machen, müsse strafbewehrt sein. Eine nur berufsrechtliche Normierung würde dabei der Schutzpflicht für das ungeborene Leben nicht genügen.

III

Halten wir fest: Der Arzt hat die genannten Pflichten: Beratung, Aufklärung, Untersuchung, Vergewisserung über die Motive, Dokumentation, Verbot der Mitteilung des Geschlechtes etc. Ihm wird eine „eigene verantwortliche Entscheidung" abverlangt.

Die Argumente des Bundesverfassungsgerichts rücken den Arzt in die Nähe zu einer Indikationenlösung. Das aber soll andererseits nicht sein. Zur Zulässigkeit des Abbruchs innerhalb der ersten zwölf Wochen genügt das Verfahren der Beratung, wie es das Bundesverfassungsgericht zusätzlich zur gesetzlichen Regelung entwickelt hat. Danach darf die Schwangerschaft straflos für die schwangere Frau und den Arzt abgebrochen werden. Andererseits bleibt ein solcher Abbruch rechtswidrig, wiederum andererseits soll eine Nothilfe für den Embryo gegenüber dem rechtswidrigen Verhalten des Arztes nicht gegeben sein. Das Bundesverfassungsgericht will das – verständlicherweise – ausschließen. Das Verdikt der Rechtswidrigkeit aber bleibt. Es soll wiederum nicht hindern, Arzt- und Krankenhausverträge über Schwangerschaftsabbrüche, die nach dem Beratungskonzept nicht mit Strafe bedroht sind, als rechtlich wirksam anzusehen. Das Konzept erfordere es, so das Gericht, daß der Leistungsaustausch zwischen Arzt und Frau als Rechtsverhältnis ausgestaltet wird und die Leistungen mit Rechtsgrund gewährt werden. Arzt und Krankenhausträger sollen an dem Schwangerschaftsabbruch nur aufgrund eines wirksamen Vertrages mitwirken, der ihre Rechte sichert und ihre Pflichten regelt. Die Nichterfüllung der Beratungs- und Behandlungspflichten müsse deshalb grundsätzlich auch vertrags- und deliktsrechtliche Sanktionen auslösen. Das Verfassungsgericht spricht davon, daß eine zivilrechtliche Sanktion für die Schlechterfüllung des Vertrages und für eine Beeinträchtigung der körperlichen Integrität der Frau grundsätzlich erforderlich sei. Dies betreffe nicht nur eine Verpflichtung zur Zurückzahlung der vergeblich geleisteten Vergütung, sondern auch den Ersatz von Schäden einschließlich einer Entschädigung der Frau für die immateriellen Belastungen, die mit einem fehlgeschlagenen Schwangerschaftsabbruch oder mit der Geburt eines behinderten Kindes verbunden sind.

Das Bundesverfassungsgericht wendet sich dann gegen die Rechtsprechung des Bundesgerichtshofs zum Kind als möglicher Schadensquelle. Das könne von Verfassung wegen nicht in Betracht kommen. Die Unterhaltspflicht für ein Kind könne nicht als Schaden verstanden werden. Die Rechtsprechung der Zivilgerichte zur Haftung für ärztliche Beratungsfehler oder für fehlgeschlagene Schwangerschaftsabbrüche sei im Hinblick darauf der Überprüfung bedürftig. Mit Recht hat der Bundesgerichtshof inzwischen nachdrücklich widersprochen und auf die Verwechslung des Lebens des Kindes als angeblicher Schaden durch das Bundesverfassungsgericht mit der Unterhaltspflicht als Schaden hingewiesen.

IV

Wie wird es mit dem Schwangerschaftsabbruch nach dem Urteil des Bundesverfassungsgerichts weitergehen? Wahrscheinlich wird sich in der Sache wenig gegenüber dem bisherigen Rechtszustand ändern.

Wer einen Schwangerschaftsabbruch innerhalb der ersten zwölf Wochen wünscht, wird Ärzte finden, die das unter Erfüllung der Beratungspflichten tun werden. Nach Artikel 15 Nr. 2 des Schwangeren- und Familienhilfegesetzes bleibt der Staat verpflichtet, ein ausreichendes, flächendeckendes Angebot sowohl ambulanter als auch stationärer Einrichtungen zur Vornahme von Schwangerschaftsabbrüchen sicherzustellen.

Der Arzt, der, wie das Bundesverfassungsgericht von ihm verlangt, seine ärztliche Pflicht zur Erhaltung des Lebens ernstnimmt, wird beraten und prüfen und danach vor der Frage stehen, ob er den Abbruch auch dann vornimmt, wenn die Frau auf ihm beharrt, der Arzt aber eigentlich keine Gründe der Unzumutbarkeit findet. Das Beratungskonzept lebt davon, daß, wie es Hepp in seiner Eröffnungsansprache beim 50. Gynäkologenkongreß formuliert hat, sich im Interesse der Frau, jedoch im Widerspruch zur Berufsordnung in unserer Gesellschaft ausreichend Ärzte finden, die einerseits bereit sind, das fundamentale Lebensrecht der Ungeborenen wissentlich zu verletzen und die andererseits über ihre Einbindung in das Beratungskonzept die Gesamtzahl der Tötungen zu reduzieren versuchen. Der Arzt gerät in den Konflikt, zum Schutze des ungeborenen Lebens zu beraten und dann doch den Abbruch vornehmen zu müssen, wenn er der Frau nicht ihr kaum zumutbare weitere Wege zu anderen Ärzten zumuten will. Er wird dann rechtswidrige aber straflose Abbrüche vornehmen, die aufgrund wirksamen Vertrages erfolgen, aber von den gesetzlichen Kassen nicht bezahlt werden, während die Mutter während der Zeit der Folgen des Abbruches Lohnfortzahlung erhält. Die Alternative wäre, die Frau nach allen Prüfungen und Besprechungen zu einem anderen Arzt weiterzuschicken, wenn man den Abbruch nicht durchführen will.

V

Deutlich wird ein Bewertungswiderspruch zwischen dem Recht der Abtreibung und dem seit 1. Januar 1991 geltenden Embryonenschutzgesetz, das den Umgang mit extrakorporal erzeugten Embryonen regelt. Die Fragen der Insemination und der Haftung für eine Schädigung des Embryos vor der Geburt sind noch ausgeklammert, ein weiteres Gesetz dazu soll auf den Weg gebracht werden.

Der Ausgangspunkt bei Abtreibungsrecht und dem Embryonenschutzgesetz ist insofern gleich, als das Embryonenschutzgesetz in seinem § 8 als Schutzgut die befruchtete menschliche Eizelle vom Zeitpunkt der Kernverschmelzung an bezeichnet. Widerspruch tut sich freilich insofern auf, als der auf natürlichem Wege erzeugte Embryo erst von der Nidation an geschützt wird, während der extrakorporal erzeugte Embryo sogleich den Schutzvorkehrungen des Embryonenschutzgesetzes unterliegt. Dieser Widerspruch dürfte aber durch die unmittelbare Verfügbarkeit des extrakorporal erzeugten Embryos begründet sein.

Gegen eine Zerstörung ist nun der Embryo in beiden Situationen nicht geschützt. Nach Beratung darf eine Schwangerschaft innerhalb der ersten zwölf Wochen auch ohne Indikation abgebrochen werden, gegen seine Vernichtung ist der in vitro existierende Embryo nicht geschützt. Er wird aber im übrigen zugleich stärker und weitgehender geschützt als der „natürlich" erzeugte. Gesetzlich begrenzt wird die Zahl der zu befruchtenden Eizellen, ein Embryotransfer darf grundsätzlich primär nur auf die Frau erfolgen, von der das Ei stammt. Eingriffe in die Keimbahn sind untersagt, eine extrakorporale Weiterentwicklung zu anderen Zwecken als der Herbeiführung einer Schwangerschaft ist ebenso verboten wie die gespaltene Mutterschaft. Strafbar ist das Klonen, die künstliche Zwillingsbildung (§ 6), auch soweit es nur um die Abspaltung einer totipotenten Zelle, etwa zur Praeimplatationsdiagnostik geht. Embryonen dürfen nicht zu Forschungszwecken verwendet werden.

Demgegenüber geht das „Schutzkonzept durch Beratung" viel weniger weit im Embryonenschutz. Es stellt lediglich ein Verfahren zur Verfügung, das helfen soll, Abbrüche zu reduzieren. Nach Beratung darf innerhalb von zwölf Wochen auch ohne Indikation indes abgebrochen werden. Eine totipotente Zelle zu entnehmen ohne Schädigung des weiterwachsenden Embryos ist verboten, dagegen darf der ganze Embryo bis zur zwölften Woche zwar rechtswidrig aber straflos entnommen werden. Zugespitzt hat man formuliert: „Der Embryo wird so lange geschützt, bis er abgetrieben werden kann." Iseysee hat kürzlich gemeint, beim extrakorporalen Embryonenschutz handele es sich um eine Art Alibiverantwortung, um Moralismus zum Nulltarif, der psychologisch geradezu entlastend wirke. Die Gesellschaft bekomme Gelegenheit, den Rückstand an schlechtem Gewissen, der gegenüber der permissiven Abtreibungspraxis vielleicht noch vorhanden sei, kostenlos abzureagieren durch Aktionismus im Bereich des Embryonenschutzes in der Fertilisationsmedizin.

Daran ist sicher Wahres, niemand wird den Wertungswiderspruch in Abrede nehmen können. Aber die unterschiedliche Behandlung liegt wohl auch in unterschiedlichen Wertungen begründet: Die Zulassung des Schwangerschaftsabbruchs geht auch von der Selbstbestimmung der Frau als konkurrierendem Rechtsgut aus, der, wie es v. Brünneck im ersten Abtreibungsurteil des Bundesverfassungsgerichts in einem Sondervotum formuliert hat, symbiotischen Situation von Frau und Embryo, „der singulären Einheit von Täter und Opfer" aus, bei der Grenzen für die Zumutbarkeit für die Frau gesehen werden.

Der Embryonenschutz in vitro ist wohl auch durch die Besorgnis bestimmt, prinzipiell und umfassend Gefährdungen der menschlichen Substanz und möglichen Eingriffen in sie am Beginn des Lebens entgegentreten zu sollen, auch auf Kosten von Brüchen und Widersprüchen. Das mag die Widersprüche erklären, sie freilich nicht lösen.

Den Kritikern des neuen Abtreibungsrechtes ist entgegenzuhalten, daß die bisherige strafrechtliche Lösung auf der Basis einer Indikationenregelung weitgehend unwirksam war. Verurteilungen wegen Schwangerschaftsabbruches waren zufällig. Die Statistik weist jeweils nur eine verschwindend geringe Zahl solcher Verurteilungen aus. Das alte Recht war unehrlich, es bewirkte keinen effektiven Schutz des vorgeburtlichen Lebens. Wird es das neue besser tun? Die Beratungskonzeption, verbunden mit praktischen Hilfen für die schwangere Frau wäre ein Versuch. Das sogenannte Schutzkonzept durch Beratung kann aber auch zum Deckmantel einer reinen Fristenlösung werden. Es wird, dazu gehört wenig Prophetengabe, in vielen Bereichen praktisch zu einer reinen Fristenlösung kommen. Vom Arzt verlangt das neue Recht, wenn er seine darin umschriebenen Pflichten ernst nimmt, kaum miteinander zu Vereinbarendes: Einsatz für den Schutz des Lebens in Beratung und Prüfung und andererseits Vornahme rechtswidriger, von ihm geforderter Abbrüche. Es hängt wohl von der Entwicklung der Überzeugung in der Bevölkerung über die Schutzwürdigkeit vorgeburtlichen Lebens ab, wie es weitergehen wird. Zu befürchten ist, daß es zu einer durch das Beratungsverfahren ethisch verbrämten Fristenregelung kommt, wenn der Arzt eine zweite pro forma-Beratung durchführt und den Weg für den beliebig gewählten Abbruch damit freimacht. Das kann die Folge des bleibenden Dissenses über den Schwangerschaftsabbruch sein. Aber vielleicht hat die Beratungslösung doch eine Chance in der gegenwärtigen

Situation. Dem Arzt bringt sie kaum erfüllbare Pflichten, wenn er es ernst nimmt: Er gerät, nimmt er die normativen Vorgaben des Bundesverfassungsgerichtsurteils ernst, in einen kaum überbrückbaren Widerspruch zu den praktisch zu erwartenden Anforderungen im Gefolge des Verfassungsgerichtsurteils, das einen vielfach gebrochenen Kompromiß gefunden hat.

Literatur

Eser A (1992) Das neue Schwangerschaftsabbruchrecht auf dem Prüfstand. MJW, S 2913
Eser A (1994) Schwangerschaftsabbruch: Reformversuch in Umsetzung des BVerGE-Urteils. JZ, S 503 ff
Gropp W (1994) Das zweite Urteil des Bundesverfassungsgerichts zur Reform des §218 ff – ein Schritt zurück? Goltdammers Archiv, S 147 ff
Hepp H (1995) Zwei Leben – Anspruch und Wirklichkeit. Archives of Gynecology and Obstudics, Volume 257
Hassemer W (1994) Gegenrede: Aufklärung – Kritik – Öffentlichkeit: Festschrift für Ernst-Gottfried Mahrenholz, Baden-Baden
Hoerster H (1994) Beratung und Lebensrecht im Konflikt. Deutsches Ärzteblatt, SA 815
Kaufmann A (1992) Strafloser Schwangerschaftsabbruch; rechtswidrig, rechtmäßig oder was? JZ, 981 ff
Schreiber H-L (1992) Reproduktionsmechanismus und Recht. Fertilität, S 154 ff
Wuermeling H-B (1994) Die berufspolitischen Forderungen des Bundesverfassungsgerichts in seinem Urteil vom 28.5.1993 zum Schwangerschaftsabbruch. Zeitschrift für Lebensrecht, S 35

Geburtshilfe (Bericht aus der Videositzung)

N. von Obernitz

Sondengesteuerte Chorionzottenbiopsie
Eine neue Methode zur Vereinfachung der transzervikalen Chorionzottenentnahmetechnik
M. Menton, E. Wiest (Tübingen)

Zunächst werden die Schwierigkeiten dargestellt, die bei der Chorionzottenbiopsie unter Verwendung des Aspirationskatheters alleine auftreten können. Der enge Zervikalkanal bei der Nullipara ist gelegentlich schwierig zu passieren, eine Richtungsänderung mit dem Aspirationskatheter nach Passieren des Zervikanals ist in aller Regel nicht suffizient möglich. Daher sind bei dieser Technik in manchen Fällen mehrere Insertionen notwendig oder die Aspiration von Chorionzotten gelingt gar nicht.

Die Tübinger Arbeitsgruppe hat hierfür eine starre Führungssonde entwickelt. Mit Hilfe der Führungssonde kann die Richtung des vorzuschiebenden Aspirationskatheters vorgegeben und somit die Punktion technisch erleichtert werden. Die Zahl der Chorionzottenbiopsien, bei denen die Aspiration nicht bei der ersten Inseration gelingt, hat auf diese Weise deutlich abgenommen.

Es wird in dem Film mit Hilfe von Schnittgraphiken die Anwendung dieser neuen Führungssonde erklärt. Das gegenüber der Amniozentese etwas höhere Risiko der Chorionzottenbiopsie kann auf diese Weise weiter gesenkt werden. In der Universitätsfrauenklinik in Tübingen wird die Methode seit zwei Jahren mit gutem Erfolg eingesetzt. Exakte Zahlen, insbesondere im Vergleich zu den Ergebnissen der Chorionzottenbiopsie ohne diese Führungssonde wurden im Rahmen der Videopräsentation nicht gezeigt. In der Diskussion konnte die Autorin die technischen Details bei der Anwendung ihrer neuen Führungssonde weiter vertiefen.

Sectio caesarea präparatoria amnion protectiva
H.-G. Hillemanns (Freiburg)

Zunächst wird in graphischen Bildern der mehrschichtige, spiralförmig verlaufende Aufbau der Uterusmuskulatur dargestellt. Veränderungen im Verlauf der Schwangerschaft, insbesondere den Faserverlauf betreffend, werden sehr schön gezeigt. Somit ist die querverlaufende Muskelfaserrichtung im Bereich des unteren Uterinsegmentes, in dem der Schnitt bei der Sectio caesarea angelegt wird, gut erkennbar.

Um die Muskulatur des Uterus soweit irgend möglich zu schonen, und auf der anderen Seite das Risiko der kindlichen Schnittverletzung bei der Sectio möglichst gering zu halten, soll bei der Uterotomie entlang des muskulären Faserverlaufes Schnitt für Schnitt vorsichtig präpariert werden. Auf diese Weise kann das Amnion zunächst erhalten und das Kind dann in seiner Fruchtblase maximal schonend entwickelt werden.

In mehren Beispielen wird die Methode gut verständlich und ausführlich dargestellt, unter anderem während einer Drillingssectio, bei der alle Kinder nacheinander in ihren Fruchthöhlen entwickelt werden können. Desweiteren ist ein mehrknolliger Uterus myomatosus zu sehen, an dem die Schnittführung unter Umgehung der Myome gezeigt wird. Auch die weite Eröffnung des Uterus bei einer Sectio für die Entbindung siamesischer Zwillinge (ausgetragene Abdominopagen) konnte den muskulären Faserverlauf berücksichtigen.

Der Autor zielt mit seiner Methode auf die Reduzierung des Risikos der Uterusruptur bei einer erneuten Schwangerschaft nach Sectio ab.

In der anschließenden Diskussion, in der der Autor seine Methode engagiert vertritt, wird von seiten des Publikums darauf hingewiesen daß die vorgestellte Methode von der seit vielen Jahrzehnten geübten „normalen Sectio caesarea" nicht wesentlich abweicht. Zurecht wendet der Autor ein, wissenschaftlicher Fortschritt sei nur da möglich, wo auch gut eingeführte, häufig gebrauchte Methoden überdacht und Versuche zur Verbesserung gemacht werden. Oft könnten kleine Veränderungen und Verbesserungen am Ende einen meßbaren positiven Effekt nach sich ziehen. Kein Fortschritt ohne „Fort-schreiten".

Natürliche Geburtshilfe – Bett, Stuhl oder Wanne
J. Eberhard, V. Geisbühler (Frauenfeld/Schweiz)

In diesem Film werden Möglichkeiten gezeigt, wie alternative Entbindungsarten in die klassische Geburtsmedizin integriert werden können. In der Frauenklinik in Frauenfeld ist dem Autor eine gute Synthese gelungen. Ziel ist, schon in der Geburtsvorbereitung und später dann bei der Geburtsleitung die Angst vor unpersönlicher technisierter Geburtsmedizin abzubauen. Es kann auf die Wünsche der Gebärenden eingegangen werden, ohne die gewohnten Standards der intrapartalen fetalen und mütterlichen Überwachung verlassen zu müssen.

In diesem schönen und einfühlsamen Film werden zwei Frauen in der Schwangerenberatung und während der Geburt begleitet. Auf diese Weise werden zwei alternative Entbindungen, eine Wassergeburt und eine Maja-Hocker-Geburt, gezeigt.

Eine rege Diskussion im Anschluß gab Herrn Eberhard die Möglichkeit, seine Ideen weiter zu erläutern. Die Anwesenheit zahlreicher Hebammen im Auditorium, die ihre Vorstellungen in der Diskussion auch kundgetan haben, verstärkt wieder einmal die Gewißheit, daß gute Geburtshilfe nur bei optimaler Zusammenarbeit zwischen Arzt und Hebamme möglich ist.

Zusammenfassend führte der Autor aus, daß weder das Dogma einer streng klassischen Geburtsmedizin, noch dasjenige einer ausschließlich alternativen Geburtsleitung wünschenswert ist. Ziel ist eine einfühlsame Synthese aus beiden Wegen, die Wünsche der Patientinnen berücksichtigt, ohne vermeidbare Risiken in Kauf zu nehmen.

Erste zwischenmenschliche Kontaktaufnahmen und Reaktionen „nature versus nurture"

B. Arabin, B. Ackerboom, B. Güner, J. van Eyck (Zwolle/Holland und Düsseldorf)

Hochauflösende Ultrasonographie gibt uns erstmals die Möglichkeit, bei Mehrlingsgraviditäten schon sehr früh zwischenmenschliche intrauterine Kontaktaufnahmen und Reaktionen zwischen den einzelnen Mehrlingen zu erfassen und zu analysieren.

Die Autorin hat zahlreiche Zwillings- und Drillingsgraviditäten von der achten Schwangerschaftswoche an betreut. In regelmäßigen ausführlichen Ultraschalluntersuchungen wurden unterschiedliche Verhaltensmuster und Interaktionen der einzelnen Feten analysiert. Auf diese Weise konnte gezeigt werden, in welcher Schwangerschaftsphase erste komplexe Bewegungsmuster gesehen werden können und ab welcher Schwangerschaftswoche eine echte Interaktion bei Mehrlingen nachweisbar ist. Neben geschlechtsspezifischen Unterschieden fand sich auch eine deutliche interindividuelle Variationsbreite nicht nur beim Zeitpunkt der erstmals gesehenen Bewegungen, sondern auch bei der Art der Verhaltens- und Bewegungsmuster.

Interessanterweise konnten diese Unterscheide in den Bewegungsmustern auch von den Müttern bzw. von den Paaren registriert werden und dann postpartal den einzelnen Mehrlingen eindeutig zugeordnet werden.

Der äußerst sensibel und einfühlsam zusammengestellte Film überzeugt durch zahlreiche Ultraschallaufnahmen verschiedener intrauteriner Bewegungs- und Verhaltensmuster in unterschiedlichen Schwangerschaftsphasen. Es gelingt Frau Arabin, neben den rein wissenschaftlichen Aussagen, die mit ausreichendem Zahlenmaterial belegt werden, eine grundsätzlich lebensphilosophische, fast anthroposophische Komponente mitschwingen zu lassen. Langanhaltender Beifall bestätigt die Autorin, diesen Weg weiterzugehen.

Die gut besuchte Veranstaltung gab ausreichend Gelegenheit zu reger Diskussion. Die Mischung der Filme mit etwas unterschiedlicher Thematik hat insgesamt zu Erfrischung und Auflockerung beigetragen.

Infektionen und Immunologie
der Schwangerschaft

E. R. Weissenbacher

Bericht

Der Vortrag von Herrn A. Schäfer, „Überlegungen zur Biologie der Wehentätigkeit", mußte leider wegen Krankheit ausfallen.

Herr K. Friese hat dann seine „Ergebnisse über die Zytokinrezeptoren und Endotoxinbestimmung bei vorzeitigen Wehen und vorzeitigem Blasensprung" mitgeteilt. Hier zeigte sich, daß es immer wichtiger wird, was Roberto Romero aus dem *NIH* in den USA ja bereits grundlegend festgestellt hatte, daß die Zytokine, insbesondere Interleukin 2, 8, TNF, CSF sowie die T4/T8 ratio u. a. zukünftig eine große Rolle in der Diagnostik, insbesondere der subklinischen Amnioninfektionsvorgänge spielen. Wobei bisher noch nicht klar ist, ob die Zytokinkaskade aufgrund des infektiologischen Geschehens sozusagen sekundär in Erscheinung tritt, oder aber zuerst die Zytokinkaskade vor einer möglichen Infektion als Vorwarnung nachgewiesen werden kann.

Der Vortrag von U. B. Hoyme „Bakterielle STD in der Schwangerschaft" mußte aus klinikinternen Gründen ausfallen.

Im Anschluß daran zeigte Herr G. Neumann in seinem Vortrag „Zur Bedeutung von Scheideninhaltsstoffen für den bakteriellen Transfer in der Schwangerschaft", daß es eine Symbiose zwischen belebten und unbelebten Scheideninhaltsstoffen gibt, die aber z. T., insbesondere was die Lactobazillen anbelangt, noch wenig erforscht ist.

Die beiden nächsten Vorträge, nämlich von H. Halle in Berlin „Untersuchung zur Diagnostik bei Frühgeburtlichkeit" und von E. Harms in Grevenbroich „Fibronektin bei drohender Frühgeburt" beschäftigten sich sämtlich mit dem Einsatz von Fibronektin in der Diagnostik der Frühgeburtlichkeit und zeigten, daß Fibronektin insbesondere als Prognoseparameter bei Frühgeburten eine signifikante Rolle spielen kann. Fibronektin-positive Patientinnen können auch vom Management her prospektiv anders behandelt werden als Fibronektin-negative Patientinnen. Hier ist insbesondere auch die Überweisung in ein Pränatalzentrum viel diskutiert worden. Weitere Untersuchungen sind notwendig, um bei Fibronektin-negativen Patientinnen zu untersuchen, unter welchen Umständen, welchen klinischen und labortechnischen Parametern ein Wechsel in die Fibronektinpositivität zustande kommt.

P. Schmidt-Rhode aus Marburg sprach dann über den „Einsatz biochemischer Parameter zur Infektionsdiagnostik", insbesondere auch über den Wert von CRP-Untersuchungen, das als Acute-Phase-Protein ja ein diagnostischer

Marker für Infektionen im Stadium der klinischen Infektion eine große Rolle spielt.

S. Dieterle ging in seinem Vortrag über die „Chlamydiendiagnostik und Infektionsparameter bei Frühgeburtssymptomatik und unauffälliger Schwangerschaft" auf den bereits in der Arbeitsgemeinschaft häufig diskutierten Zusammenhang zwischen vorzeitiger Wehentätigkeit, Amnioninfektionssyndrom und die Bedeutung der Chlamydien als auslösender Faktor ein. Desweiteren wurde hier auch in einer Diskussion neuerlich gezeigt, daß ein Chlamydienscreening in der Schwangerschaft aus vielerlei Gründen von der Arbeitsgemeinschaft empfohlen wird.

Der Vortrag von E. Saling „Vermeidung von Spätaborten und Frühgeburten – weitere praktische und wissenschaftliche Fortschritte" wurde ja bereits als ein Hauptthema am Tag vorher in einem dreiviertelstündigen Referat abgehandelt. Hier wurde noch einmal deutlich als Resümee festgehalten, daß Herr Saling dankenswerterweise den richtigen Schritt in die richtige Richtung getan hat und von der Arbeitsgemeinschaft her zusammen mit der Österreichischen Kommission (Leitung: Professor Husslein) eine Studie beschlossen wurde, die auch an einem größeren Patientengut außerhalb Berlins die wissenschaftlichen Fragen im Detail präzisieren und die Daten von Herrn Saling unterstützen sollen.

Der Vortrag von I. Wachter über die „Antibiotikatherapie in der Schwangerschaft" zeigte insbesondere das Keimspektrum bei Patientinnen mit Frühgeburtsbestrebungen auf, und gab erste Hinweise darauf, daß eine Antibiotikatherapie bei Frühgeburtlichkeit in der Schwangerschaft zu einer zeitlichen Verlängerung der Tragzeit führen kann und damit für die Verringerung der kindlichen Morbidität und Mortalität von Vorteil ist.

P. Hengst aus Berlin hat in seinem Vortrag „Scheiden-pH in der Schwangerschaft – ein wichtiger Parameter zur Frühgeburtsprophylaxe" Ergebnisse einer prospektiven Studie mit einer großen Anzahl von Patientinnen vorgetragen und die pH-Messung unterstützend die These von E. Saling als eine ausgezeichnete Screening-Methode zur Frühgeburtenprophylaxe aufgeführt.

Zum Schluß wurden dann in einer Diskussion auch noch die von E. R. Weissenbacher diskutierten „Aktuellen Aspekte der Frühdiagnostik des Amnioninfektionssyndroms" von allen Seiten beleuchtet.

Zusammenfassend war die Sitzung insgesamt ausgezeichnet besucht und stieß bei den Zuhörern auf ein reges Interesse. Von Seiten der Arbeitsgemeinschaft möchte ich daher allen Vortragenden und Teilnehmern auch auf diesem Wege noch einmal für die ausgezeichneten Vorträge sowie die rege Diskussion und die Anregungen danken.

Zwillinge und höhergradige Mehrlinge

B. Arabin und P. Husslein

Einführung

Mehrlingsschwangerschaften stellen aus medizinischer, aber auch aus anthropologischer Sicht eine Herausforderung dar. Dies wurde bereits 1876 von Sir Francis Galton erkannt, der als erster vorschlug, Zwillinge zu untersuchen, um zwischen anlage- und umweltbedingten Eigenschaften zu unterscheiden. Bereits 1886 beschrieb Schatz als erster eine klinische mehrlingsspezifische Komplikation bei monochorialer Plazenta, das feto-fetale Transfusionssyndrom. Aus der Fülle der seitdem erschienenen Literatur und Betrachtungsweisen haben wir in der Funktion als Vorsitzende zu Beginn einige uns wesentliche Aspekte ausgewählt und mit konstruktiver Absicht dualistisch „an-, aber nicht ausdiskutiert".

Generelle Einschätzung von Mehrlingen

These: „*It is though to be a twin!*" The risks of disorder, disease and death are greater for all members of a plural set from the moment of conception to the end of their live span, and encompass physical, psychological and social *treats* (Farr, 1975).

Anti-These: „*It is great to be a twin!*" The stimulating pleasure of close company, contact and interaction are unique for all members of a plural set from the moment of conception to the end of their live span and encompass physical, psychological and social *chances. Don't forget: No pleasure without risk!* (eigene Version in Kontrast zu FARR).

Epidemiologie

These: „Die Inzidenz von Zwillingen und höhergradigen Mehrlingen variiert nach berechenbaren Parametern". Die Variation der Rate von Mehrlingen wurde bereits 1895 von Hellin berechnet. Dabei wurde die Drillingsrate aus der Zwillingsrate z ($d = z^2$) berechnet. Die Mehrlingsinzidenz ist in einigen asiatischen Ländern wie Hawaii, Japan und Taiwan extrem niedrig ($2-7/1000$) und in einigen afrikanischen Populationen wie Nigeria, den Seychellen und Zimbabwe (bis zu $20/2000$) relativ hoch. Die globale Mehrlingsrate wird durch die Prävalenz multichorialer Mehrlingsschwangerschaften bestimmt. Die Prävalenz monochorialer

Zwillinge wird konstant mit einer Rate von 3,5/100 Zwillingsgeburten angegeben. Veränderungen in der Inzidenz sind dadurch erklärbar, daß Mehrlingsraten mit dem Alter der Mutter bis zu 38 Jahren steigen und dann fallen. Durch Veränderungen des Alters Schwangerer lassen sich Veränderungen der Mehrlingsinzidenz erklären. So sank die Mehrlingsrate bei uns in der 1. Hälfte dieses Jahrhunderts mit dem mittleren Alter der Mütter bei Geburt (Fellman und Eriksson, 1990).

Antithese: „Iatrogene Maßnahmen stören die Berechenbarkeit". Soziodemographische Veränderungen scheinen nach Eriksson (1989) auch einen Einfluß auf Mehrlingsraten zu haben, dies schließt er u. a. aus der extremen, nicht allein durch das Alter erklärbaren Erniedrigung von Mehrlingsraten zwischen dem 18. und 19. Jahrhundert sowie in den Kriegs- und Nachkriegsjahren. Rate des Alters der Mutter bei Geburt und Zwillingsrate laufen nach Erhebungen von Orlebeke und Mitarb. (1991) in den Niederlanden nur bis zu den 80er Jahren parallel. Ab 1984 klaffen Geburtsalter der Mutter und Mehrlingsrate deutlich auseinander, da durch Infertilitätsbehandlungen vorwiegend die Rate multichorialer Mehrlingsgraviditäten sprunghaft stieg. Dieser Trend ist durch Aufklärung und Gesetzgebung im Hinblick auf die in-vitro Fertilisierung aktuell wieder rückläufig. Neue Analysen des bisher umfassendsten Mehrlingsregisters in Belgien haben ergeben, daß auch die Anzahl monozygoter Zwillinge nach Ovulationsinduktion ansteigt (Derom, 1987) und generell höher ist, als in der Literatur wiederholt angegeben (Derom, 1994).

Die Inzidenz von Mehrlingen bei Konzeption ist allerdings auch nicht identisch mit der Rate bei Geburt. Genaue Zahlen über die Verlustrate in der frühen Schwangerschaft können nur durch frühe Ultraschalluntersuchungen und eventuell auch HCG-Bestimmungen erhalten werden. Dudas (1989) fand, daß nur 2 von ursprünglich 27/855 (3,5 %) Schwangerschaften, die als Mehrlings-Schwangerschaften diagnostiziert wurden, auch als Mehrlinge entbunden wurden.

Begleitung von Schwangerschaft und Geburt

These: „Maßnahmen während Schwangerschaft und Geburt von Mehrlingen sind problemlos zu regeln!" In Deutschland erübrigen sich für behandelnde Gynäkologen individuelle Entscheidungen, selbständiges Denken und kritische Analysen der Literatur, da die Standard-Richtlinien der Perinatologischen Gesellschaft (Dudenhausen 1990), auch in bezug auf die Leitung der Mehrlingsgravidität und -geburt, die prospektiv klinischen weil auch die retrospektiv juristischen Maßnahmen leiten.

Antithese: „Wie kann das so einfach sein?" Als Außenstehender fragt man sich dabei allerdings, auf was diese Regeln basieren, wenn für die Prognose und Begleitung wesentliche Grundlagen, so die Einteilung von monochorialer versus multichorialer Mehrlingsgravidität, aber auch Fragen der pränatalen Diagnostik, der Prävention von Risiken und der Aufklärung aus uns unverständlichen Gründen verschwiegen werden. Dabei ist die Diagnose der Chorialität ultrasonographisch vor der 12. Woche denkbar einfach. Nach dieser Zeit scheint nach D'Alton und Dudley (1989) das Zählen der Eihäute der Dickenmessung überlegen zu sein. Auch der Geburtsmodus wird in den Richtlinien global abgehandelt, wie generell, ohne die Empfehlungen mit Zahlen zu belegen. Bei kritikloser Anwendung besteht so die Gefahr, daß individuelle Faktoren von Lage, fetalem und maternalem Zustand, die bei Mehrlingsgeburten schwerer zu kategorisieren sind, zugunsten schematischer Kriterien in den Hintergrund treten.

Prognose, Entwicklung und Individualität

These: „Bei der Entwicklung von Mehrlingen inklusive der Interpretation ihrer Individualität sind keine Besonderheiten zu erwarten!" Die katholische Kirche hat eindeutige Stellungnahmen abgegeben, wonach jeder Mensch ein einmaliges Individuum sei. Diesem Prinzip müßten sich dann auch Anschauungen von Ereignissen und Gegebenheiten der Natur und medizinisches Handeln unterordnen. So bestehen theoretisch auch keine Probleme bei der Interpretation der Individualität eineiiger Mehrlinge bis hin zum Cloning.

Antithese: „Wie kann das so einfach sein?" Als Außenstehender fragt man sich allerdings, wie eindeutig oder fließend die Individualität definiert werden kann, wenn Kinder aus derselben Ei- und Samenzelle entstanden sind, sowie in derselben Gebärmutter aufwachsen. Interessant sind hier die umfassenden Studien an separat aufgewachsenen monozygoten Mehrlingen der Arbeitsgruppe um Bouchard (1988, 1989, 1990). Trotz vollkommener Trennung von Geburt an wurden dabei Übereinstimmungen in Intelligenz, Persönlichkeitsmerkmalen und Gesundheitszustand gefunden. Trotzdem scheint bei einigen Merkmalen auch die Dauer der Trennung einen Einfluß zu besitzen. Ein noch komplexeres Thema dieser Studien ist, daß auch die Selektion von Erfahrungen genetisch determiniert zu sein scheint, d.h. daß die Umgebung je nach Kind nur im Genom „vorgeplante oder erlaubte" Möglichkeiten besitzt, Auswirkungen auf Persönlichkeitsstruktur, Verhalten und Gesundheit auszuüben.

Ein anderer Aspekt ist das subjektive eigene Individualitätsgefühl von Mehrlingen. Dies wurde im Alter von 10 Jahren von di- und noch mehr von monozygoten Zwillingen deutlich geringer als von gleichaltrigen Einlingen eingeschätzt (Oord u. Mitarb., 1994). Eltern und Umwelt können und sollten daher mehr Wert auf die Unterstützung von Eigenheiten der Kinder (etwa durch Wahl verschiedener Schulen, Kleidung, Hobbies) als auf deren „sensationelle obligate Ähnlichkeit" legen.

Bericht

Es erstaunt nicht weiter, daß in den Kurzvorträgen fast nur zu Fragen von Schwangerschaft und Geburt, also zu pragmatischen Fragen des klinischen Alltags, Stellung bezogen wurde. Im einzelnen waren die Kurzvorträge kategorisch ausgewählten Themenkreisen zuzuordnen, die nicht notgedrungen mit den Schwerpunkten der Vorsitzenden übereinstimmen müssen.

Dopplersonographische Überwachung

Zwei der Vorträge widmeten sich vorwiegend der *dopplersonographischen Überwachung* der Mehrlingsschwangerschaft. Faber u. Mitarb. berichteten aus Leipzig über 100 unselektierte Mehrlingsschwangerschaften, bei denen uteroplazentare und fetale Dopplermessungen vorgenommen wurden. Dabei wurde allerdings nicht eindeutig zwischen den komplexen Risiken wie Frühgeburtlichtkeit, Gewichtsdiskrepanz und Zeichen intrateriner Hypoxie unterschieden. Auch die gold standards der Methode waren nicht scharf genug definiert und das Intervall zwischen Untersuchungsergebnis und outcome nicht festgelegt. Die Schlußfolgerung, daß Doppleruntersuchungen als Screeningmethode ungeeignet seien, ist bereits von Einlings-Schwangerschaften bekannt. Auch wissen wir von Untersuchungen von Rizzo u. Mitarb. (1993), daß uteroplazentare Doppleruntersuchungen bei Mehrlingsschwangerschaften keine eindeutige prognostische Aussagekraft besitzen. Es überrascht daher auch nicht, daß die Frühgeburtlichkeit durch Doppleruntersuchungen nicht vorhersagbar ist. Interessant wäre eine tiefergehende Analyse der Dopplerbefunde von Mehrlingen mit Gewichtsdiskrepanz gewesen.

Unter anderem Vorzeichen wurde diese Frage von Dr. Butterwege aus Osnabrück angegangen, der das hergebrachte in den Standardrichtlinien erwähnte Kriterium einer Gewichtsdiskrepanz > 500 g durch die sinnvollere Definition des prozentualen Gewichtsunterschieds ersetzte. Wie aus umfassenden populationsbezogenen Daten aus Skandinavien deutlich wurde, besitzt das Kriterium der Gewichtsdifferenz überhaupt nur bei gleicher Geschlechtskonstellation eine prognostisch ungünstige Bedeutung (Rydhström, 1994). Butterwege kommt zu dem Schluß, daß nur die weitere Differenzierung durch dopplersonographische Untersuchungen und nicht die Gesichtsdiskrepanz Aufschluß über das weitere Vorgehen, eventuell auch über eine mögliche Indikation zur vorzeitigen Entbindung sein können.

Fetofetales Transfusionssyndrom

Zwei Vorträge waren dem *fetofetalen Transfusionssyndrom (FFTS)* zugeordnet. Dieses Krankheitsbild entsteht nur bei monochorialem Plazentabefund, hier ist die Inzidenz etwa 30 %, Mortalität und Morbidität der Kinder durch cerebrale Insulte und Frühgeburtlichkeit sind hoch (Bebbington u. Wittmann, 1989; Gonsoulin u. Mitarb., 1990).

Im deutschsprachigen Raum verfügt das Team aus der Abteilung für Pränatale Diagnostik und Therapie in Bonn unter der Leitung von Prof. Hansmann wohl inzwischen über den größten Erfahrungsschatz. Dabei ist es das Verdienst dieser Gruppe, vornehmlich von Prof. Gembruch, der inzwischen in Lübeck eine Abteilung aufbaut, erstmalig systematisch echocardiographische Untersuchungen bei FFTS durchgeführt zu haben (Gembruch u. Mitarb., 1991, 1994). Dr. Plath berichtete hier über den retrospektiv betrachteten Verlauf von über 30 Schwangerschaften mit FFTS. Er unterschied zunächst den Zeitpunkt des Auftretens. Bei frühem Beginn verstarben 50% der Kinder bis zur 24. SSW, also einem Zeitpunkt, wo jede vorzeitige Entbindung auch sinnlos gewesen wäre. Durch Komplikationen nach

einem Entbindungszeitpunkt von 28 Wochen, stieg die Letalität in dieser Unter-
gruppe auf 72% aller Kinder an. Trat das FFTS nach 24 Wochen auf, so wurde
ebenso versucht, die Entbindung bis nach 28 Wochen herauszuzögern, dabei verstarb kein Kind intrauterin, die postnatale Letalität betrug 39%. Wie bereits aus
Publikationen von Gembruch bekannt, wurde auch in dieser Analyse die Bedeutung
der echocardiographisch diagnostizierten AV-Klappeninsuffizienz des Acceptors
sowie das Anhydramnion des Donors („stuck twin") als relevantes prognostisches
Kriterium hervorgehoben. Bei Fehlen dieser prognostisch ungünstigen Kriterien
erscheint derzeit ein „konservatives Vorgehen", d.h. engmaschiges echocardio-
graphisches Monitoring, ggf. Tokolyse vorzugsweise mit Prostaglandinantagoni-
sten (Indomethacin) und Amnionpunktionen des Acceptors gerechtfertigt
(Mamopoulos, 1990; Saunders u. Mitarb., 1992).

Wie ist es aber bei frühem Auftritt von Symptomen? Von den Vorsitzenden wurde auf die Anwendung von Digoxin und der Lasertechnik, die beide erstmals von
de Lia u. Mitarb. (1985 und 1990) publiziert wurden, sowie die neuen Zahlen aus
dem Harris Birthright Center in London hingewiesen. Dabei konnte in dieser
extremen Risikogruppe durch Anwendung der Lasertherapie mit Hilfe einer feto-
skopischen Durchtrennung von sichtbaren Anastomosen die Überlebensrate von
32% auf 50% angehoben werden (Ville u. Mitarb., 1992,; Hecher, 1994). In
diesem Zusammenhang muß gesagt werden, daß es fraglich erscheint, ob diese
Risikoschwangerschaften selbst in einem üblichen Perinatalzentrum behandelt
werden können. Sinnvoll erscheint, sie dort zu konzentrieren, wo echocardiographische Diagnostik und in der Zukunft ggf. auch invasive Therapie betrieben
werden können. Nur so können wir bei diesen seltenen, doch schwerwiegenden
Komplikationen mit internationalen wissenschaftlichen Analysen und neuen therapeutischen Entwicklungen Schritt halten.

Außerdem wurde von den Vorsitzenden nochmals auf die Bedeutung der frühen
sonographischen Choriondiagnostik hingewiesen. Hierdurch kann das Risiko, ein
FFTS zu entwickeln, vorausgesagt und die Untersuchungsintervalle enger gesteckt
werden. Dabei wurde mit Herrn Plath die Frage der Aufklärung kontrovers diskutiert. Die Vorsitzenden waren sich im Sinne des im angloamerikanischen
Sprachraum als „informed consent" (McCullough u. Chervenak, 1994) bezeichneten Begriff darüber einig, daß es sinnvoll sei, früh über Risiken zu informieren
und die dabei nicht zu vermeidenden Ängste eher durch eine intensivere Überwachung denn Totschweigen zu vermindern. So können Eltern zumindest in ihrer
Aufmerksamkeit gegenüber Risikosymptomen bestärkt und auf eventuelle akute
Enttäuschungen vorbereitet werden.

Frau Dr. Germer berichtete aus der neu gegründeten Lübecker Gruppe über 5
weitere Fälle von früherem FFTS. Die Verläufe waren sehr sorgfältig dokumentiert, alle modernen Untersuchungsergebnisse wurden anschaulich erläutert und
zeigten wieder auf die individuell schwer vorhersehbaren Komplikationen hin.
Diesem Beitrag verdankten wir hierdurch erneut exemplarisch eine Einsicht in die
Komplexität des durch gängige Überwachung nicht zu bestimmbaren Ausmaßes
der Transfusionsmenge durch transchoriale aber noch mehr durch tiefe arterio-
venöse Anastomosen. Frau Germer verdeutlichte wiederum, daß trotz moderner
Methoden noch stets eine große Unsicherheit im Hinblick auf die kindliche Prognose besteht. Im Anschluß an diesem Vortrag äußerten die Vorsitzenden nochmals

den Wunsch, bei bestehender Chance auf ein ähnlich gutes Management, doch weiterhin überregional gemeinsame Analysen und Qualitätskontrollen durchzuführen. Nur so kann langfristig die Qualität der Sorge für diese doch schwer bedrohten Kinder angehoben werden.

Begleitung von Schwangerschaft und Geburt bei ausgewählten Problemen

Zum *Entbindungsmodus* von Zwillingen inklusive des *Vorgehens bei intrauterinem Fruchttod* eines Mehrlings nahmen zwei weitere Arbeiten Stellung: Frau Wylegala u. Mitarb. aus Hildesheim bzw. Euskirchen berichteten über 104 Fälle, bei denen der 1. Zwilling, wohl der 2. Zwilling nicht in Schädellage, d. h. in 59 Fällen in Beckenendlage und in 45 Fällen in Quer- oder Schräglage, gesehen wurde.

Bei allen diesen Konstellationen wird in den Standardrichtlinien die primäre Sektio beider Kinder, ggf. auch die Sektio beim zweiten Zwilling diskutiert. Hier wurde eine Gruppe mit primärer Sektio einer Gruppe mit vaginalem Entbindungsmodus gegenübergestellt. Anhand der in dieser Arbeit analysierten Komplikationen kann die primäre Sektio bei dieser Lagekombination nicht empfohlen werden. Problematisch an dieser Studie war, daß die Indikationen zur primären Sektio der sogenannte Kontrollgruppe, die ja nicht durch prospektive Randomisierung definiert wurde, auch retrospektiv nicht eindeutig analysiert wurden.

Frau Krayenbühl u. Mitarb. aus Zürich berichteten über eine retrospektive Analyse von 15/478 Zwillingsschwangerschaften mit intrauterinem Fruchttod in den Jahren 1984–1993. Außer dem bereits erwähnten FFTS bei monochorialem Plazentabefund wurde als mögliche Ursache in 45% eine Insertio velamentosa angesehen. Dies deckt sich mit der neueren Literatur, die diese Komplikation häufiger bei Mehrlingen und auch bei FFTS beschreibt (Fries u. Mitarb. 1993). Von den Vorsitzenden wurde darauf hingewiesen, daß mit Hilfe von farbcodierten echographischen Untersuchungen versucht werden kann, die Insertio velamentosa zu erkennen und bei weiteren Risikosymptomen (z. B. CTG) eine operative Entbindung anzustreben.

Ein spezieller Fallbericht einer Zwillingsschwangerschaft mit *einer nicht lebensfähigen Fehlbildung bei Mehrlingsgravidität* (Trisomie 13) eines Mehrlings wurde von Prof. Hansmann unterstützt. Viel schwieriger sei nach seinen Worten die pränatale Diagnose eines Mehrlings mit überlebensfähiger aber von den Eltern nicht akzeptierter Fehlbildung (z. B. Trisomie 21). Hier sind im einzelnen die Konsequenzen eines fehlgebildeten Kindes mit den möglichen Komplikationen für den weiteren Mehrling abzuwägen.

Interessant ist in diesem Zusammenhang auch das Vorkommen von genetischen Aberrationen bei monozygoten Zwillingen, die selbst diskordant für die Ausprägung von Fehlbildungen sein können (Mulder u. Mitarb., 1989). Die Inzidenz monozygoter Zwillinge mit diskordanten Fehlbildungen (bis zu 80%, Derom, persönl. Mitteilung) läßt auf frühe genetische Veränderungen nach Teilung der Zygote und zirkulatorischer Komplikationen durch Anastomosen schließen. Der Vortrag von Frau Gehrckens aus Hamburg war eine *Gegenüberstellung von spontan entstandenen gegenüber „induzierten" Mehrlingsschwangerschaften* in bezug auf Verlauf und outcome.. Dabei war die Mehrlingsinzidenz in den Jahren von 1984–1993 von 1,8 auf 4,3% angestiegen. Bei vorangegangener Sterilitätsbehandlung war die Sektiorate deutlich gegenüber der spontanen Mehrlingsgruppe erhöht. Eine Analyse der Komplikationen war nicht deutlich genug, um dabei die Indikation – wirkliches Risiko oder erhöhtes Angstpotential bei Eltern und Ärzten – aufzuschlüsseln. In diesem Zusammenhang muß auch die erhöhte Rate von Cerclagen im induzierten Mehrlingskolletiv gesehen werden. Nach Meinung der Vorsitzenden muß auf die erhöhte Komplikationsrate aufgrund der Cerclage (erhöhte Prostaglandinfreisetzung, Infektionen) hingewiesen werden, die paradoxerweise das outcome noch verschlechtern können. Der Verlauf der 67 Drillingsschwangerschaften war durch eine hohe Frühgeburtenrate (28% Geburten < 30 Wochen) gekennzeichnet. Die 100%ige Sektiorate in diesem Kollektiv kennzeichnet nicht nur die Komplikationsrate, sondern auch eventuell das vorsichtige, um nicht zu sagen defensive Denken des Behandlungsteams. Genauere Analysen der Extremfälle im guten wie im schlechten Sinne hätten wertvolle Einsichten deutlicher ans Licht bringen können.

Ein wirklich neues Themengebiet schnitt Frau Meyer aus der Arbeitsgruppe um Prof. Riegel an: Aus der Bayrischen Entwicklungsstudie II wurden erste Ergebnisse der *Nachuntersuchungen von frühgeborenen Mehrlingen (vor 32 Wochen)* vorgestellt. Das Alter bei der Nachuntersuchung war 6 Jahre, es wurden kognitive und sprachliche Tests durchgeführt sowie Selbsteinschätzung der Kinder, Ängste und Temperament durch die Eltern beurteilt. Dabei ergaben sich keine deutlichen Unterschiede bei kognitiven Fähigkeiten, trendmäßig schnitten Mehrlinge im Vergleich zu Einlingen „besser" ab. Auch bei anderen Untersuchungsparametern war es so, daß Mehrlinge im Vergleich zu gleich jungen Einlingen bessere Ergebnisse aufzuweisen scheinen. Diese Ergebnisse decken sich mit derzeit noch vorläufigen neuen Ergebnissen aus Frankreich und den Niederlanden, bei denen die neuromotorische Entwicklung von Mehrlingen mit gleichgewichtigen und gleichalten Einlingen in den ersten Lebensjahren beurteilt wurden (Amiel Tison u. Mitarb., 1994; de Man u. Mitarb., 1994).

Als Ursache dieser langfristig positiven Entwicklung können theoretisch mehrere Faktoren denkbar sein: Zum einen geht die Frühgeburtlichkeit bei Mehrlingen seltener als bei Einlingen, mit außergewöhnlichen Komplikationen einher. Die vorzeitigen Wehen sind vermutlich häufiger durch alleinigen Spannungseffekt und bei Einlingen in der Relation auch durch zusätzlich den Feten kompromittierenden Faktoren wie Infektionen oder Hypoxie bedingt. Es könnte aber auch denkbar sein, daß die gemeinsame Periode in utero mit gegenseitigem Kontakt einen positiven Einfluß auf die neuromotorische Entwicklung ausübt. Dieser intensive Kontakt der Kinder wird in unterschiedlicher Weise postpartual fortgesetzt. Sorgfältige Analysen stehen hier jedoch noch aus, sind jedoch lohnendes Untersuchungsobjekt.

Schlußbetrachtung

Im Vordergrund dieser Sitzung standen wie stets klassische geburtshilfliche Themen wie die Gegenüberstellung unterschiedlicher Verläufe bei Infertilitätsbehandlung oder spontanem Mehrling, fetale Überwachung als Screening, bei ersten Risikosymptomen und der schwersten mehrlingsspezifischen Komplikation, dem FFTS. Außerdem wurden der Geburtsmodus bei Lageanomalie des 2. Zwillings und das Vorgehen bei einer nicht lebensfähigen Fehlbildung diskutiert. Beleuchtet man die Vorträge unter dem Aspekt *„tough or great"?,* so standen beinahe alle Vorträge unter vorrangig pessimistischem Vorzeichen.

Von überdurchschnittlicher Bedeutung waren die Beiträge aus Bonn und Lübeck im Hinblick auf die Integration der farbcodierten Echocardiographie in die Überwachung des FFTS. Hier erwarten wir in der Zukunft auch im internationalen Vergleich zitatwürdige Publikationen über Diagnosetechnik, Prognose und mögliche Therapieansätze.

Entscheidend neue Ansatzpunkte boten auch die Nachuntersuchungsergebnisse der Bayrischen Entwicklungsstudie. Diese Untersuchungsergebnisse sind – obwohl hier nur ansatzweise erläutert und nicht ursprünglich wesentliches Untersuchungsziel – auch im internationalen Vergleich neu. Hier wären ebenso ausgedehntere Publikationen erstrebenswert. Außerdem könnte der Beitrag von Frau Meyer langfristig auch die These stützen: *„It is great to be a twin!"*

Wir wissen, daß das Mehrlingsphänomen nicht auf einer Kongreßsitzung erschöpfend behandelt werden kann. Doch möchten wir darauf hinweisen, was wir generell in der deutschsprachigen Mehrlingsforschung vermissen: Hierzu zählen populationsbezogene epidemiologische Studien wie in den Beneluxländern und Skandinavien, konstruktive Ansätze zur Prävention der Risiken wie der Frühgeburtlichkeit, Beiträge zur frühen Choriondiagnostik, deren prospektiver Bedeutung, zu Methoden der pränatalen Diagnostik sowie zur systematischen Zygotie- und Plazentadiagnostik (Benirschke, 1973; Vlietnick, 1986). Auch Diskussionen zum Geburtsmodus bei Lagekomplikation, höhergradigen Mehrlingen und die im angloamerikanischen Sprachraum häufig diskutierte Sektio beim 2. Zwilling sollten unter die Lupe genommen werden. Allerdings sind kontrollierte Studien hier problematisch, da individuelle Situation von Mutter und Kind, Bedingungen in der Klinik sowie Erfahrung des Geburtshelfers schwer zu kategorisieren sind. Auf die besondere soziale Situation und Mehrbelastung der Familien mit Mehrlingen wurde leider auch hier nicht aufmerksam gemacht. Konstruktive Ansätze und Analysen bei der Erziehung der Mehrlinge sind für die Eltern von praktischem Belang, können aber auch weitere Aufschlüsse über das Entstehen psychischer Konstellationen, von Verhaltensmustern und Krankheiten geben (Bryan, 1993). Auch Untersuchungen des Übergangs von prä- und postnatalem Verhalten bei Mehrlingen und des Einflusses auf die weitere Entwicklung sind von Interesse. So bleibt auch für die folgenden Jahre viel zu tun, vorwiegend, um Irrtümer zu beseitigen, auch um spannende Fragen zu diskutieren, eventuell, um Wahrheiten zu finden und last not least auch um Kongreßprogramme und -publikationen sinnvoll auszufüllen.

Literatur

D'Alton ME, Dudley DK (1989) The ultrasonographic prediction of chorionicity in twin gestation. Am J Obstet Gynecol, 160:557–561

Amiel Thiesen C, Maillard F, Lebrun F, Faucher P, Vitry F, Hottinger O, Papiernik E (1994) Acceleration of neurologic and physical maturity in multiple pregnancies. Syllabus European Congress of Perinatology Juni 1994, Helsinki

Bebbington MW, Wittman BK (1989) Fetal transfusion syndrome: Antenatal factors predicting outcome. Am J Ob stet Gynecol, 160:913–915

Benirschke K, Chung FK (1973) Multiple pregnancy. New Engl Med J, 288:1276–1284

Bouchard TJ Jr, Lykken DT, McGue M, Segal NL, Tellegan A (1990) Sources of human psychological difference: The Minnesota study of twins rared apart. Science, 250:223–228

Bouchard TJ Jr, Segal NL, Lykken DT (1990) Genetic and environmental influences on special mental abilities in a sample of twins reared apart. Twin research 39:193–206

Bryan E (1992) Twins and higher multiple births. Edward Arnold, Hodder and Stoughton Limited, Dunton Green

Derom C, Derom R, Vlietnick R, van den Berghe H, Thiery M (1987) Increased monozygotic twinning rate after ovulation induction. Lancet i, 1236–1238

Derom R, Derom C, Vlietnick R (1994) The effects of artificial fertility enhancing techniques on twin maternity rates. In: Course book „Genetic epidemiology of twins and twinning. An international symposium Amsterdam 22.–23.4.1994, PAOG Amsterdam

Dudenhausen JW (1990) Betreuung der Mehrlings-Schwangerschaft und Leitung der Mehrlingsgeburt. Perinatalmedizin, 2:1–3

Eriksson AW, Bressers WMA, Kostense PJ, Pitkanen KJ, Mielke JH, Jorde LB, Tas RFJ, Fellman JO (1988) Twinning rate in Scandinavia, Germany and the Netherlands during years of privation. Acta Genet Med Genellol, 37:277–297

Farr V (1975) Prognosis for the babies, early and late. In: Mac Gillary I, Nylander PPS, Corney G (ed) Human Multiple Reproduction. Saunders, Philadelphia, pp 188–211

Fellman J, Eriksson AW (1990) A mathematical model for recurrent twinning. Acta Genet Med Germellol, 39:307–316

Fries MH, Goldstein RB, Kilpatrick SJ, Golbus MS, Callen PW, Filly RA (1993) The role of velamentous cord insertion in the Etiology of Twin-Twin Transfusion Syndrome. Obstet Gynecol, 81:569–574

Galton F (1976) The history of twins as a criterion of the relative powers of nature and nurture. J Anthropol Inst Gr Br Irl, 57:391–406

Gembruch U, Knöpfle G, Chatterjee M, Bals R, Redel DA, Födisch HJ, Hansmann M (1993) Prenatal diagnosis of atrioventricular canal malformations with up-date echocardiographic technology. Am Heart J 1993, 125:1290–1301

Gembruch U, Bald R, Fahnenstich H, Arabin B, Hansmann M (1994) Echocardiographic findings in chronic TTTS. In: Course book „Genetic epidemiology of twins and twinning. An international symposium Amsterdam 22.–23.4.1994, PAOG Amsterdam

Gembruch U, Arabin B (1994) Twin to twin transfusion syndrome. In: Van Geijn HP, Copray FJA (ed) A critical appraisal of fetal surveillance. Elsevier, Excerpt Medic, Amsterdam, pp 169–180

Gonsoulin W, Moise KJ Jr, Kirshon B, Cotton DB, Wheeler JM, Carpenter RJ Jr (1990) Outcome of twin-twin transfusion diagnosed before 28 weeks of gestation. Obstet Gynecol, 75:214–216

Hanson B, Tuna N, Bouchard TJ Jr, Heston L, Eckert E, Lykken DT, Segal NL, Rich S (1989) Genetic factors in the electrocardiogram and heart rate: A study of twins reared apart and together. J of Cardiology, 63:606–609

Hecher K (1994) Beitrag: International Symposium and Workshop Doppler Ultrasound in the fetal examination – from basics to state of the art. Lech/Zug 10.3.–3.4.1994

Hellin D (1895) Die Ursache der Multiparität der uniparen Tiere überhaupt und der Zwillingsschwangerschaft beim Menschen insbesondere. Seitz und Schauer, München

Itzkowitz D (1978) A survey of 59 triplet pregnancies. Br J Obstet Gynaecol 86:22–28

Keith LG, Loucopoulos A, Jewelewicz (1982) Management of multifetal pregnancies. Sixteen years experience at the Sloane Hospital for Women. Am J Obstet Gynecol, 143:902–905

Keith LG, Ameli S, Depp OR, Hobart J, Keith DM (1988) The Northwestern University Triplet Study II. Fourteen triplet pregnancies delivered between 1981 and 1986. Acta Genet Med Gemellol, 37:65–75

De Lia JE, Emery MG, Sheafor SA, Jennison TA (1985) Twin Transfusion syndrome: Successful in utero treatment with digoxin. Int J Gynaecol Obstet, 23:197–201

De Lia JE, Cruishank DP, Keye WR (1990) Fetoscopic Neodymium: Yag Laser occlusion of placental vessels in severe twin-twin transfusion syndrome. Obstet Gynecol, 75:1046–1053

Lykken DT, Mc Gue M, Bouchard TJ Jr, Tellegen A (1990) Does contact lead to similarity or similarity to contact? Behavior Genetics 20:547–561

Mamopoulos M (1990) Maternal indomethacin therapy in the treatment of polyhydramnios. Am J Obstet Gynecol 162:1225–1230

De Man K, Samson JF, Lafeber HN (1994) Morbidity and mortality of neonatal intensive care unit admitted preterm infants born from multiple pregnancies, influence of in vitro fertilisation techniques. In: Course book „Genetic epidemiology of twins and twinning. An international symposium Amsterdam 22.–23.4.1994, PAOG Amsterdam

Mc Cullough LB, Chervenak FA (1994) Ethics in Obstetrics and Gynecology. Oxford University Press, New York

Mulder AFP, van Eyck J, Groenendaal F, Wladimiroff JW (1989) Trisomy 18 in monozygotic twins. Hum Genet 83:300–301

Van den Oord EJCG, Verhulst FC, Boosma DI (1994) A review of behavior genetic studies of problem behavior in children and adolescents. In: Course book „Genetic epidemiology of twins and twinning. An international symposium Amsterdam 22.–23.4.1994, PAOG Amsterdam

Orlebeke JF, Boosma DI, Van Baal GCM. Unpublizierte Daten

Rhydhsröm H (1994) Discordant birthweight and late fetal death in like-sexed and unlike-sexe twin pairs: a population based study. Br J Obstet Gynaecol, 101:765–770

Rizzo G, Arduini D, Romanini C (1993) Uterine Artery Doppler Velocity Waveforms in Twin Pregnancies. Obstet Gynecol 82:978–983

Saunders NJ, Snijders JM, Nicolaides KH (1992) Therapeutic amniocentesis in twin-twin transfusion syndrome appearing in the second trimester of pregnancy. Am J Obstet Gynecol 166:820–824

Schatz F (1982) Eine besondere Art von einseitiger Polyhydramnie mit anderseitiger Oligohydramnie bei eineiigen Zwillingen. Arch Gynaekol 19:329–369

Ville Y, Hecher K, Ogg D, Warren R, Nicolaides K (1992) Successful outcome after Nd: YAG lase separation of chorioangiopagus-twins under sonoendoscopic control. Ultrasound Obstet Gynecol 2:429–431

Vlietnick RF (1986) Determination of the zygosity of twins. Thesis, Leuven

Parameter zur Risikoabschätzung und Risikoprophylaxe der Schwangerschaft

A. Jensen, A Huch und H.-J. Seewald

Bericht

Die *Vortragsreihe* wurde mit einem Beitrag über die klinische Bedeutung des enddiastolischen Null- und Negativflusses in der fetalen A. umbilicalis für das geburtshilfliche Management, vorgetragen von Nitsch u. Mitarbeitern (Universitäts-Frauenklinik Ulm), eröffnet. In einer retrospektiven Untersuchung von 102 Feten der Jahre 1986 bis 1993 mit diastolischem Null- bzw. Negativfluß sollte der Frage nachgegangen werden, ob eine sofortige Entbindung gegenüber einem exspektativen Verhalten bei Auftreten dieser Befunde vorteilig ist. Die vorgestellten Ergebnisse wurden von den Autoren dahingehend interpretiert, daß bei sehr geringem Gestationsalter und bei nachgewiesenem Nullfluß in der A. umbilicalis von einer exspektativen Geburtsleitung eine günstigere Prognose erwartet werden könne. Diese Auffassung blieb nicht unwidersprochen, wobei besonders methodische Gesichtspunkte der Arbeit kritisch diskutiert wurden.

Aus der Frauenklinik der Universität Homburg/Saar (Ertan und Mitarbeiter) wurde eine Untersuchung vorgestellt, in der hochpathologische Dopplerflußprofile zur neuromotorischen Entwicklung der betroffenen Kinder in Beziehung gesetzt wurden. Die Entwicklung wurde mit der „Münchner funktionellen Entwicklungsdiagnostik" bestimmt, wobei sich zeigte, daß von 30 untersuchen Kindern 27% im Alter zwischen 9 und 36 Monaten schwere neuromotorische Entwicklungsstörungen bezüglich des Laufalters, der Wahrnehmungsverarbeitung und der Sprache aufwiesen.

Aus der Universitätsfrauen- und Kinderklinik Leipzig (Frau Tilik und Mitarbeiter) wurde über die Beziehung zwischen pathologischen Dopplerflußprofilen bei Mutter und Kind zu gastrointestinalen Passagestörungen bis hin zur Ileussymptomatik berichtet. Diesbezüglich sind besonders stark im Wachstum retardierte Feten gefährdet. Es besteht unter anderem ein enger Zusammenhang zwischen dem Ausmaß pathologischer Dopplerflußprofile vor der Geburt und dem Zeitpunkt, zu dem orale Nahrungsaufnahme durch die Kinder toleriert wird. Diese Untersuchung fand aufgrund ihrer methodischen Klarheit und der klinischen Bedeutung der Ergebnisse allseits Anklang.

Im weiteren Verlauf der Vortragsreihe wurden aus der Universitäts-Frauenklinik Gießen vier experimentelle Untersuchungen an chronisch präparierten Schaffeten vorgestellt. Lang und Mitarbeiter beschäftigte sich mit der Frage der Serotoninwirkungen bei Mutter und Fet, da lokal oder systemisch erhöhte Serotoninspiegel derzeit als eine Ursache der schwangerschaftsinduzierten Hypertonie diskutiert

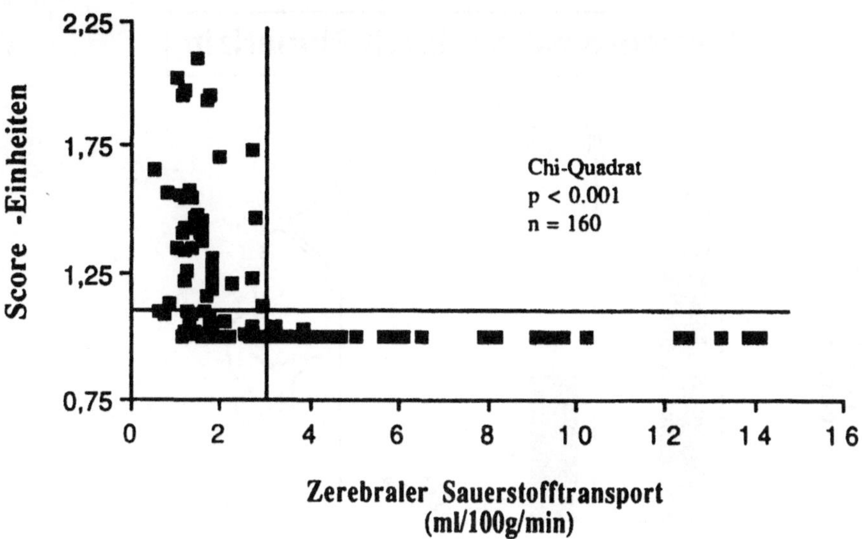

Abb. 1. Neuronale Nekrosen

werden. Die methodisch aufwendige Untersuchung konnte zeigen, daß bei Serotoningaben an das Muttertier in ansteigenden Dosen nicht nur die uterine Durchblutung, sondern auch die umbilikale Durchblutung abfällt. Dieser überraschende Befund wirft ein neues Licht auf die Pathogenese der fetalen Wachstumsretardierung bei schwangerschaftsinduzierter Hypertonie.

Ein gänzlich neues Konzept der pharmakologischen Neuroprotektion bei Sauerstoffmangel des Feten stellte in drei aufeinanderfolgenden Beiträgen die Arbeitsgruppe um Jensen aus der Universitäts-Frauenklinik Gießen vor. Der erste Vortrag (Jensen) dieser Reihe zeigte anhand eines neu entwickelten zerebralen Ischämiemodells an chronisch präparierten Schaffeten erstmals den direkten Zusammenhang zwischen dem zerebralen Sauerstofftransport und der Nekroserate von Neuronen. Die vor, während und nach einer 30minütigen Ischämie gemessenen Werte des Sauerstofftransports zum Gehirn wurden mit den neuroanatomischen Ergebnissen der in Serienschnitten aufgearbeiteten Hirnteile in Beziehung gesetzt (Abb. 1). Wie aus Abbildung 1 ersichtlich, ist es in dieser Untersuchung gelungen, den exakten Schwellenwert des Sauerstofftransports zum Gehirn zu definieren, unterhalb dessen es in einem Teil der Gehirnteile zu neuronalen Nekrosen kommt. Dieser Schwellenwert liegt bei 3 ml O_2/100 g Gehirn und Minute, was zeigt, daß die fetalen Neurone relativ resistent gegen Sauerstoffmangel sind. Nachdem diese Nekroseschwelle bekannt ist, kann nunmehr die neuroprotektive Wirkung verschiedener Pharmaka, z.B. die von *Flunarizin*, einem Calciumantagonisten, geprüft werden, um die zerebrale Morbidität zukünftig senken zu können.

Der sich auf die Prüfung der Neuroprotektion von *Flunarizin* beziehende Teil der Versuchsserie wurde von Berger (Universitäts-Frauenklinik Gießen) vorgestellt (Abb. 2). Wie Abbildung 2 klar erkennen läßt, war es möglich, unter Verwendung des gleichen zerebralen Ischämiemodells, nach Vorbehandlung der Schaffeten mit

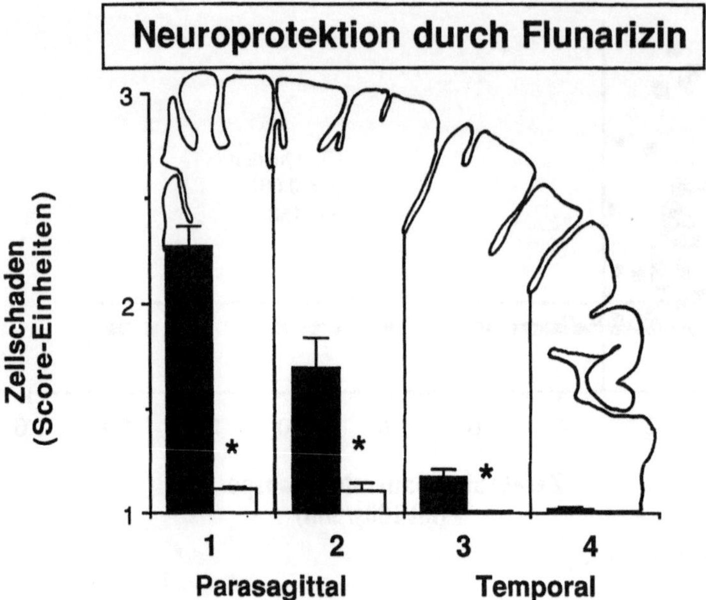

Abb. 2. Neuroprotektion durch Flunarizin

Flunarizin, die Zahl der zerebralen Neuronekrosen um fast 90% zu senken. Diese Ergebnisse legen den Schluß nahe, daß mit dieser Substanz möglicherweise auch klinisch einem ischämisch-bedingten neuronalen Zellschaden der betroffenen Kinder vorgebeugt werden kann. Ein möglicher Einsatz von *Flunarizin* setzt allerdings voraus, daß diese Substanz auch für die Kreislaufzentralisation im Sauerstoffmangel des Feten unbedenklich sein muß, da sonst eine Störung der überlebenswichtigen Mechanismen bei Umstellung des Kreislaufs und Metabolismus des Kindes im Sauerstoffmangel vorstellbar wäre.

Mit der Prüfung von *Flunarizin* bezüglich seiner Pharmakokinetik und Kreislaufverträglichkeit im Sauerstoffmangel beschäftigte sich der dritte und letzte Beitrag aus dieser Vortragsreihe, der von Garnier aus der Universitäts-Frauenklinik Gießen präsentiert wurde. An insgesamt 17 chronisch präparierten reifen Schaffeten wurde zunächst die Pharmakokinetik von *Flunarizin* im Fetalorganismus untersucht. Die Substanz wurde bei Gabe von 1 mg/kg Körpergewicht in ausreichend hohen neuroprotektiven Dosen in allen Gehirnteilen gespeichert. Aufgrund der Lipophilie der Substanz beträgt das Verhältnis der Konzentration Gehirn/Plasma 20:1, was eine langsame Aufsättigung erlaubt. In der 2. Versuchsserie wurde nach Vorbehandlung der Feten mit *Flunarizin* die uterine Durchblutung für 2 Minuten unterbrochen und die Umverteilung der fetalen Organdurchblutung während und nach der Asphyxie mit einer Kontrollgruppe nicht-behandelter Schaffeten verglichen. Es konnte gezeigt werden, daß *Flunarizin* keine nachteiligen Effekte auf die Kreislaufumverteilung des reifen Schaffeten hat. Dies legt die Schlußfolgerung nahe, daß die neuroprotektive Wirksamkeit dieser Substanz auch beim menschlichen Feten systematisch untersucht werden könnte.

Für den Fall, daß die Ergebnisse am Menschen ähnlich vorteilhaft ausfielen wie im Tiermodell, wäre eine neue Ära der pharmakologischen Prävention fetaler Hirnschäden vorstellbar.

Im Anschluß an die Vortragsreihe wurde die *Posterpräsentation* zum Thema „Parameter zur Risikoabschätzung und Prophylaxe der Schwangerschaft" für das Auditorium zusammengefaßt (Jensen).

Auch bei der Posterpräsentation standen mit 6 von 10 Beiträgen die Untersuchungen zur Dopplersonographie im Vordergrund. Die Arbeitsgruppe aus der Universitäts-Frauenklinik Homburg/Saar (Gräfe und Mitarbeiter) konnte zeigen, daß die sonographische Untersuchung der fetalen Bewegungsmuster ein wichtiger Prognosefaktor bezüglich der Entstehung einer Hüftdysplasie sind.

In aufwendigen tierexperimentellen Untersuchungen zur Gestoseproblematik, konnte Casper aus der Universitäts-Frauenklinik Mainz an Ratten zeigen, daß Thromboxan B 2 möglicherweise nicht ausreichend spezifisch für das Gefäßsystem ist, da es auch in der Niere gebildet wird. Somit ergibt sich die Notwendigkeit, bei Verwendung dieses Tiermodells des experimentellen Hochdrucks durch infrarenale Stenose, unter anderem auch 2,3 Dinormetabolite zu messen, um die Pathogenese des schwangerschaftsinduzierten Hochdrucks weiter aufzuklären.

In einer interessanten tierexperimentellen Untersuchung an chronisch präparierten Schaffeten konnten Hünecke und Mitarbeiter aus der Universitäts-Frauenklinik Hamburg durch Infusion von Nitroprussidnatrium zeigen, daß weit verbreitete Ultraschalldopplerindizes, wie z.B. der Pulsatilitätsindex, fälschlich eine Erhöhung des peripheren Widerstands anzeigen können, auch wenn der Gefäßwiderstand tatsächlich reduziert ist. Dieses überraschende Ergebnis hat eine große Bedeutung für die kritische Bewertung von Dopplerindizes in der Klinik.

Ein weiterer kritischer Bericht zur Dopplersonographie kam aus der Universitäts-Frauenklinik Aachen (Jörg u. Mitarbeiter). Die Autoren fanden bezüglich des dopplersonographischen Nachweises einer „Sauerstoffsparschaltung" bei wachstumsretardierten Feten keinen Bezug zur Ausprägung der Retardierung, des Auftretens einer Frühgeburt oder der Notwendigkeit einer Entbindung durch Secito caesarea wegen pathologischen CTGs.

Die Arbeitsgruppe um Gembruch (Universitäts-Frauenklinik Lübeck) beschäftigte sich mit den venösen Flußmustern bei supraventrikulärer Tachykardie des Feten. Sie konnten im Einklang mit tierexperimentellen Untersuchungen feststellen, daß pulsatile Flußmuster mit einer Erhöhung des Venendrucks um etwa 75% einhergehen und ab einer kritischen Frequenz mit einer ventrikulären Dysfunktion im Sinne einer „Kardiomyopathie" kombiniert sind.

Frau Rehn und Mitarbeiter (Universitäts-Frauenklinik Würzburg) konnten durch eine longitudinal angelegte Untersuchung in 210 Einzelmessungen der Pulsatilitäts- und Resistenz-Indizes in beiden Aa. uterinae überzeugend nachweisen, daß in 11% der Messungen von erhöhten Widerstandindizes, sich bei den Schwangeren im weiteren Verlauf eine EPH-Gestose entwickelte. Diese Ergebnisse stehen im Einklang mit der Literatur und eröffnen die Möglichkeit der Selektion eines Risikokollektivs.

Die Arbeitsgruppe aus der Universitäts-Frauenklinik in Mainz (Ballmann und Mitarbeiter) beschäftigte sich mit dem Einfluß der diagnostischen Kordozentese auf die Dopplerflußmessung. Die Gruppe beobachtete etwas überraschend eine

Widerstandsabnahme im Bereich A. umbilicalis und vermutete die Freisetzung von vasodilatatorischen Substanzen oder die Reduktion des fetalen Blutvolumens. Diese Interpretation wurde kritisch diskutiert, da eine mechanische Reizung der Nabelschnurgefäße experimentell zu einer Vasokonstriktion führt.

Die Bedeutung des Tamm-Horsfall-Proteins im Urin von Schwangeren im III. Trimenon für die Gestosediagnostik untersuchten Mitarbeiter der Frauenklinik der Universität Greifswald (Volkmann und Straube). Die Autoren kommen aber zu der Schlußfolgerung, daß zum jetzigen Zeitpunkt dieses Protein als Frühmarker für hypertonieassoziierte Komplikationen keine Bedeutung hat.

Frau Sigmund-Schultze aus der Universitäts-Frauenklinik Bochum stellte ein neues Gerät zur Messung des ionisierten- und des Totalmagnesium im Blut von Mutter und Kind vor. Die erstellten Normwerte wurden demonstriert, eine klinische Relevanz sei nach Auskunft der Autoren zum jetzigen Zeitpunkt noch nicht erkennbar.

Der letzte Posterbeitrag dieser Sektion beschäftigte sich mit Thiobarbitursäure-reagiblen Substanzen (TBARS) und ihrem Verhalten bei normaler und pathologischer Schwangerschaft (Peiker und Mitarbeiter, Universität Jena). Die umfangreiche analytische Untersuchung ergab z. T. unerwartete Ergebnisse, so daß der mögliche therapeutische Nutzen von Antioxydantien in der Schwangerschaft zum jetzigen Zeitpunkt noch nicht zu belegen ist.

Spezielle Aspekte der Geburtshilfe

H. Ludwig

Bericht

P. Melzheimer, D. Heberling und H.-H. Rummel, Heidelberg, referierten über die *Häufigkeit, Diagnostik und Therapie von Zervixdysplasien in der Schwangerschaft – ein siebenjähriger Erfahrungsbericht.* In einer retrospektiven Auswertung von 7 Jahren wurden 75 Fälle von Zervixdysplasien zusammengestellt. Auffällig ist eine erhöhte Remissionsrate bei entsprechenden Dysplasien gegenüber Trägerinnen außerhalb der Schwangerschaft. Bei keinem der Fälle fand sich eine Progression in ein Karzinom. Als Schlußfolgerung empfehlen die Autoren ein konservatives Vorgehen bei CIN I und II mit 6wöchentlichen zytologischen Kontrollen. Bei CIN III wird individuell eine Konistion in graviditate oder post partum in Abhängigkeit vom Gestationsalter sowie der Lokalisation empfohlen.

G. Nohe, W. Hartmann und C.E. Klapproth aus der Städt. Frauenklinik Berg, Stuttgart, berichteten über die *Erfolge der äußeren Wendung am Ende der 36. Schwangerschaftswoche ohne Tokolyse und Anästhesie.* In der Regel führen sie eine Rolle vorwärts mit dem Feten aus, meist auch ohne Tokolyse. Die Autoren gaben eine 80%ige Erfolgsrate an. Komplikationen wurden nicht beobachtet. In der Diskussion ergab sich von mehreren Diskutanten der Hinweis auf die sehr erfolgreiche Durchführung der äußeren Wendung. Verwunderung wurde artikuliert über Kollegen, die die äußere Wendung nicht durchführen bzw. sogar ablehnen und den Patientinnen abraten. Mehrere Diskutanten stellten dar, daß sie die äußere Wendung ambulant, ja sogar in der Praxis durchführen würden. Hier wurden Zweifel laut, ob das Risiko, das bei 1‰ (lt. einem Diskutanten bei Wendungen in der Praxis) oder ein 1% (lt. Saling) liegt, nicht zu groß ist, um in der Praxis durchgeführt zu werden.

K. Schwanitz, G. Schulze, H. Radzuweit und T. Blaut berichteten aus Cottbus über die *Wertigkeit der stationären und präpartalen Betreuung in der heutigen Perinatalmedizin.* Nach dem Bedarf des Perinatalzentrums im Carl-Thiem-Klinikum in Cottbus für das Jahr 1993 werden die Anzahl und die Verweildauer für bestimmte Risikoschwangeren dargestellt. Es ergibt sich natürlich ein größerer Bedarf an präpartalen Betten, die für eine adäquate Betreuung von Risikoschwangeren notwendig sind.

H. Bösiger, D. Surbek, N. Pavic und A.C. Almendral von der Universitäts-frauenklink Basel berichten über *Untersuchungen bei intrauterinem Fruchttod.* Dazu wurde eine retrospektive Analyse aller intrauterinen Fruchttode von 1986 bis 1993 durchgeführt. In $^4/_5$ der Fälle ließen sich wahrscheinliche oder sichere

Ursachen des Todes feststellen, führend waren Plazentakomplikationen und Nabelschnurkomplikationen sowie kongenitale Infekte und Fehlbildungen. Natürlich wird gerade in dem Zusammenhang mit dem intrauterinen Fruchttod die Bedeutung der Plazentauntersuchungen und einer sehr kompetenten kinderpathologischen Untersuchung deutlich.

K. Doench und K.-S. Saternus untersuchten *das reproduktive Verhalten und den Schwangerschaftsverlauf bei Patientinnen, in denen in der Vorgeschichte ein plötzlicher Kindstod aufgetreten war.* Aus der Befragung von 539 Frauenärzten/innen des Landes Niedersachsen gingen 125 auswertbare Fälle hervor. Ein hoher Anteil dieser Frauen (94/125) hatte einen erneuten Kinderwunsch, wobei die Rate der tatsächlich eingetretenen Schwangerschaften gleichfalls sehr hoch war (87/94). Das Auftreten des Kinderwunsches und dessen Realisierung trat in einem hohen Prozentsatz innerhalb der ersten 12 Wochen nach dem Ereignis des plötzlichen Kindstodes auf. Der Schwangerschaftsverlauf war dann durch eine vergleichsweise hohe Überwachungsintensität sowie eine höhere Rate an Schwangerschaftsauf-fälligkeiten (vor allem vorzeitige Wehentätigkeit) gekennzeichnet. Die Autoren gaben eine Tendenz zu einem geringeren Geburtsgewicht und zu Frühgeburtlichkeit im untersuchten Kollektiv an.

Die Beiträge *„Choriale und amniale Sekretion von Zytokinen und Eikosanoiden"* (A.P.A. Schäfer, J.W. Dudenhausen) sowie *„Endokrine-oxytoxische Eigenschaften des humanen fetalen Thymus und Einfluß auf Glykose und Lipidstoffwechsel"* (M. Jevremovic, G. Karralevic, J. Ljubinkovic, M. Pesic) *entfielen* wegen Abwesenheit der vorgesehenen Referenten.

M. David, S. Veit und W. Lichtenegger (Berlin) trugen zur *„klinischen Anwendbarkeit von Nitroglycerin zur Erleichterung der Kindesentwicklung bei Sectio caesarea"* vor. Glyceroltrinitrat (GNT) wurde im Rahmen dieser Studie als intraoperatives Kurzzeittokolytikum eingesetzt, um zur Reduzierung des maternalen aber auch des fetalen Geburtstraumas bei der Entwicklung intra sectionem beizutragen. Es handelte sich um eine placebokontrollierte Studie mit jeweils 30 Patientinnen. Beurteilt wurden die Modalitäten der Kindesentwicklung, die Uterustonusverminderung, der intraoperative Blutverlust, des weiteren wurden die Serumkonzentrationen GTN und seiner Metabolite im mütterlichen und im Nabelschnurblut untersucht. Die Autoren zeigten, daß diese Form der intrapartalen Tokolyse eine Erleichterung der Kindsentwicklung darstellt, ohne daß der intraoparative Blutverlust erhöht gewesen wäre. Die Autoren empfehlen diese Vorgehensweise u.a. bei Makrosomie des Kindes, Oligohydramnie und kindlicher Unreife. In der Diskussion wurde darauf hingewiesen, daß diese Ergebnisse sich einfügen in die bestehenden Erkenntnisse zur Bolustokolyse mit Beta 2-Mimetika intra sectionem, die – gerade bei Frühgeburten – nach Möglichkeit in Ergänzung mit der sogenannten Amnionsectio nach Hillemanns angewendet werden sollte.

L. Heilmann und A. Kriechbaum (Rüsselsheim) trugen zu *„hämostaseologischen Untersuchungen unter hochdosierter Immunglobulingabe bei Schwangeren"* vor. Die Untersuchung hatte die Abschätzung der Therapiesicherheit (u.a. Gefahr der tiefen Beinvenenthrombose) bei dieser Therapieform des habituellen Abortes zum Ziel. Die Untersuchungen erfolgten an 44 Schwangeren mit unterschiedlichen Dosierungen von Immunglobulin (150 g, 102 g, 66 g). Im Gesamtkollektiv waren bisher lediglich 2 Therapieversager zu konstatieren, 33 Kinder wurden zwischen der 34. und 41. Wochen geboren, 3 in der 32., weitere 5 Frauen sind derzeit intakt schwanger. Bei den untersuchten hämostaseologischen Parametern führten die Applikationskurse von Immunglobulinen zu Anstiegen des Fibrinogens, der Plasmaviskosität und der Erythrozytenaggregation. Die anderen untersuchten Parameter zeigten keine Unterschiede zum normalen Schwangerschaftsverlauf. Eine besondere Gefährdung hinsichtlich einer tiefen Beinvenenthrombose konnte durch Impedanzplethysmographie ausgeschlossen werden. Die hochdosierte Anwendung von Immunglobulinen stellt somit unter Gesichtspunkten fraglicher hämostaseologischer Störungen eine sichere Therapie des habituellen Abortes dar.

Onkologie und Molekularbiologie im Dialog

P. Sevelda und M. Kaufmann

Bericht

Die modernen Technologien der Molekularbiologie haben eine Fülle neuer Erkenntnisse für die Onkologie im allgemeinen und die gynäkologische Onkologie im besonderen erbracht. Die zumeist von Biologen, Biochemikern und Gentechnikern entwickelten Testverfahren überfluten den vorwiegend klinisch tätigen Arzt und führen manchmal zu einer distanzierten Betrachtungsweise dieser neuen Technologien. Es war das Ziel der wissenschaftlichen Sitzung, den Dialog der Molekularbiologie mit der klinischen Onkologie in den Vordergrund zu stellen.

Das Einsatzgebiet der modernen Molekularbiologie erstreckt sich auf Analysen, die für das biologische Wachstumsverhalten von Tumorzellen und als Prognosefaktoren für die Klinik Anwendung finden können. Andere Verfahren wieder sind wichtige Entscheidungshilfen in der Therapiewahl und manche Entwicklungen und Studienergebnisse befassen sich mit völlig neuartigen Therapieansätzen für die Krebsbekämpfung. Unter diesen Rahmenbedingungen wurden nachfolgende wissenschaftliche Projekte, die sich mit der Frage der Molekularbiologie auseinandergesetzt haben auf hohem Niveau präsentiert und rege diskutiert.

Aus der Universitäts Frauenklinik Zürich präsentierte Köchli et al. die Erfahrungen der in vitro Chemosensitivitätsmessung gynäkologischer Tumore nach der ATP-Cell-viability Assays (ATP-CVA) Methode. Im Vergleich zu den bereits bekannten 5 Methoden der in vitro Chemosensitivitätsmessung erwies sich der ATP-CVA Test als ebenso aussagekräftig, was die Vorhersage einer möglichen Empfindlichkeit oder Resistenz von zytostatischen Substanzen betrifft, wie die anderen Testsysteme, der wesentliche Vorteil jedoch lag in der außergewöhnlich hohen Angehrate der Zellkulturen, die bei 97% lag. Insbesondere war es auch bei Mammakarzinomgewebe in hohem Prozentsatz möglich, eine Zellkultur erfolgreich zum Wachsen zu bringen. Die Korrelation der Testergebnisse mit dem klinischen Verlauf der Krebserkrankungen (größtenteils Mammkarzinome, Korpus- und Ovarialkarzinome) zeigte eine Sensibilität von 83% und eine Spezifität von 92%. Auf Grund der hohen Vorhersagekraft des in vitro Testsystemes wurde auch eine prospektiv randomisierte Therapiestudie in die Wege geleitet, wobei beim Ovarialkarzinom die Standardpolychemotherapie gegenüber einer nach dem ATP-CVA Test in vitro geprüften Therapie verglichen werden wird. Die Ergebnisse dieser klinischen Studie werden die Bedeutung dieser in vitro Testung für den klinischen Routineeinsatz zeigen müssen.

Pfeiffer und Mitarbeiter (Bochum, Hamburg) stellten eine Studie vor, in der die Liganden des Epidermal Growth Faktor Rezeptors (EGF-R), TGF-a und Cripto mittels PCR in Zervixkarzinomen, Korpuskarzinomen sowie normalem Endometrium und Zervixgewebe analysiert wurden. Es fand sich dabei, daß alle Zervixkarzinome und ein Korpuskarzinom EGF-R und Cripto exprimierten. Demgegenüber exprimierte das normale Zervixgewebe den EGF-R und das Cripto nicht. Lediglich eine Zervixgewebsprobe von einer Patientin, die gleichzeitig aber ein Korpuskarzinom hatte, zeigte eine Expression von EGF. Interessanterweise fand sich keine Expression von TGF-a beim Zervixkarzinom. Wenn auch nur eine kleine Anzahl an Tumoren bisher untersucht worden sind, so deuten die Ergebnisse daraufhin, daß vor allem das Zervixkarzinom, aber auch das Endometriumkarzinom EGF und Cripto exprimieren und damit möglicherweise einen autokrinen Wachstumsreiz für die Proliferation des Tumors setzen könnten. Da vor allem im gesunden Zervixgewebe keinerlei Hinweise für eine Überexpression dieser EGF Rezeptor Liganden gezeigt werden konnte, liegt der Schluß auch nahe, daß diese Überexpression als Eigenschaft der Krebszelle zu sehen ist.

In einer mehr klinisch ausgerichteten Studie zeigte Agorastos (Thessaloniki) ein diagnostisches Gesamtkonzept für die Zervixdysplasie. Auf der Basis einer zytologischen, kolposkopischen und bioptischen Basisdiagnostik wurde bei suspektem Befund diese Dreierdiagnostik noch um die DNA-zytometrische Untersuchung mit dem DNA-Image-Analysis-System MIAMED-DNA, sowie um die HPV Typisierung 6/11/31/33/51/16/18 nach der in-situ Hybridisierungsmethode am histologischen Schnitt ergänzt. Der Nachweis von HPV-Virus Typ 16/18 wurde als high risk eingestuft. Demgegenüber war die Besiedelung mit HPV 6/11 als low risk und die der Typen 31/33/51 als intermediate risk beurteilt worden. Bei der DNA-Image-Analyse wurden jeweils 20000 Zellen analysiert und die 5c Exceeding rate als Grenzwert für die Beurteilung des high risk oder low risk herangezogen. Durch Gewichtung der Parameter Zytologie (Bethesda Klassifikation in low-grade and high grade lesions), Kolposkopie, Biopsie, HPV-Typisierung und DNA-Image Analyse wurden die Patientinnen in eine high-risk und in eine low-risk Gruppe unterteilt. Die low-risk Gruppe wurde ablativen Therapieverfahren unterzogen, wogegen die high risk Gruppe mittels Konisation oder in seltenen Fällen mittels Hysterektomie ablativ behandelt wurden. Die Anzahl der untersuchten Frauen, sowie der Beobachtungszeitraum sind jedoch für eine abschließende Beurteilung der klinischen Wertigkeit dieses diagnostisch und therapeutischen Stufenkonzeptes noch zu gering.

Zur Frage der stufenweisen Kanzerisierung beim Zervixkarzinom konnten Schumacher und Pfisterer (Rostock, Freiburg) im Rahmen einer DNA-Flow zytometrischen Untersuchung von normalem Zervixgewebe im Vergleich zur leichten, mittelgradigen und schweren Dysplasie bzw. Karzinoma in situ zeigen, daß mit zunehmendem Schweregrad der Dysplasie auch der Anteil aneuploider Zellen zunimmt. So finden sich im normalen Zervixgewebe lediglich 8% aneuploide Zellen, bei der leichten Dysplasie 31%, bei der mittelgradigen und schweren Dysplasie 33% und beim Karzinoma in situ 50% aneuploide Zellen. Ein ähnlicher Anstieg konnte auch bei der S-Phase gezeigt werden, wobei jedoch der Anteil an hoher S-Phase zumeist unter 10% lag. Diese Untersuchung unterstützt daher die stufenweise Entwicklung des Zervixkarzinoms aus der Dyplasie.

Zur Frage der Problematik in der Beurteilung zytologischer Abstriche nach ionisierenden Strahlen wurde eine bildanalytische Studie von Kühn und Mitarbeitern (Berlin) präsentiert. Untersucht wurden insgesamt 250 Exfoliativabstriche aus der Vagina nach primärer und adjuvanter Kontaktbestrahlung gynäkologischer Malignome mit Iridium 192. Die Untersuchung auf den DNA-Gehalt, Ploidiestatus der Zelle und karyometrische Daten (Kerngröße und Kernmorphologie) erfolgte nach DNA-spezifischer Färbung mittels Bildanalyse (CAS 200). Dabei zeigte sich bei primärer Bestrahlung von Zervixkarzinomen ein über die Dauer der Therapie und Bestrahlung abnehmender Anteil an aneuploiden Zellen im 5c Bereich, sowie ein höherer Anteil an Zellen mit einem DNA Gehalt von 7,18 pg als Ausdruck der Tumorzellpersistenz. Demgegenüber findet sich bei der adjuvanten Therapie, also bei Plattenepithelien ohne Tumorzellen bei der Flow-zytometrie peaks im Bereich 4c, 8c, und 16c als Hinweis für polyploide Zellen. Auch morphometrisch unterscheiden sich radiogene Zellveränderungen eindeutig von Dyskariosen. Daraus ergibt sich für die klinische Praxis doch die wichtige Differenzierung von Tumorzellen und lediglich durch Iridium 192 geschädigte Plattenepithelien.

Kuhn und Mitarbeiter (München) berichteten über die Bedeutung tumorassoziierter Protease beim fortgeschrittenen Ovarialkarzinom FIGO III auf die weitere Prognose der Erkrankung. Untersucht wurden der Protease-Urokinase-Plasminogenaktivator vom Urokinasetyp (uPA) sowie dessen Inhibitor PAI I bei 45 Patientinnen mit einem Ovarialkarzinom im FIGO Stadium III. Mittels ELISA Technik wurde uPA und PAI 1 im Primärtumor gemessen. Die Korrelation mit der Überlebenswahrscheinlichkeit zeigt sowohl für das uPA als auch für das PAI 1 eine hohe prognostische Wertigkeit für den weiteren Erkrankungsverlauf. Jene Patientinnen, bei denen uPA kleiner als 0,9 ng/mg und/oder PAI 1 kleiner als 13,5 ng/mg war, hatten eine signifikant bessere Überlebenswahrscheinlichkeit. Diese prognostische Bedeutung fand sich jedoch nur bei jenen Patientinnen, die einem optimalen Debulking unterzogen worden sind und keinen postoperativen Resttumor aufwiesen. Bei Patientinnen mit großem Resttumor erbrachte die uPA und PAI 1 Analytik keine zusätzliche Information bezüglich der Prognose. Bei tumorfrei operierten Patientinnen zeigte jedoch auch die multivariate Analyse für uPA und PAI 1 die stärkste prognostische Aussagekraft für das weitere Überleben. Somit scheint sich für das Ovarialkarzinom zu bestätigen, was auch schon beim Mammakarzinom gezeigt werden konnte, nämlich daß das uPA und PAI 1 für den Metastasierungsprozeß solider Tumore von großer Bedeutung sind.

Einen Ausblick in die Behandlungsmöglichkeiten des 3. Jahrtausends zeigten die tierexperimentellen Versuche von Dorigo und Mitarbeitern (München, San Diego) über gentherapeutische Effekte von Interleukin-2 Gen-transduzierten Fibroblasten auf das intraperitoneale Wachstum eines murinen Ovarialteratoms. Durch gentechnische Modifikation können Zellen Zytokine sezernieren. Diese Zytokine führen bei Antigenpräsenz zur Stimulation von zytotoxischen T-Zellen, die ihrerseits wieder zur Zerstörung der Zelle führen. Im vorliegenden Modellversuch wurden transduzierte Interleukin-2 sezernierende Fibroblasten mit bestrahlten autologen Tumorzellen gemischt und in C3H Mäuse injiziert. Diese Mäuse erhielten 14 Tage später 1×10^4 lebende Tumorzellen intraperitoneal appliziert. In der Versuchsreihe erhielten die Tiere entweder nur bestrahlte autologe Tumorzellen oder zusätzlich zu diesen auch transduzierte IL-2 sezernierende

Fibroblasten injiziert. Es konnte gezeigt werden, daß gegenüber einer Kontrollgruppe, aber auch gegenüber der Gruppe mit bestrahlten autologen Tumorzellen
das Überleben durch die Hinzufügung von transduzierten IL-2 sezernierenden
Fibroblasten signifikant verlängert werden konnte. Weiter zeigte sich, daß dieser
Effekt bei geringerer Anzahl an injizierten Tumorzellen noch ausgeprägter war und
zu keinerlei Tumorwachstum führte. Daraus haben die Autoren geschlossen, daß
durch die Applikation von IL-2 sezernierenden Fibroblasten insbesondere bei
geringerer Tumorzellapplikation eine ausgeprägte zytotoxische Wirkung nachweisbar ist, die auf der Stimulation immunkompetenter Zellen beruht. Übertragen
auf die Klinik eröffnet sich die Möglichkeit der Aktivierung zytotoxischer körpereigener immunkompetenter Zellen durch gentechnische Modifikation von Zellen,
die zu einer Überproduktion von Interleukin 2 führen. In weiterführenden Untersuchungen wird derzeit der immunsuppressive Einfluß von TGF-β auf die Immunisierung mit Interleukin-2 Fibroblasten untersucht.

Eine große retrospektive Analyse von 165 lymphknoten negativen Mammakarzinomen untersuchte moderne molekularbiologische Faktoren auf ihre Bedeutung für das Rezidivrisiko dieser Patientinnen. Göhring und Mitarbeiter (Köln)
untersuchten immunhistochemisch die Parameter Kathepsin D, pS2, p53, p185neu,
EGFR und PCNA im Vergleich zu den etablierten Faktoren Alter, Menopausenstatus, Tumorgröße, Grading und Steroidrezeptorgehalt. Lediglich in der uni-
variaten Analyse zeigte sich für die Faktoren negativer Steroidrezeptorstatus und
Kathepsin D eine grenzwertig signifikante Differenzierung bezogen auf das
rezidivfreie Intervall und das Gesamtüberleben. In der multivariaten Analyse
hingegen zeigte keiner der untersuchten Parameter einen genügend großen Einfluß
auf das Überleben und das rezidivfreie Überleben. Die Autoren kommen zu dem
Schluß, daß zur Zeit kein verläßlicher Prognoseparameter für das lymphknoten
negative Mammakarzinom zur Entscheidungsfindung über eine adjuvante
Therapie herangezogen werden kann.

Ebenfalls zur Frage der prognostischen Bedeutung von Aneuploidie, erhöhter
S-Phasen Fraktion und Onkogenamplifikation der Onkogene EGF-R, erb B2 und
c-myc beim Mammakarzinom nahm die Arbeit von Schlotter und Mitarbeitern
(Ibbenbüren, Münster) Stellung. Dabei zeigte sich im Widerspruch zu den Ergeb-
nissen zahlreicher Untersuchungen ein wesentlich geringerer Anteil an diploiden
Mammakarzinomen (unter 20%). Weiter fand sich keine Korrelation zwischen
Onkogen-Amplifizierung und diploiden Tumoren. Für eine Beurteilung der
Wertigkeit der untersuchten Faktoren als unabhängige Prognosefaktoren war das
untersuchte Patientinnengut zu klein, um multivariate Analysen dieser zahlreichen
Faktoren durchführen zu können.

Zusammenfassend ist zu erwähnen, daß die zahlreichen neuen Faktoren, die
durch die Molekularbiologie den klinischen Wissenschaftlern zur Analyse angeboten werden, sich erst gegenüber den etablierten Faktoren bewähren müssen.
Therapeutische Ansätze vor allem auf dem Gebiet der klinischen Immunologie
erscheinen äußerst vielversprechend, wenngleich die Erfahrungen derzeit ausschließlich auf das Tiermodell beschränkt sind. Doch der klinisch tätige Gynäko-
Onkologe darf von dieser Entwicklung wesentliche Impulse für die weitere Therapie
gynäkologischer Malignome in den nächsten Jahren erwarten.

Endokrinologie und Immunologie in der Reproduktionsmedizin

C.J. Thaler und W. Distler

Bericht

Diese erstmals für Endokrinologen und Immunologen unseres Fachgebiets gemeinsam abgehaltene Sitzung wurde allgemein mit großem Interesse bedacht. Schon im Rahmen der einführenden Worte, wies Distler (Dresden) auf die zunehmend enger und komplexer werdenden Verbindungen von Endokrinium und Immunsystem hin. Beispielhaft wurde auf die Expression von Steroidhormonrezeptoren durch immunkompetente Zellen verwiesen. Auch der mittlerweile näher beschriebene Effekt von Interleukin 1 auf Hypothalamus/Hypophysenvorderlappen im Sinne einer negativen Rückkopplung für die ACTH/Cortison-Ausschüttung wurde näher dargestellt. Angesichts der sich zunehmend komplexer darstellenden Interaktionen zwischen unterschiedlichen immunologischen und endokrinen Parametern, wurde durch Thaler (München) auf die Bedeutung klarer Hypothesen und überschaubarer experimenteller Strategien bei der Planung klinischer Studien hingewiesen. Insgesamt wurden 10 Kurzvorträge präsentiert, wobei zwei davon rein endokrinologisch und acht überwiegend immunologisch ausgerichtet waren:

Neulen (Freiburg) berichtete über die Wertigkeit der Progesteronbestimmung zur Erfassung adrenaler Enzyminsuffienzen. Bei 256 Patientinnen der Kinderwunschsprechstunde (UFK Freiburg) wurde am 4./5. Zyklustag neben Testosteron auch Progesteron im Serum bestimmt. Bei 24 Patientinnen konnten erhöhte Testosteronwerte ($1{,}23\pm0{,}32$ ng/ml) festgestellt werden. Bei 6 dieser 24 Patientinnen wurde mittels ACTH-Test die Nebennierenrinde als Ursprungsproduktionsort von Testosteron ermittelt. Bei 35 Patientinnen fanden sich erhöhte Progesteronkonzentrationen ($2{,}01\pm0{,}8$ ng/ml), wobei bei allen dieser Patientinnen die Testosteronkonzentrationen im Normbereich ($0{,}6\pm0{,}2$ ng/ml) lagen. Die Bedeutung einer differenzierten Diagnostik adrenaler Enzyminsuffizienzen ließ sich durch die therapeutischen Möglichkeiten unterstreichen: Gabe von $2{,}5-7{,}5$ mg Prednisolon/die führte bei allen Patientinnen zur Normalisierung der endokrinen Situation.

Die Präsentation von Frau Commentz (München) bezog sich auf ein optimiertes ovarielles Stimulationsschema mit niedrig dosiertem, rekombinantem FSH. Die Studie wurde an 8 Patientinnen mit primärer Sterilität und sonographisch nachgewiesenem PCO-Syndrom durchgeführt. Bei diesem Problemkollektiv mit PCO-Patientinnen wurde in 12 Zyklen die Stimulation mit rekombinantem FSH durchgeführt. Ab dem 3. Zyklustag wurde täglich 1 Ampulle rekombinantes FSH subkutan appliziert, die Ovulationsinduktion erfolgte bei einem Leitfollikel über 16 mm. Es zeigte sich, daß in allen Zyklen mit rekombinantem FSH ein Follikelwachstum ausgelöst werden konnte, lediglich ein Zyklus mußte wegen multifollikulärer Reaktion abgebrochen werden. Die Schwangerschaftsrate lag bei 25 %.

In der Diskussion wurde darauf hingewiesen, daß dieses neue Stimulationsverfahren durch seine Effektivität trotz der deutlich höheren Kosten für rekombinantes FSH durchaus mit den Kosten der Standardstimulation (HMG/HCG) vergleichbar ist. Hervorgehoben wurde auch, daß im Rahmen dieser Studie bisher keine Fehlgeburten aufgetreten sind, ein für das Kollektiv von PCO-Patientinnen ungewöhnlich günstiges Resultat.

Ein primär immunogenetischer Ansatz lag der Arbeit von Kuhn (Essen) zum Fc-Gamma-Rezeptor II-Polymorphismus bei ungeklärten habituellen Spontanaborten zugrunde: Es wurde hier auf die mögliche Bedeutung von Fc-Gamma-Rezeptor II-blockierenden Antikörpern für den normalen Schwangerschaftsverlauf eingegangen. Um zu untersuchen, ob eine fehlende Induktion blockierender Antikörper auf spezifische Partnerkonstellationen im Fc-Gamma-Rezeptor II-Polymorphismus zurückgeführt werden kann, wurden bei 29 Paaren mit primären habituellen Aborten eine funktionelle Typisierung des Fc-Gamma-Rezeptors II durchgeführt. Als Vergleichskollektiv dienten 30 Kontrollindividuen, bei denen sich die aus der Literatur bekannte Konstellation – ca. 70 % „Responder", ca. 30 % „non-Responder" ergab. Im Gegensatz hierzu fand sich bei 28 der 29 Abortpatientinnen und bei allen Partnern ein „Responder"-Allotyp. Hieraus ergab sich eine Partnerkonstellation „Responder/Responder" von 97 % im Verglich zu einer erwarteten Wahrscheinlichkeit von 49 % innerhalb eines Normalkollektivs.

In der Zusammenfassung wurde auf die mögliche Bedeutung einer Fc-Gamma-Rezeptor II-Typisierung für die Diagnostik von Paaren mit ungeklärter Infertilität hingewiesen. Demnach könnte bei entsprechender Konstellation die Indikation zu einer Immuntherapie konkreter gestellt werden.

Bei der Diskussion ergab sich die Fragestellung, inwieweit eine Immunisierung mit paternalen Lymphozyten bei Vorliegen einer „Responder/Responder"-Konstellation einen protektiven Effekt erwarten lassen könnte. Herr Kuhn verwies in diesem Zusammenhang auf die Möglichkeit, daß zusätzliche Mechanismen der Protektion durch eine Immunisierung mit paternalen Lymphozyten induziert werden könnten.

Frau Brucker (München) berichtete über die Expression des Spermienakrosomantigens 1 (SAA 1) auf Spermatozoen von Sterilitätspatienten. Mittels des SAA 1-spezifischen monoklonalen Antikörpers AG 7 wurden gewaschene Spermien von 71 Sterilitätspatienten und von 19 gesunden Vergleichsprobanden durch indirekte Immunfluoreszenz und durch Radioimmunoassay auf die Expression von SAA 1 untersucht. Die Patienten wurden weiter unterteilt nach:

I.) definierter männlicher,
II.) definierter weiblicher und
III.) unbekannter Sterilitätsursache.

Es zeigte sich eine hochsignifikante Reduktion der Expression von SAA 1 bei Sterilitätspatienten aller drei Gruppen im Vergleich zu gesunden Spendern (Abb. 1a, 1b). Bei Verwendung der Immunfluorometrie zeigte sich zusätzlich eine

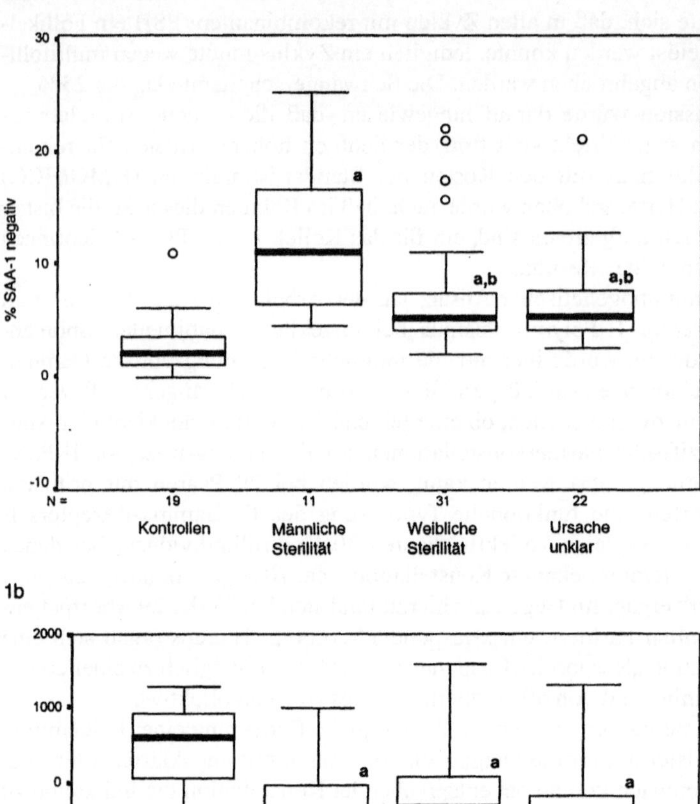

Abb. 1. **a** Untersuchung der Expression von SAA-1 mittels indirekter Immunfluoreszenz; *a:* signifikant höherer Prozentsatz SAA-1 negativer Spermatozoen im Vergleich zur Kontrollgruppe, p < 0,01; *b:* signifikant höherer Prozentsatz SAA-1 negativer Spermatozoen im Vergleich zur Gruppe „männliche Sterilität", p < 0,05 (Wilcoxon Ranksummen-Test). Die Boxen zeigen die interquartile Verteilung, die horizontalen Balken innerhalb der Boxen entsprechen dem Median. Die Bartenden umfassen alle gemessenen Werte innerhalb des 1,5fachen Interquartilabstands. Ausreißer sind durch Kreise gekennzeichnet und entsprechen Werten, die außerhalb des 1,5fachen Interquartilabstands liegen. **b** Untersuchung der Expression von SAA-1 mittels Radioimmunassay; *a:* signifikant geringere Menge an SAA-1 nachweisbar im Vergleich zur Kontrollgruppe, p < 0,01

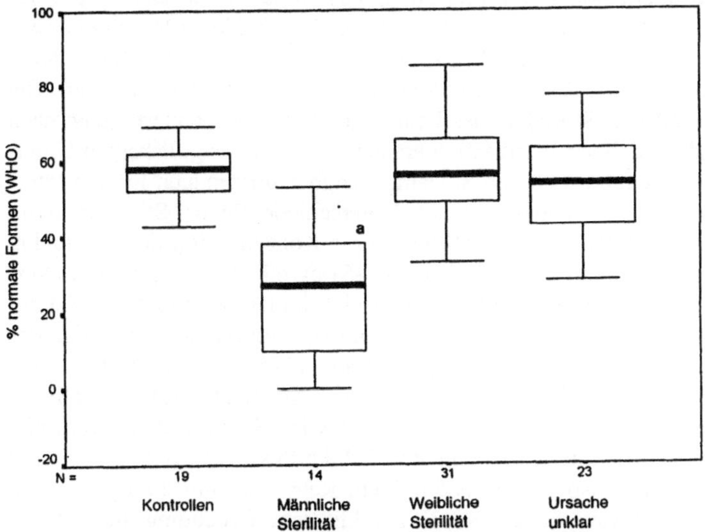

Abb. 1. **c** Untersuchung der Spermatozoenmorphologie nach WHO-Kriterien. *a:* signifikant schlechtere Morphologie im Vergleich zu allen anderen Gruppen, $p < 0,01$

signifikante Verminderung der SAA 1-Expression zwischen Gruppe I (männliche Sterilität) und den Patientengruppen II und III. Bei der Untersuchung von Spermatozoenmorphologie (WHO-Kriterien) fand sich eine signifikant beeinträchtigte Morphologie nur bei der Gruppe 1 (männliche Sterilität, Abb. 1c). Es fand sich insgesamt eine schwache Korrelation zwischen SAA 1-Expression und Spermatozoenmorphologie. Nach einem Beobachtungszeitraum von durchschnittlich 12 Monaten wurde die Korrelation zwischen SAA 1-Expression und erfolgreicher Konzeption durch Sterilitätsbehandlung (in-vitro-Fertilisation, intrauterine Insemination, terminierter Verkehr) analysiert: Hierbei konnte keine Korrelation zwischen SAA 1-Expression und erfolgreicher Konzeption gefunden werden. Zusammenfassend betonte Frau Brucker, daß die Bestimmung der SAA 1-Expression Aufschlüsse über die Regulation der Akrosomenreaktion erlaubt und damit als zusätzlicher, unabhängiger Parameter bei der diagnostischen Abklärung steriler Paare sinnvoll zu sein scheint. Der mangelnde Zusammenhang zwischen SAA 1-Expression und Erfolgsraten nach Sterilitätsbehandlung wurde darauf zurückgeführt, daß im Rahmen der gängigen Verfahren der assistierten Fortpflanzung funktionell kompetente Spermien selektioniert werden, so daß auch bei verminderter SAA-1-Expression eine erfolgreiche Konzeption erwartet werden kann.

In der Diskussion wurde darauf hingewiesen, daß SAA 1, welches selektiv nur auf der akrosomalen Kappe menschlicher Spermatozoen lokalisiert ist, als Isoantigen im weiblichen Reproduktionstrakt eine spezifische Immunreaktion auslösen kann und daß Antikörper gegen SAA 1 in der Lage sind, die Akrosomenreaktion zu beeinträchtigen.

Büscher (Berlin) berichtet über Untersuchungen zu Interleukin 1, Interleukin 6, Interleukin 8 und Interleukin 1-Rezeptor-Antagonist in der Follikelflüssigkeit. Der Arbeit lagen Studien zugrunde, wonach 5–15 % des intrafollikulären Zellpools aus Makrophagen und Monozyten bestehen (J. A. Loukides et al.: J. Clin. Endokrinol. Metab. 71 (1990):1363–7). Es wurden 59 Follikel aus IVF-Zyklen analysiert. Bei Vergleich verschiedener Stimulationsschemata und bei der Unterteilung nach erfolgreicher und erfolgloser Fertilisation ergaben sich keine signifikanten Unterschiede für die Interleukine 1, 6 und 8. Demgegenüber zeigten sich für den Interleukin 1-Rezeptor-Antagonisten interessante Unterschiede: Bei der Stimulation mit Clomifen/HMG und GnRH-Analoga/HMG lag die Konzentration der Interleukin 1-Rezeptor-Antagonisten um einen Median von 451 pg/ml bzw. 474 pg/ml. Im Vergleich hierzu fanden sich die Konzentrationen nach Stimulation mit HMG/FSH mit 175 pg/ml signifikant vermindert. Eine signifikant verminderte Konzentration des Interleukin 1-Rezeptor-Antagonisten fand sich auch bei erfolgreicher Befruchtung der Eizelle (Median bei 245,6 pg/ml) im Vergleich zu nicht erfolgter Befruchtung (Median bei 546,4 pg/ml). Zusammenfassend wies Herr Büscher darauf hin, daß die Bedeutung der Interleukine in der Follikelflüssigkeit am ehesten auf der Ebene des Zusammenspiels von endokrinem Regelkreis mit dem parakrinen Informationsfluß des Ovars zu suchen sei. Die klinische Bedeutung dieser Interaktionen wurde vor allem hinsichtlich der bei erfolgreicher Fertilisation signifikant verminderten Interleukin 1-Rezeptor-Antagonisten hervorgehoben.

Bei der Diskussion wurde auf die Notwendigkeit von Kontrolluntersuchungen für die hier bestimmten Lymphokine in anderen ovariellen Zysten bzw. im Aszites verwiesen. Herr Büscher betonte, daß diese Untersuchungen derzeit in Vorbereitung sind.

Frau Kaltwasser (Halle) bezog sich mit ihren Arbeiten auf eine publizierte Studie (E. Seeliger et al.: Fertilität 8 (1992): 188–92), in der die Serumkonzentrationsverläufe für die Serinprotease DP IV im Rahmen von HMG bzw. HMG/Clomifen-stimulierten IVF-Zyklen bestimmt wurden: Dort hatte sich ein periovulatorisches Minimum für DP IV parallel zum Maximum von 17 β-Estradiol gezeigt. Diese Ergebnisse scheinen im Hinblick auf einen möglichen Einfluß von DP IV auf Aktivierung oder Abbau regulatorischer Oligopeptide bei Follikelreifung oder bei zyklischen Veränderungen am Endometrium interessant. Frau Kaltwasser präsentierte Daten von 62 IVF-Patientinnen, die im GnRH-Long-Protokoll eine GnRH/HMG-Stimulation erhielten. Bei diesen Patientinnen wurde am 3. und 8. Zyklustag, am Tag der Follikelpunktion sowie am Tag 12 nach der Punktion die DP IV-Serumaktivität bestimmt. Parallel hierzu wurde die Zahl der CD 26-positiven Lymphozyten, die DP IV als membranständiges Enzym exprimieren, bestimmt. Es zeigte sich, daß analog den Ergebnissen mit spontanen bzw. HMG- und HMG/Clomifen-stimulierten Zyklen, die DP IV-Aktivität auch in GnRH/HMG-stimulierten Zyklen zum Ovulationszeitpunkt niedriger lagen als zum Zyklusbeginn. Es zeigte sich außerdem, daß ein Anstieg von CD 26-positiven Lymphozyten auftrat. Es konnte weiter gezeigt werden, daß sowohl der periovulatorische Abfall der DP IV-Aktivität, wie auch der Anstieg von CD 26-positiven Lymphozyten am Punktionstag und 12 Tage nach der Punktion im Rahmen konzeptiver Zyklen (21 von 62 Patientinnen) statistisch signifikant ausgeprägter auftrat.

Bei der Diskussion wies Frau Kaltwasser darauf hin, daß weitere Studien, so etwa die Messung der DP IV-Aktivität und der CD 26-positiven Lymphozyten unter Verwendung von Ovulationshemmern, bzw. bei sequentiell substituierten postmenopausalen Frauen geplant sind. Diese Studien könnten zur genauen Erfassung des Mechanismus beitragen, der zu den geschilderten Veränderungen führt.

Ein weiterer Diskussionspunkt bezog sich auf publizierte Untersuchungen, wonach CD 26 als Co-Rezeptor zusätzlich zu dem CD 4-Glykoprotein bei der HIV-Infektion von T-Zellen eine Rolle zu spielen scheint. Diese Studien könnten im Zusammenhang mit den hier vorgestellten Daten auf eine erhöhte periovulatorische HIV-Infektionsgefährdung hinweisen.

Ausgangspunkt für die von Pfeiffer (Leipzig) dargestellten Arbeiten waren die, Ende der 80er Jahre publizierten, Studien zur Produktion von immunreaktivem hCG (ir-hCG) durch mononukleäre Zellen schwangerer Frauen.

Jetzt wurde untersucht, ob die unstimulierte oder die Phorbolsäureester (TPA)-stimulierte ir-hCG Sekretionskapazität als prognostischer Parameter bei Patientinnen mit Abortus imminens verwertbar ist. Diese Möglichkeit schien gestützt durch die Beobachtung, daß eine Substitutionstherapie durch Progesteron bei Patientinnen mit Abortus imminens dann häufig die Stimulierbarkeit mononukleärer Zellen verbesserte, wenn die Schwangerschaft im weiteren Verlauf intakt blieb. Man gewann den Eindruck, daß hauptsächlich B-Zellen und Monozyten an der Produktion von ir-hCG beteiligt sind, und daß im Rahmen sogenannter Schwangerschaftsstörungen die prozentual stärkste Verminderung der Stimulierbarkeit bei B-Zellen gefunden wird. Herr Pfeiffer betonte, daß bei etwa 20 % der untersuchten Patientinnen mit gestörten Schwangerschaftsverläufen gleichzeitig eine verminderte Immunglobulin-G-Produktion nachweisbar war. Diese Beobachtung wurde mit der gehäuften Inzidenz aszendierender zervikaler Infektionen bei diesen Patientinnen in Verbindung gebracht. Die vermuteten Defizite wurden durch eine Therapie mit Immunglobulin G-Präparaten behandelt, wodurch häufig ungestörte Schwangerschaftsverläufe erzielt werden konnten. Bei Schwangerschaften, bei denen eine Therapie mit Immunglobulinpräparaten durchgeführt wurde, zeigte sich zudem ein Wiederanstieg der in vitro-Stimulierbarkeit von mononukleären Zellen für die ir-hCG-Produktion. Herr Pfeiffer faßte seine Erfahrungen zusammen, wonach die Beeinflussung der Stimulierbarkeit für ir-hCG einen bedeutsamen prognostischen Wert für den Verlauf bedrohter Schwangerschaften besitzen könnte.

Domke (Dresden) stellte seine Erfahrungen zu Patientinnen mit habituellen Spontanaborten vor: Es wurden Frauen mit drei und mehr Fehlgeburten, nach Ausschluß genetischer und anatomischer Abortursachen mittels verschiedener sogenannter immunmodulatorischer Therapieverfahren behandelt. Bei den so erfaßten Patientinnen waren insgesamt überdurchschnittlich oft Veränderungen von verschiedenen autoimmunologischen bzw. rheumatologischen Parametern aufgefallen. Aufgrund dieser Ergebnisse wurde postuliert, daß bei diesen Frauen möglicherweise die mütterlichen Erkennungsprozesse der Schwangerschaft beeinträchtigt sein könnten. Im Hinblick auf diese Vorstellung wurden von 1987 bis 1989 19 Patienten mit gepooltem Buffycoat von Rhesus- und AB0-kompatiblen, gesunden Blutspendern immunisiert. Es ergab sich hierdurch eine Rate an ausgetragenen Schwangerschaften von 89,5 %. Von 1989 an wurden Patientinnen, die die

Einschlußkriterien der Doppelblindstudie von Frau Professor Müller-Eckard (Gießen), i. v.-Immunglobulin versus Placebo erfüllten, in diese Multicenterstudie eingebracht. Diejenigen Patientinnen, die diese Einschlußkriterien nicht erfüllten, wurden mit sogenanntem Transfer-Faktor (auch humanes Leukozytenfiltrat genannt) behandelt. Es handelt sich hierbei um ein niedermolekulares Gemisch aus leukozytären Inhaltsstoffen, das bisher biochemisch noch nicht detailierter charakterisiert wurde. Eine konkrete Hypothese für die Wirkungsweise einer derartigen Therapie wurde nicht formuliert. 26 Patientinnen wurden frühestmöglich im Rahmen der Frühgravidität über insgesamt 5 Wochen mit diesem Substanzgemisch behandelt. Hierzu wurden wöchentliche i. m.-Injektionen durchgeführt. Nebenwirkungen wurden nicht registriert. Die Rate ausgetragener Schwangerschaften lag bei 76%. Es kam zu einer Frühgeburt in der 28. Schwangerschaftswoche mit 1200 g. Seit einem Jahr wurde diese Therapie nun zusätzlich durch Gebe von 5000 IE hCG i. m. erweitert. Diese modifizierte Therapie wurde bisher an 8 Patientinnen eingesetzt – 6 Patientinnen konnten ihre Schwangerschaften erfolgreich austragen.

Zusammenfassend wies Herr Domke darauf hin, daß nach seinen Erfahrungen mittels „immunmodulatorischer Therapieansätze" zwischen 75% und 90% der Schwangerschaften bei Patientinnen mit habitueller Abortneigung zu einem positiven Ergebnis gebracht werden könnten.

Im Rahmen der Diskussion wurde auf den relativen Wert der verschiedenen Erfolgsraten hingewiesen, da die einzelnen Kollektive nicht standardisiert waren, und damit keine Vergleichbarkeit gegeben ist. Im Hinblick hierauf wurde auf die Notwendigkeit von Kontrollkollektiven hingewiesen, um tatsächliche Aussagen über die Wirksamkeit der verschiedenen therapeutischen Strategien machen zu können.

Frau Biesel (Bonn) stellte ihre Ergebnisse zur Immuntherapie des habituellen Abortes mit paternalen Lymphozyten vor. Es wurden insgesamt 240 Frauen mit mindestens 3 Aborten innerhalb der gleichen Partnerschaft (keine Schwangerschaften jenseits der 20. Schwangerschaftswoche) behandelt. Nach „Ausschluß anderer Abortursachen" wurden $4-8 \times 10^7$ paternale Lymphozyten intradermal injiziert. Die Therapie erfolgte einmalig vor der Schwangerschaft und wurde in der 6. bis 8. Schwangerschaftswoche wiederholt. Von 94 der Immuntherapie folgenden Schwangerschaften endeten 63 (67%) mit der Geburt eines Kindes. Bei 56 bekannten Schwangerschaftsverläufen waren 3 (5,4%) kompliziert durch intrauterine Wachstumsretardierungen, in 2 Fällen verbunden mit einer Gestosesymptomatik. Bei 2 Frauen kam es zu einer vorzeitigen Plazentalösung, in einem Fall verstarb das Kind hierbei intrauterin. Frau Biesel betonte, daß das Auftreten von zwei Fällen mit vorzeitiger Plazentalösung, obgleich aufgrund der kleinen Fallzahlen statistisch nicht zu werten, im Vergleich zur erwarteten Häufigkeit von 2–5‰ deutlich vermehrt erscheint. Bei dieser vorgetragenen retrospektiven Studie wurde besonderer Wert auf die Evaluierung potentieller mütterlicher Komplikationen gelegt. Es zeigt sich innerhalb des Beobachtungszeitraums bei lediglich einer Patientin eine Komplikation, die mit der allogenen Immunisierung im Zusammenhang gebracht werden könnte: Bei dieser Patientin trat nach der Immuntherapie im Verlauf der Schwangerschaft eine idiopathische Thrombozytopenie mit Thrombozytenzahlen unter 50 000/ µl auf. Es ergab sich trotz umfangreicher Diagnostik keine schlüssige

Ursache für die Thrombopenie. Die Schwangerschaft dieser Patientin mußte aufgrund starker vaginaler Blutungen vorzeitig beendet werden. Im Rahmen der hier vorgetragenen Studie zeigte sich, daß die durchschnittliche Gestationsdauer und das durchschnittliche Geburtsgewicht der Kinder von Frauen nach Sensibilisierungsbehandlung mit paternalen Lymphozyten im Vergleich zu einem altersentsprechenden Kontrollkollektiv signifikant vermindert waren. Allerdings erscheint wichtig, bei dieser Bewertung zu berücksichtigen, daß es sich hier um ein geburtshilfliches Hochrisikokollektiv handelt. Bei der Überprüfung der kindlichen Entwicklung innerhalb des bisherigen Untersuchungszeitraums (seit 1985) konnten bisher keine körperlichen und neurologischen Auffälligkeiten im Vergleich zu normalen Kontrollkollektiven gefunden werden.

Abschließend wurde darauf hingewiesen, daß die intradermale Sensibilisierung von Abortpatientinnen mit paternalen Lymphozyten per se kein sichtlich erhöhtes mütterliches oder kindliches Risiko mit sich zu bringen scheint. Aufgrund des bisher jedoch ungeklärten Wirkungsmechanismus und aufgrund bisher möglicherweise ungeklärter Risiken wurde für die Immunisierung mit Lymphozyten aber eine äußerst strenge Indikationsstellung unter größter Vorsicht angeraten. Insbesondere wurde darauf hingewiesen, daß alle Therapieverfahren immer im Vergleich mit den allein durch „Tender Loving Care" erreichbaren Schwangerschaftsverläufen zu bewerten sind.

In der Diskussion wurden die Ergebnisse dieser retrospektiven Studie insgesamt als interessant gewertet, wobei das Fehlen einer Kontrollgruppe bemängelt wurde. Im Hinblick auf Hinweise in der Literatur, wonach eine Immunisierung mit Lymphozyten die Bildung von Antiphospholipidantikörpern induzieren kann, ergab sich die Frage nach entsprechenden Beobachtungen an dem hier untersuchten Kollektiv. Frau Biesel wies darauf hin, daß bei den hier untersuchten Patientinnen das Vorliegen von Antiphospholipidantikörpern noch nicht untersucht wurde.

Kleinstein (Gießen) berichtete über die Ergebnisse seiner Arbeitsgruppe zur adjuvanten Therapie mit polyvalenten Immunglobulinen im Rahmen eines IVF-Programms. Im Hinblick auf die Hypothese, wonach durch Immunglobuline eine lokale „Immunmodulation" am Ort der Implantation erreicht werden könnte, wurde untersucht, ob 30 g polyvalentes Immunglobulin i.v. 2 bis 4 Stunden vor Embryotransfer in der Lage sind, die Schwangerschaftsraten positiv zu beeinflussen. Untersucht wurden Patientinnen mit tubarer Sterilität, bei denen im Rahmen von zwei vorangegangenen IVF-Zyklen drei morphologisch intakte Embryonen im Zwei- bis Achtzellstadium ohne Eintritt einer Schwangerschaft transferiert worden waren. Eine kongenitale IgA-Defizienz wurde ausgeschlossen. Bei einer unkontrollierten Pilotstudie mit 10 Patientinnen konnte eine Schwangerschaftsrate von 50% und eine Geburtenrate von 40% erreicht werden. Gegenüber einer Vergleichsgruppe von Patientinnen ohne adjuvante Immuntherapie, die ebenfalls ihren dritten Versuch mit Transfer von jeweils 3 Embryonen hinter sich hatten, waren diese Ergebnisse signifikant besser. Daraufhin wurde eine prospektive placebokontrollierte Vergleichsstudie durchgeführt, bei der die Patientinnen für 24 Stunden hospitalisiert wurden. Die Verumgruppe erhielt 30 g i.v. IgG, die Placebogruppe das gleiche Volumen an Ringerlösung i.v. Insgesamt ergab sich durch den Ablauf dieser Studie eine sehr intensive Betreuung aller beteiligten Patientinnen.

In der Verumgruppe konnte eine Schwangerschaftsrate von 40 % (4 von 10 Patientinnen) erzielt werden, in der Placebogruppe 20 % (2 von 10 Patientinnen). Diese Unterschiede waren aufgrund der kleinen Fallzahl nicht signifikant (p = 0,32). Die Abortrate unterschied sich ebenfalls nicht signifikant (0 % gegenüber 10 %, p = 0,31). Die Geburtenrate der Verumgruppe war mit 40 % deutlich höher als in der Kontrollgruppe mit 10 %, allerdings konnte auch hier die Signifikanzschwelle (p = 0,12) nicht erreicht werden.

Zusammenfassend wurde darauf hingewiesen, daß die intravenöse Applikation von polyvalenten Immunglobulinen im Zusammenhang mit dem Embryotransfer zu höheren Geburtenraten zu führen scheinten. Zusätzlich lassen die Ergebnisse der Placebogruppe vermuten, daß auch Maßnahmen des „Tender Loving Care" Schwangerschaftsraten im IVF-Programm positiv beeinflussen.

Die Daten von Kleinstein wurden mit Interesse aufgenommen, wobei der postulierte Wirkungsmechanismus zu der vorgestellten adjuvanten Therapie eher als spekulativ empfunden wurde. Insgesamt wurde diese Arbeit als Beitrag zur Erforschung adjuvanter Verfahren für die Implantation als verheißungsvoll und - interessant empfunden.

Am Ende der Sitzung „Endokrinologie und Immunologie in der Reproduktionsmedizin" hatte man den Eindruck, daß hier zwei Gebiete – die Endokrinologie und die Immunologie – als wichtige Disziplinen der Reproduktionsmedizin, einen Schritt näher aufeinander zubewegt werden konnten. Es wurde dabei klar, daß die interessantesten Ergebnisse immer dann erzielt werden konnten, wenn klar formulierte Hypothesen mit präzisen experimentellen Konzepten überprüft wurden.

Die Bedeutung der Kolposkopie bei der Abklärung der interepithelialen Neoplasie im unteren Genitaltrakt

S. Heinzl

Bericht

Die Bedeutung der Kolposkopie ist mehr denn je umstritten. Obwohl heute die Kolposkopie in den angelsächsichen Ländern bei der Abklärung einer interepithelialen Neoplasie nicht mehr wegzudenken ist, dauert der Streit über die Bedeutung dieser Methode in der Bundesrepublik immer noch an. Auch in Österreich und in der Schweiz hat die Kolposkopie einen festen Platz. Um aber die Kolposkopie bei der Abklärung der interepithelialen Neoplasie richtig anwenden zu können, müssen auch die Normalbefunde gekannt werden. Dies ist ebenfalls ein wichtiger Bestandteil, weswegen die Kolposkopie bei jeder Vorsorgeuntersuchung miteinbezogen werden sollte.

Link, Dresden , führte deshalb zum Thema „Die Bedeutung der Kolposkopie im Rahmen der Vorsorgeuntersuchung" folgendes aus: Vor diesem Gremium über dieses Thema zu sprechen bedeutet eigentlich Eulen nach Athen zu tragen, und dennoch ist es sehr notwendig, hier noch einmal nachdrücklich zu dieser Problematik Stellung zu nehmen. Nach dem Wollen einer stärkeren Lobby, bemäntelt durch die falsche Behauptung, daß kein zweifelsfreier wissenschaftlicher Nachweis über einen kausalen Zusammenhang der Verwendung des Kolposkops und der Qualität der angefertigten Abstriche geführt werden konnte, ist die Kolposkopie wiederum bei der Krebsvorsorge unter den Tisch gefallen. Wahr ist daran nur, daß es in der angewandten Medizin überhaupt keine „zweifelsfreien" Beweise gibt. Die Fraktion derjenigen, die die Kolposkopie nicht gelernt haben, aber trotzdem die Krebsvorsorge betreiben wollen, hat durch Mehrheitseinfluß erreicht, daß im Zeitalter der Qualitätssicherung der Qualitätsverlust festgeschrieben wurde. Am 17. Dezember 1993 hat die Bundesärztekammer die Leitlinie zur Qualitätssicherung zytologischer Untersuchungen im Rahmen der Früherkennung des Zervixkarzinoms verabschiedet. In dieser Leitlinie fehlt die Kolposkopie als qualitätssichernde Maßnahme bei der Gewinnung des zytologischen Abstrichmaterials. Im Entwurf des Ausschusses Qualitätssicherung der Bundesärztekammer, der gleichzeitig der Entwurf für die Qualitätssicherungsrichtlinien der KBV war, hieß es doch für die Zytologie in der Krebsvorsorge: „Das auf diese Weise entnommene Zellmaterial unter kolposkopischer Sicht ist auf…" In der definitiven Leitlinie der Bundesärztekammer ist dieser Passus nicht mehr zu finden. Bei der Entscheidungsfindung der Bundesärztekammer fand eine Abstimmung mit der KBV statt. Und diese drängte auf das Streichen des obengenannten Passus. Anstoß dafür gab die Lobby der Allgemeinmediziner, die sich die Möglichkeit der gynäkologischen

Krebsvorsorge erhalten wollen. So kann es aber doch nicht sein. Täglich steht unsere Arbeit in der Kritik der Öffentlichkeit, täglich wird von uns die Sicherung der Qualität unserer Arbeit verlangt, und das ist ja auch unser ureigenstes Anliegen. Mit der stürmischen Entwicklung der Medizin in unserem Jahrhundert wuchsen die Heilungschancen für viele Krankheiten enorm. Aber durch die komplizierten Methoden kamen auch neue Schädigungsmöglchkeiten hinzu, und die Transparenz durch die Medien schürt ein Mißtrauen, das uns und unseren Bemühungen nicht gerecht wird, mit dem wir aber leben und dem wir begegnen müssen. Am deutlichsten wird das in der Geburtshilfe, wo große Fortschritte zum Wohle der Menschen erreicht wurden, die Schadensklagen aber ins Unermeßliche führen und damit die Versicherungsbarkeit bald unmöglich macht. Der Anspruch unserer Mitmenschen auf Heilung und Unversehrtheit ist allumfassend. Jeder vierte Mensch erkrankt und jeder fünfte stirbt an Krebs. Wesentliche Fortschritte in der Heilung sind, so lange die Ursachen unbekannt bleiben, nur durch Früherkennung zu erzielen. In der gesamten Onkologie gibt es nur ein einziges effektives Früherkennungsprogramm, nämlich das für das Zervixkarzinom. Zuerst wurde die Kolposkopie inauguriert, später die Zytologie eingeführt. Beide Methoden sind echte Screeningmethoden, denn sie sind der Frau zumutbar, effektiv und kostengünstig. Das gibt es für kein anderes Organkarzinom. Die Kolposkopie muß der Untersucher der Frau erlernt haben und beherrschen. Der zytologische Abstrich wird zu einem Experten gegeben und von diesem beurteilt. Nur beide Methoden gemeinsam angewendet ergeben ein hohes Maß an Sicherheit in der Diagnose. Die Kolposkopie ist eine endoskopische Methode mit einer Reihe von Varianten in der Anwendung und einer Vielzahl an Befunden. Dem wird ebenso wie der Entnahmetechnik zytologischer Präparate in der Weiterbildungsordnung Rechnung getragen, aber eben nur in unserem Gebiet, wo es ja auch hingehört. Alle anderen Gebiete haben die Kolposkopie und die Entnahmetechnik des zytologischen Abstriches nicht in ihrem Weiterbildungsprogramm. Durch wissenschaftliche Untersuchungen ist bekannt, daß zwei Drittel der Zytologieversager zu Lasten des Abstriches und nur ein Drittel zu Lasten des Zytologen gehen. Die Fehlerquote der Zytologie liegt nach Literaturangaben bei 25 %, d. h. bei alleiniger Anwendung der Zytologie wird einerseits jedes fünfte bis zwanzigste Zervixkarzinom oder seine Vorstufen später als möglich, manchmal auch zu spät, erkannt und andererseits werden eine Reihe von Frauen bei falsch-positiven zytologischen Befunden auch unnötig behandelt, meist operiert. Bei der gemeinsamen Anwendung von Kolposkopie und Zytologie unter Einbeziehung einer gezielten Gewebsentnahme läßt sich die Fehlerquote auf weniger als 2 % reduzieren. Diese Möglichkeit wird durch die Negierung der Kolposkopie in der Krebsvorsorge aus der Hand gegeben. Das hat mit Qualitätssicherung nichts zu tun. Der gewissenhaft und sorgfältig handelnde Untersucher einer Frau, die die Krebsvorsorge wünscht, wird den zytologischen Befund immer in Übereinstimmung mit dem kolposkopischen Befund werten. Es ist ganz klar, logisch und durch kein Argument zu widerlegen, daß die Qualität bei der Früherkennung des Zervixkarzinoms nur durch die gemeinsame Anwendung von Kolposkopie und Zytologie gewährleistet und verbessert werden kann. Es nützt nicht viel, die Qualitätsanforderungen an die Zytologie hochzuschrauben, wenn die Zytologen weiterhin schlechte Abstriche erhalten. Die Qualität der Abstriche ist nur zu verbessern, wenn diese unter kolposkopischer

Sicht entnommen werden und derjenige, der den Abstrich entnimmt, auch die Kolposkopie in ihren verschiedenen Varianten beherrscht. Daß die Kolposkopie erlernt wird, fordert verbindlich die Weiterbildungsordnung für unser Gebiet, und für die Fortbildung gibt es schon seit vielen Jahren ein breit gefächertes Angebot an Tagungen, Seminaren und Kursen. Es ist also nachdrücklich die Einbeziehung der Kolposkopie in die Qualitätssicherung der Früherkennung des Zervixkarzinoms zu fordern.

Heinrich, Stralsund, beleuchtete den Einsatz des Kolposkops bei der interepithelialen Neoplasie der Vagina und Vulva. Zuerst wurde über die Nomenklaturen der ISGP und ISSVD orientiert. Aus der Terminologie gestrichen wurden die klinischen Begriffe wie Lichen sclerosus et atrophicus, Craurosis vulvae, hyperplastische Vulvitis, Neurodermitis, die Bezeichnungen Leukoplakie, Leukokeratose und leukoplakische Vulvitis, ebenso die Begriffe Morbus Bowen, Erythroplasie de Queyrat und Carcinoma simplex. Heute beschränken wir uns auf die dystrophischen Bezeichnungen Lichen sclerosus, hypoplastische Dystrophie mit und ohne Atypien, gemischte Dystrophie mit und ohne Atypie sowie auf die interepitheliale Neoplasie I, II und III. Eine Ausnahme bildet nach wie vor noch der Morbus Paget. Die Abklärung bei Veränderungen vor allem der Vulva beginnt mit der Anamnese. Eine wesentliche Bedeutung hat dann die Inspektion und Palpation. Die Fotografie, vor allem zur Verlaufskontrolle, ist heute nicht mehr wegzudenken. Daran schließt sich schon die optische Vergrößerung mit dem Kolposkop. Die Vergrößerung erlaubt uns, veränderte Bezirke besser zu erkennen. Gerade bei HPV-Veränderungen ist die Essigsäureprobe gemeinsam mit der Kolposkopie von entscheidender Bedeutung, um die Ausdehnung festzulegen. Ebenso kann damit das Punctum maximum der Veränderungen besser aufgesucht werden und so die optimale Biopsiestelle gefunden werden. Der ganze Abklärungsgang wird noch durch die Toluidin-Blauprobe (Collins-Test) ergänzt. Dabei wird eine 2%ige Toluidin-Blaulösung mit dem Tupfer oder Watteträger auf die Vulva aufgebracht und nach 2–3 Minuten Einwirkzeit mit 3%iger Essigsäure wieder abgewaschen. Die Methode stellt eine Nativfärbung dar und beruht auf der Eigenschaft der Epidermis, im Falle von Parakeratose einen aufgebrachten Vitalfarbstoff zu speichern. Da jedoch viele unterschiedliche Vulvaerkrankungen mit einem verstärkten Kerngehalt der Hornschicht im Sinne von Para- oder Dyskeratose einhergehen, ist das Resultat der Probe bei positivem Ausfall unspezifisch. Bei negativem Ausfall, d.h. bei Fehlen der Farbakkretion, ist ein präkanzeröser oder maligner Prozeß höchst unwahrscheinlich. Die Methode ist präoperativ besonders wichtig, um blauangefärbte Areale und damit potentiell atypische Hautbezirke möglichst mitresezieren zu können. Außerdem hat die Methode einen Stellenwert in der Verlaufskontrolle pathologischer Befunde, um eine Pro- oder Regression genauer analysieren zu können. Zusätzlich dient die Probe zur Lokalisation solcher Veränderungen, von denen gezielte zytologische Kontaktabstriche abgenommen werden können. Bei Beurteilung der Probe ist zu berücksichtigen, daß das unverhornte Epithel des Introitus vaginae sowie alle Epitheldefekte (z.B. Wunden) sich ebenfalls blau anfärben. Der Vortrag wird ergänzt durch eine Serie typischer kolposkopischer Bilder bei interepithelialer Neoplasie als auch bei virusassoziierten Veränderungen.

Girardi, Baden bei Wien, untersuchte die Stellung der Kolposkopie beim zytologischen Verdachtsfall. Der gleichzeitige Einsatz von Kolposkopie und Zytologie gewährleistet in optimaler Weise die Früherfassung von Karzinomvorstufen (CIN). Unbestritten ist, daß es auch bei sorgfältiger Durchführung der Zytologie in bis zu einem Drittel der Fälle zu Fehlbefunden kommen kann, die einerseits als Fehlinterpretationen angesehen werden müssen, andererseits auf Entnahmefehler zurückzuführen sind. Außerdem ist kritisch zu bemerken, daß in bis zu 30% der Konisationspräparate kein CIN nachweisbar war, wenn die Indikation zum Eingriff ausschließlich wegen suspekter und positiver Zytologie gestellt worden war. Die gleichzeitige Anwendung beider Vorsorgemethoden hat gezeigt, daß Fehlleistungen einer Methode durch die andere zu kompensieren sind. Beim Vorliegen eines verdächtigen zytologischen Befundes ist der Kolposkopiker daher aufgefordert, die Läsion zu lokalisieren, zu benennen und primär mittels gezielter Biopsie histologisch abzuklären. In der letzten Fassung der kolposkopischen Terminologie, der IFCC aus dem Jahre 1990, wird erstmals der Tatsache Rechnung getragen, daß abnorme kolposkopische Befunde sowohl innerhalb als auch außerhalb der Umwandlungszone gelegen sein können (Tabelle 1). Dabei ist zu beachten, daß

Tabelle 1. Europäischer Nomenklaturvorschlag. (Modi. Zusammenfassung nach Burghardt u. Seidl)

Normalbefunde	originäres Platten-Epithel, Ektopie normale Transformationszone	glykongenhaltiges Plattenepithel Zylinderepithel reife Metaplasie
Gruppe 0 (ungewöhnliche T-Zone, nicht verdächtig)	jod-negatives Areal ohne essigpositive Reaktion	nicht-glykogenhaltiges, akanthotisches Epithel
Gruppe 1 (zweifelhaft)	flache Leukoplakie flaches, zartes essigpositives Areal regelmäßige Punktierung/Mosaik keine Niveaudifferenz	nicht glykogenhaltiges, akanthotisches Epithel CIN I (CIN II; III) Para-/Hyperkeratose
Gruppe 2 (verdächtig)	erhabene Leukoplakie opakes essigpositives Areal grobe, unregelmäßige Punktierung/Mosaik Niveaudifferenzen	CIN I, II, III mikroinvasives Karzinom Para-/Hyperkeratose
Verdacht auf Invasion		
Invasives Karzinom		
HPV-Läsionen	I exophytisches Kondylom II flaches Kondylom III essigpositive Punktierung	
Sonstige Befunde	Polypen, Zervizitis, Adenose, Ovula Nabothi	
Nicht beurteilbare Befunde	Transformationszone nicht einsehbar	

abnorme kolposkopische Befunde innerhalb der Umwandlungszone häufiger CIN entsprechen. Das gilt auch für Mosaik und Punktierung, was dafür spricht, daß die CIN in diesen Fällen über die Reservezellhyperplasie bzw. Plattenepithelmetaplasie entstanden sein dürften. Der Malignitätsindex von Mosaik und Punktierung beträgt innerhalb der Umwandlungszone 80% und außerhalb der Umwandlungszone 30%. Dieser Unterschied ist statistisch signifikant.

Eine heute nach wissenschaftlichen Gesichtspunkten erfolgte Abklärung bei Verdacht auf interepitheliale Neoplasie darf daher auf die Kolposkopie nicht verzichten. Die Kolposkopie ist einmal in der Lage, die verdächtigen Bezirke genau zu lokalisieren und hilft daher in ausgezeichneter Weise mit, die doch recht häufigen falsch-positiven zytologischen Befunde zu eliminieren. Durch die Kenntnis der genauen Lokalisation kann mit entsprechender Biopsie die weitere Vorabklärung so weit gedeihen, daß dann bei der Therapiewahl sämtliche Methoden zur Verfügung stehen.

Heinzl, Basel, sprach dann zum Thema „Welchen Stellenwert hat die diagnostische Konisation heute?". Der Stellenwert der diagnostischen Konisation ist heute ein anderer als vor 30 Jahren. Die Vorteile dieser Methode sind nach wie vor unumstritten, einmal die Möglichkeit der optimalen histologischen Aufarbeitung, zum anderen, daß Diagnostik und Therapie in einem durchgeführt werden. Trotzdem wurde in der Zwischenzeit doch recht heftig die Bedeutung dieser Methode relativiert. Die Gründe sind unterschiedlich. Zum einen sind heute durch Langzeitbeobachtungen die Veränderungen und deren Verhalten besser bekannt. Die Entwicklungszeiten sind in der Regel langsam. Des weiteren findet sich bei der diagnostischen Konisation eine hohe Rate nicht im Gesunden entfernter Konisate. Häufig ist die Konisation ein overtreatment. Bis zu 50% der Konisationen sind nach Vorliegen der Histologie nicht notwendig gewesen. Die Komplikationsrate ist ebenfalls relativ hoch. Die große Schwankungsbreite in der Literatur von ca. 3–30% erklärt sich vor allem durch die Art bzw. die Größe des Konisates. Je größer das Konisat, desto häufiger Komplikationen und umso seltener nicht im Gesunden entfernte Konisate und umgekehrt. Auch hat sich in den letzten 20 Jahren das Erkrankungsalter sehr verändert. Die Frauen mit einer CIN werden immer jünger. Im Basler Patientengut sind immerhin 25% der Frauen unter 25 Jahren. Nicht zuletzt hat die Einführung neuer Technologien uns veranlaßt, die Meinung zur Konisation insgesamt zu überprüfen. Weiters konnten in den letzten Jahren die prätherapeutischen Abklärungsmethoden verbessert werden. Im Zusammenspiel von Differentialzytologie, Differentialkolposkopie und kolposkopisch gezielter Biopsie und Zervixcurettage können sehr gute Resultate erzielt werden. In Basel haben bei 581 Fällen lediglich 1,2% eine Unterbewertung erfahren. Eine diagnostische Konisation sollte heute nur noch bei unklaren bzw. schwierigen Fällen eingesetzt werden. Deshalb darf man sagen, daß die Konisation etwas an ihrem Stellenwert eingebüßt hat, aber in bestimmten Fällen nach wie vor unverzichtbar ist.

Menton, Tübingen, referierte zum Thema „Dysplasiesprechstunde eine sinnvolle Einrichtung?". Immer mehr, vor allem große Kliniken haben nach amerikanischem Muster eine sogenannte Dysplasiesprechstunde eingerichtet. Als Aufgabe einer Dysplasiesprechstunde wird erachtet: Diagnostik, ambulante operative Therapie, Ausbildung, Qualitätskontrolle, klinische Forschung, Neuentwicklungen und strukturelle Funktion im Gesundheitswesen. Besondere Bedeutung hat die Dysplasiesprechstunde natürlich im Bereich der Zervix. Hier gilt es vor allem, vor einer differenzierten Therapie mittels der Methoden Zytologie, Kolposkopie und Biopsie eine exakte Diagnostik zu entwickeln. Danach ist eine Aufklärung und Beratung sowie eine Operationsvorbereitung angezeigt. Je nach gewählter Therapieart können auch diese im Bereich der Dysplasiesprechstunde durchgeführt werden. Die modernen Methoden wie Lasertherapie oder LOOP-Excision eignen sich bestens dafür. In diesem Rahmen ist eine sichere Operationsdurchführung möglich. Voraussetzungen dafür sind natürlich eine spezielle Qualifikation von Arzt und Schwester sowie die räumlichen Voraussetzungen mit den entsprechenden Sicherheitsvorkehrungen. Die großen Vorteile einer Dysplasiesprechstunde sind vor allem die Ausbildungsmöglichkeiten. Im Rahmen dieser Sprechstunde kann sowohl die Grundausbildung als auch eine erweiterte Ausbildung für Spezialisten stattfinden. Wesentlich ist die Qualitätskontrolle, Im Rahmen einer solchen Sprechstunde ist eine permanente Selbstkontrolle des Kolposkopikers möglich. Auch können die eingesetzten Methoden Kolposkopie, Zytologie und Histologie wechselseitig kontrolliert bzw. überwacht werden. Auch im Rahmen der Forschung und Entwicklung ist diese Art nicht mehr wegzudenken. Es kann entsprechender Dokumentationsstandard entwickelt werden. Ebenso die Klassifikation kolposkopischer Befunde, die Dokumentationstechnik, die Standards für Qualitätskontrolle, evtl. Malignitätsmarker sowie Langzeituntersuchungen zum klinischen Progessionsrisiko bei HPV-Nachweis. Der Aufwand für eine solche Sprechstunde ist von den Investitionen her für eine Klinik sicherlich tragbar. Die Kostennutzenrechnung verläuft sicherlich positiv.

Im Rahmen der recht heftig geführten Diskussion wurden folgende Punkte zur Optimierung der Diagnostik und Therapie des Zervixkarzinoms festgestellt: Integrierung der Kolposkopie in die Vorsorge, Modifikation des Managements (ein verdächtiger Abstrich sollte immer eine kolposkopische Abklärung nach sich ziehen), Erarbeitung von Qualitätsstandard für Ausbildung und Dokumentation, angemessene Honorierung.

Die unheilbar Kranke in der Onkologie

R. Schröck, M. Keller, B.C. Hahlweg, I. Jonen-Thielemann und M. Hahn

Bericht

R. Schröck

Die Betreuung und Begleitung unheilbar an Krebs erkrankter Patientinnen berührt sämtliche Bereiche ärztlicher Tätigkeit und stellt wissenschaftlich, therapeutisch, philosophisch, sozial und ethisch hohe Anforderungen.

Entsprechend wurde bei der Gestaltung dieses Seminars der Versuch unternommen, durch Einführungsreferate von Psychologen, in der Rehabilitation und Palliation tätigen Onkologen sowie Sozialtherapeuten einen informativen Überblick und eine Diskussionsgrundlage zu schaffen.

Im ersten Beitrag setzte sich die Internistin und Psychotherapeutin Frau M. Keller mit der aktuellen Begriffsbestimmung *psychosozialer Onkologie und Qualitätsforschung* auseinander. Zu beachten ist hierbei immer, für welche Fragestellung der Begriff Lebensqualität als hilfreiches Konstrukt gewählt worden ist. Besonders betont sie dabei, daß Forschungsaktivitäten zum Begriff der Lebensqualität ein wertvolles Bindeglied zwischen somatischer und psychosomatischer Medizin geworden sind. Der häufig artikulierte Wunsch eines allgemein verfügbaren und einfachen Instrumentes zur Definition der Lebensqualität muß an den Problemen Genauigkeit und Generalisierbarkeit scheitern. Die Instrumentalisierung erfordert für diverse Zwecke entsprechend angepaßte Erhebungsparameter. Auch lassen sich Ergebnisse aus Statistiken nicht individualisieren und sind damit nicht ausreichend für die praktische Tätigkeit verfügbar.

Das zweite Thema „Krankheitsbelastungen und Bewältigungsstrategien" wurde von R. Schröck aus der Sicht eines in der Rehabilitation und Palliation tätigen Frauenarztes beleuchtet.

In verschiedenen Studien an Nachsorge-Patientinnen konnten die in Abfolge einer Behandlung von Mamma-Karzinom oder gynäkologischen Karzinomen auftretenden somatischen und psychosozialen Belastungen erforscht werden. Gerade das Leitsymptom der Angst ist durch adäquate ärztliche Information und begleitende Verhaltenstherapie deutlich reduzierbar und es ist damit die Steigerung sogenannter Lebensqualität möglich. Langjährige internationale Forschung zu Fragen einer „richtigen Krankheitsbewältigung" haben bislang zu keinen für die Praxis verbindlichen Erkenntnissen führen können. Krankheitsbewältigung ist sehr individuell und Übereinstimmung ist allenfalls darin zu sehen, daß depressive Bewältigungsstrategien als ungünstig zu bewerten sind. Glücklicherweise zeigen die meisten Patientinnen ein als sogenanntes „aktives Coping" klassifiziertes Verhalten. Diesen Wunsch nach aktiver Auseinandersetzung mit der Krankheit, ihren Krankheitsfolgen und der Vermeidung weitergehender Symptome muß der Arzt aufnehmen und unterstützen können. Die verschiedenen Stadien einer Tumorkrankheit von Primärtherapie über Nachsorge, Palliation und Sterbephase führen zu zahlreichen, individuellen Krankheitsbewältigungsaktivitäten, die keinem allgemeinen Raster unterliegen und in der ethischen Verantwortung des Arztes und der Angehörigen erkannt und unterstützt werden müssen.

Ein für den Arzt/Ärztin besonders sensibler Bereich von *„Macht und Ohnmacht in der Onkologie"* wurde von der an einer Universitätsfrauenklinik als Psychologin tätigen B. C. Hahlweg angesprochen. Das ärztliche Verhalten im adäquaten Umgang mit unheilbar Kranken zeigt sich hier auf die Probe gestellt. Jeder kennt die Situation, daß die eigene Größen- und Allmachtsphantasie nur die eigene Hilflosigkeit verdecken soll. An zwei Beispielen typischen Patientinnen-Verhaltens wurde diese Problematik differenziert dargestellt und es konnten allgemeine Schlußfolgerungen gezogen werden. Betont wird die gleichberechtigte Beziehung zwischen Betroffener und Betreuendem. Betont wird auch, daß jegliches Behandlungskonzept nicht durch ein stringentes Vorgehen sondern durch hohe Flexibilität gekennzeichnet sein muß.

Ganz auf die Problematik der *ganzheitlichen Behandlung unheilbar Krebskranker* wurde von der Leiterin der Palliativstation der Klinik und Poliklinik für Chirurgie der Universität Köln, Frau I. Jonen-Thielemann eingegangen. Die Kölner Palliativeinrichtung war die erste ihrer Art in Deutschland und im Förderprojekt der Deutschen Krebshilfe e. V. Die nunmehr über 11 Jahre reichenden praktischen Erfahrungen auf der Palliativstation haben gezeigt, daß hier der kranke Mensch mit seinen Wünschen und Erfordernissen im Mittelpunkt der Überlegungen und Handlungen aller Mitarbeiter zu sehen ist und dies ein Ort „zum Leben" ist. Nach aktiver Sterbehilfe wird bei guter, umfassender Palliativtherapie nicht gefragt. Der hier besonders deutlich zu Tage tretende humanitäre Weg bietet nicht nur persönlichen Gewinn für die Kranken, sondern ist eine Bereicherung auch für die Gesellschaft.

Diskutiert wurden im Auditorium die Auswahlkriterien zur Aufnahme von Patientinnen auf Palliativstationen. Es ergab sich, daß für die 17 Palliativstationen in der BRD, die durch das BMFT gefördert wurden und nunmehr auf 23 ausgeweitet werden konnten, regionale Anmeldungen ausschlaggebend sind. Es wird befürchtet, daß eine Kapazitäts-Vermehrung nicht möglich ist, da keine weitere Förderung mehr zu erkennen ist. Offensichtlich soll die Entwicklung eher in Richtung Hospiz und zusätzlicher ambulanter Hausbetreuung gefördert werden. Die durchschnittliche Aufenthaltsdauer auf der Palliativstaion in Köln beträgt 22 Tage.

Die schwierigen und teilweise konfliktreichen ethischen Fragen zum *ärztlichen Handeln und Verhalten* bei aggressiveren Therapiemaßnahmen in der palliativen Situation, wurden aus der Sicht einer Sozialarbeiterin im Referat von Frau M. Hahn vom Tumorzentrum Rheinland-Pfalz aufgeworfen. Für die optimale Ausgestaltung der in ihrer Art einmaligen Beziehung zwischen Patientin und Arzt kann es kein Patentrezept geben. Eine verantwortungsbewußte Güterabwägung muß dabei viele Problemkreise sehr detailliert berücksichtigen und der Arzt muß individuell in jedem dieser Problemkreise die für die Patientin beste Lösung suchen. Dies reicht von der richtigen Indikationsstellung therapeutischer Maßnahmen bis zur sorgsam und einfühlsam vorgenommenen Aufklärung, die Abwägung der Einsichtsfähigkeit unter der gegebenen Krankheitsbelastung und die sorgfältige Eruierung aller Möglichkeiten sozialer, institutioneller und personeller Resourcen. Diese komplexe Form der Entscheidungsfindung kann sich dabei auf den im Referat dargestellten „Bochumer Arbeitsbogen" stützen.

In der abschließenden Diskussion von Referenten und Seminarteilnehmern kam zum Ausdruck, daß der Weg zum Erhalt oder einer Verbesserung der Lebensqualität von unheilbar kranken Krebspatientinnen sehr individuell und unter Berücksichtigung vieler Kriterien festzulegen ist und daß leider weder für Fragen der Krankheitsbewältigung noch für schwierige Therapieentscheidungen Patentrezepte verfügbar gemacht werden können. Wissenschaftlichkeit und praktische Erfahrung, psychologische Kenntnisse, philosophische Überlegungen sowie ein humanitärethisches Primat geben die Leitlinien für das richtige Handeln.

Psychosoziale Onkologie und Lebensqualitätsforschung

M. Keller

Das Konzept Lebensqualität hat in den letzten Jahren an Bedeutung in der Medizin gewonnen, was sich u.a. an einer zunehmenden Flut von Publikationen ablesen läßt. Die Berücksichtigung der Lebensqualität besonders in der palliativen Onkologie hat zu einer in Ansätzen „ganzheitlichen" Sichtweise beigetragen, bei der der kranke Mensch als Subjekt in den Vordergrund gerückt ist. Globales Ziel einer an der Lebensqualität orientierten Medizin ist es, die individuelle Beeinträchtigung der Patientinnen sowohl durch die Tumorerkrankung als auch durch die Tumortherapie so weit wie möglich zu verringern.

Der inflationäre Gebrauch, nicht nur in der Medizin, droht den Begriff Lebensqualität zu verwässern; häufig wird übersehen, daß es „die Lebensqualität" als solche nicht gibt, weil wohl jeder Mensch etwas anderes darunter versteht. Deshalb ist es erforderlich, sich auf ein allgemein verbindliches Konzept zu einigen, das den Begriff als ein Konstrukt präzisiert.

Konzeptualisierung des Begriffs „Lebensqualität"

Subjektive Bewertung des Erlebens in

- somatischer,
- psychischer,
- sozialer

Dimension, bezogen auf einen definierten Zeitraum.

- *somatisch*: z.B. funktionaler Status, Beschwerden, Symptome, Therapie-Nebenwirkungen
- *psychisch*: z.B. seelisches Wohlbefinden, Stimmung, Depression, Angst
- *sozial*: Familie, Beruf, soziale Unterstützung, sozioökonomischer Status, Beziehungen im Medizinsystem

Dieses Konzept beinhaltet die *subjektive Bewertung* des Erlebens durch den Patienten; es fordert *Mehrdimensionalität* bei der Erfassung, wobei zumindest die somatische, psychische und soziale Dimension berücksichtigt werden. Der individuellen *Gewichtung* der verschiedenen Bereiche sollte Rechnung getragen werden. Die Beurteilung sollte sich auf einen *definierten Zeitraum* beziehen.

Basierend auf dieser Konzeptualisierung sind in den letzten Jahren eine Reihe von Meßinstrumenten zur Erfassung von Lebensqualität entwickelt und an großen Fallzahlen validiert worden, die den Anforderungen an psychometrische Qualitätsmerkmale genügen. Obwohl es in mancher Hinsicht wünschenswert wäre, sich auf ein Lebensqualitäts-Meßinstrument zu beschränken, sind dazu die Fragestellungen und Anwendungsbereiche nicht nur in der Onkologie zu verschieden und vielfältig. Die Wahl eines geeigneten Meßinstruments, und damit die Aussagekraft der Untersuchung, hängt ganz entscheidend von den Zielen, und der konkreten Fragestellung ab, die in der Untersuchung beantwortet werden soll. Deshalb wird hier auf die Empfehlung einzelner Fragebogen verzichtet.

Das gemeinsame Interesse an der Erforschung von Fragen der Lebensqualität hat zu einer erfreulich verbesserten Kooperation und Annäherung zwischen Medizinern und Psychospezialisten geführt. Die Anwendung in der klinischen Onkologie erfolgt bisher vorrangig im Rahmen von Therapievergleichsstudien, wobei unterschiedliche Therapieverfahren in ihren Auswirkungen auf das subjektive Befinden in verschiedenen Lebensbereichen verglichen werden. Die bisherigen Ergebnisse stellen nicht nur eine Bereicherung um neue Informationen und Kenntnisse von Patientenseite dar, sie führen auch dazu, daß das subjektive Erleben von Patienten zunehmend handlungsanweisend für ärztliche Entscheidungen wird. Allerdings können Ergebnisse, die an Kollektiven gewonnen werden, in keinem Fall die individuelle patientenorientierte Therapieentscheidung ersetzen, sie dienen jedoch der Orientierung.

Psychoonkologische Interventionen orientieren sich vorrangig am individuellen Erleben der Patienten, den krankheitsbedingten Beeinträchtigungen der subjektiven Lebensqualität, wie sie von der einzelnen Patientin wahrgenommen werden; häufig stehen seelische und soziale Auswirkungen der Erkrankung im Vordergrund. Gemeinsames Ziel unterschiedlicher Interventionsformen ist es, diese Beeinträchtigung der Lebensqualität so weit wie möglich zu verringern, ob sie Folge von Angst, Depression, Schmerzen oder Gewichtsverlust ist. Die Wirksamkeit psychosozialer Interventionen kann inzwischen als gesichert gelten, gemessen am psychischen Befinden, der Verringerung von Angst, Depression und psychischer Belastung; damit tragen psychoonkologische Interventionen wesentlich zu einer Verbesserung der Lebensqualität, zumindest in psychosozialer Dimension, bei. Allerdings ist in bisherigen Untersuchungen das mehrdimensionale Konzept der Lebensqualität noch nicht berücksichtigt worden.

Die Frage nach der differentiellen Wirksamkeit psychoonkologischer Interventionen für verschiedene Patienten, in unterschiedlichen Krankheitsphasen, ist ein weiterer, klinisch relevanter Anwendungsbereich der Lebensqualitätsforschung.

Literatur

Anderson BL (1992) Psychological interventions for cancer patients to enhance the quality of life. Journal of Consulting and Clinical Psychology, 60:552−568

Herschbach P, Heinrich G (1991) Der Fragebogen als methodischer Zugang zur Erfassung von „Lebensqualität" in der Onkologie. In: Schwarz R et al.: Lebensqualität in der Onkologie. Aktuelle Onkologie 63. Zuckschwerdt, München Bern Wien

Osoba D (1994) Lessons learned from measuring health-related quality of life in oncology. Journal of Clinical Oncology, 12, No. 3:608−616

Zittoun R (Hrsg) (1992) Quality of life in cancer patients; a review. Kongreßbericht, International Congress of Psychosocial Oncology, Beaune

Schwarz R, Bernhard J, Flechtner H, Küchler Th(1991) Stellenwert des Begriffs „Lebensqualität" in der Onkologie. In: Schwarz R et al. (Hrsg) Lebensqualität in der Onkologie. Aktuelle Onkologie 63. Zuckschwerdt, München Bern Wien

Macht und Ohnmacht in der Onkologie

B.C. Hahlweg

Die Betreuung onkologischer Patientinnen impliziert Grenzerfahrungen für alle Beteiligten. Angst, Trauer, Hoffnungslosigkeit konfrontiert Behandelnde wie Betroffene mit der eigenen Endlichkeit. Wir Betreuende erleben dies häufig als eigene Bedrohung, die wir mittels Vermeidung affektiver Involvierung abwehren. Durch Rationalisierung werden belastende Gefühlsmomente ausgeblendet, so daß eine Kommunikation entsteht, die u.a. durch Entmündigung und Versachlichung gekennzeichnet ist.

Die Diagnose „unheilbar" konfrontiert uns direkt mit dem Thema Tod und Sterben und verdeutlicht, daß all unserem gewohnten Handeln Grenzen gesetzt sind. Die Akzeptanz dessen, daß menschliches Dasein natürlicherweise von Anfang und Ende bestimmt wird, zwingt uns zu der Erkenntnis, daß das Leben der Patientin nicht in unserer Hand liegt. Vielmehr müssen wir der Patientin zugestehen, daß es um ihr Leben und ihren Tod geht. Auf Basis dieser Erkenntnis ist eine echtere emotionale Präsenz möglich, die dem situativen Geschehen der Patientin Raum gibt.

Dies erfordert ein hohes Maß an Eigenreflektion, in der wir uns mit unserer eigenen individuellen Bedingtheit auseinandersetzen. Sich selber gegenüber möglichst authentisch zu sein, setzt Selbsterfahrung voraus. Diese ist aber auch mit der schmerzhaften Erkenntnis verbunden, daß gerade Personen in helfenden Berufen das Erfahren der eigenen Bedingtheit und das damit verbundene Insuffizienzgefühl besonders kränkend erleben. Denn unsere Größen − und Allmachtsphantasien verdecken unsere eigene Hilflosigkeit.

In der Auseinandersetzung mit onkologischen Patientinnen werden unsere Omnipotenzwünsche auf die Probe gestellt, denn wir stoßen rasch an die Grenzen des Machbaren. Dieses Gefühl von Ohnmacht vor uns selber zuzugeben fällt schwer, insbesondere in Anbetracht der theoretisch medizinischen Möglichkeiten, die uns das Gefühl vermitteln, der Handlungsspielraum sei noch nicht erschöpft. Unsere Angst vor der eigentlichen Begrenztheit menschlicher Möglichkeiten im

Umgang mit todbringenden Erkrankungen bedingt dann ein Agieren, das dem Lebensprozeß Zeugung-Sterben nicht gerecht werden kann.

Wie läßt sich bisher gesagtes in den Alltag umsetzen? Uns begegnen Patientinnen mit den unterschiedlichsten Voraussetzungen. Dies erfordert eine flexible, ganzheitliche Vorgehensweise, um der individuellen Bedingtheit der Patientin entgegenkommen zu können. Somatischer Befund, psychische Befindlichkeit und soziale Bedingungen müssen in unser Behandlungskonzept integriert werden.

Zur Veranschaulichung zwei Patientinnentypen

Typ A begegnet uns mit einer ausgeprägten Abwehrhaltung. Dieser Patientinnentyp ist anklagend, aggressiv und fordernd, was auch Ausdruck von Hilflosigkeit ist. Er ist davon überzeugt, daß nur externale Faktoren verantwortlich für den jeweiligen körperlichen Zustand sind und er keinerlei Einfluß auf den weiteren Krankheitsverlauf nehmen kann. Die damit verbundene Verunsicherung bzgl. der eigenen Kompetenz bewirkt Angst. Diese wirkt lähmend auf die eigenen Handlungsmöglichkeiten. Die Folge ist hier eine übersteigerte Aktivierung von Abwehrprozessen. Deutlich zeigt sich die Haltung dieses Patientinnentyps darin, daß eine Thematisierung der psychischen Befindlichkeit abgelehnt wird. Die hierfür notwendige Selbstwahrnehmung wird unbewußt verhindert, indem Patientinnen dieses Typs ihre emotionalen Anteile völlig ausblenden bzw. ihnen keinerlei Bedeutung beimessen. Entscheidend sind für sie klare medizinische Schritte.

Für diese Patientinnen scheint dies der Weg zu sein, in ihrer Hilflosigkeit etwas Sicherheit und Orientierung zu finden. Für die Behandelnden gilt es hier, den geforderten Aktivismus immer wieder kritisch zu überdenken, um nicht der eigenen Kompetenz zu viel Allmächtigkeit zuzuschreiben. Zudem sollten die Betreuenden darauf achten, die aggressiven Impulse nicht ungefiltert an die Patientin zurückzugeben, sondern sie als Ausdruck einer verunsicherten und ohnmächtigen Person zu interpretieren.

Typ B vermittelt das Bild der aktiv handelnden Patientin. Durch ihre Handlungsbereitschaft vermittelt sie, daß sie Einfluß auf ihren Krankheitsverlauf nehmen möchte. Zum einen läßt sich dieser Patientinnentyp auf medizinisch notwendige Schritte ein, zum anderen zeigt er mit seiner Bereitschaft, sich aktiv am Geschehen beteiligen zu wollen, daß er die Auseinandersetzung mit den physischen wie psychischen Anteilen als sinnvoll erlebt. Hierdurch wird für Frauen des Typs B eine positive Zukunftsorientierung möglich, die über das aktuell augenfällige hinausgeht.

Für die Behandelnden gilt hier, dem Bedürfnis der Patientinnen nach Mitbestimmung nachzukommen, ohne sich in der eigenen Kompetenz in Frage gestellt zu fühlen.

Vorangesagtes läßt nun folgenden Schluß zu.

Für die Patientin ist das Erleben ihrer Erkrankung und die mögliche Mitverantwortlichkeit für deren Verlauf individuell durch die eigene Lebensgeschichte geprägt. Behandlungskonzepte sollten somit nicht durch ein stringentes Vorgehen gekennzeichnet sein, sondern den jeweiligen Ansatzmöglichkeiten der Patientin flexibel entsprechen.

Ist z.B. das Selbstwertgefühl der Patientin verunsichert, bedeutet dies für die Behandelnden, daß sie das Selbstempfinden der Patientin fördern sollten. Hieraus kann sich dann allmählich eine wachsende Beteiligung am Krankheitsgeschehen entwickeln.

Dem Bedürfnis der Patientin nach Autonomie nachzukommen und gleichzeitig professionell mitverantwortlich am Krankheitsgeschehen sich zu beteiligen, ist Basis für eine gleichberechtigte Beziehung zwischen Betroffener und Betreuenden. Um diesem Ansatz gerecht werden zu können, ist es auf Seiten der Behandelnden notwendig, sich den eigenen individuellen Bedingungen durch Selbsterfahrung Zugang zu verschaffen.

Krankheitsbelastungen und Bewältigungssstrategien

R. Schröck

Die Situation „unheilbar erkrankt" zu sein, bringt für Patientinnen eine Reihe von großen Belastungen mit sich: Neben den rein klinischen Symptomen, wie Schmerzen, Funktionseinschränkungen, Veränderungen des Tagesablaufes, des Schlafverhaltens und einer Verschlechterung der zusammenfassend als gesundheitlichen Lebensqualität bezeichneten Umstände, ist noch Krankheitsbewältigung gefordert, die nicht mehr auf Restitution sondern auf das Leben mit der Krankheit und das Sterben als Folge der Krankheit ausgerichtet ist. Unheilbar krank sein heißt, für die Gestaltung des täglichen Lebens dauernde ärztliche Hilfe sowie Unterstützung durch ein geeignetes soziales Umfeld zu benötigen.

Krankheitsbelastungen

In Abfolge einer Krebserkrankung kommt es zu verschiedenen physischen und psychischen Belastungen, die zwangsläufig bei Vorliegen einer manifesten Tumorkrankheit zumeist ausgeprägter vorzufinden sind, als bei reinen Nachsorge-Patienten. Bedeutsam ist hierbei auch, ob die Skalierung in der Schwere einer Belastung durch Patientinnen selbst oder durch die behandelnden Ärzte vorgenommen werden. Aus der Literatur sind hier beträchtliche Divergenzen bekannt. In einer eigenen Studie (Schröck und Mitarbeiter, 1992) wurden signifikante Unterschiede zwischen tumorfreien Nachsorgepatienten und manifest erkrankten Patientinnen mit Mamma-Karzinom und gynäkologischen Karzinomen in den Bereichen funktioneller Belastung und Coping-Problematik gefunden (Abb. 1).

Während karzinomspezifische Belastungen und Bewältigungsprobleme bei unheilbar erkrankten Patientinnen deutlich höher lagen, war der gesundheitliche Optimismus und die Stimmung signifikant reduziert. Die Skalierung erfolgte mit dem Freiburger Fragebogen zur Krankheitsverarbeitung nach Muthny (1989). Signifikant erhöht waren bei den unheilbar erkrankten Patientinnen die Zielvorstellungen: körperlich und seelisch stabiler werden; Zeit für sich selbst haben. Im Rahmen der Programmerwartungen rehabilitativer Maßnahmen fand sich ein signifikant erhöhter Bedarf an Informationen über Alternativmedizin.

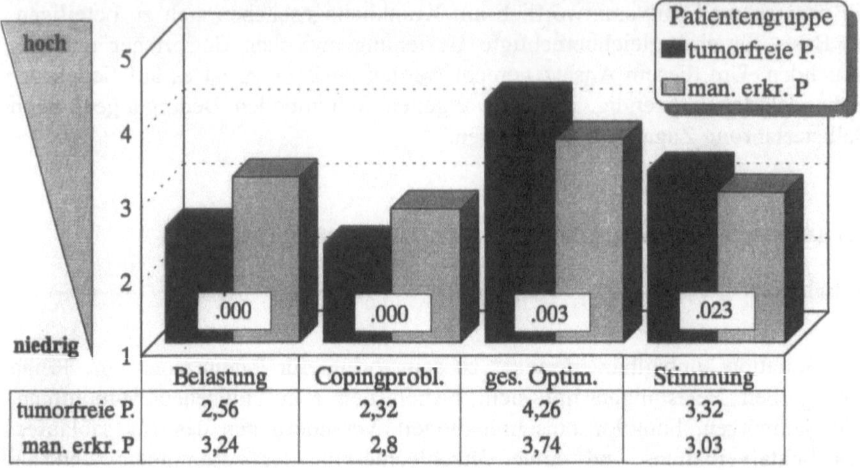

	Belastung	Copingprobl.	ges. Optim.	Stimmung
tumorfreie P.	2,56	2,32	4,26	3,32
man. erkr. P	3,24	2,8	3,74	3,03

tumorfrei: N=439; manifest erkrankt: N=61; FKV; Paracelsusklinik Scheidegg

Abb. 1. Globale Patientenselbstratings. Unterschiede zwischen tumorfreien und manifest erkrankten Patienten

Krankheitsbewältigung

Aktive Krankheitsbewältigung ist bei manifest erkrankten Patientinnen deutlicher ausgeprägt. Da es eine Interaktion zwischen der Höhe von Krankheitsbelastung und der Notwendigkeit von Krankheitsbewältigung gibt, konnte die Hypothese gesichert werden, daß manifest Tumorerkrankte in höherem Maße ein aktives Copingverhalten zeigten. Die Frage, ob es ein „günstiges" oder „ungünstiges" Bewältigungsverhalten gibt, ist wissenschaftlich nicht ausreichend geklärt.

Ein depressiver Verarbeitungsstil gilt allgemein als für die Patientinnen ungünstig und könnte nicht nur die Lebensqualität sondern auch sogar eventuell die Prognose ungünstig beeinflussen. In der genannten Studie der Paracelsus-Klinik Scheidegg fanden sich sowohl bei tumorfreien als auch bei manifest erkrankten Patientinnen depressive Bewältigungsverhalten seltener im Vergleich zu Ablenkung, aktivem Coping, Religiosität und Sinnsuche sowie Bagatellisierung (Abb. 2).

Eine spezifische Diagnosestellung und Klassifizierung, welcher Krankheitsbewältigungsstil bei tumorkranken Patientinnen vorliegt, ist für wissenschaftliche Untersuchungen und für die Therapieforschung zweifellos sehr wichtig, für die praktische Betreuung unheilbar Kranker jedoch nur von untergeordneter Bedeutung. Ärztliche Hilfe heißt hier, den von den Patientinnen gewählten Bewältigungsstil sensibel aufzunehmen und in den Bereichen zu unterstützen, in denen er den Patientinnen Entlastung verschafft. Hier müssen die Grenzen der Legitimation ärztlicher Einflußnahme beachtet werden und durch empathische Begleitung Kom-

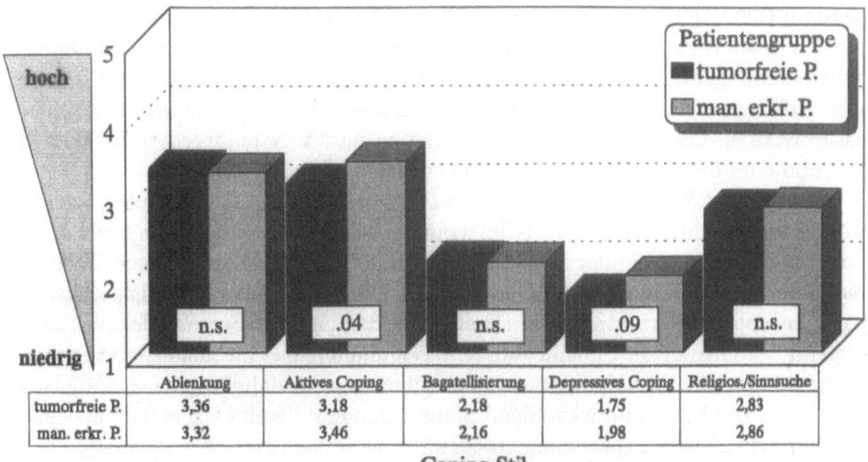

	Ablenkung	Aktives Coping	Bagatellisierung	Depressives Coping	Religios./Sinnsuche
tumorfreie P.	3,36	3,18	2,18	1,75	2,83
man. erkr. P.	3,32	3,46	2,16	1,98	2,86

Abb. 2. Coping-Stile: Unterschiede zwischen tumorfreien und manifest erkrankten Patienten

munikationshindernisse des sozialen Umfeldes abgebaut werden. Dies sind seit jeher zentrale Aufgaben ärztlicher Betreuung.

Literatur

Schröck R, Stepien J, Schwiersch M (1992) Psychosoziale Maßnahmen während stationärer onkologischer Rehabilitation: Indikationsstellung, Inanspruchnahme, Wirkung. Forschungsbericht der Paracelsusklinik in Scheidegg

Ganzheitliche Behandlung unheilbar Krebskranker auf einer Palliativstation

I. Jonen-Thielemann

Wenn das vorrangige Behandlungsziel der Medizin, die Heilung des Kranken, nicht erreicht werden kann, beginnt das weite Gebiet der Palliativmedizin. Palliative Therapie ist lindernde, symptomorientierte Behandlung, bedeutet Verminderung von Leiden, Verbesserung der Qualität der restlichen Lebenszeit [3, 4]. Das namengebende Wort pallium (lat.) = Mantel ist eine Metapher für Wärme, Schutz, Geborgenheit.

Die Station für palliative Therapie der Klinik und Poliklinik für Chirurgie wurde 1983 mit dem Ziel eröffnet, den hier operierten und in der Nachsorgesprechstunde weiterbetreuten unheilbar Krebskranken zu helfen, ihren meist schweren letzten Lebensabschnitt doch lebbar und lebenswert empfinden zu können, bis hin zu einem Sterben in Würde. Als kleine Station für 5 Patienten bestand sie über $9^1/_2$ Jahre im Bettenhochhaus des Kölner Universitätsklinikums; seit Ende 1992 ist sie im neuerbauten Dr. Mildred-Scheel-Haus angesiedelt. Der seit 1984 zugehörige Hausbetreuungsdienst ermöglicht die Fortsetzung der Betreuung, wenn Kranke nach zufriedenstellender Linderung ihrer Beschwerden wieder in die Familie entlassen werden. Die Kölner Palliativeinrichtung ist die erste ihrer Art in Deutschland und ein Förderprojekt der Deutschen Krebshilfe e. V. [2].

Wertvolle Erfahrungen der englischen Hospizbewegung [1] kombiniert mit den Möglichkeiten einer Universitätsklinik bilden das Konzept für eine ganzheitlich-individuelle Behandlung der Schwerkranken und Sterbenden, auch unter Einbeziehung ihrer Angehörigen. So umfaßt palliative Therapie den körperlichen, seelischen, geistigen, spirituellen und sozialen Bereich. Hierbei ist die Sorge um den physischen Zustand die Grundlage für alle weiteren Bemühungen, d.h. qualifizierte medizinische Symptomkontrolle, die auch Schmerztherapie einschließt, sowie einfühlsame Pflege sind die beiden notwendigen Voraussetzungen, damit Gespräche und liebevolle mitmenschliche Zuwendung die Kranken überhaupt erreichen können.

Auch Schwerkranke möchten die meiste Zeit ihren Umständen gemäß „normal" leben, wollen nicht nur über ihre Probleme sprechen, wollen am Leben teilhaben bis zuletzt. Auf einer Palliativstation steht der kranke *Mensch* mit seinen Wünschen und Erfordernissen – mehr als auf anderen Stationen möglich – im Mittelpunkt der Überlegungen und Handlungen aller Mitarbeiter. Er soll sich wohlfühlen und sein Leben weitgehend so leben können, wie es ihm entspricht. Hierzu gehört auch, daß seine Angehörigen und Freunde einbezogen bleiben in sein Leben und jederzeit willkommene Gäste sind. Sobald die „Schmerzen" im umfassenden Sinne gelindert sind, ist es für mich immer wieder ein Phänomen zu sehen, wie urgewaltig dann der Wunsch zu leben ist – und wie wenig wir eines anderen Menschen Lebenswert erfassen können, insbesondere den des Schwerstkranken. Es werden andere Inhalte wichtig, z. B. menschliche Nähe, einfach dasein, noch dabeisein und sich geliebt fühlen. Auch im Endstadium der Krebserkrankung wird gesagt: „Ich möchte so gern noch etwas leben." „Jeder Tag ist kostbar."…

Eine Palliativstation ist ein Ort zum leben, aber auch ein Ort, wo natürliches Sterben zugelassen wird, wenn diese Zeit gekommen ist. Sterben gehört noch zum Leben. Ein Mensch bleibt auch im Sterben ganz er selbst und jedes Sterben ist so einmalig, wie der Mensch, der stirbt. Diese Einmaligkeit der Person auch im Sterben achten und zulassen ist ein Geschenk für den Sterbenden. Der nicht plötzlich eintretende Tod bietet dem Kranken die große Chance, sein Leben noch vollenden und sich verabschieden zu können. Hierbei zu helfen ist Sterbebegleitung im weitesten Sinne.

Zu unseren praktischen Erfahrungen auf der Palliativstation über 11 Jahre gehört: Nach aktiver Sterbehilfe wird bei guter, umfassender Palliativtherapie nicht gefragt. Alle Diskussionen um Tötung auf Verlangen oder Hilfe zur Selbsttötung sind dann gegenstandslos – denn auch der schwerstkranke Mensch will leben, wenn er Hilfe und Liebe erfährt.

Über den persönlichen Gewinn für den einzelnen Kranken hinaus bietet die Palliativmedizin auch eine Bereicherung für unsere Gesellschaft. So sagte der

Jesuitenpater Prof. F. Mennekes bei den Exequien einer ehemaligen Patientin mit Ovarialkarzinom, die er aus seiner Pfarrgemeinde kannte und bis zu ihrem Tode auf unserer Palliativstation seelsorgerisch weiterbegleitet hatte: „Eine neue Kultur des Sterbens ist entstanden…"

Literatur

1. Doyle D, Hanks GWC, MacDonald N (eds.) (1993) Oxford Textbook of Palliative Medicine. Oxford University Press, Oxford New York Tokyo
2. Jonen-Thielemann I, Pichlmaier H (1994) Palliativmedizin, Palliativstation – ein Bekenntnis zum Menschen. Bericht über die Station für palliative Therapie der Klinik und Poliklinik für Chirurgie der Universität zu Köln. Münch med Wschr 136 605–609
3. Klaschik E, Nauck F (Hrsg.) (1994) Palliativmedizin heute. Springer, Berlin Heidelberg New York
4. Pichlmaier H (Hrsg.) (1991) Pallliative Krebstherapie. Springer, Berlin Heidelberg New York

Ethik ärztlichen Handelns und Verhaltens bei unheilbarem Karzinomleiden

M. Hahn

Seitdem ich mit diesem Statement beauftragt wurde, fragte ich gesprächsweise 16 Ärzte, darunter 9 Gynäkologen, welches Stichwort sie persönlich mit dem Thema „Ethik ärztlichen Handelns und Verhaltens bei unheilbarem Karzinomleiden" spontan assoziieren. Am häufigsten wurden genannt: „Palliation", „Lebensqualität", „Therapieverzicht- bzw. Abbruch", Wahrheitsmitteilung", Gewissensfrage", „Entscheidungsprobleme", „Sterbehilfe". Aus diesen unterschiedlichen Aspekten läßt sich als gemeinsam schlußfolgern: Ärztliche Ethik bei unheilbarem Karzinomleiden ist stets gekennzeichnet von Konflikten, u. zw. sowohl auf der Ebene rational zu rechtfertigender Entscheidung wie zugleich personaler Verantwortung. Und weitergehend: Die Lösbarkeit ethischer Konflikte ist weder möglich anhand nur medizinisch-wissenschaftlicher Kriterien noch aufgrund normativer Grundsatzpositionen. Sie bleibt vielmehr immer gebunden an den Einzelfall und ist das Ergebnis eines intersubjektiven Prozesses der je einmaligen Arzt-Patienten-Beziehung, die geprägt ist seitens des Arztes von Solidarität als mitmenschlicher Gemeinschaftlichkeit angesichts des nahenden Todes, seitens des Patienten von Vertrauen als akzeptierter Abhängigkeit. Um diesem zunächst abstrakten Anspruch im konkreten Fall gerecht werden zu können, braucht es aber klare Leitlinien, an denen sich ärztliches Handeln und Verhalten ausrichten.

In Anlehnung an den „Bochumer Arbeitsbogen zur medizinethischen Praxis" versuche ich im folgenden diese Leitlinien zu skizzieren. Danach resultiert die jeweilige Behandlung eines Falles bzw. darüber hinausgehend die ärztliche Handelns- und Verhaltensweise aus der systematischen Verknüpfung des medizinisch-wissenschaftlichen und des medizinisch-ethischen Befundes mit fortgesetzt überprüfenden Fragen zur ethischen Bewertung. Die Feststellung des zentral bedeutsamen medizinisch-ethischen Befundes beruht auf den 3 grundlegenden, untereinander in einem gewissen Spannungsverhältnis stehenden Prinzipien:

1. „Wohlbefinden des Patienten",
2. „Selbstbestimmung des Patienten",
3. „Ärztliche Verantwortung",

die zwar auf den ersten Blick als „Leerformeln" einleuchten, aber jeweils in der vorgefundenen Situation nach dem individuellen Wertesystem der beteiligten Personen mit Inhalt gefüllt werden müssen. Implizit bezogen auf unheilbare Karzinomkranke in der Gynäkologie formuliere ich die dabei zutage tretenden Konflikte in einem – gleichwohl unvollständigen – Fragenkatalog.

- Nützt die objektiv medizinisch noch indizierte Palliativtherapie subjektiv dem Interesse und Wohlbefinden eben dieser unheilbar krebskranken Patientin?
- Läßt ihr somatisch-psychischer Allgemeinzustand erwarten, daß sie z.B. eine nebenwirkungsträchtige aggressive Zytostase (= met. Mammakarzinom) oder z.B. die verstümmelnden Folgen eines doch nicht mehr kurativen sondern palliativ beabsichtigten operativen Eingriffes (= primär weitfortgeschrittenes bzw. inkurabel reziv. Genitalkarzinom) verkraften kann?
- Bedeutet Lebensverlängerung durch therapeutische Intervention für diese Patientin auch Leidensverlängerung?
- Trägt die Therapie dazu bei und erleichtert es der Patientin, die ihr noch verbleibende Lebensspanne in ihrer Familie und gewohnten Umwelt zu verbringen?
- Ist die Patientin über Diagnose, Prognose, Therapie sowie deren Indikation und Wirkung offen und eingehend unterrichtet?
- Werden die Gespräche mit ihr in der Weise geführt, daß „Wahrheitsmitteilung" mehr ist als Aufklärung über Fakten, – nämlich mit einfühlend-verstehender Wahrnehmung ihrer seelischen Tragfähigkeit und behutsamer Bewahrung ihrer Hoffnung? (Hoffnung, die sich erst im leidvoll erlebten Prozeß der „Be-wahrheitung" dieser Krankheitsfakten allmählich aus der Dimension illusionärer Zukunftserwartungen in die der Sinnerhaltung für das zu Ende gehende Leben wandeln kann.)
- Wie ist die Patientin zu palliativ-therapeutischen Maßnahmen eingestellt und wie erklärt sich ihre Akzeptanz oder Ablehnung aus ihrem persönlich und lebensgeschichtlich geformten Wertsystem?
- Inwieweit ist sie in ihrer Zwangslage, ggf. wegen körperlicher Beschwerden und Schmerzen überhaupt zur Einsicht und freien Entscheidung fähig?
- Verweigert sie die Zustimmung zur Therapie bzw. dringt sie auf deren Abbruch in einem momentanen psychischen Ausnahmezustand emotionaler Fassungslosigkeit, Angstüberflutung, Verzweiflung? Oder entspricht ihre Ablehnung einem bewußten, bilanzierend gefaßten Entschluß?
- Ist ihre Therapie-Zustimmung, im Fortgang ihre Compliance, von Einsicht und zeitweilig noch begründeter Hoffnung motiviert oder eher von Ängsten, evtl. von der Furcht, andernfalls die Zuwendung ihrer Ärzte oder sonstiger Bezugspersonen zu verlieren?
- Welche ihr nahestehenden Menschen, Ehepartner, Familienangehörige, beeinflussen wie ihre Entscheidung und wie weitgehend sollen sie in diese einbezogen

werden? (– Da sie es vor allem sind, die ihr im Fortgang des Leidens Halt und Geborgenheit geben sollen.)

– Was wissen wir über deren Einstellungen, Beweggründe und die häuslichen Verhältnisse, – ihre emotionalen, ökonomischen, alltäglichen Belastungen, die von der positiv wie negativ befrachteten schicksalhaften Zusammengehörigkeit mit der Patientin verursacht sind?

– Welche sozialen, institutionellen, personellen Ressourcen können nötigenfalls zur Unterstützung der Patientin und ihrer Familie herangezogen werden?

– Wird die getroffene Entscheidung für oder gegen weitere therapeutische Maßnahmen allen an der Betreuung der Patientin professionell Beteiligten, speziell dem Pflegeteam, als konsensfähiges und in-Pflicht-nehmendes Resultat gewissenhafter Güterabwägung plausibel gemacht?

– Welche Verantwortlichkeiten und Funktionen werden wem durch die Therapie übertragen und ist deren zuverlässige Durchführung unter den gegebenen fachlich-personellen und organisatorisch-materiellen Umständen kontinuierlich gewährleistet?

– Wird nicht nur die Effektivität der palliativen (Chemo-)Therapie fortlaufend kontrolliert, sondern auch der sich verändernde subjektive Zustand und die Einstellung der Patientin in therapiebegleitender Kommunikation als ethisch ausschlaggebendes Kriterium für Fortführung, Modifizierung, Abbruch im Abwägen zwischen Nutzen und Schaden gewichtet?

– Wenn der Arzt in genauer Kenntnis und verantwortungsbewußter Abwägung aller Gegebenheiten gezielt Einfluß nimmt auf die Entscheidung der Patientin (unter Einschluß von Angehörigen) zur weiteren tumorspezifischen Therapie, welche moralische Pflicht, auch persönliche Beistandsverpflichtung, erwächst für ihn und mit ihm dem beteiligten medizinisch-pflegerischen Team daraus zu dem später erwartenden Zeitpunkt präfinal nurmehr symptomatisch lindernder und pflegerischer Betreuungsbedürftigkeit gegenüber der absehbar sterbenden Patientin?

– Ist es dann ärztlich moralisch zu rechtfertigen, dieses lange bewährte und zuvor nie notwendiger gewesene Beistandsbündnis des Krankenhauses, das – insbesondere Patientinnen mit metastasiertem Mammakarzinom in den krankheitstypischen langwierigen Verläufen wiederholter Remission und erneutem, schließlich unaufhaltsamen Progress oft zur „zweiten Heimat" geworden ist, – gegenüber „austherapierten" Patientinnen (= „Pflegefälle") sozusagen einseitig aufzukündigen, – trotz mangelhafter, von diesen Patientinnen im Endstadium ihres Leidens zumeist selbst erwünschter häuslich-familiärer Versorgung?

Abschließend hoffe ich, diejenigen Konflikt-Fragen aufgeworfen zu haben, die Sie sich und denen Sie sich in ihrem Handeln und Verhalten ständig stellen und für die Sie nur immer wieder im Dilemma des persönlich einmaligen, unverwechselbaren Schicksals jeder einzelnen unheilbar karzinomkranken Patientin Ihre ärztlich-ethisch individuell verantwortbare Lösung finden müssen.

Trotzdem oder besser: gerade deswegen hoffe ich auch, viel Stoff für eine lebhafte und vielleicht kontroverse Diskussion zu liefern.

Teil III

Frühgeburt und Grenzen

Einführung

K.-H. Wulf

Die Frühgeburt ist nach wie vor das zentrale Thema, die eigentliche Herausforderung der modernen Geburtshilfe und Perinatologie. Sowohl die perinatale Mortalität als auch die einschlägige Morbidität sind vorrangig durch die Frühgeburtlichkeit belastet. Am Problem Frühgeburt zeigen sich die Grenzen unseres ärztlichen Handelns besonders deutlich. Das betrifft sowohl die vorgegebenen biologischen Grenzen der generellen Überlebensfähigkeit Frühgeborener als auch die medizinisch-technischen Möglichkeiten und die ethischen Schranken unseres ärztlichen Tuns. Hinzu kommen die juristischen Probleme der Behandlungspflicht oder des Behandlungsverweigerungsrechts mit ihren forensischen Konsequenzen. *Motto:* darf und muß alles medizinisch Machbare gemacht werden [12]?

In den letzten Jahrzehnten konnte zwar die Überlebenschance Frühgeborener erfreulich verbessert werden, die Frühgeburtenrate selbst blieb jedoch trotz aller Vorsorgemaßnahmen und Präventivprogramme praktisch unverändert. Nach wie vor sind bei uns die 5–6% Frühgeborenen für 60–65% der perinatalen Mortalität verantwortlich. Geburtshelfer und Neonatologen waren erfolgreich in der Behandlung Frühgeborener, aber geradezu hilflos in der Vermeidung der Frühgeburtlichkeit [2, 5, 6, 9, 10].

Dazu einige aktuelle Zahlen aus der Bayerischen Perinatalerhebung: Im Vergleich der Jahre 1982 und 1992 hat die perinatale Mortalität aller Kinder mit einem *Geburtsgewicht* unter 2500 g auf fast die Hälfte abgenommen von 92,8 Promille auf 54,9 Promille (Tabelle 1). Das gilt in entsprechender Weise auch für die einzelnen Gewichtsuntergruppen. Auch bei Aufschlüsselung nach dem *Gestationsalter* zeigt sich in den letzten Jahren eine deutliche Verbesserung der perinatalen Mortalität (Tabelle 2).

Demgegenüber blieb die *Frühgeburtenfrequenz* in dem genannten Zeitraum von 1982–1992 mit Werten zwischen 5,5 und 7 Prozent praktisch unverändert, gleichgültig, ob man vom Schwangerschaftsalter oder vom Geburtsgewicht oder den entsprechenden Untergruppen ausgeht. Insgesamt zeigt sich sogar ein leichter Trend zur Zunahme der Frühgeborenenrate für alle Kinder unter 2500 g von 5,4 auf 6,1 Prozent und für alle vor der 37. Woche geborenen Kinder von 5,8 auf 7 Prozent (Tabelle 3).

Tabelle 1.. Perinatale Mortalität und Geburtsgewicht. Deutliche Abnahme in allen Gewichtgruppen von 1982–1992

Perinatale Mortalität		
Geburtsgewicht	1982	1992
< 1000 g	548,2	318,8‰
1000–1499 g	271,1	142,7‰
1500–1999 g	104,2	53,2‰
2000–2499 g	29,2	16,4‰
> 2500 g	92,8	54,9‰
insges.	7,9‰	5,2‰

Tabelle 2. Perinatale Mortalität und Gestationsdauer. Deutliche Abnahme der Mortalität in jeder Altersgruppe von 1987–1992

Perinatale Mortalität		
Tragzeit	1987	1992
< 28 Wo	340,1	301,4‰
29–31 Wo	133,8	93,4‰
32–36 Wo	33,9	21,2‰
< 37 Wo	65,1	44,2‰

Tabelle 3. Entwicklung der Frühgeborenenfrequenz von 1982–1992. Leichte Tendenz zum Anstieg in allen Geburtsgewichtsklassen und Altersgruppen

Frühgeburten	1982	1992
< 32 Wo	0,9%	1,0%
< 37 Wo	5,8%	7,0%
≤ 2500 g	5,4%	6,1%
< 1000 g	0,2%	0,4%
1000–1499 g	0,5%	0,6%
1500–1999 g	1,2%	1,2%
2000–2499 g	3,5%	3,9%

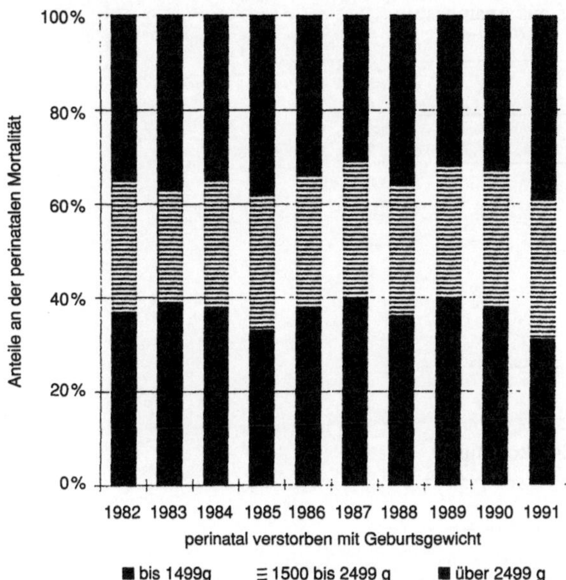

Abb. 1. Anteil der Geburtsgewichtsklassen in der perinatalen Mortalität. Trotz genereller Abnahme der perinatalen Mortalität von 1982–1991 blieb der Anteil der drei Gewichtsklassen praktisch unverändert

Als Folge dieser Entwicklung – Abnahme der perinatalen Mortalität bei gleichbleibender Frühgeborenenrate – ist auch der Anteil der einzelnen Gewichtsklassen innerhalb der perinatalen Mortalität von 1982–1991 praktisch unverändert geblieben (Abb. 1). Er liegt für alle Kinder mit einem Geburtsgewicht unter 2500 g in diesem Zeitraum zwischen 60 und 65 Prozent [11].

Die Abnahme der perinatalen Mortalität Frühgeborener ist das Ergebnis der engen, auch organisatorischen Zusammenarbeit zwischen Geburtshelfer und Neonatologen. Frühgeborene werden heute im besseren Zustand geboren („better babies") und können erfolgreicher behandelt werden („better care").

Was ist zu tun? Wo liegen die Aufgaben für die Zukunft? Entscheidende Fortschritte sind erst dann zu erwarten, wenn es gelingt, die Frühgeburtengesamtrate deutlich zu senken oder zumindest den Geburtstermin in die höheren Gewichts- und Gestationsaltersklassen zu verlagern. Erste Ansatzpunkte zeichnen sich ab, sie betreffen sowohl die primäre als auch die sekundäre Prävention, d.h. die Aufdeckung und Vermeidung ursächlicher Faktoren der Frühgeburtlichkeit und die Früherkennung und Behandlung der drohenden Frühgeburt.

Aus den Daten der Bayerischen Perinatalerhebung lassen sich einige *Risikofaktoren* im Hinblick auf eine drohende Frühgeburt ermitteln, sie betreffen sowohl anamnestische Daten wie Alter, Staatsangehörigkeit und Familienstand als auch medizinische, insbesondere geburtshilflich-gynäkologische Befunde. Auffällig ist die Häufung psychosozialer Faktoren (Tabelle 4, [1, 3, 4]).

Die Ergebnisse zeigen auch, daß die in den Risikokatalogen aufgelisteten Prädiktoren insgesamt relevant sind. Die Frühgeborenenrate steigt deutlich mit

Tabelle 4. Frühgeburtsprädiktoren aus Anamnese und Befund

Frühgeburt < 37 Wo
Risikofaktoren
Alter < 18 J > 35 J Ausländer Alleinstehende Belastungen psychisch/sozial Rauchen > 10 Zig. tägl. Befund – Risiko F. 4–5 Anamnese – Risiko F. 2

Tabelle 5. Frühgeburtenrate und Risikostatus

Frühgeburt < 37 Wo	
Risikostatus	
Anamnese + Befund-Risiko	12,0%
Befund – Risiko	7,4%
Anamnese – Risiko	5,4%
Risikofrei	3,8%
Gesamt	4,6%

Tabelle 6. Frühgeburtenrate und Vorsorgeintensität. Drei Güteklassen der Schwangerenvorsorge: Unterstandard – Standard – Überstandard

Frühgeburt			
Vorsorgeintensität			
	unter St.	Standard	über St.
< 2500 g	14,9%	3,3%	1,8%

dem Risikopotential an von 3,8% bei risikofreien Schwangerschaften bis auf 12% bei einer Kombination von anamnestischen und befundeten Risikofaktoren (Tabelle 5). Bei den anamnestischen Risiken steht das Wiederholungsrisiko bei Zustand nach Fehl-, Früh- oder Mangelgeburt ganz im Vordergrund, unter den befundeten Risiken überwiegen Plazentationsstörungen, Blutungen und Infektionen. Eine weitergehende Reihung und Gewichtung der Einzelfaktoren steht noch aus.

Generelle Hinweise für eine Verbesserung der Prophylaxe der Frühgeburt ergeben sich auch aus den Daten der Schwangerenvorsorge. Es zeigen sich deutliche Korrelationen zwischen der *Frühgeburtenfrequenz* und der *Vorsorgeintensität*. In der Gruppe der unterstandardversorgten Schwangeren liegt die Frühgeborenenrate bei fast 15%. Hier ist auch das für Frühgeborene relevante Risikopotential (s. Tabelle 4, 6) besonders hoch. Unsere Schwangerenvorsorge ist demnach auch im Hinblick auf die Vermeidung der Frühgeburtlichkeit nicht ausreichend risiko-adaptiert. Wir sollten unsere Vorsorgemaßnahmen gezielt auf diese Risikogruppen konzentrieren und dabei neben der rein medizinischen Betreuung der psycho-sozialen Vorsorge erhöhte Aufmerksamkeit widmen [7, 8, 13].

Literatur

1. Creasy RK (1991) Lifestyle influences on prematurity. Journal of Developmental Physio-logy, 15:15–20
2. Creasy RK (1993) Preterm birth prevention: where are we? Am J Obstet Gynecol 168(4):1223–1230
3. Dudenhausen JW. Die Bedeutung sozialer Faktoren für die Frühgeburtlichkeit. Perinatal Medizin 1994 im Druck
4. Hedegaard M, Brink Henriksen T, Sabroe S, Secher NJ (1993) Psychological distress in pregnancy and preterm delivery. BMJ 307:234–239
5. Kirby RS, Swanson ME, Kelleher KJ, Bradley RH, Casey PH (1993) Identifying at-risk children for early intervention services: lessons from the Infant Health and Development Program. J Pediatr 122:680–686
6. Mittendorf R (1993) Predictors of human gestational length. Am J Obstet Gynecol 168(2):408–484
7. Papiernik E, Bouyer J and Dreyfus J (1988) Prevention of Preterm Labor – a Means of Preventing Handicaps? in: Perinatal Events and Brain Damage in Surviving Children. Kubli F, Patel N, Schmidt W, Linderkamp O, Springer-Verlag, Berlin Heidelberg 286–293
8. Papiernik E, Bouyer J and Dreyfus J (1985) Risk factors for preterm births and results of a prevention policy. The Haguenau Perinatal Study 1971–1982. Pediatrics 76:154–158
9. Shiono PH, Klebanoff MA (1993) A review of risk scoring for preterm birth. Clin Perinatol 20(1):107–125
10. Taren DL, Graven SN (1991) The sensitivity and specificity of a preterm risk score for various patient populations. J Perinatol 11(2):130–136
11. Thieme C. Geburtshilfe in Bayern – Frühgeburt. BPE Jahresbericht 1991, 91–94
12. Ulsenheimer K (1993) Behandlungspflicht beim Früh- und Neugeborenen aus juristischer Sicht. Zeitschrift für ärztliche Fortbildung, Jena 87 10/11:875–881
13. Wulf K-H (1993) Effizienz und Inanspruchnahme der Schwangerenvorsorge. Perinatal Medizin 5:73–77

Infektionsprophylaxe und Therapie der Frühgeburt

J. Martius

Einleitung

Die perinatale und neonatale Morbidität und Mortalität wird mit einem Anteil von etwa 80% vor allem durch Frühgeburten belastet [1]. Trotz großer Anstrengungen ist es bisher nicht gelungen, die Anzahl der zu früh geborenen Kinder zu senken. Ein wesentlicher Grund hierfür ist, daß unsere Kenntnisse über die Ursachen und die zugrunde liegenden pathogenetischen Mechanismen der Frühgeburt lückenhaft sind, und damit kausale Therapien praktisch nicht zur Verfügung stehen [2]. Zahl-reiche Untersuchungen der letzten Jahre haben ergeben, daß subklinisch verlau-

Tabelle 1. Infektionsmorbidität von Mutter und Neugeborenem in Abhängigkeit vom Gestationsalter

Chorioamnionitis	≤ 32 Wochen (n = 1182) 9,8 %	> 32 Wochen (n = 96 100) 0,4 %
Fieber post partum	< 32 Wochen (n = 1011) 4,0 %	≥ 32 Wochen (n = 12 414) 0,9 %
Sepsis („early onset")[a]	34 %	9,7 %

[a] BPE 1992 (von in die Kinderklinik verlegten Kindern).

fende aszendierende Infektionen während der Schwangerschaft zu vorzeitiger Wehentätigkeit, vorzeitigem Blasensprung, Frühgeburt und erhöhter mütterlicher und kindlicher Infektionsmorbidität führen können. Die Häufigkeit aszendierender Infektionen als Ursache der Frühgeburtlichkeit nimmt mit abnehmendem Gestationsalter deutlich zu [3, 4]. Die Zusammenhänge zwischen Gestationsalter und der Infektionsmorbidität von Mutter und Neugeborenem werden in Tabelle 1 an Hand von Zahlen der Bayerischen Perinatalstatistik verdeutlicht.

Die an der Aszension beteiligten Erreger bewirken über die Auslösung lokaler Immunreaktionen die Bildung von Zytokinen (z.B. Interleukine, Tumornekrosefaktor) und Prostaglandinen. Die immunologische Reaktion des Körpers auf die aszendierende Infektion ist somit die Ursache für die vorzeitige Wehentätigkeit oder den vorzeitigen Blasensprung [5].

Urogenitale Infektionen

Die bakterielle Vaginose, Infektionen mit *Chlamydia trachomatis,* Streptokokken der Gruppe B, *Neisseria gonorrhoeae, Trichomonas vaginalis* und Harnwegsinfektionen erhöhen das Risiko einer aszendierenden Infektion während der Schwangerschaft [6].

Frauen mit einer bakteriellen Vaginose haben häufiger eine Frühgeburt und entwickeln häufiger Fieber unter und nach der Geburt vor allem nach Sectio caesarea [7].

Eine Chlamydieninfektion während der Schwangerschaft erhöht das Risiko einer Frühgeburt und führt zu einer deutlich erhöhten Infektionsmorbidität von Mutter und Neugeborenem [8].

Hämolysierende Streptokokken der Gruppe B finden sich bei bis zu 30 % von asymptomatischen Schwangeren in der Scheide. Einige Untersuchungen sprechen für eine erhöhte Rate an Frühgeburten bei positiven Frauen. In jedem Fall bedeuten die Streptokokken der Gruppe B ein erhöhtes Risiko für die Mutter, unter der Geburt oder im Wochenbett Fieber zu entwickeln. Besonders gefürchtet sind die mit hoher Mortalität verbundenen Sepsisfälle durch B-Streptokokken beim Neugeborenen [9].

Gonokokken spielen in Deutschland, außer in Risikogruppen, zahlenmäßig nur eine geringe Rolle. Untersuchungen sprechen für einen Zusammenhang zwischen einer Gonorrhö in der Schwangerschaft und der Frühgeburt sowie einer erhöhten Infektionsmorbidität der Mutter und des Neugeborenen [8].

Die in etwa 10% zu beobachtende asymptomatische Bakteriurie in der Schwangerschaft erhöht deutlich das Risiko einer Pyelonephritis und führt auf diesem Weg zu einer erhöhten Frühgeburtenrate und einer erhöhten mütterlichen Infektionsmorbidität [10].

Diagnostik vor und in der Schwangerschaft

Bei einer geplanten Schwangerschaft sollte noch vor der Konzeption und sonst möglichst früh in der Gravidität eine Diagnostik durchgeführt werden, um die nicht selten asymptomatischen urogenitalen Infektionen rechtzeitig zu erkennen und zu behandeln. Nach der ausführlichen Anamnese folgt die Inspektion des Genitale, wobei auf pathologischen Fluor, Entzündungen und Veränderungen im Sinne einer Zervizitis zu achten ist. Immer sollte das Nativpräparat vom Scheidensekret beurteilt werden. Ohne großen Aufwand kann dabei bereits eine bakterielle Vaginose, Trichomonaden oder Candidose ausgeschlossen werden. Die pH-Wert-Bestimmung des Vaginalsekretes gibt Hinweise auf eine gestörte Scheidenflora. Bei bakterieller Vaginose oder Trichomoniasis liegt der pH-Wert deutlich höher. Saling hat vorgeschlagen, im Rahmen seines sogenannten Frühgeburten-Vermeidungs-Programms, daß jede Schwangere einmal wöchentlich mit Hilfe von Spezial-Indikator-Stäbchen den pH-Wert ihrer Scheide bestimmt, um frühzeitig Hinweise für eine gestörte Scheidenflora zu bekommen [11].

Eine gezielte Chlamydiendiagnostik ist immer indiziert, wenn Veränderungen im Sinn einer Zervizitis erkennbar sind. Wegen der häufig asymptomatischen Verläufe der Chlamydieninfektionen und der mit ihnen verbundenen gravierenden Komplikationen (Fieber der Mutter während und nach der Geburt, Konjunktivitis und Pneumonie beim Neugeborenen) wird inzwischen ein generelles Chlamydienscreening bei der ersten Vorsorgeuntersuchung in der Schwangerschaft empfohlen [12].

Die Urinuntersuchung vor einer geplanten Schwangerschaft oder während jeder Vorsorgeuntersuchung in der Schwangerschaft dient der Erkennung von asymptomatischen Bakteriurien und ist obligat.

Die Infektionsdiagnostik unter der Geburt dient in erster Linie dem Ausschluß einer Aszension. An der Universitäts-Frauenklinik in Würzburg stützen wir uns dabei auf Parameter wie Temperatur, Leukozyten, CRP und das klinische Gesamtbild. Bei zweifelhaften Befunden gehen wir eher von einer Infektion aus und nehmen dabei bewußt in Kauf, in einigen Fällen eine überflüssige Antibiose zu beginnen. Von allen Patientinnen mit vorzeitiger Wehentätigkeit oder vorzeitigem Blasensprung vor der 37. Woche entnehmen wir von der Scheide und der Zervix eine B-Streptokokken Kultur [9]. Im Rahmen dieser Abstrichentnahme kann auch ein Nativpräparat vom Scheidensekret zum Ausschluß einer bakteriellen Vaginose hergestellt werden.

An neuen Testsystemen für eine schnelle und sichere Diagnose von aszendierenden Infektionen in der Schwangerschaft besteht großer Bedarf. Der praktische Wert von Untersuchungen im Fruchtwasser (Kultur, Grampräparat, Leukozyten, Glucose, Zytokine) oder der Nachweis des fetalen Fibronektins wird nach wie vor unterschiedlich beurteilt. Zu bedenken ist, daß die zur Gewinnung von Fruchtwasser notwendige Aminozentese nach Blasensprung nur in etwa 30% der Fälle technisch möglich ist [13–16].

Antibiotikaprophylaxe und Therapie

Die Diagnose einer bakteriellen Vaginose in der Schwangerschaft sollte zu einer antibiotischen Therapie führen. Nach der 14. Woche kann Metronidazol oral oder lokal zur Anwendung kommen. Die lokale Anwendung von 2%iger Clindamycin Creme (in Deutschland noch nicht zugelassen) gilt als gute Alternative zum Metronidazol, da die Heilungsraten identisch sind und keine Bedenken gegen die Anwendung in der Schwangerschaft bestehen. Die Sectio caesarea und Abortcurettagen bei Patientinnen mit bakterieller Vaginose sind mit einer erhöhten infektiösen Morbidität verbunden und sollten deshalb zu einer perioperativen Antibiotikaprophylaxe führen [7].

Eine Trichomoniasis wird nach der 14. Woche mit Metronidazol lokal oder systemisch behandelt. Da die Mikrobiologie der Scheide bei bakterieller Vaginose und bei Trichomoniasis ähnlich ist, sollte wie bei der bakteriellen Vaginose eine perioperative Antibiotikaprophylaxe bei Schnittentbindung oder Curettagen durchgeführt werden [17].

Der Nachweis von Chlamydien in der Schwangerschaft erfordert nach der 14. Woche eine Behandlung mit Erythromycin oral einschließlich einer Partnerbehandlung. Eine perioperative Antibiotikaprophylaxe ist bei Schnittentbindungen oder Curretagen indiziert [8, 12].

Bei allen Schwangeren mit vorzeitiger Wehentätigkeit oder vorzeitigem Blasensprung vor der 37. Woche wird eine antibiotische Prophylaxe bis zur Geburt empfohlen, wenn die B-Streptokokkenkultur von der Vagina und Zervix positiv ausgefallen ist, oder wenn das Ergebnis der Kultur nicht rechtzeitig vor der Geburt zu erwarten ist. Diese Prophylaxe dient der Reduzierung der Häufigkeit von Sepsisfällen („early onset") durch B-Streptokokken beim Neugeborenen [9].

Eine asymptomatische Bakteriurie erfordert in jedem Fall eine antibiotische Therapie.

Eine der wichtigsten Risikofaktoren für die Entstehung einer Endometritis post partum nach Sectio caesarea ist das niedrige Schwangerschaftsalter [18]. Aus diesem Grund ist nach Beginn der Wehentätigkeit oder nach Blasensprung eine perioperative Antibiotikaprophylaxe bei drohender Frühgeburt großzügig anzuwenden.

Die Erkenntnis, daß aszendierende Infektionen insbesondere bei Frühgeburten mit niedrigem Gestationsalter eine wichtige ätiologische Rolle spielen, hat zur Durchführung von Antibiotikaprophylaxe-Studien bei vorzeitiger Wehentätigkeit oder nach vorzeitigem Blasensprung geführt. Das erhoffte Ergebnis dieser Prophylaxe besteht in einer Erhöhung des Gestationsalters und einer Verringerung der infektiösen Morbidität von Mutter und Neugeborenem. Als mögliche Risiken einer Prophylaxe müssen schwere allergische Reaktionen und die Selektion oder Induktion von resistenten Keimen bedacht werden.

Die bis heute veröffentlichten 7 Studien mit einer Antibiotikaprophylaxe bei vorzeitiger Wehentätigkeit und fehlenden klinischen Zeichen einer Aszension sprechen gegen die Wirksamkeit eines solchen Vorgehens [19–25]. Ein positiver Einfluß der Prophylaxe ist auch deshalb nicht zu erwarten, da bei einer generellen Gabe eines Antibiotikums zu viele Frauen behandelt würden, bei denen nicht die aszendierende Infektion, sondern andere Faktoren zur Wehentätigkeit geführt haben.

Tabelle 2. Eigenes Vorgehen bei vorzeitiger Wehentätigkeit oder vorzeitigem Blasensprung unter 32 Wochen

Keine Entzündungszeichen, Tokolyse wirkt, B-Streptokokken negativ	Keine Entzündungszeichen, Tokolyse wirkt, B-Streptokokken positiv	Keine Entzündungszeichen, Tokolyse versagt, B-Streptokokken unbekannt	Positive Entzündungszeichen
⇓	⇓	⇓	⇓
keine Antibiose, exspektativ	Antibiose, exspektativ	Antibiose	Antibiose

Die Ergebnisse der bisher veröffentlichten 10 Studien mit einer Antibiotikaprophylaxe bei vorzeitigem Blasensprung und fehlenden klinischen Zeichen einer Aszension lassen sich wie folgt zusammenfassen [26–35]. Die Prophylaxe scheint in der Mehrzahl der Fälle zu einer signifikanten Verlängerung des Gestationsalters im Vergleich mit der nicht behandelten Gruppe zu führen. Unklar ist, ob diese Verlängerung ausreichend groß ist, um auch zu einer meßbaren Verbesserung der Neugeborenenmorbidität zu führen. Definitive Aussagen bezüglich der Infektionsmorbidität von Mutter und Neugeborenem nach Prophylaxe sind wegen der sehr unterschiedlichen Studienergebnisse nicht möglich. Solange nicht eindeutigere Ergebnisse bezüglich des Nutzens und der Risiken einer generellen Antibiotikaprophylaxe bei vorzeitiger Wehentätigkeit oder nach vorzeitigem Blasensprung vorliegen, sollte ein solches Vorgehen kontrollierten Studien vorbehalten bleiben.

Bei anamnestisch besonders durch Aborte oder frühe Frühgeburten belasteten Patientinnen empfehlen einige Autoren den sogenannten totalen operativen Muttermundsverschluß, mit dem Ziel, dadurch aszendierende Infektionen zu verhindern. Nach Saling gelingt es, damit 80 % der Patientinnen zu einem lebenden Kind zu verhelfen [11].

Das praktische Vorgehen bei Patientinnen mit vorzeitiger Wehentätigkeit oder vorzeitigem Blasensprung vor der 32. Woche an der Universitäts-Frauenklinik Würzburg ist in der Tabelle 2 dargestellt. Wie die Tabelle zeigt, ist die Indikation für die Antibiotikaprophylaxe in Fällen ohne Zeichen für eine Aszension nur abhängig vom Ergebnis der B-Streptokokkenkultur. Von einer generellen Antibiotika-Prophylaxe nach vorzeitiger Wehentätigkeit oder nach vorzeitigem Blasensprung sehen wir bisher ab.

Zusammenfassung

Die Frühgeburt ist, bedingt durch aszendierende Infektionen, mit einer hohen Morbidität von Mutter und Neugeborenem belastet. Aszendierende, häufig subklinisch verlaufende Infektionen führen zu vorzeitiger Wehentätigkeit, vorzeitigem Blasensprung und Frühgeburt. Die Häufigkeit der Komplikationen durch aszendierende Infektionen bei Frühgeburten nimmt mit sinkendem Gestationsalter deutlich zu. Infektionen des unteren Genitaltraktes sind Risikofaktoren für eine Aszension und müssen deshalb rechtzeitig (vor oder möglichst früh in der Schwangerschaft) erkannt und behandelt werden.

Zukünftige Studien haben die Aufgabe Risikogruppen exakter zu definieren, die von einer Antibiotikaprophylaxe bei Frühgeburtsbestrebungen profitieren. Testsysteme für eine schnelle und sichere Diagnose von Aszensionen in der Schwangerschaft und Medikamente (z. B. Antagonisten von Zytokinen) für eine wirkungsvollere Wehenhemmung werden dringend benötigt.

Literatur

1. Martius G (1994) Pathologie der Geburt und der Nachgeburtsperiode, in: Martius G, Breckwoldt M, Pfleiderer A (ed): Lehrbuch der Gynäkologie und Geburtshilfe. Stuttgart, Thieme 225–276
2. Schneider H, Naiem A, Malek, A, Hänggi W (1994) Ätiologische Klassifikation der Frühgeburt und ihre Bedeutung für die Prävention. Geburtsh u Frauenheilk 54:12–19
3. Gibbs RS, Romero R, Hillier SL, Eschenbach DA, Sweet RL (1992) A review of premature birth and subclinical infection. Am J Obstet Gynecol 166:1515–1528
4. Seo K, McGregor JA, French JI (1992) Preterm birth is associated with increased risk of maternal and neonatal infection. Obstet Gynecol 79:75–80
5. Hillier SL, Witkin SS, Krohn M, Watts DH, Kiviat NB, Eschenbach DA (1993) The relationship of amniotic fluid cytokines and preterm delivery, amniotic fluid infection, histologic chorioamnionitis, and chorioamnion infection. Obstet Gynecol 81:941–948
6. Martius J (1992) Screening zum Ausschluß von Infektionen in der Schwangerschaft. Gynäkol prax 16:17–26
7. Martius J (1993) Bacterial vaginosis, in: Elsner P, Martius J (ed): Vulvovaginitis. New York, Marcel Dekker 345–364
8. Brunham RC, Holmes KK, Embree JE (1990) Sexually transmitted diseases in pregnancy, in: Holmes KK, Mardh PA, Sparling PF (ed) Sexually transmitted diseases. II. ed. New York, McGraw-Hill:771–801
9. Martius J (1994) Hämolysierende Streptokokken der Gruppe B in der Geburtshilfe. Der Frauenarzt 35:268–270
10. Romero R, Oyarzun E, Mazor M, Sirtori M, Hobbins JC, Bracken M (1989) Meta-Analysis of the relationship between asymptomatic bacteriuria and preterm delivery/low birth weight. Obstet Gynecol 73:576–582
11. Saling E, Raitsch S, Placht A, Fuhr N, Schumacher G (1994) Frühgeburten-Vermeidungs-Programm und Selbstvorsorge-Aktion für Schwangere. Der Frauenarzt 35:84–92
12. Hoyme UB (1992) Chlamydia trachomatis-Infektionen in der Schwangerschaft. Gynäkologie und Geburtshilfe: 42–45
13. Romero R, Quintero R, Nores J, Avila C, Mazor M, Hanaoka S, Hagay Z, Merchant L, Hobbins JC (1991) Amniotic fluid white blood cell count: A rapid and simple test to diagnose microbial invasion of the amniotic cavity and predict preterm delivery. Am J Obstet Gynecol 165:821–830
14. Lockwood CJ, Senyei AE, Dische MR, Casal D, Shah KD, Thung SN, Jones L, Deligdisch L, Garite TJ (1991) Fetal fibronectin in cervical and vaginal secretions as a predictor of preterm delivery. N Engl J Med 325:669–674
15. Romero R, Jimenez C, Lohda AK, et al (1990) Amniotic fluid glucose concentration: A rapid and simple method for the detection of intraamniotic infection in preterm labor. Am J Obstet Gynecol 163:968–974
16. Ohlsson A, Wang E (1990) An analysis of antenatal tests to detect infection in preterm premature rupture of the membranes. Am J Obstet Gynecol 162:809–818
17. Wolner-Hanssen P (1993) Trichomonas vaginitis, in: Elsner P, Martius J (ed): Vulvovaginitis. New York, Marcel Dekker 365–383
18. Chang PL, Newton ER (1992) Predictors of antibiotic prophylactic failure in post-cesarean endometritis. Obstet Gynecol 80:117–122

19. McGregor JA, French JI, Barth Reller L, Todd JK, Makowski EL (1986) Adjunctive erythromycin treatment for idiopathic preterm labor: Results of an randomized, double-blinded, placebo-controlled trial. Am J Obstet Gynecol 154:98–103
20. Winkler M, Baumann L, Ruckhäberle KE, Schiller EM (1988) Erythromycin therapy for subclinical intrauterine infections in threatened preterm delivery – a preliminary report. J Perinat Med 16:253–256
21. Morales WJ, Angel JL, O'Brien WF, Knuppel RA, Finazzo M (1988) A randomized study of antibiotic therapy in idiopathic preterm labor. Obstet Gynecol 72:829–833
22. Newton ER, Dinsmoor MJ, Gibbs RS (1989) A randomized, blinded, placebo-controlled trial of antibiotics in idiopathic preterm labor. Obstet Gynecol 74:562–566
23. McGregor JA, French JI, Seo K (1991) Adjunctive clindamycin therapy for preterm labor: Results of a double-blind, placebo-controlled trial. Am J Obstet Gynecol 165:867–875
24. Romero R, Sibai B, Caritis S, et al. (1993) Antibiotic treatment of preterm labor with intact membranes: A multicenter, randomized, double-blinded, placebo-controlled trial. Am J Obstet Gynecol 169:764–774
25. Norman K, Pattinson RC, de Souza J, de Jong P, Moller G, Kirsten G (1994) Ampicillin and metronidazole treatment in preterm labour: a multicentre, randomised controlled trial. Br J Obstet Gynaecol 101:404–408
26. Amon E, Lewis SV, Sibai BM, Villar MA, Arheart CL (1988) Ampicillin prophylaxis in preterm premature rupture of the membranes: A prospective randomized study. Am J Obstet Gynecol 159:539–543
27. Morales WJ, Angel JL, O'Brien WF, Knuppel RA (1989) Use of ampicillin and corticosteroids in premature rupture of membranes: A randomized study. Obstet Gynecol 73:721–726
28. Fortunato SJ, Welt SI, Eggleston M, Cole J, Bryant EC, Dodson MG (1990) Prolongation of the latency period in preterm premature rupture of the membranes using prophylactic antibiotics and tocolysis. J Perinat 10:252–256
29. Johnston MM, Sanchez-Ramos L, Vaughn AJ, Todd MW, Benrubi GI (1990) Antibiotic therapy in preterm premature rupture of membranes: A randomized, prospective, double-blind trial. Am J Obstet Gynecol 163:743–747
30. McGregor JA, French JI, Seo K (1991) Antimicrobial therapy in preterm premature rupture of membranes: Results of a prospective, double-blind, placebo-controlled trial of erythromycin. Am J Obstet Gynecol 165:632–640
31. Mercer BM, Moretti ML, Prevost RR, Sibai BM (1992) Erythromycin therapy in preterm premature rupture of the membranes: A prospective, randomized trial of 220 patients. Am J Obstet Gynecol 166:794–802
32. Christmas JT, Cox SM, Andrews W, Dax J, Leveno KJ, Gilstrap LC (1992) Expectant management of preterm ruptured membranes: Effects of antimicrobial therapy. Obstet Gynecol 80:759–762
33. Owen J, Groome, J, Hauth JC (1993) Randomized trial of prophylactic antibiotic therapy after preterm amnion rupture. Am J Obstet Gynecol 169:976–981
34. Lockwood CJ, Costigan K, Ghidini A, Wein R, Chien D, Brown BL, Alvarez M, Cetrulo CL (1993) Double-blind, placebo-controlled trial of piperacillin prophylaxis in preterm membrane rupture. Am J Obstet Gynecol 169:970–976
35. Ernest JM, Givner LB (1994) A prospective, randomized, placebo-controlled trial of penicillin in preterm premature rupture of membranes. Am J Obstet Gynecol 170:516–521

Therapie drohender Frühgeburt

L. Spätling

Zusammenfassung

Wegen schwer verifizierbarem Erfolg und hoher Nebenwirkungsrate ist die Behandlung der drohenden Frühgeburt mit Betamimetika in Diskussion, aber geburtshilfliches Management ist ohne diese Substanzen nicht denkbar. Wegen deutlicher Nebenwirkungen sollte diese Behandlung mit der geringsten effektiven Dosierung erfolgen. Diese kann mit der „Bolustokolyse"[1] der pulsatilen intravenösen Verabreichung von Betamimetika erreicht werden, die mit sehr viel weniger Substanz den gleichen therapeutischen Effekt hat wie die kontinuierliche Tokolyse, wodurch weniger Nebenwirkungen gesehen werden. Die vorzeitige Wehentätigkeit scheint nur ein Symptom der multifaktoriell gestörten mütterlichen Homöostase zu sein.

Magnesiummangel spielt eine wesentliche Rolle, dessen Substitution eine der ersten therapeutischen Maßnahmen sein sollte. In der Entwicklung stehen unter anderem die wehengesteuerte Tokolyse und Methoden wie die Vierkanaltokographie zur möglichen Erkennung der frühgeburtswirksamen Wehen.

Trotz der Erfolge bei der Senkung der perinatalen Mortalität bleibt die Frühgeburtlichkeit das zentrale Problem der Geburtshilfe mit allen Risiken für die betroffenen Kinder. Bei der Behandlung der drohenden Frühgeburt darf nicht vergessen werden, daß mindestens 30 % der Frühgeburten therapeutisch verursacht sind [6].

Ursachen vorzeitiger Wehen

Die Ursachen der vorzeitigen Wehentätigkeit im Rahmen dieser Betrachtung nur annähernd suffizient zu behandeln, ist vermessen. Es scheint aber in diesem Zusammenhang sinnvoll, noch einmal auf die multifaktorielle Genese dieser Störung hinzuweisen. Eine wesentliche Rolle spielt die vaginale Infektion. Andere, ebenfalls lokal wirkende Ursachen sind in Uterusfehlbildungen, Gemini bzw. Hydramnion zu sehen. In die zweite, als metabolisch zu klassifizierende Gruppe, sind chronische und akute, den gesamten Körper beeinträchtigende Infektionen einzuordnen. Auch der Magnesiummangel oder der schlechte Ernährungszustand kann hier eingruppiert werden. Dieser ist nicht scharf von der dritten Gruppe zu trennen, in die die psychische bzw. sozioökonomische Problematik eingeordnet werden muß.

So kann angenommen werden, daß eine Störung der mütterlichen Homöostase während der Schwangerschaft in vorzeitiger Wehentätigkeit resultieren kann. Die Tokolyse stellt somit nur einen Teil des Konzeptes zur Verringerung der Frühgeburt dar. Alle Geburtshelfer sollten sich immer vergegenwärtigen, daß die Tokolyse nur ein Symptom, aber nicht die Krankheit behandelt.

---

[1] Perfusor Bolustokolyse, B. Braun AG, Melsungen, Germany.

Problematik der tokolytischen Therapie

Die „Canadian Preterm Labour Investigation Group" stellt generell den Nutzen einer Tokolyse in Frage. Sie zeigte in ihrer mit Ritodrin durchgeführten Studie keine wesentliche Verlängerung der Schwangerschaft. Die perinatale Mortalität konnte trotz eines 48-Stunden-Gewinnes zur Lungenreifeinduktion nicht gesenkt werden [5]. Dem gegenüber wurde in 3–9% der Fälle ein mütterliches Lungenödem gesehen [3]. Die Aufnahmekriterien für diese Studie, eine Muttermundseröffnung von mindestens 2 cm und eine deutliche Verkürzung der Zervix weisen möglicherweise auf das grundsätzliche Problem solcher Untersuchungen – auf das Problem, daß mit der Tokolyse möglicherweise zu spät begonnen wird, zu einem Zeitpunkt, wenn die Kaskade der zur Frühgeburt führenden Parameter nicht mehr aufzuhalten ist. Die generelle Tokolyse hingegen wirft das therapeutische Dilemma auf, daß es zum Teil einerseits trotz einer hochdosierten Therapie nicht möglich ist, eine Frühgeburt zu verhindern, andererseits aber Frauen mit relativ großen Mengen möglicherweise gefährdender Substanzen über Wochen vergeblich behandelt werden.

Therapeutische Ansätze

Vor 25 Jahren war die Hospitalisation und die Sedierung die einzige therapeutische Möglichkeit. Die Infusion von Alkohol wurde vielmals diskutiert, aber endlich in den meisten Kliniken aufgegeben. Die intravenöse Gabe von Magnesiumsulfat scheint ebenso effektiv, wie ineffektiv zu sein. Manche Arbeitsgruppen kombinieren diese Therapie mit der intravenösen Gabe von Betamimetika als der effektivsten wehenhemmenden Substanzgruppe. Diese werden am häufigsten verwandt und mit einer oralen Magnesiumgabe kombiniert, einmal um den Magnesiummangel zu reduzieren [10] und möglicherweise eine Kardioprotektion auszuüben [8]. Die Diskussion über eine orale Gabe von Betamimetika ist nicht abgeschlossen. Eine orale Nachtherapie scheint nicht sinnvoll zu sein, da mit dieser höhere Serumspiegel erreicht werden, als am Ende einer i.v.-Therapie. Verschiedene Prostaglandin-Synthesehemmer wurden und werden noch verwandt, aber Nebenwirkungen besonders auf den Fetus sind entmutigend [12]. Kalziumkanalblocker scheinen einen Einfluß zu haben, aber noch liegen nicht ausreichend große Studien vor [1]. Ein zukünftiger Ansatz mag in den Oxytozinantagonisten liegen [13].

Magnesiumsupplementation

Die Forschung über die orale Magnesiumsupplementation wurde durch die Beobachtung initiiert, daß die orale Gabe von Magnesium nicht nur Wadenkrämpfe, sondern auch die vorzeitigen Wehen einer Patientin reduzierten [8]. Es konnte gezeigt werden, daß die Magnesiumausscheidung in der normalen Schwangerschaft ansteigt, der Magnesiumspiegel reduziert wird und die Magnesiumkonzentration im Myometrium absinkt [9, 4]. In einer Doppelblindstudie konnte ein signifikanter Nutzen einer Magnesiumgabe[2] für Mutter und Kind und eine Reduk-

---

[2] Magnesium-Aspartat-Hydrochlorid, Magnesiocard, Verla Pharm, Tutzing.

tion der Frühgeburtlichkeit von 8,2 auf 2,8 % gezeigt werden [10]. Die orale Magnesiumsubstitution kann nicht einer Therapie mit Betamimetika gleichgesetzt werden. Sie verhindert die vorzeitige Wehentätigkeit, die durch einen Magnesiummangel hervorgerufen wird. Die Anwendung von Betamimetika ist seltener notwendig [8].

Bolustokolyse

Seit einigen Jahren steht die Bolustokolyse zur Verfügung, die pulsatile Applikation von Fenoterol[3]. Dieses Verfahren wurde aus dem Gedanken heraus entwickelt, daß die Beeinflussung des Organismus durch Adrenalin ebenfalls pulsatil erfolgt, in der Hoffnung, so eine Tokolyse mit weniger Substanz und damit weniger Nebenwirkungen durchführen zu können. Die daraufhin entwickelte pulsatil arbeitende Spritzenpumpe infundiert kleine Mengen von Partusisten hoher Konzentration in wählbaren Zeitabständen. Bei vorzeitiger Wehentätigkeit werden unter CTG-Kontrolle im Kreißsaal zunächst Intervalle von 3 Minuten bei einer mittleren Dosis von 4 µg eingestellt. Sobald die Wehentätigkeit nachläßt, wird das Intervall auf 6, am nächsten Tag auf 12, wenn möglich am übernächsten Tag auf 24 Minuten verlängert und wenn klinisch vertretbar am folgenden Tag abgestellt. Im Vergleich zum bisher verwandten kontinuierlichen Tokolyseschema konnte derselbe therapeutische Effekt mit nur $^1/_5$ der Dosis und somit kaum Nebenwirkungen gesehen werden [11].

Therapierichtlinie

Folgendes therapeutische Vorgehen erscheint uns sinnvoll zu sein: Wenn Patienten unter vorzeitigen Kontraktionen leiden, sollte nicht auf die Zervixverkürzung und das Eröffnen des Muttermundes gewartet werden. Nach stationärer Aufnahme sollte mit einer oralen Magnesiumsupplementation mit ca. 20 mmol oder mehr pro Tag und einer Bolustokolyse begonnen werden. Nun kann der Geburtshelfer nach möglichen Ursachen der vorzeitigen Wehentätigkeit suchen und eine kausale Therapie beginnen, wonach, wenn möglich, zügig die Tokolyse beendet wird.

Cerclage

Den Nutzen einer Cerclage nachzuweisen ist schwer. Die meisten Geburtshelfer können sich in Einzelfällen an einen Schaden durch diesen Eingriff erinnern. Eine Cerclage bei einer mit Spätaborten belasteten Anamnese ist sinnvoll [2]. Nicht sinnvoll ist die prophylaktische Cerclage bei Mehrlingen oder beim Zustand nach Konisation [2]. Da der niedergelassene Frauenarzt durch seine Betreuung die Entwicklung des geburtshilflichen Befundes und die Anamnese am besten beurteilen kann, liegt ein Großteil der Verantwortung in seiner Hand, da nicht zuletzt durch

---

[3] Fenoterol, Partusisten, Boehringer, Ingelheim, Germany.

die aktuelle politische Situation und Abhängigkeit der Kliniken von den Zuweisungen der Niedergelassenen mit Sicherheit auch weniger induzierte Cerclagen durchgeführt werden.

Ausblick

Frequenz und Intensität vorzeitiger Wehen sind nicht gleich über den ganzen Tag verteilt, aber normalerweise durch die Betamimetikadosis bei einer Tokolyse nur aufgrund eines ein- bis zweimal pro Tag aufgezeichneten Tokogramms eingestellt, das einen unsicheren Ausschnitt aus der Gesamtwehentätigkeit wiedergibt. Mit dem Wunsch, diese Dosis der aktuellen Wehentätigkeit anzupassen, wird an einer zusätzlichen Betamimetikareduktion durch Weiterentwicklung der wehengesteuerten Bolustokolyse gearbeitet[4]. Da nicht jede vorzeitige Wehentätigkeit zur Frühgeburt führt, sind Methoden der Wehenaufzeichnung in der Entwicklung, um im Idealfall Kontraktionen, die zu einer Frühgeburt führen von den Kontraktionen, die nicht zu einer Frühgeburt führen, unterscheiden zu können. Die hieraus entstandene Vierkanaltokographie, bei der die uterine Aktivität über allen vier Quadranten des Uterus aufgezeichnet wird, zeigt erste positive Ergebnisse.

Schlußbemerkung

Die Tokolyse sollte nicht nur das „fetal outcome" verbessern, sie sollte auch die werdende Mutter beruhigen und Zeit für eine Klassifizierung vorzeitiger Kontraktionen gewinnen. Sowohl ein kritikloser Gebrauch von Betamimetika als auch ein therapeutischer Nihilismus könnten zum Verlust eines kostbaren geburtshilflichtherapeutischen Instrumentes führen.

Literatur

1. Ferguson JE, Dyson DC, Schutz T, Stevenson DK (1990) A comparison of tocolysis with nifedipine or ritodrine: analysis of efficacy and maternal, fetal, and neonatal outcome. Am J Obstet Gynecol 163:5–11
2. Grant A (1990) Cervical Cerclage to prolong pregnancy. In: Chalmers I, Enkin M, Keirse MJNC (eds) Effective care in pregnancy and childbirth. Oxford University Press 633–646
3. Hankins GDV (1991) Complications of beta-sympathomimetic tocolytic agents. In: Clark SL, Cotton DB, Hankins GDV, Phelan JP (eds) Critical care obstetrics. 2nd ed. Boston, Blackwell Scientific:231–244
4. Jaspers V, Spätling L, Fallenstein F, Quakernack K (1990) Magnesium, Kalzium, Hämoglobin, Hämatokrit, Östriol und HPL unter Magnesiumsubstitution in der Schwangerschaft. Geburtsh Frauenheilk 50:628–633
5. Kragt H, Keirse MJ (1990) How accurate is a women's diagnosis of threatened preterm delivery? Br J Obstet Gynaecol 97:317–323
6. Moutquin JM (1992) Treatment of preterm labor with the beta-adrenergic agonist ritodrine. N Engl J Med 327:308–312
7. Schneider H, Naiem A, Malek A, Hänggi W (1994) Ätiologische Klassifikation der Frühgeburt und ihre Bedeutung für die Prävention. Geburtsh Frauenheilk 54:12–19

---

[4] Unterstützt durch die Deutsche Forschungsgemeinschaft.

8. Spätling L (1981) Orale Magnesiumzusatztherapie bei vorzeitiger Wehentätigkeit. Geburtsh Frauenheilk 41:1−2
9. Spätling L, Kunz PA, Huch R, Huch A (1985) Magnesium and calcium excretion during pregnancy. Mag Bull 3:91−93
10. Spätling L, Spätling G (1988) Magnesium supplementation in pregnancy: a doubleblind study. Br J Obstet Gynaecol 95:120−125
11. Spätling L, Fallenstein F, Schneider H, Cancis J (1989) Bolustocolysis: Treatment of preterm labor with pulsatile administration of a beta-adrenergic agonist. Am J Obstet Gynecol 160:713−717
12. Van Haesebrouck P, Thiery M, Leroy JG, Govaert P, de Prater C, Coppens M, Cuvelier C, Dhont M (1988) Oligohydramnios, renal insufficiency, and ileal perforation in preterm infants after intrauterine exposure to indomethacin. J Pediatrics 113:738−743
13. Wilson L Jr, Parsons MT, Flouret G (1991) Inhibition of oxytocin-induced uterine contractions by an oxytocin antagonist in the pregnant baboon. Am J Obstet Gynecol 165:456−460

Besonderheiten der Geburtsleitung bei der kleinen Frühgeburt

H. Schneider, E. Berger-Menz und W. Hänggi

Zusammenfassung

Neben einer Vielzahl von Einflußfaktoren für das Überleben und die normale Entwicklung einer sehr kleinen Frühgeburt kommt auch der Geburt erhebliche Bedeutung zu. Es gibt nur wenige prospektiv randomisierte Studien, die den Nutzeffekt einzelner Interventionen im Zusammenhang mit der Geburt klar belegen. Die meisten Empfehlungen werden aus Untersuchungen mit multivariaten Analysen unter systematischer Berücksichtigung verschiedener Variable abgeleitet. Von entscheidender Bedeutung für das Überleben wie auch für die Akut- bzw. Langzeitmorbidität ist das Auftreten von Hirnblutungen, und besonders die unmittelbar nach der Geburt diagnostizierte Hirnblutung zeigt einen Bezug zur mechanischen Belastung des Köpfchens durch die Wehentätigkeit und den Geburtsvorgang wie auch zu der intrapartalen Hypoxie. Für die wegen mütterlicher oder fetaler Pathologie indizierte Schwangerschaftsbeendigung wird bei wehenfreiem Uterus und unreifer Zervix die primäre Sektio empfohlen, obwohl der Nutzen nicht eindeutig belegt ist. Auch bei der Beckenendlage sowie Mehrlingen vor 32 Schwangerschaftswochen wird von den meisten Autoren die Entbindung durch Sektio bevorzugt. Bei Einlingsschwangerschaften in Kopflage mit nicht aufzuhaltender Wehentätigkeit mit oder ohne Blasensprung wird eine schonende vaginale Geburt angestrebt. Dazu gehört die Vermeidung einer intrapartalen Hypoxie sowie einer übermäßigen mechanischen Belastung des Köpfchens durch eine protrahierte Eröffnungs- oder Austreibungsphase. Die Preßphase sollte durch den frühzeitigen Einsatz der Beckenausgangszange in Periduralanästhesie oder Pudendusblock mit großzügiger Episitomie abgekürzt werden. Bei der Entbindung durch Sektio sollte durch eine ausreichend große Uterotomie sowie durch Relaxierung des Myometriums mittel Nitroglycerin die mechanische

Belastung bei der Entwicklung der kleinen Frühgeburt ebenfalls auf ein Minimum reduziert werden.

Einleitung

Weniger als 1,5% aller Neugeborenen werden mit einem Gewicht unter 1500 g geboren, aber annähernd 50% der Perinatalsterblichkeit entfällt auf diese Hochrisikogruppe (Paul, 1979). Während die Erfolge umfangreicher Bemühungen zur Verhütung von Frühgeburten gesamthaft als enttäuschend bezeichnet werden müssen, haben die Überlebenschancen in dieser Gewichtsgruppe in den letzten Jahren beträchtlich zugenommen (Kitchen, 1991; Grogaard, 1990; Hack, 1991; Kilberide, 1990; Gaudier, 1994). Besonders erfreulich ist, daß gleichzeitig die Anzahl Überlebender mit schweren Behinderungen nicht, wie vielfach befürchtet, zugenommen hat, sondern rückläufig ist (Grogaard, 1990; Kilberide, 1990; Cooke, 1994; Allan, 1994; Krägeloh-Mann, 1994). Diese erfreuliche Entwicklung wird auch mit dem Rückgang von Hirnblutungen in Zusammenhang gebracht, die in ihrer Entstehung zumindest teilweise einen direkten Bezug zur Geburt haben (Cooke, 1994; Allan, 1994).

Angesichts der Vielfalt der Faktoren, die Einfluß auf das Schicksal der kleinen Frühgeburt nehmen, erstaunt es nicht, daß die isolierte Betrachtung der Bedeutung einzelner Größen, wie z.B. des Geburtsgeschehens, in ihrer Bedeutung für das Überleben und die Gesundheit der kleinen Frühgeburt problematisch ist.

Faktoren mit Einfluß auf das Schicksal der kleinen Frühgeburt (Sterblichkeit, Akut-, Langzeitmorbidität)

- Schwangerschaftspathologie,
- Gestationsalter/Gewicht,
- Geschlecht;
- Attenatale pharmakologische Behandlung: Tokolyse, Steroide, Phenobarbital, Vitamin K, Antibiotika;
- Perinatale Faktoren:
  Entbindung: Elektive vs. selektive Sektio, Wehentätigkeit, Kindslage, Anästhesie, intrapartale Hypoxie, Azidose;
- Neonatale Faktoren: Reanimation, Hyaline Membranerkrankung, Pneumothorax, Krämpfe.

Lediglich prospektiv randomisierte Studien erlauben verbindliche Aussagen über den Nutzen einzelner Interventionen, und nur wenige der im Rahmen der antepartalen, intrapartalen und neonatalen Betreuung kleiner Frühgeburten diskutierten Maßnahmen sind in ihrem Wert durch entsprechende Untersuchungen eindeutig belegt. So führt der rechtzeitige Einsatz von Kortikosteroiden zu einer beträchtlichen Verbesserung der Überlebenschancen durch die Verhütung der hyalinen Membranerkrankung, aber auch anderer schwerer Komplikationen in der Neonatalperiode wie Hirnblutungen und nekrotisierende Enterokolitis (Crowley, 1994). Es gibt keinen Zweifel, daß für das Überleben und die Gesundheit der kleinen Frühgeburt der koordinierte Einsatz mit enger interdisziplinärer Abstimmung zwischen Geburtshelfern und Neonatologen von zentraler Bedeutung ist

(Schneider, 1991). Aus dieser Erfahrung leitet sich die klare Forderung ab, daß die perinatalmedizinische Betreuung der Schwangerschaft mit drohender Frühgeburt in einem Zentrum zu erfolgen hat, das nicht nur personell und apparativ, sondern auch strukturell optimale Voraussetzungen zur Versorgung dieser Hochrisikogruppe bietet.

Ätiologische Heterogenität der Frühgeburt und ihre Bedeutung für den Geburtsmodus

Die Frühgeburt stellt den Endpunkt sehr unterschiedlicher Schwangerschaftspathologien dar, und das klinische Vorgehen bei der drohenden Frühgeburt variiert in Abhängigkeit von der Grundpathologie (Schneider, 1994). Die Mehrzahl der Frühgeburten läßt sich entweder auf ein infektiöses Ereignis, Störungen bei der Plazentation oder eine primäre Pathologie des Uterus oder des Feten zurückführen (Abb. 1). In allen Fällen können entweder vorzeitige Wehen, ein vorzeitiger Blasensprung oder aber die durch fetale oder mütterliche Pathologie notwendig werdende vorzeitige Beendigung der Schwangerschaft zu einer zu frühen Geburt als gemeinsamem Endpunkt führen. Eine Analyse von 203 Frühgeburten unter 1500 g der Jahre 1991, 1992, 1993 der UFK Bern ergab, daß mehr als die Hälfte Folge einer indizierten Schwangerschaftsbeendigung waren und bei 35,5 bzw. 10,8 % vorzeitige Wehen oder ein vorzeitiger Blasensprung vorausgegangen waren (s. Abb. 1). Die frühzeitige Terminierung der Schwangerschaft wegen mütterlicher oder fetaler Pathologie erfolgt in der Regel durch primäre Sektio, da bei einem wehenfreien Uterus und einer unreifen Zervix die Belastung einer Einleitung nicht

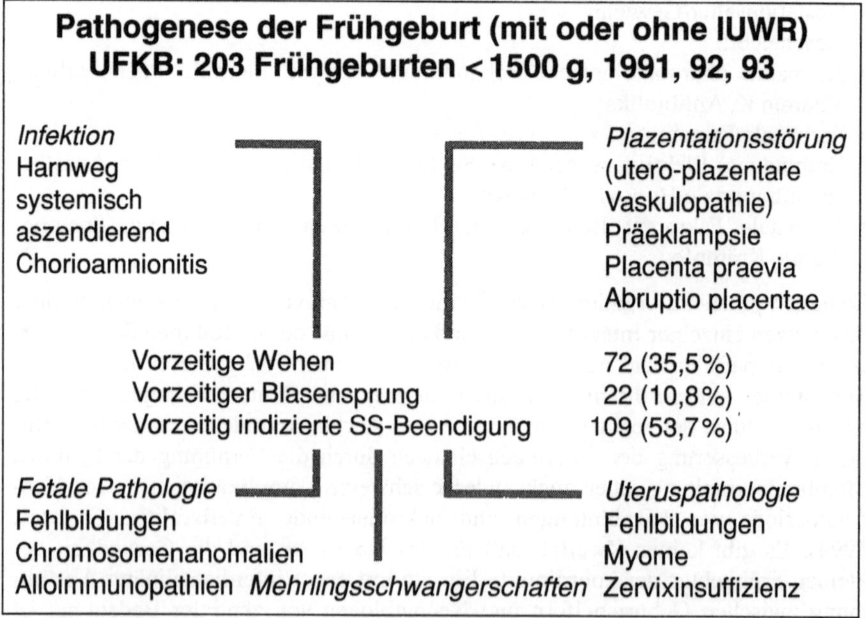

Tabelle 1. Frühgeburten (< 1500 g), Klassifikation nach Hauptursachen (UFKB 1991–1993). (Ätiologische Einteilung in Anlehnung an Whitfield, 1986)

		Sectiorate [%]
Hypertensive Schwangerschaftserkrankungen	56	94,7
Mehrlingsschwangerschaften (59[a])	34	91,4
Vorzeitiger Blasensprung	28	53,6
Vorzeitige Wehen	22	22,7
IUWR (unklare Ursache)	20	100,0
Antepartale Blutungen (3. Trimenon)	18	76,4
Mütterliche Infektionen	10	50,0
Fehlbildungen des Feten	7	42,9
Sonstige	8	75,0
Gesamt	203	74,9

[a] Anzahl Neugeborener.

sinnvoll erscheint. In dem von uns aufgeschlüsselten Kollektiv der Jahre 1991–93 betrug die Gesamtsektiorate 75%, und in der Gruppe der hypertensiven Schwangerschaftserkrankungen, der Mehrlingsschwangerschaften und der Fälle mit intrauteriner Wachstumsretardierung unklarer Ursache lag sie zwischen 90 und 100% (Tabelle 1).

Die Diskussion um die Geburtsleitung konzentriert sich im wesentlichen auf die wegen nicht beherrschbarer Wehentätigkeit mit oder ohne vorausgegangenem Blasensprung unvermeidbare Frühgeburt bei Einlingsschwangerschaften in Kopflage (Schneider, 1982). Welches sind die Rahmenbedingungen, die gegeben sein müssen, um insbesondere bei klinisch absehbarem raschem Geburtsverlauf eine vaginale Geburt zuzulassen, oder ist bei der sehr kleinen Frühgeburt generell der Sektioentbindung der Vorzug zu geben?

Elektive oder selektive Sectio

Die für das Schicksal der kleinen Frühgeburt bedeutungsvollsten Komplikationen sind hyaline Membranen, Hirnblutung, Sepsis und die nekrotisierende Enterokolitis. Der Geburtshelfer kann zu der Verhütung dieser Komplikationen einen wichtigen Beitrag leisten, sei es durch die antepartale Glukokortikoidgabe zur Beschleunigung der fetalen Lungenreifung, durch den Einsatz von Antibiotika, durch Schwangerschaftsverlängerung oder aber auch durch eine schonende Geburtsleitung. Die Hirnblutung der kleinen Frühgeburt ist typischerweise im subependymalen periventrikulären Bereich lokalisiert, und mechanische Faktoren, wie eine Kompression des Köpfchens oder Schwankungen in der Durchblutung, spielen bei der Zerreißung der feinen Kapillarstrukturen und der Entwicklung der germinalen Matrixblutung eine bedeutende Rolle. Die Frage, wieweit durch die frühzeitige Sektio die Entstehung einer Hirnblutung verhindert werden kann, ist nach wie vor nicht abschließend zu beantworten. Frühe Untersuchungen der 70er Jahre haben einen generellen Vorteil für die Sektio postuliert (Stewart, 1974;

Lubchenco, 1974; Davies, 1975). Spätere Untersuchungen mit systematischer Kontrolle verschiedener für die Entstehung von Hirnblutungen wichtiger Faktoren wie Gestationsalter, Kindslage, Chorioamnionitis oder eine intrapartale Hypoxie haben die Überlegenheit der Sektion nicht bestätigen können (Kitchen, 1984; Malloy, 1989; Olshan, 1984; Strauss, 1985; Kitchen, 1992; Worthington, 1983; Effer, 1983). Komplexe multivariate Analysen zur Kontrolle verschiedenster Einflußfaktoren zeigen, daß Dauer und Intensität der Wehentätigkeit sowie die intrapartale Hypoxie für die Entstehung der frühen Hirnblutung, die unmittelbar nach der Geburt diagnostizierbar ist, von beträchtlicher Bedeutung sind (Leviton, 1991; Perlmann, 1993; Ment, 1992). Frühe Hirnblutungen haben im Gegensatz zu den erst in den ersten Lebenstagen auftretenden Formen einen deutlichen Bezug zum Geburtsgeschehen, und ihnen kommt wegen eines vergleichsweise hohen Anteils der fortgeschrittenen Stadien III und IV eine für die Langzeitprognose erhebliche Bedeutung zu (Ment, 1992; Meidell, 1985; Ment, 1984).

Bei einer systematischen Untersuchung von 230 Frühgeburten mit einem Gewicht unter 1750 g fanden sich bei 20% der Neugeborenen bereits innerhalb der ersten Stunden nach der Geburt Zeichen einer Hirnblutung im Schädelultraschall (Shaver, 1992). Die stufenweise logistische Regressionsanalyse zeigte, daß das Risiko bei der elektiven Sektioentbindung vor Wehenbeginn am geringsten war, gefolgt von Sectiones in der frühen Latenzphase der Eröffnung. Die vaginale Geburt mit Abkürzung der Austreibungsphase durch Forceps hatte ein deutlich niedrigeres Risiko für das Auftreten einer intraventrikulären Blutung als die Sektio während der aktiven Eröffnungsphase, während bei der vaginalen Spontangeburt das Risiko am höchsten war. Bei einem Vergleich der Zeitabschnitte von 1977 bis 1982 mit 1985 bis 1987 zeigte sich eine dramatische Verbesserung der Überlebenschancen von Frühgeburten der Gewichtsklasse 500–999 g bei gleichzeitigem Rückgang der Überlebenden mit schweren Behinderungen. Die Analyse einer Vielzahl von Variablen ergab in dieser Studie, daß lediglich die antenatale Steroidgabe signifikant mit dem verbesserten Ergebnis assoziiert war, während die deutlich höhere Sektiorate keinen erkennbaren Beitrag geliefert hatte (Kitchen, 1992).

Die abschließende Beantwortung der Frage, in welchen Situationen die frühzeitige Sektio gegenüber der vaginalen Geburt deutliche Vorteile bietet, kann nur durch prospektiv randomisierte Untersuchungen erfolgen. Verschiedene Ansätze zu derartigen Untersuchungen haben zu keinem befriedigenden Abschluß geführt, nicht zuletzt wegen der Komplexität dieser Studien und der Rekrutierungsschwierigkeiten (Grant, 1994).

Bei der Diskussion des Nutzeffektes einer primären Schnittentbindung gegenüber der vaginalen Geburt mit selektiver Sektio bei entsprechender Indikation müssen auch die Nachteile, wie insbesondere das deutlich erhöhte mütterliche Morbiditätsrisiko, und auch mögliche Komplikationen bei späteren Schwangerschaften wie Placenta praevia, Placenta accreta oder eine Uterusruptur in Betracht gezogen werden (Newton, 1986; Chazotte, 1990). Insgesamt werden bei etwa 4% aller Kaiserschnitte schwere mütterliche Komplikationen beobachtet und bei Sectiones vor 32 Wochen ist das Risiko deutlich erhöht (Patek, 1978; Nielson, 1984; Hirsch, 1990). Die Kaiserschnittentbindung bietet auch Nachteile für das Kind wie ein erhöhtes Risiko hyaliner Membranen und damit verbunden Hirnblutungen (Welch, 1986).

Die schonende vaginale Geburt

Bei der schonenden Geburtsleitung für die geplante vaginale Geburt geht es insbesondere um die Reduzierung der mechanischen Belastung wie Kopfkompression und die Vermeidung der biochemischen Belastung in Form der Hypoxie. Zur Schonung des kindlichen Köpfchens sollte die Blaseneröffnung vermieden werden, und bei sich abzeichnenden protrahierten Geburtsverläufen in der Eröffnungs- oder Austreibungsphase sollte der Schnittentbindung der Vorzug gegeben werden (Scherer, 1992). Die Periduralanästhesie bewährt sich nicht nur für die Analgesie, sondern auch zur Relaxierung der Beckenbodenmuskulatur. Bei rasch fortschreitendem Geburtsgeschehen ist ein frühzeitig gesetzter Pudendusblock eine gute Alternative. Auch die Episiotomie trägt zur Entlastung des Beckenbodens bei, und die Anzahl der Hirnblutungen scheint bei vaginaler Entbindung mit Episiotomie kleiner als bei Geburten ohne Dammschnitt zu sein (Leviton, 1991). Der Beckenausgangsforceps zur Abkürzung der Austreibungsphase wird allgemein als Schutzmaßnahme gegenüber dem Auftreten von Hirnblutungen empfohlen (Shaver, 1992). Wenn auch diese zur Entlastung des kindlichen Köpfchens gedachten Maßnahmen aufgrund pathophysiologischer Überlegungen durchaus sinnvoll sind, so darf nicht übersehen werden, daß es auch kritische Stimmen gibt (Barrett, 1983; Schwartz, 1983; O'Driscoll, 1981; Platek, 1993) und prospektiv randomisierte Studien zum Nachweis des Nutzeffekts in der Regel fehlen.

Wegen der Bedeutung der Hypoxie bzw. Azidose für die Entstehung von Hirnblutungen und den neurologischen Zustand der Frühgeburten empfiehlt sich die kontinuierliche CTG-Überwachung und eine frühzeitige Sektio bei Auftreten von ersten Zeichen einer drohenden Hypoxie (Perlmann, 1993; Gaudier, 1994). Die Beobachtung, daß die Inzidenz von Hirnblutungen bei den notfallmäßig durch Sektio terminierten Frühgeburten besonders hoch ist, läßt allerdings Zweifel daran aufkommen, wieweit das CTG als Überwachungsmethode bei den besonders hypoxiegefährdeten kleinen Frühgeburten ausreichend ist.

Geburtsleitung bei Frühgeburtlichkeit und Beckenendlage

Die Entbindung der Beckenendlage vor der 33. Schwangerschaftswoche erfolgt mehrheitlich durch eine primäre Sektio. Die Vorteile werden vorwiegend aus retrospektiven Untersuchungen abgeleitet, da prospektiv randomisierte Untersuchungen kaum vorliegen. Insbesondere bei Fuß- oder Steißfußlage scheinen die Risiken der vaginalen Geburt wie Nabelschnurvorfall oder auch das Einklemmen des nachkommenden Kopfes bei unvollständig erweitertem Muttermund beträchtlich zu sein. Eine kollaborative Studie aus Holland mit mehrjähriger Nachuntersuchung von kleinen Frühgeburten aus dem Jahre 1983 ergab, daß die Mortalität bei vaginalen Beckenendlagengeburten deutlich höher als in der Sektiogruppe war. Die Häufigkeit von Behinderungen im Alter von 5 Jahren war jedoch unabhängig vom Geburtsmodus (Grafenhorst, 1993). Eine kürzliche Literaturübersicht zum Thema Beckenendlage und Frühgeburt kommt zu dem Schluß, daß keine überzeugenden prospektiven Daten vorliegen, die für eine routinemäßige Entbindung der Frühgeburtenbeckenendlage durch Sektio sprechen (Eller, 1993). Es ist wiederholt darauf hingewiesen worden, daß für das Ergebnis dieser Schwangerschaften nicht so sehr die Beckenendlage und die damit verbundenen Geburtskomplikationen, sondern vielmehr die für die Beckenendlage ursächliche Pathologie von Bedeutung ist.

Besonderheiten der Schnittentbindung bei kleinen Frühgeburten

Bekanntermaßen bietet die Schnittentbindung bei kleinen Frühgeburten nicht selten wegen der ungenügenden Entwicklung des unteren Uterinsegmentes erhebliche technische Probleme. Der als Alternative zum isthmischen Querschnitt empfohlene Längsschnitt ist allerdings mit Komplikationen bei der Akutheilung und einem erhöhten Rupturrisiko bei späteren Schwangerschaften verbunden (Hirsch, 1990; Haesslein, 1979, Javanowic, 1985). Durch die beidseitige Erweiterung der isthmischen Querinzision nach lateral und fundal ergibt sich in der Regel genügend Platz. Diese Erweiterung sollte jedoch nicht stumpf digital erfolgen, sondern scharf mit Hilfe einer Schere. Die Fruchtblase sollte wenn immer möglich bis unmittelbar vor Entwicklung des Kindes erhalten bleiben, um der Kontraktion des Fundus mit möglicher Einklemmung des Köpfchens, insbesondere bei Beckenendlage oder Querlage, zuvorzukommen (Scherer, 1979). Zusätzlich hilfreich ist die medikamentöse Relaxierung des Myometriums durch Verabreichung von 50–100 µg Nitroglycerin i. v. unmittelbar vor Legen der Uterotomie. Nitroglycerin ist als Relaxans erheblich wirkungsvoller als β-Mimetika, insbesondere wegen eines raschen Wirkungseintrittes sowie eines raschen Abklingens bei einer Halbwertszeit von 2 Minuten, so daß die Gefahr der atonischen Nachblutung minimal ist (Altabef, 1992; Greenspoon, 1991; Peng, 1989).

Zusammenfassend läßt sich sagen, daß die Rolle des Geburtshelfers bei der Betreuung der drohenden Frühgeburt, insbesondere bei niedrigem Gestationsalter, für das Schicksal dieser Hochrisikokinder entscheidend sein kann. Am Anfang steht die frühzeitige Erkennung der Risikosituation mit Zuweisung der Schwangeren in ein Perinatalzentrum. Durch eine Schwangerschaftsverlängerung sollte zumindestens die Beschleunigung der fetalen Lungenreife durch Glukokortikoide ermöglicht werden. Die erste Dosierung sollte im Interesse des Zeitgewinnes bereits von dem einweisenden Arzt in der Peripherie verabreicht werden. Bei der Geburtsleitung selbst muß durch eine großzügige Indikationsstellung zur Schnittentbindung sowie eine schonende Geburtsleitung bei vaginaler Entbindung den Aspekten der mechanischen wie auch der biochemischen Belastung wegen des unmittelbaren Zusammenhanges mit den neonatalen Komplikationen wie hyaline Membranen und Hirnblutung Rechnung getragen werden.

Literatur

Allan WC, Dransfield DA, Kessler DL (1994) Cerebral palsy in preterm infants. Lancet 343:1048

Altabef KM, Spencer JT, Zinberg S (1992) Intravenous nitroglycerine for uterine relaxation of an inverted uterus. Am J Obstet Gynecol 166:1237–1238

Barrett J, Boehm F, Vaughn W (1983) The effect of type of delivery on neonatal outcome in singleton infants of birth weight of 1000 grams or less. JAMA 250:625–629

Chazotte C, Cohen WR (1990) Catastrophic complications of previous cesarean section. Am J Obstet Gynecol 163:738–742

Cooke RWI (1994) Survival and cerebral morbidity in preterm infants. Lancet 343:1578

Crowley P (1994) Corticosteroids prior to preterm delivery. In: Pregnancy and childbirth module. Enkin MW, Keirse MJNC, Renfrew MJ, Neilson JP (eds), „Cochrane Data Base of Systematic Reviews": Review 02955, 5 Mai 1994. Published through „Cochrane Updates on Disk", Oxford Update Software, Disk Issue 1

Davies PA, Tizard JPM (1975) Very low birth weight and subsequent neurological defects (with special reference to spastic diplegia). Dev med Child Neurol 17:3

Effer SB, Saigal S, Gand C (1983) Effect of delivery method on outcome in the very low birth weight breech infant: Is the improved survival related to cesarean section or other perinatal care maneuvers? Am J Obstet Gynecol 145:123–128

Eller DP, Van Dorsten JP (1993) Breech presentation. Cur Opinion Obstet Gynecol 5:664–668

Gaudier F, Peralta M, Goldenberg RL, Nelson KG, DuBard M, Johnson S, Steele R (1994) Survival and longterm neurologic outcome of infants 23–27 weeks 1979–1985 vs 1986–1991. Am J Obstet Gynecol 170:386

Gaudier FL, Goldenberg RL, Nelson KG, Peralta-Carcelen M, Johnson SE, DuBard MB, Roth TY, Hauth JC (1994) Acid-base status at birth and subsequent neurosensory impairment in surviving 500–1000 g infants. Am J Obstet Gynecol 170:48–53

Grafenhorst JB, Schreuder AM, Feen, S, Brand R, Verloove-Van Horick SP, Verweij RA, Van Zeben-van der Aa DM, Ens-Dokkum MH (1993) Breech delivery in very preterm and very low birth weight infants in the Netherlands. Br J Obstet Gynecol 100:411–415

Grant AM (1994) Elective vs selective cesarean delivery of the small baby. In: Pregnancy and childbirth module. Enkin MW, Keirse MJNC, Renfrew MJ, Neilson JP (eds), „Cochrane Date Base of Systematic Reviews": Review 06597, 11 April 1994. Published through „Cochrane Updates on Disk", Oxford Update Software, Disk Issue 1.

Greenspoon JS, Kovacic A (1991) Breech extraction facilitated by glyzeryltrinitrate sublingual spray. Lancet 338:124–125

Grogaard JB, Lindstrom DP, Parker RA, Culley B, Stahlman MT (1990) Increased survival rate in very low birth weight infants (1500 grams or less): No association with increased incidence of handicaps. J Pediatr 177:139

Hack Mm Horbar JD, Malloy MH, Tyson JE, Wright E, Wright L (1991) Very low birthweight outcomes of the national institute of childhealth and human development neonatal network. Pediatr 87:587

Haesslein HL, Goodlin RC (1979) Delivery of the tiny newborn. Am J Obstet Gynecol 134:192–200

Hirsch HA (1990) Technique of cesarean section for infants below 1500 g. In: The very low birth weight infant. Duc G, Huch A, Huch R (Hrsg) Thieme, Stuttgart New York, S 230–241

Javanowic R (1985) Incisions of the pregnant uterus and delivery of low-birth weight infants. Am J Obstet Gynecol 152:971–974

Kilberide HW, Daily DK, Klaflin K, Hall RT, Maulik D, Grundy HO (1990) Improved survival and neurodevelopmental outcome for infants less than 801 grams birth weight. Am J Perinatal 7:160

Kitchen W, Ford HW, Doyle LW, Rickards AL, Lissenden JV, Peperell RJ, Duke JE (1984) Cesarean section or vaginal delivery at 24 to 28 weeks gestation: Comparison of survival and neonatal and two year morbidity. Obstet Gynecol 66:149–157

Kitchen WH, Doyle LW, Ford GW, Murton LJ, Keith CG, Rickards AL, Kelly E, Callanan C (1991) Changing two-year outcome of infants weighing 500–999 grams at birth: A hospital study. J Pediatr 118:938

Kitchen WH, Permezel MJ, Doyle LW, Ford GW, Rickards HL, Kelley EA (1992) Changing obstetric practice and 2-year outcome of the fetus of birth weight under 1000 g. Obstet Gynecol 79:268–275

Krägeloh-Mann I, Hagberg G, Meisner Ch, Schelp B, Haas G, Olofsson EEG, Selbmann HK, Hagberg B, Michaelis R (1994) Bilateral spastic cerebral palsy – a population based comparative study between south-west Germany and west Sweden. Develop Med Child Neurol

Leviton A, Fenton T, Kuban KCK, Pagano M (1991) Labor and delivery characteristics and the risk of germinal matrix hemorrhage in low birthweight infants. J Child Neurol a6: 35–40

Lubchenco LO, Bard H, Goldman AL, Coyer WE, McIntyre C, Smith DM (1974) Neonatal intensive care and longterm prognosis. Dev Med Child Neurol 16:421

Malloy MH, Rhoades GG, Schramm W, Land G (1989) Increasing cesarean section rates in very low birth weight infants, effect on outcome. JAMA 262:1475

Meidell R, Marinelli P, Pettett G (1985) Perinatal factors associated with early onset intracranial hemorrhage in premature infants. Am J Dis Child 139:160–163

Ment LR, Duncan CC, Ehrenkranz RA, Lange RC, Taylor KG, Kleinmann CS, Scott DT, Sivo J, Gettner P (1984) Intraventricular hemorrhage of the preterm neonate: timing and cerebral blood flow changes. J Pediatr 104:419–425

Ment LR, Oh W, Philip RGS, Ehrenkranz RA, Duncan CC, Allan W, Taylor KJW, Schneider K, Katz KH, Makuch RW (1992) Risk factors for early intraventricular hemorrhage in low birth weight infants. J Pediatr 121:776–783

Newton ER, Hearing WA, Kennedy JL, Herschel M, Cetulo CL, Feingold M (1986) Effect of mode of delivery on morbidity and mortality of infants at early gestational age. Obstet Gynecol 67:507–511

Nielson FN, Hokegard KG (1984) Cesarean section and intraoperative surgical complications. Acta Obstet Scand 63:103

O'Driscoll K, Meagher D, McDonald D, Geoghegan F (1981) Traumatic intracranial hemorrhage in first-born infants and delivery with obstetric forceps. Br J Obst Gynecol 88:577–581

Olshan AF, Shy KK, Luthy BA, Hickok D, Biss S, Daling JR (1984) Cesarean birth and neonatal mortality in very low birth weight infants. Obstet Gynecol 64:267–270

Patek E, Larssen B (1978) Cesarean section: A clinical study with speical reference to the increasing section rate. Acta Obstet Scand 57:245

Paul RH, Koh K, Monfaret A (1979) Obstetric factors influencing outcome in infants weighing from 1001–1500 grams. Am J Obstet Gynecol 133:503–508

Peng ATC, Gorman RS, Schulman SM, Demarchis R, Nyunt K, Blancato LS (1989) Intravenous nitroclycerin for uterine relaxation in the postpartum patient with retained placenta. Anesthesiology 71:172–173

Perlmann JM, Rollins N, Burns D, Risser R (1993) Relationship between periventricular intraparenchymal echodensities and germinal matrix-intraventricular hemorrhage in the very low birth weight neonate. Pediatr 91:474–480

Platek D, Chazotte C, Schulman M (1993) Episiotomy does not protect against intraventricular hemorrhage in the very low birth weight neonate. Am J Obstet Gynecol 168:371 Abstr No 263

Scherer DM (1992) A simple measure to enhance atraumatic vaginal delivery of vertex presenting fetuses in prematurity. Am J Perinatol 9:162–163

Scherer DM, Menashe M, Ron M (1989) The measures to enhance performance of an atraumatic cesarean section in prematurity. Am J Perinatol 6:22–23

Schneider H (1982) Geburtsmodus – Geburtsleitung. In: Huch A, Huch R, Duc G (Hrsg) Klinisches Management des „kleinen Frühgeborenen" (<1500 g). Thieme, Stuttgart New York, S 94–103

Schneider H (1991) Regionalisierung in der Geburtshilfe. In: Gynäkologie und Geburtshilfe 1990. Hickl EJ, Berg D (Hrsg) Springer, Berlin, S 719–723

Schneider H, Naiem A, Malek A, Hänggi W (1994) Aetiologische Klassifizierung der Frühgeburt und ihre Bedeutung für die Prävention. Gebh u Frauenhk 54:12–19

Schwartz D, Miodovnik M, Lavin J (1983) Neonatal outcome among low birth weight infants delivered spontaneously or by low forceps. Obstet Gynecol 62:283–286

Shaver DC, Bada HS, Korones SW, Anderson GD, Wong SP, Arheart KL (1992): Early and late intraventricular hemorrhage: the role of obstric factors. Obstet Gynecol 80:831–837

Stewart A, Reynolds EOR (1974) Improved prognosis for infants of very low birth weight. Pediatr 54:724

Strauss A, Kirz D, Modanlou HD, Freeman RK (1985) Perinatal events and intraventricular/subependymal hemorrhage in the very low birth weight infant. Am J Obstet Gynecol 151:1022–1027

Welch RA, Bottoms SF (1986) Reconsideration of head compression and intraventricular hemorrhage in the vertex very low birth weight fetus. Obstet Gynecol 68:29–34
Whitfield CR, Smith NC, Cockburn F, Gibson AAM (1986) perinatally related wastage – a proposed classification of primary obstetric factors. Br J Obstet Gynaecol 93:694–703
Worthington D, Davis LE, Grausz JP, Sobociniski K (1983) Factors influencing survival and morbidity with very low birth delivery. Obstet Gynecol 62:550–555

Letalität und Komplikationen von Frühgeborenen heute

R. Roos, C. Bösche, O. Genzel-Boroviczény, R. Knitza, H. Versmold und H. Hepp

Einleitung

Frühgeborene mit einem Geburtsgewicht von weniger als 1500 g machen nur ungefähr 1 % der Lebendgeborenen aus, sind aber für bis zu 85 % der neonatalen Mortalität verantwortlich. Naturgemäß steigt die Mortalitätsrate mit fallendem Geburtsgewicht. Dies gilt auch für Komplikationen, die im Verlauf der ersten Lebenswochen auftreten können wie z.B. Hirnblutungen, Retinopathie oder Pneumothorax. Verläßliche und aktuelle Zahlen über den derzeitigen Stand der Häufigkeit dieser Komplikationen bzw. der auf das Gestationsalter bezogenen Mortalität sind für den Entscheidungsprozeß beim Auftreten von Komplikationen während einer Schwangerschaft von ausschlaggebender Bedeutung. Der Geburtshelfer muß auch für die Beratung von Schwangeren wissen, welche Komplikationen bei einem Frühgeborenen auch unter optimalen Bedingungen auftreten können.

Material und Methoden

In einer retrospektiven Studie haben wir die Mortalität und die Komplikationen von sämtlichen Frühgeborenen unter 1500 g bzw. <32 Schwangerschaftswochen untersucht, die im Zeitraum vom 1.1.1984 bis 31.12.1992 im Perinatalzentrum Großhadern geboren wurden. Das Gestationsalter dieser Lebendgeborenen wurde durch exakte geburtshilfliche Daten wie postpartales Alter bzw. frühe Ultraschallbefunde bestimmt. Während des Studienzeitraums erfüllten 859 Frühgeborene (467 Buben und 389 Mädchen, 3mal intersexuelle Genitale), die von 677 Müttern geboren wurden, diese Kriterien. Entsprechend dem Geburtsgewicht wurden diese Kinder in vier Gruppen geteilt: 128 Kinder (15 %) mit einem Geburtsgewicht von unter 750 g (Gruppe I); 195 Kinder (23 %) von 750–990 g Geburtsgewicht (Gruppe II); 405 Kinder (43 %) von 1000–1499 g Geburtsgewicht (Gruppe III); 131 Kinder (15 %) mit einem Geburtsgewicht von mehr als 1499 g (Gruppe IV). Als Mortalität wurde die frühe neonatale (0–7 Tage) und die neonatale (7–28 Tage) erfaßt. Eine Ultraschalluntersuchung des Gehirns wurde bei jedem Kind während der ersten Lebenstage und dann wöchentlich durchgeführt. Der Grad der intracraniellen Blutung wurde nach Papile eingeteilt. Ein Pneumothorax wurde aufgrund eines Röntgenbildes bei entsprechender klinischer Symptomatik diagnostiziert. Alle Frühgeborenen wurden ab dem Alter von 32 Tagen von einem darauf spezialisierten Augenarzt nach Zeichen einer Retinopathie untersucht.

Ergebnisse

Mortalität

Die Mortalität von Frühgeborenen hat in den letzten Jahren deutlich abgenommen, d.h. es überleben heute wesentlich mehr auch sehr unreife Frühgeborene als in früheren Jahren.

Analysiert man die Mortalität nach dem Geburtsgewicht, so ergibt sich, daß heute die Mortalität eines lebendgeborenen Kindes unter 750 g 52% beträgt, während diese Mortalität in den Jahren 1987–1989 72% und davor sogar noch höher gewesen ist (Abb. u. Tabelle 1). Noch deutlicher ist der *relative* Abfall der

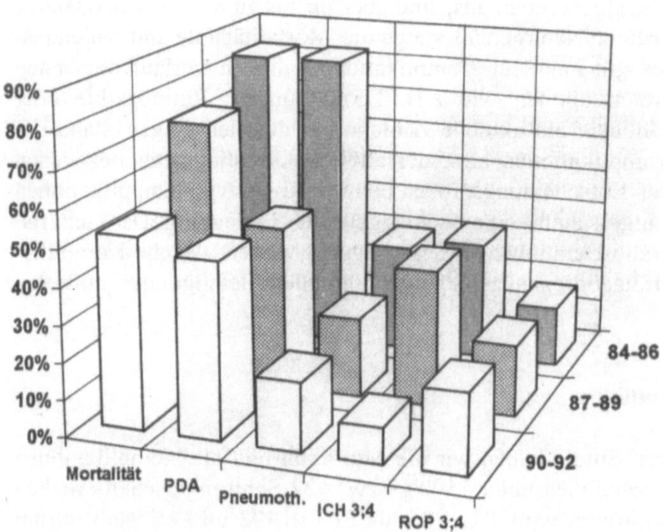

Abb. 1. Komplikationen der lebend geborenen Kinder < 750 g Geburtsgewicht im Verlauf der Jahre

Tabelle 1

	1984–1986	1987–1989	1990–1992	Gesamtzahlen
Mortalität	25/30	33/46	27/52	85/128
PDA	5/ 6	9/20	14/29	28/ 55
Pneumothorax	9/30	10/46	10/52	29/128
ICH 3, 4	2/ 6	9/24	3/30	14/ 60
ROP 3, 4	1/ 6	3/15	6/27	10/ 48

Mortalität bei Frühgeborenen mit einem Geburtsgewicht von 750 g–999 g (von 32 % auf 12 %) bzw. von 1000 g–1499 g (von 12 % auf 4 %) (Abb. u. Tabelle 2 u. 3). Bei dieser Darstellung sind Kinder, die mit Lebenszeichen, aber vor Vollendung von 24 Schwangerschaftswochen geboren wurden, oder Kinder mit gravierenden Fehlbildungen *nicht* ausgeschlossen. Erfolgt der Ausschluß dieser Kinder aus der Analyse, so reduziert sich die Mortalität der Kinder < 750 g sogar auf < 20 %, auch in der Gewichtsgruppe von 750–999 g bzw. 1000 g bis 1499 g hat die Mortalität deutlich abgenommen (Abb. u. Tabelle 4).

Diese verbesserte Prognose ist auch bei einer Analyse der (nicht „bereinigten") Daten nach dem Gestationsalter erkenntlich (Abb. 5). Besonders deutlich wird die Reduktion der Mortalität in den Jahren 1990 bis 1992 bei den Frühgeborenen, die nach Vollendung von 24 bis 27 Schwangerschaftswochen geboren wurden. Es verstarben in dem Zeitraum von 1987–1989 noch rund 70 % der Frühgeborenen unter 25 Wochen, in den Jahren 1990–1992 aber „nur" noch 20 %.

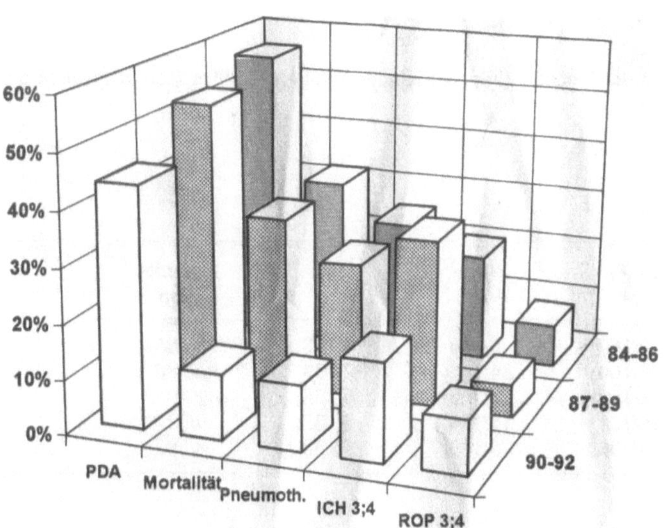

Abb. 2. Komplikationen der lebend geborenen Kinder mit 750–999 g Geburtsgewicht im Verlauf der Jahre

Tabelle 2

	1984–1986	1987–1989	1990–1992	Gesamt-zahlen
Mortalität	18/56	23/71	8/68	49/195
PDA	24/43	27/52	27/62	78/157
Pneumothorax	14/56	18/71	8/68	40/195
ICH 3, 4	9/44	16/52	11/62	36/158
ROP 3, 4	3/40	3/50	6/61	12/151

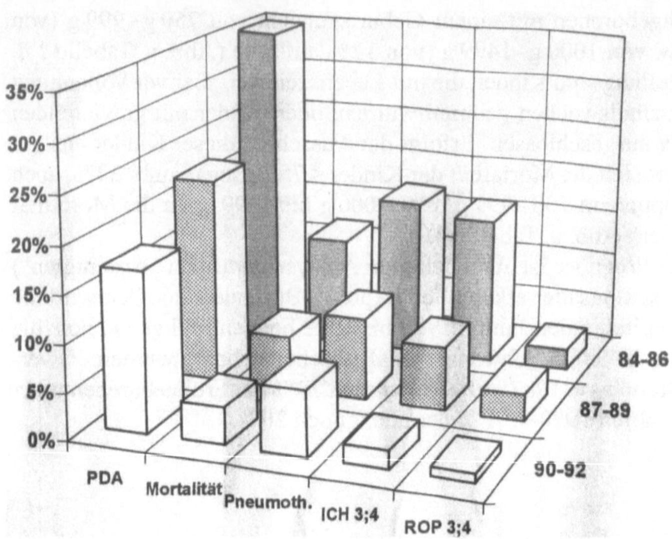

Abb. 3. Komplikationen der lebend geborenen Kinder mit 1000–1499 g Geburtsgewicht im Verlauf der Jahre

Tabelle 3

	1984–1986	1987–1989	1990–1992	Gesamtzahlen
Mortalität	13/107	9/160	6/138	28/405
PDA	35/100	34/155	22/133	91/388
Pneumothorax	18/107	14/160	9/138	41/405
ICH 3, 4	16/102	11/156	2/133	29/391
ROP 3, 4	2/ 96	5/133	1/133	8/382

Es sind dies nun allerdings Ergebnisse eines Perinatalzentrums wie z. B. Großhadern, wo optimale organisatorische Verhältnisse in der Versorgung von unreifen Frühgeborenen bestehen. Diese Zahlen dürfen nicht auf jede andere Situation extrapoliert werden. Es gibt zahlreiche Belege dafür, daß die Überlebensfähigkeit Frühgeborener abhängt vom Ort der Entbindung. So beträgt in Baden-Württemberg die Sterblichkeit von Kindern zwischen 1000 g und 1499 g, die außerhalb eines Perinatalzentrums geboren werden, 15 %, während sie im Perinatalzentrum Heidelberg nur 4 % beträgt (persönliche Mitteilung O. Linderkamp).

Auch im Perinatalzentrum Großhadern liegt die Mortalität von Frühgeborenen deutlich niedriger als durchschnittlich in Bayern (Tabelle 5). Hier lag die Mortalität von Frühgeborenen unter 1500 g in den Jahren 1990–1993 bei 5,4 %, der von Kindern unter 750 g bei 21 %. Die Vergleichszahl der Bayerischen Neonatalerhebung von 1992 zeigt eine dreifach höhere Mortalität von 14,2 %. Diese ist vor

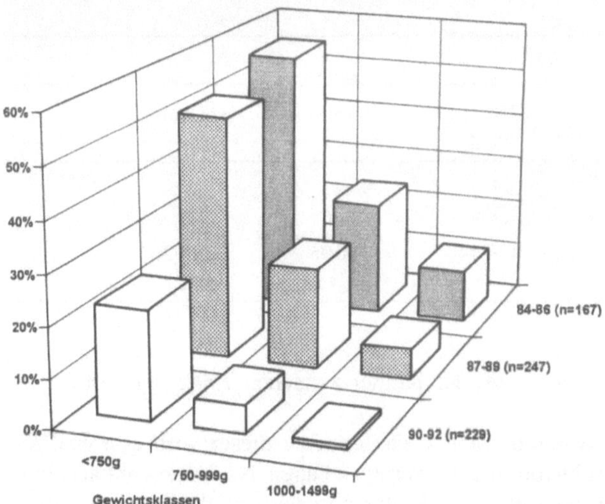

Abb. 4. Mortalität (ohne die im Kreißsaal verstorbenen Kinder) in Korrelation zum Geburtsgewicht im Verlauf der Jahre

Tabelle 4

	1984–1986	1987–1989	1990–1992	Gesamtzahlen
< 750 g	6/ 11	13/ 26	7/ 32	26/ 69
750–999 g	12/ 50	13/ 61	4/ 64	29/175
1000–1499 g	12/106	9/160	1/133	22/399
Gesamtzahlen	30/167	35/247	12/229	77/643

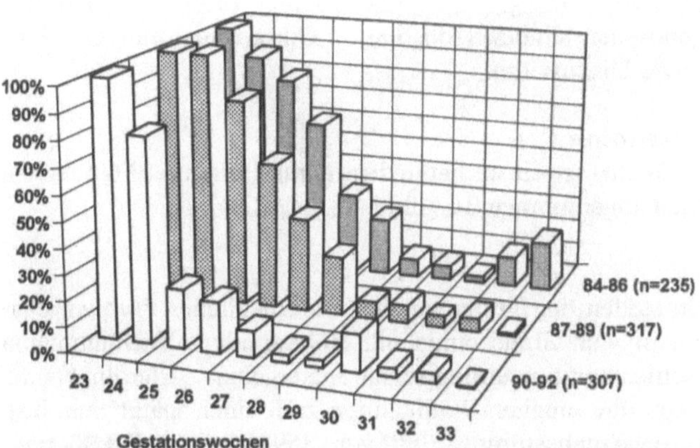

Abb. 5. Mortalität in Korrelation zum Gestationsalter im Verlauf der Jahre

Tabelle 5

Mortalität bei Geburtsgewicht < 1500 g

	1000–1499 g	750–999 g	< 750 g	Gesamt
GH 90–93	4/155 2,5%	2/77 2,5%	9/42 21%	15/274 *5,4%*
Bayern 92	34/607 5,6%	47/214 22%	51/105 49%	132/926 *14,2%*

allem aufgrund der hohen Mortalität der Kinder zwischen 750 g und 1000 g zu erklären.

Es ist schwierig zu analysieren, welche Faktoren zu dieser verbesserten Prognose auch sehr unreifer Frühgeborener beigetragen haben. Nach wie vor hat offensichtlich die Aufnahmetemperatur eines Frühgeborenen auf der Intensivstation eine prognostische Bedeutung. Die Sterblichkeit ist um so höher, je niedriger die rektale Temperatur ist. Dieser Effekt ist vor allem bei Kindern unter 750 g evident. Die Untertemperatur dürfte nicht ursächlich für die höhere Mortalität sein, sondern dürfte lediglich ein assoziierter Risikofaktor sein.

Noch schwieriger zu analysieren ist, ob der Entbindungsmodus einen Einfluß auf die Mortalität von Frühgeborenen hat. Schließt man alle primären Sectioindikationen wie HELLP-Syndrom, Mehrlingsgeburten, Beckenendlagen, letale Fehlbildungen etc. aus und analysiert nur die Prognose der Kinder, die als Frühgeborene z.B. nach einem vorzeitigen Blasensprung oder Amnioninfektionssyndrom geboren worden sind, so ergibt sich folgendes: In Abb. 6 ist die Mortalität dieser Frühgeborenen nach vaginaler Entbindung bzw. Sectioentbindung der Jahre 1984–1986 verglichen mit der entsprechenden Sterblichkeit der Jahre 1990–1992. Anscheinend haben diese Frühgeborenen des erstgenannten Zeitraumes nicht von der Sectioentbindung profitiert, da die Mortalität in beiden Gruppen weitgehend identisch ist. Dagegen liegt die Mortalität der Kinder nach einer Sektioentbindung mit einem Geburtsgewicht von < 750 g–1499 g in den Jahren 1990–1992 deutlich unter der der vaginal geborenen Kinder (Abb. 6 a, b). Diese Daten müssen allerdings hinterfragt werden (s. Diskussion).

Persistierender ductus arteriosus
Auch die Inzidenz eines Ductus arteriosus hat in den Jahren 1984 bis 1992 in allen Gewichtsgruppen deutlich abgenommen (s. Abb. 1–3, Tabelle 1–3).

Intrakranielle Blutungen
Intrakranielle Blutungen stellen bei Frühgeborenen ein erhebliches Problem dar. Sie werden nach Papile in vier Grade eingeteilt. Höhergradige Hirnblutungen korrelieren mit einem schlechteren neurologischen Spätergebnis. Allerdings sind Hirnblutungen keineswegs die einzigen Prädikatoren z.B. einer später manifest werdenden zerebralen Bewegungsstörung. 330 von 859 Kindern (38%) entwickelten eine geringgradig oder höhergradige Hirnblutung. Von diesen 330

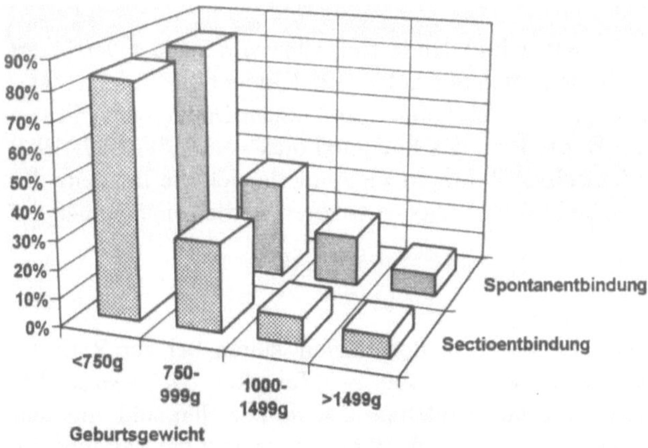

Abb. 6a. Mortalität in Relation zum Entbindungsmodus und Geburtsgewicht in den Jahren 1984–1986

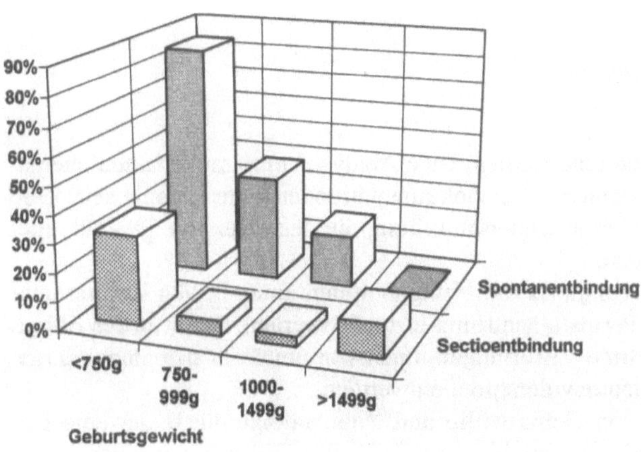

Abb. 6b. Mortalität in Relation zum Entbindungsmodus und Geburtsgewicht in den Jahren 1990–1992

Kindern hatten 224 (68%) eine Hirnblutung Grad I oder II, denen prognostisch keine wesentliche Bedeutung zuzukommen scheint. 63 Kinder (19%) hatten eine drittgradige und 43 (13%) eine viertgradige Hirnblutung. Die Rate der dritt- und viertgradigen Hirnblutungen hat besonders bei Frühgeborenen mit 25–27 Schwangerschaftswochen deutlich abgenommen. Auch gewichtsbezogen hat sich bei Kindern unter 750 g eine Reduktion der Hirnblutungsrate von 35% (1987–89) auf 10% in den Jahren 1990–92 stark vermindert (Abb. 1–3, Tabelle 1–3). Eine entsprechende Tendenz ist bei den Frühgeborenen der höheren Gewichtsklassen zu erkennen.

Pneumothorax
Die Rate der Pneumothoraces hat sich in den letzten Jahren dramatisch verringert
(s. Abb. 1–3, Tabelle 1–3). Insgesamt entwickelten 122 Kinder (14%) einen Pneumothorax in der Gesamtgruppe. Von den Kindern mit einem Geburtsgewicht von
750–999 g halbierte sich z. B. die Rate des Pneumothorax von 25% 1987–1989
auf 12% 1990–1992. In demselben Zeitraum verminderte sich die Inzidenz des
Pneumothorax bei Kindern, die in der 27. Woche geboren worden sind, von 40 auf
10%.

Retinopathie
Keinen wesentlichen Fortschritt hat es in den letzten Jahren bei der Rate der
Retinopathie der Frühgeborenen gegeben (s. Abb. 1–3, Tabelle 1–3). Diese ist über
die letzten Jahre weitgehend konstant geblieben. Davon betroffen sind ungefähr
20% der Frühgeborenen unter 1500 g. Glücklicherweise erreicht die Retinopathie
vorwiegend „nur" die Stadien I und II, die in der Regel später nicht zu einer Beeinträchtigung des Visus führen. Dennoch ist immer noch ein Anteil von Frühgeborenen mit einer Retinopathie der Grade III und IV zu erkennen. Diese Gefährdung
durch eine Retinopathie betrifft vorwiegend Kinder unterhalb der 29. Schwangerschaftswoche. Meist handelt es sich um Frühgeborene der 24.–26. Schwangerschaftswoche.

Diskussion

Diese Daten wurden durch eine retrospektive Analyse von Krankenakten ehema-
liger Frühgeborener gewonnen. Die Dokumentation erfolgte jedoch seit 1986
aufgrund einer standardisierten Datensammlung, die deswegen die Qualität einer
prospektiven Analyse haben.

Die Verbesserung der Prognose von Frühgeborenen unter 1500 g konnte unter
den Bedingungen eines Perinatalzentrums erreicht werden. Wenn in der öffentlichen Presse eine Mortalität von Frühgeborenen von um 15% akzeptabel dargestellt wird, so muß dem heute widersprochen werden.

Die enge Verzahnung von Geburtshilfe und Neonatologie dürfte der entscheidende Fortschritt in der Versorgung auch sehr unreifer Frühgeborener der letzten
Jahre gewesen sein. Die Kinder gehen dadurch heute in einem besseren Zustand in
die neonatale Intensivpflege über als in früheren Jahren. Entscheidend bei der
verbesserten Prognose dieser Kinder ist auch, daß sie nach der Geburt nicht erst
in eine entfernt liegende neonatologische Intensivstation transportiert werden
mußten, was wie längst nachgewiesen, die Prognose von Frühgeborenen entscheidend verschlechtert. Dies hat zu der bekannten Empfehlung geführt, Schwangere
mit zu erwartenden Risiken, wie vorzeitige Entbindung, in ein Perinatalzentrum zu
überweisen.

Auch die intensivere pränatale Versorgung von Frauen mit Schwangerschafts-
risiken dürfte die Prognose von Frühgeborenen verbessert haben. Dazu zählt z. B.
die Erfassung und Prävention von Infektionen bei Schwangeren und die frühzeitige
und verbesserte Therapie dieser bei ihren Frühgeborenen. Es ist aber im Einzelfall
schwer zu analysieren, welchen Einfluß jeder einzelne Faktor gehabt hat.

Dies gilt auch für den Entbindungsmodus. Wie dargestellt war in den Jahren 1984–86 keine Reduktion der Mortalität der Frühgeborenen nach einer Sectio verglichen zu einer vaginalen Entbindung festzustellen, wohl aber in den Jahren 1990–92. Diese Daten sollten nicht so interpretiert werden, daß die Sectio per se die Prognose dieser Frühgeborenen verbessert hat. Vielmehr dürfte dies Ausdruck einer verbesserten pränatalen Versorgung dieser Mütter sein. Dies hat dazu geführt, vitale Bedrohungen der Feten früher zu erkennen und deswegen, auch bei verbesserter neonataler Intensivtherapie, zu riskieren, Frühgeborene mit erkennbaren Risiken früher durch Sectio zu entbinden.

Die Verbesserung der Prognose stellt also nicht nur ein Verdienst der neonatalen Intensivmedizin dar, sondern ist zu gleichen Teilen auch durch die intensivierte Geburtshilfe möglich geworden.

Erfaßbar könnte dieser Effekt werden, wenn der Zustand der Frühgeborenen unmittelbar am ersten Tag mit Hilfe des SNAP SCORES oder des CRIB SCORES erfaßt worden wäre. Allerdings sind diese Scores erst 1993 publiziert worden und können auf die Daten von 1984–92 nicht retrospektiv angewandt werden.

Daneben hat es natürlich auch in den Jahren von 1984–92 wesentliche Fortschritte in der neonatalen Intensivtherapie gegeben. Erinnert sei nur an die Einführung des Surfactants, die Verbesserung der Beatmungstechniken wie Patienten-getriggerte Beatmung, Hochfrequenz-Oszillationsbeatmung sowie die häufigere Verwendung von CPAP-Beatmung. Auch die verbesserte Therapie von Infektionen und die optimierte Ernährung dürften dazu beigetragen haben.

Es kann festgestellt werden, daß die Reduktion der Mortalität nicht zu einem Anstieg gravierender Komplikationen während der ersten drei Lebensmonate geführt hat. Es hat auch eine deutliche Reduktion von Komplikationen wie Hirnblutungen, Pneumothorax, Retinopathie bei der Intensivpflege von Frühgeborenen gegeben. Dies ist noch kein Beweis dafür, daß das neurologische bzw. mentale Spätergebnis der Frühgeborenen dadurch auch verbessert worden ist. Es ist aber durchaus wahrscheinlich und zu hoffen, daß auch dies möglich geworden ist. Aus früheren Studien ist bekannt, daß die Prognose eines Frühgeborenen desto schlechter ist, je länger es in der neonatalen Intensivphase schwerwiegende Komplikationen wie Hirnblutung, Pneumothorax etc. durchgemacht hat. Es ist also möglich, daß Daten über zerebrale Bewegungsstörungen oder mentale Entwicklungsdefizite, die von Frühgeborenen der Jahre 1984–86 gewonnen worden sind, heute überholt sind.

Literatur

1. Cockburn F, Cooke RW, Gamsu HR, Greenough A, Hopkins A, Mcintosh N, Ogstont SA, Pary GJ, Silverman M, Shaw JCL, Tarnow-Mordi WO, Wilkinson AR (1993) The CRIB (clinical risk index for babies) score: a tool for assessing initial neonatal risk and comparing performance of neonatal intensive care units. Lancet 342:193–198
2. Richardson DK, Gray JE, McCormick MC, Workman K, Goldmann DA (1993) Score for neonatal acute physiology: A physiologic severity index for neonatal intensive care. Pediatrics 91:617–623
3. Kitchen W, Ford GW, Doyle LW, Rickards AL, Lissenden JV, Pepperell RJ, Duke JE (1985) Cesarean section or vaginal delivery at 24 to 28 weeks' gestation: comparision of survival and neonatal and two-year morbidity. J Amer Coll Obstet Gynecol 66:149–157

4. Yu VYH, Loke HL, Bajuk B, Szymonowicz W, Orgill AA, Astbury J (1986) Prognosis für
   infants born at 23 to 28 weeks' gestation. Brit Med J 293:1200–1203
5. Wariyar U, Richmond S, Hey E, (1989) Pregnancy outcome at 24–31 weeks' gestation:
   mortality. Arch Dis Child 64:670–677
6. Wariyar U, Richmond S, Hey E (1989) Pregnancy outcome at 24–31 weeks' gestation:
   neonatal survivors. Arch Dis Child 64:678–686
7. Hack M, Fanaroff AA (1988) How small is too small? Considerations in evaluating the outcome of the tiny infant. Clin Perinatol 15:773–788
8. Kommission für Perinatologie und Neonatologie. BPE-Jahresbericht 1992. Bayer. Landesärztekammer, Kassenärztliche Vereinigung Bayerns 1992

Abkürzungen:

PDA   Persistierender Ductus arteriosus,
ICH   Intracranielle Haemorrhagie,
ROP   Retinopathy of prematurity,
CPAP   Continuos positive airway pressure.

Langzeitprognose sehr kleiner Frühgeborener

B. Ohrt, R. Riegel und D. Wolke

Überwältigende Fortschritte in der perinatalen Medizin erreichten in den letzten 15
Jahren eine weiter anhaltende Senkung der Mortalität sehr unreif geborener Kinder. Die bange Frage, ob damit ein Anstieg der Zahl entwicklungsgestörter Kinder
zu befürchten ist, bewegt Geburtshelfer, Pädiater, Eltern und die Gesellschaft
weiterhin. Sie wird kontrovers diskutiert.

Metaanalysen entsprechender Studien zeigten extrem variierende und kaum vergleichbare Ergebnisse (Aylward et al., 1989; Escobar et al., 1991). Ornstein et al.
(1991) analysierte 25 jüngere Studien über die Entwicklung von Kindern mit
einem Geburtsgewicht < 1500 g. Schwere impairments (Störungen) wurden in
6–24% der Kinder, leichte impairments in 20–64% gefunden. Die Unvergleich-
barkeit der Ergebnisse findet eine Erklärung in den folgenden Umständen:

Die Kriterien für die Aufnahme in die Studie variieren stark. Nur sehr wenige
Studien erfassen die Frühgeborenen einer ganzen Region und damit auch sekundär
und tertiär versorgte Kinder. Weitere Gründe sind kleine Stichproben der Studienpopulation, kurze Laufzeit, wodurch ganze Bereiche der gefährdeten Entwicklung,
die erst mit Ausreifung höherer Zentren beurteilbar sind, nicht erfaßt werden,
unterschiedliche Kriterien für das, was als schweres oder leichtes impairment
bezeichnet wird, sowie extrem unterschiedliche Untersuchungsinstrumente. Diese
reichen von reiner Befragung der Eltern über die Prüfung von Entwicklungs-
meilensteinen bis zu eigentlichen, umfassenden neurologischen und kognitiven
Untersuchungen.

Da eine realistische Einschätzung von Häufigkeit und Art gestörter Entwicklung
bei Risikokindern im Sinne präventiver Maßnahmen für eine Gesellschaft dringend
erforderlich ist, begannen wir 1985 mit einer regionalen, multizentrischen Ko-
horten-Beobachtungsstudie über die Langzeitentwicklung von Kindern mit unter-

schiedlichen prä- und perinatalen Belastungen in zwei Regionen, die sich im perinatalen Management und auch in gesellschaftlichen Aspekten unterscheiden, nämlich Südbayern (SB) und Südfinnland (SF). Die Studie wird vom BMFT gefördert (PKE 24, Jug 14, FKZ 070 65 64).

Vorausgegangen waren eine in denselben Regionen multizentrisch vorgenommene Peri- und Neonatalstudie über neonatale Mortalität (Selbmann et al., 1980) und eine Studie über neonatale Morbidität und neonatalmedizinisches Management (Riegel et al., 1985).

In der laufenden Entwicklungsstudie wurden alle Kinder, die während eines Jahres (1.3.1985 bis 31.3.1986) aus einer der 153 südbayerischen bzw. 7 südfinnischen Entbindungsstationen während der ersten 10 Lebenstage in eine der 19 südbayerischen bzw. 5 südfinnischen Kinderkliniken eingewiesen wurden, als Indexpopulation aufgenommen (SB n = 7505, SF n = 1536). Zusätzlich wurde eine Gruppe nichtverlegter Kinder als Kontrollgruppe rekrutiert (SB n = 916, SF n = 658). Nach der Perinatalstatistik konnte eine Verlegungsrate von 10,6 % der lebend geborenen Neugeborenen in Südbayern und 9,8 % in Südfinnland errechnet werden. Von den verlegten Kindern waren 7,5 % (SB) bzw. 6,1 % (SF) Frühgeborene mit einem Gestationsalter < 32 Wochen.

Hauptziel der Studie, die einen Beitrag zur Prävention kindlicher Entwicklungsstörungen leisten will, ist es, Information zu gewinnen über

- Häufigkeit und Spektrum von Entwicklungsstörungen.
  Dabei ging es uns darum, nicht nur schwere Störungen zu erfassen, sondern auch sogenannte leichtere, die jedoch das betroffene Kind, seine Familie und die Gesellschaft in hohem Maße belasten können.
- Zusammenhänge zwischen Einflußfaktoren für den Entwicklungsprozeß und die Entwicklungsergebnisse.
  Neben den biologischen Entwicklungsbedingungen sind besonders auch die sozioökonomischen und psychosozialen Faktoren sowie Wachstum und Gesundheit des Kindes in den ersten Lebensjahren als Einflußfaktoren zu beachten.
- Geeignete Untersuchungsinstrumente.
  Hierbei ging es um die Prüfung und Entwicklung von Verfahren zur Erfassung der neurologischen Integrität und Reife des zentralen Nervensystems sowie zur Prüfung der kognitiven und sozialen Entwicklung des Kindes.

Studiendesign

Die Kinder wurden im Alter von 5 bis 7 Tagen und vor der Entlassung aus der Kinderklinik in standardisierter Weise untersucht und danach im korrigierten Alter von 5 und 20 Monaten sowie mit 4;8, 6;3 und 8;6 Jahren zu einer ambulanten Nachuntersuchung in die primär behandelnde Kinderklinik eingeladen. Die Wahl der Untersuchungszeitpunkte war technisch bedingt. Für die Erhebung standen „Familienbegleiterinnen" und Studienärzte zur Verfügung. Erstere hielten den Kontakt zu den Familien und führten strukturierte Elterninterviews über soziodemographische und psychosoziale Gegebenheiten des kindlichen Umfeldes durch. Um reliable Erhebungen zu sichern, wurden für Familienbegleiter und Ärzte regelmäßig Seminare abgehalten. Die Analyse der anonymisierten Daten erfolgte zentral.

Charakteristika der Studie

Die Studie umfaßt nicht nur sehr unreif geborene Kinder, sondern alle neonatal
verlegten kranken Neugeborenen. Auf diese Weise können Kinder der verschiedenen Tragzeitklassen hinsichtlich ihrer Entwicklung untereinander und mit der
Kontrollgruppe verglichen werden.

Aus Kontroll- und Indexkindern wurde eine Normstichprobe gebildet (nach
Geschlecht, Sozialschicht - bildungsbezogen, Frühgeborenen- und Neugeborenen-
verlegungsrate sowie Stadt/Land-Verteilung der bayerischen Neugeborenen-
bevölkerung des Jahres 1985 parallelisiert). Auf diese Weise konnten benutzte
Tests aktuell normiert werden.

Von besonderer Bedeutung erschien uns aus der Erfahrung mit der Nachbe-
treuung neonatal kranker Kinder die Dauer und Intensität der schweren Anpassungsstörungen in den ersten Lebenstagen und -wochen. Außer der Erfassung der
einzelnen Risikofaktoren und ihrer Zusammenfassung in einem optimal score von
58 Punkten wurden darum nach Casaer et al. (1982) täglich der level der nötigen
Intensivpflege und des neurologischen Verhaltens in einem score bestimmt. Als
schwere Morbidität wurden Anpassungsstörungen bezeichnet, deren Dauer bzw.
Intensität über dem 75. Perzentil der Kinder gleicher Tragzeitklasse lag.

Untersuchungen

Zu jedem Erhebungszeitpunkt wurden Informationen über die Entwicklung und
Gesundheit der Kinder sowie über Untersuchungen und Therapien in der Zeit seit
der letzten Erhebung eingeholt und die soziodemographische sowie psychosoziale
Situation des kindlichen Umfeldes neu erfragt. Die Eltern hatten zusätzlich
während der Untersuchung der Kinder im Alter von 20 Monaten Fragen zum
kognitiven und sozialen Verhalten ihres Kindes in einem Vierpunkte-Rating zu
beantworten. Bei der Untersuchung der Vierjährigen wurden den Eltern Fragen
über die motorische, kognitive und soziale Entwicklung der Kinder vorgelegt (Ohrt
et al., 1993).

Zur Untersuchung gehörten jeweils Messungen von Gewicht, Höhe und Kopfumfang, eine kurze allgemeinpädiatrische Untersuchung und eine umfassende
neurologische Untersuchung sowie Erfassung der motorischen Kompetenz (Ohrt,
unveröffentlicht).

Die funktionale Entwicklung der Kinder wurde im korrigierten Alter von 5 und
20 Monaten mit den Griffiths' Entwicklungsskalen geprüft (Brandt 1983). Bei den
Vierjährigen wurden die folgenden Tests angewandt: Prüfung der visuomotorischen
Integrationsleistung - VMI (Beery 1982), Columbia Mental Maturity Scale - CMM
(Burgemeister et al., 1954; Eggert, 1972), allgemeiner Wortschatztest - AWST
(Kiese et al., 1979) und Logopädischer Sprachverständnistest - LSVT (Wettstein,
1983). Während der Untersuchung wurden Aspekte des kindlichen Verhaltens
anhand von Vier-Punkte-Ratings beurteilt. Die Variablen lassen sich 3 Bereichen
von Verhaltensstörungen zuordnen: Gehemmtheit/Schüchternheit, Aufmerksam-
keitsstörungen, Störungen der Selbstregulation.

Ergebnisse

Im Alter von 4;8 Jahren wurden 5612 Kinder untersucht. Dabei entfielen 4855 auf die Index-Gruppe (Gestationsalter < 32 W.: n = 308; 32–36 W.: n = 1522; > 36 W.: n = 3025) und 757 auf die Kontrollgruppe.

Die Entwicklung der Kinder wird zunächst generell nach der Klassifikation der WHO (1980) dargelegt. Danach sind impairments (*Störungen*) alle strukturellen und funktionellen Störungen unabhängig davon, ob die betreffende Person durch diese Störung im täglichen Leben beeinträchtigt ist.

Als disability (*funktionelle Beeinträchtigung*) gilt eine Störung, wenn die betreffende Person dadurch im täglichen Leben funktionell beeinträchtigt wird.

Ein handicap (*Behinderung*) ist schließlich die Behinderung im sozialen Umfeld, die aus einer Störung erwächst.

Leider ist mit dieser Klassifikation, die für Erwachsene entwickelt wurde, außer für Hör- und Sehstörungen, keine Definition schwerer oder gar leichter Störungen bzw. funktioneller Beeinträchtigung oder handicap vorgenommen worden. Die funktionelle Beeinträchtigung eines Kindes durch eine Störung läßt sich im Vorschulalter noch kaum bestimmen, noch weniger die soziale Behinderung. Wir beschränken uns daher auf die Darstellung der impairments und haben folgende Definitionen für schwere und leichte impairments (*Störungen*) gewählt:

Schweres impairment: Cerebralparese (CP) vom Schweregrad 2–4, mentale Retardation (IQ < –2 SD), Hydrozephalus (ventilversorgt), Epilepsie, Blindheit/schwerste Sehstörung, Taubheit/schwerste Hörstörung.

Leichte impairments: Leichte Störung der neurologischen Integrität, der kognitiven Leistungsfähigkeit (IQ/CMM –1 bis –2 SD) Sprachentwicklungsstörung (AWST < –1 SD), Sprachverständnisstörung (LSVT < –1 SD) visuomotorische Integrationsstörung (Beery < –1 SD). Damit sind alle unterdurchschnittlichen

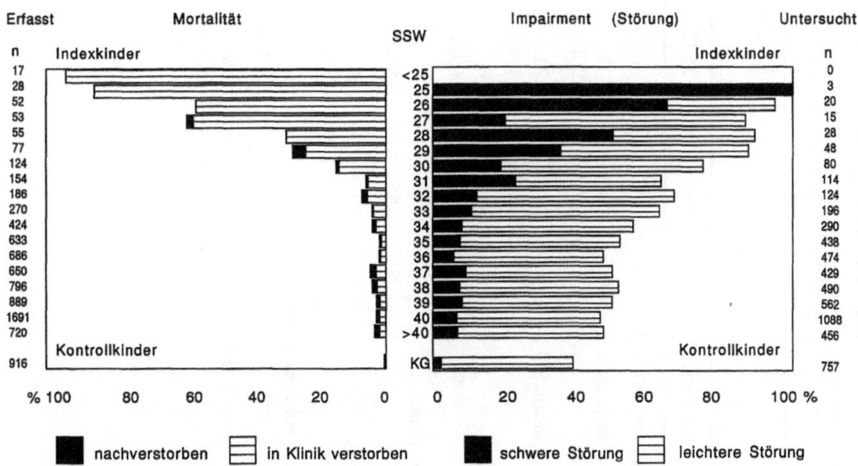

Abb. 1. Mortalität und Morbidität in Abhängigkeit von der Tragzeit (SSW). Status nach 4;8 Jahren (Südbayern)

Tabelle 1. Spektrum der Entwicklungsstörungen im Alter der Kinder von 4;8 Jahren

	Gestationsalter (W)			Kollektiv		Gew.	Gew/TZ	
	<32	32–36	>36	Index	Kontr.	<1500	<1500/<32	Norm
Untersuchte Kinder	308	1522	3025	4855	757	291	215	432
Schwere Impairments								
Schwere frühfetale Schäden	12 3,9%	34 2,2%	150 5,0%	196 4,0%	5 0,7%	10 3,4%	10 4,7%	5 1,2%
Cerebralparese SG 2–4	38 12,3%	22 1,4%	18 0,6%	78 1,6%	1 0,1%	37 12,8%	31 14,4%	2 0,5%
Epilepsie	10 3,2%	9 0,6%	14 0,5%	33 0,7%	1 0,1%	11 3,8%	8 3,7%	0 0,0%
Hydrocephalus	8 2,5%	6 0,4%	9 0,3%	23 0,5%	0 0,0%	7 2,4%	6 2,8%	0 0,0%
Blindheit	7 2,3%	0 0,0%	4 0,1%	11 0,2%	0 0,0%	7 2,4%	7 3,3%	0 0,0%
Taubheit, schwere Hörstörung	0 0,0%	2 0,1%	5 0,2%	7 0,1%	2 0,3%	1 0,3%	0 0,0%	1 0,2%
IQ (CMM <−2 SD)	73 23,7%	96 6,3%	193 6,4%	362 7,5%	14 1,8%	76 26,8%	64 30,3%	8 1,9%

Leichte Impairments

CP Schweregrad 1	13 4,2 %	7 0,5%	7 0,2%	27 0,6%	0 0,0%	10 3,4%	9 4,2%	0 0,0%
Leichte neurol. Stör.	41 13,3 %	96 6,3%	146 4,8%	283 5,8%	34 4,5%	39 13,4%	32 14,9%	21 4,9%
Leichte Sehstörung	28 9,1 %	88 5,8%	218 7,2%	334 6,9%	51 6,7%	27 9,3%	23 10,7%	27 6,3%
Leichte Hörstörung	22 7,1 %	101 6,6%	199 6,6%	322 6,6%	40 5,3%	27 9,3%	18 8,4%	22 5,1%
CMM −1 SD bis −2 SD	56 18,2 %	255 16,8%	355 11,7%	666 13,7%	89 11,9%	64 22,5%	48 22,7%	565 13,0%
AWST <−1 SD	142 48,1 %	425 29,1%	739 25,4%	1306 28,0%	106 14,3%	143 51,7%	115 55,5%	62 14,4%
BEERY <−1 SD	131 42,5 %	357 23,5%	560 18,5%	1048 21,6%	89 11,8%	128 45,4%	103 49,3%	65 15,0%

Testergebnisse als leichte Störung bezeichnet, ohne daß damit etwas über die funktionelle Beeinträchtigung der betroffenen Kinder gesagt ist.

Die relative Häufigkeit neonataler und späterer Mortalität und der Entwicklung (normal, leichte Störung, schwere Störung) ist aus Abb. 1 zu entnehmen.

Die Prävalenz schwerer Störungen, sowohl der Cerebralparese als auch der mentalen Retardation, steigt mit abfallender Tragzeit an, zu den Gruppen extrem kurzer Tragzeit hin sogar exponentiell. Dabei ist ein Drittel der sehr frühgeborenen Kinder in dieser Gruppe von zwei oder mehr schweren impairments betroffen. Bei den reifgeborenen Indexkindern sind es 12%.

Häufigkeiten der einzelnen Störungen sind in Tabelle 1 aufgeführt.

Das Vorkommen von Cerebralparesen ebenso wie das schwerer mentaler Retardation ist damit eher noch unterschätzt, denn unter den zur Untersuchung mit 4 Jahren nicht erschienenen Kindern, von denen aber telefonische Nachricht erhalten werden konnte, waren die mit schwerer Cerebralparese und mit schwerer mentaler Retardation überrepräsentiert.

Insgesamt haben ein Drittel der CP-Kinder eine schwere Cerebralparese (Grad 3 oder 4 = freies Laufen nicht möglich). Das trifft für alle Tragzeiten gleichermaßen zu.

Um die Auswirkung der Frühgeburtlichkeit bereinigt von weiteren bekannten Einflußgrößen zu untersuchen, wurden zu den Gruppen der Indexkinder unterschiedlicher Tragzeitklassen jeweils nach Geschlecht und Sozialschicht parallelisierte Kontrollgruppen reifgeborener nichtverlegter Kinder gebildet. Selbst wenn

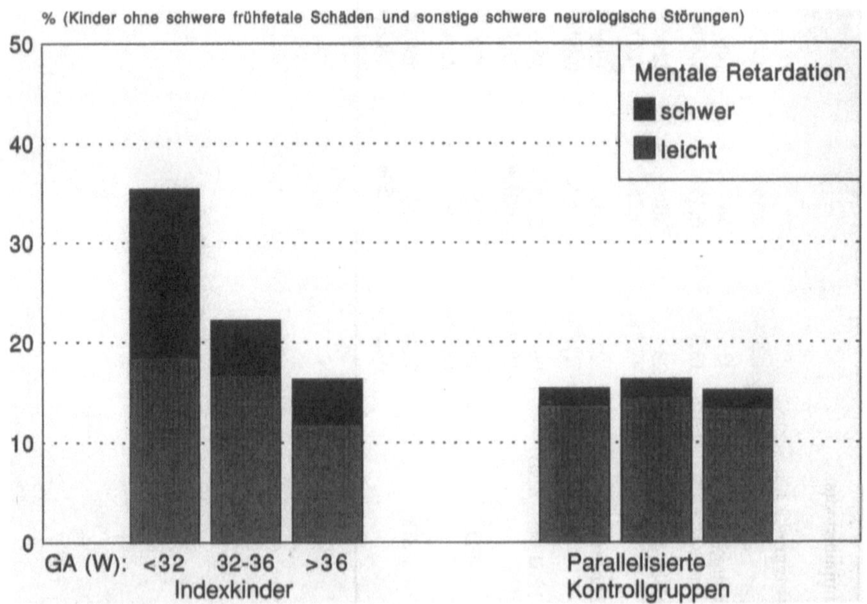

Abb. 2. Anteil von Kindern mit leichter (IQ –1 bis –2 SD) und schwerer (IQ < –2 SD) mentaler Retardation

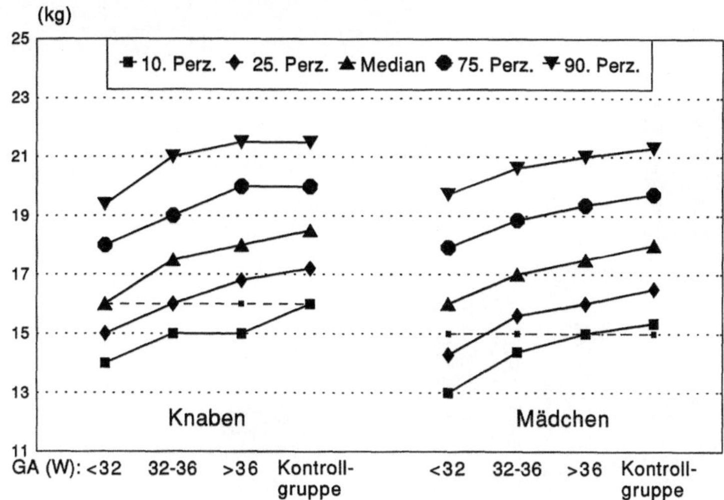

Abb. 3. Tragspezifische Perzentile des Körpergewichts im Alter von 4;8 Jahren

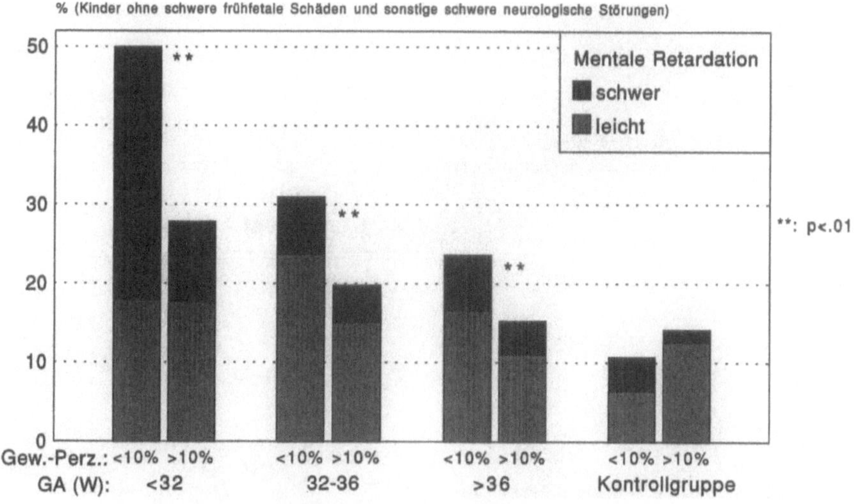

Abb. 4. Anteil von Kindern mit leichter (IQ −1 bis -2 SD) und schwerer (IQ < −2 SD) mentaler Retardation in Abhängigkeit von der Gewichtsentwicklung mit 4;8 Jahren

aus dieser Analyse die Kinder mit schweren neurologischen Störungen herausgelassen werden, ergibt sich dabei eine um den Faktor 10 erhöhte Prävalenz schwerer oder leichterer Intelligenzdefizite (CMM) für die Gruppe der sehr kleinen Frühgeborenen gegenüber ihrer reifgeborenen Parallelgruppe (Abb. 2). Vergleichbare Ergebnisse erbrachten die analogen Analysen auch der übrigen Testresultate.

In Hinblick auf Wachstum und Gesundheit sind sehr unreif geborene Kinder in den ersten Lebensjahren ebenfalls häufig beeinträchtigt. Im Alter von 4;8 Jahren

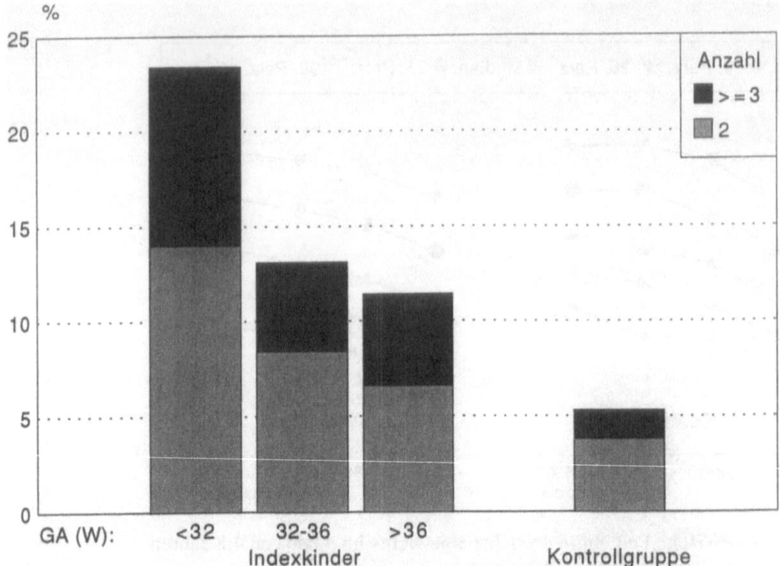

Abb. 5. Krankenhausaufenthalte nach der Neugeborenenperiode

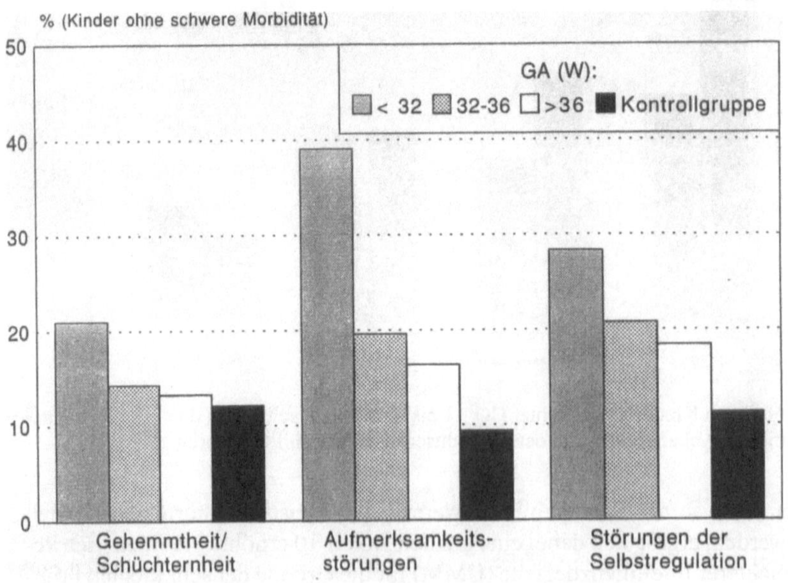

Abb. 6. Verhaltensprobleme im Alter von 4;8 Jahren

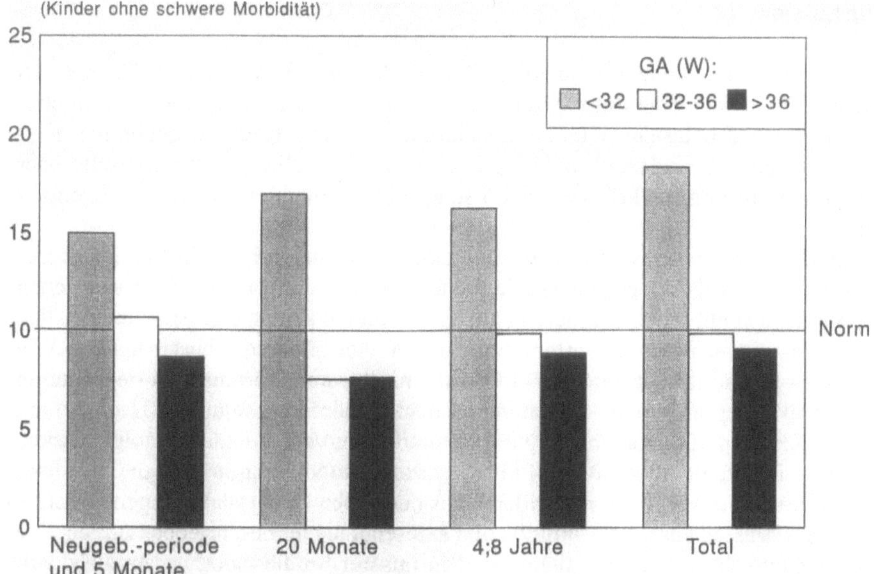

Abb. 7. Psychische Belastung in der Familie

lag bei rund 50% dieser Kinder das Körpergewicht unter dem 10. Perzentil der Normgruppe (Abb. 3; 10. Perzentil der Normgruppe gestrichelt eingezeichnet). Ähnliches trifft für Körperlänge und Kopfumfang zu.

Abbildung 4 zeigt eine deutliche Assoziation von Untergewichtigkeit und schweren Intelligenzdefiziten in der Indexgruppe, ohne daß die Richtung von Ursache und Wirkung damit bestimmt ist.

Krankenhausaufenthalte können als ein Maß für Gesundheitsstörungen gesehen werden. Für die sehr unreif geborenen Kinder wurden doppelt so häufig wie für die reifgeborenen Indexkinder 2 oder mehr stationäre Behandlungen nach der stationären Entlassung berichtet (Abb. 5).

Weitere Probleme, die Kind und Familie belasten und als zusätzliche Entwicklungsrisiken wirken, liegen in den bei Frühgeborenen gehäuft zu beobachtenden Verhaltensstörungen. Ganz besonders sind es Störungen der Aufmerksamkeit, die diesen Kindern und ihrem Umfeld Schwierigkeiten machen. Abbildung 6 zeigt das Betroffensein besonders der sehr unreif Geborenen, wobei wiederum die Kinder mit schweren sensoneuralen impairments aus der Analyse herausgelassen wurden.

Schließlich sind es die psychosozialen und psychoemotionalen Bedingungen des kindlichen Umfeldes, die die Entwicklung mitbestimmen. Ausgeprägt psychisch belastet fühlten sich die primären Bezugspersonen (meist ist das die Mutter) sehr unreif geborener Kinder zu einem deutlich höheren Prozentsatz als die Eltern reifer geborener Indexkinder. Dieses war noch bis in das Schulalter hinein der Fall (s. Abb. 7).

Diskussion

Während Frühgeborene mit einem Gestationsalter über 31 Wochen als Gruppe fast in allen Bereichen eine Entwicklung zeigen, die nur geringfügig von der reifgeborener perinatal belasteter Kinder abweicht, tragen die sehr unreif geborenen Kinder ein fünf- bis sechsfach höheres Risiko für eine schwere neurologische oder kognitive Störung, und dieses Risiko steigt mit abfallender Tragzeit exponentiell an.

Studien, die die Prävalenz von Entwicklungsstörungen bei sehr unreif geborenen Kindern in Perioden unterschiedlichen perinatalen Managements verglichen (Robertson et al., 1992; Hagberg et al., 1993) fanden keinen signifikanten Anstieg schwerer impairments in Verbindung mit der viel höheren Überlebensrate. Wie Robertson schreibt, ist jedoch die Prävalenz schwerer Störungen in den unteren Tragzeitklassen als solche alarmierend hoch. Außerdem konnte die Entwicklung dieser Kinder naturgemäß bisher nur bis zum frühen Vorschulalter verfolgt werden.

Die teilweise deutlich höhere Prävalenz von Entwicklungsstörungen, wie sie in dieser Studie im Vergleich mit anderen aus denselben Geburtsjahrgängen berichtet wird, erklärt sich aus einer Summe von Faktoren, die hier beschrieben wurden. Die Häufigkeit schwerer impairments wird in unserer Studie ganz wesentlich durch den hohen Anteil mental retardierter Kinder (IQ < -2SD) bestimmt. Die Normierung der benutzten Tests an einer aktuellen Normstichprobe bayerischer Kinder hat mehr als doppelt so viele Kinder als deutlich mental retardiert identifiziert, als das bei Benutzung der publizierten und größtenteils überholten Testnormen der Fall gewesen wäre (Wolke et al., 1994).

Auch der zunächst befremdend hohe Anteil von Kindern mit leichten impairments ist zum einen durch diese aktuelle Testnormierung bedingt, zum anderen dadurch, daß wir alle unterdurchschnittlichen Leistungen als leichte Störung klassifiziert haben. Das betrifft definitionsgemäß 13,6 % der Bevölkerung und, wie die Ergebnisse zeigen, entsprechend mehr sehr frühgeborene Kinder. Die Tatsache, daß die Prävalenz der entsprechenden Störungen in der parallel vorgenommenen Entwicklungsstudie in Südfinnland, einer Region anerkannt guter neonatalmedizinischer Versorgung, fast identisch mit den bayerischen Befunden ist, spricht für ein reliables Studienergebnis.

Eine realistische Einschätzung der Entwicklungsrisiken sehr unreif geborener Kinder, ohne damit eine Schuldzuweisung an Geburtshelfer und Neonatologen zu verbinden, erscheint dringend erforderlich. Nur so läßt sich die entwicklungsbegleitende Vorsorge für diese Kinder verantwortlich planen.

Die kindliche Entwicklung verläuft nach heutiger Auffassung transaktionell. Das heißt, das Kind formt durch sein Verhalten seine Umwelt und umgekehrt bestimmen die Personen seines Umfeldes ganz wesentlich die Entwicklung mit. Aus diesem Entwicklungskonzept läßt sich sinnvolle Entwicklungsvorsorge für die sehr frühgeborenen Kinder ableiten. Der durch die Krankheit der Kinder erschwerte Aufbau einer tragenden Beziehung zwischen diesen und ihren Eltern ist neben der medizinischen Versorgung der Neugeborenen wichtigstes Anliegen im Sinne der Prävention von Entwicklungsstörungen. Fachkompetente Zusammenarbeit verschiedener Berufsvertreter ist für diese vielschichtige Aufgabe wünschenswert. Die klaffende Lücke zwischen aufwendiger neonatalmedizinischer Versorgung ohne finanzielle Beschränkungen und der durch komplizierte Sozialgesetzgebungen und ungeprüfte Interventionen sowie durch das komplexe soziale Gefüge, in dem das Kind aufwächst, erschwerte Nachsorge sollte durch interessierte und selbstkritische Zusammenarbeit aller Beteiligten geschlossen werden. Die bekannte und durch unsere Studie bestätigte Tatsache, daß die nicht schwerstbetroffenen vulnerablen Kinder nur in besonders günstigem sozialen Umfeld ein Aufholen ihrer anfänglichen Entwicklungsprobleme zeigen (Casey & Bradley, 1987; Sameroff & Chandler, 1975; Sameroff et al., 1987), weist den Weg für eine sinnvolle Begleitung.

Die Toleranz der Gesellschaft und die Bereitstellung notwendiger Ressourcen für das Gedeihen dieser Kinder, die das Risiko einer von der Gesellschaftsnorm abweichenden Entwicklung tragen, nachdem sie dank des technischen Fortschrittes überleben konnten, ist als notwendige Konsequenz dieses Fortschrittes zu sehen.

Literatur

Aylward GP, Pfeiffer SI, Wright A, Verhulst SJ (1989) Outcome studies of low birth weight infants published in the last decade: A metaanalysis. J Pediatr 115:515–520

Beery KE (1982) Revised administration, scoring, and teaching manual for the developmental test of visual-motor integration. Modern Curriculum Press, Cleveland, Toronto

Brandt I (1983) Griffith Entwicklungsskalen (GES zur Beurteilung der Entwicklung in den ersten beiden Lebensjahren). Beltz, Weinheim

Burgemeister B, Blum LH, Lorge I (1954) The Columbia Mental Maturity Scale. Manual Yonkers-on-Hudson, World, NY

Casaer P, Eggermont E, Daniels H, Devlieger H, de Cock P, Sillekens H, Jaeken J (1982) Neurological assessment in the neonatal special care unit. Pädiatrische Fortbildungskurse für die Praxis 55:155–166

Casey PH, Bradley RH (1987) The home environment. In: HW Taeusch & MW Yogman (Eds), Follow-up management of the high risk infant (pp 149–157) Little, Brown, Boston

Eggert D (1972) Die Columbia Mental Maturity Scale als Individualtest für normalentwickelte Kinder im Alter von 3–10 Jahren. In: D. Eggert (Hrsg.) Zur Diagnose der Minderbegabung (S 185–201) Beltz, Weinheim

Escobar GJ, Littenberg B, Pettiti DB (1991) Outcome among surviving very low birth weight infants: A metaanalysis. Arch Dis Child 66:204–211

Hagberg B, Hagberg G, Olow I (1993) The changing panorama of cerebral palsy in Sweden. VI. Prevalence and origin during the birth year period 1983–1986. Acta paediat 82:387–393

Kiese C, Kozielski PM (1979) Aktiver Wortschatztest für drei- bis sechsjährige Kinder. AWST 3–6. Beltz, Weinheim

Ohrt B, Schlack H-G, Largo RH, Michaelis R, Neuhäuser G (1993) Erfassung von Entwicklungsauffälligkeiten bei Fünfjährigen. Pädiat prax 46:11–19

Ornstein M, Ohlsson A, Edmonds J, Asztalos E (1991) Neonatal follow-up of very low birthweight/extremely low birthweight infants to school age: A critical overview. Acta paediatrica Scandinavica 80:741–748

Riegel K, Selbmann HK, Österlund K (1985) Perinatalrisiken und kindliche Mortalität und Morbidität. Arvo Ylppö-Studie. GSF-BPT-Bericht 5/85, München

Robertson ChMT, Hrynchyshynt GJ, Etches PhC, Pain KS (1992) Population-based study of the incidence, complexity, and serverity of neurological disability among survivors weighing 500 through 1250 grams at birth: A comparison of two 500 through 1250 grams at birth: A comparison of two birth cohorts. Pediatrics 90:750–755

Sameroff AJ, Chandler MJ (1975) Reproductive risk and the continuum of care-taking casualty. In: FD Horowitz (Ed) Review of child development research (Vol 4). University of Chicago Press, Chicago

Sameroff AJ, Seifer R, Barocas R, Zax M, Greensapn S (1987d) Intelligence quotient scores of 4-year-old children: Social-environmental risk factors. Pediatrics 79:343–350

Selbmann HK, Brach M, Elser H, Holzmann K, Johannigmann J, Riegel K (1980) Münchner Perinatal-Studie 1975–1977. Deutscher Ärzte-Verlag, Köln-Lövenich

Wettstein P (1983) LSVT: Logopädischer Sprachverständnis-Test. Zürich: Heilpädagogisches Seminar

Wolke D, Ratschinski G, Ohrt B, Riegel K (1994) The cognitive outcome of very preterm infants may be poorer than often reported: An empirical investigation of how methodological issues make a big difference. Eur J Pediatr 153:906–915

World Health Organization (1980) International classification of impairments, disabilities and handicaps. WHO, Genf

Pränatalmedizin und Anspruch

Pränataldiagnostik als ethisches Problemfeld

L. Honnefelder

Über Jahrtausende hinweg hat die Natur dem Handeln des Menschen durch ihren Widerstand Grenzen gesetzt, ihn damit aber zugleich aufrecht gehalten. In einem Zeitraum von wenigen Jahren ist dieser Widerstand in wichtigen Bereichen weggefallen. Damit sind wichtige Schritte nach vorn möglich geworden. Doch wird immer deutlicher, daß wir sie ohne die Gefahr des Stolperns nur tun können, wenn jeder Schritt der Forschung von einem Schritt der Reflexion begleitet ist und wir einen kurzfristig nicht erkennbaren Widerstand der Natur an den nötigen Stellen durch eine Selbstbegrenzung ersetzen.

Für kaum ein anderes Gebiet gilt dies so deutlich wie für die vorgeburtliche Erkenntnis- und Handlungsmöglichkeiten, die der Medizin in den letzten 20 Jahren eröffnet worden sind. Das gleiche Wissen, das Leben fördert, weil es von Ängsten befreit und neue Wege der Prävention und pränatalen Therapie gehen läßt, wird zur lebensbedrohenden schicksalhaften Last, wenn ihm keine therapeutischen Möglichkeiten entsprechen. Der Ambivalenz der Möglichkeiten entspricht die Konkurrenz der Ansprüche, der sich der Arzt ausgesetzt sieht. Beides, die tiefe Kluft zwischen Erwartungen und Ängsten und die Konkurrenz der Ansprüche zeigen, daß mit der Art, in der die neuen Fragen beantwortet werden, nicht nur der einzelne Arzt und der Berufsstand, sondern die Gesellschaft insgesamt auf den Prüfstand gestellt ist. Die hier sich stellende ethische Gesamtproblematik ist bereits im Eröffnungsvortrag deutlich gemacht worden. Lassen Sie mich für den Bereich der Pränataldiagnostik deshalb aus der Sicht der philosophischen Ethik kurz die wichtigsten Probleme im Bereich von Wissen (I) und Handeln (II) skizzieren, um dann auf die Ansprüche zurückzukommen, die sich in diesen Problemen artikulieren (III) und nach Ansätzen zur Lösung zu fragen (IV).

I.

Wissen kann aus lähmender und ängstigender Ungewißheit befreien, wenn es Handeln erlaubt und neue Möglichkeiten eröffnet, Wissen kann aber umgekehrt zu Verzweiflung und Lähmung führen, wenn ihm keine Handlungsmöglichkeiten folgen. Ohne Zweifel ist Wissen aus Pränataldiagnostik – und ich verstehe sie in ihrem engeren Sinn – über weite Strecken ein befreiendes Wissen: es bewahrt vor Schwangerschaftsabbruch nicht nur weit öfter, als daß es dazu führt, sondern reduziert – wie die beteiligten Ärzte vermerken – auch die absolute Zahl der Abbrüche. Es eröffnet früh einsetzende Prävention und pränatale wie postnatale Therapie, läßt Geburtsplanung zu und kann helfen, sich auf eine belastende Zukunft psychisch einzustellen. Insoweit stellen sich keine ethischen Probleme, die nicht mit den üblichen medizinethischen Regeln zu bewältigen wären.

Darüber hinaus aber bleiben Fragen: Wie z.B. steht es mit der Diagnose von Anlageträgerschaft zu später auftretender, bislang nicht therapierbarer Krankheit, die zu einem Wissen über eine höchst belastende biographische Zukunft führt, wie mit der Diagnostik bereits vorliegender schwerer, nicht behandelbarer Krankheit, wie mit der Erkenntnis, die belastendes genetisches Wissen über Dritte eröffnet, die nicht selbst nach Auskunft gefragt haben? Wie wollen wir generell mit der sich zunehmend öffnenden Schere zwischen Diagnostik und Therapie umgehen?

Diagnostisch, so lautet ein alter Grundsatz der Medizinethik, sollte nicht mehr aufgedeckt werden als prognostisch und therapeutisch bewältigt werden kann. Steht dieser Regel ärztlicher Selbstbeschränkung aber, so ist zu fragen, nicht das aus dem Menschen- oder Grundrechtsgedanken stammende Recht auf Wissen gegenüber, von dem freilich gilt, daß ihm ein symmetrisches Recht auf Nichtwissen korrespondiert, und das gleichermaßen der schwangeren Mutter wie dem vom Arzt in seinen Ansprüchen zu respektierenden Fötus zusteht, vorausgesetzt, dem Fötus kommt wie in unserer ethischen und rechtlichen Tradition der Schutz der Menschenwürde und der daraus abgeleiteten Grundrechte zu? Da das geltende Recht die Möglichkeit des Abbruchs einer für die Mutter wegen der schweren Erkrankung des Föten unzumutbaren Schwangerschaft bei bestehender Rechtswidrigkeit straffrei läßt, wird der Arzt – und davon geht auch das derzeitige Haftungsrecht aus – der Schwangeren die Diagnostik auch im Fall solcher schwerer unheilbarer Krankheit des Föten nicht verweigern können. Doch gilt deshalb das Recht auf Wissen nicht unbegrenzt. Sofern dem Recht auf Wissen ein Recht auf Nichtwissen entspricht, kann Diagnose und Mitteilung des Ergebnisses nicht nur nicht ungefragt und ohne Hinweis auf die Tragweite erfolgen , es besitzt auch im gleichen Recht auf Wissen bzw. Nichtwissen der betroffenen Dritten, d.h. des Föten und der durch genetische Verwandtschaft Betroffenen eine – wenn auch im Einzelfall schwierig zu bestimmende – Grenze.

Geht man davon aus, daß sich die Diagnostik von ihrem Ziel her legitimiert – davon wird noch zu sprechen sein –, dann kann eine Diagnose, der keine Therapiemöglichkeit entspricht und die auf die Alternative hinausläuft, „den kranken Feten (zu) töten, um seine 'Krankheit' zu verhindern" (Schroeder-Kurth, T.: Ethische Überlegungen zur Pränatalen Diagnostik. Der Gynäkologe 21 (1988), 168) angesichts des Lebensrechts des Föten keine Legitimation beanspruchen. Die Legitimation, die sich auf die derzeitige rechtliche Regelung des Schwangerschaftsabbruchs stützt, bewegt sich dementsprechend in sehr engen Grenzen. Die Grenzziehung ergibt sich aus der Verbindung von zwei Kriterien: der subjektiven Unzumutbarkeit für die Mutter, ein von einer schweren unheilbaren Krankheit betroffenes Kind auszutragen und aufzuziehen, und die Schwere dieser unheilbaren Krankheit. Soll die Intention dieser Grenzziehung zum Tragen kommen, ist jedes dieser beiden Kriterien notwendig, keines für sich genommen aber hinreichend. Würde auf das Merkmal der Schwere der Erkrankung verzichtet, würde der Umstand verdeckt, daß es sich bei der Straffreistellung des Abbruchs um eine Notstandsregelung im Fall eines schweren Konflikts handelt, und unter dem problematischen Stichwort „Lebensqualität" einer Ausweitung der zu einem Abbruch führenden Merkmale ins Uferlose das Wort geredet. Würde die Schwere der Erkrankung allein schon den Ausschlag geben, würden nicht nur bestimmte Krankheitsbilder diskriminiert und ihre Träger stigmatisiert, vielmehr wären wir in ein ethisch nicht vertretbares Urteilen über das Lebensrecht und den Lebenswert des Ungeborenen eingetreten.

Ohne Zweifel markiert die genannte Grenzziehung einen äußerst schmalen Grat. Doch erscheint sie – wenn überhaupt – als der einzige Weg, eine Straffreiheit des Abbruchs wegen kindlicher Indikation einzuräumen, ohne das Lebensrecht des Föten generell zur Disposition zu stellen. Ein solcher schmaler Grat macht eine Absicherung vor Mißbrauch schwierig. Kriterienkataloge wehren zwar eine Überdehnung der subjektiven Zumutbarkeit und kommen der Tendenz des Mediziners zu Objektivierung der Indikation entgegen, laufen aber – ebenso wie ein allgemeines Screening auf schwere monogene Krankheiten – die andere Gefahr, über Lebenswert und Lebensunwert zu urteilen und Krankheitsbilder und ihre Träger zu diskriminieren. Auch verschärft die schmale Grenzziehung das ethische und rechtliche Problem, daß Anlageträgerschaft auf eine schwere unheilbare, aber erst spätmanifeste Krankheit nur schwer der subjektiven Unzumutbarkeit für die Mutter zu subsummieren ist (vgl. Schroeder-Kurth, T.: Stand und zukünftige Entwicklungen der pränatalen Diagnostik. Med Forschung 3 (1990), 45). Auf Unzumutbarkeit für den Kranken zu befinden, hieße aber das Urteil des Betroffenen vorwegzunehmen und über dessen Lebenswert zu urteilen oder aber einer der problematischen Maxime „Lieber gar nicht leben als behindert oder kurz leben" folgenden Mitleidsethik zu folgen.

Wenn es überhaupt eine ethische Legitimation der Pränataldiagnostik schwerer unheilbarer Krankheit geben soll, so wird deutlich, dann nur innerhalb der Grenzen der Teleologie ärztlichen Handelns, d.h. als eine auf den Einzelfall bezogene, von der Patientin nach Aufklärung gewünschte und an den Verdacht einer Indikation entsprechender Krankheit oder Schädigung gebundene und letztlich vom Arzt zu verantwortende Tätigkeit. Dies schließt notwendig eine sorgfältige Beratung ein, für die allerdings entsprechende Kapazität und Kompetenz gegeben sein muß. Daß der größere Teil der pränatalen genetischen Diagnostik bei uns derzeit ohne Beratung vonstatten geht und Aufklärung nur zu den möglichen Risiken der Diagnostik, nicht zur Tragweite ihrer Resultate erfolgt, ist daher ethisch nicht verantwortbar.

In ethischer Hinsicht wird man darüber hinaus die ernste Frage stellen müssen, ob die auf die notstandsähnliche Konfliktlage abstellende Einzelfallregelung durch die Interpretation bestimmter genetischer Dispositionen den „sich schleichend durchsetzenden gesellschaftlichen Konsens über die Vermeidbarkeit behinderten Lebens" (TAB-Arbeitsbericht Nr. 18: Chancen und Risiken genetischer Diagnostik, Bonn 1993, 31) vermeiden kann und ob die genannte Grenzziehung nicht längst durch unreflektierte Automatismen oder Routinen wie bestimmte Koppelungen von Diagnose und Schwangerschaftsabbruch, Gleichsetzung von Abbruch und Therapie, von Anlageträgerschaft und Krankheit und einen entsprechenden gesellschaftlichen Druck unterlaufen worden ist. Nur in dem Maß, in dem Pränataldiagnostik unheilbarer Krankheiten sich dieser Gefahr entzieht, so scheint mir, wird sie sich erfolgreich gegen den Vorwurf wehren können, zum Instrument einer das Lebensrecht des Ungeborenen mißachtenden und über den „präventiven Zwang" (van den Daele, W. in: Schuller/Heim (Hg.): Der codierte Leib, Zürich 1989, 205–227) auf eine Eugenik von unten hinauslaufenden Selektion nach dem Prinzip „search und destroy" zu werden.

Nicht ohne Probleme sind in dieser Hinsicht auch risikolosere nichtinvasive diagnostische Verfahren wie das von Herrn Holzgreve vorgestellte. So hoch der Gewinn der Verringerung des Risikos gegenüber bisherigen Verfahren zu veranschlagen ist, so ist – wie von Holzgreve selbst thematisiert und zum Gegenstand besonderer Überlegung gemacht – die Gefahr nicht zu verkennen, daß eben diese Verringerung über die Ausweitung des Angebots zugleich die ethisch problematische Mißbrauchbarkeit erhöht. Wenn die ethische Legitimation der Pränataldiagnostik unheilbarer Krankheiten von der eben beschriebenen Grenzziehung abhängt, wird man in der Erleichterung der Diagnostik keinen Grund sehen dürfen, die Bindung an Arztvorbehalt, Indikation und Beratung zu lockern.

II.

Da es zum Wesen der ärztlichen Diagnose gehört, von den Symptomen geleitet und auf Möglichkeiten der Therapie bezogen zu sein (vgl. Wieland, W.: Diagnose. Überlegungen zur Medizintheorie, Berlin 1975, 77), ist es nur konsequent, ihre ethische und rechtliche Legitimation von den Möglichkeiten des ärztlichen Handelns her zu beurteilen, die durch sie eröffnet werden. Für das ganze Spektrum, in dem Pränataldiagnostik Prävention und Therapie ermöglicht, steht daher ihre ethische Dignität außer Frage. Zum Problem wird sie erst, so zeigte sich, wo sie nicht mehr Diagnose zur Therapie ist, sondern nur noch die Alternative zwischen Annahme schwerer Krankheit des Kindes und Abbruch der Schwangerschaft eröffnet. Was die zweite Möglichkeit betrifft, so kann wohl nur – wenn wir einmal von den schweren ethischen und rechtlichen Problemen absehen, die der Schwangerschaftsabbruch als solcher mit sich bringt und von denen im Vortrag Hepp die Rede war, – die am Einzelfall orientierte beschriebene Regelung die skizzierten ethischen Probleme wenn nicht lösen, so doch die gewissen Grenzen halten.

Ich möchte deshalb unter dem Stichwort Handeln nach Pränataldiagnostik kurz auf das komplexe Problem der sog. Mehrlingsreduktion eingehen. Liegt keine medizinische, kindliche oder – wie immer man dazu stehen mag – psychosoziale Indikation vor, dann ist die unselektive Tötung eines Föten zur Reduktion einer höhergradigen Mehrlingsschwangerschaft, auch wenn sie zur Überlebenssicherung der anderen Föten und zur Vermeidung einer Totalabruptio dient, eine Abwägung von gesundem Leben gegen gesundes Leben, für das es nach unserer ethischen und rechtlichen Tradition keine Legitimation gibt. Hier wäre nur noch – wie es die Zentrale Kommission der BÄK getan hat – auf die Entscheidung im Einzelfall zu verweisen, „Das rettbare Leben dem unrettbaren vorzuziehen". Doch kann diese Entscheidung in der Tat nur „nach bestem Wissen und Gewissen" der Betroffenen geschehen; eine generalisierbare ethische Rechtfertigung, die nicht unmittelbare Konsequenzen massivsten Ausmaßes hätte wie die einer Rechtfertigung auch aktiver Euthanasie, sehe ich nicht. Daraus ergibt sich von selbst, daß eine Fertilitätstherapie, sofern man sie nicht im Blick auf die genannte Problematik überhaupt für unangemessen hält, nur unter größtmöglicher Vermeidung höhergradiger Mehrlingsschwangerschaften erfolgen darf. Abwägungen diesseits der genannten Notlage wie die, den Erfolg der Fertilitätsbehandlung durch Inkaufnahme der höhergradigen Mehrlingsschwangerschaft und möglicher 'Korrektur' des Ergebnisses durch Fetozid zu sichern, liefen auf eine „Instrumentalisierung des lebenden Embryos" (Eberbach, W.: Pränatale Diagnostik – Fetaltherapie – selektive Abtreibung: Angriffe auf § 218a Abs. 2 Nr. 1 StGB (embryopathische Indikation), Juristische Rundschau 7 (1989), 271) hinaus, die sich ethisch durch nichts rechtfertigen läßt.

III.

Eine Erweiterung der Handlungsmöglichkeiten führt nur dann nicht zum Dammbruch ethischer Grenzen, wenn sie mit einer entsprechenden Selbstbegrenzung verbunden ist. Diese aber ist abhängig von der Frage, von welchen *Ansprüchen* wir uns gesellschaftlich leiten lassen. Denn ohne Zweifel gibt es in unserer Gesellschaft Ansprüche wie die auf „Garantie" eines normalen, gesunden, ja eines möglichst perfekten Kindes, die zu einer Reklamation immer geringerer Mängel (vgl. Eberbach, a.a.O. 266) und zu einem entsprechenden Handlungsdruck führen müssen und bei ungehemmter Fortsetzung zu dem von H. Jonas befürchteten „Übergang von defensiver zu melioristischer Erbstrategie" tendieren (Jonas, H.: Technik, Medizin und Ethik. Zur Praxis des Prinzips Verantwortung, Frankfurt am Main 1985, 175). Als Ursachen sind ein emphatisches Ideal von Gesundheit, eine technomorphe Vorstellung ihrer Herstellbarkeit und ihre Bewertung als konsumierbare Ware zu betrachten.

Ethisch bedenklich sind aber auch bestimmte unter den Medizinern festzustellende Tendenzen wie etwa die, die komplexe Einzelfallentscheidung durch einen Katalog objektivierbarer Kriterien zu ersetzen, der gesellschaftlichen Nachfrage kritiklos zu folgen bzw. sie durch unreflektierte Ausweitung des Angebots erst heraufzuführen. Als Ursachen dürften ein Mißverständnis der Medizin als technische Applikation naturwissenschaftlicher Erkenntnis und eine Tendenz zu vermuten sein, die Ethik an Machbarkeit und Effizienz zu orientieren.

IV.

Die Bewältigung der ethischen Probleme, wie sie sich paradigmatisch in Pränataldiagnostik und Pränatalmedizin zeigen, scheint mir nur Aussicht auf Erfolg zu haben, wenn es gelingt, die Ansprüche und Tendenzen auf beiden Seiten in Grenzen zu halten: Auf ärztlicher Seite heißt dies, an dem Verständnis der Medizin als einer auf den Einzelfall bezogenen, von dem alleinigen Ziel der Heilung von Krankheit und der Leidensminderung bestimmten und um ihre damit gezogenen Grenzen wissenden praktischen Wissenschaft festzuhalten. Auf Seiten der Patienten und der sie bestimmenden Gesellschaft heißt dies, ein Ethos zu entwickeln, das Leben als eine bedingte und begrenzte Größe zu verstehen und zu akzeptieren vermag und Handeln nicht nur vom Anspruch der Selbstbehauptung, sondern auch von dem der Solidarität bestimmt sein läßt. Von beiden Seiten wird es abhängen, ob uns das ethische Potential zur Verfügung steht, das uns dem durch die neuen Handlungsmöglichkeiten gewachsenen Bedarf an ethischer Selbstbegrenzung gewachsen sein läßt.

Der Schwangerschaftsabbruch im Erleben des ausführenden Arztes - Positionen im Konfliktfeld des Schwangerschaftsabbruchs

H. Poettgen

Zusammenfassung

In vier Kapiteln werden die bio-psycho-sozialen Positionen der am Schwangerschaftsabbruch direkt Beteiligten, der Frau, des werdenden Lebens, des Arztes und der Gesellschaft beschrieben. Im Kontext werden die jeweiligen psychodynamischen Beziehungsaspekte zwischen der Schwangeren und ihrer Leibesfrucht einerseits und in der Triangulierung zwischen der Frau, ihrem Arzt und dem werdenden Leben andererseits untersucht.

Die tiefenpsychologischen Ergebnisse dieser Untersuchungen resultieren aus analytischen Interviews im Rahmen der Schwangerschaftskonfliktberatung vor und nach dem Schwangerschaftsabbruch. Es zeigt sich, daß die Erlebniswelt der Frau im Konfliktfeld der „Ungewollten Schwangerschaft" in allen historischen Epochen durch die Gesetzgebung einer androzentrisch strukturierten Gesellschaft nicht erreicht wird. Alle gesetzlichen Regulierungsversuche in der Geschichte der Abtreibung sind gescheitert; sie haben lediglich bigotte Positionen in der Gesellschaft hervorgerufen. Irrationale sexualfeindliche Vorbehalte sind es, die von seiten religiöser und ideologischer Fundamentalisten einer humanen Lösung sowohl auf dem Gebiet der Kontrazeption wie auch im Problemfeld der ungewollten Schwangerschaft einer humanen Lösung im Wege stehen. In der ethischen Grenzsituation der Abruptio wird an Stelle einer Prinzipienmoral eine Verantwortungsethik und im juristischen Denken eine Wandlung von einer einseitigen Rechtsdogmatik zu einer Rechtstopik gefordert.

Die Frau

In den psychologischen und sozialen Wissenschaften sind in den vergangenen Jahrzehnten mehrfach Ansätze zu einer Neudefinition der Identität der Geschlechter innerhalb eines neuen Bildes vom Menschen zu beobachten. In der abendländischen Tradition hatte sich seit dem Durchbruch des Monotheismus (etwa um 950 v. Chr.) eine weitgehend androzentrisch strukturierte patriarchalische Gesellschaft entwickelt, die bis in unsere Tage hinein – wenn auch an manchen Stellen etwas verdünnt – fortbesteht. Unter diesen gesellschaftlichen Strukturen konnte die männliche Identität deutlichere Konturen entwickeln und Profil zeigen, während die weibliche Identität sich weitgehend an den jeweiligen Wunschbildern der Männerwelt orientierte. Je nach Bedarf war die Frau Mutter, Hausfrau, Geliebte, eine

Prostituierte, eine Heilige, eine Schwangere, eine virgo intacta in der mittelalterlichen Kirche expressis verbis „die Einfallspforte des Teufels", eine Hexe, die in einem riesigen Holocaust fünf Jahrhunderte lang verbrannt wurde, nach Thomas von Aquin, ein verfehlter Mann und last not least eine physiologisch Schwachsinnige, wie sie von unserem Kollegen Möbius noch im vorigen Jahrhundert eingestuft wurde.

Paracellsus erklärte, Zitat: „Es gibt kein Gift auf der Welt, da schädlicher ist als das menstrum".

Mit diesen Stichworten habe ich das umschrieben, was unter dem Begriff „Misogynie" zusammengefaßt wird. Die Misogynie, das bedeutet Diffamierung, Diskriminierung und Abwertung der Frau, ja des Weiblichen schlechthin. Sie war in der Geschichte des Abendlandes allenthalben zugegen und ist in sublimen Abkömmlingen bis in unsere Tage hinein zu beobachten.

Meine bisherigen Darlegungen machen deutlich, daß der Kampf der Geschlechter zugunsten des Mannes entschieden wurde.

Während die Mehrheit der Frauen Ängstlichkeit, fehlendes Selbstwertgefühl, Triebunsicherheit und Depressivität entwickelten, orientierte sich die männliche Identität an der Eroberung des äußeren Raumes, am Herausfinden dessen, was machbar ist, was funktioniert, ob es nun dazu beitrug, aufzubauen oder zu zerstören. Zerstörung durch Entwicklung von immer höherer Geschwindigkeit, die an die Grenzen des Raumes vorstoßen will, aber auch das Risiko von konflikthaften Zusammenstößen, Explosionen und die Gefahr globaler Zerstörung heraufbeschwört. Bedrohung und Zerstörung gehen aber auch ganz leise und lautlos vor sich. Durch radioaktive Strahlung oder chemische Gifte, die aus dem äußeren Raum ins Innere der Ungeborenen, in den Schoß der Frauen eindringen können. Um nicht mißverstanden zu werden: Die aus der männlichen Identität entsprungenen Leistungen in der Eroberung des geographischen Raumes und in den Errungenschaften von Wissenschaften und Technik sprechen für sich selbst und sollen an dieser Stelle keineswegs in einem Schwarz-weiß-Klischee mit einem negativen Prädikat versehen werden. Die Frage ist nur: Ist unsere äußere Welt mit ihrem janusköpfigen Streben nach dem universal Machbaren nicht an einer Grenze angelangt, wo das Gespenst der Selbstzerstörung transparent wird, und dies wirft des weiteren die Frage auf, wie eine Frau in dieser unserer gewordenen Welt mit einer hoffnungsstarken Perspektive leben kann, wenn sie einem Kind das Leben schenken möchte. Daß sie es trotzdem kann, beweisen gottlob täglich tausende und abertausende von Frauen, und das erstaunlicherweise unter oft harten sozialen Bedingungen. Das Wort „sozial" ist in unserem sprachlichen Umgang mit Begriffen auf Vorstellungen reduziert worden, die lediglich den Aspekt der materiellen Existenz, Wohnung, Arbeit, Geld, im Blickfeld haben, was übrigens typisch für die materialistische Mentalität unserer Gesellschaft ist.

Gleichermaßen wichtig, wenn nicht wesentlich wichtiger noch für eine Frau, ist aber die psychosoziale Dimension des Begriffes „sozial". Diese Dimension gestaltet in entscheidendem Maße die Interaktionen in den Beziehungen von Eheleuten, Partnerschaften, Eltern-Kind-Beziehungen und innerhalb von Familien und Gruppen. Und es besteht doch wohl kein Zweifel, daß die soeben geschilderten Bedrohungen aus der äußeren Welt, der Leistungszwang, der Konkurrenzkampf, und daraus hervorgehende Aggressionen und Gewalttätigkeiten längst bis in den inneren Raum, in die Beziehungen zwischen Mensch und Frau, zwischen Eltern und Kindern vorgedrungen sind. In diesem lieblosen Klima haben es Tugenden der mütterlich-weiblichen Identität nicht leicht, sich zu entfalten und zu überleben: Stillen und Nähren, Versorgen und Dulden, Kultivieren und Bewahren, Ausgleichen, Versöhnen, Mitfühlen, Mittrauern und Trösten haben in dieser absurden Welt einen schwere Stand und sind in ihrer sozial schöpferischen Potenz im Bewußtsein der Gesellschaft weder hinreichend erkannt, geschweige denn gewürdigt und genutzt. Dieses fehlende Wahrnehmen und Bewußtwerden von dem, was Frauen – auch die sog. „Nur-Hausfrauen" – in Partnerschaften, Familien und in die Gesellschaft einbringen, erlebt man immer wieder in der Paartherapie, wo den Frauen von Seiten ihrer Männer sowohl offen wie indirekt oder versteckt vorgehalten wird, daß sie, die Männer es doch sind, von deren Verdienst und Gunst sie doch schließlich leben. Anstatt daß Partnerschaft für beide Teile Schutz und Geborgenheit spenden sollte, führen demütigende Abhängigkeit und daraus resultierende Entfremdung zu mehr oder weniger bewußten Verlustängsten auf beiden Seiten. Die Angst, einen Partner zu verlieren, hat ja mehrere Facetten:

Einmal geht es um den Verlust eines ja einmal geliebten Menschen, der sich bereits in der Entfremdung von mir entfernt und mein Leben leerer und sinnloser macht, zum anderen gerät meine narzißtische Homöostase ins Wanken, da ich mich ja fragen muß, ob es am Ende nicht mein Versagen ist, welches den Trennungsprozeß verursacht hat.

Als dritte Facette kommt dann die Angst um die materielle und soziale Existenz noch hinzu.

Wie wir sehen, geht die innere Trennung der äußeren voraus; in der inneren Trennung zweier Menschen voneinander – den anderen verloren zu haben glauben – vollzieht sich ein Sterben im Bewußtsein, aus dessen Boden die Verzweiflung und der Haß erwachsen. Damit aber sind wir im Zentrum des Schwangerschaftskonfliktes der Frau angekommen. Im Zentrum des tiefen, meist nur schwer zu bewältigenden Trennungskonfliktes. Nun hat die Frau nicht nur den Trennungskonflikt mit ihrem Partner, sondern auch noch den ebenso ambivalent besetzten Trennungskonflikt mit dem werdenden Leben in ihrem Schoß durchzukämpfen. Das Alleingelassensein ist der Kern der traumatischen Krisen, die am häufigsten in unerwünschten Schwangerschaften anzutreffen sind. Jedenfalls habe ich es so in über 4000 Schwangerschaftskonfliktberatungen erlebt. Wenn der Beziehungsaspekt im Leben einer Frau, insbesondere aber der einer schwangeren Frau, vor allen anderen Aspekten rangiert, dann verstehen wir, daß das Verlassenwerden und Alleingelassensein für die betroffene Frau eine schwere narzißtische Kränkung sein muß. Ist die Frau schon von Natur aus in ihrer Liebesbeziehung mehr auf Kontinuität angelegt, so steigert sich dieses Bedürfnis nach Verläßlichkeit und Sicherheit verständlicherweise in der Regression der Gravidität noch erheblich mehr. Das Alleingelassensein ist ja keineswegs nur in der räumlichen Dimension zu verstehen, auch in äußerlich intakten Ehen kommt es nicht selten in sehr sublimer Form vor, indem beide nebeneinander herleben, der Dialog tot ist, Sprachlosigkeit herrscht.

Besonders gravierend wirkt sich das Alleingelassensein in der ersten Schwangerschaft einer jungen Frau aus, die geglaubt hatte, geliebt zu werden. Kommt es zum Schwangerschaftsabbruch, so ist ihr Verlusterlebnis dreifacher Natur: Zuerst verliert sie ein reales oder auch vermeintliches Liebesobjekt in ihrem Partner, der sie im Stich läßt. Dann verliert sie in ihrem zu erwartenden Kind ein potentielles Liebesobjekt, etwas, was sie ja auch dringend gebraucht hätte.

Schließlich verliert sie auch den Wertzuwachs, den ihr Selbstwertgefühl durch die Schwangerschaft erfahren hatte. Dazu kommt eine weitere Bedrohung der narzißtischen Homöostase durch die im Gefolge der Tötung werdenden Lebens ausgelösten Schuldgefühle, deren Intensität natürlich von der Persönlichkeitsstruktur je nach den in ihrem Über-Ich internalisierten Wertvorstellungen abhängig ist.

Frauen nehmen zu sehr unterschiedlichen Zeiten eine Beziehung zu dem auf, was da in ihrem Schoß in vegetativer Autonomie heranwächst. Wie bereits Helene Deutsch aus ihren Untersuchungen berichtete, ist die Trennung zwischen Selbst und Nicht-Selbst zu Beginn der Schwangerschaft aufgehoben. Dieses hat zur Folge, daß auch die ontologische Grenze zwischen dem Körperselbst der Frau und dem Selbststand des Embryo unscharf oder gar aufgehoben ist. Je nachdem nimmt sich eine Frau das Verfügungsrecht über den Teil ihres Leibes, über den Embryo, der sie selbst ist, der aber auch nicht sie selbst ist, der ihr gehört, der aber auch sich selbst gehört. Bei den Frauen, die sich ein Kind als Erfüllung ihrer Partnerschaft ersehnen, die in einer tragfähigen Liebesbeziehung leben, ist das freudig erwartete Kind schon vor der Zeugung als liebevoll gehegtes Bild in ihrer Phantasie enthalten.

Andere kreieren dieses Bild während oder nach der Empfängnis. Bei ihnen kann von vornherein eine intakte Ich-Du-Beziehung angenommen werden, indem sie zu diesem werdenden Leben von vornherein in einen Dialog eintreten und sagen können: Ich will dich haben, ich nehme dich an, wie auch immer du bist, ich liebe dich schon jetzt, ich brauche dich, denn du bist wichtig auch für mein Leben.

Diesem dialogischen Beziehungsaspekt wurde offenbar auch im Erlangener Experiment große Bedeutung beigemessen. Der Philosoph Martin Buber bezeichnete die Ich-Du-Beziehung als die Urkategorie menschlichen Seins.

Bedenkt man jedoch, unter welch lieblosen ja menschenunwürdigen Prämissen und Konstellationen manch eine Schwangerschaft entstanden sein kann, wird es da nicht nachfühlbar, daß Frauen dann nicht in der Lage sein können, ja zu ihrer Leibesfrucht zu sagen. In diesen Fällen lösen aktuelle und reaktualisierte Verlusterlebnisse unbewußte destruktive Vernichtungskräfte gegen die bösen Introjekte der real verloren gegangenen oder nie besessenen Liebesobjekte aus und die Tötung des Embryo richtet sich als Rache für das Verlassenwordensein der Frucht und gegen sich selbst. Denn in jedem Töten tötet der Mensch nicht nur den anderen, sondern im anderen auch noch einen Teil von sich selbst. Dieser Vorgang aber läuft in der unbewußten Tiefe der archaischen Matrix ab, wo das Lustprinzip gegen das Realitätsprinzip kämpft, wo die Gesetze der Logik, Kausalität und Moral nicht existieren, wo die Urerfahrung des Werdens und Vergehens waltet und somit Realität zerstört werden kann.

Die Gretchen-Tragödie ist keineswegs ein *museales* Ereignis der Vergangenheit; sie ist präsent wie eh und je. Goethes Gretchen stirbt 3 Tode: Als erstes den psychischen Tod, als sie ihre Liebe verraten fühlt, nachdem Faust sie im Stich ließ; zweitens den sozialen Tod, als die Gesellschaft sie ächtete und der eigene Bruder sie sogar verfluchte. Drittens den biologischen Tod durch den Scharfrichter. Nun an dessen Stelle tritt heute die moralische Verurteilung von Seiten des Staates, der Kirche und der Gesellschaft. Die soziale Ächtung hätte sie überstanden, wenn

Faust zu ihr gestanden hätte. Der erste – der psychische Tod – war der schlimmste für sie, denn nichts bereitet den Weg zur Krankheit und zur Selbstzerstörung mehr, als die Zerstörung der Liebe im Menschen durch den Verrat an der Liebe.

Das werdende Leben

Es besteht überhaupt kein Zweifel darüber, daß mit der Verschmelzung von Ei und Samenzelle Leben entsteht. Soweit wären sich Naturwissenschaft und Geisteswissenschaften einig. In dieser Zygote ist die Potentialität, die sog. facultas praeformandi enthalten. Diese Vorstellung ist bereits in der Entelechielehre des antiken Philosophen Aristoteles enthalten – in ihr kommt das Gestalt- und Ganzheitsprinzip zum Ausdruck, kraft dessen sich das Wachstum des Organismus in seiner spezifischen Gestalt vollzieht; es ist jene immaterielle Energie, die den im genetischen Code des Keimes bereitliegenden Strukturplan verwirklicht und im Werdeprozeß von der Anlage zur Gestalt führt. Und nun scheiden sich die Geister.

Die Geisteswissenschaften – insbesondere Philosophie und Theologie widersprechen der weltweiten Auffassung, daß die Verschmelzung von Eizelle und Spermium als solche bereits das Sein des einzelnen Menschen begründe, indem sie in den Begriff vom „werdenden Leben" den Akzent auf das „werden", auf die Prozeßdynamik des Lebensprozesses setzen. Nach ihrer Meinung kommen Selbststand und Ganzheit des Menschen erst in dem zur Verwirklichung, was wir unter Personalität verstehen. Person, das kommt von „personare" = hindurchtönen, eine zentrifugale und zentripetale Information von Stimme und Sprache, Blick, Mimik und Gestik (ich habe Dich bei Deinem Namen gerufen). Und da es Personen nur im Verbund mit mindestens einer weiteren Person, in Wirklichkeit aber mit vielen weiteren Personen in der sog. Sozialisation gibt, entsteht das, was wir unter dem Begriff „Individuum" verstehen.

Personalität beinhaltet also das Vermögen erkennender und liebender Offenheit für alles, was ist. Person sein fragt nach dem „Woher" und „Wohin" des Ganzen, nach dessen erstem Grund und letztem Ziel.

Einsichten des Menschen hinsichtlich des Sinnes seiner Existenz im ganzen der Wirklichkeit sind aber auch nicht möglich; denn, solange wir leben, sind Ereignisse möglich, die neue Stellungnahmen herausfordern, und alles in einem neuen Licht erscheinen lassen.

Zusammenfassend ist zu sagen: Die Verschmelzung von Ei- und Samenzelle kann wohl als das Entstehen der arttypischen Anlage eines Menschen, nicht aber eines menschlichen Individuums angesehen werden. Hiermit wird einem biologischen Fundamentalismus, wie er bei vielen Gruppen unserer Gesellschaft anzutreffen ist, von seiten der Geisteswissenschaften widersprochen. Selbstbewußtsein und Sinnverständnis, Offenheit für das Ganze, Freiheit und Geschichtlichkeit des Menschen, stellen sich uns als die biologische Ebene überschreitende epigenetische Phänomene dar.

Die moderne Philosophie und Theologie haben sich hinsichtlich der Frage nach dem Beginn des Lebens von der Keimanlage innewohnenden Potentialität zur Menschwerdung im Sinne von Personalität abgewandt zugunsten eines prozeßdynamischen Verständnisses vom werdenden Leben. Sie denken, daß die Vernetzung durch die Synapsen als Voraussetzung für die neuronale Kommunikation die Funktionsfähigkeit des Gehirns konstituiert und dies den Beginn personalen Seins signalisiert. Das Suchen nach dem Beginn menschlichen Lebens in der Humanontogenese kann für den Arzt nur von sekundärer Bedeutung sein, denn ärztliche Hilfe ist dem werdenden Leben im Mutterschoß seit eh und je, unabhängig vom Stadium seiner Entwicklung, zuteil geworden. So ehrenwert wie alles Nachdenken über den Beginn der Beseelung menschlichen Lebens seit Beginn unserer abendländischen Kultur auch war, so bleibt am Ende unter dem Bruchstrich der sog. Animationstheorien: nescimus (wir wissen noch lange nicht alles!). In dubio pro re können uns die schlichten Worte unseres Kollegen, des Elsässischen Pfarrersohnes und Urwalddoktors Albert Schweitzer weiterhelfen: „Ehrfurcht vor dem Leben". Sie beinhalten alles: behutsames Umgehen mit dem schutz- und wehrlosen Keimling, aber auch mit der Würde dieser Frau und der Pathogenität ihrer Not und ihres noch „ungelebten Lebens".

Bleibt mir zum Schluß noch eine Kuriosität aus der Geschichte der Animationstheorie zu erwähnen:

Der griechische Philosoph Aristoteles setzte den Zeitpunkt der Beseelung des männlichen Föten auf den 40. Tag und den des weiblichen Föten auf den 80. Tag post conceptionem fest, womit die Zweitrangigkeit des weiblichen Geschlechtes für die nächsten Zweijahrtausende festgeschrieben war, denn die großen Theologen des Mittelalters bedienten sich weitgehend aristotelischer Philosophie.

Der Frauenarzt (eingeschlossen selbstredend die Frauenärztin)

Mitscherlich beschreibt in seinem Buch „Krankheit als Konflikt", wie der Medizinstudent gleich zu Beginn seines Studiums auf dem anatomischen Präparierboden beweisen muß, mit einer Situation fertig zu werden, in der bei anderen Menschen Regungen von Magen, Hirn und Herz ausgehen, die in Richtung Ekel, Erbrechen und Ohnmacht führen. In der Präparierarbeit an der Leiche überschreitet der junge Mediziner eine von allen Menschen in unserer Gesellschaft respektierte Tabu- und Identitätsgrenze und muß alle damit verbundenen Gefühle hinter die technische Bewältigung der Präparierarbeit zurückstellen. Dieser Teil der Ausbildung ist ein Initiationsritual für den angehenden Arzt, welches sein Persönlichkeit grundlegend berührt und verändert. Am Anfang unseres Werdeganges steht also die Notwendigkeit zu objektivieren um den Preis der Verleugnung und Verdrängen von Gefühlen. Beides wird in späteren Patientenbeziehungen beibehalten. Diesen Grundkonflikt zwischen Emotio und Ratio hat der Frauenarzt mit seinen Kollegen anderer Fachgebiete freilich gemeinsam. Darüber hinaus aber ist die Arzt-Patienten-Beziehung in der Gynäkologie eine ganz spezifische.

Die körperliche Berührung im Bereich der Intimsphäre reaktiviert die im Initiationsritual erlernte Notwendigkeit der Verleugnung und Verdrängung von Gefühlen. In diesem Fall handelt es sich nunmehr jedoch zumeist um sehr angstbesetzte Gefühle, die durch sexuelle Phantasien ausgelöst werden können.

Verständlicherweise kann es da je nach Persönlichkeitsstruktur des Arztes zu Überreaktionen, einmal in Richtung „unterkühlter Distanz" und zum anderen in Richtung zu „gefährlicher Nähe" kommen. Die Dynamik von „Distanz und Nähe", mit der nebenbei gesagt die meisten Menschen Probleme haben, kann in der Arzt-Patienten-Beziehung auf der einen Seite dazu führen, daß Frauen sich darüber beklagen, sich dem nüchtern-distanzierten Arzt mit dem, was sie auf dem Herzen haben, nicht öffnen zu können; andererseits kann es bei dem gefühlvoll über-reagierenden Arzt dazu kommen, daß Frauen in der Übertragung Sehnsüchte und Wünsche in den Arzt hineinprojizieren, die unrealistisch und unerfüllbar sind.

Diese irrationalen Sehnsüchte und Wünsche dieser Frauen resultieren aus einem lieblosen Vater- oder Mutter-Tochter-Verhältnis sowie aus demütigenden Entfrem-dungen in der Partnerschaft. Richtig bearbeitet und genutzt, können diese Über-tragungen oft mehr an Heilung in Gang setzen als ein Arzneimittel. Falsch jedoch wäre es, wenn sich der Frauenarzt aus Angst vor Gefühlskonflikten und Kompli-kationen in eine rein rationale Bewältigungsstrategie retten würde.

Damit kein Mißverständnis entsteht. Hier erfolgt keine grundsätzliche Absage an rationale Bewältigungen in der gynäkologischen Arzt-Patienten-Beziehung, sondern nur eine Neuordnung der Reihenfolge. Es gibt überhaupt keinen Zweifel, daß der Kampf gegen Krankheit, Schmerz und Tod die Gestalt der wissenschaftlich und technischen geschulten Hilfsaktion aufweisen muß. Im traditionellen Verhält-nis zwischen dem Gynäkologen und seiner Patientin strukturiert der Arzt mittels gezielter Fragen das diagnostische Vorgehen, er muß das anstehende Problem richtig definieren und die Entscheidungsverantwortung alleine tragen; wie anders sollte etwa bei einer Tubarruptur oder anstehenden Sektio Rettung in Notfällen erfolgen können.

Anders, eigentlich genauer gesagt umgekehrt, ist die Situation bei psychosoma-tischen Erkrankungen, und zu diesen gehört auch die ungewollte Schwangerschaft mit allen Implikationen und Folgen. Hier ist die Rollenverteilung im Sinne der Dominanz des Arztes und der Submission der Patientin aufgehoben. Hier bedarf es der Umstellung des Arztes auf eine andere Wahrnehmungsfunktion. In der Schwangerschaftskonfliktberatung ist davon auszugehen, daß die inneren Vorgän-ge eines Menschen, seine Motive und Gefühle, von keiner Person genauer, treffen-der und umfassender wahrgenommen und artikuliert werden können, als von dem durch seine Konflikte in Not geratenen Menschen selber. In der Umstellung der Wahrnehmungsfunktion erlangt der Arzt eine Art von Zuhören, das auf jedes vor-eilige Begreifen- und Handelnwollen zugunsten eines sich frei den Eindrücken und Gefühlen Aussetzens zu verzichten. Auf diese Weise entsteht eine empathische Arzt-Patienten-Beziehung, in deren Schutzraum die Ratsuchende zur Verbalisie-rung ihrer Gefühle und Konflikte angeregt wird.

Meine Damen und Herren, auch diese Klientel erteilt dem Frauenarzt einen Heilungsauftrag, dem sich der Frauenarzt nicht entziehen kann, denn professionel-le Schwangerschaftskonfliktberatung ist legitime ärztlich-psychologische Notfall-medizin. Diese Frauen haben aus ärztlicher Sicht auch ein Recht, eine menschen-würdige Anlaufstelle vorzufinden. Anders ist die Situation allerdings hinsichtlich der operativen Durchführung des Schwangerschaftsabbruches. Die Durchführung der Abruptio hat der Gesetzgeber mit Recht als ärztliche Pflichtleistung aus-geklammert. Zur Spezifität der Arzt-Patienten-Beziehung kommt nunmehr eine dritte Qualität hinzu, welche die Beziehung zwischen dem Frauenarzt und seiner Patientin als eine einzigartige aufweist: In keinem anderen Fachgebiet muß der Arzt die Ambivalenz „Helfen zum Leben" im Kreißsaal und „Helfen zum Tode" bei der Abruptio ertragen. Hieraus erklärt sich die Schwierigkeit, die viele Kolleginnen und Kollegen im Umgang mit dem Schwangerschaftsabbruch haben.

Diejenigen aber, die diese Bürde der Ambivalenz auf sich nehmen, um Frauen in Not zu helfen und damit auch Abwanderungen in die mit schweren gesundheitlichen Folgen verbundene Illegalität verhindern, verdienen unseren Respekt wenigstens in gleichem Maße wie diejenigen, die sich aus Gewissensgründen verweigern.

Spätestens hat das Erlanger Experiment uns gelehrt, daß es in vielen Grenzfällen für absolut kontroverse Einstellungen und daraus resultierenden Handlungen gleichwertige ethische Begründungen gibt. Die Ärzte, die unter Ausschöpfung aller ärztlichen Kunst dem Kind zum Leben verhelfen wollten, hatten das traditionelle ärztliche Ethos auf ihrer Seite. Und diejenigen, die dagegen waren, daß der Leib einer toten Frau, die nicht mehr ihren eigenen Willensentscheid kundtun konnte, als Fruchthalter und Brutkasten mißbraucht wurde, hatten das Ethos von der Würde der Frau im Sterben und im Tod auf ihrer Seite. Die Frage: Haben Ungeborene ein unbegrenztes Nutzungsrecht am Körper eines andern Menschen, das sie nach der Geburt verlieren, dürfte doch in diesem Zusammenhang zumindest erlaubt sein. Das körperliche Opfer, das eine Frau mit ihrer Schwangerschaft erbringt, um neues Leben zu ermöglichen, ist ein Geschenk. Hieß es nicht immer im guten Deutsch: Sie hat einem Töchterchen, einem Söhnchen das Leben geschenkt.

Hinsichtlich der Schwierigkeiten, die Frauenärzte mit der Durchführung der Abruptio haben, hat die Bremer Kollegin Amtenbrink eine Dissertation verfaßt, worin die Ergebnisse einer Fragebogenaktion ausgewertet wurden. Einige statistische Zahlen aus dieser Arbeit möchte ich Ihnen nicht vorenthalten:

Danach kostet 40% der befragten Frauenärzte die Durchführung der Abruptio einige Überwindung, 20% erhebliche Überwindung und für 8,8% ist es eine Operation wie jede andere; sie äußerten, daß es für sie ein Teil des gynäkologischen Arbeitsfeldes sei. 25% bekundeten allerdings, daß es für sie die unangenehmste Aufgabe ihres Berufes sei. 4,1% lehnten die Durchführung der Operation aus persönlichen Gründen ab.

Immerhin waren 71% der Befragten bereit, die Abruptio bei allen Indikationen durchzuführen, wobei die Frauenärztinnen verständlicherweise den größeren Anteil aufbringen. Für mich unverständlich, äußerte eine Gruppe von 4,3%, wenn mehr Ärzte den Eingriff ablehnten, gäbe es weniger Schwangerschaftsabbrüche.

Dementgegen möchte ich noch einige Äußerungen der Befragten wörtlich zitieren: „Ich fühle mich als ausführender Arzt manchmal mißbraucht". „Der Schwangerschaftsabbruch ist seit eh und je Realität, das Problem wird nicht durch schärfere Strafmaßnahmen gelöst". „Man tut niemandem einen Gefallen, insbesondere dem ungeborenen Kinde nicht, wenn man eine Frau gegen ihren Willen zwingt, eine Schwangerschaft auszutragen". „Wenn ich überzeugt bin, daß die Schwangere in einer völlig aussichtslosen Situation ist, dann hat der Eingriff evtl. auch etwas Positives für mich".

Nicht wenige Kolleginnen und Kollegen äußerten, sich mitschuldig zu fühlen, wenn bei den betroffenen Frauen nachher eine seelische Krise auftrete. Offenbar fällt es diesen Kolleginnen und Kollegen schwer, sich von der Alleinverantwortung im Sinne des vorhin geschilderten traditionellen Rollenbildes des Arztes zu trennen und die letztliche Alleinverantwortung der Frau zuzuerkennen. Wenn überhaupt, dann träfe eine Mitschuld die ggf. schlechte Schwangerschaftskonfliktberatung, nicht aber den Operateur. Die Konfliktbewältigung nach dem Schwangerschaftsabbruch wird um so besser gelingen, je qualifizierter die vorausgegangene Schwangerschaftskonfiktberatung als echte Hilfe zu einer Entscheidungsfindung beigetragen hat, mit welcher die Frau weiterleben kann.

Die Mehrzahl der Frauen ist durchaus in der Lage, die Trennungs- und Verlustproblematik nach dem Schwangerschaftsabbruch autonom zu bewältigen, wobei auch die Selbstheilungskräfte der Seele als verläßliche Größenordnung nicht unterschätzt werden sollten.

Ein letztes Wort zu den Schwierigkeiten mit der Notlagenindikation, die ja immerhin von 50% der Kollegen geäußert wird. Freilich bedarf es zur Erhellung der verschiedenen Konfliktkonstellationen einer gewissen psychosozialen Kompetenz; diese Kompetenz befindet sich aber in der Begabung eines jeden Arztes, der sich mit Sensibilität und Empathie in seine Patientin einfühlen will. Sie bedarf keiner speziellen Weiterbildung. Allerdings erlaube ich mir an dieser Stelle die Empfehlung, das von mir verfaßte Curriculum in Ausgabe 5, 1987 des „Frauenarztes" einmal nachzulesen. Eine kategoriale Einteilung der Notlagenindikation würde immer hinter der Realität einherhinken. Viktor von Weizsäcker, der Nestor der Deutschen Psychosomatischen Medizin, sagte dazu bereits in den 50er Jahren: „Die klare Situation, die Enzykliken und Strafgesetze voraussetzen, ist nämlich in der Realität gar nicht gegeben. Und ich kann bekunden, daß in den meisten, wenn nicht in allen Fällen die Lage, die jene Gesetze voraussetzen gar nicht vorliegt. Es ist also langweilig, wenn jemand seine Meinung, zustimmende oder ablehnende, zu jenen Gesetzen bekannt gibt.

Der Arzt, der eine Entscheidung zu treffen hat, hat davon keine Hilfe, es sei denn, daß er mit ihrer Hilfe sich seinem inneren Konflikt entzieht und die Patientin damit zum puren Objekt macht. Blut muß er schwitzen, der Arzt, um jedesmal die Entscheidung zu treffen, für die ihm kein Alibi und kein Asyl in einer allgemeingültigen Vorschrift zur Verfügung steht, wenn er deren Wirklichkeitsferne einmal erkannt hat".

Die Gesellschaft

Der 2000 Jahr alte Spruch: „tempora mutantur, nos et mutamur in illis" sagt doch über seine wörtliche Übersetzung hinaus eine ganz wichtige Erkenntnis aus, eine Erkenntnis, die heute in der modernen Theologie und Philosophie unbestritten ist: nämlich, daß der Mensch und seine Gesellschaft, die er ja selber gestalten muß, einem geschichtlichen Wandel unterworfen ist. Dies bedeutet desweiteren, daß gesellschaftliche Spielregeln, Gesetze, Dogmen und moralische Vorschriften immer wieder der Überprüfung auf ihre Anwendbarkeit im Sinne eines der Menschlichkeit dienenden Gehaltes bedürfen. Denn Gesetze – ob staatliche oder kirchliche – stehen immer wieder in der Gefahr, im Dienste der Machterhaltung dieser Institutionen lebensfremd oder gar lebensfeindlich zu werden. Ein kurzer Blick in die Geschichte der Abtreibung mag uns dies erläutern: Strafbarkeit der Abtreibung war im Altertum unbekannt. Erst durch das kanonische Recht wurde der Schwangerschaftsabbruch als Tötungsverbrechen eingeführt. Bis zur Zeit des ausgehenden Mittelalters wurde die Schwelle zur Strafbarkeit allerdings erst nach der Beseelung der Leibesfrucht überschritten; diese war ja frühestens mit dem 40. Tag, zum Teil erst mit dem 100. Tag der Schwangerschaft angenommen worden. Dann allerdings war die Todesstrafe vorgesehen, die erst 1791 im Zuge des allgemeinen Landrechts für die preußischen Staaten abgeschafft und in eine 8- bis 10jährige Zuchthausstrafe bei Selbstabtreibung und 10jährige bis lebenslängliche Festungshaft bei Fremdabtreibung überführt wurde.

Bereits vor dem ersten Weltkrieg und in der Weimarer Republik wurden von juristischer Seite Versuche der Liberalisierung in Angriff genommen, die aber an dem Widerstand fundamentalistischer Kreise scheiterten. 1943 wurde unter der nationalsozialistischen Diktatur bei gewerbsmäßiger Abtreibung erneut die Todesstrafe wegen Beeinträchtigung der Lebenskraft des Deutschen Volkes eingeführt.

Gleichzeitig wurden aber unkontrollierte Abtreibungen bei Behinderten oder unerwünschten ethnischen Volksgruppen – wie z.B. bei Sintis und Romas – großzügig geduldet und gehandhabt. Die wenigen Beispiele machen deutlich, daß der Gebärzwang von fundamentalistischen Ideologien bestimmt wurde und weiterhin bestimmt wird. Denjenigen Mitgliedern unserer Gesellschaft, die sich durch ihre Sozialisation zu Menschen mit der Fähigkeit zur Selbstbestimmung und dem Mut zur freien Meinungsäußerung entwickelten, steht eine Mehrheit von angepaßten Individuen, von Menschen, die getreu einem Wesenszug der Deutschen dem Grundsatz- und Obrigkeitsdenken verpflichtet sind, meist unversöhnlich gegenüber. Von diesem Gegensatz leben die Kontroversen in Fragen der Sexualität, der Kontrazeption und der Einstellung zum Schwangerschaftsabbruch.

Es fällt mir schwer, die Schelte bezüglich der auch in Juristenkreisen kritisierten Widersprüchlichkeiten des jüngsten Bundesverfassungsgerichts-Urteiles auf dieses Gericht allein zu fokussieren. Angesichts der vielen parteitaktischen Streitereien sollte doch unsere Kritik und unser Befremden den Parlamentariern gegenüber zum Ausdruck gebracht werden, die einen Mehrheitsbeschluß des Bundestages mit ihrer Klage in Karlsruhe zu Fall zu bringen versuchten. Kann bei der Motivation zu diesem Gang nach Karlsruhe nicht auch die Verärgerung des in der Abstimmung überstimmten und Unterlegenen oder die Angst vor Verlust der eigenen inneren Sicherheit durch Preisgabe legalistischer Prinzipien mitspielen? Denn die psychologischen Wissenschaften haben uns seit langem gelehrt, daß Zwanghaftigkeit und Angst im Menschen komplementär miteinander verflochten sind. Sie lehren desweiteren, daß ein durch zwanghafte Erziehung konstituiertes rigides, gnadenloses Gewissen im Über-Ich Entscheidungs- und Handlungsfreiheit blockiert. Die Angst wird im Zwangsphänomen zur gebundenen Freiheit. Und wer wollte wohl bestreiten, daß die zwanghafte Zuordnung der Fruchthalterfunktion an Frauen, da wo sie nicht können und berechtigterweise nicht wollen, dennoch gebären zu sollen, etwas mit Zwangsphänomen zu tun hat.

Die permanente Anrufung des großen Über-Ichs in Karlsruhe signalisiert doch den zwanghaften Umgang von Parlamentariern mit der eigenen Entscheidungsschwäche in einem Maße, daß es selbst den Richtern des Bundesverfassungsgerichtes zuviel geworden ist, und ihr Mißfallen expressis verbis fand. Vielleicht verstehen wir jetzt das Zitat von V. v. Weizsäcker noch besser: ... Der Arzt, der eine

Entscheidung treffen muß, hat von den legalistischen Doktrinen und Regularien – seien sie staatlicher oder kirchlicher Herkunft – keine Hilfe!...

Das gesetzgeberische Ziel, werdendes Leben durch Strafprozesse zu schützen, ist nie erreicht worden. Der Konfliktlösungsversuch des Staates in Form restriktiver Gesetzgebung ist gescheitert. Restriktive Gesetzgebung im Schwangerschaftskonflikt, das ist doch nichts anderes, als die Verschiebung des schlechten Gewissens einer vom Konsumdenken beherrschten und der Produktion dienend gewordenen Gesellschaft auf das schwächste Glied, auf die Frauen in Notlagen und ihre Ärzte, mit anderen Worten: „Die Sündenbockfunktion in der Großgruppe", die H.E. Richter für die Familiendynamik beschrieben hat.

In dem vorletzten Urteil des Bundesverfassungsgerichtes vom 25.2.1975 wurde die Fristenlösung als verfassungswidrig verworfen und die Indikationenlösung eingeführt. Im letzten Urteil des Bundesverfassungsgerichtes vom 28.5.1993 war die Fristenlösung auf einmal verfassungskonform. Untergegangen und leider vergessen ist das Minderheitsvotum der Verfassungsrichter Frau Rupp von Brüneck und Dr. Simon von 1975. In ihm wurden die sozialen und psychischen Aspekte der ungewollten Schwangerschaft weitaus stärker berücksichtigt als im Mehrheitsvotum.

Auch wird in ihm dem Staat und der Gesellschaft eine Mitverantwortung an der Konfliktlage der ungewollten Schwangerschaft zugewiesen, da diese es bislang versäumt hätten, Einrichtungen und Lebensformen zu entwickeln und zu fördern, die es der Frau ermöglichen, Mutterschaft und Familienleben mit einer chancengleichen persönlichen Entfaltung, besonders auf beruflichem Gebiet zu verbinden.

Von diesen Zielen ist seit 1970 so gut wie keines erreicht worden. Statt dessen waren aus dem Munde vieler Politiker immer wieder die gleichen Sprechblasen zu vernehmen: „Man müßte, man sollte, man muß eben alles tun, daß...". Diese Worte sind doch in ihrer utopischen Zielvorstellung nur Abkömmlinge der Verlegenheit und Hilflosigkeit gegenüber staatlich versäumter Familien- und Gesellschaftspolitik. Einige Zahlen, die mir das Bundesamt für Statistik zur Verfügung stellte, werfen ein Schlaglicht auf diese Situation:

In den 50er Jahren fanden in der Bundesrepublik 750 500 Eheschließungen statt; 1993 waren es noch 442 401. Im gleichen Zeitraum gingen die Geburten von 1 116 701 zurück auf 798 447. Davon entfallen auf die alten Bundesländer 1950 = 535 708 Eheschließungen und 1993 = 393 144. In den neuen Bundesländern und Ost-Berlin gingen im Zeitraum von 1950 bis 1993 die Eheschließungen von 214 744 auf 49 257 zurück. Der größte Sprung ereignete sich zwischen 1989 und 1991, wo die Zahl der Eheschließungen von 140 000 auf 50 529 zurückging. Desgleichen ging in diesem Zeitraum von 1950 bis 1993 die Anzahl der Geburten in den alten Bundesländern und Ost-Berlin von 303 866 auf 80 548 zurück.

Zusammenfassend ist zu sagen

Die Fortschritte der modernen Medizin haben nicht nur im Konfliktfeld „Schwangerschaftsabbruch", sondern auch in vielen anderen Bereichen dazu geführt, daß sich widersprüchliche Meinungen in vielen Fällen auf gleich gute ethische Gründe berufen können.

Es besteht kein Zweifel, daß fundamentalistische Normenarithmetiker für die komplexe und widerspruchsvolle Entscheidungssituation keine eindeutigen Handlungsanweisungen mehr zu geben vermögen. Die Situation am Krankenbett ist die der pathischen Kategorie, dort ist der Topos, an dem gemäß der These V. v. Weizsäckers die jeweilige ethische Entscheidung zu treffen ist. Demgemäß muß an die Stelle einer Prinzipienmoral die Verantwortungsethik und anstelle einer einseitigen Rechtsdogmatik die Rechtstopik zum Tragen kommen, wie es der Moraltheologe Stephan Pfürtner gefordert hat.

Ich schließe mit einem Zitat des Hamburger Theologen Helmut Thielicke: „Zur Menschlichkeit des Arztes gehört auch, daß er wagende Verantwortung übernimmt. Auch in dem Spannungsfeld zwischen Medizin und Recht, das aus prinzipiellen Gründen keinen Waffenstillstand kennen kann, muß ärztliche Verantwortung behauptet und eigene Gefährdung mit Wagemut bestanden werden".

Literatur

Balint M (1984) Der Arzt, sein Patient und die Krankheit. Klett-Cotta
Bloch E (1961) Naturrecht und menschliche Würde. Gesamtausgabe Bd 6, Suhrkamp/Frankfurt
Deutsch H (1948) Psychologie der Frau. Hans Huber, Bern
Giese H (1971) Die Sexualität des Menschen – Handbuch der medizinischen Sexualforschung. Ferdinand Enke, Stuttgart
Koestler A, Smythies JR (Hrsg) (1970) Das neue Menschenbild. Molden F, Wien – München – Zürich
Kuiper Piet C (1980) Die Verschwörung gegen das Gefühl. Klett-Cotta
Pfürtner, St H (1994) Moralfundamentalismus oder soziales Ethos. Ärztliche Fortbildung 88, S 171–185. Gustav Fischer Verlag Jena
Poettgen H (1977) Die Abwehr des Arztes bei der Berührung mit seelischen Problemen. Therapiewoche 27
Poettgen H (1977) Ehe und Sexualität. Sexualmedizin 6, S 45–52
Poettgen H (1980) Die ungewollte Schwangerschaft – Ein innerer menschlicher und äußerer gesellschaftlicher Konflikt. Der Frauenarzt Nr 1, Demeter Verlag S 16–32
Poettgen H (Hrsg) (1982) Die ungewollte Schwangerschaft. Eine anthropologische Synopsis. Deutscher Ärzteverlag
Poettgen H (1987) Curriculum der ärztlichen Schwangerschaftskonfliktberatung. Der Frauenarzt 28. Jg Heft 5, S 39–48
Poettgen H (1987) Doktrinen gegen einen gesellschaftlichen Wandel. Dt Ärzteblatt 41, S 2681–2683
Weizsäcker V v (1951) Begegnungen und Entscheidungen. Koehler KF, Stuttgart 2. Auflg

Pro und Kontra:
Alternative Geburtshilfe – Hausgeburt

Einführung

W. Künzel

Die perinatale Mortalität eines Landes ist ein Maßstab für die Qualität der geburtshilflichen Versorgung. Die Sterblichkeit der Kinder vor und nach der Geburt fiel während der letzten Jahrzehnte in allen europäischen Ländern ab. Sie betrug 1991 und 1992 in den verschiedenen Bundesländern Deutschlands 0,5 bis 0,6 % [1]. Die nördlichen Staaten Europas, Schweden, Finnland, Norwegen und Dänemark, verfügten lange Zeit über eine herausragende geburtliche Versorgung. Sie bestand in der Konzentration von Geburten in Zentren der Maximalversorgung. Auch die Niederlande war lange Zeit ein Vorbild für eine gut organisierte Geburtshilfe mit einer niedrigen perinatalen Mortalität [2]. Deutschland hat gegenwärtig die niedrigste perinatale Mortalität in Europa. Es drängt sich daher die Frage auf, welche Maßnahmen in der Vergangenheit diese niedrige Sterblichkeit bewirkt haben. Der Abfall der perinatalen Mortalität wurde begleitet von einer Zahl geburtshilflicher, pädiatrischer und organisatorischer Verbesserungen in der Versorgung der schwangeren Frauen [3].

Das im Jahr 1952 verabschiedete Mutterschutzgesetz reguliert die Arbeitsbedingung für schwangere Frauen. Es verhindert die Belastung durch schwere Arbeit während der Schwangerschaft und die damit verbundenen negativen Effekte für das Kind. Es regelt u. a. auch die Arbeitsbefreiung vor und nach der Entbindung. Zur Zeit der Einführung des Mutterschutzgesetzes betrug die maternale Mortalität 2/1000 und die perinatale Mortalität 4–5/100 Geburten. In den folgenden Jahren wurden häufiger Entbindungen in den Krankenhäusern durchgeführt. Die Klinikentbindung stieg von 50 % im Jahre 1955 auf 99 % im Jahre 1975 an. Parallel zu diesem Anstieg fiel die perinatale Mortalität von 5 % auf 2,5 % ab. Die Klinikentbindung war durch die Übernahme der Kosten durch die Krankenkassen seit 1955 möglich geworden. Im gleichen Zeitraum wurde die Schwangerenvorsorge mehr und mehr durch speziell ausgebildete Gynäkologen und Geburtshelfer durchgeführt. Der praktische Arzt und Geburtshelfer war an der Schwangerenvorsorge immer weniger beteiligt. Zur Zeit betreuen ca. 12000 Geburtshelfer und Gynäkologen in den Krankenhäusern und in privater Praxis schwangere Frauen. Die Sterblichkeit der Kinder vor und während der Geburt ist aufgrund moderner Überwachungsverfahren, dem gezielten Einsatz therapeutischer Maßnahmen und der Konzentration der Geburtshilfe in Kliniken daher sehr niedrig. In Kenntnis dieser Tatsache müßte sich alternative Geburtshilfe, d. h. Geburtshilfe außerhalb klinischer Einrichtungen von selbst verbieten. Vielen jungen Ärzten und Hebammen ist aber diese Entwicklung in der Geburtshilfe, die sich in den vergangenen vier Jahrzehnten vollzogen hat, nicht bewußt.

Der seit 1975 lautwerdende Protest gegen die klinische Geburtshilfe richtete sich gegen die sterile Atmosphäre und die Technik im Kreißsaal. Dieser Widerstand sollte sich aber nicht in einen *„fortschrittskritischen Antimodernismus"* verwandeln, so der Gießener Philosoph Odo Marquard. Damit wird auch die Zuversicht in die Medizin, speziell in die wissenschaftliche Geburtshilfe, und die Anerkennung ihrer Erfolge durch eine *mißtrauisch radikale Medizinkritik"* abgelöst. *„Diese Umwertung des Fortschrittes in der Medizin lebt vom Vergessen"*, sagt Odo Marquard zum Thema „Medizinerfolg und Medizinkritik" befragt. *„Die frühere Gefangenschaft des Menschen in Mühsal, Schmerz und Leid wird verdrängt; über Erinnerungsverweigerung werde die Fähigkeit Krankheiten zu besiegen und zu helfen als wachsende Entmenschlichung verdammt"*. Doch so fragt er, *„warum verfällt die Medizin* – und damit auch die Geburtshilfe – *um so mehr der Kritik, je mehr Erfolge sie aufzuweisen hat. Was bewegt den modernen Menschen gerade bei zunehmender Verminderung der Leidensquellen immer zu leiden und zu klagen."* Prof. Marquard erklärt dieses Phänomen mit einem „Prinzessin-auf-der-Erbse-Syndrom". *„Wo Fortschritte,* wie in der Geburtshilfe der letzten Jahre, *wirklich stattfinden wecken sie selten Begeisterung. Sie werden selbstverständlich. Die Aufmerksamkeit konzentriert sich statt dessen auf jene Übel, die übrigbleiben. Wer fortschrittsbedingt* – *unter immer weniger zu leiden hat, leidet unter diesem wenigen immer mehr, ähnlich der Prinzessin auf der Erbse"*. Marquard weiter: *„Je besser es dem Menschen geht, desto schlechter finden sie das wodurch es ihnen besser geht; sobald es ihnen gut geht, beginnen sie das zu verdammen und aufs Spiel zu setzen, wodurch es ihnen gut geht"*. *„Die Entlastung vom Negativen verführe zur Negativierung des Entlastenden"*. Mit Blick auf die Geburtshilfe heißt das: Je mehr Unheil die moderne Geburtshilfe durch die enormen Fortschritte der vergangenen Jahrzehnte verhindert, desto mehr werden ihre Fortschritte als Unheil erfahren. *Die „selbstgemachte Enttäuschung", so Marquard, „werde wiederum zum Treibstoff einer Fortschrittsschelte und Medizinkritik die alle Geschwindigkeitsbegrenzungen mißachtet"*.

Vor dem Hintergrund der heute geäußerten Medizinkritik und der Suche nach alternativen Therapieformen fand das Podiumsgespräch „Alternative Geburtshilfe – Hausgeburt" statt. Die Gesprächspartner Dr. Linder und Frau Dr. Bässler-Weber plädieren für die Geburt zu Hause. Herr Dr. Linder ist als Gynäkologe und Psychotherapeut in Birkenfeld bei Pforzheim tätig. Frau Bässler-Weber ist Frauenärztin in Karlsruhe, Mitglied der Arbeitsgruppe für Haus- und Praxisgeburten, die zusammen mit Hebammen und einem Kinderarzt ihre Tätigkeit ausübt.

Für die Klinikentbindung argumentiert Prof. Dr. Berg als Chefarzt der geburtshilflich-gynäkologischen Abteilung in Amberg.

Literatur

1. Perinatalstatistiken der Bundesländer (1993)
2. Künzel W, Hohmann M (1985) Qualitätskontrolle und Qualitätssicherung in der Geburtshilfe durch die Hessische Perinatalerhebung (HEPS). In: Gießener Gyn Fortb Hrsg Künzel W, Springer Verlag, Seite 47–58
3. Künzel W (1994) The birth survey in Germany – education und quality control in perinatology. Europ J Obstet Gynec Reprod Biol 54:13–20
4. Marquard O (1989) Medizinerfolg und Medizinkritik – die modernen Menschen als Prinzessinnen auf der Erbse. Gynäkologe 22:339–342

Pro Hausgeburt

R. Linder und S. Bässler

Die Arbeitsgemeinschaft Haus- und Praxisgeburten besteht seit dem Jahre 1990. Gegründet von Hebammen, Frauenärzten und Kinderärzten im Raum Karlsruhe hat sie sich zum Ziel gesetzt, die außerklinische Geburtshilfe regional und überregional zu fördern. Darüber hinaus versteht sich die AG als Kontaktstelle für diejenigen Hebammen, Ärztinnen und Ärzte, die Haus- und Praxisgeburten begleiten. Ein besonderer Schwerpunkt der Arbeitsgruppe liegt in der statistisch-wissenschaftlichen Betreuung, Auswertung und Qualitätskontrolle der außerklinischen Geburtshilfe. Enge Kontakte bestehen zu ähnlichen Arbeitsgruppen u. a. in Berlin und München.

Die Nachteile der klinischen Geburtshilfe liegen in einer Anonymisierung und Entpersonalisierung der Gebärenden und des Geburtsablaufes, sowie häufig einer weitgehenden Negierung der emotionalen, psychischen und individual-soziologischen Faktoren der werdenden Eltern durch eine oftmals übertriebene Technisierung und Apparatemedizin (Stichwort: Intensivkreißsaal). Die Vorstellung von der Unterwerfung der Frau in einer ihrer emotional wichtigsten Lebensphasen unter eine extensive medizinische Technik ist bedrückend (Quelle: D. Berg). In Einzelfällen hat dies – verbunden mit dem Einsatz von medikamentösen Verfahren zur Wehenregulierung (Stichwort: programmierte Geburt) und routinemäßigem Einsatz von Schmerz- und Betäubungsmitteln, teilweise über Rückenmarkskatheter – zu einem Anstieg der Komplikationsraten unter der Geburt geführt, wenn auch ohne Auswirkung auf die Säuglingssterblichkeit. Auftretende Komplikationen müssen mit weiteren medizinischen Maßnahmen beantwortet werden. Das Beispiel der Frauen, die mit guter Wehentätigkeit in die Klinik kommen, und mit der Aufnahme in den Kreissaal ein akutes Ausbleiben der Wehentätigkeit erfahren , ist allen Geburtshelfern bekannt und häufig ein Maß für den „Schreck" der Gebärenden in einer fremden Umgebung. Die Rate der Kaiserschnittgeburten ist innerhalb eines Zeitraums von knapp fünf Jahren von 12 auf 17% gestiegen, allerdings ohne eine wesentliche Verbesserung der Säuglingssterblichkeit. Demgegenüber ist die Erkrankungshäufigkeit der Mütter durch die höhere operative Entbindungsfrequenz naturgemäß größer.

Vorteile der Hausgeburtshilfe

Sie liegen in der Möglichkeit zur Prävention, sowohl in körperlicher als auch in seelischer Hinsicht:

- *Kontinuität der Betreuung und der Bezugspersonen*
Von Beginn der Schwangerschaft bis zur Geburt, unter der Geburt, in der Zeit des Wochenbettes und mehrere Monate über die Geburt hinaus wird die Frau von der Hebamme und dem Geburtshelfer ihrer Wahl betreut. Es entsteht ein gegenseitiges Vertrauensverhältnis und die Geburtshelfer haben durch die mehrmonatige Betreuung der Schwangeren einen Wissenszuwachs erfahren, der neben den körperlichen

ebenso die emotionalen und sozialen Faktoren des Individuums berücksichtigt. Diese „erlernte Weisheit" kommt der Gebärenden in der Ausnahmesituation ihrer Geburt zugute. Eine Klinikgeburtshilfe, die nur die kurze Zeitspanne der Geburt wahrnehmen kann, muß diesen Vorteil zweifellos entbehren. Die Hausgeburtshilfe hat keine Personalprobleme (Schlüssel Betreuende:Gebärende = 2:1), keinen Schichtdienst und keinen Wechsel der Bezugspersonen unter der Geburt. Nie betreut eine Hebamme mehrere Geburten gleichzeitig.

● *Intimität, Autonomie, Vertrautheit*
Die Geburt ist eine Ausnahmesituation im Leben einer Frau, die eine immense Kraftleistung erfordert. In einer vertrauten Umgebung mit konstanten Faktoren wird diese Kraft für einen guten Geburtsverlauf genutzt. Durch eine fremde, häufig sterile Umgebung mit einer für alle gleichartigen Routine und mit bestimmten Reglements, wird diese spezifische Kraft oft reduziert und in eine passive Hingabe verwandelt. Der Vater der Geburtsvorbereitung *Grantly Dick-Read* hat schon 1923 in seinem Buch „Childbirth without fear" vom Teufelskreis aus „Angst-Verspannung-Schmerz" gesprochen. Seine Idee war, die Angst aus dem Geburtsvorgang zu eliminieren.

● *Hochmotivierte Eltern, die aktiv den Entbindungsort wählen,*
  hoher sozioökonomischer Status, Familienorientierung
Eltern, die sich für eine Hausgeburt entschieden haben, haben einen langen Entscheidungsprozeß hinter sich und bewußt diese Art von Geburtshilfe gewählt. Ambivalenzen konnten die ganze Schwangerschaft über mit den betreuenden Fachkräften erörtert und in der Regel ausgeräumt werden. Eigene Aktivität und Selbstvertrauen sind bestimmende Eigenschaften der werdenden Eltern, die dann auch helfen, zu ihrer Entscheidung gegenüber skeptischen Verwandten oder Freunden zu stehen. Geburt ist ein soziales Erlebnis im Rahmen der Paarbeziehung und Familie, eine völlig neue Beziehungskonstellation wird geschaffen, die aber auf diese Art am besten in die Familiengeschichte integriert werden kann.

● *Bonding – Keine Trennung von Mutter und Kind*
Der prägende Einfluß der ersten Minuten nach der Geburt kann in optimaler Weise genutzt werden und wird nicht durch Klinikroutine gestört. Das sogenannte Bonding (primäre Mutter-Kind-Beziehung) ist sehr wichtig für eine tragfähige und stabile Lebens- und Liebesbeziehung zwischen Mutter und Kind. Es ist zu vermuten, daß diese Bindung später nur sehr mühsam aufzuholen ist (Untersuchungen und Beobachtungen von *Spitz, Winnicot, Klaus u. Kennell*). Hier besteht ein großer Nachholbedarf an Forschungen zur differenzierten seelischen Gesundheit von Säuglingen in Abhängigkeit von verschiedenen Geburtsmodi.

● *Ärztliche Betreuung durch Fachärztinnen und Fachärzte für Frauenheilkunde*
In den meisten Kliniken findet die Geburtshilfe hauptsächlich durch in Ausbildung stehende Ärzte statt.

● *Geringere Kosten*
Eine Hausgeburt kostet etwa ein Drittel einer *unkomplizierten* Klinikentbindung.

- *Situationen, die eine Hausgeburt nicht angebracht erscheinen lassen*
Gefühl der Betreuer, die Verantwortung nicht übernehmen zu können, ohne daß
dies Ausdruck mangelnder fachlicher Kompetenz wäre, Ambivalenz der Frau, ausgeprägte Diskrepanz/Disharmonie in der Partnerschaft, medizinische Risikofaktoren (z.B. ausgeprägte Blutdruckerhöhung, Diabetes mellitus…). Die Hausgeburt
kommt nur für Frauen mit einem geringen Geburtsrisiko in Frage.

- *Der Sicherheitsaspekt*
Probleme und Gefahren der Geburtshilfe, sowohl Klinikentbindungen als auch der
Hausgeburtshilfe, werden seit Jahren diskutiert. Der Anteil der Frauen, die ihr Kind
in gewohnter Umgebung Zuhause zur Welt bringen möchten, ist trotz steigender
Zahlen absolut gering (bundesweit ca. 1%, in Großstädten bis zu 7%). Die Diskussion um die Hausgeburt wird trotz dieses geringen Anteils an allen Geburten in
Deutschland seit einigen Jahren wieder intensiv geführt, wobei die Argumentation
auf beiden Seiten oft auf der emotionalen Ebene angesiedelt ist und häufig an
Sachlichkeit zu wünschen übrig läßt. Das erklärt sich nicht zuletzt daraus, daß sog.
„harte Daten" über die Hausgeburt, ihre Ergebnisse und ihre möglichen Risiken
und Gefahren, insbesondere im Vergleich zur Klinikgeburt, nur sehr spärlich vorhanden sind. Wir in der Hausgeburtshilfe Tätigen behaupten, in unserem Kollektiv
durch die Wahl des Entbindungsortes keine zusätzlichen Gefahren zu haben und
damit eine vergleichbare Sicherheit neben zusätzlich positiven und lebensprägen-
den Vorteilen (siehe oben) bieten zu können. Diese persönliche Einstellung gilt es
zu beweisen.

Für das Maß der Sicherheit wird international die perinatale Mortalität als
Qualitätskriterium gewertet. Mit dem Rückgang perinataler Sterblichkeit ist die
Mortalität als „out-come"-Maß zur Bewertung geburtshilflicher Leistung jedoch
nur in einem riesigen Zahlenkollektiv verwertbar. Daher sind indirekte Kriterien
wie perinatale Morbidität („fetal outcome", Apgarbeurteilung und die Verlegungsrate der Neugeborenen im Abstand von der Geburt und die Verlegungsgründe)
zusätzlich heranzuziehen. Die Mortalität muß in antenatal, perinatal und postnatal
unterschieden werden. Es sollten nur Kinder mit einem Geburtsgewicht über
2500 g bzw. bei Geburt ab Vollendung der 37. SSW zum Vergleich herangezogen
werden, da in der außerklinischen Geburtshilfe kaum Frühgeburten betreut
werden. Es können nur geplante Hausgeburten verwandt werden, aus der Literatur
ist gut bekannt, daß ungeplante Hausgeburten ein höheres Mortalitätsrisiko haben.
In das Kollektiv der Hausgeburten gehören aber selbstverständlich auch die Geburten, die in der Klinik vollendet werden.

Die Rate der durch Sauerstoffmangel geschädigten Kinder läßt sich jedoch
durch eine Erhebung der Geburt und der Neugeborenen in der gegenwärtigen Form
nur mangelhaft erfassen – ein wichtiger Punkt, an dem sich Geburtshilfe messen
lassen muß, und zwar sowohl die Klinik- als auch die Hausgeburtshilfe. Dieses
ließe sich nur durch einen wesentlich längeren Beobachtungszeitraum und gezielte Rückmeldungen z.B. der betreuenden Kinderärzte erreichen, eine Forderung,
die bislang auch für Klinikentbindungen nicht realisiert ist.

Erfreulicherweise gibt es in Deutschland mittlerweile offizielle und auch private Initiativen, die sich analog der Perinatalerhebung zum Ziel gesetzt haben, eine
gründliche, vollständige und lückenlose statistische Auswertung von außerklini-

schen Geburten zu leisten (Niedersächsische Perinatale Arbeitsgemeinschaft Sens et al., Arbeitsgemeinschaft Haus- und Praxisgeburten Linder et al. Baden-Württemberg, Netzwerk der Geburtshäuser Bettge et al. Berlin, Auswertungen im Rahmen einer Dissertation München Sack,.A., und Raum Marburg Kurz. O, Beginn der „Hessenstudie" Prof. Korporal et al., Schweizer Nationalfondstudie Vögeli et al. Zürich).

Das Problem der „kleinen Zahl" ist zum gegenwärtigen Zeitpunkt immer noch aktuell, bei einer fortschreitenden Kommunikation und Kooperation der oben angeführten Gruppen ist zu wünschen, daß in einem 5-Jahres-Zeitraum genügend große Kollektive vorliegen (20000?).

In dem Bemühen, die Unsicherheit der außerklinischen Geburtshilfe nachzuweisen, stellen Prof. Berg und Dr. Süß in einem Übersichtsreferat die Behauptung auf, die außerklinische Geburtshilfe habe eine 3- bis 23fach erhöhte Säuglingssterblichkeit vorzuweisen. Angesichts vielerlei Ungereimtheiten dieser Veröffentlichung, die besonders gründlich von E. Neumayer und J. Korporal analysiert wurde, überrascht die Wiederholung dieser Zahlen im Rahmen dieser Diskussion.

Die wichtigsten Kritikpunkte seien im folgenden dargestellt:

- Die Auswahl der bei der Literaturrecherche verwendeten Arbeiten ist einseitig: So wurden von 103 gefundenen Beiträgen nur 30 verwendet, wobei Beiträge *„ohne Abstracts und ohne Zahlenangaben in den Abstracts"* als *„offensichtlich unergiebig"* ausselektiert worden waren.
- Die verbliebenen Arbeiten werden einseitig interpretiert: Bei der Klinikgeburtshilfe wurde aus allen Arbeiten die vorgeburtliche Sterblichkeit herausgerechnet, bei der Hausgeburtshilfe nicht. Bei der Dissertation von Andrea Sack, deren erste, unautorisierte Fassung die Autoren verwendeten, wird dadurch die Sterblichkeit um ein Drittel erhöht.
  Außerdem wird die Sterblichkeit bei der Klinikgeburtshilfe streng auf die 7 Tage nach der Geburt beschränkt, bei der außerklinischen Geburtshilfe werden jedoch noch Todesfälle vier Wochen nach der Geburt an plötzlichem Kindstod oder Infektionen der Art der Geburtshilfe angelastet. Allein das ist für eine Verdreifachung der angeblichen Mortalität außerklinischer Geburtshilfe verantwortlich.
  In der Arbeit über die amerikanischen Geburtshäuser (Rooks u.a., 1989), die eigentlich über eine sehr geringe perinatale Mortalität berichtet, werden nicht verfolgbare Schicksale von Kindern einfach als angenommene Todesfälle subsumiert.
- Studien ganz unterschiedlicher Zeiträume und Erhebungsstruktur werden miteinander verglichen (eine niederländische Studie aus dem Zeitraum von 1969–1983 mit einer bayerischen der Jahre 1987–89). Das ist nicht zulässig, da in der ganzen Welt die perinatale Mortalität mit jedem Jahrzehnt ʼsehr deutlich gesunken ist – und zwar unabhängig vom sozialen oder gesundheitlichen System.
- Ganz besonders inkorrekt ist jedoch die Berechnung des sogenannten Vergleichskollektives zur Hausgeburtshilfe von Thieme (1989), auf die wegen der Wichtigkeit etwas ausführlicher eingegangen werden soll: Anhand der computergespeicherten Daten der Bayerischen Perinatalerhebung der Jahre 1987–89, bei der ca. 85% der Geburten erfaßt worden waren bilden die Autoren retro-

spektiv ein Kollektiv, bei dem alle Kinder unter 2500 Gramm und alle Schwangerschaften mit irgendeinem Risikofaktor rechnerisch eliminiert worden sind. Die dafür zutreffende Mortalität unter und nach der Geburt (innerhalb von sieben Tagen) wird mit 0,5 bis 0,7 *Promille* angegeben. Es wird behauptet, daß das eine Vergleichsgruppe sei, die einer geplanten Hausgeburtsgruppe entspräche. Natürlich kann ein nachträglich errechnetes Kollektiv in keiner Weise irgendeiner lebenden Patientinnengruppe entsprechen, bei der heute Entscheidungen zu fällen sind, die in der Zukunft zu unbekannten Konsequenzen führen. Abgesehen davon sind Hausgeburtsmütter zwar mit geringeren Risiken behaftet, keinesfalls jedoch ganz frei davon: in unserer eigenen Erhebung waren 41% mit einem oder mehreren Risikofaktoren belastet. Frühgeburten waren zwar selten, aber vorhanden. Die Problematik der unvollständigen Erhebung bei der Perinatalerhebung wird von Berg und Süß überhaupt nicht berücksichtigt, bei der Vorgängerstudie (der Münchner Perinatalstudie) wird von einer Fehlerrate von 0,5 *Prozent* ausgegangen!

Durch diese Kombination einer Hochrechnung der Mortalität verschiedener Hausgeburtsuntersuchungen und dem Vergleich mit einer utopisch niedrigen Mortalität einer Pseudovergleichsgruppe kann natürlich kein stichhaltiges Ergebnis herauskommen. Nach wie vor sind Statistiken der Hausgeburtshilfe durch das Problem der kleinen Zahl und die meist nicht gegebene Vergleichbarkeit der Kollektive erschwert. Aus Holland mit einem Hausgeburtsanteil von 30% kommen die höchsten Zahlenkollektive, diese sind jedoch nur bedingt auf die deutsche Hausgeburtshilfe zu übertragen, da das Gesundheitssystem und das Vorsorgeprogramm in den Niederlanden große Unterschiede aufweist. Van Alten und Mitarbeiter berichten 1989 retrospektiv über die Hausgeburten im Bezirk Wormerveer 1969–1983. Die Säuglingssterblichkeit betrug 0,23% bei 6625 Geburten. Im gleichen Zeitraum beträgt die Sterblichkeit im Kollektiv der vollendeten Hausgeburten in ganz Holland 0,19%. Doch auch diese Zahlen sind „veraltet".

• *Ausblick und eigene Ergebnisse*
Ein vorrangiges Ziel der Arbeit der AG Haus- und Praxisgeburten ist zur Zeit, die statistische Erfassung und Auswertung der Hausgeburten in Baden-Württemberg, mit dem Ziel einer eigenen und vergleichbaren Qualitätskontrolle, aber auch zur Erstellung sogenannter Qualitätsstandards. Hierbei geht es nicht nur um Mortalität, sondern auch um die Bedingungen und Abläufe einer Hausgeburt. Der Perinatalbogen wird von der AG seit drei Jahren mit einem Zusatzbogen ergänzt, der noch besondere und wichtige Aspekte in der außerklinischen Geburtshilfe berücksichtigt. Diese beiden Bögen – zusammen mit einem ersten offiziellen Formular, mit dem sich die Gruppe bereits seit 1991 an der Perinatalstudie beteiligt – sind jetzt in ein Computerprogramm integriert worden, das die statistische Auswertung der Hausgeburten im Vergleich mit der offiziellen Statistik ermöglicht.
Im folgenden seien die Ergebnisse von 493 Hausgeburten aufgezeigt, die in den Jahren 1992 und 1993 von unserer Arbeitsgruppe betreut wurden und die auf der *Zweiten deutschen Arbeitstagung für Haus- und Praxisgeburten* in Karlsruhe ausführlicher vorgestellt werden, wenn sie aufgrund der noch geringen Zahl auch vorsichtig zu interpretieren sind:

Tabelle 1. Verlegungsgründe und Geburtsort

Verlegungsgrund	Gesamt	Spontan-geburt	Vakuum-extraktion	secundäre Sectio caesarea
Geburtsstillstand in der Eröffnungsperiode bzw. hoher Gradstand	18	10	2	6
Geburtsstillstand in der Austreibungsperiode	2	1	–	1
Vorzeitiger Blasensprung und unzureichende Wehen	5	4	1	–
Herztonabfall in der späten Eröffnungsperiode	2	1	1	–
Placenta praevia	2	–	–	2
V.a. vorzeitige Placentalösung	1	–	–	1
Totgeburt bei Chromosomenanomalie	1	1	–	–
	31	17	4	10

Bei keiner der Geburten kam es zu einem kindlichen oder mütterlichen Todesfall unter oder innerhalb einer Woche nach der Geburt. Ein Kind war an multiplen Mißbildungen vor der Geburt verstorben. In 93,7% konnte die Geburt zu Hause vollendet werden. Davon waren 96,1% Spontangeburten, 2,8% (13) wurden durch Vakuumextraktion beendet; in 5 Fällen (1,1%) muß dem Geburtsmodus noch nachgegangen werden.

6,3% (31) der Gebärenden wurden unter der Geburt in ein Krankenhaus verlegt. In Tabelle 1 werden die Verlegungsgründe und die Geburtsart gegenübergestellt:

Zu den Schwangerschaften. In 41% lagen ein oder mehrere Risiken nach dem Katalog der landesweiten Perinatalerhebung vor.

Geburten. Von den vollendeten Hausgeburten (462) waren geplant als Hausgeburt 97,6%, also alle bis auf 11. Eine Geburtseinleitung mit Oxytocin gab es in 1,1%, Wehenmittel sub partu wurden in 1,7% gegeben, Analgetika in 0,6%, Anaesthesien in 4,3%.

Die Geburtsdauer betrug durchschnittlich 5,94 Stunden, die Austreibungsperiode 22 Minuten.

Die Geburt erfolgte in Rückenlage in 15,1%, in Seitenlage in 14,3%, in Knie-Ellenbogen-Lage in 14,5%, sitzend 27,1%, hockend 15%, stehend 4,6%, unter Wasser 0,2% und ohne Angabe der Gebärhaltung in 8%.

Eine Episiotomie wurde in 17,5% durchgeführt, Dammrisse 1. und 2. Grades gab es in 43,5%, Dammrisse 3.–4. Grades in 2%.

Auffallend ist auch die teilweise lange Placentaphase von 15,1% mit einer Dauer von 31–60 Minuten und 8,2% über 60 Minuten.

Kinder. Frühgeburten unter 37 Wochen gab es in 2 Fällen, in 49% lag der errechnete Termin vor dem Geburtstermin. Nur einmal hatte ein Neugeborenes ein Geburtsgewicht von unter 2500 Gramm. Eine Reanimation mit Maske wurde in 1,9% durchgeführt.

Von den zu Hause geborenen Kindern wurden 19 (4,1%) in die Kinderklinik verlegt, davon 15 innerhalb der ersten 7 Lebenstage.

Wie bereits oben erwähnt, ist keines der Kinder verstorben.

Eine Befragung zur Zufriedenheit der Mütter ergab, daß 99% im Falle einer erneuten Schwangerschaft wiederum ihr Kind zu Hause gebären wollten.

Wegen der geringen Zahlen (ca. 300 Hausgeburten im Bereich der AG pro Jahr) wird eine überregionale und bundesweite Vernetzung mit Auswertung aller Hausgeburten angestrebt. Dies ist notwendig, um die zentrale Frage nach der Sicherheit der außerklinischen Geburtshilfe wissenschaftlich glaubhaft beantworten zu können.

- *Voraussetzungen für ein hohes Sicherheitsniveau von Hausgeburten:*

- Gut eingespielte Zusammenarbeit zwischen Frauenarzt/ärztin, freiberuflicher Hebamme und Kinderarzt/ärztin (geburtshilfliches Team)
- Direkte Verfügbarkeit und Aufnahmebereitschaft von Kliniken beim Auftreten von Geburtskomplikationen
- Kommunikation, Meinungsaustausch und Abstimmung in grundsätzlichen Fragen der Behandlung und des Umgangs mit den Gebärenden zwischen Klinik und Hausgeburtsteam
- Bereitschaft zur Überweisung in die Klinik

Eine Polarisierung, gegenseitiges Mißtrauen oder gegenseitige Verunglimpfung verbauen diesen wichtigen Weg der rechtzeitigen Einweisung. Haus- und Praxisgeburtshilfe sollte von den Kliniken als gleichberechtigte Alternative (nicht als Kontrapunkt) akzeptiert werden. Wir begrüßen alle Dialoge, die zu einer besseren Zusammenarbeit zwischen Klinik- und Hausgeburtsteams führen. Außerdem sehen wir als unsere Aufgabe die eigene Qualitätskontrolle, kritische Reflexion der Ergebnisse und Fortbildung in allen für uns relevanten Themen. Wir glauben, daß die Existenz außerklinischer Geburtshilfe auch zu positiven Fragestellungen und Anregungen für die Klinikgeburtshilfe führen kann.

Letztlich setzen wir uns aber dafür ein, daß werdende Eltern umfassend und unvoreingenommen über die Vor- und Nachteile klinischer und außerklinischer Geburtshilfe informiert werden und sich auch in Zukunft nach persönlicher Abwägung für den ihnen entsprechenden Geburtsort und -modus entscheiden können.

Kontra Hausgeburt

D. Berg

Die Aussagen der Damen und Herren, die Hausgeburtshilfe als Arzt oder Hebamme betreiben, über ihr Engagement, ihren zeitlichen Einsatz und über die emotionalen Erlebnisse der Schwangeren sind zweifellos beeindruckend. Wenn Frau Bässler allerdings als Nachteil der Hausgeburt die geringe Bezahlung von Ärzten und Hebammen nennt, so kann man das nicht als Argument pro oder kontra Hausgeburt anerkennen.

Es wird uns jedenfalls vermittelt, wie Geburtshilfe sein sollte – wenn man den Ausgangspunkt berücksichtigt, von dem aus Geburtshilfe betrachtet und bewertet wird. Den ideologischen Hintergrund für die Betrachtungsweise der Hausgeburtshelfer gibt Marsden Wagner: Er nennt die Geburt

- biosozial,
- intuitiv,
- spirituell,
- sexuell.

Mein Ansatz ist ein anderer: ich bezeichne die Geburt als natürlichen Vorgang und frage mich nach den Absichten der Natur.

Zweifellos ist die Geburt ein biologischer Vorgang – allerdings mit einer außergewöhnlichen und wunderschönen emotionalen Komponente –, der das Ziel hat, einem bereits vorhandenen, aber noch nicht sichtbaren Menschen den Schritt in ein vom Mutterleib losgelöstes Leben zu ermöglichen.

Die Natur verbindet damit die Absicht, die Art zu erhalten.

Folgen wir dem Willen der Natur, so müssen wir dieses Primat der Art-Erhaltung anerkennen und alles tun, diese Absicht zu unterstützen. Das heißt im Klartext: im Mittelpunkt der Geburt steht das Kind – nicht die Mutter und schon gar nicht Hebamme oder Arzt. Und unser Auftrag ist es, die Interessen des Kindes wahrzunehmen.

Anders als der Erwachsene, als die Mutter, kann das Kind seine Interessen nicht artikulieren, wir müssen sie erahnen, sonst besteht die Gefahr, daß diese Interessen hintangestellt werden könnten. Das Kind ist davon abhängig, daß die seinen Weg in diese Welt begleitenden Personen alle ihre Fähigkeiten, vor allem ihren Verstand, einsetzen, um diese seine Interessen zu gewährleisten. Im Mittelpunkt der Interessen des Kindes stehen Leben und Gesundheit.

Demgegenüber müssen die Bedürfnisse der Mutter oder der Eltern zurückstehen, so verständlich sie auch sein mögen.

Das Argument, das Kind würde – geboren in einer Atmosphäre der häuslichen Geborgenheit – besser gedeihen, weil sich die Mutter-Kind-Beziehung besser entwickelten, verkennt zwei Dinge

1. die Mutter-Kind-Beziehungen sind bei den zu 99% in der Klinik vollzogenen Geburten nicht so schlecht, wie uns die Hausgeburtshilfe-Anhänger weismachen wollen,
2. eine ungestörte Entwicklung der Mutter-Kind-Beziehungen und der Psyche des Kindes sind ohne Leben und Gesundheit des Kindes nicht denkbar.

Fragen wir nach der Sicherheit des Kindes in der Hausgeburtshilfe, so stoßen wir bei allen Publikationen über die außerklinische Geburtshilfe auf fast identische Probleme:

- es wurde die Mortalität des selektierten und risikoarmen Hausgeburtshilfe-Kollektivs mit derjenigen eines unselektierten und alle Risikofälle enthaltenden Klinik- oder Landeskollektivs verglichen,
- fast ausnahmslos wurde auf die statistische Verfolgung der Kinder aus Sekundärverlegungen und auf die Zuordnung ihrer perinatalen Mortalität zur Hausgeburtshilfe verzichtet,
- der statistisch äußerst bedeutsame „Fehler der kleinen Zahl" der Hausgeburtshilfe-Kollektive wird in der Regel nicht berücksichtigt.
  In einem Kollektiv der Hausgeburtshilfe von 1000 Geburten ändert ein perinataler Todesfall die perinatale Mortalität um 1 Promille. Fehlt in der Statistik dieser Fall, weil seine Dokumentation vergessen wurde, haben wir eine 0-Mortalität, die also besser ist als in einem vergleichbaren Kollektiv der Klinikgeburtshilfe, wie es von Thieme beschrieben wurde, und das eine perinatale Mortalität von 0,5 Promille aufweist (Tabelle 1). Wird der Todesfall dagegen erfaßt, ist die perinatale Mortalität der Hausgeburtshilfe mit 1 Promille doppelt so hoch wie in der Klinikgeburtshilfe mit 0,5 Promille.

Es treten in der Geburtshilfe nach den Ergebnissen der deutschen Perinatalerhebung in 10–15% unvorhersehbare Zwischenfälle auf, die ärztliche Hilfe erforderlich machen. Im Extremfall besteht diese Hilfe in einer sofort durchzuführenden operativen Entbindung, für deren Vorbereitung und Durchführung ein ganzes Team als Geburtshelfer, Anaesthesist, Pädiater, Hebammen und Op.-Personal erforderlich sein kann. Der Zeitaufwand für die Vollendung der notwendigen Maßnahmen wird nach rechtskräftigen Gerichtsurteilen und nach den Empfehlungen der Deutschen Gesellschaft für Gynäkologie und Geburtshilfe auf 20–25 Minuten begrenzt.

Abbildung 1 zeigt den Fall einer Patientin, die nach risikoloser Schwangerschaft und unauffälligem Aufnahme-CTG mit Blasensprung zurück in den Kreißsaal kam. Die therapierefraktäre Bradykardie des Kindes erzwang eine Notsectio im Kreißbett. 17 Minuten nach der erstmaligen Feststellung der Bradykardie war das Kind gesund geboren!

In der außerklinischen Geburtshilfe sind derartige team-gebundene Notfallmaßnahmen überhaupt nicht möglich, bzw. erst nach einer Verlegung der Kreißenden in eine Klinik. Zu recht wird von Befürwortern der Hausgeburtshilfe darauf hin-

Tabelle 1. Sub- und neonatale Mortalität bei Kindern nach risikofreier Schwangerschaft (Bayerische Perinatalerhebung). (Nach Thieme 1990)

Jahr	Subpartale Mortalität	Neonatale Mortalität	Gesamt
1987	0,1‰	0,4‰	0,5‰
1988	0,1‰	0,4‰	0,5‰
1989	0,1‰	0,6‰	0,7‰

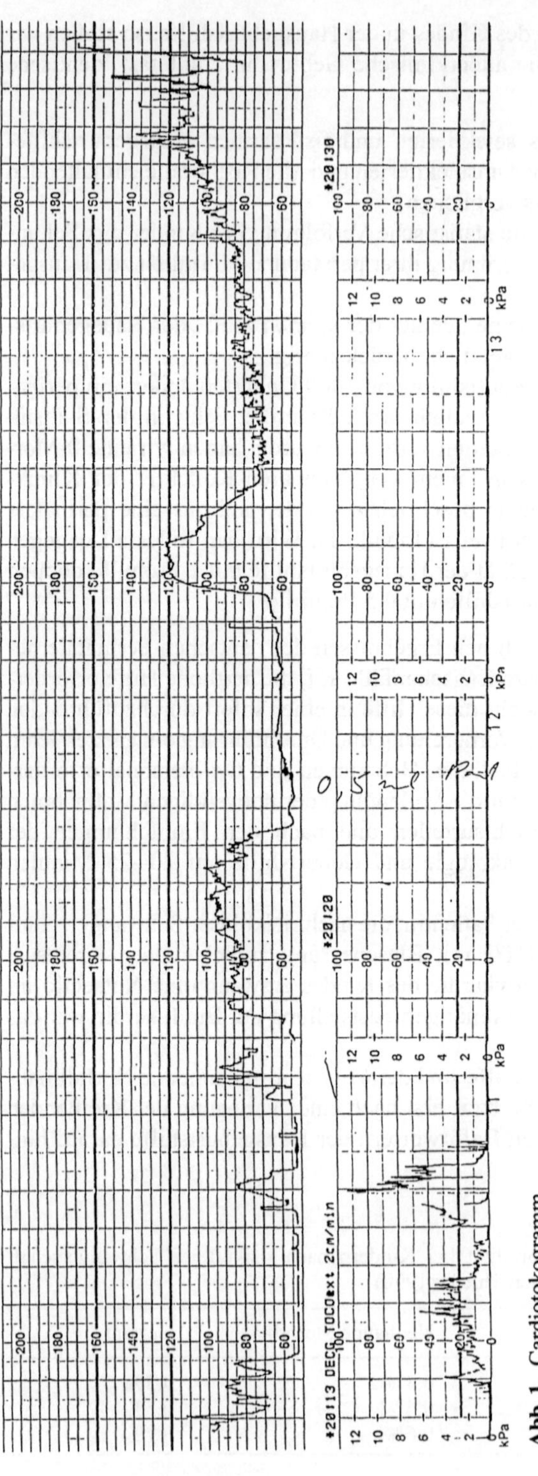

Abb. 1. Cardiotokogramm

gewiesen, daß dort keine operativen Interventionen anfallen – wie auch! Letztlich vergeht im Notfall zuviel Zeit, bis entscheidend geholfen werden kann.

Zahlreiche Einzelfälle, die ich in den letzten Wochen sammeln konnte, beweisen das.

Daß es in der außerklinischen Geburtshilfe unvorhersehbare Zwischenfälle gibt, beweist die Tatsache, daß subpartale Verlegungen in eine Klinik in gleichem Ausmaß erforderlich werden, wie operative Eingriffe in der Klinik (in Berlin 1987–1991: 16,6%).

Wir haben heute in Deutschland mit 5,8 Promille wahrscheinlich die niedrigste perinatale Mortalität der Welt. Sie liegt vor allem wesentlich niedriger als in den Niederlanden mit 9,1 Promille (30% Hausgeburten, Abb. 2).

Nach einer eigenen Literaturübersicht (Berg und Süß, 1994) ist die sub- und neonatale Mortalität in der außerklinischen Geburtshilfe um einen Faktor zwischen 3 und 23 höher (Tabelle 2) als in einem vergleichbaren, ebenfalls risikoarmen Kollektiv der Klinikgeburtshilfe (s. Tabelle 1).

Würde in Deutschland eine optimale Hausgeburtshilfe bei allen risikolosen Schwangeren angeboten und durchgeführt, stürben jährlich 800 Kinder zusätzlich. Wir wollen und dürfen daher das Rad der Geschichte nicht in vergangene Jahrhunderte zurückdrehen, wenn wir nicht ein erhebliches Opfer an Menschenleben bringen wollen.

Das Interesse der Mütter/Eltern an einer Entbindung in gemütlicher, harmonischer Atmosphäre ist berechtigt und muß klinische Geburtshelfer veranlassen, entsprechende Änderungen ihres Kreißsaal-Managements vorzunehmen. Die Alternative zur schlechten und unterkühlten Klinikgeburtshilfe ist aber nicht die Hausgeburtshilfe, sondern die verbesserte Klinikgeburtshilfe, wie es sie mittlerweile wohl überall gibt.

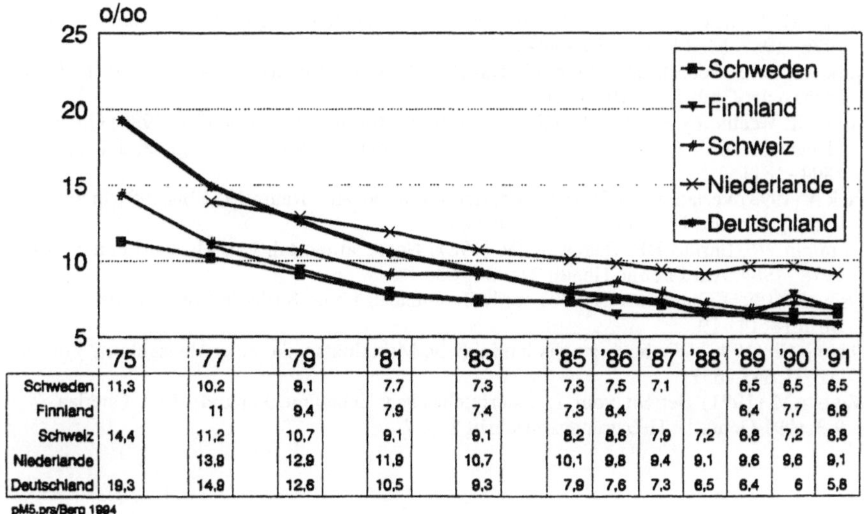

	'75	'77	'79	'81	'83	'85	'86	'87	'88	'89	'90	'91
Schweden	11,3	10,2	9,1	7,7	7,3	7,3	7,5	7,1		6,5	6,5	6,5
Finnland		11	9,4	7,9	7,4	7,3	6,4			6,4	7,7	6,8
Schweiz	14,4	11,2	10,7	9,1	9,1	8,2	8,6	7,9	7,2	6,8	7,2	6,8
Niederlande		13,9	12,9	11,9	10,7	10,1	9,8	9,4	9,1	9,6	9,6	9,1
Deutschland	19,3	14,9	12,6	10,5	9,3	7,9	7,6	7,3	6,5	6,4	6	5,8

pM5.prs/Berg 1994

Abb. 2. Perinatale Mortalität in vergleichbaren europäischen Ländern

Tabelle 2. Perinatale Mortalitäten (p. M.) der ausgewerteten Kollektive in ‰ aus: Berg D und Süß, 1994. (Erläuterungen siehe dort)

Erst-Autor	p. M. im Kollektiv der vollendeten Hausgeburten	p. M. im Kollektiv der sub partu verlegten Frauen	gesamte der HGH anzulastende p. M.
van Alten	a) 115/60642 = 1,9‰ b) 8/5988 = 1,33‰	a) ? b) 7/637 = 11,0‰	a) ? b) 15/6625 = 2,3‰
Crotty	?	?	13/802 = 16,2‰
Rooks	11/10421 = 1,05‰	4/1405 = 2,85‰	15/11826 = 1,27‰
Sack	4/807 = 4,96‰	1/48 = 2,08‰	4/855 = 4,68‰
Schramm (ungeplant)	17/3067 = 5,5‰ 45/578 = 77,8‰	?	?
Tyson	1/836 = 1,20‰	1/165 = 6,06‰	2/1001 = 1,99‰
Nußdorf	?	?	5/1482 = 3,37‰
Berlin	5/2414 = 2,07‰	?	?
Gesamt	161/84175 = 1,86‰	13/2255 = 5,76‰	54/22591 = 2,39‰

Literatur

Van Alten SM, Eskes M, Treffers PE (1989) Midwifery in the Netherlands. The Wormerveer study; selection, mode of delivery, perinatal mortality and infant morbidity. Br J Obstet Gynaecol 96:656–662

Berg D, Süß J (1994) Die erhöhte Mortalität in der Hausgeburtshilfe. Geburtsh Frauenheilk 54:131

Berliner Senatsverwaltung. Jahresgesundheitsbericht 1989/90 und 1991. Senatsverwaltung für Gesundheit, Berlin 1992

Crotty M, Ramsay AT, Smart R, Chan A (1990) Planned homebirths in South Australia 1976–1987. Med J Aust 153:664–671

Nußdorf (1992) Geburtshaus Nußdorf – Das Haus für sanfte Geburt. Werbebroschüre der Krankenanstalts-GmbH, A-1190 Wien

Rooks JP, Weatherby NL, Ernst EKM, Stapleton S, Rosen D, Rosenfield A (1989) Outcomes of care in Birth Centers. The National Birth Center Study New England J Med 321: 1804–1811

Sack A (1993) Verlauf von 855 Hausgeburten im Münchener Raum 1981 bis 1987 Inaug Diss Ludwig-Maximilians-Universität München

Schramm WF, Barnes DE, Bakewell JM (1987) Neonatal mortality in Missouri home births, 1978–1984. Am J Public Health 77:930–935

Tyson H (1991) Outcomes of 1001 midwife-attended home births in Toronto, 1983–1988. Birth 18:14–19

Thieme Ch (1990) Wie hoch ist das tatsächliche Mortalitätsrisiko einer Hausgeburt? Frauenarzt 31:647–651

Wagner M (1991) Bericht vom 1. Österreichischen Hebammenkongreß Wien-Oberlaa, 7.–9.3.1991 Deutsche Hebammenzeitschrift 8:327

Empfängnisverhütung 2000 –
globale und lokale Aspekte

Natürliche Familienplanung

G. Freundl

Bei einer durch die Int. Health Foundation 1992 in Deutschland durchgeführten Erhebung über die derzeit angewandten Methoden der Empfängnisverhütung [9] ergab sich, daß NFP-Methoden zu 7% angewandt werden (Tabelle 1). Damit hat sich das Familienplanungsverhalten in Deutschland im Hinblick auf die sog. natürlichen Methoden nicht entscheidend verändert. Allerdings kann man wohl auch heute noch von der 1985 festgestellten Tatsache ausgehen, daß ca. 14% der Frauen im fortpflanzungsfähigen Alter NFP anwenden würden, wenn sie darüber besser informiert wären [5]. Deutschland spiegelt die Verhältnisse in entwickelten Ländern mehr oder weniger genau wider.

Ganz anders ist es in verschiedenen Entwicklungsländern: dort nehmen Methoden der NFP einen teilweise sehr bedeutenden Platz unter den Methoden ein, die für Empfängnisverhütung zur Verfügung stehen oder aufgrund kultureller oder sozioökonomischer Gegebenheiten überhaupt akzeptiert werden können [8]. Diese Verhältnisse werden sich auch in den nächsten Jahren nicht grundlegend ändern.

Unter Natürlicher Familienplanung (NFP) faßt man Methoden zusammen, die es erlauben, durch im weiblichen Zyklus natürlicherweise in Erscheinung tretende Zeichen und Symptome eine fruchtbare und eine unfruchtbare Phase zu unterscheiden. Mit ihrer Hilfe kann eine Schwangerschaft entweder verhindert oder aber angestrebt werden. Wird NFP zur Empfängnisverhütung eingesetzt, so erfordert dies den Verzicht auf Sexualverkehr (Abstinenz) oder aber geschützter Verkehr in der fruchtbaren Zeit.

Tabelle 1. Gebrauchssicherheitsstudie BRD der symptothermalen Methode (laufend)

Methode	Pearl-Index	Unbeabsichtigte Schwangerschaften (n)	Zyklen (n)
NFP pur	3,3	13	4 726
NFP + Barriere	1,9	14	8 595
Gesamt	2,4	27	13 667

Eine Frau hat verschiedene Möglichkeiten, ihren Fertilitätsstatus zu beurteilen. Sie kann selbst periodisch sich verändernde Zeichen im Zyklus beobachten, wie Änderungen der Basaltemperatur, der Schleimsekretion aus dem Zervikalkanal, des Muttermundes oder manche Frauen auch Ereignisse wie Mittelschmerz, Auftreten von Empfindlichkeit der Brust oder depressive Stimmungslagen in der zweiten Zyklushälfte. Diese können jedoch nicht von allen Frauen beobachtet werden.

Es ist aber auch möglich, daß die Frau durch Hilfsmittel selbst normalerweise nicht erkennbare Veränderungen feststellt z.B. Veränderungen bestimmter Hormonspiegel oder Widerstandsänderungen von Speichel oder Zervikalschleim. Auch so ist ein Erkennen der fruchtbaren und unfruchtbaren Phasen im Zyklus möglich und eine Empfängnisverhütung durch Abstinenz oder geschützten Verkehr.

Methoden

Je nach den von einer Frau ausgewählten Beobachtungen zur Beurteilung ihres Zyklus sind unterschiedliche Methoden der NFP entwickelt worden [11]:

– Temperaturmethode
– Schleimmethode (= Ovulationsmethode = Billingsmethode)
– Sympto-thermale Methode

Häufig wird auch die Kalendermethode (Knaus, Ogino) zur NFP gerechnet. Sie ist jedoch eine Methode, die auf Wahrscheinlichkeitsberechnungen beruht und nichts mit Selbstbeobachtung im strengen Sinne zu tun hat.

Erstaunlicherweise wird die Sicherheit der NFP-Methoden auch heute noch häufig auf diese veraltete Methode bezogen angegeben. Da diese jedoch sehr schlecht ist, werden damit alle NFP-Methoden als unsicher bezeichnet. Das Verdienst der Kalendermethode liegt darin, daß sie als erste auf die zyklische Fruchtbarkeit der Frau hingewiesen hat. In den 20er Jahren war dies sicher ein großer Fortschritt. Inzwischen wurden aber die modernen Selbstbeobachtungsmethoden entwickelt.

Methoden- und Gebrauchssicherheit

Wie steht es um die Gebrauchssicherheit der heute angewandten echten NFP-Methoden? Sie ist von Methode zu Methode verschieden, wird heute z.B. als „Pearlindex" (= Anzahl der Schwangerschaften, die auftreten, wenn 100 Frauen eine Methode für ein Jahr anwenden) angegeben und bewegt sich in folgenden Bereichen:

Temperaturmethode	1,0–2,5,
Ovulationsmethode	4,0–28,
Symptothermale Methode	0,7–2,6,
(Kalendermethode)	6,0–30.

An der Universität Düsseldorf laufen derzeit zu der Frage „Sicherheit von NFP-Methoden" eine deutsche Methoden- und Gebrauchssicherheitsstudie zur von uns favorisierten symptothermalen Methode und eine europäische Sicherheitsstudie,

Tabelle 2. Anwendungshäufigkeiten emp-
fängnisverhütender Methoden [%]. (Nach
Int. Health Foundation, Adv. Contraception, 1993, 9, 105–116)

Coitus interruptus	1
Barriere Methoden	13
Hormonelle Kontrazeption	51
Intrauterinspirale	13
Period. Abstinenz	7
Sterilisation	12
Keine Methode	3

die unterschiedliche NFP-Methoden erfaßt [6]. Die deutsche Studie zeigt derzeit
eine Methodensicherheit von 0,7 und eine Gebrauchssicherheit von 2,4 – natürlich
mit vielen Untergliederungen (Tabelle 2).

Es ist geplant, am Ende in beiden Studien 20 000 bis 25 000 Zyklen zu erfassen.
Diese Zahlen werden wohl Ende 1994 erreicht.

NFP-Forschungsprojekte in Deutschland

Im Rahmen von Forschungsprojekten der Arbeitsgruppe NFP in Deutschland, die
in den letzten 10 Jahren durchgeführt wurden – teilweise finanziert durch Gelder
des Gesundheitsministeriums, ferner durch kirchliche Gelder oder Projektgelder
der WHO oder von USAID u. a. – wurden unterschiedliche medizinische, pädagogische und psychologische Fragen der NFP untersucht. Die Projekte werden durch
einen wissenschaftlichen Beirat betreut, dem Universitätsmitglieder aus Düsseldorf und München angehören. Die Durchführung der Projekte liegt in den Händen
von sehr vielen engagierten Mitarbeiter/-innen, viele Frauen in Deutschland
machen bei den Studien mit.

NFP-Beratung

Es zeigt sich immer wieder, daß bei Anwendung der NFP – im Gegensatz zu anderen Methoden – ein gutes Erlernen der Methode wichtig ist. Wir haben deswegen
im Laufe der letzten Jahre eine Organisation von NFP-Berater/-innen ins Leben
gerufen, die eine standardisierte und geprüfte Ausbildung durchlaufen. Sie stehen
zur Kooperation mit den niedergelassenen Frauenärzten zur Verfügung und sollen
ein Angebot darstellen, das die Zeitintensivität des NFP-Lernens kompensieren
soll. Die Organisation dieser Berater haben wir jetzt den Malteser Werken in Köln
übertragen. Dort können interessierte Kollegen Adressen von kooperationswilligen
und geprüften Berater/-innen erfahren (Adresse: Malteser Werke Köln, NFP-
Arbeitsgruppe, Steinfelder Gasse 9, 50670 Köln).

Sozioepidemiologische Aspekte der NFP-Anwendung

Welche Methode der NFP empfohlen wird, hängt von dem kulturellen Umfeld ab: ist eine höchstmögliche Sicherheit gefragt (wie z.B. in Deutschland), so kann nur eine Mehr-Indikatormethode wie die symptothermale Methode mit doppelter Kontrolle empfohlen werden. Wir haben unsere Methode entsprechend internationalem Standard entwickelt und ihre pädagogische Effektivität in einem Forschungsprojekt getestet [1]; sie ist dargestellt in einem käuflichen Leitfaden [2]. Soll mit möglichst billigen und einfachen Mitteln eine deutliche Reduktion der Kinderzahl erreicht werden (z.B. in Entwicklungsländern), so ist entscheidend auf die soziokulturellen Hintergründe der Gesellschaft zu achten. Es ist aber sicher so, daß unterschiedlich immer wieder das zutrifft, was Zafira, Zambia gesagt hat: „NFP ist für die Ärmsten absolut akzeptabel, da sie ihren Traditionen sehr nahe ist …Durch diese sind sie es gewohnt, für längere Zeiten absolut abstinent zu sein – für Monate oder gar für ein Jahr (nach [4]). Diese Richtung wird allen Empfehlungen zugrunde liegen, die sich mit verantwortlicher Familienplanung in Entwicklungsländern befassen, wie es vor kurzem Frau Pierce, USAID auf dem Symposium in München „Int. Scientific Meeting on Natural Methods of Family Planning. 20–22 Oktober 1993" [10] formuliert hat.

„Neue Technologien in NFP"

Die Regeln, und insbesondere die Ausnahmeregeln zur Bestimmung der fruchtbaren Zeit im Zyklus sind für manche Anwender zu kompliziert, andere möchten sich nicht der Mühe unterziehen, diese Regeln zu erlernen und täglich anzuwenden. Deswegen wurden inzwischen Hilfsmittel entwickelt, die auf unterschiedliche Weise die Bestimmung der fruchtbaren Zeit ermöglichen sollen. Man bezeichnet sie weltweit als „Neue Technologien in der NFP".

Sicher sind Anwenderinnen, die diese benützen wollen, anders strukturiert, wie die Anwenderinnen der originären NFP-Methoden. Sie sind jedoch auch von dem Bestreben gekennzeichnet, ohne Zufuhr von Substanzen oder Hilfsmitteln die Anzahl der Schwangerschaften zu planen.

Auf dem Markt sind heute bereits Temperaturcomputer wie Baby(Lady-)comp, Cyclotest D, Bioself 110. Sie sind im Rahmen der Temperaturmethode, die ihrer Programmierung in unterschiedlicher Weise zugrunde liegt, relativ zuverlässig, verlangen aber eher eine etwas längere Abstinenz, wie die Originalmethode [7]. Experimentiert wird mit Widerstandsmeßgeräten, kleinen Lupen zur Speichelbeurteilung, Hormontesten u.a. Gerade den Hormontesten wird eine realistische Zukunft vorhergesagt, wobei das Ziel aller Hilfsmittel sein sollte, die Dauer der geforderten Abstinenz zu verkürzen. Dabei kommt es vor allem auf eine Verlängerung der präovulatorisch infertilen Zeit an.

Zusammenfassend ist festzustellen, daß Methoden der natürlichen Familienplanung, je nach Kulturkreis unterschiedlich, ihren Platz innerhalb der Methoden zur Empfängnisverhütung haben werden. Für die Zukunft ist anzunehmen, daß sog. neue Technologien neue Anwenderkreise erschließen werden, wenn die notwendigen Hilfsmittel billig sind und zuverlässig die fruchtbare Zeit bestimmen lassen.

Literatur

1. Arbeitsgruppe NFP Bonn, Kath BAG f Beratung eV NN (1988) Modellprojekt zur wissenschaftlichen Überprüfung und kontrollierten Vermittlung der 'natürlichen' Methoden. Kohlhammer Verlag, München
2. Arbeitsgruppe NFP Bonn NN (1994) Natürlich und Sicher. Ehrenwirth Verlag, München
3. Bernard RM (1977) Studies on lactation and contraception in WHO's research programme. J Biosoc Sci Suppl 4:113–120
4. Cremins R (1993) The natural methods of family planning on their merits as acceptable and use-effective among poor population. In: Freundl G, Frank-Herrmann P, Raith-Paula E (ed): International Scientific Meeting on Behavioural Methods of Natural Family Planning. vol 1. Deutsche Bischofskonferenz, Bonn, pp 26–30
5. Döring GK, Baur S, Frank P, Freundl G, Sottong U (1986) Ergebnisse einer repräsentativen Umfrage zum Familienplanungsverhalten in der Bundesrepublik Deutschland. Geburtshilfe Frauenheilkd 46:892–897
6. Freundl G (1993) Prospective European multi-center study of natural family planning (1989–1992): interim results The European Natural Family Planning Study Groups, Adv Contracept 9:269–283
7. Freundl G, Baur S, Bremme M, Döring GK, Frank-Hermann P, Godehardt E, Kunert J (1992) Temperaturcomputer zur Bestimmung der fertilen Zeit im Zyklus der Frau: Baby-comp, Bioself 110, Cyclotest D. Fertilität 8:66–76
8. Ghosh AK, Saha S, Chatterjee D (1980) Natural Family Planning by symptothermal control. In: 22nd British Congress of Obstetrics and Gynaecology. Edingburgh, Abstracts
9. Oddens BJ, Vemer HM, Visser AP, Ketting E (1993) Contraception in Germany: A review. Adv Contracept 9(2): 105–116
10. Pierce CS (1993) Countries with high levels of fertility: successful and unsuccessful family planning programmes and implications for the future. In: Freundl G, Frank-Herrmann P, Raith-Paula E (ed) International Scientific Meeting on Behavioural Methods of Family Planning. vol 1. Deutsche Bischofskonferenz, Bonn, pp 43–48
11. Raith E, Frank P, Freundl G (1994) Natürliche Familienplanung heute. Springer Verlag, Berlin Heidelberg

Intrauterinpessare

P. Tauber

Intrauterine Kontrazeption, d. h. Einbringen eines kleinen, mit einem Kupferdraht umwickelten Plastikkörpers in den Gebärmutterraum, ist seit langen Jahrzehnten eine bewährte Methode der Empfängnisverhütung. Diese lokale Methode, die keine systemische Wirkung besitzt, vermittelt eine sichere Verhütung von Schwangerschaften (etwa 1–2 Versager pro 200 Frauen pro Jahr) und kommt für einen großen Prozentsatz von Frauen im geschlechtsreifen Alter in Frage, wenn eine Reihe von Voraussetzungen erfüllt sind und die Vorbedingungen zur Auswahl der Patientinnen korrekt beachtet werden. Intrauterinpessare sind deshalb eine wertvolle Ergänzung im Angebot kontrazeptiver Möglichkeiten.

Gleichwohl haben Intrauterinpessare in der jüngeren Vergangenheit nicht immer den Stellenwert erfahren, der ihnen vermutlich zukommt. Dies ist einerseits zurückzuführen auf die Geschichte dieser Verhütungsmethode (und den damit verbundenen politischen Einflußnahmen), andererseits aber auch auf Vorurteile und gelegentlich aus Fehlinterpretationen stammende Ansichten. Da die Methode der intrauterinen Kontrazeption auch (im Vergleich zu anderen Mitteln) für die benutzenden Frauen (oder Paare) relativ kostengünstig ist, mögen bei der negativen Einschätzung auch finanzielle Überlegungen eine Rolle spielen.

Die Methode wird weltweit angewandt, z. Z. benutzen vermutlich zwischen 90 und 100 Millionen Frauen, davon zwei Drittel in der Volksrepublik China, rund 29 Millionen Frauen in der restlichen Welt, ein IUD, verteilt im Verhältnis zwei zu eins auf Entwicklungsländer und Industrienationen. Bis zum Jahr 2000 werden etwa 100 Millionen Frauen diese Methode zur wirksamen Schwangerschaftsverhütung einsetzen. Im Vergleich zu den IUDs benutzen z. Z. etwa 80 Millionen Frauen die hormonale Kontrazeption („Pille"):

Im Wissen um den zunehmenden Bedarf an sicheren Verhütungsmethoden haben Intrauterinpessare in den 60er Jahren zunächst eine Renaissance erlebt, vor allem durch die Feststellung, daß der Zusatz von Kupfer an die Intrauterinpessare zu einer erheblichen Verringerung der Versagerquote führt. Berichte von zahlreichen Todesfällen, vor allem durch Sepsis im Zusammenhang mit dem Auftreten von unerwünschten Schwangerschaften bei intrauteriner Kontrazeption mit einem bestimmten Pessar (Dalkon-shield), haben aber in der Mitte der 70er Jahre das Mißtrauen gegenüber der Methode und ihrer Anwendung nachhaltig bestärkt. Es bedurfte zweier Jahrzehnte und zahlreicher weltweiter Bemühungen, einschließlich der Entwicklung neuer und besser verträglicher Intrauterinpessare, um die damaligen Anschauungen größtenteils zu revidieren oder zu modifizieren. Trotzdem sind bis heute exponierte Stellungnahmen zur Schädlichkeit von Intrauterinpessaren, insbesondere durch die Verursachung von Entzündungen im Beckenraum, zu finden. (Eschenbach, 1992), werden aber auch vehement und begründet widerlegt (Grimes, 1992). Der Wandel der Anschauungen gegenüber den IUDs im Sinne einer positiven Einordnung innerhalb der letzten fünf bis zehn Jahre in der Literatur ist evident.

IUDs waren immer schon mit Risiken und Komplikationen belastet. Unklar war, ob diese Risiken durch das IUD per se oder durch andere Begleitumstände oder einer Kombination von beidem verursacht wurden. Neben einer meistens leichten Verstärkung oder Verlängerung der uterinen Blutungen einschließlich Zwischenblutungen ist das vermutlich gravierendste Problem der intrauterinen Kontrazeption die mögliche Assoziation mit Entzündungen im Beckenraum und allen ihren möglichen Folgen. So wurden in zahlreichen Publikationen und mit großen Zahlen von Untersuchungen erhöhte Raten von Eierstockentzündungen (= Pelvic Inflammatory Disease – PID –) beschrieben. Entzündungen der Eileiter können zu schmerzhaften Verwachsungen im Bauchraum und vor allem zu einer späteren unerwünschten Kinderlosigkeit führen. Das Risiko für solche Entzündungen ist deshalb besonders für junge Frauen, die noch nicht geboren haben, gravierend. Aus diesem Grund bestand bei Nullgravidität in den letzten 20 Jahren eine Kontraindikation zum IUD. Da sich neben Entzündungen der Eileiter auch Verklebungen der Tuben und in der Folge Eileiterschwangerschaften ergeben können, wurde auch die Frage nach der Verursachung solcher ektoper Schwangerschaften durch das IUD – kontrovers – diskutiert.

Weitere Risiken bestanden im Auftreten von Ausstoßungen, Perforationen der Gebärmutterwand und auch in der nicht vollständigen Verhütung von Schwangerschaften. Die ersten beiden Risiken ließen sich durch die Einführung kleiner dimensionierter kupferhaltiger Intrauterinpessare in ihrer Inzidenz auf unter ein Prozent reduzieren. Das Auftreten von Versagern führte gerade in den letzten Jahren immer wieder zu der Frage nach dem Wirkmechanismus der Intrauterinpessare. Auch hier haben zahlreiche weitere Untersuchungen zu einer Änderung der Anschauungen geführt. Nach heutiger Ansicht beruht die weitaus vorherrschende Wirkung der IUDs auf einer Beeinträchtigung funktioneller oder morphologischer Integritäten von Samenfäden und Oozyten vor der Fertilisation. Nur ein kleinerer Anteil des kontrazeptiven Effekts ist nach gegenwärtigen Vorstellungen auf eine Behinderung der Implantation durch Endometrium-Veränderungen zurückzuführen. IUDs sind heute vornehmlich als Kontrazeptiva und nicht als Abortiva anzusehen.

Nimmt man Publikationen der vergangenen acht bis zehn Jahre, lassen sich folgende Feststellungen treffen: IUDs sind keine Abortiva. Sie sind selbst bei Langzeitbenutzung höchst wirksam in der Verhütung von Schwangerschaften, sie vermitteln eine sichere Kontrazeption auch während der Stillzeit und sie sind per se nicht assoziiert mit einem erhöhten Risiko für Eierstockentzündungen, Eileiterschwangerschaften oder Unfruchtbarkeit. Treten Entzündungen im weiblichen Beckenraum auf, sind sie vornehmlich auf das Sexualverhalten (beider Partner) zurückzuführen. Das Risiko einer tubaren Sterilität bei IUD-Trägerinnen steigt auf das drei- bis vierfache an, wenn mehr als ein Partner involviert ist. Aus diesem Grund ist eine wesentliche Empfehlung, bei intrauteriner Kontrazeption darauf zu achten, daß nur Frauen diese Methode benutzen, die keinem erhöhten Risiko für aufsteigende Genitalinfektionen ausgesetzt sind.

Von dieser Ursache für aufsteigende Genitalentzündungen zu unterscheiden ist offenbar eine zweite Möglichkeit der Keimaszension, die durch hygienische Mängel bei der Einlage der Intrauterinpessars entsteht. Diese Entzündungen treten offensichtlich insertionsbezogen innerhalb der ersten 20 bis 30 Tage nach der Einlage auf und können bei sorgfältiger Beobachtung der Frauen in diesem Zeitraum gut und erfolgreich mit Antibiotika behandelt werden. Einige Autoren geben orale Antibiotika auch zum Zeitpunkt der Insertion, um Postinsertions-Adnexitiden vorzubeugen. Zu schnelle Wechsel der Intrauterinpessare (von Ablauf der akzeptierten Liegezeit in situ) sollten ebenfalls vermieden werden. Nahezu alle Untersuchungen weisen darauf hin, daß kupferhaltige IUDs wenigstens über einen Zeitraum von fünf Jahren eine ausreichende Kontrazeption bieten, häufig ist sogar von einer sicheren zehnjährigen Liegezeit die Rede.

Auch neuere hormonhaltige Pessare (Levonorgestrel-IUD) lassen eine sichere Verhütung bei einer Liegezeit bis zu 7 Jahren erwarten. Es lassen sich folgende Zahlen für moderne Intrauterinpessare nennen: PID-Raten liegen unter 1,0 pro 1000 Frauenjahre, ektope Schwangerschaften unter 0,5 pro 1000 Frauenjahre und sind damit auf ein Drittel gegenüber Frauen ohne intrauterine Kontrazeption verringert (wenn Pessare mit hohem Kupferanteil, z.B. MLCu375 benutzt werden), intrauterine Schwangerschaften unter eines pro 100 Frauenjahre. Auch die Rate von Adnexitiden bei nulligraviden Frauen ist mit 1,75 gegenüber 1,85 pro 100 Frauenjahre bei Frauen, die geboren haben, nicht erhöht. IUDs sind auch hervorragende Kontrazeptiva für Frauen, die aus medizinischen Gründen keine orale Kontrazeption betreiben sollen oder dürfen, aber trotzdem sicher verhüten wollen (z.B. Typ I Diabetikerinnen, Tumorpatientinnen).

Intrauterinpessare können deshalb heute bei sachgerechter Anwendung, bei entsprechender ärztlicher Sorgfalt und bei adäquatem Sexualverhalten der Frauen und ihrer Partner als sichere kontrazeptive Mittel angesehen werden. Die Beachtung gewisser Bedingungen und/oder Voraussetzungen und Empfehlungen zu ihrer Anwendung ist dabei obligat (z.B. Koch, Tauber, Wagner: Empfehlungen des Arbeitskreises „Intrauterinpessare 1993", Nourypharma GmbH, Oberschleißheim). Unter diesen Aspekten werden Intrauterinpessare auch in Zukunft einen wesentlichen Anteil an einer sicheren und erfolgreichen Kontrazeption haben können.

Orale Kontrazeption – Nutzen und Risiken

W. Braendle

Die Weltbevölkerung wächst exponentiell. Eine Kontrolle der Bevölkerungsentwicklung ist sicher eine der größten Herausforderungen, mit der wir in der nächsten Zukunft konfrontiert sind. Methoden einer sicheren effektiven Kontrazeption werden dringend für alle Gesellschaften benötigt.

Seit orale Kontrazeptiva eingeführt wurden, sind viele Entwicklungen auf dem Sektor neuer und hoch aktiver Progestagene erfolgt, die zu hoch wirksamen Präparaten geführt haben. Dadurch konnten gewünschte spezifische Partialwirkungen erzielt werden, wie bei den Antiandrogenen und ein unerwünschter Einfluß auf Stoffwechselparameter reduziert werden [6]. Die kontrazeptive Wirkung hat durch diese wie auch die Ethinylöstradioldosis-Reduktion nicht nachgelassen [14].

Um so erstaunlicher mußte bei Studien während der letzten Jahre festgestellt werden, daß die Zahl unbeabsichtigt eintretender Graviditäten trotz dieser effektiven kontrazeptiven Maßnahmen, und orale Kontrazeptiva sind ja nur eine von ihnen, nach wie vor hoch ist [12].

Hier muß sicher in Rechnung gestellt werden, daß ein Großteil der unbeabsichtigt eintretenden Graviditäten nicht unerwünscht ist, wie der Anteil der ausgetragenen Graviditäten zeigt. Aber ebenso hoch ist der Anteil induzierter Aborte bei eingetretenen unbeabsichtigten Graviditäten, und es ist festzuhalten, daß nahezu die Hälfte der unbeabsichtigt eingetretenen Graviditäten unter Kontrazeption eintritt [4, 5].

Jüngste Studien in den USA, den Niederlanden und eine europäische Multizenterstudie haben gezeigt, daß die kontrazeptive Sicherheit, die wir aus Studien mit oralen Kontrazeptiva kennen, real weit niedriger liegt [4, 11, 17, 18, 21]. 10% der Frauen, die an der multinationalen Studie in Europa teilgenommen hatten, berichteten über mindestens 1 unerwünschte Schwangerschaft, davon 18% unter der Einnahme der Pille, und während der Pearl-Index in großen Studien mit weit unter 0,5 angegeben wird, finden sich außerhalb von Studien Schwangerschaftsraten unter oralen Ovulationshemmern, die einem Pearl-Index von 1 in Holland und bis 8 in den USA entsprechen.

Als entscheidender ursächlicher Faktor muß eine mangelnde Compliance gesehen werden, bei der folgende Faktoren im Vordergrund stehen:

Vergessen der Einnahme mindestens 1 Pille (20%), unregelmäßige Einnahme (34%) und die mangelnde Information über Einnahmemodalitäten und Wechselwirkungen (84%). Erstaunlich dabei ist, daß das Wissen über Kontrazeptiva, das unsere Patienten haben, nach unterschiedlichen Befragungen in weniger als der Hälfte der Fälle durch Arztinformation kommt. Häufig genannt hingegen werden Freunde, Verwandte, Bücher und Zeitschriften und zu einem geringeren Anteil Packungsbeilagen und Patientenbroschüren. Ganz erstaunlich ist, daß ein Absetzen der Pille, sei es wegen Nebenwirkungen – und hier stehen im Vordergrund subjektive Nebenwirkungen, wie Übelkeit, Stimmungsschwankungen, Kopfschmerzen, aber auch Blutungen, wie Schmierblutungen oder Durchbruchsblutungen – in $^2/_3$ der Fälle zum Absetzen der Pille führt, ohne Rücksprache mit dem behandelnden Arzt [4]. Zu diesem Absetzen führen aber auch Mitteilungen über Nebenwirkungen oder Gefahren, die in der Presse auftauchen. So hat z.B. eine Umfrage des American College of Obstetrics and Gynecology zutage gefördert, daß die meisten Frauen dachten, die Einnahme oraler Kontrazeptiva sei wesentlich gefährlicher als eine ausgetragene Schwangerschaft. Dem steht eindeutig die Statistik in den USA entgegen, die für den gleichen Zeitraum gezeigt hat, daß mütterliche Todesfälle in Zusammenhang mit einer ausgetragenen Schwangerschaft 10mal häufiger waren als Todesfälle unter oraler Kontrazeption [7].

Es ist also nicht nur entscheidend, was Ärzte über Wirkung und Nebenwirkung oraler Kontrazeption wissen, sondern mindestens ebenso entscheidend ist, was wissen Patienten und wie können manche fest eingegrabenen falschen Informationen revidiert werden? [16]

Als eine der gravierendsten negativen Nebenwirkungen wurde sehr früh das Auftreten thromboembolischer Komplikationen erfaßt, eine Nebenwirkung, die man dem Ethinylöstradiol zuordnen mußte. Die nach heutigen Erkenntnissen anfänglich benutzte exzessive Dosis von Ethinylöstradiol und Mestranol wurde reduziert, so daß heute nur noch Präparate mit 30, 35 und 50 µg Ethinylöstradiol und ein besonders niedrig dosiertes Präparat mit 20 µg zur Anwendung kommen.

Dieser Dosisreduktion parallel gingen Thromboemboliefälle zurück [20]. Festgehalten werden muß aber, daß thromboembolische Ereignisse unter oraler Kontrazeption nicht vollständig verschwunden sind, und wir haben gerade durch Studien der letzten Jahre darüber Aufschlüsse erhalten.

Grundsätzlich findet sich durch Ethinylöstradiol ein Einfluß auf das Gerinnungssystem im Sinne einer Stimulation prokoagulanter Faktoren. Das Hämostasesystem ist aber komplex, in dem ein Gleichgewicht von Gerinnung und Fibrinolyse sich im physiologischen Falle immer einstellt, und so findet sich in der Regel unter oraler Kontrazeption zwar eine Stimulation prokoagulanter Faktoren, gleichzeitig aber eine Stimulation antikoagulanter Faktoren und im fibrinolytischen System sowohl ein Einfluß auf Antifibrinolyse (tPA und PAI) und eine Stimulation des profibrinolytischen Faktors Plasminogen [20, 23].

Nur im Falle latenter Störungen, die bei stimulierten Koagulationsfaktoren nicht zu einer Kompensation durch entsprechende Anhebung antikoagulanter und profibrinolytischer Faktoren führen, kann es zu einer Störung des Gesamtsystems kommen, die dann thromboembolische Ereignisse zur Folge haben können. Leider gibt es zur Erfassung dieser latenten Störungen kein einfaches Screeningsystem. Hier sind wir angewiesen auf eine exakte Erhebung sowohl der Eigen- als auch der Familienanamnese.

Ein anderer Faktor hinsichtlich Wirkung und auch Nebenwirkung muß in der interindividuell recht großen Streuung der Ethinylöstradiolmetabolisierung gesehen werden, die zum einen bei einigen Patienten eine zu geringe Wirkung erzielen lassen kann und bei anderen durch eine geringere Metabolisierung eine deutlich höhere Wirkung, durch die man sich dann auch in Kombination mit vorbestehenden latenten Störungen des Gerinnungssystems einen Einfluß erklären kann, der ein thromboembolisches Ereignis zur Folge haben könnte. Ganz deutlich muß aber betont werden, daß Wirkungen auf der arteriellen Seite und atheroskleritische Veränderungen nicht dem Ethinylöstradiol zugeschrieben werden können, im Gegenteil auch Ethinylöstradiol hat wie Östradiol eine positive direkte Wirkung auf die Gefäßwand und kann durch mehrere Mechanismen eine artherosklerotische Plaquebildung verhindern. Das entspricht auch den epidemiologischen Daten, die z. B. haben aufzeigen lassen, daß von den 18 Frauen in der Oxford-Studie, die unter der Einnahme oraler Kontrazeptiva einen Herzinfarkt erlitten, 17 Raucherinnen waren.

Den selten vorkommenden negativen Nebenwirkungen im Gerinnungssystem stehen positiv Partialwirkungen gegenüber, z. B. im Reproduktionssystem:

Ovarialzysten sind seltener, und ihr Auftreten in Spontanzyklen ist Indikation zur Behandlung mit oralen Kontrazeptiva.

Blutungsstörungen sind seltener, und Dysmenorrhoen häufig gerade bei jungen Frauen sind eine Indikation zur Gabe oraler Kontrazeptiva [9].

Entscheidend ist auch die Beeinflussung der Malignominzidenz, und hier sind in großen Langzeitstudien insgesamt nicht mehr, sondern weniger Karzinome gefunden worden [9, 22].

Endometriumkarzinome werden nach großen Fallkontrollstudien signifikant abgesenkt. Dies ist ein Effekt, der nicht nur unter der Gabe oraler Kontrazeptiva auftritt und erklärt werden kann durch die permanente ausreichende Gestagenwirkung, sondern es handelt sich um einen Langzeiteffekt, der auch nach Ende der Kontrazeptivaeinnahme über Jahre noch weiter besteht. Aus 7 großen Fallkontrollstudien läßt sich ein mittleres Risiko für das Endometriumkarzinom von 0,5 errechnen bei einer Schwankungsbreite zwischen 0,3 bis 1,3 [9, 22].

Das gleiche gilt für das Ovarialkarzinom. Auch hier findet sich nach längerer Einnahme eine deutliche Absenkung des relativen Risikos, das nach mehr als 5 Jahren Einnahme unter 0,5 liegt, ein Effekt, der ebenfalls über Jahre nach Beendigung der Einnahme andauert.

Widersprüchlich sind die Daten hinsichtlich der Inzidenz des Cervixcarcinoms. Hier zeigen einige Fallkontrollstudien, die andere Variablen in ausreichendem Maße berücksichtigt haben, gegenüber der Kontrazeption mit Spirale eine gering erhöhte Inzidenz, wobei in mehreren Studien intraepitheliale Neoplasien mit erfaßt wurden. Dies hat zur Konsequenz, daß gerade unter oraler Kontrazeption eine regelmäßige sorgfältige zytologische Überwachung erforderlich ist, damit lassen sich Präkanzerosen sicher erfassen und eine erhöhte Inzidenz des Cervixkarzinoms vermeiden.

Bezüglich des Risikos eines Mammakarzinoms unter oralen Kontrazeptiva zeigen sowohl die prospektiven Kohortenstudien als auch die zehn größten Fallkontrollstudien, daß insgesamt keine Risikoerhöhung besteht.

Eine allerdings noch offene Frage muß die fragliche Risikoerhöhung in der Gruppe der Frauen sein, die vor dem 25. Lebensjahr und vor der ersten Schwangerschaft über lange Zeit orale Kontrazeptiva eingenommen haben.

In diesem Kollektiv zeigt sich eine gering erhöhte Inzidenz des Mammakarzinoms im Beginn des 4. Lebensjahrzehntes, allerdings eine geringere Inzidenz im 5. Lebensjahrzehnt, so daß hier ein Einfluß auf die Entwicklung eines Mammakarzinoms einerseits in positiver, andererseits in negativer Hinsicht nicht sicher ausgeschlossen werden kann [9].

Faßt man die großen Studien zusammen, so hat Harlap einmal errechnet, daß die kumulative Häufigkeit von Karzinomerkrankungen unter oraler Kontrazeption um ca. 500 Fälle pro 100000 Personen erniedrigt ist, somit also auf keinen Fall von einer Zunahme von Karzinomen durch orale Kontrazeptiva gesprochen werden kann [9].

Betrachten wir auf dieser Basis die Ergebnisse einiger Studien, die untersucht haben, was unsere Patienten über orale Kontrazeptiva wissen, so müssen wir feststellen, daß dies in vielen Fällen nicht den sicheren Daten entspricht, die wir haben:

So wissen 25% nichts über günstige Auswirkungen und in den Fällen, wo günstige Auswirkungen genannt wurden, betreffen diese Zyklusregulierung, Menstruationsbeschwerden und Einflüsse auf die Haut. Daß darüber hinaus zumindest ebenso entscheidend günstige Einflüsse hinsichtlich der Verhinderung von Entzündungen, Ovarialzysten und gutartigen Mammatumoren bestehen und Karzinome unter der Pille seltener sind, ist weit weniger bekannt. Hier gilt es, Aufklärungsarbeit zu leisten und unsere Beratungsfunktion zu verstärken [16].

Zusammenfassend kann festgehalten werden, daß orale Kontrazeptiva eine sichere und hinsichtlich unerwünschter Nebenwirkungen vertretbare Methode der Kontrazeption sind. Ihre Sicherheit kann nur noch erhöht werden bzw. den Studienergebnissen angepaßt werden durch adäquate Aufklärung und Beratung unserer Patienten.

Literatur

1. Benagiano G, Primiero FM (1990) Multicenter clinical trial of an oral contraceptive with desogestrel plus 20 µg ethinylestradiol in Italy. In: Newton JR (ed) Mercilon a new era in low-dose oral contraception. Parthenon Publishing Group, 55–64
2. Burkman RT (1994) Noncontraceptive effects of hormonal contraceptives: Bone mass, sexually transmitted disease, menstrual function, and future fertility. Am J Ob Gyn 170:1569–1575
3. Düsterberg B, Brill K (1990) Clinical experience with a low-dose oral contraceptive containing gestodene. In: Advances in Contraception. Kluwer Academic Publisher 6:37–50
4. Forrest JD (1994) Preventing unintended pregnancy: The role of hormonal contraceptives. Am J Ob Gyn 170:1485–1489
5. Freundl G et al. (1991) Hat sich das Familienplanungsverhalten in der BRD seit 1985 geändert? Geburtsh u Frauenheilk 51:127–134
6. Gillmer MD (1989) Metabolic effects of combined oral contraceptives. In: Filshie M and Guillebaud J (eds) Contraception, Science and practice. Butterworths, 11–38

7. Grimes DA (1994) The morbidity and mortality of pregnancy: Still risky business. Am J Ob Gyn 170:1489–1494

8. Hannaford PC (1991) History and current perspective of hormonal contraceptives and cardiovascular disease: role of different progestogens and their dosage. In: Advances in Contraception. Kluwer Academic Publishers, Dordrecht Bosto, London 22–30

9. Harlap S (1992) Benefits and risk of birth control in US women. Int J Fertil 37:148–156

10. Hillard PJ (1992) Oral contraception noncompliance: The extent of the problem. In: Advances in Contraception. Vol 8 Suppl. Kluwer Academic Publishers, 13–20

11. Jones EF and Darroch Forrest J (1992) Contraceptive failure rates based on the 1988 NSFG. In: Family Planning Perspectives 24:12–19

12. Kost et al. (1991) Comparing the health risks and benefits of contraceptive choices. Family Planning Perspectives 23:54–61

13. Kuhl H et al. (1991) New aspects on the mechanism of action of contraceptive steroids – recent pharmacokinetic studies of low dose formulations. In: Advances in Contraception 7:149–163

14. Mall-Haefeli M (1988) Biochemical and clinical results of a new low-dose oral contraceptive. In: Breckwoldt M and Düsterberg B (eds) Gestodene, a new direction in oral contraception. Parthenon Publishing Group, 69–86

15. Mann RD (1990) Oral contraceptives and breast cancer. Parthenon Publishing

16. Oakley D (1994) Rethinking patient counseling techniques for changing contraceptive use behavior. Am J Ob Gyn 170:1585–1590

17. Oddens BJ et al. (1994) Contraceptive use and attitudes in Great Britain. In Contraception, Butterworth-Heinemann, 73–86

18. Oddens BJ et al. (1993) Contraception in Germany: a review. In Contraception. Kluwer Academic Publishers, 105–115

19. Potts M (1991) Use and abuse of epidemiologic studies by the media. In: Advances in Contraception 7:91–99

20. Samsioe G (1994) Coagulation and anticoagulation effects of contraceptive steroids. Am J Ob Gyn 170:1523–1527

21. Vemer H, Bergink W (1994) The role of industry in contraceptive research and development. Human Reproduction 9:376–379

22. Vessey MP (1989) Oral contraception and cancer. In: Filshie M and Guillebaud J (eds): Contraception: Science and Practice. Butterworth. 52–68

23. Winkler UH et al. (1991) Changes of the dynamic equilibrium of hemostasis associated with the use of low-dose oral contraceptives: a controlled study of dyproterone acetate containing oral contraceptives combined with either 35 or 50 µg ethinyl estradiol. In: Advances in Contraception 7:273–284

Depotgestagene

H.P. Zahradnik

Einleitung

1–2 g Depot-Medroxyprogesteronacetat (DMPA) pro Injektion wurden Anfang der 60er Jahre zu Verhinderung einer Fehlgeburt bis zu 3mal wöchentlich i.m. appliziert. Aufgrund der Ätiologie einer Fehlgeburt war dieses Vorgehen meistens erfolglos. Man stellte jedoch nach dem Abortgeschehen in den zuvor mit DMPA behandelten Fällen eine deutlich längere Amenorrhoe post abortum fest. Dieser Umstand gab den Anstoß zur Erprobung der kontrazeptiven Wirkung hochdosierter Depot-Gestagene.

Die ersten klinischen Studien mit DMPA begannen 1963 [1]. Nachfolgend wurde in vielen Arbeiten die hohe schwangerschaftsverhütende Effektivität von Depot-Gestagenen unterstrichen. Zum DMPA gesellte sich das Depot-Norethisteronenantat (NET-EN) in der zweiten Hälfte der 60er Jahre. Aufgrund seiner speziellen Pharmakokinetik muß NET-EN alle zwei Monate injiziert werden.

In Deutschland stehen derzeit zwei injizierbare Gestagene zur Verfügung, das DMPA der Fa. Upjohn mit dem Handelsnamen Depot-Clinovir® und das NET-EN der Fa. Schering mit dem Handelsnamen Noristerat®. Diese beiden Präparate sind bei uns zur Schwangerschaftsverhütung zugelassen. Für beide gilt jedoch der einschränkende Hinweis, daß sie nur eingesetzt werden sollten, wenn ein biphasischer Zyklus besteht, und wenn die Frauen für andere Methoden nicht geeignet zu sein scheinen. Welche Hintergründe dafür verantwortlich sind, daß diese Einschränkungen bestehen, und welche Bedeutung Depot-Gestagene für die Zukunft haben könnten, soll im folgenden erörtert werden.

Verbreitung

Die Entwicklung injizierbarer Kontrazeptiva, speziell die der Depot-Gestagene allein oder in Kombination mit einem Östrogen wurde von internationalen Organisationen, die sich mit Familienplanung in den Entwicklungsländern auseinanderzusetzen haben, für die sich also die Schwangerschaftsverhütung als lebensnotwendige Maßnahme darstellt, wie z. B. der WHO, erheblich gefördert [2]. Dementsprechend ist NET-EN in vielen Entwicklungsländern uneingeschränkt zugelassen; bei uns, in Frankreich und in England jedoch mit erheblichen Beschränkungen. Noch weiter verbreitet ist das DMPA. Zusammengenommen werden injizierbare Gestagene zur Kontrazeption in mehr als 80 Ländern eingesetzt. Eine Ausnahme bilden die USA. Hier wurden die Untersuchungen mit DMPA bei Beagle-Hunden und den dabei auftretenden Brusttumoren so stark gewichtet, daß injizierbare Gestagene zur Schwangerschaftsverhütung dort nicht angewandt werden konnten. Die Veröffentlichung der Endergebnisse einer langdauernden, sehr sorgfältigen epidemiologischen Studie im Lancet von 1991 [3] konnte zwar die food-and-drug-administration (FDA), die amerikanische Arzneimittelzulassungsbehörde, von der Unbedenklichkeit der Anwendung von DMPA überzeugen, ein öffentlicher Untersuchungsausschuß konnte sich diesem Urteil jedoch nicht anschließen!

Aufgrund des derzeitigen Erkenntnisstandes kann gesagt werden, daß es keinen Hinweis dafür gibt, daß injizierbare Gestagene wie z.B. DMPA für das Auftreten von Brustkrebs verantwortlich gemacht werden könnten. Dies stellte die WHO in einem Memorandum anläßlich eines Meetings in Genf 1986 eindrücklich fest [4]. In manchen Ländern, vor allem in Ländern, die unter dem Begriff „Entwicklungsländer" zusammenzufassen sind, ist der Anteil injizierbarer Gestagene an den kontrazeptiven Maßnahmen relativ hoch. Beispielsweise beträgt dieser Prozentsatz in Kenia 8 %, in Thailand bis zu 12 % und in Jamaica fast 20 %. In Mitteleuropa macht die Dreimonatsspritze nur 1 % der schwangerschaftsverhütenden Maßnahmen aus. Aber 88 % der Frauen wenden schwangerschaftsverhütende Maßnahmen an.

Pharmakologie

Es ist zu fragen, warum die Akzeptanz der Dreimonatsspritze bei uns so gering ist. Eine Erklärungsmöglichkeit könnte in der unterschiedlichen Pharmakologie zu sehen sein.

Es ist bekannt, daß eine Schwangerschaftsverhinderung dann erreicht wird, wenn Serumspiegel an Progesteron bzw. Gestagenen von über 1 ng/ml erreicht werden. Dieser Wert wird durch orale Kontrazeptive im Durchschnitt häufig überschritten. Gestagenimplantate liegen knapp oberhalb dieses Wertes. Bei Depot-Gestagenen wird relativ rasch ein sehr hoher Gestagen-Serumspiegel erreicht, der dann über einen bestimmten Zeitraum hinweg kontinuierlich abfällt. Exakter ausgedrückt beträgt die maximale Konzentration an NET-EN beim Menschen nach einer Injektion von 1 mg/kg i.m. 2–5 ng/ml, übersteigt also den zuvor genannten Wert von 1 ng/ml deutlich. Hinzu kommt, daß der tatsächlich im klinischen Gebrauch verwendete Dosisbereich etwa 3mal höher liegt. Die Bioverfügbarkeit ist bei dieser Applikationsart 100%, die Eliminationhalbwertzeit beträgt 15–20 Tage.

Diese pharmakokinetischen Daten sind der Hintergrund für fast optimale pharmakodynamische Ergebnisse. Im Endeffekt ist damit die Schwangerschaftsverhütung gemeint. Im Vergleich der einzelnen kontrazeptiven Methoden sind injizierbare Gestagene gleich sicher wie eine Sterilisation. Sie sind deutlich sicherer als Intrauterinspiralen und mindestens genauso verläßlich in ihrer kontrazeptiven Wirkung wie orale hormonale Kontrazeptiva. Was die Versagerquote in den Entwicklungsländern anbetrifft, – hier sind sicherlich andere Maßstäbe anzulegen –, so ist die Schwangerschaftsverhütung durch Depot-Gestagene allen anderen reversiblen schwangerschaftsverhütenden Methoden haushoch überlegen.

Akzeptanz

Wenn man die zuletzt aufgeführten Daten zusammenfaßt, so müßte eigentlich die Schwangerschaftsverhütung durch Depot-Gestagene als ideale Methode angesehen werden. Die Verbreitung in unseren Bereichen ist jedoch – wie oben angedeutet – nur minimal.

Die Fortsetzungsrate in einer WHO-Studie aus dem Jahre 1977 [5] betrug nach 12 Mon. zwischen 70% und 75%. Dieser Wert ist für kontrazeptive Maßnahmen sehr gut. Etwa 10% klagten über Blutungsstörungen, fast 10% gaben nichtmedizinische Gründe für die Beendigung dieser Methode an. In späteren Studien von 1982 und 1983 [6] betrug die Fortsetzungsrate nach 1 Jahr nur noch 50%, der Grund hierfür waren in annähernd 15% Blutungen, zwischen 20% und 25% nichtmedizinische Gründe. Nach 2 Jahren setzten nur noch $\frac{1}{3}$ der ursprünglichen Frauen diese Methode der Schwangerschaftsverhütung ein, in fast 20% gaben die Frauen Blutungsstörungen als Grund für die Beendigung der Behandlung an, häufig wurde aber auch die sekundäre Amenorrhoe angegeben, in etwa 40% lagen nichtmedizinische Gründe vor.

Für viele Frauen stellt sich also nach einiger Zeit die therapiebedingte sekundäre Amenorrhoe als Problem dar. Insgesamt kommt es innerhalb der ersten 6 Monate nach DMPA in über $\frac{1}{3}$ der Fälle zur Amenorrhoe; dieser Wert steigt nach 1 bzw.

$1\frac{1}{2}$ Jahren auf über 60% an. Dies ist seltener bei der Gabe von NET-EN. Blutungsstörungen werden allerdings meistens als Grund für die relativ geringe Akzeptanz injizierbarer Gestagene angegeben. Es ist zu bedenken, daß innerhalb der ersten 6 Monate in 10% der Fälle Blutungsstörungen auftreten, die 21 Tage oder länger dauern. Sehr viel häufiger sind kürzer dauernde Blutungsstörungen und Spottings. Dieses Problem disqualifiziert leider diese Methode in großem Umfang z.B. in mohammedanischen Ländern. Aber auch bei uns, bei ausreichender Verfügbarkeit blutungsstabilerer schwangerschaftsverhütender Methoden, ist die Rate und Ausprägung der Blutungsstörungen der Akzeptanz äußerst abträglich. Die adäquate Behandlung dieser Beschwerden ist die Applikation von Östrogenen oder Östrogen/Gestagen-Kombinationen. Das war der Grund, warum in letzter Zeit Östrogen/Gestagen-Kombinationen in injizierbarer Form auf ihre kontrazeptive Tauglichkeit und ihre Verträglichkeit hin untersucht wurden. Diese Kombinationen sind als injizierbare Einmonatsspritzen gedacht, die die Vorteile der oralen hormonalen Kontrazeptiva mit denen der Dreimonatsspritze verbinden sollen.

Östrogen-/Gestagen-Kombinationspräparate

Dihydroxyprogesteronacetophenid wird kombiniert mit Östradiol-Enantat (E_2-EN), MPA mit Östradiolcypionat (E_2-Cyp), NET-EN mit Östradiolvalerat (E_2-Val) und 17α-Hydroxyprogesteronkaproat mit E_2-Val. Die Dosierungen der Gestagene – zumindest was das MPA und das NET-EN anbetrifft – sind deutlich reduziert worden.

In vergleichenden Untersuchungen werden die sehr niedrig dosierte alleinige Applikation von NET-EN mit den Östrogen/Gestagen-Kombinationspräparaten verglichen [7]. Die Ovulationsunterdrückung ist bei beiden Methoden gleich. Der Zusatz von Östrogenen führte zu einer deutlich verbesserten Blutungsstabilität. In den follow up Zyklen zeigte sich, daß bis zu 3 Monate nach Beendigung der Therapie eine Ovulation selten war. Ein praktisch identisches Bild ist zu sehen bei der Kombination von DMPA, in einer Dosierung von 25 mg plus E_2-Cyp im Vergleich zu 25 mg DMPA allein. Die Blutungsparameter werden bei der Kombinationstherapie als gut eingestuft, bei alleiniger DMPA-Gabe als nicht zufriedenstellend.

Sind also die kombinierten Einmonatsspritzen als ideales Kontrazeptivum anzusehen?

Die Rate an Studienabbrecherinnen nach 1 Jahr betrug in der DMPA/Östrogen-Studie der WHO 35,5%, bei der EFCS-Studie 38,9% und in China 26,4%. Die Fortsetzungsrate betrug somit deutlich mehr als 60% [8]. Bei der Studie mit NET-EN plus E_2-Val wurden ähnliche Ergebnisse erhoben, sie schwankten zwischen 26,5% und 44,1% Studienabbrecherinnen nach 1 Jahr. Die Ergebnisse sind also deutlich besser als bei der bekannten Dreimonatsspritze. Aber auch hier ist diese Rate als insgesamt nicht zufriedenstellend einzustufen. Zwischen 8% und annähernd 28% der Frauen gaben Blutungsprobleme an. Dieses Problem dürfte der Hauptgrund dafür sein, daß im Durchschnitt nur 60–70% aller Frauen nach über 1 Jahr diese Methode der Schwangerschaftsverhütung weiterführen wollen.

Was die Sicherheit der Kontrazeption anbetrifft, so ist diese Methode als ausgezeichnet einzustufen [9]. Bei NET-EN/E_2-Val wie auch bei DMPA plus Östradiol ist der Pearl-Index ausgezeichnet und ohne weiteres vergleichbar mit den Ergebnissen, die mit oralen hormonalen Kontrazeptiva gewonnen werden. Der Wiedereintritt der Fortpflanzungsfähigkeit einer Frau nach Beendigung der Methode ist nach monatlicher Injektion von DMPA und NET-EN im Kombination mit den jeweiligen Östrogenen durchaus als zufriedenstellend einzustufen. Unabhängig von der Region, in der die Studie durchgeführt wurde, war 2 Monate nach Beendigung der Therapie bei allen Frauen wieder eine Ovulation nachweisbar, ganz im Gegenteil zu früheren Ergebnissen. Ähnlich wie nach Absetzen von Ovulationshemmern kommt es nach Beendigung der kombinierten Injektion von Gestagenen plus Östradiol nach 12 Monaten in über 80 % der Fälle zum Eintritt einer Schwangerschaft. Hier ist doch eine deutliche Differenz zur alleinigen Injektion von Gestagenen zu sehen.

Bewertung

Die Vorteile der Kombinationsinjektion sind sicherlich eine bessere Zykluskontrolle. Eine ausreichende Östrogenzufuhr, und eine deutliche Reduktion der Gestagendosis ist gegeben. Der raschere Wiedereintritt einer normalen Ovarialfunktion ist von Vorteil. Wenn Nebenwirkungen auftreten, so ist die Nebenwirkungsdauer kürzer. Für die Entwicklungsländer ist sicherlich sehr wichtig, daß ein häufigerer Kontakt mit medizinischem Personal besteht. Die Effektivität der monatlich injizierbaren Gestagen/Östrogen-Kombination ist mindestens gleich gut, wie bei den Depot-Gestagenen allein. Die kombinierten Präparate haben sicherlich eine größere Akzeptanz.

Keine Methode kann aber nur Vorteile aufweisen. Es kann sich auch als Nachteil herausstellen, wenn jeden Monat Blutungen unterschiedlicher Stärke auftreten, und wenn die Methode nicht bei stillenden Frauen angewandt werden kann. Was wiederum für Entwicklungsländer wichtig ist, die Injektionen sind kürzer wirksam, häufigere Injektionen sind notwendig. Dies ist nicht immer in allen Gegenden dieser Welt möglich. Die Infrastruktur muß stimmen, es muß jemand da sein, der die Injektionen vornehmen kann. Es müssen ferner Östrogennebenwirkungen beachtet werden. Volkswirtschaftlich ist die Kombination aus Gestagen und Östrogen, die monatliche Injektionen notwendig macht, belastender, wie auch die Umwelt durch mehr Entsorgungsmaterial stärker in Mitleidenschaft gezogen wird.

Sowohl die Dreimonatsspritze, als auch die Einmonatsspritze bietet ferner keinen Schutz vor sexuell übertragbaren Krankheiten, inklusive Aids.

Zusammenfassung

Schwangerschaftsverhütung durch Hormone ist eine sichere und weitverbreitete Methode weltweit. Eine davon ist die Injektion von Gestagen alle 3 Monate. Die Akzeptanz dieser Methode ist bei annähernd optimaler Effizienz ungenügend. Der Grund sind vor allem nicht ausreichende Blutungsstabilität.

Die Kombination von Östrogenen mit Gestagenen in einer Einmonatsspritze ist ein Weg, der die Vorteile oraler hormonaler Kontrazeptiva mit den Vorteilen injizierbarer Kontrazeptiva verbinden könnte. Groß angelegte, klinische Studien haben die gleiche Effektivität bei geringerer Nebenwirkungsrate gezeigt, die Akzeptanz ist im Vergleich zu den alleinigen Gestagenen besser. Weitere Untersuchungen müssen jedoch noch folgen, um eine· endgültige Aussage machen zu können.

Literatur

1. Siegel I (1963) Conception control by long-acting progestogens: Preliminary report. Obstet Gynecol 21:666–668
2. WHO (1988) Task Force on Long-acting Systemic Agents for Fertility Regulation, Special Programm of Research, Development and Research Training in Human Reproduction. A multicentred phase III comparative study of two hormonal contraceptive preparations given once-a-month by intramuscular injection: Contraceptive efficacy and side effects. Contraception 37:1–20
3. WHO (1991) collaborative study of neoplasia and steroid contraceptives. Breast cancer and depot-medroxyprogesterone acetate: a multinational study. Lancet 338:833–838
4. WHO (1986) Depot-Medroxprogesterone acetate (DMPA) and cancer: Memorandum from a WHO Meeting. Bulletin of the World Health Organisation, 64:375–382
5. WHO (1982) Facts about injectable contraceptives. Bulletin of the World Health Organisation, 60:199–210
6. Liskin LS, Quillin WF (1983) Population Reports. Long-Acting Progestins-Promise and Prospects. XI, [2] K 17-K 55
7. Sang G (1994) Pharmacodynamic effects of once-a-month combined injectable contraceptives. Contraception, 49:361–385
8. Fraser IS (1994) Vaginal bleeding patterns in women using once-a-month injectable contraceptives. Contraception, 49:399–420
9. Koetsawang S (1994) Once-a-month injectable contraceptives: Efficacy and reasons for discontinuation. Contraception, 49:387–398

Zukunftsperspektiven der Empfängnisverhütung

T. Rabe, K. Grunwald und B. Runnebaum

Der rasante weltweite Bevölkerungszuwachs kann allein durch den Zugang und die richtige Anwendung wirkungsvoller kontrazeptiver Methoden entscheidend verlangsamt werden. Von den ca. 1,2 Milliarden Paaren (bis Ende des Jahrtausends) in fortpflanzungsfähigem Alter haben jedoch nur ca. 40 % Zugang zu wirkungsvollen kontrazeptiven Methoden, obgleich für eine weltweite Familienplanung nur 3 US Dollar pro Paar und Jahr benötigt werden. Schwangerschaftsabbrüche werden weltweit immer noch bei 40 bis 60 Mill. Frauen pro Jahr durchgeführt. Die höchste Anzahl von Schwangerschaftsabbrüchen erfolgt zur Zeit in China (ca. 40 Mill.). Mehr als 200000 Frauen pro Jahr sterben weltweit infolge eines Schwangerschaftsabbruches; weitere 500000 an den Folgen einer Geburt.

Neuentwicklungen von Kontrazeptiva müssen reversibel, preiswert und leicht verteilbar sein, dürfen keine komplizierten medizinischen Untersuchungen erfordern, das Sexualleben nicht stören und vor dem jeweiligen religiösen und kulturellen Hintergrund akzeptabel sein.

Schwangerschaftsverhütung bei der Frau

1. Verhinderung des Eisprungs (Ovulationshemmung)

Verlängerte Stillperiode. Für die Entwicklungsländer ist die Hemmung der Ovulation durch eine verlängerte Stillperiode wichtig, eine Methode, die weltweit von 100 Millionen Frauen angewandt wird. Bei dieser Methode führt das regelmäßige Stillen ohne Zufüttern innerhalb der ersten 6 (max. 12) Monate in 98% der Fälle zu einer sicheren Kontrazeption, wenn keine Menstruationsblutung auftritt.

Die „Pille": Orale hormonale Kontrazeption. In den Industrienationen ist die Ovulationshemmung durch orale hormonale Kontrazeption (Kombination von synthetischen Östrogenen und Gestagenen) die zur Zeit am meisten verbreitete Methode der Familienplanung. Bis heute haben ca. 150 Millionen Paare Erfahrung mit der Pille, die zur Zeit von ca. 60–80 Millionen Frauen eingenommen wird.

Die synthetischen Progestagene in der Pille leiten sich von zwei Grundsubstanzen ab: die Abkömmlinge des 17α-Hydroxyprogesterons, vor allem das Cyproteronacetat, besitzen eine ausgezeichnete antiandrogene Wirkung und eignen sich zur Behandlung von Vermännlichungserscheinungen; die Derivate des Norethisteron zeigen dosisabhängig eine androgene Restwirkung, die bei der dritten Generation der Gestagene (d.h. Norgestimat, Gestoden, Desogestrel und Dienogest) kaum noch nachweisbar ist.

Nach der Einführung der Pille vor ca. 35 Jahren befaßte man sich weltweit mit möglichen Nebenwirkungen. Bereits 1968 wurde der Zusammenhang zwischen der Östrogen- und Gestagendosis und dem Auftreten von kardiovaskulären Komplikationen erkannt und sowohl die Östrogen- als auch die Gestagendosis gesenkt. Während die ursprünglichen Präparate 100 bis 150 g eines synthetischen Östrogens (d.h. Ethinylestradiol bzw. Mestranol) enthielten und das Gestagen z.T. in einem achtfachen Überschuß – bezogen auf die Ovulationshemmdosis – enthalten war, wurde 1968 die 50 g ethinylestradiolhaltige Pille, 1972 die Mikropille mit 30 g Ethinylestradiol und 1992 die Ultra-low-dose Pille mit 20 g Ethinylestradiol eingeführt.

Inwieweit eine Senkung der Östrogendosis unter 30 g (d.h. die Ultra-low-dose Pille) einen Vorteil für die Patientin bringt, ist noch unklar, da es hierbei aufgrund einer unvollständigen Hemmung der Eierstöcke zum Anstieg der ovariellen Aktivität und somit der Gesamtöstrogenpotenz im Körper (exogen & endogen) kommen kann. Dies wiederum könnte zum Verlust der Schutzwirkung der Pille hinsichtlich des Ovarial- und Endometriumkarzinoms führen und sich möglicherweise auch ungünstig hinsichtlich der Mammakarzinomentwicklung auswirken. Epidemiologische Studien müssen dies dringend klären.

Heutzutage stehen Kombinations-, Zweistufen- und Dreistufen-Pillen zur Kontrazeption zur Verfügung – bei Verwendung des gleichen Gestagens enthält die Dreiphasenpille die geringste Steroidkonzentration pro Zyklus. Es muß individuell ausprobiert werden, welchen Pillentyp die einzelnen Patientinnen vertragen. Die modernen Präparate können bei Frauen ohne Risikofaktoren (d.h. Diabetes mellitus, Fettstoffwechselstörungen, Hypertonie, kardiovaskuläre Erkrankungen, Rauchen!) bis zur Perimenopause eingenommen werden. Vor der Erstverschreibung ist nach einem familiären Risiko für kardiovaskuläre Erkrankungen bei den Eltern (vor 40. Lebensjahr) zu fragen.

Zukunftsentwicklungen. Einführung bzw. klinische Prüfungen der Dreiphasenpille mit Progestagenen der dritten Generation; Untersuchungen mit Multiphasenpillen; Östrogen-Priming in der Pillenpause zur Unterdrückung des Follikelwachstums bei z. B. Ultra-low-dose Pillen; Einsatz von Antigestagenen; der Einsatz von Antigestagenen als „Mittzykluspille" war wenig erfolgreich, da sich im darauffolgenden Zyklus der Ovulationstermin verschiebt. Suche nach nichtsteroidalen Naturstoffen mit östrogener bzw. progestagener Wirkung.

Neben den synthetischen Östrogenen und Gestagenen zeigte auch das Epiphysenhormon Melatonin eine kontrazeptive Wirkung. Zur Zykluskontrolle ist jedoch die Gabe von Gestagenen erforderlich. Die Dosisfindungsstudien laufen, obwohl sich bereits abgezeichnet hat, daß sich diese Kombination nicht zur Kontrazeption eignet, da die Rate von Zyklusstörungen zu hoch liegt und nicht bewiesen ist, ob die kontrazeptive Wirkung nicht auf dem Gestagenzusatz beruht.

Die Kombination von GnRH-Analoga zur Ausschaltung der Ovarialfunktion (und somit der körpereigenen Östrogenbildung) und Substitution mit natürlichen Östrogenen und geringen Androgengaben (zur Behebung eines Libidodefizits) (nach Pike) dürfte auf eine geringe Akzeptanz stoßen.

2. Verhinderung der Befruchtung (Fertilisierungshemmung)

Mechanische Methoden. Zu den bekannten Methoden zählt das Scheidendiaphragma und die Portiokappe. Beim Frauenkondom liegen die Kosten wesentlich höher als beim Normalkondom (Faktor 5–10) und seine Akzeptanz ist umstritten; möglicherweise können Veränderungen des Materials, der Form und der Größe sowie eine Senkung des Preises die Akzeptanz verbessern. Die Sterilisationsmethoden wurden durch Entwicklung der minimal invasiven Operationstechniken verbessert. Eine laparoskopische Tubensterilisation mit Ring dauert in Indien kaum länger als eine Minute. Chemische Sterilisationsmethoden durch intrauterine oder intratubare Instillationen (z. B. Quinacrin, Silikonstopfen für Tubenostium) werden zur Zeit klinisch geprüft.

Chemische Methoden. Das Spermizid Nonoxynol stellt einen gewissen Schutz vor Geschlechtskrankheiten dar. Spermizide eignen sich auch als Gel, Ovulum, Schaum allein oder in Kombination mit einem Diaphragma, einer Portiokappe oder einem Kondom zur Kontrazeption.

Verhaltensmethoden. Die Methoden der natürlichen Familienplanung werden z. Z. weiterentwickelt. Elektronische Thermometer haben das Spektrum bei der Temperaturmessung verbessert (u. a. Einmalmessungen: u. a. Evatherm, CycloTest, LadyCom; Kontinuierliche Temperaturmessung in der Scheide (über Nacht): Vaginalmeßtampon: Felibera). Welche Bedeutung eine integrierte Schleimwiderstandsmessung im Rahmen der Computeranalytik zur Fertilitätskontrolle besitzt, kann abschließend noch nicht beurteilt werden; erste Tierversuche (Kuh, Schwein) sind vielversprechend.

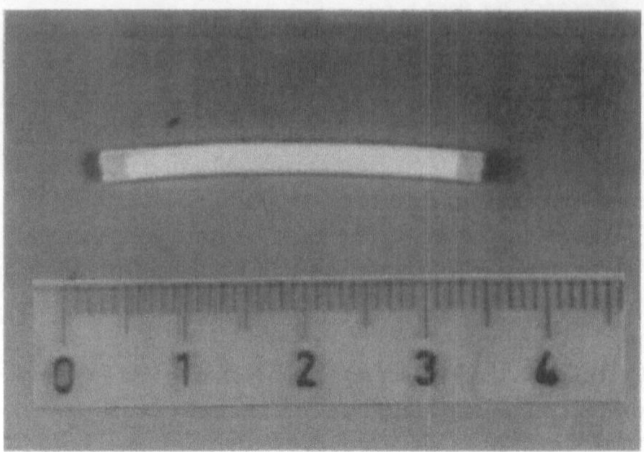

Abb. 1. Implanon

Hormonelle Methoden. Verschiedene hormonelle Verfahren werden in Zukunft alternativ zur Pille eine Bedeutung erlangen: Hierzu zählen die Hormonimplantate z.B. Norplant (Inhaltsstoff: Levonorgestrel), das bereits in den USA und zahlreichen anderen Ländern (ca. 50) verfügbar ist; weiterhin wird das Implanon (Inhaltsstoff: 3-Ketodesogestrel) weltweit klinisch geprüft (Abb. 1).

Der Vaginalring in Form des WHO-Ring (Levonorgestrel) bzw. Organonrings (Ethinylestradiol und 3-Ketodesogestrel) wird ebenfalls das Spektrum der kontrazeptiven Methoden erweitern; in dieser Gruppe ist vor allem der Organonring erfolgversprechend, da beim WHO-Ring vermehrt Blutungsstörungen (25 bis max. 50%) auftreten (Abb. 2).

Die Minipille (reine Gestagenpille) erfreut sich besonders bei älteren Frauen in einigen Ländern zunehmender Beliebtheit (z.B. England; ca. 8 Prozent aller Anwenderinnen) – obgleich hierbei häufig (30–40 Prozent) Blutungsstörungen auftreten. Als Weiterentwicklung der Dreimonatsspritze stehen in einigen Ländern bereits Einmonatsspritzen (Cyclofem) zur Verfügung, die sich durch eine bessere Zykluskontrolle (deutlich weniger Amenorrhoen) auszeichnen. Antigestagene als Minipille werden z.Z. untersucht.

Intrauterine Kontrazeptiva. Die Weiterentwicklung intrauteriner Kontrazeptiva mit kupferhaltigen Spiralen zeigte, daß zur Kontrazeptionswirkung eine Kupferoberfläche von 380 mm^2 optimal erscheint. Ein Silberkern im Kupferdraht verhindert Drahtbrüche und Formveränderungen der Spirale und reduzieren die IUP-bedingten Nebenwirkungen (Schmerzen, Ausstoßung, Perforation). Neu entwickelte trägerlose Spiralen müssen hinsichtlich der Insertion verbessert werden (z.B. Flexigard). Eine intrauterine Kontrazeption mit einer levonorgestrelhaltigen Spirale (international: Levonova bzw. Mirena in der BRD) ist vielversprechend (Abb. 3). Die örtliche Freisetzung von Levonorgestrel im Uterus führt zu einer ausgezeichneten kontrazeptiven Wirkung (Pearl-Index 0,2–0,5) und zu einer Reduktion der Dysmenorrhoe sowie Abnahme der Hypermenorrhoe, so daß diese Spirale auch aus medizinischer Indikation eingesetzt werden kann. Welche Be-

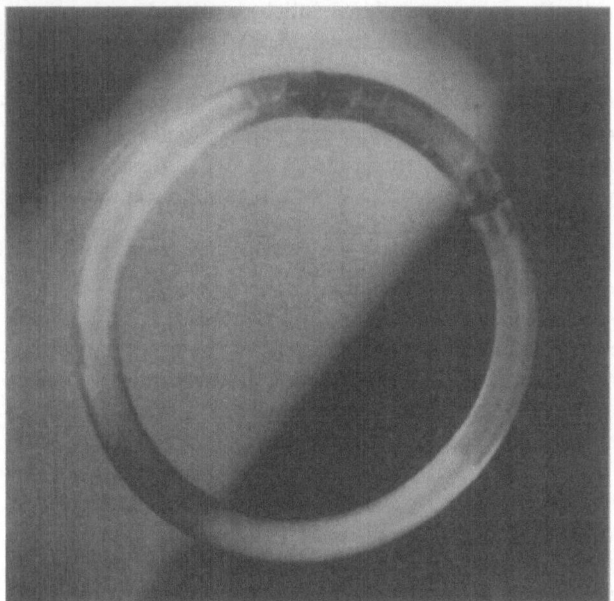

Abb. 2. Organonring

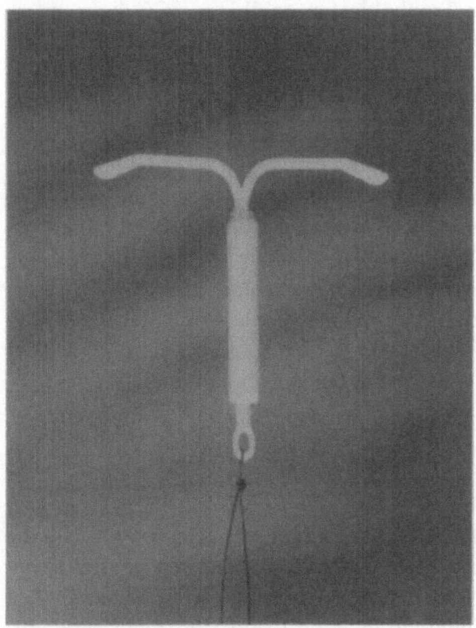

Abb. 3. Levonorgestrelspirale

deutung diese Spirale in der Postmenopause hinsichtlich der Schutzwirkung vor Endometriumkarzinom bei Östrogen-Substitutionstherapie hat, kann noch nicht beurteilt werden.

Immunologische Kontrazeption. Als Zielorgane der immunologischen Kontrazeption eignen sich Eizell- und Spermatozoenantigene, die seit einiger Zeit näher charakterisiert werden; ein Durchbruch hierbei konnte bisher noch nicht erzielt werden.

3. Verhinderung der Einnistung der Eizelle (Implantationshemmung)
Hormonelle Methoden. Als „Pille danach" eignen sich hochdosiert Ethinylestradiol (früher) bzw. Östrogen/Gestagenkombinationen (heute) als Notfallmaßnahme. Antigestagene verhindern die Implantation und heben weiterhin die Progesteronwirkung in der Frühschwangerschaft auf und induzieren somit einen Frühabort (evtl. in Kombination mit vaginaler oder oraler Gabe von Prostaglandinen); diese Substanzengruppe muß auch in der BRD dringend für den legalen Schwangerschaftsabbruch zugelassen werden, zumal in der Wirkung vergleichbare orale Prostaglandine (z. B. Misoprostol = Magenschutzpräparat) per Rezept frei zugänglich sind. Durch niedrigdosierte Antigestagene kann möglicherweise die Oberflächenstruktur des Endometriums derart verändert werden, daß eine Implantation nicht möglich ist, ohne daß hierbei der Zyklusablauf beeinflußt wird.

Intrauterine Einlagen. Die postkoitale Einlage der Spirale ist eine Nofallmethode, die bis zum 6. Tag danach angewandt werden kann.

Immunologische Methoden. Das vom Trophoblasten gebildete HCG kann durch spezifische Antikörper inaktiviert werden; die luteale Progesteronproduktion fällt ab und ein Frühabort tritt ein. Wann die Dreifachimpfung gegen „Schwangerschaft", Diphtherie und Tetanus kommt, bleibt abzuwarten, da die Bildung der HCG Antikörper noch schlecht steuerbar ist. Weitere vom Trophoblasten gebildete Substanzen sind: EPF und EDPAF. Durch Antikörper gegen Zona Glykoproteine (ZP2f und 2P3f) kann das sog. „Hatching" (= Schlüpfen aus der Zona pellucida) des Embryos verhindert werden. Spezifische Bindungsproteine oder Glykoproteine, die bei der Implantation eine Rolle spielen, können im Tierversuch durch Antikörper blockiert werden. Durch Interaktion mit dem Interleukin IL-1 Rezeptor (immunologisch oder durch Antagonist) kann ebenfalls die Implantation verhindert werden. Antikörper gegen spezifische Proteine des Endometriums (IGFBP-1 (PP12) bzw. a 2-PEG (PP14) beeinflussen ebenfalls den Implantationsvorgang.

Kontrazeption beim Mann

Bei der Kontrazeption des Mannes steht die Anwendung des Kondoms sowie die Vasektomie im Vordergrund. Unterschiedliche Operationsverfahren (incl. Silikonpfropfinstillationen, Ventiltechniken) werden z. Z. erprobt. Verhaltensmethoden (Koitus interruptus) werden unterschiedlich akzeptiert und sind nicht sehr wirkungsvoll. Eine medikamentöse Hemmung der Spermiogene (z. B. Testosteronester, Gossypol) muß zur kompletten Azoospermie bzw. Inaktivierung der Spermatozoen führen, um wirkungsvoll zu sein. Hormonelle Verfahren (z.B. Hemmung der Spermiogenese mit GnRH-Analoga und gleichzeitige Substitution des Testosterondefizits bzw. Induktion einer Oligozoospermie durch langwirksame Testosteronester) befinden sich noch in der tierexperimentellen sowie in der Frühphase der klinischen Prüfung; problematisch erscheint die Hepatotoxizität bei einigen langwirksamen Testosteronester. Die „Pille für den Mann" läßt noch auf sich warten. Die Anwendung von Kondomen wird für absehbare Zeit die Methode der Wahl bei der Kontrazeption für den Mann bleiben, zumal hierdurch ein wirkungsvoller Schutz vor Geschlechtskrankheiten gewährleistet wird (HIV-, Herpes-, HPV-, Hepatitis B und C-, Chlamydien- und Pilzinfektion).

Praxis der gynäkologischen Balneotherapie

W. Kauffels und M. Mesrogli

Bericht

Unter dem Vorsitz von M. Mesrogli und W. Kauffels, Hannover und J. Gille, Lüneburg fand die Sitzung der Arbeitsgemeinschaft Gynäkologische Balneologie, Physiotherapie und Rehabilitation auf dem 50. Kongreß der Deutschen Gesellschaft für Gynäkologie und Geburtshilfe am 26. August 1994 in München statt. Im wissenschaftlichen Teil der Sitzung wurden unter dem Haupttitel „Praxis der gynäkologischen Balneotherapie" acht Referate vorgetragen, deren Inhalte im nachfolgenden Bericht zusammengefaßt dargestellt sind. Im Anschluß an den wissenschaftlichen Teil fanden eine Geschäftssitzung und eine Mitgliederversammlung statt.

Ozonbelastung in Kurorten und Heilbädern
J. Kleinschmidt

Schönbein gab 1840 dem bei Experimenten mit hohen Spannungen entdeckten Gas den Namen Ozon wegen seines eigentümlichen Geruchs, der von uns gelegentlich bereits beim Verlassen eines verräucherten Lokals wahrgenommen wird. Unser Geruchssinn adaptiert sich sehr schnell an die durchschnittliche Freiluftkonzentration (40 µg/cbm) und höhere Ozonkonzentrationen, wenn wir etwa an einen Aufenthalt auf Westerland (ca. 80 µg/cbm) oder auf der Zugspitze (ca. 100 µg/cbm) denken. Dieses Ozon stammt aus hohen Atmosphärenschichten, wo hochenergetische UV-Strahlung Sauerstoffmoleküle dissoziiert und für hochreagible Verbindungen aus drei Sauerstoffatomen vorbereitet. Dieses Ozon absorbiert dann die derzeit in Verbindung mit den sog. Ozonlöchern über den Polarregionen diskutierte UV-C- und UV-B-Strahlung (unter 300 nm); es zerfällt dabei wieder zu Sauerstoff, dem Ausgangsprodukt erneuter Ozonbildung durch noch härtere Sonnenstrahlung (unter 240 nm). In diesen 10–30 km hohen Luftschichten gibt es ein Gleichgewicht zwischen Ozonerzeugung und -zerfall mit einer Konzentration von etwa 5 bis 15 Ozonmolekülen auf 1 Million sonstiger Gasmoleküle, umgerechnet auf Gewichtskonzentrationen etwa 10 000 bis 30 000 µg Ozon pro cbm Luft. In Verkehrsflugzeugen merken wir davon kaum etwas, da bei Passage der Luft durch die Belüftungsanlagen und deren Filter die Ozonmoleküle genügend viele Reaktionspartner gefunden haben und zerfallen sind. Außerhalb der Flugzeuge bleibt (trotz der Düsenabgase) weiterhin eine natürliche, hohe Ozonkonzentration bestehen.

Durch vertikale Luftverfrachtungen gelangt hiervon Ozon auch in Bodennähe – soweit die reaktionsfreudigen Moleküle vorher mit Staub- oder Rußpartikeln oder z. B. mit Fluorkohlenwasserstoffen reagieren. Ein Mangel an solchen (sekundären) Reaktionspartnern führt daher zu einer etwas höheren (primär vorhandenen) Ozonkonzentration beispielsweise gerade in Kurregionen, die ihre Anerkennung u. a. nur bei besonders geringer Luftbelastung erhalten. Für die letztgenannten Reinluftgebiete ist eine erhöhte Konzentration an Ozon mit seinem hohen Oxidationspotential geradezu ein Kriterium für gesunde Luft. Ein längerer Aufenthalt in diesen Gebieten gilt weder für Urlauber/Kurgäste noch für das ständig ortsansässige Personal als gesundheitsschädlich.

Umgekehrt sollte es danach in staubbelasteten Großstädten gar kein Ozon mehr geben. Hier jedoch gibt es einen modifizierten Entstehungsmechanismus. Für eine Reihe von Photooxidantien, darunter Stickoxiden aus Verbrennungsprozessen, reicht bereits eine weiche UV-A-Strahlung (unter 400 nm) zur Dissoziation und damit zur Bereitstellung von aktivierten Sauerstoffatomen aus. Dadurch kann bei starker Sonnenstrahlung ebenfalls (sekundär) Ozon entstehen, das nunmehr geradezu als Kriterium für besonders belastete Luft gelten kann. Dieser vor allem aus dem sonnenreichen Los Angeles bekannte Effekt verursacht dort kurzfristig auch Ozonkonzentrationen über 240 µg/cbm und überschreitet damit den Grenzwert, der gesunden Personen ein Arbeitsleben lang bis zu 8 Stunden täglich zugemutet werden könnte (Elektroschweißen, Photokopieren, u. ä.). Zahlreiche kontrollierte Belastungsuntersuchungen haben nämlich ergeben, daß beim Menschen – abgesehen vom Geruchseindruck – (reversible) Atemwegsreizungen durch Ozon erst ab etwa 800 µg/cbm objektiviert werden können. Stickoxide, mit oder ohne Ozonkombination, besitzen vergleichsweise ein mindestens ebenso großes Reizpotential. Manche (keineswegs alle) Asthmatiker oder Rekonvaleszenten reagieren auf Staub, Zigarettenrauch und Stickoxide sicher empfindlicher als Gesunde; es besteht aber kein Anlaß, hier dem Agens Ozon eine besondere Rolle zuzuschreiben, zumal gerade für diesen Personenkreis Kuren in Reinluftgebieten (mit erhöhtem Ozongehalt) zu den bewährten Therapiemitteln zählen.

Aus höheren Ozonwerten in einem Belastungsgebiet ist also vor allem zu schließen, daß länger andauernd starke Sonnenbestrahlung einwirkt. Zur ohnehin (auch ohne Sonne) vorhandenen Luftbelastung durch Photooxidation und andere Aerosolbestandteile ist deshalb noch eine thermische Belastung zu erwarten, die bei Personen mit eingeschränkter Regulationsfähigkeit zu Überlastungssymptomen führen kann. Insofern sind auch Warnungen für Herz-Kreislauf-Kranke konsequent. Andererseits werden genau diese Patienten zurecht in Kurorte geschickt, die aus den o. g. Gründen eher erhöhte Ozonwerte ausweisen. Dies gilt auch für Asthmatiker, Bronchitiker und andere Atemwegsgeschädigte.

Es ist also nicht das Ozon als Agens, mit dem die Arbeitsmediziner schon seit Jahrzehnten ihre Erfahrungen haben: Ozon kommt bei photographischen Belichtungen (UV), beim Elektroschweißen (hohe Feldstärken), in chemischen Betrieben (Chemolyse) u. a. vor. Nach wie vor gilt dabei: Der durchschnittlich gesunde Arbeitnehmer kann sein Arbeitsleben lang täglich bis zu 8 Stunden Ozonbelastungen ausgesetzt sein (MAK = 0,1 ppm = 240 µg/cbm), ohne daß Schäden zu befürchten sind. So hohe Konzentrationen kommen in unserer Umwelt nur bei Gewitter oder bei Smog vor, und darin sind eine Reihe von Substanzen enthalten,

deren Schädigungspotential mindestens ebenso beachtet werden muß wie
beim Ozon. Für Kurorte jedenfalls ist lediglich dem Verdacht zu begegnen,
erhöhte Ozonkonzentrationen resultierten aus übermäßigem Kfz-Verkehr; die
Wirkungskomponente Ozon per se hat keine besondere gesundheitliche Bedeutung.

Der Einsatz von vaginalen Moortampons in der gynäkologischen Praxis
W. Kauffels

In der Frauenheilkunde kommen neben der klassischen balneotherapeutischen
Kurorttherapie in Form von Moor- und Solebädern vor allem auch vaginale Therapiemöglichkeiten zur Anwendung. Ist die vaginale Solespülung durch den Einsatz
des „ortsgebundenen" Heilmittels Sole nur im Heilbad anwendbar, so bietet sich
mit der vaginalen Moortherapie eine ambulante Behandlungsmöglichkeit als vaginale Zusatztherapie in der gynäkologischen Praxis. Bei der Moortherapie macht
man sich die resorptiven und sorptiven Wirkungen des Moores zunutze, vor allem
aber die gute Wärmespeicherfähigkeit. Eine Vielzahl von ehemals empirisch
beschriebenen Effekten der warmen vaginalen Moortherapie können mittlerweile
aufgrund experimenteller Erforschung verschiedenster Untersucher aus der AG
Balneogynäkologie als gesichert gelten. Die hyperämisierende Wirkung wurde
durch Laser-Doppler-Untersuchungen an uterinen Blutgefäßen in vivo mit einer
temperaturabhängigen Blutflußsteigerung um fast 100% objektiviert. Der Effekt
der Hyperthermisierung konnte durch intrauterine Temperaturmessungen in vivo
mit über zwei Stunden anhaltenden Temperaturerhöhungen um 1 °C im Cavum
uteri objektiviert werden. Die adstringierende Wirkung des „sauren" Moores führt
zu einer physiologischen vaginalen pH-Wert Regulierung. Die antibakterielle und
antimykotische Wirkung des Moores wurde vor allem in tierexperimentellen
Untersuchungen und Resistenzuntersuchungen in Kulturmedien untersucht. Eine
vermutete antivirale Wirkung des Moores gilt derzeit noch nicht als gesichert und
ist bislang rein spekulativ.
  Zur praktischen Durchführung der vaginalen Moorbehandlung benötigt man
zunächst ein rezeptierfähiges Moortherapie-Set, bestehend aus einer Kartusche mit
150 g Naturmoor, einer Applikationsspritze und einem engmaschigen kon-
domähnlichen Perlonsäckchen zur Aufnahme des Moores. Für die Erwärmung
kann ein Wärmeschrank oder ein thermostatgeregelter Milchflaschenwärmer
benutzt werden. Die vaginale Applikation von 80–120 g Naturmoor mit einer Temperatur von 40–48 °C (je nach Indikation und Compliance) erfolgt an der auf dem
gynäkologischen Untersuchungsstuhl liegenden Patientin. Indikationsabhängig
liegt die vaginale Moorverweildauer zwischen 30 min und in aller Regel zwei
Stunden; während dieser Zeit kann die Patientin bekleidet sitzen oder liegen oder
aber auch nach Hause gehen. Die Entfernung der vaginalen Moortamponade kann
mühelos von der Patientin selbst vorgenommen werden.
  Lokal begrenzte genitale Erkrankungen und funktionelle Störungen im kleinen
Becken zählen zu den klassischen Indikationen für die vaginale Moortherapie. All-
gemeingynäkologische Indikationen sind vor allem chronische und rezidivierende
Vaginitiden und Adnexitiden, die postinflammatorische Nachbehandlung und

postoperative Adhäsionsprophylaxe. Im Rahmen der Sterilitätsbehandlung sind die Hauptanwendungsgründe die idiopathische Sterilität und das hypoplastische Tubensyndrom. In der postmenopausalen Lebensphase hat sich die vaginale Moortherapie als Zusatztherapie bewährt bei Kraurosis vulvae und Pruritus vaginalis, bei leichten Formen der Streßharninkontinenz und bei chronischer Reizblase und Urgesymptomatik. Schließlich kommt diese Therapieform bei psychosomatisch-gynäkologischen Erkrankungen wie chronisch-rezidivierenden Unterleibsschmerzen und sexuellen Mißempfindungen zum Einsatz. Als Kontraindikationen für die warme vaginale Moortherapie sind allgemeingynäkologisch die akute Adnexitis, uterine Blutungen, eine floride Endometriose und pelvine Varicosis zu nennen. Ebenso sollte die Anwendung in der Frühschwangerschaft unterbleiben. Kontraindiziert ist diese Therapie auch bei allen unbehandelten Malignomformen (Cervix-, Corpus-, Vulva- und Vaginalkarzinom); lediglich postoperative Folgezustände oder postaktinische Beschwerden können durch eine vaginale Mooranwendung Linderung erfahren. Bei den psychosomatisch-gynäkologischen Erkrankungen sollte die phallisch besetzte vaginale Therapie nicht angewendet werden bei Psychosen mit sexuellen Störungen. – Eine Monatskur besteht aus zwei Anwendungen pro Woche bzw. acht im Monat; der zeitliche Aufwand für eine Applikation liegt bei fünf Minuten.

Als vorteilhaft für die ambulante Therapie sind zu nennen die einfache Anwendungsmöglichkeit, die kostengünstige Verfügbarkeit, die Zuwendung durch den Behandler selbst, die nahe am gewünschten Wirkort „inneres Genitale" mögliche Applikation und die länger als beim Wannenbad mögliche Anwendungsdauer; diese Therapie kann auch eine sinnvolle Ergänzung zu Beckenbodengymnastik bei Harninkontinenz und zur Gesprächstherapie sein. Nachteilig ist die notwendige apparative Erwärmung und die nicht den individuellen, vaginalen Gegebenheiten angepaßte Moormenge. Die Moortherapie sollte kein Gesprächsersatz bei psychosomatischen Beschwerden sein. Die Kosten der Therapie setzen sich zusammen aus den Investitionen für Thermostat oder Wärmeschrank und für die Applikationsspritze. Die Anwendung selbst ist als „vaginale Behandlung" nach EBM/GOÄ abrechenbar; die Moorpackungen selbst sind rezeptierfähig und im Apothekenhandel erhältlich.

Balneogynäkologie in der studentischen Ausbildung am Beispiel der Univ. München

J. Dietrich, W. Penning

Die Balneotherapie gynäkologischer Erkrankungen ist trotz ihrer wissenschaftlichen Anerkennung in der Deutschen Gesellschaft für Gynäkologie und Geburtshilfe, so wenig bekannt und anerkannt, daß die Zukunft der Balneogynäkologie ernsthaft gefährdet ist, wenn es nicht gelingt, dieses Defizit baldigst abzubauen. Ausbildung, Weiterbildung und Fortbildung in der Balneogynäkologie sind deshalb Aufgabengebiete, denen wir uns intensiv zu widmen haben. Hier in München haben wir balneogynäkologische Forschung und Lehre zusammengeführt und schon vor 10 Jahren mit der studentischen Ausbildung in der Balneogynäkologie begonnen.

Sinn dieses Vortrags ist, diese Lehrtätigkeit auf alle Universitäten der alten und der neuen Bundesländer auszudehnen und die Kolleginnen und Kollegen, die in einem Kurort tätig sind, zu ermuntern, ihre Erfahrungen, ihr Können und Wissen in den studentischen Unterricht an ihrer Nachbaruniversität einzubringen. Unser Erfahrungsbericht soll eine Hilfe sein für die Organisation und Durchführung der Vorlesung. Der Vorstand unserer Arbeitsgemeinschaft wird gebeten, ihnen den Weg zum Fachordinarius ihrer Universität zu ebnen. Im WS 1983/84 haben wir, der Wissenschaftler und der Praktiker, hier in München angefangen. Hans Baatz, der damalige Vorsitzende unserer, von ihm gegründeten Arbeitsgemeinschaft, hatte den Fachordinarius in München, Professor Richter für die Einrichtung einer Lehrveranstaltung gewonnen. Unser Präsident hat als sein Nachfolger das Lehrprogramm weitergeführt und es bis heute unterstützend begleitet. Wesentlich für die Akzeptanz der Vorlesung war die Aufgeschlossenheit unseres ärztlichen Nachwuchses für naturgemäße Heilmethoden und die praktische Ausbildung durch Exkursionen in die Kurorte. Dadurch konnte in einer erlebnisorientierten Lehrveranstaltung mit der Möglichkeit der Selbsterprobung der Kurmittel, ein hoher Kenntnisstand der Balneotherapie gynäkologischer Erkrankungen vermittelt werden. Unerläßlich war die jeweils gründliche Vorbereitung der Exkursionen in den Sommerferien. Notwendig war immer der persönliche Besuch beim Kurdirektor, beim Bürgermeister, den Klinikdirektoren und Verwaltern und anderen Sponsoren. Durch deren Einladungen und die Übernahme der Reisebuskosten aus einem Titel der Universität, mußte von den Studierenden lediglich ein Kostenbeitrag von DM 20,– erhoben werden. Um das nur möglichst einmalige Versäumen von Pflichtvorlesungen zu sichern, wurden die Exkursionen abwechselnd am Donnerstag oder Freitag durchgeführt. Schon im Bus wurden der Kurort, sein Heilvorkommen und die klimatologisch-geologischen Besonderheiten seiner Landschaft vorgestellt. Nach der Ankunft im Kurort begrüßte jeweils der Kurdirektor die Studenten und erklärte die Geschichte und die heutige Bedeutung seines Kurortes. Danach erfolgten Klinikbesichtigung und die Selbsterprobung der ortsgebundenen Heilvorkommen. Alle Möglichkeiten der Physiotherapie wurden vor Ort demonstriert. In Vorträgen und Diskussionen wurden die Studierenden dann mit der Balneogynäkologie vertraut gemacht. Der Wirkungsmechanismus der Kurmittel, besonders des Badetorfes im heißen Moorbreibad und der Sole, wurde aufgezeigt. Indikationen und Kontraindikationen, sozialmedizinische Begriffe für das Kurantragswesen, Kur vor Rente, Festigungskur, Rehabilitation, Prävention und Anschlußheilbehandlung, die Kostenträger Krankenkasse, Landesversicherungsanstalt und Bundesversicherungsanstalt wurden eingehend dargestellt. Jeweils am Ende des Sommersemesters wurde ein Abschlußseminar veranstaltet, in dem Krankheitsfälle vorgestellt, die Diagnose und Differentialdiagnose erfragt und die entsprechende Balneotherapie vorgetragen werden mußte. Das selbständige Ausstellen einer Kurverordnung war Prüfungsaufgabe. Bei der Entscheidung zur Kurverschickung mußte durch die richtige Antwort die logistische Forderung – zur richtigen Zeit, die richtige Patientin, in den richtigen Kurort – erfüllt werden. Ein Zeugnis, anrechenbar von der Landesärztekammer, wurde auf dem festlich gestalteten Abschlußabend überreicht. Die Mitgestaltung des Festabends zeigte ein begeistertes Gemeinschaftserlebnis der „Balneogynäkologen", das viele von ihnen bei den immer mit den Studenten besuchten Tagungen des Arbeitskreises im Deutschen

Bäderverband, erfahren haben. Dieses sich Kennenlernen in einer Gemeinschaft, das an einer Mammutuniversität ganz verloren zu gehen droht, wurde von allen Studenten als Besonderheit dieser Vorlesung empfunden und hat zu Anhänglichkeit und Freundschaft geführt. Die Kolleginnen und Kollegen werden eingeladen, zu Mitstreitern für die Zukunft der Balneogynäkologie zu werden und die Beglückung des Lehrens im akademischen Fach zu erleben, ganz im Sinne von Otto von Fleury, einem Lehrer Karls des Großen: nihil in vita iucundus, quam discere et docere.

Untersuchungen zur hyperämisierenden Wirkung von medizinischen Bädern
W. Schnizer

In diesem Referat werden Kenntnisse der balneologischen Grundlagenforschung berührt. Bei den sogenannten „Medizinischen Bädern" kommen neben thermischen und mechanischen auch chemische und pharmakologische Einflüsse therapeutisch zum Tragen. Letztere sind an die Badzubereitung mit vor allem Präparaten pflanzlicher (z.B. ätherische Öle, Terpene, Flavonoide) und synthetischer Herkunft gebunden. Bäder mit Heilquellen, wie sie sich an Kurorten finden, beinhalten je nach Quelltyp unterschiedliche Substanzen (z.B. Kohlensäure, Schwefelverbindungen, Radon, Mineralstoffe).

Viele solcher Präparate und Stoffe beanspruchen eine die Haut hyperämisierende Eigenschaft, ohne daß dies in jedem Falle wissenschaftlich belegt wäre. Auf diesem Hintergrund wurde unter Zuhilfenahme der Laser-Doppler-Flußmessung, einer nicht invasiven und quantifizierbaren Bestimmung der kutanen Mikrozirkulation, eine Reihe traditionell als durchblutungssteigernd geltende Stoffe überprüft und nach unwirksam, wenig wirksam und stark wirksam klassifiziert. Danach haben sich die folgenden Resultate ergeben. Zu den nicht oder wenig effektiven Stoffen gehören z.B. Arnica, Hamamelis, Aescin, Cumarin, Hypericin, Lavendelöl, Linolöl, Kalmusöl, Eugenol, Beta-Asaron, Campher, Borneol, Menthol und Radon. Als relativ stark wirksam haben sich Thymianöl, Alpha-Pinen, Beta-Pinen, Limonen, Camphen, Alpha-Phellandren, Cineol, Nonivamid, Kohlensäure, Schwefelwasserstoff, Methyl- und Benzylnikotinat erwiesen, allerdings z.T. nur in relativ hoher Anwendungskonzentration. Aus der Sicht der gewonnenen Dosis-Wirkungs-Beziehungen und erforderlicher Präparatmengen zur Bereitung eines hyperämisierenden Bades eignen sich in erster Linie die Nikotinate und Nonivamid, ferner Kohlensäure und Schwefelwasserstoff, weniger günstig evtl. noch die Pinene.

Permeation von Moorinhaltsstoffen durch die Haut
A. Beer, C. Goecke

Um die Permeation von Moorinhaltsstoffen durch die Oberhaut und Vaginalhaut nachweisen zu können, müssen modellhafte für die am Menschen nicht durchführbaren Permeationsuntersuchungen erfolgen. Unter standardisierten Bedingungen wurden Permeationsuntersuchungen von Moor, Bademoor und Trinkmoor durch

Mamma-, Bein-, Vaginal- und Schlangenhaut durchgeführt. Penetration bedeutet das Eindringen der Substanz in die Haut, Permeation das Durchdringen der Substanz durch die Haut. Bei der Permeation kann von einer Resorption in Blut- und Lymphgefäße ausgegangen werden. Als Permeationsnachweis dienten fotometrische Messungen sowie die Wirkungen der Test- und Blindlösungen aus der glatten Muskulatur des Meerschweinchenmagens. Die Permeabilitätsbarriere für permeierende Substanzen bildet eindeutig das Stratum corneum. Dabei stehen der permeierenden Substanz ihrem biochemischen Aufbau zufolge mehrere Diffusionswege zur Verfügung: neben den transzellulären und interzellulären Weg durch die Hornhaut gibt es die Möglichkeit des transfollikulären Transportes durch Haarfollikel und Talgdrüsen und des transglandulären Transportes durch ekkrine Schweißdrüsen. Ob dabei vorzugsweise der trans- oder der interzelluläre Penetrationsweg benutzt wird, hängt vorwiegend von der Wasser- bzw. Lipidlöslichkeit der Substanz ab. Es ist zumindest für polare Stoffe davon auszugehen, daß die Passage im wesentlichen über den transzellulären, für die unpolaren eher über den interzellulären Weg erfolgt. Für apolare oder lipophile Stoffe wird von einer erheblich besseren Permeation ausgegangen, die bis zum Faktor 10000 höher ist. Die Passage der Substanz, die auf passiven Vorgängen beruht, beginnt mit der Einstellung des Verteilungsgleichgewichtes an der Grenzfläche Vehikel/Diffusionsbarriere. Es folgt die Diffusion des gelösten Wirkstoffes entlang eines Konzentrationsgradienten an der Hautoberfläche, an der Reaktionen mit dem Wirkstoff möglich sind. Im lipophilen Stratum corneum können nachfolgende Wechselwirkungen und Reaktionen mit den dort befindlichen Lipiden und Keratinen auftreten und eventuelle Verbindungen als Depot abgelagert werden. Im epidermalen hydrophilen Teil der Haut und der anschließenden Dermis sind ebenfalls Metabolisierungsvorgänge und substanzverändernde Reaktionen möglich. In der Dermis gelangen die Wirkstoffmoleküle dann in das Lymph- und Kapillarnetz oder penetrieren weiter in das subkutane Fettgewebe oder sogar tiefer bis zum Muskel. All diese Faktoren der Absorption des Gewebes, der Metabolisation und der Ablagerung während und noch nach der Permeation, das Reaktionsvermögen und die Elimination der permeierten Substanzen müssen im Auge behalten werden, wenn es sich um den Nachweis einer permeierten Substanz handelt. Bemerkenswert ist, daß die Schlangenhaut in ihrer Strukturzusammensetzung, ihrem Lipidgehalt und ihrer Wasserpermeabilität eine sehr große Ähnlichkeit mit dem Stratum corneum der menschlichen Haut aufweist. Hier ist vor allem die Schlangenhaut von Elaphe obsoleta untersucht worden. Als Standardlösung für die Untersuchungen in der Permeationskammer wurde eine HCO^3-haltige modifizierte Krebs-Henseleit-Lösung verwendet. Um einen konstanten pH-Wert von 7,20–7,45 zu erreichen, wurde die Lösung stetig mit Carbogen begast. Die Huminsäuren, die Hauptfraktion der Huminstoffe, sind keine einheitlichen, definierten Verbindungen. Sie entstehen im Zuge der Humifizierung und stellen ein bestimmtes Stadium oder einen Übergang in dem Humifizierungsprozeß dar. Es handelt sich hierbei um dreidimensionale Makromoleküle, in denen Aliphate, Aromate und Heterozyklen mit zahlreichen funktionellen Gruppen und mannigfachen Bindungen vorkommen. Seit langer Zeit ist aus der Literatur bekannt, daß die glatte Muskulatur sehr empfindlich auf viele biologisch wirksame Substanzen reagiert. Nicht nur die Anwesenheit von Mediatoren und Hormonen in Mengen bis zu 10–9 mol/l können mit dieser Methode bestimmt werden, sondern auch viele andere biologisch wirksame Substanzen, wie z.B. die Gallusäure, Huminsäuren, Mikrolemente etc. Zusammenfassend läßt sich sagen, daß eine Permeation von Moorinhaltsstoffen und deren biologische Wirkung auf die glatte Muskulatur des Meerschweinchenmagens in vitro nachgewiesen werden konnte. Die Testlösungen übten in allen Fällen einen hemmenden Effekt auf die glatte Muskulatur aus. Die Hemmung war hierbei nach Permeation von Moor durch Beinhaut stärker als durch Mammahaut und zeigt nach Permeation durch Vaginalhaut die stärkste Wirkung. Die Wirkung auf die glatte Muskulatur war bei allen Untersuchungen dosisabhängig. Die Permeation von niedermolekularen Säuren zeigten Extinktionserhöhungen nach Permeation durch Vaginalhaut und Schlangenhaut. Bei der photometrischen Bestimmung der Testlösungen von Torf durch Mammahaut konnte eine unspezifische Extinktion nachgewiesen werden. Eine vergleichbare Erhöhung der Extinktion konnte weder bei der Permeation von Moor durch Beinhaut noch nach Permeation von Moor durch Vaginalhaut gefunden werden. Aufgrund des beschriebenen apparativen Versuchsaufbaus war nur eine qualitative Aussage über die Permeation möglich. Eine Möglichkeit der Identifikation der permeierten Stoffe war nicht gegeben. Mit Hilfe eines Gradienten – HPLC – System und eines Diodenarraydedektors wäre es möglich, die permeierten Moorinhaltsstoffe genau zu erfassen und zur Konstitutionsaufklärung zu isolieren. Dies wäre möglich, da die Moorinhaltsstoffe zu den UV-absorbierenden Substanzen gehören. Auch andere analytische Methoden, wie z.B. die Kapillarelektrophorese könnten verwendet werden.

Sole-Vaginalspülungen
zur Behandlung chronisch-entzündlicher Veränderungen der Vagina
H. Wiencke

Die heiße Solevaginalspülung ist ein probates Mittel bei länger bestehenden, chronischen Entzündungen von Organen im kleinen Becken, den Anstoß für eine Selbstheilung zu geben, bzw. antiphlogistisch wirkende Medikamente an den Herd der Entzündung zu bringen. Bei der Solevaginalspülung wird die obere Scheidenhälfte von einer 40–44 °C heißen Sole mittels der sog. Hesse-Pinkusbirne durchspült. Durch deren mittelständiges Glasrohr wird eine 3–4% Sole in den Scheidenfundus geleitet, um dann nach Dehnung und Durchspülung des supradiaphragmatischen Anteils der Scheide, der ja ein sehr großes Dehnungsvermögen besitzt, durch den Mantel des birnenförmigen Glaskörpers wieder abzufließen. Die distale Scheide und die Vulva werden dabei von der noch heißen Sole nicht benetzt. Die Spülmenge liegt zwischen acht und im Höchstfall 15 l, die innerhalb von 15–20 min durchfließen soll. Dabei wird die Temperatur der Sole von Anwendung zu Anwendung schrittweise je nach Verträglichkeit gesteigert, während der Druck durch unterschiedliche Fallhöhe oder mittels einer Klemme reguliert werden kann.

Es kommt dabei zu einer starken Durchwärmung der Scheidenwand und der benachbarten Organe im kleinen Becken mit der Folge einer vermehrten Durchblutung. Es ist bekannt, daß der Körper für Teilbereiche seine „innere" Wärmeleitfähigkeit durch Verändern der Durchblutung in weiten Grenzen variieren kann. Dabei ist der Wärme und Stoffaustausch durch Strömung in einem bewegten Bad

stärker als in einem Bademedium mit höherer Viskosität, z. B. des Moorbreies, bei
dem der Temperaturaustausch durch Leitung erfolgt. Das gilt im besonderen Maße
für die Solevaginalspülung, bei der die heiße Sole ständig erneuert wird. – Knorr,
Lindner und Schnizer haben mit Hilfe der Laser-Doppler-Flowmetrie nachweisen
können, daß eine Temperaturerhöhung des Vaginalepithels um 3 °C eine 25 %ige
Durchblutungssteigerung und eine Erhöhung um 5 °C eine etwa 50 %ige Zunahme
der Durchblutung bewirkt. Eine Erhöhung um 7 °C – dies entspricht einer Sole-
temperatur von 44 °C – führte sogar zu einer Durchblutungssteigerung um knapp
100 %. Verantwortlich für diese lokale Steuerung der Blutzirkulation sollen die
Vater-Pacini-Körperchen in der Lamina propria vaginae sein, die mit ihren bis zu
180 µm hohen Papillen in die obere Schicht des Scheidenepithels vordringen.
Andere sensorische Körperchen fehlen, weshalb die vom autonomen Nervensystem versorgte Scheide für Schmerz und Berührung weitgehend unempfindlich
ist. Bei den vielfachen Verästelungen und den anastomosierenden Verzweigungen
besteht ein engmaschiges, dreidimensionales Gefäßnetz in der Lamina propria
mucosae bis in den Papillarkörper sowohl der Arterien als auch der sie begleitenden Venen. – Zwischen den Scheidengefäßen und denen der benachbarten Organe
besteht eine sehr innige Verbindung, so daß eine verstärkte Durchblutung der oberen Scheidenhälfte u. a. die obere Urethra, das Trigonum vesicae und andere Teile
der Blase und des Enddarms, aber auch die Parametrien und die Adnexe mit einbezieht. Somit erklärt sich die heilsame Wirkung der heißen Solevaginalspülungen
nicht nur bei Entzündungen der Scheide, sondern auch der Nachbarorgane. Die
starke „Durchsaftung" verzögert ähnlich wie eine Hormonbehandlung auch die
Involution der Genitalorgane und kann sich begleitend günstig auf die Therapie der
Harninkontinenz auswirken. – Wenig beachtet wurde bisher die Möglichkeit, diese lokal begrenzte, gut verträgliche Hyperthermie bei der adjuvanten Behandlung
von Malignomen im Bereich des kleinen Beckens einzusetzen. Die dafür notwendige Aufheizung auf 42,5 °C ließe sich mit der Solevaginalspülung problemlos
über längere Zeit erreichen. – Schon frühzeitig ist es möglich, die Solevaginalspülung bei der Nachbehandlung nach vaginalen Operationen anzuwenden. Entzündliche parametrane Infiltrate bilden sich erstaunlich schnell zurück, die Abhei-
lung des Scheidenfundus und evtl. begleitender Urethro-Cystitiden wird gefördert.
Nicht selten wird von libidinösen Störungen nach vaginalen Eingriffen, vornehmlich nach Kolporrhaphien, berichtet. Als Erklärung wurde u. a. die Excision des als
„Gräfenberg Spot" bezeichneten Teils der vorderen Scheidenwand herangezogen.
Dadurch soll die mit ausgeprägter sexueller Funktionsfähigkeit verbundene weibliche Ejakulation ausfallen. Nicht nur das wohltuende Wärmegefühl infolge der
Kongestion der Beckenorgane und die durch den Spüldruck bewirkte Ausdehnung
des Scheidenendes, sondern auch die beobachtete reichliche Lubrifikation kann in
eine sexuelle Reaktion ähnlich der Erregungsphase nach Masters und Johnson
übergehen. Das kann dazu beitragen, die Aufmerksamkeit der Frau wieder auf eine
vielleicht aufgegebene oder vergessene Sexualität zu lenken, die auch im höheren
Alter zu einer guten Lebensqualität gehört. – Umgekehrt wird nicht nur die
Exsudation angeregt, sondern die Scheidenhaut scheint auch eine nach innen
gerichtete Permeabilität zu besitzen, die sich therapeutisch nutzen läßt. Der elek-
tronenoptische Nachweis von Poren in den Kapillarschlingen der Lamina propria
deutet auf eine lebhafte Flüssigkeitsbildung und Rückresorption in der Scheide

hin. Bekannt ist die Aufnahme von Hormonen aus der Scheide, z. B. des Oestriols, und des Jodids bei den Jodsolebädern. Da die Barriere der Hornschicht dem Vaginalepithel fehlt, kann durch die Scheidenwand etwa 100mal mehr Jod resorbiert werden als durch die Hautoberfläche.

Leider werden die Möglichkeiten der Solevaginalspülungen nur wenig genutzt. Ein Handikap ist möglicherweise der hohe und kostspielige Personalaufwand, der von den Krankenkassen und Rentenversicherern nur unzureichend abgedeckt wird. So kommt es, daß es in Deutschland bisher nur zwei Stellen gibt, an denen Jodsolevaginalspülungen verabreicht werden: in Bad Pyrmont und in Bad Schwartau. Derzeit im Bau befindet sich eine dritte, größte und in Europa einmalige Rehabilitations- und Präventionsfrauenklinik in Bad Kissingen.

Erfahrungen mit der Balneotherapie in der Behandlung der weiblichen Harninkontinenz
R. Voigt, D. Stech

In der Behandlung der Harninkontinenz der Frau hat sich der Trend der letzten Jahre verstärkt, außer der rein operativen Behandlung zunehmend konservative Therapiemaßnahmen durch vermehrte Einbeziehung von physiotherapeutischen, balneotherapeutischen sowie Elektrostimulationsmaßnahmen für leichte bis mittlere Grade der weiblichen Streßharninkontinenz einzusetzen. Dabei werden auch solche Formen zunehmend genutzt wie ambulante und stationäre Rehabilitationskuren, aber auch Anschlußheilbehandlungen nach operativer Therapie. Im Rahmen der Therapie sollen folgende Behandlungsverfahren bei Beckenbodeninsuffizienz/Harninkontinenz sowie klimakterischen Ausfallserscheinungen zum Einsatz kommen: Teil- und Vollbäder mit Moor als Thermotherapie, Kompressen als Thermotherapie, Moorscheidentampons als lokale Thermotherapie, Beckenbodengymnastik, Elektrostimulation des Beckenbodens und hormonelle Substitution der klimakterischen Ausfallserscheinungen. Wir haben eine wissenschaftliche Auswertung der erzielten Resultate insbesondere bei Harninkontinenz und Beckenbodeninsuffizienz durchgeführt, wobei sich diese Auswertung nur auf spezielle Teilbereiche erstrecken konnte.

Im Rahmen der Therapie der Inkontinenz erlernte die Patientin durch Übungen und Behandlungsmaßnahmen die Funktion des Beckenbodens wieder richtig einzusetzen. Über die Wirksamkeit der einzelnen Therapieverfahren haben wir kleinere Kollektive ausgewertet. So konnten wir bei der Übungsbehandlung sowie bei 75 Frauen vor und nach Anwendung der Femcon-Vaginalkonen feststellen, daß urodynamisch die Parameter der Urethrozystometrie bis auf den Transmissionsfaktor durch die Übungen nicht geändert werden. Das macht auch einen Sinn, da die funktionelle Urethralänge sowie das Urethradruckprofil durch die Übungen nicht beeinflußbar sind, andererseits durch die Drucktransmission das Ausmaß einer Besserung der muskulären Verschlußkraft im Beckenbodenbereich gut eingeschätzt werden kann, auf die es ja ankommt. Die mit eingesetzte Elektrostimulation als Trainingsfaktor für den Beckenboden zeigt analoge Effekte einer verbesserten Drucktransmission. Das gedanklich gut vorstellbare Wirken der Urethrastöpsel (VIVA) auf den Beckenboden scheiterte allerdings in unserem Patientengut an der ungünstigen Patientencompliance, allerdings konnten bei Frauen, die das Hilfsmittel konsequent einsetzten, ähnliche Effekte auf die Beckenbodenfunktion im konkreten Einzelfall gefunden werden. Zusammenfassend liegt also in der physiotherapeutisch-balneotherapeutischen Behandlung der weiblichen Harninkontinenz der Schwerpunkt auf kombiniert ambulant-rehabilitativen Maßnahmen, wobei ambulanttätige Physiotherapeuten ebenso wie Kureinrichtungen zunehmend mit einbezogen werden.

Psychosomatische Aspekte der Harninkontinenz
aus der Sicht der Rehabilitation
B. Ehret-Wagener

210 Patientinnen, die im Anschluß an eine vaginale Hysterektomie mit Senkungs-operation zur stationären Rehabilitation eingewiesen waren, wurden nach ihren Blasenbeschwerden vor und nach der Operation befragt. Die Frageaktion fand also fünf bis sieben Wochen postoperativ statt. Die Fragen waren zunächst ungerichtet auf allgemeine Blasenprobleme bezogen und wurden dann ergänzt durch gezielte Fragen zur Symptomatik der Reizblase, der Urge-Inkontinenz, der Streßinkontinenz und der Mischformen. Präoperativ gaben 43 Patientinnen an, keinerlei urologische Beschwerden gehabt zu haben; an Symptomen der chronischen Reizblase litten 57 Patientinnen, an einer Urge-Inkontinenz 12 Frauen, an einer Streßinkontinenz 18 Frauen und an einer gemischten Inkontinenz 80 Patientinnen. Postoperativ hatte sich das Bild verschoben: Von den 43 Frauen, die präoperativ keine Beschwerden hatten, waren bei insgesamt 28 Pat. z.T. erhebliche Blasenstörungen aufgetreten. Die Symptome der chronischen Reizblase dagegen hatten sich postoperativ in fast der Hälfte der Fälle zurückgebildet. Ebenso gab es eine Verbesserung bei der Urgeinkontinenz, erwartungsgemäß bei der Streßinkontinenz und der gemischten Form. Bei allen Formen der Miktionsstörung hatten sich auch Verschlechterungen ergeben. – Unter psychosomatischen Aspekten sind folgende Zahlen zu diskutieren: 1. der hohe Anteil an Patientinnen, die präoperativ keine Inkontinenzprobleme oder Blasenprobleme angaben, postoperativ jedoch z.T. quälende Miktionsstörungen hatten; 2. der erstaunlich hohe Anteil an Patientinnen mit präoperativ bestehender chronischer Reizblase, die im Anschluß an die vaginale Hysterektomie mit vorderer Kolporrhaphie beschwerdefrei waren; und 3. die auffällige Transformation einer Blasenstörung in eine anderen: z.B. das Auftreten einer Urge-Inkontinenz nach operativer Korrektur einer Blasensenkung, die zur Streßinkontinenz geführt hatte. Als Erklärungsmuster für dieses urologische Transformationsgeschehen, in dessen Zentrum die Hysterektomie und die plastische Operation im Bereich der Scheide, der Blase, der Urethra und des Dammes steht, kommen pathophysiologisch zwei Möglichkeiten in Frage. Zum einen wird durch iatrogene Läsionen von Blase und Urethra die Innervation der Blase bei dementsprechend disponierten Frauen in der Form gestört, daß der Miktionszyklus in nicht vorhersehbarer Form verändert wird. Dadurch kann es sekundär durch zentralnervöse Rückkopplungsmechanismen zu pathologischen Steuerungsmustern kommen, die eine Fixierung bzw. Chronifizierung der Miktionsstörung bewirken. Zum anderen kann die zentralnervöse Erlebnisverarbeitung des Hysterektomiege-

schehens mit den damit verbundenen Konflikten eine Veränderung des phasenhaften Miktionszyklus bewirken, wobei je nach Reaktionschwerpunkt und je nach Persönlichkeits- und Entwicklungsstruktur unterschiedliche urologische Symptome resultieren.

Welches sind nun die psychosomatischen Mechanismen, die ausgelöst durch die Operation zu einer derartigen Veränderung der zentralnervösen Steuerungsmechanismen führen können, und zwar in beiden Richtungen: in Richtung auf Verbesserung einer präexistenten Symptomatik, die operativ eigentlich nicht kurierbar ist und in Richtung auf das Auftreten einer Störung, die präoperativ nicht existent war, obwohl deren Existenz ins medizinische Bild gepaßt hätte? – Molinski verband die gestörte Lust- und Miktionsphysiologie im urethral-erotischen Syndrom und kennzeichnete die chronische Miktionsstörung als larvierte Sexualstörung. In einer Untersuchung durch Sutherst haben Frauen, die unter Harninkontinenz leiden, in fast der Hälfte der Fälle sexuelle Erlebnisstörungen. Auch die chronisch rezidivierende Zystitis und die chronische Reizblase werden in der (psychosomatischen) Literatur als larvierte Hingabestörung interpretiert. Analog dazu sind es in der Gynäkologie die chronischen Unterbauchschmerzen und die oberflächliche und tiefe Dyspareunie, die im Rahmen einer Sexualstörung, häufig auf dem Boden einer sexuellen Traumatisierung, auftreten. – Aus psychosomatischer Sicht liegt der Schluß nahe, daß die Patientinnen, die präoperativ keine urologischen Probleme hatten, weil ihre individuelle Ausdrucksform sich auf genitale Reaktionen beschränkte, postoperativ im Sinne einer Symptomverschiebung Miktionsstörungen entwickelten. Hier mag auch eine Erlebnis- und Verlustverarbeitung, sowie eine Trauerarbeit im Zusammenhang mit der Hysterektomie, eine Rolle spielen, die eine zentralnervöse Veränderung des Miktionszyklus bewirkt: unaufhaltsames Wasserlassen kann auch ein regressiver Tröstungsversuch sein! – Andererseits beobachten wir Frauen, die vor der Operation urologische Symptome zeigten, die nach pathophysiologischen Gesichtspunkten nicht operabel sind und die dennoch nach der Operation eine deutliche Besserung der Beschwerden angaben. Derartige Beobachtungen machen wir auch bei Frauen mit chronischen Unterbauchbeschwerden, die sich immer wieder gynäkologischen Operationen, sog. Verwachsungsoperationen, unterziehen. Diese Frauen sind dann tatsächlich postoperativ für einige Monate fast schmerzfrei, um dann eine erneute Unterbauchsymptomatik zu entwickeln und auf die nächste Operation zuzusteuern. Dabei handelt es sich um Ich-gestörte Frauen, die im Rahmen einer neurotischen Fehlentwicklung auf selbstdestruktiver Zuwendung bestehen, die sie sich aus professionellen medizinischen Zusammenhängen meist operativer Art holen. Wir haben den Eindruck, daß auch bei den Reizblasen- und Urgeinkontinenz-Patientinnen eine derartige Operationsbereitschaft vorliegt, die durch Wiederauftreten einer zunächst befriedigten Symptomatik in einen destruktiven circulus vitiosus mündet, an dessen „Ende" gelegentlich die absolute Inkontinenz steht.

In der Rehabilitation können wir nur effektiv arbeiten, wenn wir im Team gemeinsam mit Gynäkologinnen, Psychologinnen, der Sozialarbeiterin und den Physiotherapeuten derartige Zusammenhänge individuell erarbeiten, diese beachten und den Patientinnen bewußt machen. Es stellen sich folgende Aufgaben in der Diagnostik und der Therapie chronischer Blasenstörungen bei der Frau: 1. die Einbeziehung lebensgeschichtlicher oder akuter psychosozialer Zusammenhänge; 2.

die Einbeziehung sexueller Problematik sowie von Beziehungs- und Hingabestörungen; 3. bei neu aufgetretenen Miktionsstörungen die Beachtung möglicher Kränkungs- und Verlustgefühle mit nachfolgender Selbstwertproblematik und deren emotionale Bearbeitung; 4. im schwerwiegenden Fall ist die neu aufgetretene Miktionsstörung als Symptomverschiebung zu verstehen, mit Tendenz zur Chronifizierung; damit ist eine Langzeit-Psychotherapie anzustreben, um die zugrunde liegenden Konflikte und Erlebnisse, die nicht selten geprägt sind von sexueller Traumatisierung, aufzudecken; 5. sind verhaltenstherapeutische Maßnahmen bei allen Miktionsstörungen sinnvoll; das Blasentraining mit Protokollierung der Miktionshäufigkeit und des Erfolges verzögerter Miktion ist bei der chronischen Reizblase und bei der Urge-Inkontinenz erfolgreich; und 6. lassen sich genannte Beschwerden beeinflussen durch intensives Beckenbodentraining, in Kombination mit Solebewegungsbädern oder Solevaginalspülungen.

Weiterführende Literatur bei den jeweiligen Erstautoren.

Immunologie und Onkologie

P. Mallmann und H. Weitzel

Bericht

Eine immunologische Betrachtungsweise der Tumorentstehung und -entwicklung postuliert, daß die Entwicklung eines bösartigen Tumors mit genetischen Veränderungen der Zelle verbunden ist, die zur Expression neuer bzw. zumindest anderer antigener Strukturen der Tumorzelle führen. Aufgrund dieser veränderten Oberflächenstrukturen sollen diese Zellen dann als fremd erkannt und von einem intakten Immunsystem zerstört werden. Der Nachweis einer Immunantwort gegen den Tumor konnte in einer großen Zahl eindrucksvoller Tierexperimente erbracht werden. Auch bei der Mehrzahl aller Tumorpatienten ist eine immunologische Auseinandersetzung mit dem Tumor beispielsweise über den Nachweis tumorspezifischer zytotoxischer T-Zellen oder den Nachweis tumorspezifischer Antikörper im Serum bewiesen.

Tumorzellen exprimieren virale, embryonale und sonstige Antigene, die wie z. B. Blutgruppenantigene auch von gesunden Zellen exprimiert werden. Zum Teil werden auch für den jeweiligen Tumor spezifische Antigene exprimiert. Mit großer Wahrscheinlichkeit besitzen auch menschliche Tumorzellen eine veränderte Antigenexpression, die zur Induktion einer tumorspezifischen Immunantwort führt. In diesem Zusammenhang ist die Expression bestimmter Isoformen des Oberflächenglykoproteins CD 44 von besonderem Interesse, die im Tiermodell für die Metastasierungseigenschaften von Tumorzellen verantwortlich gemacht werden konnten. CD 44 und analoge Varianten des Moleküls konnten auch bei menschlichen Primärtumoren nachgewiesen werden. Mammakarzinompatientinnen, bei den Varianten von CD 44 nachweisbar sind, zeigen einen deutlich schlechteren klinischen Verlauf. Tumorzellen, bei denen sich Varianten von CD 44 nachweisen lassen, besitzen die Fähigkeit, sich an einer Membran festzusetzen, was die erste Voraussetzung für eine Metastasierung ist. Weiterhin können solche Zellen offenbar in Lymphgefäße eindringen. In der Arbeit von Hekele et al., Karlsruhe „Die diagnostische und therapeutische Bedeutung von CD 44 beim Zervixkarzinom – Erzeugung Epitop-spezifischer T-Zellen" wurde die Expression von CD 44 Varianten beim Zervixkarzinom und normalen Zervixzellen untersucht. Es konnte von der Gruppe gezeigt werden, daß mit Hilfe des monoklonalen Antikörpers VFF17, der das variante CD 44 Epitop v7/v8 erkennt, selektiv auf Zervixkarzinomen Varianten von CD 44 nachweisbar sind, jedoch nicht auf normalen Zervixzellen. Diese Verschiebung der v7/v8-Expression zwischen benignen und malignen Zellen ließe sich zum einen diagnostisch beispielsweise zur Definition von Risikogruppen nutzen. Von der Karlsruher Arbeitsgruppe wurde dieses Phänomen jedoch weitergehend therapeutisch genutzt, indem mit Hilfe des Antikörpers VFF17 spezifische zytotoxische T-Zellen gegen die varianten CD 44 Epitope v/v8 generiert wurden. Es konnte von der Arbeitsgruppe in Bestätigung ihrer Hypothese auch gezeigt werden, daß diese spezifischen T-Zellen zytotoxisch gegenüber v7/v8-exprimierenden Zielzellen sind.

Obwohl bei einem großen Teil der Tumorpatienten eine Immunantwort offenbar nachweisbar ist, bleibt es unklar, warum diese offenbar meist nicht effektiv ist. Aufgrund vieler Studien werden u. a. zwei Pathomechanismen diskutiert. Zum einen eine Störung in der Produktion aktiver Effektorzellen beispielsweise durch die Sekretion von Zytokinen (z. B. TGF-beta) durch den Tumor oder einer gestörten Entwicklung von Effektorzellen durch immunologische Mechanismen wie z. B. die verstärkte Aktivität von T-Suppressorzellen. Zum anderen können Tumorzellen offenbar die Zielantigene, die für eine effektive Zerstörung verantwortlich sind, insbesondere HLA-Antigene, downregulieren.

Auch nach Induktion einer effektiven Immunantwort können sich Tumorzellen noch der immunologischen Zerstörung durch eine Reihe sogenannter „Escape-Mechanismen" entziehen. Hierfür verantwortlich ist vor allem die ausgeprägte antigene Heterogenität von Tumorzellen, d. h. auch cytotoxische T-Zellen führen letztlich nur zu einer Selektion von antigen-negativen Tumorzellen.

Die Interaktion zwischen Effektor- und Targetzellen wird durch sogenannte Adhäsionsmoleküle wie z. B. ICAM 1 stabilisiert. Die Downregulation solcher Adhäsionsmoleküle, die vor allem bei soliden menschlichen Tumoren gefunden wird, führt zu einer gestörten Bindung von Effektorzellen an der Tumorzelle und damit zu einer ineffektiven Immunantwort.

Morphologisch kann diese immunologische Interaktion zwischen Immunsystem und Tumor in Form der peritumorösen lymphozytären Infiltrate nachgewiesen werden. Diese zellulären Infiltrate produzieren eine Reihe von Zytokinen, Wachstumsfaktoren, Angiogenesefaktoren u. a. Stoffe, die das Wachstum des Tumors unterstützen. Es wird sogar postuliert, daß eine tumorspezifische Immunantwort erst die für eine Tumorprogression notwendigen günstigen Rahmenbedingungen schafft.

Eine interessante Methode die tumor- oder immunologisch induzierte Neoangionese intravital zu quantifizieren stellten Runkel et al., Mannheim vor („Neoangiogenese in experimentellen Tiertumoren: Quantifizierung und Hemmung nach Gabe von Indomethacin"). Sie konnten im Tiermodell durch mikroskopische Analyse von Hautlappen der Abdominalwand die Tumor-Neoangiogenese und deren Hemmung durch Indomethacin dokumentieren. Da die Manipulation der Tumorneoangiogenese eine vielversprechende onkologische Behandlungsmöglichkeit darstellt, bietet sich hiermit möglicherweise ein in vivo Testsystem zur Überprüfung geeigneter Substanzen an.

Zu den von malignen Tumoren sezernierten Zytokinen gehört auch Interleukin 6, das aufgrund seiner megakaryopoetischen Wirkung für die häufig beobachteten reaktiven Thrombozytosen z. B. bei Ovarialkarzinompatientinnen verantwortlich gemacht werden. In einer retrospektiven Analyse werteten Zeimet et al., Innsbruck („Klinische Relevanz von reaktiven Thrombozytosen bei Patientinnen mit Ovarialkarzinomen") bei 150 Patientinnen die Beziehung zwischen Überlebenszeit und

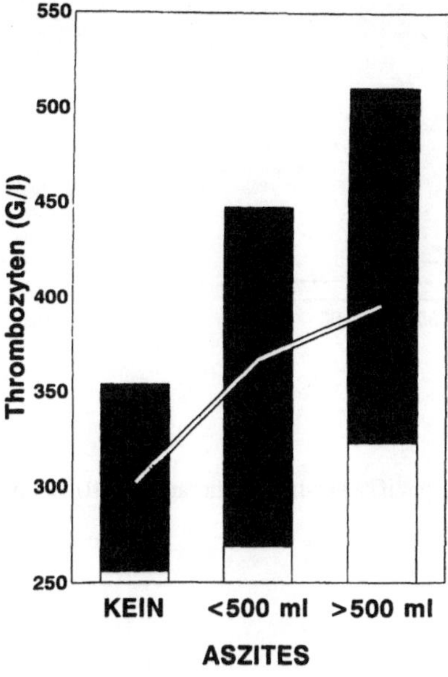

Abb. 1. Pathophysiologie und klinische Relevanz von Thrombozytosen beim Ovarialkarzinom. (Aus Zeimet et al., Innsbruck)

präoperativer Thrombozytose aus. Sie stellten fest, daß ein direkter Zusammenhang zwischen der Menge des Aszites und dem Ausmaß der Thrombozytose besteht (Abb. 1) und daß die karzinom-assoziierten Thrombozytosen durch im Aszites in hoher Konzentration gelöste Faktoren bedingt ist, deren Nachweis jedoch kein Einfluß auf den klinischen Erkrankungsverlauf hat.

Es gibt eine große Zahl von Untersuchungen, die sich mit der phänotypischen Charakterisierung der peritumorösen mononukleären Infiltrationen beschäftigen und hier beispielsweise bei zervikalen Dysplasien entsprechende Veränderungen nachweisen konnten. Laufer et al., Frankfurt („Nachweis von immunkompetenten Zellen im weiblichen Genitaltrakt in Abhängigkeit der hormonellen Lage") zeigten an Hysterektomiepräparaten prä- und postmenopausaler Frauen große, offenbar hormonabhängige Schwankungen immunkompetenter Zellen in der Zervix und im Endometrium nach, die sie u. a. für das gehäufte Auftreten von Genitalinfektionen in der perimenstruellen Phase verantwortlich machten.

Obwohl die Interaktion von Tumor und Immunsystem noch nicht einmal in ihren Ansätzen aufgeklärt ist, gibt es eine große Zahl therapeutischer Maßnahmen, die unter dem Begriff „Immuntherapie" zusammengefaßt werden und die den Anspruch erheben, die körpereigene Abwehrreaktion gegen den Tumor zu induzieren oder zu verbessern.

Nach den enttäuschenden Ergebnissen einer unspezifischen Immuntherapie in den letzten Jahrzehnten versucht man derzeit, vor allem das Immunsystem antigenspezifisch zu stimulieren. Zu diesen Verfahren gehört ASI, die aktive spezifische Immuntherapie mit virus- modifizierten autologen Tumorzellen. Bei ASI versucht man, die Antigenität der Tumorzellen durch Infektion mit Newcastle Disease Virus zu verbessern. Die Patientinnen werden dann mit den vorher durch

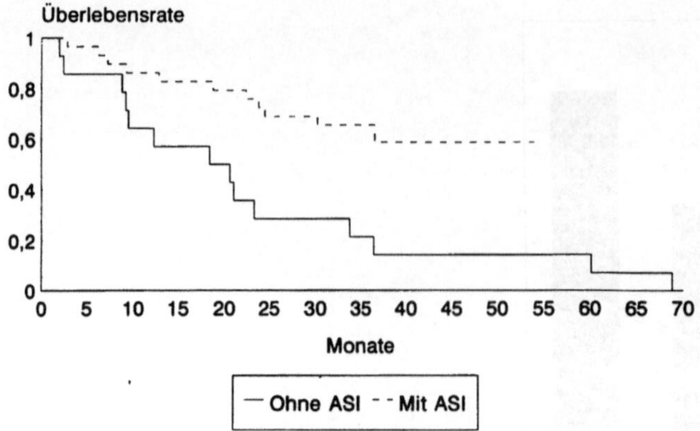

Abb. 2. 5-Jahres-Überlebensergebnisse nach Aktis-Spezifischer-Immuntherapie (ASI) beim Ovarid-Mamakarzinom

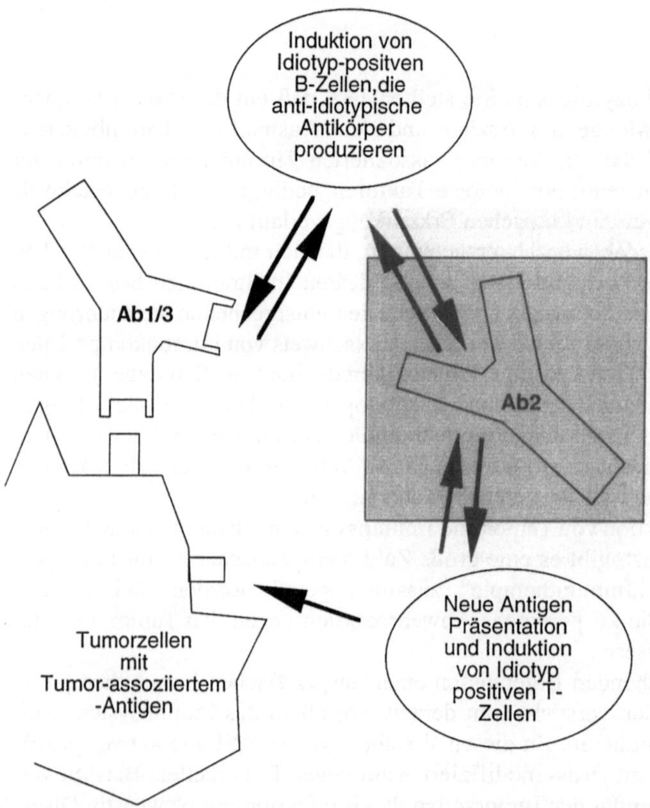

Abb. 3. Anti-Isotypen-Vakzination

Bestrahlung inaktivierten xenogenisierten Tumorzellen intradermal immunisiert. Hiermit induziert man zunächst eine Immunantwort gegen die modifizierten Tumorzellen, von der man sich dann eine Kreuzreaktivität auch gegen nichtmodifizierte Tumorzellen erhofft.

In einer seit 1988 laufenden prospektiven klinisch kontrollierten Studie untersuchte die Bonner Arbeitsgruppe den Einfluß von ASI auf den klinischen Erkrankungsverlauf von Patientinnen mit Mamma- und Ovarialkarzinomen (42 FIGO III, 16 FIGO IV) (Schulte-Vels, Mallmann und Krebs: 5-Jahres-Ergebnisse einer aktiven spezifischen Immuntherapie bei 470 Patientinnen mit Mamma- und Ovarialkarzinom). Bei einer mittleren Beobachtungszeit von 54 Monaten konnte zwar bei den Mammakarzinompatienten bislang noch kein Unterschied festgestellt werden, hingegen war bei den ASI-therapierten Ovarialkarzinompatientinnen sowohl das rezidivfreie Intervall als auch die Überlebenszeit deutlich verlängert (Abb. 2).

Eine andere Form der Tumorvakzination stellt die Anti-Idiotypen-Vakzination dar. Bei diesem therapeutischen Ansatz werden monoklonale Antikörper gegen tumorassoziierte Antigene appliziert, die die Bildung eines Anti-Antikörpers induzieren, der gegen die Antigenbindungsstelle, den Idiotypen des eingesetzten Antikörpers gerichtet ist (Abb. 3). Dieser neue Antikörper, der Anti-Antikörper trägt einen spiegelbildlichen Abdruck des ursprünglichen Antigens. Dieser Anti-Antikörper kann daraufhin selbst wieder die Bildung von Antikörpern induzieren, die gegen seinen eigenen Idiotypen und somit gegen das ursprüngliche Antigen gerichtet sind (s. Abb. 2). Eine solche Therapie ist natürlich nur bei den Karzinomen möglich, bei denen auch entsprechende tumorassoziierte Antigene nachweisbar und entsprechende Antikörper verfügbar sind.

Klinische Erfahrungen dieser Therapie liegen insbesondere beim Ovarialkarzinom vor. Schmolling et al., Bonn („Additive Behandlung des fortgeschrittenen Ovarialkarzinoms mit monoklonalen Antikörpern – Erste Ergebnisse mit dem Mab B 72.3") stellten die ersten klinischen Ergebnisse mit dem monoklonalen Antikörper B72.3 vor, der gegen das tumorassoziierte Antigen TAG-72 gerichtet ist, das von 95% der epithelialen Ovarialkarzinomen exprimiert wird. Nach mehrmaliger Applikation konnte bei 14 von 23 behandelten Patientinnen eine Aktivierung der Idiotypen-Netzwerk-Kaskade mit der Bildung anti-idiotypischer Antikörper beobachtet werden.

Basierend auf früheren Ergebnissen mit dem OC 125 als Anti-Idiotypen-Vakzine beim Ovarialkarzinom wurde von Wagner et al., Bonn („Eine Anti-Idiotypen-Vakzine zur Immuntherapie des Ovarialkarzinoms") durch Immunisierung mit einem Antikörper gegen das Ca 125-Antigen ein muriner monoklonaler antiidiotypischer Antikörper (Ab 2) generiert, der das Ca 12 5 Antigen innerhalb seiner variablen Region imitiert. Durch Immunisierung mit diesem Ab 2 konnte die Bildung von Anti-a 125-Antikörpern (Ab 3) induziert werden, die komplement- und eine antikörper-abhängige zellvermittelte Zytotoxizität gegenüber Ca 125 exprimierenden Zell-Linien zeigten.

Ein ganz anderes therapeutisches Konzept wird mit der Anwendung von sogenannten Biological Response Modifier (BRM) verfolgt. Hier versucht man eine antitumorale Immunantwort nicht aktiv durch eine modifizierte Antigenpräsentation, sondern passiv durch einen Eingriff in die Autoregulation der Immunantwort zu erzielen. In diesem Zusammenhang sind Interferone von großem Interesse, die neben ihrer antiviralen Aktivität eine Reihe von Eigenschaften haben, die sie für einen Einsatz in der onkologischen Immuntherapie prädestinieren. Für die klinische Anwendung besonders interessant ist neben ihrer antiproliferativen Aktivität die Eigenschaft der Up-regulation von Rezeptoren und von MHC Klasse I und II Antigenen. Nach den bislang enttäuschenden Ergebnissen einer systemischen Interferontherapie bei gynäkologischen Karzinomen wurde jetzt über hohe Ansprechraten von Patientinnen mit Zervixkarzinomen unter einer systemischen Therapie in Kombination mit Interferon alpha und Retinoiden (13-cis Vitamin-Säure, RA) berichtet. Zur weiteren Abklärung der synergistischen Wirkung untersuchten Marth et al., Innsbruck („Mechanismus der synergistischen Interaktion von Vitamin-A-Säure und Interferon in Mammakarzinomzellen") den Einfluß von Interferon alpha und RA auf die Rezeptorexpression und die Proliferation von Mammakarzinomzellinien. Sie stellten fest, daß Interferon einerseits die Expression eines Rezeptors für Vitamin-A-Säure steigert und andererseits ein zytoplasmatisches Bindungsprotein für Vitamin-A-Säure unterdrückt wird, wodurch mehr biologisch aktive Vitamin-A-Säure den Zellkern erreicht. Dies führte zu einer synergistischen Hemmung der Tumorzellproliferation, was neue therapeutische Perspektiven bei Plattenepithel- und Mammakarzinomen eröffnen könnte.

Zu den in der Onkologie therapeutisch bedeutsamen Zytokinen gehört auch das Erythropoetin (EPO), das zur Therapie beispielsweise chemotherapie-induzierter Anämien derzeit in Studien untersucht wird. Da unter EPO-Therapie gelegentlich über eine erhöhte Thromboserate berichtet wurde, untersuchten Oberhoff et al. („Einfluß von Erythropoetin auf die Hämostase unter Behandlung chemotherapie-induzierter Anämie gynäkologischer Malignome" Gerinnung und Fibrinolyse bei EPO-behandelten Patientinnen mit chemotherapie-induzierter Anämie. Sie stellten fest, daß eine ergänzende EPO-Therapie bei Patientinnen ohne Hinweise auf erhöhte intravasale Gerinnungsaktivität nicht zu einem erhöhten Thromboserisiko führt.

Umwelteinflüsse und Sterilität

I. Gerhard und H. C. Bohnet

Bericht

Im ersten Teil des Seminars berichtete Prof. Bohnet über Streß und Ernährungsfaktoren auf die hypothalamisch-hypophysäre-ovarielle Achse, wobei er besonders auf die Veränderungen der LH-Pulsatilität einging. Genauere Angaben werden von Dr. Bohnet noch geschickt werden.

Im zweiten Teil des Seminars wurde systematisch dargestellt, wie der Frauenarzt mögliche Umweltbelastungen abklären kann. Zunächst wurde der 20seitige, in der Heidelberger Frauenklinik entworfene Umweltfragebogen durchgegangen und zu den besonderen Bereichen des Wohn-/Arbeitsplatzes und der Umgebung eingegangen. Die Interaktion zwischen diversen Ernährungsfaktoren und Sport mit der Einlagerung bzw. Freisetzung von Schadstoffen wurde deutlich gemacht. Es wurden Anleitungen zur Verfügung gestellt, aus denen hervorging, welche Schadstoffe aus welchem Material (Blut, Urin, Speichel etc.) bestimmt werden können, um die Belastung nachzuweisen. Schließlich wurden Vorschläge gemacht, wie eine Schadstoffbelastung reduziert werden kann. Neben der Beseitigung der Schadstoffursachen stellt die Substitution mit Vitaminen, Spurenelementen, Aminosäuren und gesättigten Fettsäuren ein wichtiges Therapieprinzip dar.

Streßfaktoren, Ernährung Genußmittel

H. G. Bohnet

Im ersten Teil des Seminars wurde auf Streßfaktoren eingegangen, welche den Menstruationszyklus einer Frau beeinflussen können.

Die latente Hyperprolaktinämie weist auf eine individuell erhöhte Streßsensibilität hin. Korrelat ist meist eine leichte Follikelreifungsstörung und eine nachfolgende Gelbkörperschwäche: Bei diesen Patientinnen, insbesondere mit Kinderwunsch, kann festgestellt werden, daß sie leicht über Probleme resignieren und sich sozial abkapseln. Ihren Mitmenschen können sie auch ihre Probleme nicht mitteilen.

Die erhöhte GnRH-LH-Pulsfrequenz tritt bei einem Teil der Frauen wohl unter physischer als auch psychischer Belastung auf. Der erhöhte LH-Tonus führt zur Hyperandrogenämie. Nicht selten lassen sich bei Zyklusstörungen dann sonographisch polyzystische Ovarien nachweisen. In diesem Zusammenhang wird von einer diskordanten Gonadotropinsekretion gesprochen, d.h. die im normalen Zyklus beobachtete fein abgestimmte LH-Schwingung besteht nicht mehr fort.

Eine Fehlernährung kann sich auf das Endokrinium mannigfach auswirken. In Deutschland ist der Jodmangel ubiquitär. Folge der unzureichenden tägl. Jodzufuhr ist bei mind. $\frac{1}{4}$ aller Frauen eine Struma und/oder hypothyreote Stoffwechsellage nachzuweisen. Durch die erhöhte TRH-TSH-Sekretion kommt es nicht selten zur Begleithyperprolaktinämie mit ihren Folgen auf die Follikelreifung bzw. auf die Gelbkörperfunktion und nicht zuletzt auf die Fertilität.

Übergewicht wird heute als Volkserkrankung angesehen. Das Idealgewicht ist keine Bezugsgröße mehr, um eine Adipositas zu definieren, sondern der Body-mass-Index (kg/m^2). Bei einem BMI von 30 und mehr ist mit einem Hyperinsulinismus zu rechnen. Über den IGF-Mechanismus kommt es zur Stimulation der Androgensekretion in den Ovarien und damit zur Begünstigung der Follikelatresie, bevor ein dominanter Follikel ausgereift ist. Die Oozytenqualität ist damit vermindert, so daß zwar bei Kinderwunsch Schwangerschaften eintreten können, die Abortrate jedoch deutlich erhöht ist.

Als erstes muß das Rauchen als Genußmittel genannt werden, welches indirekt die Oozytenqualität ebenfalls negativ beeinflußt. Dies wird insbesondere bei den Ergebnissen nach IvF-Behandlung deutlich: Bei Nichtraucherinnen wird eine höhere Schwangerschaftsrate erzielt als bei Raucherinnen. In Abhängigkeit der Anzahl von Zigaretten steigt darüber hinaus die Abortrate an, so daß starke Raucherinnen die niedrigste baby-take-home-rate haben im Vergleich zu schwachen Raucherinnen bzw. insbesondere gegenüber Nichtraucherinnen.

Diabetes und Schwangerschaft

Einführung

R. Kreienberg

Noch immer führt der manifeste mütterliche Diabetes mellitus, aber auch der unerkannte oder nicht gut behandelte Gestationsdiabetes zu einer erhöhten perinatalen Mortalität und Morbidität.

Die Präsentationen der Sitzung zielen auf diese Problematik, indem mit Erfahrung bei der Betreuung diabetischer Schwangerer, vor allem auch unter Berücksichtigung schwerwiegender Diabetes-Spätfolgen, die Richtung für Behandlungs-Standards gewiesen wurde.

Untersuchungen von Fruchtwasser- und Nabelschnurinsulin werden als unterstützende Methoden zur Stoffwechseloptimierung vorgetragen.

Schließlich zeigen die Arbeiten zur Diagnostik des Gestationsdiabetes, daß sichere Kriterien zur Krankheitserkennung gemeinsam erarbeitet und standardisiert werden müssen, daß ein generelles Screening aber gefordert werden muß.

Die folgenden Kurzfassungen beinhalten die wesentlichen Ergebnisse der vorgetragenen Arbeiten.

Bericht

Zentrales Anliegen aller Vorträge und Posterpräsentationen war die Verbesserung der Betreuung diabetischer Schwangerer, nicht nur im Hinblick auf die mütterliche, sondern auch auf die fetale bzw. neonatale Prognose. Die erste Voraussetzung dazu ist ein rechtzeitiges Erfassen des Gestationsdiabetes. Leider gibt es noch keine einheitliche Definition des als Suchtest überwiegend verwendeten oralen Glukosetoleranztests (OGT).

Es variieren die Menge der verabreichten Glukose (1 g/kg Körpergewicht; 50, 75 oder 100 g) als auch die Grenzwerte (150 mg/dl, 160 mg/dl, 165 mg/dl) sowie die Untersuchungsintervalle (1 h, 2 h).

Die verschiedenen Glukosebelastungen führen aber nur zu geringen Unterschieden in den 1-h-Werten.

Den höchsten prädiktiven Wert für den fetalen Hyperinsulinismus hat der 1-h-Wert (Kainer et al., Graz). Bei auffälligem OGT wird auf die Notwendigkeit eines sog. erweiterten OGT hingewiesen. Dabei werden Glukose- und Insulinbestimmungen alle 30 min über 4 h durchgeführt und Nüchternwerte von 100 mg/dl und 2-h-Werte über 150 mg/dl sowie 3-h-Werte über 100 mg/dl als pathologisch eingestuft (Kühnert et al., Frankfurt/Main).

Die Grazer Arbeitsgruppe kommt anhand von über 8000 Untersuchungen zu der Schlußfolgerung, daß viele Kriterien für den OGT zu restriktiv sind. Ein Grenzwert von 160 mg/dl 1 h nach Belastung mit 75 g Glukose ist hinreichend sensitiv und auch praktibel, um die Diagnose Gestationsdiabetes stellen zu können. Dagegen erwies sich in Übereinstimmung mit der Literatur die Glycohämoglobin HbAlc- bzw. Fructosaminbestimmung als Screeningtest nicht geeignet (Jacob et al., Euskirchen-Hildesheim).

Die Frage nach dem optimalen Zeitpunkt des OGT versuchten Ohlmann et al. (Homburg/Saar) zu klären, indem sie an 400 Schwangeren in der 24. SSW und in der 32. SSW den OGT durchführten. Er fiel zum ersten Zeitpunkt in 11 %, danach in 17 % positiv aus. In diesem Kollektiv fand sich sonographisch in 50 % eine Makrosomie, in 46 % ein Hydramnion. Dies widerspricht den Erfahrungen und auch der Literatur. Auch die willkürliche Festlegung, den OGT in der 30. SSW durchzuführen, hatte keine rationelle Basis.

Störungen des Kohlenhydratstoffwechsels ziehen im allgemeinen solche des Fettstoffwechsels nach sich (Briese et al., Rostock). Es gibt aber auch kontroverse Ergebnisse: Günter et al. (Hannover) konnten keine Korrelationen zwischen Veränderungen der freien Fettsäuren und dem Grad der Kohlenhydratintoleranz verifizieren. In der Inneren Medizin ist schon seit längerem der Begriff des Metabolischen Syndroms bekannt, die Kombination einer prädiabetischen Stoffwechsellage mit Hypertonie sowie Atherosklerose. In einer nachgehenden Untersuchung wurden 54 entbundene Frauen mit Gestationsdiabetes 5 Jahre post partum nachkontrolliert. Sie hatten in der Hälfte der Fälle eine diskrete Insulinresistenz und in 29 % pathologische Triglyzeridwerte. Blutdruck, Nieren- und Leberfunktion waren (noch?) im Normbereich. Im Vergleich zu Kontrollprobandinnen fielen bei den ehemaligen Gestationsdiabetikerinnen gehäuft Symptome des Metabolischen Syndroms auf (Paulus et al., Ulm). Für die Innere Medizin dürfte diese Selektion von Risikopatienten hochinteressant sein. Analoges gilt für die Hypertonikerinnen unter den Gestosefrauen.

Insulinbestimmungen im Nabelschnurblut wurden von 2 Arbeitsgruppen vorgelegt. Die Rostocker Gruppe (Kunkel et al.) untersuchte nichtdiabetische Schwangere und erstellte Normalwertkurven. Werte oberhalb der 90. Perzentile sind suspekt hinsichtlich eines mütterlichen Diabetes. Es lassen sich eindeutige Zusammenhänge zwischen Geburtsgewicht und Insulin- sowie C-Peptidspiegeln ermitteln.

Die Berliner Arbeitsgruppe (Schäfer et al., Berlin-Neukölln) verglich 49 Fälle mit erhöhtem und 207 mit normalem Nabelschnurinsulin. Sie betrachtet den Insulinspiegel im Nabelschnurblut als paraklinische Parameter, der mit wichtigen klinischen Indikatoren für eine diabetische Fetopathie korreliert. Die gleiche Arbeitsgruppe bestimmte auch Insulin im subpartal gewonnenen Fruchtwasser und fand bei Gestationsdiabetes häufiger einen fetalen Hyperinsulinismus als bei normalem OGT. Der größte Anteil erhöhter fetaler Insulinspiegel fand sich allerdings bei der Gruppe mit impaired glucose tolerance, die nach diesen Untersuchungen gleichfalls als Risikogruppe anzusehen ist. Ob diese Studie durch unzureichende therapeutische Konsequenzen oder methodische Unzulänglichkeiten der Insulinbestimmung im vaginal gewonnenen Fruchtwasser beeinflußt wird, ist nicht endgültig zu beurteilen. Auf jeden Fall ist der Ansatz interessant und hochaktuell.

Die klinische Betreuung von Diabetikerinnen erfordert umfangreiche Erfahrungen an einem großen Patientengut. Deshalb ist die Zentralisierung in Spezialabteilungen ein Gebot der Stunde. Hopp et al. (Berlin-Steglitz) berichteten über die engagierte Beratung von 161 entbundenen Langzeitdiabetikerinnen innerhalb von 10 Jahren, ein Teil davon mit diabetischer Retinopathie und/oder Nephropathie. Sie betonen die Verpflichtung für den Arzt, die Frauen umfassend über die Störungen der frühkindlichen Entwicklung und die Häufung von Komplikationen aufzuklären, andererseits diese durch gute Stoffwechseleinstellung zu minimieren. Auch die Dopplersonographie vermag gute Hinweise zu geben (Hübner et al., Worms).

Resümierend kann man feststellen, daß die Geburtshelfer die Problematik des Diabetes mellitus in der entsprechenden Arbeitsgemeinschaft zum Wohle der Frauen angehen werden, um die Ergebnisse zu verbessern.

Dringend notwendig sind eine methodische Vereinheitlichung der Diagnostik sowie eine Festlegung von Grenzwerten, damit die Arbeiten auf dem Gebiet der Kohlenhydratstoffwechselstörungen hinsichtlich der Definition und der klinischen Befunde vergleichbar werden, eine Grundvoraussetzung für exaktes wissenschaftliches Arbeiten.

Die Wertigkeit des Glukosebelastungstests (OGT) im Routinescreening als Suchtest auf Gestationsdiabetes zwischen der 26.–29. Schwangerschaftswoche

M. Kühnert, A. Steinborn und E. Halberstadt

In einem unausgewählten Kollektiv der 26.–29. SSW wurde routinemäßig ein OGT als Suchtest für einen Gestationsdiabetes durchgeführt.

Fragestellung

Dadurch sollte einerseits die Quote der pathologischen OGT ermittelt, und andererseits die Notwendigkeit der konsekutiven Durchführung eines erweiterten OGT im Rahmen der Stufendiagnostik bei auffälligem OGT gezeigt werden.

Material und Methode

In der Zeit von 1/1991 bis 12/1993 wurden 1156 Patientinnen der 26.–29. SSW einem OGT (Dextro OGT, Boehringer Mannheim = 100 g wasserfreie Glucose) unterzogen, wobei ein Nüchternwert von < 100 mg% und ein 2 Std.-Glucosewert von < 150 mg% als normal galten. Ab einem 2 Std.-Wert von > 150 mg% empfahlen wir, einen erweiterten OGT durchzuführen. Bei diesem Test erfolgten neben einem Nüchternwert Glucose- und Insulinbestimmungen alle 30 Minuten über 4 Stunden nach Gabe von 100 g wasserfreier Glucose.

Ergebnisse

Bei 1156 Patientinnen mußte in 12,63% (n = 146) der OGT als pathologisch bezeichnet werden. Bei der weiteren Stufendiagnostik erwiesen sich 92,6% der durchgeführten erweiterten OGT (58 von 63) als auffällig, wobei ein 2 Std.-Glucosewert von > 150 mg% und ein 3 Std.-Wert von > 100 mg% als abweichend von der Norm definiert wurden. Alle diese Patientinnen, bei denen beide Tests pathologisch waren, zeigten im weiteren Schwangerschaftsverlauf einen Gestationsdiabetes: 94,87% (n = 55) konnten ausreichend diätetisch behandelt werden, 5,13% (n = 3) bedurften einer Insulintherapie bis zur Entbindung [2] (Abb. 1).

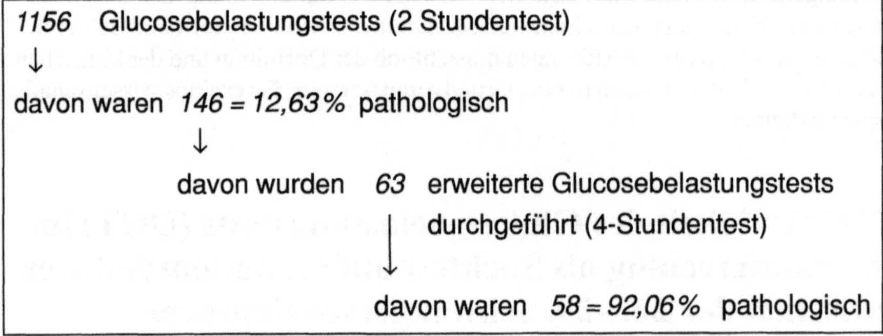

Abb. 1. Ergebnisse

Tabelle 1. Erkennung der KH-Stoffwechselstörung nach dem oralen Glucosebelastungstest (erweiterter 4-Stundentest)

Stadium	Insulin	Glucose		Glucose-toleranz
		2 Std.-Wert	3 Std.-Wert	
1	initialer Anstieg ≥200 µE/ml über 1–2 Std.	<150 mg%	<100 mg%	unauffällig
2	verzögerter Anst. 100–150 µE/ml	<150 mg%	>100 mg%	Anzeichen einer Störung
3	verzögerter Anst. 100–150 µE/ml	>150 mg%	>100 mg%	gestört
4	verzögerter Anst.	>150 mg%	>150 mg%	gestört

Schlußfolgerung

Im Rahmen der Stufendiagnostik sollte ein OGT routinemäßig als Screening in der 26.–29. SSW durchgeführt werden.

Bei pathologischem Testergebnis empfiehlt sich dringend, konsekutiv einen erweiterten OGT durchzuführen, um ggf. eine adäquate Therapie der Schwangeren einleiten zu können.

Die Früherkennung einer beginnenden Glucosetoleranzstörung ist unserer Erfahrung nach bei normalem 2 Std.-Glucosewert im erweiterten OGT bereits aus einer Erhöhung des 3 Std.-Wertes im selben Test möglich, der bei Schwangeren unter 100 mg% liegen sollte [1] (Tabelle 1).

Literatur

1. Kühnert M, Steinborn A, Gerner R (1993) „Untersuchungen zur oralen Glucosebelastung bei diabetischer und prädiabetischer Stoffwechsellage" Berichte: Gynäkologie, Geburtshilfe 130. Band, Heft 8, Springer Verlag, Berlin Heidelberg New York
2. Kühnert M, Steinborn A, Halberstadt E (1994) „Die Wertigkeit des 2-Stunden-Glucosebelastungstests im Routinescreening als Suchtest auf Gestationsdiabetes zwischen der 26.–29. SSW". 166. Tagung Mittelrheinische Gesellschaft für Gynäkologie und Geburtshilfe, 29. April bis 1. Mai 1994, Worms

Schwangerschaftsverlauf und „fetal outcome" bei diabetischer Retinopathie und Nephropathie

H. Hopp, W. Vollert, R. Schutz und H. Weitzel

Unter einer normoglykämischen Stoffwechseleinstellung während der gesamten Dauer der Schwangerschaft ist es heute möglich geworden, daß die meisten Diabetikerinnen gesunde Kinder zur Welt bringen, ohne daß sich ihre eigene Prognose verschlechtert. Das gilt aber nicht für Frauen mit fortgeschrittenem diabetischem Spätsyndrom, da eine irreversible Progredienz der Schädigung möglich ist [1–3]. Ziel der Untersuchung war die Erarbeitung von Risikofaktoren, die die mütterliche und kindliche Morbidität in hohem Maße beeinflussen und die in die individuelle Beratung bei bestehendem Kinderwunsches einbezogen werden sollten.

Methode

Im Rahmen einer retrospektiven Untersuchung wurde die Wechselwirkung von Mikroangiopathie und Schwangerschaft bei 161 insulinpflichtigen Langzeitdiabetikerinnen, 76 Diabetikerinnen mit fortgeschrittener Mikroangiopathie (White F und R) und 85 Patientinnen der White-Stadien C und D, untersucht.

Ergebnisse

Die Frühschwangerschaft erwies sich bei den Patientinnen mit der Manifestation einer proliferativen Retinopathie im Schwangerschaftsverlauf als entscheidende

Phase für die Progression der Mikroangiopathie. Es konnte ein Zusammenhang zwischen erhöhten Blutzuckerwerten im ersten Trimenon und einer Retinopathieprogression nachgewiesen werden (Tabelle 1). Bei floriden proliferativen Retinopathien vor und in der Schwangerschaft trat eine Verschlechterung von Fundusbefund und Visus ein, bis zu einer vollständigen Visuseinbuße in 4 Fällen. Der Anteil proliferativer Retinopathien erhöhte sich von 8% vor der Schwangerschaft auf 30% im letzten Schwangerschaftsdrittel.

Im Vergleich zu Patientinnen ohne fortgeschrittene Mikroangiopathie (White C, D) kam es zu einem signifikant höheren Anstieg des mittleren diastolischen Blutdruckes. Hypertensive Schwangerschaftserkrankungen traten bei 71% der Diabetikerinnen mit fortgeschrittener Mikroangiopathie und damit signifikant häufiger auf (p < 0,05).

Schwere Verläufe mit exzessiver Proteinurie (> 10 g/d) und therapierefraktärer Hypertonie oder mit einer Retinopathieprogression führten bei 80% der Patientinnen zu einer vorzeitigen Schwangerschaftsbeendigung (p < 0,05). Patientinnen mit einer fortgeschrittenen Mikroangiopathie wurden signifikant häufiger durch

Tabelle 1. Hyperglykämische Blutglukosewerte im 1. Trimenon und Retinopathieprogression

Retinopathiestadium	BG $\geq$ 8 mmol/l 1. Trimenon
R_0 n = 54	25,1%
$R_{I/II}$ n = 53	33,2%
$R_{III/IV}$ n = 18	34,0%
	p < 0,05

Tabelle 2. Häufigkeit von Sectio caesarea und Spontangeburt

Geburtsmodus	White F/R n = 76	White C/D n = 85
Sectio caesarea	70	42
Spontangeburt	2	29
		p < 0,05

Tabelle 3. Häufigkeit übergewichtiger und wachstumsretardierter Kinder

Gewichtsperzentile	White F/R n = 76	White C/D n = 85
über 90. Perz.	18	32
unter 10. Perz.	7	2

Sectio caesarea und seltener spontan entbunden (Tabelle 2). Eine hohe Frühgeburtenrate (39 %), ein häufigeres Auftreten von fetalen Wachstumsretardierungen
(Tabelle 3) und eine perinatale Mortalität von 5 % kennzeichneten das fetal outcome.

Schlußfolgerung

Bei kindlichem Manifestationsalter und einer Diabetesdauer von 10 bis 15 Jahren
sind eine augenärztliche Untersuchung, die Abklärung der Nierenfunktion und
eine effiziente kontrazeptive Beratung mit Stoffwechseloptimierung vor einer
erwünschten Schwangerschaft dringend anzuraten. Von einer Schwangerschaft
sollte bei einer diabetischen Nephropathie mit Blutdruckerhöhung abgeraten
werden. Nach Befundberuhigung stellt aber die proliferative Retinopathie unter
ophthalmologischer Kontrolle keine Kontraindikation für eine Schwangerschaft
mehr dar.

Literatur

1. Combs CA, Kitzmiller JL (1991) Diabetic nephropathy and pregnancy. Clin Obstet Gynecol
   34:505–515
2. Hopp H, Leis R (1990) Diabetes und Schwangerschaft. Z Klin Med 45:2089–2096
3. Jovanovic-Peterson L, CH M (1991) Diabetic retinopathy. Clin Obstet Gynecol 34:517–526

Dopplersonographische Befunde bei der Betreuung diabetischer Schwangerschaften

F. Hübner, R. Metzger und H. Job

Einleitung

Der Nutzen der Dopplersonographie bei der Überwachung diabetischer Schwangerschaften wird unterschiedlich beurteilt (Fendel, 1992; Landon, 1989). Unsere
prospektiv angelegte Studie sollte klären, ob der Einsatz der Dopplersonographie
in diesem Risikokollektiv eine klinische Bedeutung hat.

Material und Methode

Von 1991 bis Juni 1994 untersuchten wir 82 diabetische Schwangere ab der
28. SSW mit gepulstem Doppler in 14tägigem Abstand (Tabelle 1).

Ergebnisse

32 der 82 untersuchten Schwangerschaften zeigten zumindest einmalig im Untersuchungszeitraum pathologische Befunde (Tabelle 2). Von 8 Frühgeburten (9,8 %)

Tabelle 1. Anzahl der Messungen an den unterschiedlichen Gefäßen

A. umbilicalis	428
A. uterina	391
Aorta fetalis	370
A. cerebri media	247

Tabelle 2. Anzahl pathologischer Dopplerbefunde an den unterschiedlichen Gefäßen

A. umbilicalis	29
A. uterina	21
Aorta fetalis	10
A. cerebri media	11

wiesen 6 zuvor pathologische Dopplerbefunde auf. Von 10 Schwangerschaften mit sonographischen Auffälligkeiten fanden sich 9mal pathologische Dopplerbefunde. Auch bei schlechter Einstellung (15 Patientinnen) fanden wir bei 12 Schwangerschaften auffällige Dopplerergebnisse. Während nur knapp die Hälfte der Kaiserschnitt-Entbindungen zuvor pathologische Dopplerbefunde aufwiesen, waren es $^3/_4$ der Patientinnen mit Sectio caesarea wegen drohender intrauteriner Asphyxie. Entsprechende Korrelationen beobachteten wir bei intrapartaler Azidose (3 Patientinnen), Apgar-Werten unter 8 (7 Patientinnen), bei Fehlbildungen (6 Patientinnen) und bei rezidivierenden postpartalen Hypoglykämien des Neugeborenen.

Diskussion

Zeigten sich an mehr als einem Gefäß pathologische Dopplerbefunde, stieg die Komplikationsrate deutlich an. Schon ab der 28. SSW fanden wir Dopplerbefunde, die vor dem Auftreten weiterer Komplikationen auffällig waren. Diese Ergebnisse traten mit hoher Spezifität sowohl bei Typ I Diabetes als auch bei Gestationsdiabetikerinnen auf. Während der Zusammenhang mit Ergebnissen an den uterinen Gefäßen gering war, erschien er besonders groß bei auffälligen Befunden an den fetalen Gefäßen. Durch den frühzeitigen Hinweis auf eine fetale Gefährdung können entsprechende geburtshilfliche Maßnahmen zuverlässiger geplant werden. Damit ist das Ziel der Entbindung der Diabetikerin in Terminnähe sicherer zu erreichen.

Zusammenfassung

1. Die Dopplersonographie ist eine sinnvolle Ergänzung bei der Überwachung diabetischer Schwangerschaften.

2. Dopplersonographische Untersuchungen sollten bei allen diabetischen Schwangerschaften routinemäßig durchgeführt werden.
3. Eine differenzierte Untersuchung an mütterlichen, plazentaren und fetalen Gefäßen ist erforderlich.
4. Solche Untersuchungen erfordern eine entsprechende Ausbildung des Untersuchers, Qualitätskontrollen sind unabdingbar.

Literatur

1. Fendel H, Jörn H, Fendel M, Scheffenz J, Funk A (1992) Doppler-Flußprofile bei hypertensiven Erkrankungen und Diabetes mellitus. Gynäkologe 25:297–305
2. Landon MB, Gabbe SG, Bruner JP, Ludmir J (1989) Doppler umbilical artery velocimetry in pregnancy complicated by insulin-dependent diabetes mellitus. Obstet Gynecol 73: 961–965

Relevante Grenzwerte des oralen Glucosetoleranztests in der Schwangerschaft

F. Kainer, K. Tamussino, P. A. M. Weiss und H. M. H. Hofmann

Einleitung

Die Risiken eines unbehandelten Gestationsdiabetes sind gut bekannt, die Kriterien zur Erstellung der Diagnose sind aber noch sehr unterschiedlich (Tabelle 1). Es gibt Hinweise in der Literatur, daß die verwendeten Grenzwerte teilweise zu restriktiv sind [1, 3]. Der fetale Hyperinsulinismus spielt im Krankheitsgeschehen eine zentrale Rolle [4]. Ziel der Studie war es, anhand eines fetalen Parameters etablierte Grenzwerte zu evaluieren und relevante Grenzwerte des oralen Glucosetoleranztestes in der Schwangerschaft festzulegen.

Tabelle 1. Kriterien für die Beurteilung des oralen Glucosetoleranztestes in der Schwangerschaft. ADA: American Diabetes Association; DPSG: Diabetic Pregnancy Study Group of the European Assocation for the study of Diabetes

	nü-BZ	1-h-Wert	2-h-Wert	Kriterien
ADA	90	189	164	2 Werte erhöht
Carp	94	179	154	2 Werte erhöht
Langer	104	189	164	ein Wert erhöht
DPSG	–	189	162	2 Werte erhöht
WHO-Diab.	119	–	199	2 Werte erhöht
WHO, IGT	120	–	139	
Melbourne	–	161	125	2 Werte erhöht
Graz	90	160	140	ein Wert > 160

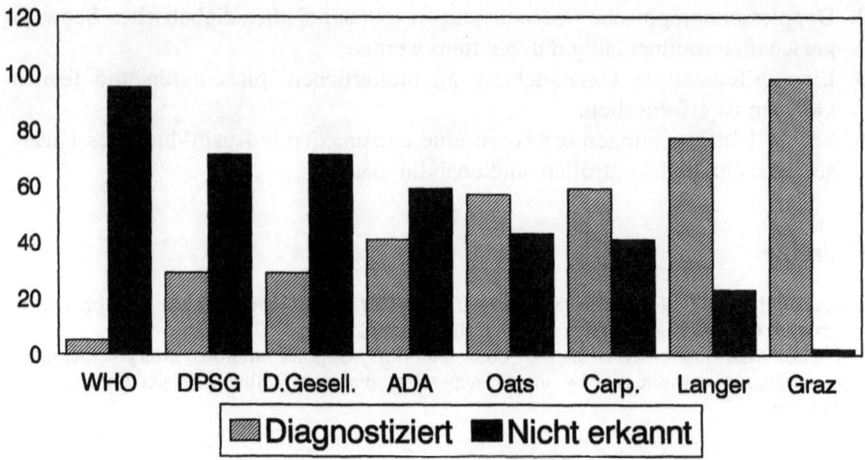

Abb. 1. Erkennungsrate von Feten (n = 100) mit Hyperinsulinismus in Abhängigkeit von der Methode des oralen Glucosetoleranztestes. DPSG: Diabetic Pregnancy Study Group of the European Assocation for the study of Diabetes; D. Gesell: Arbeitsgemeinschaft Diabetes und Schwangerschaft der Deutschen Diabetes-Gesellschaft; ADA: American Diabetes Association

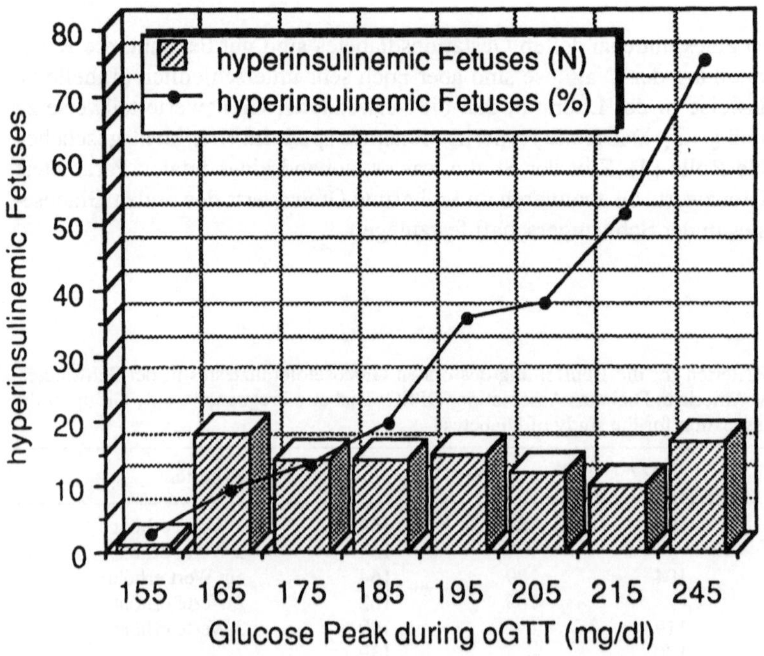

Abb. 2. Anteil der Feten (n = 100) mit Hyperinsulinismus in Abhängigkeit vom 1-Stundenwert des oralen Glucosetoleranztestes

Methode

Bei 6516 Schwangeren wurde ein oraler Glucosetoleranztest (oGTT) mit 1 g/kg Körpergewicht durchgeführt. Bei einem oGTT > 160 mg% wurde eine Aminozentese zur Fruchtwasserinsulinbestimmung durchgeführt.

Ergebnisse

542 Frauen hatten eine Gestationsdiabetes, davon hatten 100 Fälle einen fetalen Hyperinsulinismus (Fruchtwasserinsulin > 10 µU/ml). Mit etablierten Kriterien wären nur 5–77% der hyperinsulinämischen Feten erkannt worden (Abb. 1). Der 1-Stundenwert hatte den höchsten prädiktiven Wert für einen fetalen Hyperinsulinismus. Ein fetaler Hyperinsulinismus wurde bereits bei einem 1-Stundenwert von 160 mg% festgestellt (Abb. 2).

Diskussion

Die Grenzwerte für den oralen Glucosetoleranztest in der Schwangerschaft wurden teilweise willkürlich festgelegt oder wurden von der Inneren Medizin übernommen. Zumeist werden auch zwei pathologische Werte für die Diagnose eines Gestationsdiabetes gefordert. Langer konnte zeigen, daß klinisch relevante Störungen des Kohlenhydratstoffwechsels auch bei nur einem pathologischen Wert gefunden werden; diese Ergebnisse konnten in unserem Kollektiv von 100 hyperinsulinämischen Feten bestätigt werden [1]. Der geburtshilflich relevante 1-Stundenwert des oGTT ist mit 160 mg% anzusetzen, da bereits ab diesem Grenzwert mit einem fetalen Hyperinsulinismus gerechnet werden kann.

Literatur

1. Langer O, Grustmann L, Anyaegbaum A, Mazze R (1987) The significance of one abnormal glucose tolerance test value on adverse outcome in pregnancy. Am J Obstet Gynecol 157:758–763
2. Oats JN, Beischer NA, Grant PT (1988) The emergence of diabetes and impaired glucose tolerance in women who had gestational diabetes. In: Gestational Diabetes. Weiss, Coustan eds. Springer, Wien New York, 199–207
3. Neiger R, Coustan DR (1991) Are the current ACOG glucose tolerance test criteria sensitive enough? Obstet Gynecol 78:1117–1120
4. Pedersen J (1977) The Pregnant Diabetes and Her Newborn. Problems and Management (2nd). Williams & Wilkins, Baltimore, 211–220

Insulin und C-Peptid im Nabelschnurserum

S. Kunkel, K. Kluge, V. Briese und E. Koepcke

In 773 Nabelschnurseren sowie 574 mütterlichen Serumproben, die in beiden Rostocker Frauenkliniken in der Zeit von November 1992 bis April 1994 gewonnen wurden, bestimmten wir Insulin- und C-Peptidspiegel.

Ausgeschlossen wurden Serumwerte von Müttern mit Glukosetoleranzstörung, Diabetes mellitus Typ I, Gestationsdiabetes oder Mehrlingsschwangerschaft sowie Werte von stark hämolytischen Seren.

Das Alter der Mütter lag zwischen 15 und 44 Jahren (Median 26 Jahre), nur 5,2% waren älter als 35 Jahre.

Die Entbindung erfolgte zwischen der 25. und 42. SSW, am häufigsten nach der 37. SSW. Der Anteil der Frühgeburten beträgt 6,5%.

Zu 40% waren die Kinder dieser Studie das 1. Kind, zu 30% das 2. und zu 15% das 3. Kind. Bei 93,8% aller Neugeborenen lag das Geburtsgewicht zwischen 2500 und 4500 g. 3,9% wiesen ein Geburtsgewicht unter 2500 g auf.

Die Bestimmung der Insulin- und C-Peptidspiegel erfolgte mit Doppelantikörper-RIAs (Laboratorium Sax. Sebnitz). Intra- und Inter-Variations-Koeffizienten lagen für alle Methoden im erwarteten Bereich.

Für die ermittelten Insulin- und C-Peptidspiegel wurden die Mediane sowie die 5., 10., 90. und 95. Perzentile berechnet.

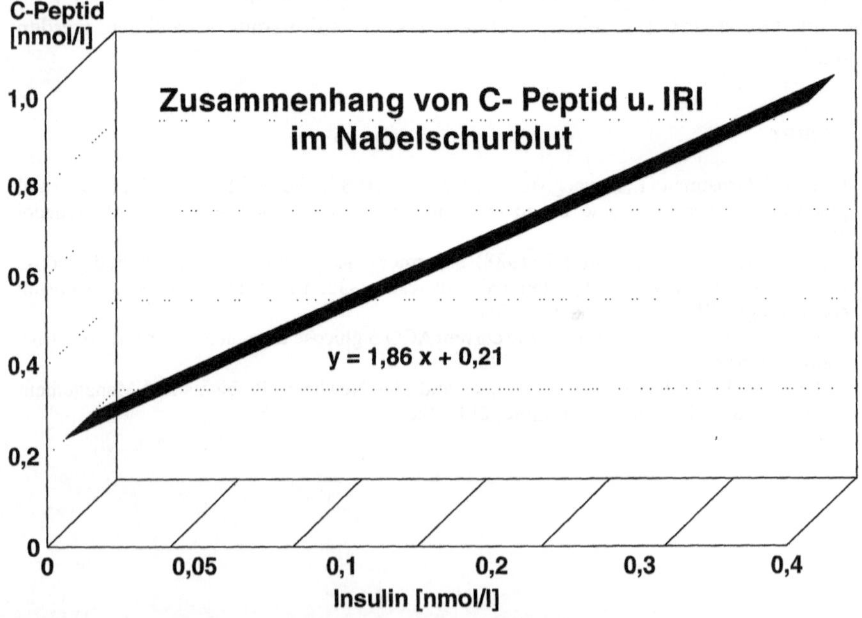

Abb. 1. Zusammenhang von C-Peptid und IRI in Nabelschnurblut

Markerkonzentration > 90. Perz.	
IRI	: 9,7 %
C-PEP	: 9,4 %
IRI + C-PEP	: 3,8 %
IRI o. C-PEP	: 15,4 %

Markerkonzentration > 95. Perz.	
IRI	: 4,5 %
C-PEP	: 4,7 %
C-PEP + IRI	: 1,6 %
IRI o. C-PEP	: 7,6 %

Abb. 2. IRI und C-Peptid als Marker für Glukosetoleranzstörungen (n = 773)

Zu den Ergebnissen

Es besteht keine Korrelation der bestimmten Insulin- und C-Peptidspiegel im Nabelschnurblut

- zum Alter der Mutter
- zur Parität
- zur Schwangerschaftswoche
- und zum Insulinspiegel im mütterlichen Venenblut.

Hoch signifikante Korrelationen bestehen zwischen:

- C-Peptidspiegeln im Venenblut der Mutter und im Nabelschnurblut
- C-Peptid- und Insulinspiegel im Nabelschnurblut (Abb. 1).
- Der Zusammenhang zwischen den beiden Hormonen und dem Geburtsgewicht ist hoch signifikant (positive Korrelation).
- Auch der Zusammenhang zwischen Hormonspiegel und Body-Mass-Index ist für beide Hormone hoch signifikant. Es besteht eine positive Korrelation.

Legt man die 90. Perzentile der Insulin- (0,150A nmol/l) und C-Peptidspiegel im Nabelschnurserum (0,720 nmol/l) als Suchkriterien für Glukosetoleranzstörungen fest, dann werden durch jeden Parameter allein ca. 10% verdächtige Spiegel bei den untersuchten Nabelschnurseren entdeckt. Am höchsten ist die Rate auffälliger Spiegel mit 15%, wenn beide Parameter zur Suche herangezogen werden, aber nur einer > 90. Perz. sein muß (Abb. 2). In der Gruppe auffälliger IRI- oder C-Peptid-Spiegel ist der Anteil der Kinder > 90. Gewichtsperzentile am höchsten.

Mit der 90. Perzentile der IRI- bzw. C-Peptid-Spiegel als Kriterium würden 7 von den 8 anfangs ausgeschlossenen Patientinnen mit Diab. mel., Gestationsdiabetes und Glukosetoleranzstörung erkannt werden.

Zusammenfassung

- Die Anzahl der untersuchten Nabelschnurseren ist ausreichend für die Ermittlung von Referenzbereichen für Insulin und C-Peptid im Nabelschnurblut,

- durch die Definition von Grenzwerten werden Serumwerte aufgefunden, die auf eine Glukosetoleranzstörung bei der Mutter hinweisen,
- u.E. haben beide Parameter prognostischen Wert bei der Suche nach einer Glukosetoleranzstörung der Mutter.

Empfehlung

- Durchführung eines 75 g oGTT bei Müttern, deren Kinder auffällige IRI- und/oder C-Peptidspiegel im Nabelschnurblut aufweisen, spätestens vor Eintritt einer erneuten Schwangerschaft,
- generelle Durchführung eines oGTT oder Bestimmung des Nüchtern-Blutzuckers bei allen Schwangeren durch den betreuenden Hausarzt.

Das Bild des Frauenarztes in der Gesellschaft

Frauen sehen – Frauenärzte – sehen Frauen

G. F. Riegl

Es gibt jemanden, dessen Meinung ist für den Berufs- und Praxis-Erfolg wichtiger als die Meinung von Frauenärztinnen und Frauenärzten. Das ist die Meinung der Patientinnen.

Folgendes Referat widmet sich diesem wichtigsten Erfolgsfaktor in der frauenärztlichen Praxis, ohne den nichts läuft, um den sich alles dreht, auf den es mehr denn je ankommt.

Trotz täglich enger Beziehungen zu Patientinnen sollte man nie behaupten, alles über sie und ihre Praxisbeurteilung zu wissen. Der Nährboden, auf dem erfolgreiche und freundschaftliche Beziehungen mit Patientinnen gedeihen, muß laufend mit besten Informationen „gedüngt" werden.

Anmerkung zur Gleichstellung von Frauenärztinnen und Frauenärzten: Beide Begriffe werden in diesem Beitrag synonym verwandt, sofern keine ausdrücklichen Hinweise gegeben sind.

Aus folgenden Gründen wird der erfolgreiche Umgang mit Patientinnen immer wichtiger:

- Einschränkung der Kassenmedizin mit voller Erstattung
- mehr arzt- und praxis-gestützte Selbstmedikation
- steigende Patientenansprüche
- Wahlfreiheiten der Chip-Karte
- abnehmende Praxistreue
- abgesichertes, fachlich hohes Niveau in der breiten gynäkologischen Versorgung

Frauen waren noch nie so souverän wie heute, aber zugleich sind sie gestreßter, singularisierter, emotional unterkühlter und zugleich wärmebedürftiger als früher.

Entscheidend ist – als betriebsblinder Insider – mit dem Kopf der Patientin die Praxis und das Erlebnis Frauenarzt/Frauenärztin zu entdecken. Um keine Mißverständnisse aufkommen zu lassen, dies hat nichts mit Katzbuckeln, mit Komplizenschaft, mit entwürdigendem Arztverhalten zu tun, sondern es geht um die ganzheitliche Partnerschaft und um die zuwendungsorientierte Humanität bei Patienten.

**Frauenarzt- u. Patientinnen-Umfrage
Alte Bundesländer 1991**

Basis:

500 mündliche Interviews
mit Patientinnen (ABL)

150 mündliche Interviews
mit Frauenärzten/-ärztinnen
(ABL)

150 mündliche Interviews
mit Praxis-Mitarbeitern (ABL)

5 Gruppendiskussionen mit Ärzten,
Mitarbeitern und Frauen

Patientinnenmerkmale:

repräsentativ für
Alte Bundesländer (ABL)

Praxismerkmale:

entsprechend der
typischen Frauenarzt-
verteilung

Quelle: Prof. Riegl & Partner GmbH Augsburg • mit freundlicher Unterstützung von ORGANON GmbH

**Bundesweite
Frauenarzt-Umfrage 1994**

Vorläufige Teilauswertung - Stand: Juli 1994

Basis:

Umfrage-Stand:

27 630 Patientinnen-Fragebogen

838 Praxis-Fragebogen

Umfrage-Planung:

50 000 Fragebogen

Patientinnenmerkmale:

3 %	bis 19 Jahre
34 %	20 bis 29 Jahre
31 %	30 bis 39 Jahre
13 %	40 bis 49 Jahre
15 %	50 bis 65 Jahre
3 %	66 + Jahre
21 %	Schwangere
27 %	kinderlose Frauen
52 %	Frauen mit Kind(ern)

Quelle: Prof. Riegl & Partner GmbH Augsburg • mit freundlicher Unterstützung von ORGANON GmbH

Abb. 1. Frauenarzt-
Umfrage 1994

Frauen sehen – Frauenärzte – sehen Frauen, ist eine Bestandsaufnahme und Problemanalyse für optimale Managementkonzepte in der täglichen Patientinnen-beziehung.

Basis für die Aussagen in diesem Referat sind zwei empirische Studien meines Instituts, die in Verbindung mit der Firma Organon GmbH durchgeführt wurden, aber völlig firmenneutral gestaltet sind (s. Abb. 1).

Die Studienergebnisse 1994 in diesem Referat sind nur ein winziger Ausschnitt aus dieser größten, jemals durchgeführten Frauenarzt-Enquete unter Praxis-Management-Gesichtspunkten. Was Frauen in diesen Umfragen antworten, muß nicht mit der Realität übereinstimmen, es ist die subjektive Wahr-Nehmung und Meinung. Der subjektive Eindruck so vieler Patientinnen ist jedoch eine objektive Tatsache. Sie ist das tatsächliche „Image der Frauenärztinnen und -ärzte".

Die Betrachtung des Frauenarztbildes in dieser Studie erfolgt unter Marketing-Aspekten. Marketing stellt die Patientin in den Mittelpunkt und geht weit über die medizinische, patientenorientierte Behandlung hinaus. Marketing unterstellt eine hoch qualifizierte fachliche Leistung als Vorbedingung für den Berufserfolg. Marketing will den Patientinnen helfen, sich selbst von den Vorteilen der Praxis zu überzeugen, von derart überzeugten Patientinnen profitiert der jeweilige Frauenarzt und die jeweilige Frauenärztin.

Allerdings: Frauen wollen nicht lesen oder gesagt bekommen, daß sie beim besten Frauenarzt/bei der besten Frauenärztin sind, sondern sie wollen es täglich neu erleben, entdecken, fühlen und atmosphärisch spüren.

Wie findet man eine gute Frauenärztin oder einen guten Frauenarzt?

Eine erfolgreiche Arzt-Patientinnen-Beziehung beginnt nicht in der Praxis, sondern bereits bei der Suche einer frauenärztlichen Praxis im Vorfeld des Besuches.

Ein Arzt oder eine Ärztin als „Dr. Nobody" kann weder gesucht noch gefunden werden. Deshalb muß die Praxis in positiver Weise im Gespräch sein. Frauenärztliche Praxen brauchen soziale kommunikative Netzwerke in der lokalen Region.

Der durchschnittliche aktive Wortschatz der Bundesbürger beträgt 1800 Wörter. Frauen haben maximal 2 bis 3 Frauenärzte aktiv im Wortschatz. Nur wer aktiv erinnert wird, kann erworben, gesucht und weiterempfohlen werden. Praxisinhaber brauchen deshalb kraftvollste Kommunikationsketten zur Gewinnung der richtigen Patientinnen.

Mein Institut hat erforscht, wo und wie über Frauenärzte/-ärztinnen gesprochen wird oder wie tabuisiert dieses Thema ist.

Besonders wichtig sind die junge Patientin als Praxiseinsteigerin und die ältere Patientin als Zukunftspatientin, letztere steht jedoch häufig unter hausärztlicher oder internistischer „Hoheit". Deshalb gibt es künftig wichtige, kollegiale Kooperationserfordernisse für Frauenärzte.

Bei aller Konzentration auf Patientinnen sollte unbedingt beachtet werden: Man kann es nicht allen rechtmachen, und der rechtzeitige Verzicht und Ausstieg bei (psychologisch unüberzeugbaren) Patientinnen gehört zum Erfolgskonzept der Berufs- und Lebensqualität (Tabelle 1).

Tabelle 1. So finden Frauen ihren Frauenarzt/ihre Frauenärztin
Frage 1: Durch wen haben Sie ihren jetzigen Frauenarzt gefunden? (Mehrfachwahl möglich)

[%]	Frauen insgesamt	Altersgruppen				
		14–19	20–29	30–49	50–65	66 u. älter
Freundin	29	39	39	33	26	10
Verwandte	19	32	30	12	17	19
Hausarzt	10	3	1	6	11	26
Arbeitskollegin	8	10	8	14	8	2
Wohnungsnachb.	4	8	3	4	6	4
Arzthelf. b. Hausarzt	2	0	2	1	0	5
Ehemann/Lebensgef.	1	0	1	2	1	1
Apotheker	1	0	0	1	1	0
Andere	21	13	24	21	29	16
Weiß nicht mehr	11	3	2	11	10	20

Ideale Wunsch-Behandler(innen)			Σ
Arzt	Ärztin	Egal	
derzeit bei Arzt	**26**	**6**	**44**	76%
derzeit bei Ärztin	**1**	**17**	**6**	24%

Alle Frauen (ABL) = **100%**

Quelle: Organon-Studie 1991 · Durchführung Prof. Riegl Partner GmbH, Augsburg

Abb. 2. Wettbewerb: Frauenarzt vs. Frauenärztin

Wettbewerb Frauenarzt vs. Frauenärztin

Die heutige Relation Frauenarzt zu Frauenärztin (etwa 8:2) wird sich in Zukunft tendenziell umkehren.

Was passieren kann, wenn sich in der Nähe einer bisherigen Praxis ein Frauenarzt oder eine Frauenärztin niederläßt oder wenn aus anderen Gründen für die Patientin eine Neuwahl der frauenärztlichen Praxis ansteht, kann aus Abb. 2 abgeleitet werden.

Das Bild repräsentiert grundsätzlich alle Frauen in den alten Bundesländern. Danach sind 76% der Frauen bei einem Frauenarzt und 24% der Frauen bei einer Frauenärztin.

Zusätzlich zeigt das Bild die Wanderungspotentiale zwischen Frauenarzt und Frauenärztin bei entsprechenden Gelegenheiten und Anlässen:

Frauenärzte gewinnen 1% von Frauenärztinnen
Frauenärztinnen gewinnen 6% von Frauenärzten

Die unentschlossenen, bisher gleichgültigen Patientinnen sind das größte Wechselwählerpotential. Bei Frauenärzten gibt es davon immerhin 44% und bei Frauenärztinnen nur 6%.

Entscheidend für den Wechsel oder die Treue in einer Praxis ist die Zufriedenheit der Patientin. Die Zufriedenheit hängt ab von den besonderen, wichtigen Augenblicken der Wahrheit bei einem erlebten Frauenarztbesuch.

Augenblicke der Wahrheit beim Frauenarztbesuch aus Sicht der Patientinnen

Frauen erleben die Praxis in einer Kette von Einzeleindrücken und -wahrnehmungen. Die Augenblicke der Wahrheit sind, anders ausgedrückt, sogenannte Aha-Erlebnisse, Smily-Sammelstellen, Pluspunkte der Praxis, bei denen Patientinnen symbolisch Kopfnicken können, und das Ganze spielt sich in der Art eines Filmdrehbuches ab. Frauen haben eine ganzheitliche Wahrnehmung der Praxis.

Erkenntnisse aus der Patientinnenperspektive:

1. Für die Vertrauensbildung und die systematische partnerschaftliche Überzeugung von Frauen ist eine Analyse des Praxisbesuchs aus Patientensicht notwendig.
2. Das Entstehen von Vertrauen wird in den ersten Augenblicken der Wahrheit am meisten geprägt. Es entstehen selbsterfüllende Prophezeiungen.
3. Der relativ späte Auftritt des Arztes oder der Ärztin im Rahmen eines Praxisbesuchs ist krönender Höhepunkt, aber bereits durch Vorerlebnisse vorgeprägt.
4. Die Vorerlebnisse haben entscheidende Konsequenzen für die persönliche Arzt-Patientinnen-Beziehung, z.B. Zeitmanagement, Berufsfreude, Überzeugungsqualität und juristische Klagerisiken.

Kritische Praxisbereiche bei Frauenärztinnen und -ärzten (Abb. 3)

25% der Frauen haben konkrete Verbesserungswünsche.

Patientinnen bei Frauenärztinnen haben mehr Wünsche als Patientinnen bei Frauenärzten (34% zu 29%).

Von den Praxisteams werden die Verbesserungsbedürftigkeiten in folgenden Bereichen unterschätzt:

Wartezone
Umkleidezone
Untersuchungsbereich

Es ist zu beachten: Die Patientinnen befinden sich zum Teil eine längere Zeit in den Wartezonen, Umkleide- und Empfangsbereichen als im Sprechzimmer und im

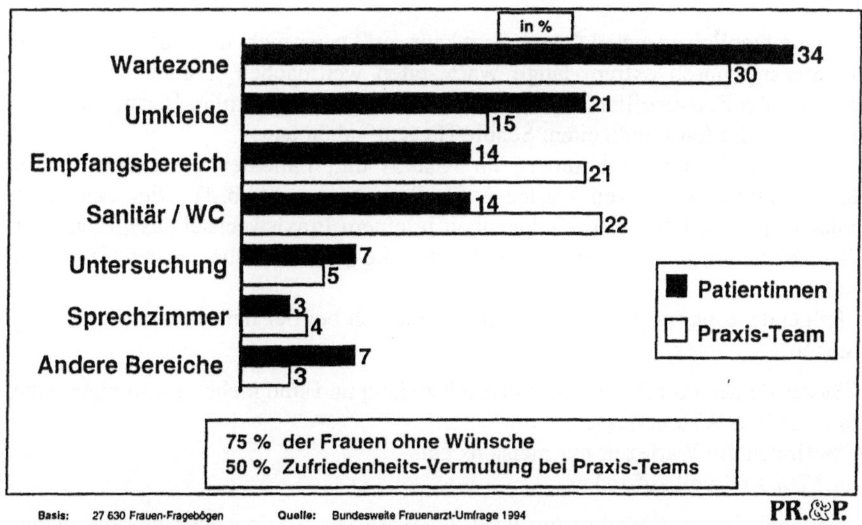

Abb. 3. Verbesserungsbedürftige Bereiche in frauenärztlichen Praxen – Wünsche der Unzufriedenen –

Untersuchungsbereich. Nur 40% der Frauen sind derzeit mit der Wartezimmer-Ausstattung in der frauenärztlichen Praxis rundherum zufrieden (Praxisteams vermuten allerdings nur 25% totale Zufriedenheit).

Folgende, individuelle, qualitative Einzelkommentare liegen aus der Studie von 1994 vor. Die Auszüge und Beispielnennungen sind nicht repräsentativ, aber geben einen Einblick in das Entscheidungsverhalten von Frauen.

- Die Praxis sollte insgesamt gemütlicher und familiärer sein.
- Das Radio darf nicht zu laut sein, und die Türen sollten geschlossen werden.
- Bei Getränken sollte keine Kaffeehaus-Atmosphäre entstehen. Mineralwasser wäre gut.
- Im Juni 1994 sollten keine vergammelten Modezeitschriften vom Oktober '93 ausliegen.
- Es sollten auch christliche Frauenzeitschriften angeboten werden mit Themen zu Treue, Ja zum Kind, Ja zur Familie in positiver Art.
- Hinweise auf Beratungsstellen bei schweren Entscheidungen für das Kind sind wünschenswert. Statt Fachzeitschriften sollten besser Modezeitschriften ausgelegt werden.
- Im Winter sollte es nicht durchs Fenster ziehen, und im Sommer sollte das Wartezimmer nicht zu heiß werden.
- Ein eigener Warteraum für Mutter und Kleinkind mit Wickeltischen wäre schön.
- Direktes Entkleiden vor dem Arzt ist unangenehm, deshalb besser extra Umkleidezone.
- Die Urinabgabe in der Rezeption sollte besser gelöst werden. Ein Waschbecken in der Toilettenkabine oder im Umkleidebereich ist wünschenswert.

Krisenbereich Wartezeit

Auch ein fachlich ausgezeichneter Arzt kann auf Dauer nicht die Probleme und die Verärgerung durch extrem lange Wartezeiten wettmachen. Frauen haben eine extrem hohe Zeitverpflichtung in unserer Gesellschaft (Familie, Beruf, Kinder – Transporte, Ladenschlußzeiten, Schule/Hausaufgaben usw.).

Für viele Praxen schlummert ein Risiko- und Patientenverlust-Potential in der derzeitigen zu langen Wartezeit für Patientinnen (Abb. 4). Dies kann sich schlagartig bei nächstbester Gelegenheit in einem Praxiswechsel auswirken. Wer Wartezeitprobleme unterschätzt, mißachtet die ganzheitliche Partnerschaft mit Frauen.

Folgende konkrete Risikopotentiale haben sich bei der neuesten Untersuchung ergeben.

27% der Frauen empfinden die Wartezeit zu lang und sind mehr oder weniger nahe dran, die Praxis zu verlassen.
55% finden die Wartezeit nur meistens gut.
Nur 17% sind voll zufrieden.

Erstaunlich ist: in Einzelpraxen wird die Wartezeit weniger störend empfunden als in Gruppenpraxen, obwohl Gruppenpraxen eigentlich auch an dieser Stelle flexibler sein sollten.

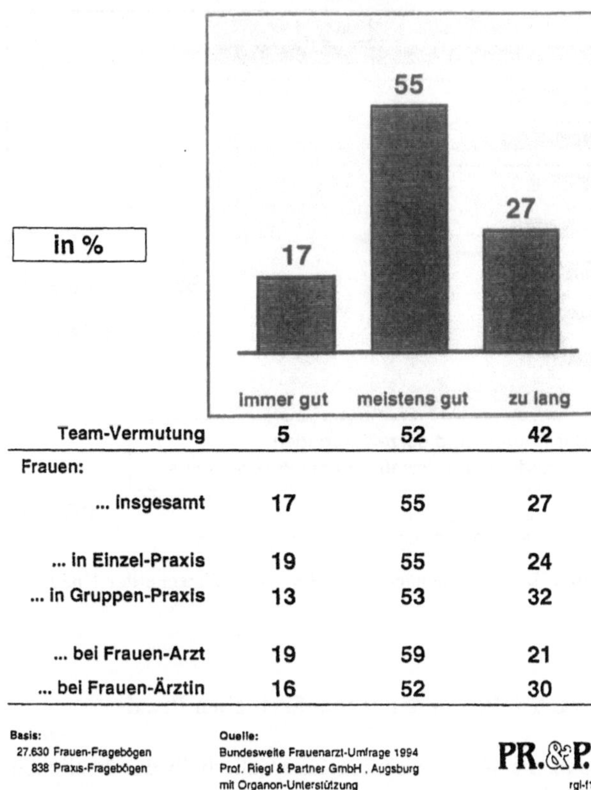

	immer gut	meistens gut	zu lang
Team-Vermutung	5	52	42
Frauen:			
... insgesamt	17	55	27
... in Einzel-Praxis	19	55	24
... in Gruppen-Praxis	13	53	32
... bei Frauen-Arzt	19	59	21
... bei Frauen-Ärztin	16	52	30

Basis:
27.630 Frauen-Fragebögen
838 Praxis-Fragebögen

Quelle:
Bundesweite Frauenarzt-Umfrage 1994
Prof. Riegl & Partner GmbH , Augsburg
mit Organon-Unterstützung

PR.&P.
rgl-f10

Abb. 4. Beurteilung der Wartezeit in der frauenärztlichen Praxis

Frauenärzte haben weniger Wartezeitrisiken als Frauenärztinnen, obwohl Frauenärzte stärker an der belegärztlichen Versorgung beteiligt sind.

Individuelle, unrepräsentative Einzelkommentare von Patientinnen: (Auszüge aus der Studie)

– Bei einem Termin um 8.00 Uhr sollte der Arzt nicht erst gegen 8.15 Uhr eintreffen und um 8.30 Uhr mit der Untersuchung beginnen. Beim ersten Termin wird Pünktlichkeit vom Arzt erwartet.

– Es ist ein unmöglicher Zustand, trotz Termin ca. 2 Stunden zu warten.

– Es werden pro Stunde zu viele Patienten angenommen.

– Unangenehm ist es, wenn in verschiedenen Zimmern noch einmal gewartet werden muß.

– Im nächsten Quartal wird die Praxis gewechselt, weil über 1 Stunde im zu kleinen Wartezimmer trotz Terminvereinbarung gewartet werden muß.

– Ein Probeanruf kurz vor dem Besuch in der Praxis hilft bei meinem belegärztlich tätigen Arzt, die Wartezeit zu verkürzen.

– Es kommt vor, daß man 10 bis 15 Minuten ausgekleidet im Behandlungszimmer sitzen muß.

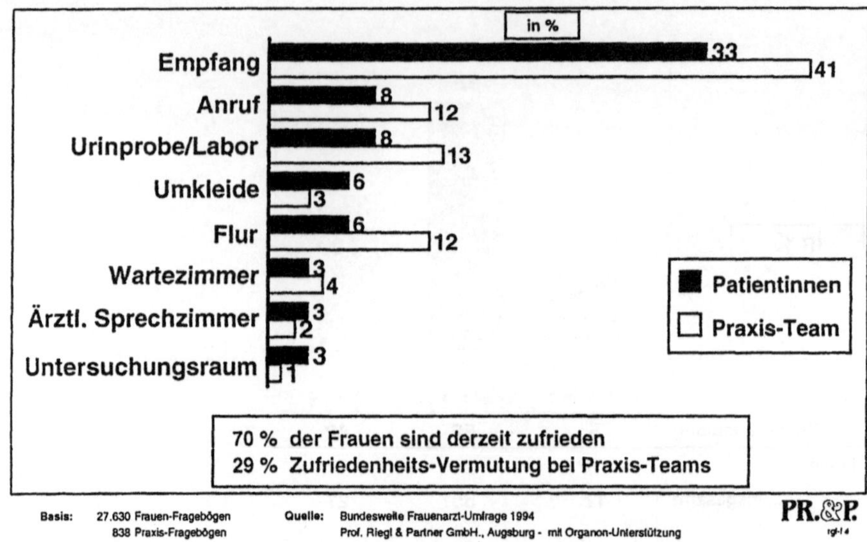

Abb. 5. Diskretionsschwachstellen in der frauenärztlichen Praxis – Wünsche der Unzufriedenen

Zündstoff Diskretionsschwachstellen in der frauenärztlichen Praxis

Die Untersuchung ergab, daß die Hauptkrisenbereiche außerhalb der ärztlichen Einflußbereiche liegen (Abb. 5).

Praxis-Chefs können zwar nicht direkt persönlich überwachen und eingreifen, aber sollten unbedingt organisatorisch, räumlich und durch Schulungen, Prophylaxemaßnahmen für die Verbesserung der Diskretion eintreten.

Je größer die Praxis, d.h. je mehr Mitarbeiter, desto geringer die Zufriedenheit mit der Diskretion.

Auch im Umkleidebereich sollte von den Praxis-Teams der Diskretionsbedarf nicht geringfügig eingeschätzt werden.

Die empfindlichste Altersgruppe hinsichtlich Diskretion sind die 30- bis 39jährigen Frauen, die nur zu 65 % derzeit mit der Diskretion einverstanden sind.

Individuelle Kommentare und Wünsche von Patientinnen zur Diskretion aus der großen Frauenumfrage: (Auszüge aus der Studie)

- Bei Gesprächen am Empfang bzw. am Telefon können alle Anwesenden mithören.
- Am Empfang wird man bereits nach seinen Beschwerden gefragt, und die Tür zum Wartezimmer steht offen oder es stehen andere Patientinnen am Empfang.
- Alle wartenden Patientinnen am Empfang bekommen zu viel mit.
- Die Karteikarten auf dem Anmeldungstisch sind für jeden sichtbar und ablesbar (z.B. Name, Krankenversicherung usw.).
- Beim Warten auf dem Flur oder am Empfang bekommt man die Anrufe und die Anliegen von fremden Patientinnen mit. Da mangelt es an Diskretion.

– Der Empfang/Flur sollte vom Wartezimmer durch eine Wand und Tür getrennt
  sein, damit die anderen Patientinnen nicht alles mithören.
– Ich möchte nicht, daß Fremde registrieren, daß ich eine Spirale bezahle oder
  meinen Mutterpaß vorzeige.
– Die nachfolgenden Patientinnen in der Umkleidekabine sollten nicht mithören,
  was im Sprechzimmer gesprochen wird.
– Auf dem Computer sieht man noch die Daten der letzten Patientin.

Verpaßte Chancen bei den Informationsmitteln und bei Beratungen in der frauenärztlichen Praxis

Die folgende Tabelle 2 zeigt, was Frauen in ihrer Praxis derzeit bei den Informa-
tionsmitteln und bei der Beratung noch vermissen. Es handelt sich also nicht um
den Informationsbedarf insgesamt, sondern um das empfundene Defizit.

Zu beachten sind die extrem hohen Zusatzwünsche bei Brustselbstun-
tersuchung, Naturmedizin/-heilkunde, Krebsvorsorge/-erkrankung, Wirkung von
Verordnungen und Anti-Baby-Pillen. Auffällig ist die Unterschätzung des
Patientenbedarfs durch zu niedrige Teamvermutungen in drei der fünf Themenbereiche.

Konsequenzen der Studienergebnisse für die Arzt-Patientinnen-Beziehung

Die Gesamtzufriedenheit mit Frauenärztinnen und Frauenärzten in Deutschland ist
aus der Sicht von 27 000 Frauen sehr hoch:

23 % sind sehr zufrieden und
75 % sind zufrieden

Weder diese Gesamtbeurteilung noch die vollen Wartezimmer dürfen zu einer
selbstgefälligen Beruhigung in der Frauenärzteschaft führen. Die vielen Detailaus-
künfte, Verbesserungswünsche und Kritikpunkte der Frauen zeigen: Es gibt nichts,
was man nicht noch verbessern könnte. Das zukünftige Bild des Frauenarztes in

Tabelle 2. Was bisher bei Infomitteln und Beratung für Frauen am meisten zu kurz kommt.
(Quelle: Bundesweite Frauenarzt-Umfrage 1994; Prof. Riegl & Partner GmbH, Augsburg – mit
Organon-Unterstützung)

	Patientinnen-Wünsche	Team-Vermutungen
Brustselbstuntersuchung	56 %	38 %
Naturmedizin/-heilkunde	53 %	51 %
Krebsvorsorge/erkrankung	52 %	27 %
Wirkung von Verordnungen	45 %	46 %
Anti-Baby-Pillen	28 %	29 %

Basis: 27 630 Frauen-Fragebögen.
       838 Praxis-Fragebögen.

der Gesellschaft, von dem die Berufs- und Lebensqualität aller Berufsmitglieder abhängt, kann nicht durch eine groß angelegte, bundesweite PR-Kampagne der Standesorganisation bewirkt werden, sondern entsteht vor allem durch Millionen von persönlichen emotionalen Kontakten in der täglichen frauenärztlichen Praxis. Die Ergebnisse dieser umfangreichen Studie werden dazu beitragen, Frauenärztinnen und Frauenärzten zu helfen, auch in Zukunft im Kopf ihrer Patientinnen als unverzichtbare, vertrauenswürdige und partnerschaftliche Ansprechpartner und mit ihrer Praxis als einzigartige fachkompetente Dienstleister verankert zu sein.

Psychosoziale Belastungen von Gynäkologen und deren Auswirkungen

D. Heckhausen

Medien und wissenschaftliche Publikationen haben häufig die Zufriedenheit bzw. Unzufriedenheit von Patienten mit ihren behandelnden Ärzten zum Thema. Arbeitsbelastungen von Ärzten und deren Auswirkungen stehen selten im Mittelpunkt des Interesses. Die Auseinandersetzung aber gerade mit dieser Thematik ist notwendig, um in der Öffentlichkeit Verständnis für den Berufsstand des Mediziners herzustellen. Die hier vorgestellte Studie beschäftigt sich mit Berufsbelastungen von niedergelassenen Gynäkologen und deren Auswirkungen auf das psychische Wohlbefinden der Ärzte. Vor allem interaktive Belastungen durch das Leid von Patientinnen und die Konfrontation mit „schwierigen" Patientinnen stehen im Vordergrund.

An der Studie, die am Institut für Medizinische Psychologie der Medizinischen Fakultät der Freien Universität Berlin durchgeführt wurde, nahmen 104 niedergelassene Gynäkologen und Gynäkologinnen aus allen Teilen der alten Bundesländer teil. Die neuen Bundesländer wurden nicht berücksichtigt, da für die dort tätigen Gynäkologen zum Zeitpunkt der Befragung im Jahre 1992 mehr der Existenzaufbau und nicht so sehr psychologische Themen von Bedeutung waren. Bei einer erneuten Studie würden inzwischen selbstverständlich auch die Gynäkologen der neuen Bundesländer mit einbezogen werden. Die Befragung der Gynäkologen mit Interviews und Fragebögen fand zum größten Teil in den Praxen der Ärzte statt.

Die Gynäkologen der Studie waren zwischen 32 und 68 Jahre alt und leiteten ihre Praxis zwischen 1 und 27 Jahren, durchschnittlich 10 Jahre. 61 der Gynäkologen waren Männer und 43 Frauen. Die Gynäkologinnen hatten seltener Kinder als ihre männlichen Kollegen, was mit der Schwierigkeit der Verbindung von Familie und Beruf für die Ärztinnen zusammenhängen könnte. Die Ärzte arbeiteten durchschnittlich 52 Stunden in der Woche. Ein Teil der weiblichen Gynäkologinnen arbeitete halbtags. Die Gynäkologen gaben an, durchschnittlich 44 Patientinnen pro Tag zu sehen. Die mit den Patientinnen verbrachte Zeit wurde mit durchschnittlich 12 Minuten und die durchschnittliche Wartezeit mit 44 Minuten ange-

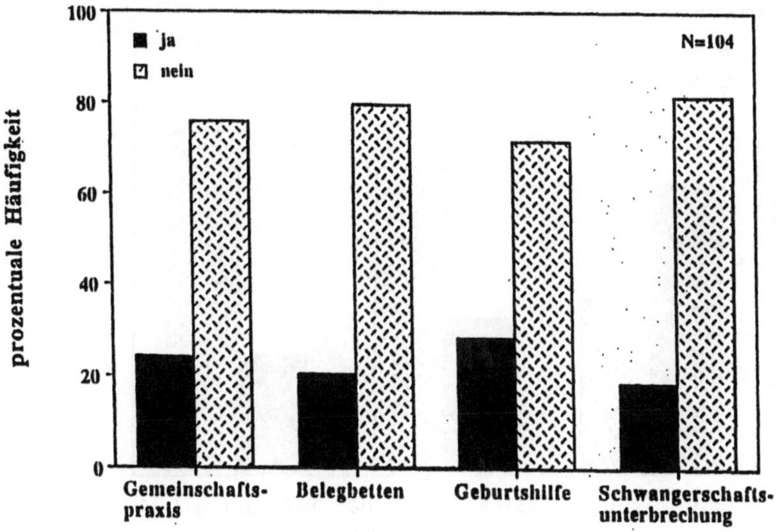

Abb. 1. Praxismerkmale 1

geben. Ein Viertel der befragten Ärzte arbeitete in einer Gemeinschaftspraxis, ein Fünftel – fast ausschließlich männliche Ärzte – hatten Belegbetten, ein Viertel betrieb Geburtshilfe und ein Fünftel führte Schwangerschaftsunterbrechungen durch (Abb. 1). Gut ein Viertel der Gynäkologen hatte schon einen oder mehrere Behandlungsfehlerprozesse. Diese Anzahl spiegelt die Tatsache wieder, daß die Rate der Behandlungsfehlerprozesse in der Gynäkologie und Geburtshilfe besonders hoch ist. 60% der Befragten besuchten schon einmal eine Balintgruppe und ein Drittel eine psychosomatische Zusatzausbildung (Abb. 2). Sicherlich sind solche Gynäkologen eher bereit, an einer psychologischen Studie teilzunehmen, als andere. Psychologische Fortbildungen scheinen in der Gynäkologie verbreitet zu sein. Haben doch viele Bereiche der Gynäkologie wie Schwangerschaft, Sterilität, Klimakterium, Partnerschaft, Sexualität und schwere Krankheit psychologische Anteile.

Der Grad von interaktiven Belastungen auf Grund der Konfrontation mit Patientinnen kann mit den jeweiligen Ansprüchen des Gynäkologen bezüglich seiner Einfühlung in die Patientinnen und seiner psychologischen Gesprächsführung im Zusammenhang stehen. Niedrige psychologische Ansprüche führen möglicherweise zu einer geringeren interaktiven Belastung als besonders hohe. Die befragten Gynäkologen gaben fast alle an, daß die Einfühlung in die Patientin für sie von großer Bedeutung ist (Abb. 3).

„Das ist nicht nur wichtig, das ist essentiell. Da muß man mit anfangen. Sonst kommt nichts dabei raus.“

Die psychologische Gesprächsführung bei der Behandlung von Patientinnen war für 60% der Gynäkologen sehr wichtig. Die Befragten waren der Ansicht, daß die Ansprüche der Patientinnen bezüglich Einfühlung und psychologischer Ge-

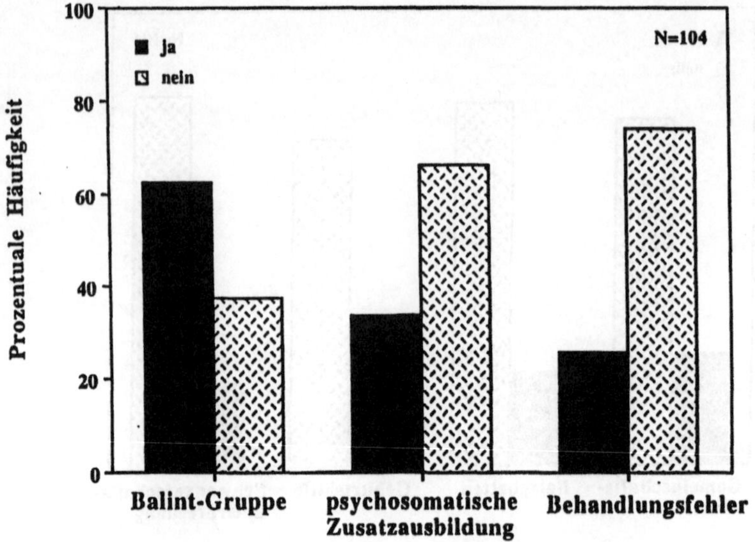

Abb. 2. Praxismerkmale 2

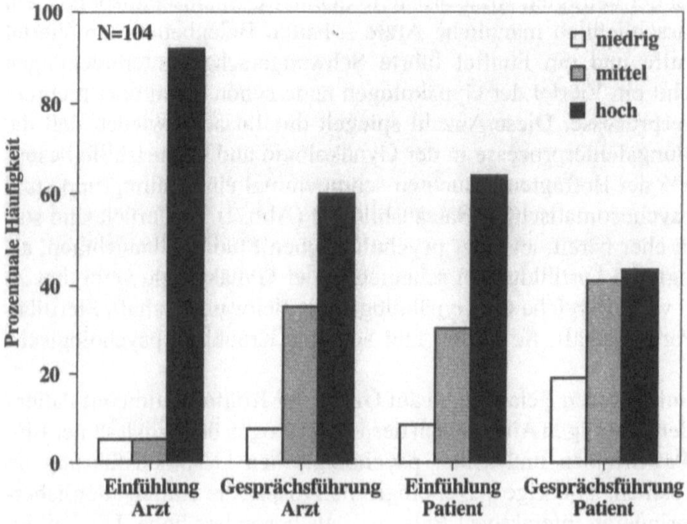

Abb. 3. Selbst- und Fremdansprüche

sprächsführung niedriger sind als ihre eigenen (Abb. 3). Ein Teil der befragten Ärzte empfand es z. B. als schwierig, mit Patientinnen konfrontiert zu sein, die für psychosomatische Sichtweisen nicht offen sind und auf rein medizinischen Krankheitskonzepten bestehen.

Nur knapp 40% der Ärzte waren der Überzeugung, ihre Ansprüche an die Einfühlung, und ein Drittel der Befragten, ihre Ansprüche an die psychologische Gesprächsführung vollständig zu erfüllen (Abb. 4). Gut 40% der Gynäkologen waren der Ansicht, die Ansprüche der Patientinnen bezüglich der psychologischen Betreuung voll und ganz zu erfüllen (Abb. 4). Die Befragten gaben drei Ursachen dafür an, weshalb ihnen die Erfüllung der psychologischen Ansprüche bezüglich der Patientinnenbetreuung nicht immer gelingt. Zum einen kann es der in der Praxis vorhandene Zeitdruck Gynäkologen verunmöglichen, sich ausreichend um die seelischen Belange ihrer Patientinnen zu kümmern. Zeitdruck wurde auch bei der Erhebung anderer Berufsbelastungen immer wieder als hervorstechendes Problem genannt. Ein Teil der Gynäkologen war der Ansicht, die eigenen psychologischen Ansprüche auf Grund einer diesbezüglich ungenügenden Ausbildung nicht erfüllen zu können. Auch eine schlechte Tagesform kann die Einfühlung des Arztes und seine Bereitschaft zu psychologischen Gesprächen verringern.

„Manchmal ist es am Ende einer Sprechstunde, am späten Abend, ist man besonders müde, daß man dann nicht mehr besonders einfühlsam ist. Sie müssen wissen, eine Ärztin ist ja auch nur ein Mensch, und eine klimakterische Ärztin, wenn die nachts zwei Stunden geschlafen hat, ist die nicht gut drauf. Und dann fällt einem ja auch alles viel schwerer. Todmüde und man kriegt kaum die Augen auf und muß zuhören."

Wenden wir uns nun den interaktiven Arbeitsbelastungen von Gynäkologen zu. Diese können auf Grund der emotionalen Betroffenheit durch das Leid von Patien-

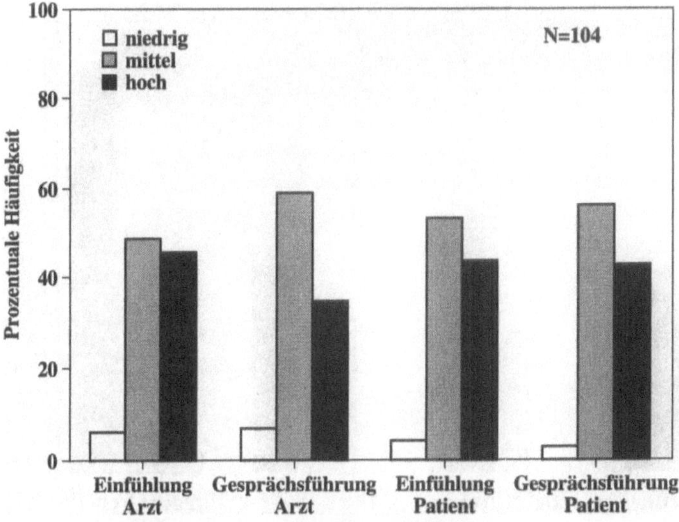

Abb. 4. Erfüllung der Selbst- und Fremdansprüche

tinnen entstehen. Fast alle der befragten Gynäkologen fühlen sich durch den intrauterinen Fruchttod emotional hoch betroffen (Abb. 5). Knapp 60% der Gynäkologen leiden stark mit, wenn sie schwerkranke Patientinnen begleiten. Die Begleitung Schwerkranker scheint belastender zu sein, als die Aufklärung Schwerkranker (Abb. 5). Eine mögliche Erklärung dafür ist, daß es sich bei der Aufklärung häufig um ein einmaliges Ereignis handelt, während die Begleitung einer schwerkranken Patientin sich zumeist über einen längeren Zeitraum erstreckt. Der Arzt sieht sich bei der Begleitung Schwerkranker immer wieder mit Patientinnen konfrontiert, denen es schlechter und schlechter geht, was starkes Mitgefühl erwecken kann. Trotz der Gesetzesänderung bezüglich des § 218 soll erwähnt werden, daß sich knapp 50% der befragten Gynäkologen durch die Indikation zum Schwangerschaftsabbruch hoch belastet fühlten. Viele der Befragten waren der Ansicht, Schwangerschaftsabbrüche seien die Tötung von Leben. Sie fühlten sich durch die Indikationsstellung für den Schwangerschaftsabbruch mitverantwortlich. Auch beklagte sich ein Teil der Gynäkologen darüber, daß es immer wieder Patientinnen gäbe, die leichtfertig abtreiben wollten. Gynäkologen dieser Studie, die sich durch das Leid von Patientinnen weniger stark betroffen fühlten, gaben an, sich in psychologischer Hinsicht als kompetent zu erleben oder die Konfrontation mit emotional belastenden Situationen als berufliche Herausforderung zu empfinden. Letztere Einstellung scheint für die Bewältigung interaktiver Arbeitsbelastungen besonders hilfreich zu sein.

An den Beispielen der Aufklärung und der Begleitung Schwerkranker soll näher auf die emotionale Betroffenheit von Gynäkologen eingegangen werden. Ein Teil der befragten Gynäkologen empfand es als große Belastung, Patientinnen eine schlechte Nachricht vermitteln zu müssen.

„Das ist sehr belastend, ja. Also man hat direkt Angst, die Patientin reinzurufen, wenn man den Befundbericht bekommen hat, und man weiß, man muß ihr das jetzt

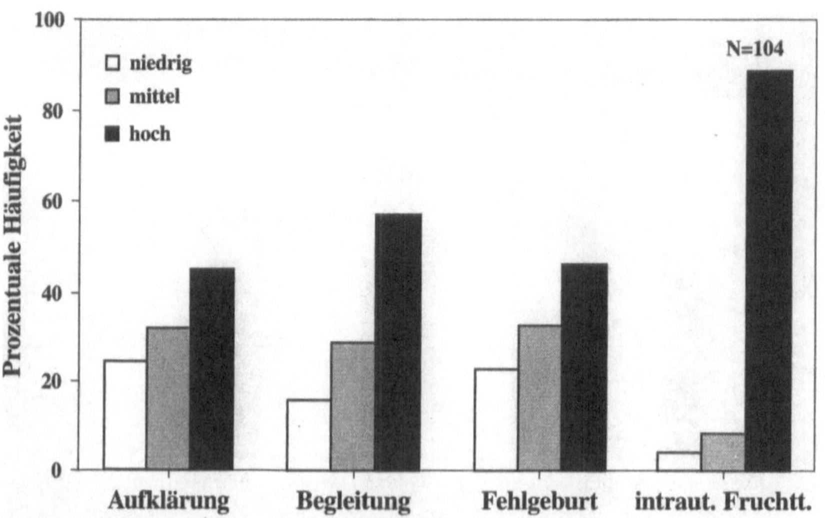

Abb. 5. Emotionale Betroffenheit von Gynäkologen 1

sagen. Und man fühlt sich bedrückt, wenn man ihr das mitteilen muß, und es tut einem auch wirklich seelisch weh, denn die war vielleicht 5, 6, 7 Jahre Patientin, man kennt sie und das familiäre Umfeld, und das ist so, als ob man das dem eigenen Angehörigen sagen müßte."

Dieser Gynäkologe erlebt ein starkes, fast schmerzhaftes Mitgefühl mit seinen Patientinnen. Wie viele seiner Berufskollegen kostet es ihn Überwindung, eine Hiobsbotschaft zu übermitteln und damit den Beginn für eine radikale Lebensveränderung der Patientin zu setzen. Häufig wurde es als schwierig erlebt, bei der Aufklärung Schwerkranker die angemessenen Worte, nämlich die Balance zwischen der Verharmlosung der Erkrankung und einer zu starken Beunruhigung der Patientin zu finden. Gynäkologen, die sich durch die Aufklärung schwerkranker Patientinnen wenig belastet fühlen, gaben häufig an, in diesem Bereich über ausreichende Kompetenzen und über viel Erfahrung zu verfügen.

„Nein, das macht mir nichts aus, weil ich das von Anfang an geübt habe und auch zu einer Zeit, als man das den Krebskranken noch nicht gesagt hat, habe ich das schon versucht. Und das ist für mich kein Problem mehr. Macht mich jetzt nicht mehr so betroffen. Früher ja. Das heißt nicht, daß ich das nicht mitfühle, daß ich dem Patienten nicht Mitgefühl entgegenbringe. Die Patienten empfinden das sicher, daß ich mich in sie hineinversetze. Aber ich habe eben gelernt, damit umzugehen.

Erfahrung und Kompetenz ermöglichen eine Art distanzierter Anteilnahme, „detached concern" (Lief, H.I. & Fox, R.C., 1963) genannt. Die Gynäkologen empfinden dann Mitgefühl mit ihren Patientinnen, ohne sich symbiotisch mit ihnen zu verstricken. Hierbei spielen natürlich auch Persönlichkeitsmerkmale des Arztes eine Rolle. Manchen Gynäkologen gelingt es auf Grund ihrer Persönlichkeitsstruktur leichter, sich gegenüber emotional belastenden Situationen abzugrenzen, als anderen. Ein Teil der befragten Gynäkologen gab an, sich durch die Aufklärung Schwerkranker wenig betroffen zu fühlen, da sie es als positiv empfanden, die Patientinnen offen über ihre Diagnose aufzuklären. Ehrlichkeit legt nach Meinung der Ärzte die Basis für eine vertrauensvolle unverstellte Zusammenarbeit zwischen Arzt und Patientin und führt dazu, daß sich der Arzt mit sich selbst im Reinen fühlt. Diese Gynäkologen waren der Überzeugung, daß es ihnen gelingt, erfolgreich zwischen Diagnosevermittlung und dem Geben von Hoffnung abzuwägen.

Die Begleitung Schwerkranker löst bei einem Teil der befragten Gynäkologen eine starke, sie belastende Empathie aus. Einige Gynäkologen gaben an, durch die Konfrontation mit Schwerkranken das eigene Sterben zu antizipieren und sich dadurch belastet zu fühlen. Ebenfalls scheint das Erleben des eigenen Kontrollverlustes angesichts einer unheilbaren Krankheit für einen Teil der befragten Gynäkologen ein schwerwiegendes Problem darzustellen. Da in der medizinischen Ausbildung fast ausschließlich die Heilung von Patienten und nicht die Begleitung Schwerkranker im Vordergrund steht, stellt es sich für viele Ärzte als problematisch dar, sich mit medizinischen Grenzen und der damit verbundenen eigenen Hilflosigkeit abzufinden.

„Die Dauer ist dabei für mich weniger erschreckend oder ein geringeres Problem, aber so spezielle Situationen, wo dann ein Gefühl der Hilflosigkeit, wo man jetzt nicht mehr viel machen kann, das schon eher. Das ist schon ein bißchen ein dummes Gefühl, diese Hilflosigkeit. Aber man muß sich dann eben sagen, man kann es nicht ändern, geht einfach nicht." „Man kann nicht nur der liebe Gott sein; man muß auch ein Stück vom Elend mitkriegen."

Zeitdruck in der Praxis kann dazu führen, daß es bei der Begleitung Schwerkranker zu kommunikativen Problemen kommt. Ein Teil der befragten Gynäkologen war der Ansicht, sich auf Grund mangelnder Zeit nicht den nötigen Raum für die seelische Betreuung schwerkranker Patientinnen nehmen zu können. Als schwierig empfanden sie auch, Patientinnen mit infausten Diagnosen noch Hoffnung und Zuversicht zu vermitteln. Im nächsten Zitat wird deutlich, daß psychologische Kompetenzen bei der Begleitung Schwerkranker zwar von Vorteil sind, diese emotionale Betroffenheit allerdings nicht beseitigen können.

„Das belastet mich auch, das macht so mürbe. Man weiß hinterher nicht, was man noch sagen soll. Es ist, es wird immer ein bißchen schlechter, und wo soll man es dann noch hernehmen, und man hat nicht den Mut, zu sagen: also sie hat recht, es geht jetzt zu Ende. Es ist schwer, wenn die immer kommen und der Zustand wird immer schlechter, es ist schwer, dann immer wieder noch Hoffnung zu machen. Aber es geht auch nicht zu sagen: Sie haben Recht mit ihrer Angst. Das ist schwierig. Und das geht auch an die Substanz. Da muß man vielleicht auch nochmal, obwohl ich darüber Literatur genug gelesen habe, wenn ich das umsetzen soll, klappt das meistens nicht. Also Kübler-Ross kann ich in der Praxis nicht verwirklichen."

Die befragten Gynäkologen, die sich durch die Betreuung Schwerkranker weniger belastet fühlten, empfanden die Konfrontation mit emotional belastenden Situationen als professionelle Herausforderung. Die Einstellung, daß Helfen nicht nur heilen, sondern auch das Begleiten von Patientinnen bis zum Tode bedeuten kann, ist für den Arzt äußerst hilfreich.

„Das ist auch eine meiner hauptsächlichen ärztlichen Aufgaben und Tätigkeiten im menschlich ärztlichen Bereich, die mich einerseits belasten, aber die mich auch irgendwo zufriedenstellen, weil ich hier einen Menschen begleite bis zu einem Ende, im allumfassenden Sinne und ihm vieles erleichtern kann. Hier kann ich wirklich helfen."

Neben der emotionalen Betroffenheit stellt der Ärger über „schwierige" Patientinnen eine weitere Quelle von interaktiven Belastungen in der gynäkologischen Praxis dar. Grundsätzlich muß betont werden, daß es nicht nur „schwierige" Patienten, sondern auch „schwierige" Ärzte und problematische Interaktionen zwischen Arzt und Patient gibt. Hier sei der Focus auf Patientinnen gelegt, die von den befragten Gynäkologen als im Umgang problematisch beschrieben wurden. Es handelte sich zum einen um Patientinnen, von denen sich ein Teil der befragten Gynäkologen in ihrer persönlichen und fachlichen Autorität bedroht fühlte (Abb. 6). Fast 60% der Gynäkologen gaben an, große Schwierigkeiten mit aggressiven, konkurrierenden und fordernden Patientinnen zu haben. Jeweils etwa 40% der Mediziner empfanden Patientinnen mit unrealistischen Heilungserwartungen, mißtrauische Patientinnen, Patientinnen mit Halbwissen und Patientinnen, die sich noncompliant verhalten, als problematisch. Eine zweite Kategorie von „schwierigen" Patientinnen wurde von den Befragten als im Umgang eher „lästig" beschrieben (Abb. 7). Besonders belastend war für gut 50% der Gynäkologen die Konfrontation mit Dauerrednerinnen. Auch klammernde Patientinnen, Patien-

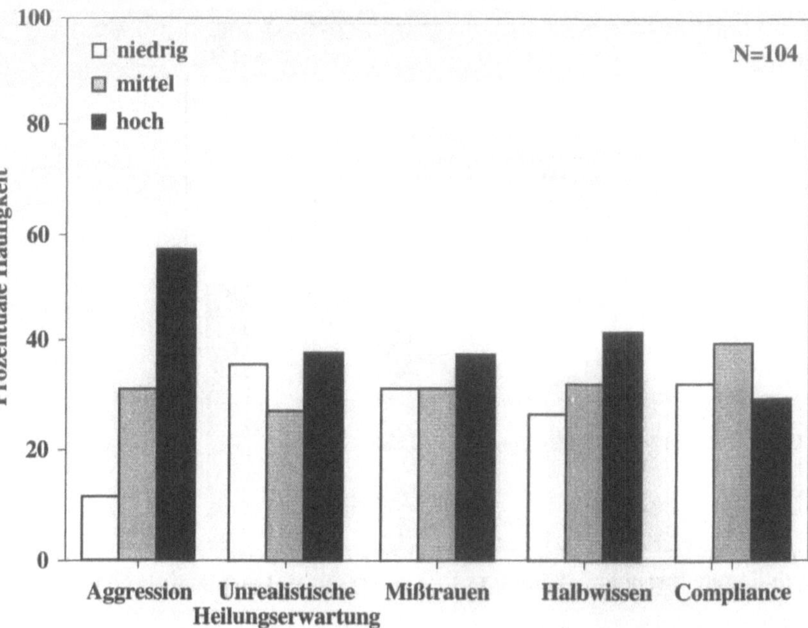

Abb. 6. „Schwierige" Patientin 1

tinnen, die immer wieder wegen Bagatellbesuchen kommen, und jammernde Patientinnen wurden von einem Teil der Gynäkologen als im Umgang problematisch erlebt.

Die Ursachen für Belastungsgefühle durch „schwierige" Patientinnen liegen zum einen in der schon erwähnten persönlichen und fachlichen Autoritätsbedrohung des Gynäkologen. Diese tritt vor allem durch die Konfrontation mit mißtrauischen Patientinnen, mit aggressiven Patientinnen und mit Patientinnen mit anderen Therapievorstellungen auf. Ein Teil der befragten Gynäkologen fühlte sich in solchen Situationen persönlich gekränkt oder in ihrem fachlichen Wissen verunsichert und nicht ernstgenommen. Ein weiteres Problem beim Umgang mit „schwierigen" Patientinnen ist die Schwierigkeit einiger Gynäkologen z.B. klammernden Patientinnen oder solchen mit unrealistischen Heilungserwartungen Grenzen zu setzen. Verschiedene Verhaltensweisen von Patientinnen, z.B. Dauerreden oder das Vertreten anderer Therapievorstellungen, wurden als besonders problematisch empfunden, weil die Behandlung in diesem Fall besonders viel Zeit kostet. Auf Grund von Zeitdruck können sich Interaktionsprobleme verschärfen oder sogar erst entstehen.

Ein Teil der befragten Gynäkologen fühlte sich durch „schwierige" Patientinnen wenig belastet. Zum einen gelang es ihnen, solche Patientinnen mit eigenen Grenzen zu konfrontieren. Von Bedeutung ist, daß die notwendige Abgrenzung Patientinnen gegenüber rechtzeitig geschieht, so daß Gegenaggressionen des Arztes vermieden werden können und somit die Vertrauensbeziehung zwischen Arzt und Patientin unbeschädigt bleibt. Sehr hilfreich im Umgang mit „schwie-

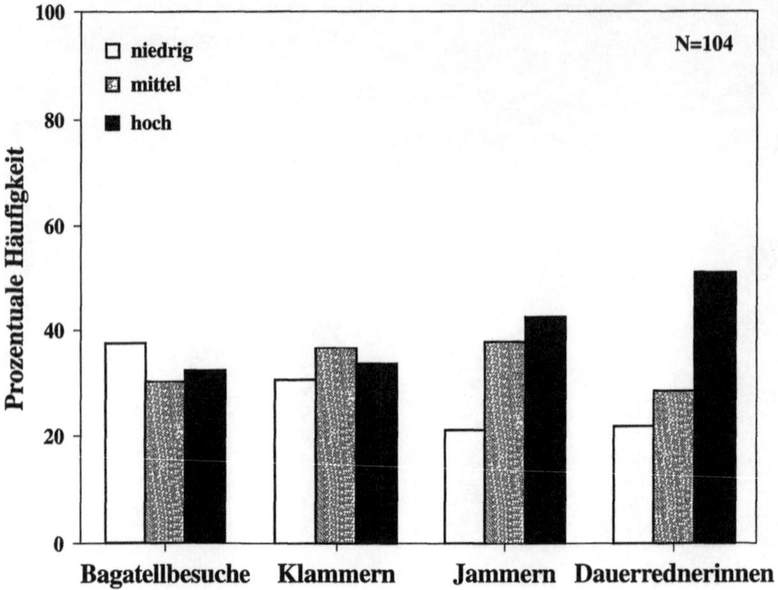

Abb. 7. „Schwierige" Patientin 2

rigen" Patientinnen schien für einen Teil der befragten Gynäkologen eine gewisse innere Gelassenheit zu sein. Diese Mediziner fühlten sich durch „schwieriges" Patientinnenverhalten nicht in ihrer Autorität angegriffen. Sie akzeptierten Patientinnen auch mit eher unerwünschten Verhaltensweisen, welche sie als Ausdruck von Problemen der Patientinnen verstanden. Anstatt sich z. B. über Halbwissen von Patientinnen zu ärgern, waren sie der Ansicht, daß Patientinnen naturgemäß meist nur unvollständiges Laienwissen haben können. Manchen Gynäkologen waren Patientinnen mit Halbwissen sogar lieber als solche, die sich überhaupt nicht mit ihren Erkrankungen auseinandersetzen. Innere Gelassenheit der Gynäkologen und Akzeptanz gegenüber den Patientinnen scheinen als professionelle Haltung besonders wichtig und hilfreich zu sein. Auch war es – ähnlich wie beim Umgang mit emotionaler Betroffenheit – für einen Teil der befragten Gynäkologen von Vorteil, den Umgang mit „schwierigen" Patientinnen als berufliche Herausforderung zu verstehen.

„Das ist ja das Interessante am Beruf, die ganzen verschiedenen Arten und Weisen, die Patientinnen haben, mit denen umgehen zu lernen. Genauso wie man in der Klinik lernt, mit Krankheiten umzugehen, lernt man in der Praxis, mit Patientinnen umzugehen."

Wenden wir uns nun der Frage zu, welche Praxisbelastungen das Wohlbefinden des Arztes beeinträchtigen und zum Burnout, dem inneren „Ausbrennen" führen. Burnout kann in drei Komponenten untergliedert werden: die emotionale Erschöpfung, die Reduzierung der persönlichen Leistungsfähigkeit und die Depersonalisierung, das innerliche Erkalten des Arztes gegenüber seinen Patienten. Der

Burnout der befragten Gynäkologen war mittelhoch und nicht ausgeprägter als bei Ärzten anderer Fachrichtungen.

Bei den Gynäkologen dieser Studie wirkte sich das Betreiben von Geburtshilfe auf den Burnoutprozeß aus. Allerdings nicht erhöhend, was auf Grund der hohen Arbeitsbelastung von Geburtshelfern verbunden mit nächtlichen Störungen sowie der Gefahr von Behandlungsfehlerprozessen erwartet wurde, sondern reduzierend. Die Tatsache, neues Leben zur Welt zu bringen und fachlich herausgefordert zu sein, scheint für Geburtshelfer eine hoch befriedigende Tätigkeit darzustellen, welche das persönliche Wohlbefinden steigern kann. Die befragten Gynäkologen, die in einer Gemeinschaftspraxis arbeiten, litten weniger unter Burnout als ihre Berufskollegen in Einzelpraxen. Gaben sie allerdings an, die Gemeinschaftspraxis als belastend zu empfinden, hatten sie erhöhte Burnoutwerte. Gemeinschaftspraxen stellen somit ein Risiko-Chance-Modell dar, was die Scheu vieler Gynäkologen, in dieser Praxisform zu arbeiten, verständlich macht.

Gynäkologen, die angaben, daß sich ihre Arbeit negativ auf ihr Privatleben auswirkt, litten unter einem erhöhten Burnout. Es ist von großem Nachteil, wenn Arbeitsbelastungen so intensiv werden, daß sie die Qualität des Privatlebens und die Regenerationsressourcen des Gynäkologen gravierend beeinträchtigen. Interessanterweise hatten Gynäkologen, die sich durch die Interaktion mit Patientinnen verstärkt belastet fühlten, keinen erhöhten Burnout. Vielleicht werden interaktiv belastende Situationen von einem Teil der Ärzte als berufliche Herausforderung empfunden, deren Meisterung sie mit Zufriedenheit erfüllt. Gynäkologen, welche sich durch das Leid von Patientinnen hoch betroffen fühlten und außerdem der Ansicht waren, über unzureichende psychologische Kompetenzen zu verfügen, litten allerdings unter erhöhten Gefühlen des Ausgebranntseins. Ein emotional hoch betroffener Gynäkologe hat ein besonders starkes Bedürfnis, seine Patientinnen auch in seelischen Belangen zu unterstützen. Ist er der Ansicht, Patientinnen den notwendigen psychologischen Beistand auf Grund unzureichender psychologischer Kompetenzen, einer schlechten eigenen Verfassung oder Zeitdruck nicht ausreichend gewähren zu können, treten Gefühle der Hilflosigkeit und Kontrollverluste ein, was den Burnout erhöht.

Objektive Praxisbelastungen, wie Behandlungsfehlerprozesse oder eine hohe Patientinnenanzahl erhöhen den Burnout der befragten Gynäkologen nicht. Obwohl eine extrem hohe Arbeitsstundenzahl sicherlich zu körperlichen Erkrankungen führen kann, litten solche Gynäkologen nicht unter stärkerem Burnout als Arbeitskollegen mit einer geringeren Arbeitsstundenzahl. Nicht objektive Belastungen, sondern allein subjektives Belastungsempfinden war von Bedeutung. Gynäkologen, die unabhängig von ihrer tatsächlichen Arbeitsstundenzahl der Ansicht waren, zu viel zu arbeiten, also unter subjektiven Zeitbelastungen litten, waren stärker ausgebrannt als ihre Berufskollegen.

Zusammenfassend scheint es für Gynäkologen von Bedeutung zu sein, auf ihr subjektives Belastungsempfinden zu achten, da Zeitdruck und Gefühle der Nichterfüllung eigener psychologischer Ansprüche in der Patientinnenbetreuung den Burnout erhöhen können. Auch ist es von Nutzen, sich darum zu bemühen, daß sich Arbeitsbelastungen nicht allzu negativ auf die Regenerationsressourcen des Arztes auswirken. Eine interessante Fragestellung für die Zukunft wäre, welche positiven und motivierenden Aspekte der Beruf des Gynäkologen mit sich bringt.

Literatur

Burke, RJ & Richardsen AR (1990) Sources of satisfaction and stress among Canadian physicians. Psychological Reports 67:1335–1344

Enzmann D & Kleiber D (1989) Helfer-Leiden. Streß und Burnout in psychosozialen Berufen. Asanger, Heidelberg

Farber GA (Hrsg) (1983) Stress and Burnout in the Human Service Professions. Pergamon, New York

Herschbach P (1991) Psychische Belastung von Ärzten und Krankenpflegekräften. edition medizin, Weinheim

Köhle K, Simons C & Kubanek B (1990) Zum Umgang mit unheilbar Kranken. In Uexküll T (Hrsg) Lehrbuch der Psychosomatischen Medizin. 4 Auflage. Urban & Schwarzenberg, München, 1203–1243

Levinson W, Stiles WB, Inue TS & Engle R (1993) Physician frustration in communicating with patients. Medical Care 31 (4):285–295

Lief HI & Fow RC (1963) Training for 'detaches concern' in medical students. In: Lief HI,, Lief VF (Hrsg) The psychological basis of medical practice. Harper & Row., New York

Linn LS, Yager J, Cope D & Leake B (1985) Health status, job satisfaction, job stress, and life satisfaction among academic and clinical faculaty. JAMA 254 (19):2775–2782

Payne R & Firth-Cozens J (Hrsg) (1989) Stress in Health Professionals; Wiley & Sons Ltd, Chichester, 23–44

Frauenarzt – ein familienfeindlicher Beruf?

P. Knorre

Als mir vom Präsidenten dieses Kongresses das Thema angetragen wurde, war ich zunächst unsicher, ob es um die Probleme des Gynäkologen in seiner eigenen oder in der Familie seiner Patientinnen gehen sollte. Die Aufmerksamkeit meines Interesses lag bislang eher bei der letzteren Thematik – der Wunsch der Tagungsleitung bezog sich jedoch auf Auswirkungen des Berufs auf *unsere* Familien. Beim weiteren Nachdenken darüber merkte ich allerdings, daß die beiden Problemkreise durchaus miteinander zusammenhängen.

Die Suche nach spezieller Literatur verlief ergebnislos – eine Selbstreflexion von Gynäkologen findet offenbar nicht statt. Lediglich ein Beitrag von Buddeberg weist, allerdings aus der Sicht des Psychotherapeuten und anhand von behandelten Frauenarztehen, auf einige Probleme hin. Da seine Aussagen unter Frauenärzten ziemlich umstritten sind, werde ich mich vorerst an ihnen orientieren, zumal meine Möglichkeiten es nicht zuließen, in Vorbereitung dieses Beitrags noch eigene Untersuchungen anzustellen. Ergänzt werden meine Betrachtungen durch eigene Erfahrungen eines fünfundzwanzig Jahre während Berufslebens, mit klinischer Tätigkeit und in eigener Niederlassung, als Ehemann und Vater – aber auch durch Erfahrungen, die aus der wachen Beobachtung meiner Berufskollegen entstanden sind.

Es sei mir dabei erlaubt, die Bezeichnung „Frauenärzte" im weiteren geschlechts*neutral* zu verwenden. Auf eventuelle Besonderheiten der weiblichen bzw. männlichen Ärzte werde ich gesondert hinweisen.

Man könnte sich fragen, ob für eine solche Betrachtung überhaupt ein Bedarf besteht. Ich kenne keine Statistik, nach der Ehen von Frauenärzten schlechter oder deren Familien gestörter sind als andere. Ein höheres Infarktrisiko und eine geringere Lebenserwartung von Ärzten lassen ebensowenig Rückschlüsse auf familiäre Defizite zu wie die erhöhte Scheidungsrate von Arztehen in der ehemaligen DDR. Dabei besteht kein Zweifel daran, daß der Arztberuf besondere Belastungen mit sich bringt. Eine 70- oder 80-Stunden-Woche in ständiger Anspannung ist für die meisten von uns Normalität. Darin unterscheiden wir uns weder von anderen, insbesondere chirurgischen Fachgebieten, noch von vielen Managern der Industrie, Politikern oder freien Unternehmern.

Es ist eine einfache Rechnung, die für die Familie verbleibende Zeit festzustellen. Wenn wir nun noch davon ausgehen, daß die emotionalen Belastungen aus dem Beruf die Bereitschaft erheblich vermindern, sich in der knappen freien Zeit mit familiären oder partnerschaftlichen Problemen auseinanderzusetzen, wir also eher nur unsere Ruhe haben wollen, dann ist allerdings ein in der Familie schlummerndes und stetig anwachsendes Konfliktpotential vorstellbar.

In Gesprächsrunden äußern insbesondere Ärztinnen oft Schuldgefühle gegenüber Partnern und Kindern. Männliche Ärzte haben diese auch, verdrängen sie allerdings stärker. Das traditionelle Rollenverständnis des berufstätigen Mannes und der für Heim und Familie zuständigen Frau macht ihnen das leichter. Nicht selten wird bereits der Lebensgefährte unter solchen Gesichtspunkten ausgewählt. Trotzdem auftauchende Vorwürfe und Selbstvorwürfe werden dann über materielle Werte und Verweise auf die Sachzwänge des Berufs beschwichtigt, und die Auseinandersetzung mit ihnen auf unbestimmte Zeit vertagt.

Aus der Familientherapie wissen wir, daß jede zwischenmenschliche Beziehung einem ständigen Entwicklungsprozeß unterliegt, in dem Konflikte offengelegt und ausgetragen werden müssen. Geschieht das nicht ausreichend, wird die Beziehung zur Formalität oder endet in einer Katastrophe. Buddebergs These, *die zeitlichen und emotionalen Belastungen beeinträchtigen die Konflikt- und Entwicklungsfähigkeit der Ehebeziehung des Gynäkologen,* ist demnach wiederum für alle Beziehungen mit intensiven beruflichen Belastungen gültig.

Ärzte haben es durch ihr berufliches Erleben sogar etwas einfacher, ihre eigenen Strategien zur Verdrängung des Dilemmas zu entwickeln. Sie erleben fast täglich Situationen ihrer Patienten, die im Vergleich mit der eigenen viel schlimmer sind oder zumindest scheinen. Diese, von Buddeberg als *rationale „Relativierung durch Vergleich"* bezeichnete Strategie, ist für den Gynäkologen insofern von besonderer Bedeutung, als dieser viel häufiger als andere Ärzte in familiären, partnerschaftlichen und sexuellen Konflikten seiner Patienten in Anspruch genommen wird.

Auch die These, *durch seine Tätigkeit als Geburtshelfer sei der Gynäkologe regelmäßig Zeuge familiärer Glückssituationen, die ihn vom drohenden Unglück in der eigenen Ehe ablenkten,* ist sicherlich zutreffend und spielt im Gesamtkonzept des Verdrängungsprozesses eigener familiärer Probleme eine Rolle. Die Entwicklung technischer Möglichkeiten unseres Fachgebiets hat zudem leidvolle Situationen unserer Patientinnen immer seltener werden lassen, aber damit natürlich auch die Auseinandersetzung mit solchen Erlebnissen.

Es scheint mir an dieser Stelle geraten, einige Gedanken zu unserem Berufsbild einzuflechten, weil ich hier die wesentlichsten Gründe für mögliche familiäre Einflüsse vermute.

Ärzte aller Fachgebiete stehen unter dem Druck, möglichst alle gesundheitlichen Probleme unserer Patienten lösen zu müssen. Der Fortschritt der Medizin in einigen Bereichen hat diesen Druck erheblich anwachsen lassen. Der Patient erwartet heute von uns eine vollständige Befreiung von seinen Leiden. Obwohl wir bei kritischer Einschätzung diesem Anspruch kaum gerecht werden können, haben wir nichts zur Relativierung dieser Erwartungen unternommen. Im Gegenteil: Wir erwecken selbst immer wieder den Eindruck, daß wir, zumindest in naher Zukunft, alle Krankheiten heilen könnten. Unser Berufsbild hat sich dadurch in den letzten Jahrzehnten entscheidend gewandelt: Die krankheitsbegleitende Funktion des Arztes ist mehr und mehr einem *Aktionismus* gewichen, in dem die aktive Beteiligung des Patienten an der Überwindung seiner Krankheit eine immer geringere Rolle spielt und der konsumerzogene Patient die schnelle Wiederherstellung seines Wohlbefindens durch den Arzt erwartet. Das bezieht in unserem Fachgebiet sogar die umgehende Erfüllung des Kinderwunsches, die Garantie für ein hundertprozentig gesundes Kind ebenso ein wie eine ständige sexuelle Verfügbarkeit und eine möglichst unbegrenzte Jugend. Damit haben wir uns jedoch von unserer traditionellen Aufgabe – der Behandlung und Heilung von Krankheiten – ein ganzes Stück entfernt.

Die schon genannte enge Verflechtung der Tätigkeit des Frauenarztes mit der Privatsphäre seiner Patientin erweitert den Anspruch des Arztes auf die Lösung nicht nur medizinischer, sondern auch familiärer, ehelicher und sexueller Schwierigkeiten. Dem Vertrauensbeweis, den die Patientin ihm mit der Offenbarung solcher Probleme entgegenbringt, muß mit einem Lösungsrezept entsprochen werden. Nicht nur die Relativierung eigener Schwierigkeiten des Frauenarztes durch Vergleich dieser mit den erheblich größeren seiner Patientin (insbesondere bei Themen wie Gewalt in der Ehe, sexuellem Mißbrauch, aber auch behinderten Kindern oder im Schwangerschaftskonflikt) führt dazu, daß sein eigenes Problem eher verharmlost wird. Auch sein Anspruch, diese Probleme lösen zu können, verleitet zu der Annahme, sein eher geringes, eigenes Problem leicht in den Griff zu bekommen, wenn er einmal Zeit dafür hat. Der schwelende Konflikt wird dabei vertagt und auf ein reines Zeitproblem reduziert, deshalb nicht in seinem wirklichen Umfang wahrgenommen und damit gefährlicher in seinen Folgen.

Wir stehen also unter einem erheblichen beruflichen Erfolgsdruck. Wie wir aber auch wissen, sind wir nicht immer erfolgreich. Erfolglosigkeit macht Hilflosigkeit, die um so schwerer zu ertragen ist, je seltener sie auftritt. Solange die Hilflosigkeit auf medizinische Probleme beschränkt bleibt, berührt sie unser Privatleben nur über die emotionalen Spannungen bei deren Verarbeitung. Ärger, Wut, Schmerz und Trauer können durch familiäre Zuwendung und positive Erlebnisse kompensiert werden. In einer einigermaßen intakten Privatsphäre des Arztes sind sie kein so großes Problem, weil sie eindeutig als berufsbedingt klassifiziert und damit vom privaten Bereich getrennt werden können.

Schwieriger wird es bei Mißerfolgen unseres Bemühens im persönlichen Bereich unserer Patientinnen, wenn mehr oder weniger unbewußt Parallelen zu eigenen Schwierigkeiten hergestellt werden, wir sozusagen „persönlich berührt" werden. Die sonst schützende Trennung zwischen Privat und Beruf fällt weg. Ängste und Schuldgefühle werden aktiviert, und das mühsam errichtete Kartenhaus der heilen Familienwelt droht zusammenzubrechen.

Es ist sicher nicht zufällig, daß in Selbsterfahrungsgruppen insbesondere männliche Frauenärzte einer Introspektion die stärksten Widerstände entgegensetzen. Es fällt uns offenbar besonders schwer, Gefühle zu offenbaren, uns anderen anzuvertrauen oder bei der Lösung privater Probleme helfen zu lassen. Nach Überwindung der Widerstände zeigt sich jedoch, daß vielfältige intrapsychische Konflikte gerade bei Frauenärzten bestehen, allerdings genauso vielfältige und kompliziert gestaltete Verdrängungsmechanismen. Man könnte schon auf den Gedanken kommen, daß die Konflikthaftigkeit mit der Berufswahl in Zusammenhang steht.

Ohne mich hier auf Spekulationen einzulassen, ergibt sich für mich aus dieser Beobachtung jedoch die Vermutung, daß die genannten emotionalen Probleme eines großen Teils von uns auch im privaten Bereich ihre Auswirkungen haben.

Wenn wir nun nach den tieferen Ursachen für das Dilemma des Gynäkologen suchen, geraten wir in Tabuzonen: Täglich dringen wir kraft unseres Berufes in die intimsten Bereiche unserer Patientinnen ein, aber sind uns dabei kaum bewußt, daß wir *sexuelle* Handlungen an ihnen vornehmen. Der sexuelle Charakter unserer Tätigkeit ist der entscheidende Unterschied zu allen anderen ärztlichen Berufsgruppen. Das Problem ist dabei, daß wir diesen jedoch nicht wahrnehmen dürfen, um arbeitsfähig zu bleiben. Wir unterdrücken Sympathie, wehren erotische Gefühle ab, weil sich diese nicht mit unserem Berufsethos vereinbaren lassen. Übrigens auch Frauenärztinnen!

In einem schriftlichen Symposium von 1976 – bezeichnenderweise die einzige mir bekannte deutschsprachige Publikation zu diesem Thema – spricht der *Psychotherapeut* Hoffmann von einer Ich-Spaltung des Frauenarztes, die besonders problematisch für seine emotionale Zuwendung in einer gleichzeitigen Psychotherapie wäre und auch sein Privatleben belasten würde. Und umgehend wird ihm von den *Gynäkologen* Poettgen und Prill heftig widersprochen. Trotz meiner Verehrung für die letztgenannten möchte ich Hoffmann aus meinen Erfahrungen recht geben.

Wenn wir uns einmal sozusagen „von außen" während der Untersuchung beobachten, stellen wir ohne große Mühe fest, daß wir einen erheblichen Aufwand treiben, um die Körperlichkeit des Tuns zu verdrängen. Wir konzentrieren uns sehr bewußt auf den Untersuchungsbefund, richten bei der Palpation unseren Blick auf unverfängliche Bezirke, sprechen oft überhaupt nicht oder über Banalitäten bzw. diktieren der Helferin die Befunde. Und das viele Male am Tag, Monat für Monat, Jahr für Jahr.

Ich frage mich, welches emotionale Defizit im Ergebnis dieses ständigen Verdrängens steht und wie wir damit im Privatleben zurecht kommen. Prill meint in der genannten Diskussion, der Gynäkologe wäre in seiner Erotik und Sexualität eher abgestumpft als stimuliert – andere empfinden es vielleicht anders. Unabhängig von der individuellen Reaktion auf die ständige Reizabwehr scheint mir nach einem solchen massiven Verdrängungsprozeß eine unbefangene, beiderseits befriedigende Sexualität außerordentlich schwer erreichbar. Aber welcher Frauenarzt, welche Frauenärztin ist schon bereit, über die eigene Sexualität zu sprechen? Außerdem haben vielleicht auch in dieser Hinsicht unbewußte Motive bereits bei der Partnerwahl eine Rolle gespielt, so daß die Probleme durch Kongruenz des Verhaltens in einem neurotischen Arrangement kaum in Erscheinung treten.

Die Bedeutung solcher unbewußten Prozesse sehe ich in ihrer Auswirkung auf das ärztliche Handeln, wenn sie nämlich unreflektiert auf die Arzt-Patientin-Beziehung einwirken. Klagen über abweisende, wenig einfühlsame Frauenärzte, Grobheit bei der Untersuchung, unangemessene Witzeleien oder Voyeurismus der Intimsphäre der Patientin hängen letztlich damit zusammen und schaden unserem Bild in der Öffentlichkeit. Es ist somit kein Zufall, daß nach einer Untersuchung von Breitkopf (1980) gerade Frauenärzte (beiderlei Geschlechts!) von Patientinnen und deren Partnern extrem polarisiert geschildert werden – zwischen „Halbgott in Seide" und „Schwein im weißen Kittel". Wenn wir uns also Gedanken über die Zukunft unseres Berufs im nächsten Jahrhundert machen, kommen wir an solchen Problemen wie an deren Aufarbeitung nicht vorbei.

Um die im Thema aufgeworfene Frage nach der Familienfeindlichkeit unseres Berufs beantworten zu können, bedarf es meiner Meinung nach wesentlich mehr selbstkritischen Nachdenkens über unser Tun. Wenn die Antworten dann auch der Realität nahe kommen sollen, dürfen wir diese Aufarbeitung nicht Fachfremden – schon gar nicht der Boulevardpresse – überlassen. Die Aufnahme des Themas in diesen Kongreß ist ein sehr ermutigender Schritt, und ich wünsche mir auch für die Zukunft Unterstützung seitens der Gesellschaft und des Berufsverbandes.

Ich bin mir durchaus der Ängste bewußt, die eine öffentliche Diskussion über uns und unseren Berufsstand in uns auslöst: Das Fundament unseres Selbstbildes könnte Risse bekommen. Und für bestimmte Kreise könnte das eine Bestätigung dessen werden, was sie uns immer schon unterstellt haben. Doch um diese geht es nicht – es geht um unsere Patienten. Und da weiß ich aus eigenen Untersuchungen wie aus persönlichem Erleben, daß ein selbstkritischer Arzt, der auch seine Schwächen zuläßt, menschlicher erscheint und von seinen Patienten eher angenommen wird. Die positive Folge: Engere Bindung der Patientin an die Praxis, bessere Compliance und Vermeidung von Konflikten zwischen Arzt und Patientin einschließlich des juristischen Streits über Schadensersatz und Schmerzensgeld. Und mit diesen Problemen haben wir ja genug zu tun!

Ich bitte um Nachsicht, daß bei der Komplexität des Themas nur einige Gesichtspunkte angerissen werden konnten. Ich wäre jedoch froh, wenn ich damit etwas zur Schärfung des Problembewußtseins beigetragen habe. Und ich wünsche mir, daß das Thema über diesen Kongreß hinaus im Gespräch bleibt.

Das Krankenhaus – Anspruch und Wirklichkeit

H. Genzel

Zur gesundheitspolitischen Ausgangssituation

„Wir leben heute in einer Zeit, in der die Menschen eigentlich nicht (immer) wissen, was sie wollen, aber alles tun, um es zu bekommen" (Donald Marquis).

Auch unser gesundheitliches Leistungssystem ist mit dieser Widersprüchlichkeit menschlichen Verhaltens verstärkt konfrontiert. War Krankheit und körperliches Gebrechen die längste Zeit der menschlichen Geschichte hinweg persönliches Schicksal, das es galt, selbstverantwortlich anzunehmen und entsprechend eigenem Leistungsvermögen gegebenenfalls auch mit Unterstützung einer meist religiös motivierten Hilfsbereitschaft anderer zu bewältigen, so tritt seit Ende des vergangenen Jahrhunderts als Antwort auf die durch die Industrialisierung aufgetretenen, den sozialen Frieden und die politische Ordnung bedrohenden Gesundheitsproblemen, die „Entprivatisierung von Krankheit"[1]. Mit der Einführung der gesetzlichen Krankenversicherung im Deutschen Reich 1883 wird eine Entwicklung eingeleitet, die die mit Krankheit und den dadurch verursachten Arbeitsunfähigkeit verbundenen Risiken kollektiv absichert und einlösbare Anrechte auf umfassende Gesundheitsleistungen einräumt. Solidarische Gewährleistung bedeutet für den einzelnen Bürger, zu einer notwendigen medizinischen Behandlung und Betreuung zu kommen und gleichzeitig gesellschaftlich die soziale Befriedigung in der staatlichen Gemeinschaft zu sichern.

Heute, 100 Jahre später, droht dieses Versorgungssystem, dem über 90% der Bevölkerung angehören, wegen finanzieller Überforderung zu kollabieren. Der Ruf nach einer Neudefinition von Solidarität, Subsidiarität und Eigenverantwortung wird im Hinblick auf die sich ändernden wirtschaftlichen Rahmenbedingungen unüberhörbar[2].

Die Ursachen für diese Entwicklung sind zahlreich und vielfältig. Vor allem die demographische Entwicklung, nämlich die steigende Lebenserwartung, und neue Diagnose- und Therapieverfahren, der medizinische Fortschritt, sind mitentscheidend für den erheblichen Kostenanstieg der letzten Jahre[3].

---

[1] Arnold M (1994) Die medizinische Versorgung im Widerspruch unterschiedlicher Rationalitäten, Bonn.

[2] S. Sachverständigenrat für die Konzertierte Aktion im Gesundheitswesen, Gesundheitsversorgung und Krankenversicherung 2000, Sachstandsbericht, Bonn 1994.

[3] Im einzelnen hierzu Genzel H (1994) Die Auswirkungen des Gesundheits-Strukturgesetzes 1993 auf die Krankenhäuser, MedR 83.

Die sechs Hauptthemen des Kongresses
– Minimal-invasive Chirurgie und Qualität,
– operative Gynäkologie und Geriatrie,
– Frauenheilkunde und Umwelt,
– Onkologie und Lebensqualität,
– Frühgeburt und Grenzen,
– Pränatalmedizin und Anspruch

haben sicherlich fachmedizinisch ihre große Bedeutung. Durch das Leitthema
ihrer Veranstaltung „Anspruch und Wirklichkeit" erhalten sie aber in der Diskussion um den Bestand und die Weiterentwicklung unseres gesetzlichen Kranken-
versicherungssystems erhebliche gesundheitspolitische Relevanz. Für die Ärzte,
wie überhaupt für das gesamte Klinikmanagement, gilt es heute verstärkt, ein
hohes Maß an Sensibilität für die sozialen und ökonomischen Rahmenbedingungen[4] zu entwickeln und in die tägliche Praxis einzubringen. Es ist deshalb besonders anzuerkennen, daß die Veranstalter des Kongresses diese sozio-ökonomischen
Dimensionen des medizinischen Handelns vor dem Hintergrund der steuernden
Eingriffe des am 1.1.1993 in Kraft getretenen Gesundheitsstrukturgesetzes (GSG)
und der am 19.7.1994 verabschiedeten neuen Bundespflegesatzverordnung
(BPflV 1995) in die Diskussion mit einzubinden.

Anrede
Von dem österreichischen Schriftsteller Hans Lohberger stammt der Satz:
    „Träume sind Wirklichkeiten, die nicht enden wollen und Wirklichkeiten sind
Träume, die zu Ende sind."
    In diesem Sinn zwingen die ökonomischen Realitäten dazu, unser Gesundheits-
wesen effizienter und effektiver zu gestalten.

Die wesentliche Zielsetzung und die Eckpunkte der GSG

1. Einen zentralen Rang bei den gesundheitspolitischen Eckpunkten der GSG
   nahm die Reform der Krankenhausfinanzierung ein. Es ist damit innerhalb der
   letzten 20 Jahre der fünfte gesetzgeberische Versuch, durch staatliche, weitgehend planwirtschaftliche Steuerung die wirtschaftliche Sicherung der Krankenhäuser zur Herbeiführung einer bedarfsgerechten Versorgung aller Bürger mit
   den volkswirtschaftlichen Gegebenheiten und finanziellen Möglichkeiten in
   Einklang zu bringen[5]. Inmitten der Reformbemühungen steht dabei eine fundamentale Änderung des bestehenden Finanzierungs- und Entgeltsystems

---

[4] Die Gesamtausgaben der gesetzlichen Krankenversicherung erreichten 1992 in der gesamten
    Bundesrepublik (alte und neue Bundesländer) 199,0 Mrd. DM, davon entfielen auf die Kran-
    kenhauspflege 64,4 Mrd. DM, d.s. 32,4%.
[5] Vgl. Gesetz zur wirtschaftlichen Sicherung der Krankenhäuser und zur Regelung der Kran-
    kenhauspflegesätze (KHG) v. 29.6.1972 (BGBl. I S. 1009); Krankenhaus-Kostendämp-
    fungsgesetz v. 22.12.1981 (BGBl. I S. 1568); Krankenhaus-Neuordnungsgesetz v. 20.12.1984
    (BGBl. I S. 1716); Gesetz zur Strukturreform im Gesundheitswesen (Gesundheits-Reform-
    gesetz – GRG) v. 20.12.1988 (BGBl. I S. 2477).

mit erheblichen rechtlichen, ökonomischen und betrieblichen Auswirkungen. Der jedem gesundheitlichen Versorgungssystem immanente Zielkonflikt, der aus der Beachtung des Gebots der Leistungsfähigkeit (Leistungsstandard, Leistungsqualität), der Humanität, nämlich der Ausrichtung des Leistungsgeschehens an ethischen Grundwerten, insbesondere mitmenschlicher Zuwendung, und der Wirtschaftlichkeit entsteht, wird sich zukünftig nicht unerheblich verschärfen[6]. Anspruch und Wirklichkeit im Klinikalltag stehen in einem sich verstärkenden Spannungsfeld.

Das GSG geht in seiner Zielsetzung davon aus, durch Rationalisierung im System Rationierung bei den medizinischen Leistungen zu vermeiden. Gesundheitspolitische Leitlinie ist, durch Beseitigung der Strukturmängel und Fehlsteuerungen im System den hohen medizinischen Versorgungsstandard zu erhalten und den medizinischen Fortschritt auch in Zukunft sicherzustellen. Das medizinische Leistungsgeschehen soll transparenter gemacht und verstärkt dem Gebot der Wirtschaftlichkeit unterstellt werden. Es wird davon ausgegangen, daß das Einsparungspotential in den Kliniken ohne Beeinträchtigung des medizinischen und pflegerischen Leistungsniveaus zwischen 10% und 20% der Ausgaben beträgt.

Der für den einzelnen Patienten bestehende Rechtsanspruch aus dem Behandlungsvertrag bzw. für den Sozialversicherten auch aus seiner Mitgliedschaft in einer gesetzlichen Krankenkasse[7] auf alle Krankenhausleistungen, die im Einzelfall „nach Art und Schwere der Krankheit für eine medizinisch zweckmäßige und ausreichende Versorgung notwendig sind", wird durch das GSG unmittelbar nicht in Frage gestellt. „Qualität und Wirksamkeit der ärztlichen und pflegerischen Leistungen haben dem allgemein anerkannten Stand der medizinischen Erkenntnis zu entsprechen und den medizinischen Fortschritt zu berücksichtigen"[8]. Das GSG geht von der Hypothese aus, daß zwischen dem individuellen Leistungsanspruch des einzelnen Patienten und den sozialstaatlichen Ordnungsvorstellungen, wie etwa der Einhaltung der gesamtwirtschaftlichen Grenzen, Konformität besteht. Dem einzelnen Bürger wird ein Gefühl der Sicherheit vermittelt, daß die Leistungen des Gesundheitswesens im Bedarfsfall uneingeschränkt zur Verfügung stehen, ohne Rücksicht auf Art, Umfang und Schwere der Erkrankung und ohne vor allem altersmäßiger Begrenzung. Dies ist deshalb bedenklich, weil damit verdeckt wird, daß infolge der knapper werdenden volkswirtschaftlichen Ressourcen, die Leistungsfähigkeit des Gesundheitswesens beschränkt ist und andererseits die Möglichkeiten der modernen Medizin durch den medizinischen, technischen und pharmakologischen Fortschritt nahezu grenzenlos geworden sind, wie letztlich auch die dar-

---

[6] Zur Leistungsfähigkeit: § 1 Abs. 1, § 17 Abs. 1 S. 3 KHG i.d.F. des Art. 11 GSG; § 2 Abs. 1 S. 3, Abs. 4, § 70 Abs. 1 S. 1 SGB V; zur Humanität: § 70 Abs. 2 SGB V; zur Wirtschaftlichkeit: § 1 Abs. 1, § 4, § 9 Abs. 5, § 17 Abs. 1 S. 3 KGH; § 2 Abs. 4, § 12 Abs. 1, § 70 Abs. 1 S. 2 SGB V.

[7] Art und Umfang dieser mitgliedschaftlichen Rechte folgt aus: § 2 Abs. 1 S. 1 und 3, Abs. 2, Abs. 4, § 11 Abs. 1 Nr. 4, § 12 Abs. 1, § 27 Abs. 1 Nr. 5, § 39 Abs. 1 S. 3, § 70 Abs. 1 SGB V.

[8] § 2 Abs. 1 S. 3 SGB V; dies gilt für alle Gesundheitsleistungen im Rahmen der GKV; sichergestellt soll dies werden durch die Ausgestaltung der Leistungsverträge nach § 70 ff. SGB V.

aus resultierenden Bedürfnisse und Erwartungshaltungen der Bürger an das System. Aufgabe des Gesetzgebers muß es in erster Linie sein, auch unter dem verfassungsrechtlichen Aspekt der Sozialstaatlichkeit, unter Berücksichtigung der volkswirtschaftlichen Rahmenbedingungen den Leistungsumfang und damit den Leistungskatalog der gesetzlichen Krankenversicherung in einem sozialverträglichen Verhältnis von Solidarität und zumutbarer Eigenverantwortung neu zu definieren. Diese Aufgabe kann nicht dadurch umgangen werden, daß es den Leistungserbringern, nämlich Krankenhäusern und Ärzten, überantwortet bleibt, medizinisch notwendige Leistungen aus ökonomischen Gründen einzuschränken oder nicht mehr zu erbringen.

2. Eine Reihe neuer gesetzlicher Vorgaben werden nicht ohne tiefgreifende Auswirkungen auf die Leistungsstruktur und Leistungsqualität der Krankenhäuser bleiben. Besonders die Einführung neuer, dem allgemein anerkannten Stand der medizinischen Erkenntnisse entsprechender Behandlungsmethoden in die klinische Praxis und damit in aller Regel verbunden eine Erweiterung des Versorgungsspektrums, hat unter der Geltung des neuen Krankenhausfinanzierungsrechts erhebliche rechtliche und betriebswirtschaftliche Bedeutung für die Kliniken.

Im einzelnen ist auf folgende wesentliche Neuregelungen hinzuweisen:

a) Die Aufhebung des Selbstkostendeckungsgrundsatzes zum 1.1.1993

Dieses Prinzip stand in untrennbarem Zusammenhang mit der staatlichen Krankenhausplanung und war ein rechtliches und wirtschaftliches Äquivalent für die Aufnahme- und Behandlungspflicht der einzelnen Klinik. Bereithaltungs- und Versorgungsfunktion der Krankenhäuser sollten damit erfüllt werden können. Nunmehr wird es als grundlegender Strukturfehler betrachtet, daß es in Verbindung mit dem tagesgleichen Pflegesatz tendenziell einen Anreiz zur Verlängerung der Verweildauer, zur möglichst weitgehenden Auslastung der Bettenkapazitäten gab, was zur Unwirtschaftlichkeit führte. Nicht mehr die rechtliche Zusicherung der Deckung der „vorauskalkulierten Selbstkosten eines sparsam wirtschaftenden und leistungsfähigen Krankenhauses", sondern die Bezahlung „leistungsgerechter Erlöse aus den Pflegesätzen und die Vergütungen für vor- und nachstationäre Behandlung für ambulantes Operieren" stehen nunmehr inmitten[9]. Mit dieser grundlegenden Veränderung der Krankenhausfinanzierung geht gleichzeitig einher die Modifizierung des sog. Individualprinzips. Die Krankenhausvergütungen orientieren sich nicht mehr an den entstehenden Kosten der jeweiligen *einzelnen* Klinik, sondern allgemein an den Leistungen, die gegenüber dem Patienten erbracht werden.

b) Deckelung des Klinikbudgets in den Jahren 1993 bis 1995

Als konkrete Konsequenz der Aufhebung des Selbstkostendeckungsgrundsatzes und im Sinne einer Sofortbremsung werden die Krankenhausausgaben in den Jahren 1993 bis 1995 an die Entwicklung der beitragspflichtigen Einnahmen der Mitglieder aller gesetzlichen Krankenkassen gebunden. Diese Grundlohnanbindung geht von einem „festen", d.h. nicht mehr an die

---

[9] Zum Selbstkostendeckungsgrundsatz § 4 a. F. KHG; nunmehr § 4 Nr. 2, § 17 Abs. 1 KHG.

veränderte Belegung anzupassenden Budget aus[10]. Als Berechnungsgrundlage dient grundsätzlich das bereinigte und berichtigte Budget 1992. Berücksichtigt werden bei den Budgetobergrenzen u. a. Kostenänderungen, die durch die neuen Pflegepersonalregelungen entstehen, sowie Personalkosten für Hebammen/Geburtshelfer aufgrund von Empfehlungen nach § 19 Abs. 1 KHG und Mehrkosten aufgrund von krankenhausspezifischen Rechtsvorschriften, die nach dem 31. 12. 1992 in Kraft treten. Änderungen des Budgets, die infolge von Veränderungen des Leistungsangebots erforderlich sind, können ebenfalls in das Budget zusätzlich eingehen, wenn die Veränderungen nach Maßgabe des Krankenhausplanung erfolgen und für das Krankenhaus rechtsverbindlich festgelegt sind[11]. Diese Einschränkung bedeutet, daß jede Veränderung des Leistungsangebots im Rahmen der *allgemeinen Aufgabenstellung* eines Krankenhauses, auch wenn sie durch den medizinischen Fortschritt geboten ist, aus dem festen Gesamtbudget zu finanzieren ist. Für die Einführung neuer Behandlungsverfahren besteht bei gleichbleibenden Fallzahlen ein ökonomischer Anreiz für ein Krankenhaus nur dann, wenn sich aufgrund der Verkürzung der Verweildauer höhere Einnahmen gegenüber herkömmlichen, konventionellen Behandlungsmethoden erzielen lassen. Soweit das Krankenhaus seine Wirtschaftlichkeit insgesamt erhöht, insbesondere durch Verkürzung der Verweildauer, verbleiben entsprechende Überschüsse nach dem neuen Recht nämlich uneingeschränkt der Klinik. Sie dürfen in den Folgejahren nicht durch ein niedrigeres Budget abgeschöpft werden[12]. Daraus resultiert besonders die Empfehlung an Ärzte, daß neue Behandlungsmethoden grundsätzlich substituierenden Charakter haben sollen, um Leistungsmenge und Leistungsvolumen in der Budgetphase nicht zusätzlich auszuweiten.

Diese Auswirkungen der Deckelungsphase sind vom Gesetzgeber gewollt. Er geht davon aus, daß in gleicher Weise wie die Steigerungsraten im Krankenhausbereich in den Jahre 1987 bis 1989, die Anbindung an die beitragspflichtigen Einnahmen möglich ist, ohne die Leistungsfähigkeit oder den Leistungsstandard der Kliniken zu beeinträchtigen. Die Ausschöpfung der im Krankenhausbereich weithin vorhandenen Rationalisierungsreserven sollte forciert werden. Diese Unterstellung des Gesetzgebers führt vor allem bei den Kliniken, die bereits wirtschaftliche Betriebs- und Kostenstrukturen aufweisen, zu erheblichen Finanzierungsproblemen.

Die Deckelung des Klinikbudgets kann durch die vorzeitige Einführung von Fallpauschalen und Sonderentgelten entsprechend der neuen BPflV 1995 auf die Jahre 1993 und 1994 beschränkt werden[13]. Da die neue BPflV erst am 19. 7. 1994 vom Bundeskabinett endgültig verabschiedet wurde und in diesen Tagen im Bundesgesetzblatt veröffentlicht wird, ist die Umstellung der Finanzierung in Kliniken innerhalb weniger Monate kaum erreichbar. Eine Verkürzung der Budgetphase ist deshalb in aller Regel unrealistisch.

---

[10] vgl. § 17 Abs. 1a KHG; §4 BPflV 1993.
[11] § 4 Abs. 3 Nr. 2 f BPflV 1993.
[12] § 4 Abs. 4 S. 3 BPflV 1993.
[13] § 17 Abs. 1a S. 4 KHG.

Gesundheitspolitisch, aber auch unter verfassungsrechtlichen Aspekten kann die Deckelung der Krankenhausbudgets als global steuernder Eingriff nur einmalig und befristet hingenommen werden.

c) Bessere Verzahnung von ambulanter und stationärer Versorgung

Während die bisherige Aufgabenstellung der Krankenhäuser gesetzlich auf die vollstationäre Behandlung ausgerichtet war, eröffnet das GSG nunmehr *unmittelbar* die Möglichkeit zur vor- und nachstationären Behandlung (§ 115a SGB V), zum ambulanten Operieren (§ 115b SGB V) und zur Intensivierung der teilstationären Versorgung (§ 112 Abs. 2 Nr. 2 SGB V). Diese Versorgungsformen haben *Vorrang* vor der vollstationären Behandlung. Der Sachleistungsanspruch des sozialversicherten Patienten auf vollstationäre Krankenhausbehandlung besteht nur dann, wenn das Behandlungsziel nach Prüfung durch das Krankenhaus nicht durch teilstationäre, vor- und nachstationäre oder ambulante Behandlung einschließlich häuslicher Krankenpflege erreicht werden kann (§ 39 Abs. 1 S. 1 und 2 SGB V).

Eindeutiges Gesetzesziel ist, zu einer Verringerung der Bettenkapazitäten und damit zu Kosteneinsparungen zu kommen. Wie hoch dieses Einsparungspotential tatsächlich anzusetzen ist, kann gegenwärtig zuverlässig nicht beurteilt werden. Nicht zweifelhaft kann sein, daß die Einführung der vor- und nachstationären Behandlung sowie des ambulanten Operierens bei aller medizinischer Problematik im Interesse des Patienten sinnvoll und zweckmäßig ist.

Für viele Kliniken ergeben sich aber aus diesen Behandlungsformen eine Reihe von strukturellen und organisatorischen Problemen. Ökonomische Anreize, die vor- und nachstationäre Behandlung durchzuführen, bestehen gegenwärtig nicht, da die Erlöse aus diesen Leistungen, in gleicher Weise wie beim ambulanten Operieren, in den Jahren 1993 bis 1995 voll auf das gedeckelte Budget anzurechnen sind[14]. Krankenhäuser, die während der Deckelungsphase einen wesentlichen Teil ihrer Leistungen ambulant erbringen und damit nur den Funktionsdienst verstärkt beanspruchen, müssen mit Abzügen bei der Ermittlung des Pflegebedarfs rechnen, was erhebliche finanzielle Auswirkungen haben kann. Das ambulante Operieren kann gegenwärtig auch nur substituierenden Charakter haben. Die dadurch erzielten Einsparungen verbleiben nämlich dem Krankenhaus[15]. Hingegen ginge eine erhebliche Ausweitung dieser operativen Tätigkeit zu Lasten des Krankenhauses. Vor- und nachstationäre Behandlung sowie ambulantes Operieren können jedenfalls bei realistischer Einschätzung der klinischen Gegebenheiten erst nach der Budgetierungsphase erhebliche gesundheitspolitische Bedeutung gewinnen.

d) Die Einführung von leistungsorientierten Entgeltformen

Die Vergütung der Krankenhausbehandlung soll sich zukünftig in erster Linie an der medizinisch gebotenen Leistung orientieren. Daher wird der tagesgleiche Pflegesatz soweit wie möglich durch Fallpauschalen,

---

[14] Zu den Ausgleichregelungen vgl. § 4 Abs. 4.2; Abs. 5 S. 1 und 2 BPflV 1993.
[15] § 4 Abs. 4 S. 2 und 4 BPflV 1993.

Sonderentgelte und differenzierte Pflegesätze abgelöst. In zeitlichen Schritten – fakultativ ab 1.1.1995, obligatorisch aber eingeschränkt ab 1.1.1996 sowie uneingeschränkt ab 1.1.1998 – soll die neue Vergütungsstruktur eingeführt werden (§ 17 Abs. 2a S. 1 KHG). Dieses Mischsystem stößt besonders bei Krankenhäusern auf Kritik und erhebliche Bedenken, welche durch die neue BPflV 1995 noch verstärkt werden.

Die Umsetzung der gesetzlichen Vorgaben durch die BPflV 1995

1. Die nach rund zweijähriger Vorbereitung von der Bundesregierung am 19.7.1994 endgültig verabschiedete BPflV 1995 – nachdem der Bundesrat bereits am 08.7.1994 mit Vorbehalt zugestimmt hatte –[16] bedeutet eine grundlegende Veränderung der Vergütungsstrukturen in unseren Kliniken. Spätestens am 1.1.1996 ergeben sich erhebliche Konsequenzen für das betriebliche Management, insbesondere aber auch für das Rechnungswesen. Das Konzept für das neue Pflegesatzsystem wurde in einer beim Bundesgesundheitsministerium eingerichteten „Arbeitsgruppe Entgeltsystem" unter Beteiligung von vier Forschungsinstituten und des Medizinischen Dienstes der Krankenkassen erarbeitet, die Entgeltkataloge entworfen und die in mehreren Kliniken durchgeführten Forschungs- und Untersuchungsprojekte koordiniert. Auch eine auf Vorschlag der Länder und der Verbände gebildete Expertengruppe war an den Beratungen beteiligt. Die Entgeltkataloge wurden mit den betroffenen wissenschaftlichen Fachgesellschaften und den ärztlichen Berufsverbänden diskutiert. Die Entgelte für voll- und teilstationäre Leistungen sollen „medizinisch leistungsgerecht sein und einem Krankenhaus bei wirtschaftlicher Betriebsführung ermöglichen, den Versorgungsauftrag zu erfüllen" (§ 17 Abs. 1 S. 3 KHG, § 3 Abs. 1 S. 3 BPflV 1995). Bei der Definition der „leistungsgerechten Entgelte", dem Kernproblem künftiger Pflegesatzgestaltung, steht damit der Versorgungsauftrag, wie er sich aus dem Krankenhausplan des Landes, dem Hochschulverzeichnis nach dem Hochschulförderungsgesetz[17] und dem Versorgungsvertrag mit den Krankenkassen[18] ergibt, im Mittelpunkt[19]. Bei der Bemessung der Pflegesätze ist damit ein bestimmter Kostenbezug wenigstens mittelbar hergestellt. Er wird aber durch die Berücksichtigung vergleichbarer Krankenhäuser (Krankenhausvergleich ab 1.1.1998) als Orientierungsmaßstab relativiert[20]. Dazu kommt, daß der Grundsatz der Beitragsstabilität (§ 141 Abs. 2 SGB V) nunmehr auch für das *einzelne* Krankenhaus *unmittelbar* maß-

---

[16] vgl. BRDrucks. Nr. 381/91.

[17] vgl. § 4 Hochschulbauförderungsgesetz.

[18] vgl. § 108, § 109 Abs. 1 SGB V.

[19] In der enumerativen Aufzählung in § 4 BPflV 1995 wurde aufgrund der Einwendungen des Bundesrats die „ergänzenden Vereinbarungen der Pflegesatzparteien" (Nr. 5) zur Leistungsstruktur und deren Entwicklung als weiteres Definitionsmerkmal des Versorgungsauftrages gestrichen. Hingegen bleibt die Abstimmungsentscheidung des Großgerätsausschusses nach § 122 Abs. 4 SGB V (Nr. 4) für den Umfang des Versorgungsauftrages bedeutsam.

[20] § 5 (Krankenhausvergleich) gilt aufgrund der Einwendungen des Bundesrats nach Art. 10 der Verordnung zur Neuordnung des Pflegesatzrechts erst ab 1.1.1998.

geblich sein soll[21]. Allerdings hat der Anspruch auf eine medizinisch leistungsgerechte Vergütung Vorrang.

Die *allgemeine Krankenhausleistung* wird zukünftig vergütet durch Pflegesätze in Form von

– Fallpauschalen oder Sonderentgelten,
– durch einen Gesamtbetrag (Budget), der anteilig den Patienten als Abteilungspflegesatz für ärztliche und pflegerische Tätigkeit und einen Basispflegesatz sowie
– entsprechende teilstationäre Pflegesätze berechnet wird[22].

Durch das neue Recht werden die Einwirkungsmöglichkeiten der Kostenträgerseite auf die Leistungs- und Kostenstruktur der Kliniken sowohl überregional (auf Bundesebene), regional (auf Landesebene) aber auch im Pflegesatzverfahren vor Ort vor allem durch Auslegung des Versorgungsauftrages erweitert.

Ziele der differenzierten Pflegesatzgestaltung sind die Erhöhung der Leistungs- und Kostentransparenz, die bessere Vergleichbarkeit der Krankenhäuser und die Stärkung der abteilungsinternen Verantwortung. Durch ökonomische Steuerung sollen ohne erhebliche Beeinträchtigung des Leistungsstandards für den Patienten die Kosten minimiert und höhere Leistungseffizienz erreicht werden. Unmittelbar wird davon ausgegangen, daß sich die Verweildauer im Krankenhaus um rund 15 % verkürzen wird.

Die konkreten Auswirkungen der BPflV 1995 auf die *einzelnen* Kliniken, insbesondere auf die Leistungs- und Kostenstrukturen der einzelnen Klinikbereiche, sind heute nur schwer abschätzbar, da sie entscheidend von der Kosten- und Leistungssituation des einzelnen Hauses abhängen. Fest steht, daß der ökonomische Druck auf die Krankenhäuser sich generell verstärken wird, da krankenhausindividuelle Kosten nur mehr beschränkt bei der Preisgestaltung Eingang finden können.

Das Nebeneinander verschiedener Vergütungsformen (Mischsystem) wird zweifelsohne zu einer Ausweitung der internen Datenerfassung führen müssen. Besonders die in der Übergangsphase bis 1998 vorgesehenen Ausgleichsmechanismen bei Über- und Unterschreiten der budgetierten Erlöse aus Fallpauschalen und Sonderentgelten[23] und die zeitlich nicht befristete Berichtigung des Budgetausgleichs bei Veränderungen der angenommenen Berechnungstage im Bereich der Fallpauschalen und des Budgets[24] sind nur bei einer Verbesserung der Datenlage der Krankenhäuser überhaupt vollziehbar.

---

[21] vgl. § 6 Abs. 3 BPflV 1995; für die Vereinbarung der Höhe der Fallpauschalen und Sonderentgelte auf Landesebene gilt der Grundsatz der Beitragsstabilität in gleicher Weise. Es muß aber die notwendige Versorgung der Bevölkerung gewährleistet sein. (§ 6 Abs. 2 BPflV).

[22] Dogmatisch knüpft § 10 BPflV 1995 an § 3 des alten Pflegesatzrechts an.

[23] § 11 Abs. 8 BPflV 1955 sieht beim Abweichen der Erlöse aus Fallpauschalen und Sonderentgelten um mehr als 15 % (Bandbreite) von den vorauskalkulierten Erlösen einen 50 %igen Ausgleich vor.

[24] Berichtigung des Budgetausgleichs nach § 12 Abs. 5 BPflV 1995 beim Abweichen von den dem einzelnen Berich zugeordneten Berechnungstagen.

Die größere Wettbewerbsorientierung des Finanzierungssystems wird unweigerlich die Konzentration im Klinikbereich verstärken. Das betriebswirtschaftliche Optimum, die Spezialisierung auf möglichst große Mengen gleichartiger Leistungen, kann humanitäre Defizite anwachsen lassen. Internationale Erfahrungen, besonders in den USA, mit den im Rahmen der Versorgung von Medicare-Patienten (über 65 Jahre) Anfang der 80er Jahre eingeführten diagnosebezogenen (DRG: Diagnosis Related Groups), prospektiven Fallpreisen lassen erkennen, daß diese Vergütungsform mit nicht unerheblichen Risiken verbunden ist. Wissenschaftlich gesicherte Wirkungsanalysen liegen für die Bundesrepublik bisher in ausreichendem Maße noch nicht vor. Erwartet wird, daß durch prospektive Fallpreise anstelle des Ersatzes von angefallenen Behandlungskosten ein Anreiz für die Krankenhäuser entsteht, mit einer Verringerung der eingesetzten Ressourcen je Fall zu reagieren. Dies kann geschehen durch eine medizinisch nicht mehr vertretbare Verkürzung der Verweildauer, eine Verringerung der Zahl der durchzuführenden Test- und Therapiemaßnahmen, aber auch durch einen Anstieg der Überweisungen an andere medizinische oder soziale Versorgungseinrichtungen. Gerade bei schwerstkranken Patienten besteht die Gefahr, daß ökonomische Zwänge zu Behandlungsverkürzungen und Leistungseinschränkungen führen. Kritisch wird gegen fallbezogene Leistungsentgelte daher ins Feld geführt:

- Leistungskonzentration aus ökonomischen Gründen zu Lasten einer flächendeckenden Versorgung;
- Leistungsselektion aus betriebswirtschaftlichen Gründen mit Ausgrenzung schlechter Risiken, in erster Linie bei älteren multimorbiden Patienten;
- vorzeitige Entlassung der Patienten aufgrund ökonomischen Drucks mit der Folge des „Drehtüreffekts";
- unangemessene Leistungsbegrenzung aus wirtschaftlichen Gründen mit Qualitätsminderung.

Jede fallbezogene Vergütung bedingt deshalb eine adäquate Qualitätskontrolle und Qualitätssicherung. Der durch das GRG 1989 erteilte Gesetzesauftrag an die gemeinsame Selbstverwaltung von Krankenkassen und Krankenhäusern, in kollektiven zweiseitigen Verträgen (§ 112 SGB V) Maßnahmen zur Qualitätssicherung für die Behandlung, die Versorgungsabläufe und das Behandlungsergebnis zu vereinbaren (§ 137 SGB V) ist bisher unzureichend erfüllt worden. Zukünftig werden zweiseitige Verträge, die einer internen Umsetzung bedürfen, zeitnah geboten sein.

Das neue Vergütungssystem ist mit erheblichen Imponderabilien behaftet. Es wird danach zu bewerten sein, ob es in der Lage ist, bei rationellem Einsatz der gegebenen Ressourcen den hohen medizinischen Leistungsstandard des deutschen Krankenhauswesens im Interesse der Patienten aufrecht zu erhalten und weiter zu entwickeln, oder ob es sich um ein Massenexperiment mit überdimensionierter Bürokratisierung und einem nicht vorhersehbaren Ausgang handelt, wie Kritiker meinen.

2. Die einzelnen Vergütungsformen stehen zueinander alternativ oder kumulativ
   a) Mit den *Fallpauschalen* werden die *allgemeinen Krankenhausleistungen* für einen in der Anlage 1 der BPflV 1995 bestimmten oder auf Landesebene ver-

einbarten *Behandlungsfall* vergütet (§ 11 Abs. 1, § 16 Abs. 2 BPflV 1995), wenn diese die Hauptleistungen des Krankenhauses für einen Patienten sind und dieser das 14. Lebensjahr vollendet hat (§ 14 Abs. 4 1.1 BPflV 1995). Eine Berechnung bei jüngeren Patienten ist nur in den ausdrücklich bezeichneten Ausnahmen möglich. Maßgeblich für die Zuordnung zu einem Behandlungsfall im Sinne der Anlage 1 der BPflV 1995 ist die dort genannte Behandlung in Verbindung mit der Hauptdiagnose für den Krankenhausaufenthalt oder einer entsprechenden Diagnose (§ 14 Abs. 4 S. 2 BPflV 1995). Neben der Definition der meist organbezogenen Behandlungsleistungen enthält der Katalog die *bundesweit* gültigen Bewertungsrelationen (Punktzahlen) (Mit der BPflV 1995 werden insgesamt 40 Fallpauschalen für 26 Krankheitsarten und 105 Sonderentgelte vorgegeben). Dabei wird zwischen hauptamtlich geführten Abteilungen und belegärztlichen Leistungen unterschieden. Für die Gynäkologie enthält der Katalog in der Gruppe 15 (Operationen an den weiblichen Geschlechtsorganen) zwei Fallpauschalen und in der Gruppe 18 (Operationen an der Mamma) drei Fallpauschalen. Die erste Verordnung zur Änderung der BPflV 1995 (Referentenentwurf vom 3.6.1994) enthält in der Gruppe 16 (Geburt und geburtshilfliche Operationen) insgesamt zwanzig Fallpauschalen. Durch diese Neuregelung, die gleichzeitig mit der BPflV 1995 in Kraft treten soll (1.1.1995), werden für den Bereich der Geburtshilfe die Fallpauschalen insgesamt neu definiert und bewertet (Der Entgeltkatalog soll insgesamt um 23 Fallpauschalen für 4 Krankheitsarten und 34 Sonderentgelte für die Bereiche Herzchirurgie, Thoraxchirurgie und Geburtshilfe erweitert werden).

Die für die Krankenhäuser maßgebliche Höhe der Entgelte wird von den Vertragsparteien auf Landesebene (§ 18 Abs. 3 S. 2 KHG; § 16 Abs. 1 BPflV 1995) vereinbart. Dieser Punktwert ist für den Personal- und Sachkostenanteil bei den Pflegesatzverhandlungen der Parteien unmittelbar verbindlich (§ 16 Abs. 1 S. 1, § 16 Abs. 3, S. 1 BPflV 1995). Die bundesweiten Bewertungsrelationen, also der Abstand der Entgelte untereinander, wurden von den eingebundenen Forschungsinstituten aus der gegenwärtigen Ist-Situation in den einzelnen Krankenhäusern abgeleitet. Dabei wurde der *Durchschnitt* der kalkulierten Ist-Kosten und der erhobenen Ist-Verweildauer zugrundegelegt. Da von der Einführung der Fallpauschalen in den nächsten Jahren eine Verkürzung der Verweildauer von etwa 30 % erwartet wird, wurde in den Bewertungsrelationen bereits eine Verkürzung von 15 % berücksichtigt. Für den Belegarztbereich wurde entsprechend der tatsächlichen Situation bei einer Reihe von Entgelten von einer weiteren Kürzung der Verweildauer um rund 14 % ausgegangen. Während die Krankenkassen generell von um ca. 10 % überhöhten Fallpauschalen ausgehen, befürchten die Krankenhäuser zukünftig Kostenunterdeckungen bei *einzelnen* Fallpauschalen mit der Folge der Leistungseinschränkungen zu Lasten der Patienten. Ein Ausgleich über Zuschläge für das einzelne Haus ist nach der Fassung der Verordnung insoweit ausgeschlossen[25].

Zu- und Abschläge auf Fallpauschalen können von den Pflegesatzparteien (§ 18 Abs. 2 KHG) für das einzelne Krankenhaus nur unter engen Voraussetzungen vereinbart werden (§ 11 Abs. 3 bis 7 BPflV 1995). Besonders bedeutsam ist, daß die Beteiligung an Qualitätssicherungsmaßnahmen (§ 137 SGB V) mit einem im Einzelfall zu vereinbarenden pauschalen Zuschlag honoriert wird (§ 11 Abs. 4 BPflV 1995). Die Berechnung von Sonderentgelten und tagesgleichen Pflegesätzen ist grundsätzlich ausgeschlossen, wenn die Berechnung einer Fallpauschale möglich ist (§ 14 Abs. 1 S. 3 BPflV 1995). Damit erhalten die Fallpauschalen im Vergütungssystem eindeutig Vorrang.

Nur ausnahmsweise ist zusätzlich zu Fallpauschalen die Berechnung von Sonderentgelten, etwa bei einer Operation in einem anderen Operationsgebiet bei demselben oder einem weiteren Operationstermin oder bei einer Rezidiv-Operation, oder die zusätzliche Berechnung eines teilstationären Pflegesatzes für Dialysepatienten oder Zuschläge für Qualitätssicherungsmaßnahmen u. a. möglich (§ 14 Abs. 6 BPflV 1995). Für sog. „Ausreißerpatienten", die wesentlich länger behandelt werden müssen als in der Fallpauschale kalkuliert, ist oberhalb einer sog. Grenz-Verweildauer, die in der Anlage 1 näher bestimmt ist, die zusätzliche Abrechnung von tagesgleichen Pflegesätzen möglich (§ 14 Abs. 7 BPflV 1995). Diese werden allerdings auf das Gesamtbudget angerechnet. Es ist davon auszugehen, daß die Krankenkassen die Zuschlagsklauseln im neuen Pflegesatzrecht nur sehr zurückhaltend nutzen wollen. Zuschläge sind nur dann angebracht, wenn es darum geht, in einer Region eine bedarfsgerechte Versorgung sicherzustellen. Vor allem für Krankenhäuser der Maximalversorgung, z. B. Universitätskliniken, können sich daraus erhebliche Finanzierungsprobleme ergeben.

In einer Übergangszeit bis 1998 werden weiterhin Gesamtbeträge für die Krankenhausleistungen vereinbart, von denen 95% der voraussichtlichen Erlöse aus den Fallpauschalen und Sonderentgelten grundsätzlich abgezogen werden (Erlösabzug) (§ 12 Abs. 2 BPflV 1995). Damit sind Art und Menge der Entgelte und der entsprechenden Leistungen bei Fallpauschalen Gegenstand der Pflegesatzvereinbarungen. Da bisher Erfahrungen mit der Vorausschätzung der voraussichtlich abzurechnenden Menge der Fallpauschalen und Sonderentgelte noch nicht vorliegen und erst gesammelt werden müssen, sollen die Risiken und Chancen für die Beteiligten auch durch einen Erlösausgleich für diese Entgelte zunächst noch begrenzt werden (§ 11 Abs. 8 BPflV 1995). Anreize und Möglichkeiten, über Fallpauschalen zu günstigeren ökonomischen Ergebnissen zu kommen, sind damit von vornherein in der Übergangszeit eingeschränkt.

Ab dem Jahr 1998 soll es keine Mengenbegrenzung mehr für das einzelne Krankenhaus geben. Über Art und Menge der Entgelte und Leistungen wird dann nicht mehr verhandelt, ausgenommen über Zu- und Abschläge für Fallpauschalen und Sonderentgelte (§ 12 Abs. 3 BPflV 1995).

---

[25] Nach der vom Bundesrat vorgeschlagenen Fassung des § 11 Abs. 3 S. 2 Nr. 1 BPflV 1995 können Verluste bei einer einzelnen Fallpauschale oder einem Sonderentgelt nicht zur Berechtigung für einen Zuschlag führen. Entscheidendes Kriterium ist das wirtschaftliche Gesamtergebnis des Krankenhauses unter Einbeziehung aller Fallpauschalen und Sonderentgelte (BRDrucks. 381/94 Nr. 5).

Krankenhäuser, die unterhalb der landesweiten Entgelthöhe ihre Leistungen anbieten wollen, können dies ebenfalls tun. Damit wird der Konkurrenzdruck unter den Kliniken erheblich erhöht werden.

b) Mit den *Sonderentgelten* wird ein Teil der allgemeinen Krankenhausleistungen für einen in Anlage 2 der BPflV 1995 bestimmten oder auf Landesebene vereinbarten Leistungskomplex eines Behandlungsfalls vergütet (z.B. eine Operation) (§ 11 Abs. 2 BPflV 1995). Die Sonderentgelte werden zusätzlich – wie nach altem Pflegesatzrecht – zu den vollstationären Pflegesätzen (Abteilungs-, Basispflegesatz) oder entsprechenden teilstationären Pflegesätzen berechnet (§ 14 Abs. 3 S. 2 BPflV 1995). Auch bei Sonderentgelten können unter engen Voraussetzungen *krankenhausindividuell Zu- und Abschläge* von den Pflegesatzparteien vereinbart werden (§ 14 Abs. 3 S. 3, § 11 Abs. 3 BPflV 1995). Die Zuschlagsregelung ist wie bei den Fallpauschalen auf 30 % des Entgeltes begrenzt, was bei Hochleistungskliniken problematisch werden kann. Ebenso wie bei den Fallpauschalen erfolgt die Leistungsdefinition und die Festlegung der Bewertungsrelationen (Punktzahlen) bundeseinheitlich. Die Vertragsparteien auf Landesebene vereinbaren mit unmittelbarer Wirkung für die Pflegesatzparteien die landesweit geltenden Punktwerte für den Personal- und Sachkostenanteil der Entgelte (§ 16 Abs. 1, § 11 Abs. 2, 3 BPflV 1995).

Der Sonderentgeltkatalog in Anlage 2 enthält derzeit in der Gruppe 15 (Operationen an den weiblichen Geschlechtsorganen) fünf Sonderentgelte und in der Gruppe 18 (Operationen an der Mamma) vier Sonderentgelte. Im Gegensatz zu den Fallpauschalen wird in der klinischen Praxis aufgrund der Erfahrungen in der Vergangenheit davon ausgegangen, daß bei Sonderentgelten es durchaus möglich ist, mit vertretbarem Verwaltungsaufwand das Leistungsgeschehen transparenter zu gestalten und gleichzeitig den medizinischen Leistungsstandard aufrecht zu erhalten.

c) Die Fallpauschalen und Sonderentgelte werden auf absehbare Zeit nur einen Teil der Vergütungen der Krankenhausleistungen umfassen (die Schätzungen gehen von 20–35 % aus). Hinsichtlich der übrigen Entgelte ist für den Pflegesatzzeitraum auf der Grundlage der voraussichtlichen Leistungsstruktur und Leistungsentwicklung ein (externes) *Budget* für das einzelne Krankenhaus zu vereinbaren (§ 12 Abs. 1 BPflV 1995). Dieses prospektive Rest-Budget ist „flexibel", wie es bereits in den Jahren 1986 bis 1992 nach der BPflV 1995 gegolten hat (§ 12 Abs. 4 BPflV 1995). Es erfolgt ein Ausgleich der Mehr- oder Mindererlöse aus den Pflegesätzen aufgrund abweichender Belegung grundsätzlich zu 75 % über ein folgendes Budget (§ 12 Abs. 4 BPflV 1995). Dieses Gesamtbudget wird über *Abteilungspflegesätze* als Entgelt für ärztliche und pflegerische Leistungen (§ 13 Abs. 2 BPflV 1995) und über einen für das ganze Krankenhaus einheitlichen *Basispflegesatz* (§ 13 Abs. 3 BPflV 1995) als Entgelt für nicht durch ärztliche oder pflegerische Tätigkeit veranlaßte Leistungen gegenüber dem Patienten berechnet. Diese tagesgleichen Pflegesätze haben auch weiterhin die Funktion von Abschlagszahlungen auf das Budget (§ 10 Abs. 1 Nr. 2 BPflV 1995).

Auf die Einführung externer Abteilungsbudgets, die Gegenstand der Pflegesatzvereinbarung sein müßten, wurde verzichtet, um die wirtschaftliche Einheit eines Krankenhauses zu erhalten. Es ist allerdings Aufgabe des Krankenhauses, dieses externe Budget in sachgerechte Vorgaben für die einzelnen Abteilungen umzusetzen, z. B. durch die Einführung „interner Budgets", die auf Leistungsveränderungen einzelner Abteilungen flexibel zu reagieren vermögen. Die neuen Abteilungspflegesätze zwingen zur Einführung einer sachgerechten internen Budgetierung.

Krankenhäuser, die ihre Leistungen vollständig mit Fallpauschalen berechnen, haben zukünftig kein Budget mehr.

Das Nebeneinander von zwei Entgeltbereichen, nämlich grundsätzlich feste Vergütungen bei Fallpauschalen und Sonderentgelten und ein krankenhausindividuell vereinbartes, flexibles Budget, das über Abteilungspflegesätze und Basispflegesätze abgerechnet wird, mit veränderlichen Vergütungen, bedeutet zukünftig erhebliche Erschwernisse beim verwaltungsmäßigen Vollzug. Bei diesem Mischsystem ist vor allem darauf zu achten, daß es zu keiner Doppelfinanzierung oder zu einer nur teilweisen Vergütung von Leistungen kommen soll. Die vorgesehenen Ausgleichsmechanismen, die die flexible Budgetierung modifizieren (§ 12 Abs. 4 und 5 BPflV 1995), werden der Krankenhauspraxis große Schwierigkeiten bereiten, zumal die erforderliche Kausalität bei Veränderungen der Belegungstage zwischen Fallpauschalen- und Budgetbereich nicht immer eindeutig nachweisbar sein wird. Eine wissenschaftliche, anwendungsorientierte Begleitforschung erscheint, wie auch vom Bundesrat gefordert, dringend geboten[26].

Konsequenzen aus dem neuen Recht

Aus den einschränkenden rechtlichen und ökonomischen Rahmenbedingungen ergeben sich für Krankenhausträgerorgane aber auch die Kliniken grundlegende Forderungen, deren Realisierung ein hohes Maß an Sensibilität, Fachkompetenz und Engagement besonders auch der Klinikärzte voraussetzt:

---

[26] Sie ist in der Amtlichen Begründung des RegEntw. zur Neuordnung des Pflegesatzrechts ausdrücklich angekündigt (Amtl. Begr. Allgemeiner Teil III 3 a. E. BRDrs. 391/94); der Bundesrat hat in einer Entschließung vom 8.7.1994 eine umfassende Untersuchung gefordert: „Die Bundesregierung wird gebeten sicherzustellen, daß die Einführung der Fallpauschalen und Sonderentgelte von einer mindestens drei Jahre umfassenden wissenschaftlichen Untersuchung über die Auswirkungen dieses neuen Entgeltsystems begleitet wird. Neben den betriebswirtschaftlichen Fragen, die mit der Einführung von Fallpauschalen und Sonderentgelten verbunden sind, sollen insbesondere auch deren Auswirkungen auf Leistungsqualität und Leistungsstruktur in die Untersuchungen eingebunden werden. Hierzu soll ein Beirat gebildet werden, in dem Vertreter der Gesundheitsressorts der Länder, des Bundesministeriums für Gesundheit, der Deutschen Krankenhausgesellschaft und der Spitzenverbände der Krankenkassen sowie der Ärzteschaft vertreten sind. Der Beirat soll beim Bundesminister für Gesundheit angebunden werden. Dem Beirat soll es insbesondere obliegen, die Fragestellungen der Begleituntersuchung zu konkretisieren und die Entwicklung kontinuierlich zu begleiten. Während dieser drei Jahre wird die Einführung des Krankenhausvergleichs nach § 5 zurückgestellt."

Verwirklichung des gesetzlichen Gestaltungsauftrages
(§ 1 Abs. 1 KHG), die Patientenversorgung mit „eigenverantwortlich wirtschaftenden Krankenhäusern" zu gewährleisten. Dies bedeutet besonders für öffentliche Krankenhäuser, auch Hochschulkliniken die uneingeschränkte Zulassung eigenwirtschaftlicher *Betriebsformen*, z.B. des Eigenbetriebs, einschließlich privatrechtlicher Gestaltungsmöglichkeiten wie auch der gemeinnützigen GmbH, anstelle des verwaltungsmäßigen Regiebetriebes mit seinen nicht unerheblichen strukturellen Mängeln.

Die qualitative Verbesserung der Leitungsstrukturen in den Kliniken
Eigenwirtschaftlichkeit bedeutet auch organisatorische und ökonomische Eigenverantwortlichkeit eines qualifizierten *Krankenhausmanagements* innerhalb einer eindeutigen Aufgaben- und Kompetenzabgrenzung zwischen Träger und Krankenhausleitung. Dabei ist unabdingbar, den ärztlichen und pflegerischen Dienst im Krankenhaus umfassend in die betriebliche Mitverantwortung einzubinden. Management ist letztlich nichts anderes, als andere für die Ziele eines Unternehmens zu motivieren. Dies setzt aber die Übertragung von Mitverantwortung voraus.

Heute fehlt auf Seiten der Klinikärzte oftmals noch das Verständnis, wie mit der Knappheit der vorhandenen Mittel umzugehen ist. Aus der Industrie kommt der Satz (Philipp Rosenthal): „Wer zu spät an die Kosten denkt, ruiniert sein Unternehmen, wer zu früh an die Kosten denkt, tötet die Kreativität". Auch im Krankenhaus werden wir uns zukünftig auf diesem schmalen Pfad zu bewegen haben.

Veränderung der Leistungsstrukturen
Vor allem aufgrund der neuen teilstationären und ambulanten Aufgabenstellungen der Kliniken[27] bedarf es einer Anpassung der Leistungsstrukturen.

Die organisatorische Einbindung neuer ambulanter und teilstationärer (substituierender) Versorgungsformen in die Betriebsstrukturen des Krankenhauses bedeutet ein Zurückdrängen der zentralistisch geführten Bettenabteilungen. Sie werden ersetzt und ergänzt durch neue selbst-verantwortlich handelnde Leistungseinheiten.

Ziel der Überprüfung und Veränderung der Leistungsstrukturen muß aber zukünftig auch sein, die Betriebskosten durch Externalisierung und Privatisierung einzelner Bereiche zu minimieren. Kooperation und Koordination zwischen Klinik und niedergelassenen Ärzten und den Kliniken untereinander ist ein Gebot der Stunde. Ermutigend positive Ansätze sind bisher im Labor- und beim radiologischen Bereich besonders bei den Großgeräten zum Nutzen beider Partner erkennbar (z.B. in Bayern das Kooperations-Modell 3 bei Großgeräten).

---

[27] Die Nachrangigkeit der vollstationären Versorgung wie sie in § 39 Abs. 1 S. 1 SGB V eindeutig zum Ausdruck kommt, hat zwangsläufig betrieblich-organisatorische Konsequenzen. In gleicher Weise wird der nach § 112 Abs. 2 Nr. 2 SGB V durch die gemeinsame Selbstverwaltung von Krankenhäusern und Krankenkassen zu erstellende Katalog teilstationärer Leistungen zu strukturellen Veränderungen im Krankenhaus führen.

Übernahme und Einführung bewährter moderner Managementformen
Neue Strukturen erfordern neues Verhalten. Die Ablauforganisation in unseren
Kliniken ist vielfach verbesserungsbedürftig. Die weitgehende Delegation nicht
nur medizinischer, sondern auch von organisatorischen, personellen und betrieblichen Aufgaben und Verantwortungen an einzelne Leistungsbereiche in der Klinik
ist im modernen arbeitsteiligen Prozeß des Krankenhauses unabdingbar geworden.
Überflüssige Hierarchiestufen sind aus betrieblich-ökonomischen Gründen abzubauen (Lean-Management). Die selbständige *patientenorientierte Gruppen- und
Teamarbeit* ist unter Beachtung der personalen, rechtlichen Haftungsverantwor-
tung im ärztlichen und pflegerischen Bereich zu fördern. Die diagnostische und
therapeutische Gruppe wird zukünftig die internen Strukturen der Krankenhäuser
entscheidend mitbestimmen müssen.

Besinnung auf die „Unternehmenskultur" des Krankenhauses
Die moderne, leistungsfähige Klinik ist ein medizinischer Dienstleistungsbetrieb
mit transparenter Organisationsgliederung, in dem die humanitären Aufgaben und
Ziele sowie die Eigenart der medizinischen Leistungen als Leitlinien des Betriebs-
geschehens die gesamte Ablauforganisation prägen. Es gilt zukünftig, bei den
gebotenen Änderungen der Aufbau- und Ablauforganisation diese Eigenart und
die Vielfältigkeit des Betriebs zu erkennen und hervorzuheben. Dabei müssen
die internen Erfahrungen und Kenntnisse der Mitarbeiter genutzt und ihre
Kreativität mobilisiert werden. Es kann nicht übersehen werden, daß gerade in
einem Krankenhaus immaterielle Werte wie humanitäre Ausrichtung, die für die
Lösung der Betriebsprobleme unverzichtbar sind, nicht wegrationalisiert werden
dürfen. Leitlinie und damit „Unternehmenskultur" eines Krankenhauses, insbesondere der Mitarbeiter, ist und bleibt der Mensch in seiner gesundheitlichen
Not. Er hat auch zukünftig bei der betrieblichen Neuorganisation im Mittelpunkt
zu stehen.

Nutzung der modernen Datentechnik
Modernes Krankenhausmanagement bedingt den rationellen Einsatz und die konsequente Nutzung der Datentechnik. Das betriebliche Organisations- und Rechnungswesen der Kliniken ist bisher vielfach auf das neue Vergütungssystem nicht
ausgerichtet. Die Daten über Kosten und Leistungen sind meist unzureichend. Der
Aufbau einer *patientenbezogenen* Leistungs- und Kostenrechnung ist für jedes leistungsfähige Krankenhaus aber ein Gebot wirtschaftlicher Vernunft. Die neuen
Vergütungsformen erfordern eine genaue Kalkulation. Extern festgelegte Preise,
wie Fallpauschalen und Sonderentgelte, sind vor- und nachzukalkulieren. Strategi-
sches Planen und Handeln ist nur auf der Grundlage entsprechend aufbereiteter
Daten möglich. Die interne Kosten- und Leistungsbudgetierung als wichtiges
betriebliches Führungs- und Steuerungsinstrument ist vor allem im Hinblick auf
die neuen Abteilungspflegesätze unabdingbar. Interne Budgetierung ermöglicht
eine zeitnahe Kontrolle. Ihre zweckbestimmte Wirkung kann sie aber nur dann
äußern, wenn die Budgetverantwortung an die Personen übertragen wird, die die
Leistungen und Kosten veranlaßt haben. Die Einbeziehung des ärztlichen Dienstes
in die Budgetmitverantwortung ist deshalb eine wesentliche Voraussetzung
betrieblicher Effektivität.

Die betriebliche, medizinische Datendokumentation hat eine weitere Dimension durch die extern vorgegebenen Qualitätssicherungsmaßnahmen. Die verbindlich durch Verträge der gemeinsamen Selbstverwaltung von Krankenhäusern und Krankenkassen nach § 137 und § 112 SGB V vorgegebenen Grundsätze und Maßnahmen zur Qualitätssicherung bedürfen der internen Umsetzung. Qualitätssicherung wird zukünftig im Hinblick auf die Gewährleistung des medizinischen Leistungsstandards bei den Fallpauschalen erhebliche Bedeutung erhalten müssen.

Das Krankenhaus der Zukunft ist ein komplexer, hochsensibler Betriebsorganismus, der auf eine durchgehende Kommunikation angewiesen ist. Er braucht nicht nur definierte Schnittstellen, sondern auch eine breite und genutzte Informationsbasis für die Mitarbeiter, die nur mit einer modernen Datentechnik möglich ist. Sie ist Voraussetzung des gebotenen Paradigmawechsels im Krankenhausmanagement.

Zusammenfassung und Ausblick

Die gesetzliche Neuordnung der Krankenhausfinanzierung, insbesondere die neuen Entgeltsysteme, werden in den nächsten Jahren zu einer grundlegenden strukturellen Veränderung der Krankenhauslandschaft in der Bundesrepublik führen und erhebliche innerbetrieblich-organisatorische Maßnahmen in den Kliniken auslösen. Die Umstrukturierung des funktionellen Leistungsangebots, damit zusammenhängend der Abbau von Akutbetten, ist erklärtes gesetzliches Nahziel. Kooperation und Koordination im Verhältnis niedergelassener Bereich und Krankenhaus, aber auch zwischen den Kliniken im Sinne einer abgestuften Versorgung, werden vorrangig Bedeutung gewinnen. Das neue Pflegesatzrecht wird durch ökonomische Zwänge die Entwicklung konkret im einzelnen Krankenhaus beschleunigen. Mit ihm steht aber auch die Gesundheitspolitik vor der entscheidenden Frage, ob zukünftig die „leistungsgerechte" Vergütung dem Krankenhaus die Erfüllung seines humanitären Auftrags ermöglicht oder eine ausschließlich „beitragsgerechte" wirtschaftliche Sicherung des stationären Bereichs erfolgen soll. Im letzteren Fall würde sich die Frage nach der Erhaltung des Leistungsstandards auf Dauer in unseren Kliniken unausweichlich stellen. Für Ärzte, wie überhaupt für das gesamte Klinikmanagement stellt das neue Recht eine große Herausforderung dar, es enthält aber auch Chancen, die es zu nutzen gilt.

Eine besondere Anmerkung zum Schluß:

Die Unwägbarkeiten, die angesichts des Fehlens empirischer Erfahrungen mit der erstmaligen Einführung leistungsorientierter Vergütungen im Krankenhaus verbunden sind, erfordern deshalb unabdingbar neben einem systematischen, regelmäßigen Erfahrungsaustausch und unterstützender Begleitforschung, die Bereitschaft *aller* Beteiligten, jederzeit notwendigen Weiterentwicklungen und Korrekturen Rechnung zu tragen. Staat, Bund und Länder als Verordnungsgeber und Genehmigungsbehörden, die Selbstverwaltung von Krankenhäusern und Krankenkassen sind in besonderer Weise aufgefordert, notwendige Anpassungsprozesse unverzüglich einzuleiten und durchzuführen. Dies alles setzt aber auch einen fairen, vertrauensvollen Umgang der Partner untereinander voraus. *Pau-*

schale Vorwürfe wie „Ausbeutung der Solidargemeinschaft", wie sie in den letzten Wochen bei gutem Timing vor dem Erlaß der neuen Bundespflegesatzverordnung in Zusammenhang mit der sog. „Implantateaffäre" von den Verbänden der gesetzlichen Krankenkassen erhoben wurden, hinterlassen nicht nur einen bitteren Nachgeschmack, sondern sind auch geeignet, die gemeinsame Basis zu stören, die für die Zukunft eines leistungsfähigen Krankenhauswesens unbedingt notwendig ist. Hoffen wir, daß in einer schwierigen Phase zur Vermeidung der Verunsicherung der Patienten in unseren Kliniken, zur Sachlichkeit der Auseinandersetzung und zur Fairneß im Umgang mit der Diskussion um unser Gesundheitswesen wieder zurückgefunden wird. Gemeinsamer Konsens *aller* Partner wird auch in Zukunft sein müssen, daß der Kranke nicht nur zum Kosten- oder Beitragsfaktor wird, sondern die gebotene medizinische Hilfe in seiner gesundheitlichen Not in solidarischer Weise erfährt. Diese Übereinstimmung allein läßt erwarten, daß „Anspruch und Wirklichkeit" in unserem Gesundheitssystem in Zukunft die gebotene weitgehende Synthese erfahren.

Frauengesundheit – eine globale Herausforderung

H.-M. Runge

Seit Menschengedenken haben sich die Lebensumstände auf unserem Planeten noch nie so rasant, so dramatisch entwickelt wie in den letzten 20 Jahren und in dem vor uns liegenden Jahrhundert. Die Jahrtausendwende steht an, und die Themen des Kongresses deuten es bereits an – wir wagen einen Blick in die Zukunft. Pessimismus stellt sicherlich *keinen* Lösungsansatz für die großen Probleme dar, denen wir uns gegenüber sehen.

Im Gegenteil, jede Berufsgruppe für sich, so auch wir Frauenärztinnen und Frauenärzte, sind dazu aufgerufen, die Probleme zu analysieren und Visionen für unsere Nachfolger zu entwickeln. Das Thema unseres Berufes ist die Frau und ihre Gesundheit. Gynäkologie und Geburtshilfe haben seit der Gründerzeit des Fachs vor über hundert Jahren Frauengesundheit zu einem festen Bestandteil unserer Gesellschaft gemacht. 80% der Menschheit hingegen, nämlich die, die in Entwicklungsländern leben, kennen dieses Gut nur ansatzweise in Form von geburtshilflichen Diensten und Familienplanungsprogrammen. Grund genug, von *Frauengesundheit als globaler Herausforderung* zu sprechen. Ziel meiner Ausführung ist es, Ihnen die Bedeutung von Frauengesundheit und damit auch unserem Fach in den nächsten Jahrzehnten aufzuzeigen.

Es ist wohl unbestritten, daß wir uns großen *globalen Problemen* gegenübersehen.

Globale Herausforderungen im 21. Jahrhundert

1. eine neue Welthandelsordnung,
2. ökologische Bedrohung,
3. weltgesundheitliche Probleme.

Nach wie vor fehlt eine gerechtere *Weltwirtschaftsordnung,* die es auch ärmeren Ländern erlaubt, durch Produktion und Export von Gütern ihr Bruttosozialprodukt zu erhöhen, um die eigene Entwicklung voranzutreiben und ein soziales Netz aufzubauen. Nicht minder problematisch ist die *ökologische Bedrohung* des Planeten (Ozeane, Wälder, Stratosphäre). Beide vorgenannten Probleme stehen in engem Zusammenhang mit dem dritten Problem, der *Weltgesundheitssituation.*

Weltgesundheitliche Probleme sind aufgrund des zahlenmäßigen Übergewichtes von Menschen in sog. Entwicklungsländern häufig mit der reproduktiven Gesundheit verbunden. Als vorrangige Probleme sollen hier nur die Bevölkerungsexplosion, HIV-Epidemie etc. genannt werden. Die weltgesundheitlichen Probleme stehen in ihrer Mehrzahl in direktem Zusammenhang mit der zentralen Rolle, die die Frau in der Großfamilie in Entwicklungsländern einnimmt (Abb. 1).

Vorrangige globale Gesundheitsprobleme der nächsten Jahrzehnte

– Bevölkerungswachstum und Familienplanung,
– HIV-Epidemie,
– mütterliche und kindliche Mortalität und Morbidität,
– Trinkwasserhygiene,
– Ernährung,
– klassische Infektions- und Tropenkrankheiten und Multiple Drug Resistance,
– Landflucht, Suburbanisierung und ihr Einfluß auf die Gesundheit.

Die gesunde und in gesellschaftliche Entscheidungen integrierte Frau (das erstere ist sehr oft eine Voraussetzung für letzteres) wurde schon vor einigen Jahren von

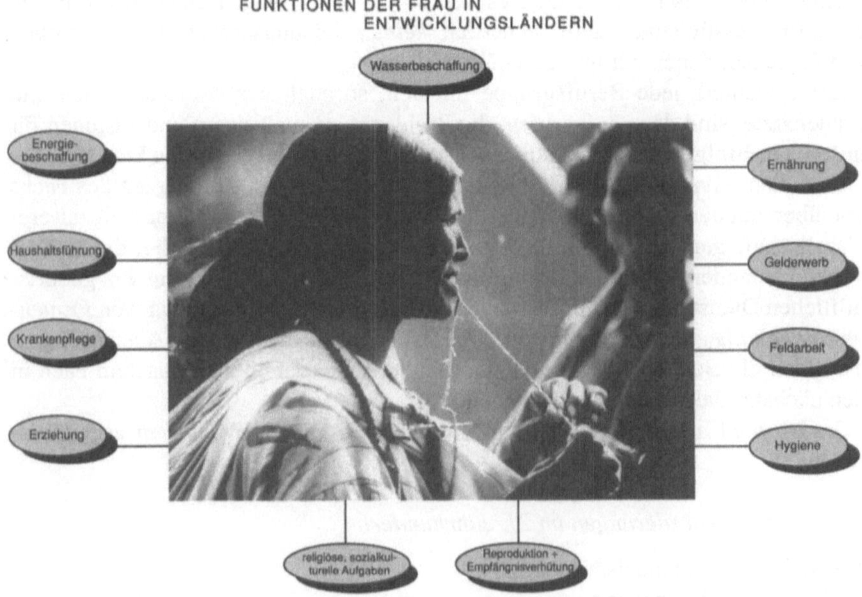

Abb. 1. Funktionen der Frau in Entwicklungsländern

Entwicklungshilfepolitikern, Soziologen und von einschlägigen Entwicklungshilfeorganisationen in ihrer überragenden Bedeutung für die Entwicklung in der Dritten Welt erkannt.

Die historische Analyse der vergangenen 100 Jahre zeigt auch in unseren reichen westlichen Ländern, daß die Entwicklung unserer heutigen Sozialstaaten mit ihrer politischen Kultur zu einem wesentlichen Teil auf die Beteiligung der Frauen zurückzuführen ist. Die Mitgestaltung unserer Systeme durch die Frau wurde erst durch die Befreiung aus ihrer früheren gesellschaftlichen Rolle, dem Abbau ihrer sozioökonomischen Diskriminierung und zum Teil auch durch die Verbesserung ihrer spezifischen Gesundheitsprobleme möglich.

Frauengesundheit – eine Einführung

Nach der Verfassung der Weltgesundheitsorganisation ist das Recht auf Gesundheit eines der grundlegendsten Menschenrechte:

„Jedem Menschen, egal ob Mann ob Frau, und unabhängig von Volkszugehörigkeit, Religion, politischer Einstellung, unabhängig von wirtschaftlichen und sozialen Bedingungen steht dieses Recht zu. "

Das heißt, daß jeder Mensch das Recht hat, in einer Umgebung mit minimalen Gesundheitsrisiken und freiem Zugang zur Gesundheitsfürsorge zu leben.

Vielen Frauen in Entwicklungsländern bleibt dieses Recht versagt. Diese „Rechtlosigkeit" ist Ausdruck ihrer gesellschaftlichen Benachteiligung. Frauengesundheit (*Women's Health*) wird also durch die Diskriminierung des weiblichen Geschlechts im weitesten Sinne limitiert. Limitierende Faktoren sind zum einen die sozioökonomische oder auch gesellschaftliche Benachteiligung der Frau und zum anderen die Benachteiligung auf dem Gesundheitssektor, also da, wo ihre biologische sprich reproduktive Rolle angesprochen ist. Die Konsequenz ist in allen sozialen Bereichen feststellbar. In fast allen ökonomischen und gesundheitlichen Parametern hinkt die Frau hinter der Situation des Mannes hinterher. Frauen stellen deshalb einen überproportionalen Anteil an den Armen in allen Ländern der Dritten Welt.

Mehr als 50% der Weltbevölkerung sind Frauen. Sie leisten 65% der Arbeit, sind jedoch nur mit 10% am Einkommen und mit nur 1% am Eigentum beteiligt [3, 7, 14, 19]. Diese dramatische Ungleichbehandlung der Frau auf unserem Planeten rührt in erster Linie von ihrer sozialen Situation in der Dritten Welt her.

Dieser eklatanten Benachteiligung steht jedoch die wichtige Rolle der Frau gegenüber. Im Gegensatz zu unseren westlichen Gesellschaftsformen ist die Frau in der Dritten Welt immer noch mit einer Vielzahl von Aufgaben in der traditionellen Großfamilie belastet (Abb. 1). Dazu gehört die Verantwortlichkeit für Hygiene, häusliche Krankenpflege, Erziehung der Kinder, Wasserbeschaffung, Energiebeschaffung, religiöse und kulturelle Aufgaben, Empfängnisverhütung, zusätzlicher Gelderwerb, Feldarbeit etc. Die Mehrzahl dieser Aufgaben werden in einer entwickelteren Gesellschaft/im Sozialstaat an seine Einrichtungen delegiert (z.B. Krankenhaus, Kirche, soziales Netz, Waschmaschine, Wasserwerk, Elektrizitätswerk etc.).

Die überragende Bedeutung der Frau in der Großfamilie und auf kommunaler Ebene ist in vielen Studien der vergangenen 20 Jahre belegt worden. Heute gilt, daß

> „Unter wachsendem ökonomischen Druck haben in den letzten vier Jahren 37 der ärmsten Länder ihre Ausgaben im Gesundheitswesen um 50 Prozent und im Bildungsbereich um 25 Prozent gekürzt. Die Armen sind davon besonders hart betroffen, arme Frauen jedoch am härtesten."

Abb. 2. Weltbevölkerungsbericht der Vereinten Nationen 1989, dt. Fassung, S. 2

der Gesundheitszustand der Frau einen wesentlichen Einfluß auf die Gesundheit ihrer Kinder, ihrer Familie und ihrer dörflichen und städtischen Umgebung hat [11, 17, 19, 20, 21, 22].

Die vielfältige Verknüpfung der Frauenrolle mit ihrer Umgebung macht es deshalb verständlich, daß Entwicklungshilfekonzepte nicht an der zentralen Rolle der Frau und ihrer Gesundheit vorbeigehen können. Projekte müssen sich deshalb auch an den sozio-ökonomischen und biologischen Randbedingungen von Frauengesundheit orientieren [2, 5, 6, 10, 12].

Förderung von Frauengesundheit auf sozioökonomischem Gebiet heißt z.B., daß Frauen lese- und schreibfähig sind. Es ist bekannt, daß in den Entwicklungsländern, in denen der Analphabetismus der Frau besonders hoch ist, der jährliche Bevölkerungszuwachs im Vergleich zu anderen Ländern am höchsten ist. Lese- und schreibunfähige Frauen sind für präventives medizinisches Verhalten nur schwer zu gewinnen, und die Zahl der Säuglinge und Kleinkinder, die früh versterben, ist bei ihnen am höchsten. Je höher die Zahl an lese- und schreibfähigen Frauen in einem Entwicklungsland ist, um so niedriger ist die mütterliche Sterblichkeit bei Schwangerschaft und Geburt, und um so höher ist demzufolge auch die Lebenserwartung [1, 8, 9, 15].

Bei jeder Form der Schul- und Weiterbildung sind Frauen in Entwicklungsländern erheblich benachteiligt, was im späteren Leben der Frau zu weiterer Diskriminierung (Berufsausbildung, Bezahlung, alleinerziehende Mütter etc.) führt (Abb. 2).

Auf der anderen Seite wird, wie eingangs bereits beschrieben, die gesundheitliche Situation der Frau durch ihre biologische geschlechtsspezifische Rolle charakterisiert. Nur eine seelisch gesunde und vor allem körperlich gesunde Frau ist in der Lage, ihren familiären und gesellschaftlichen Verpflichtungen nachzukommen. Die Tatsache, daß ein Großteil der sogenannten Frauenleiden behandelbar und durch Vorbeugung vermeidbar ist, hat in unserer Gesellschaft im Verlauf der letzten 100 Jahre dazu geführt, daß wir heute fast nur noch über die gesellschaftliche Diskriminierung der Frau sprechen. Die Benachteiligung durch ihre biologische und reproduktive Rolle ist bei uns durch Frauenheilkunde und Geburtshilfe in den Hintergrund getreten.

Frauenleiden ergeben sich aus der besonderen Anatomie des weiblichen Genitales. Sie nehmen mit der Zahl der Schwangerschaften deutlich zu. Werden diese Krankheiten nicht verhindert oder ausreichend behandelt, so wird die tagtägliche Lebensqualität der betroffenen Frau und damit auch ihrer Kinder und der Familie beeinträchtigt sein.

Ansätze, die auf eine Entwicklung von mehr *Frauengesundheit im medizinischen Sinne* hin abzielen, müssen dem sich *wandelnden Lebenszyklus* der Frau Rechnung tragen. Das Leben der Frau unterteilt sich in folgende Lebensabschnitte:

1. Die Zeit vor der eigenen Geburt und die eigene Kindheit,
2. die Adoleszenz,
3. die reproduktive Lebensphase und
4. die Postmenopause mit dem sich anschließenden Senium.

Diese Lebensabschnitte sind alle von spezifischen *gesundheitlichen Problemen,* aber auch von *unterschiedlicher Diskriminierung des weiblichen Geschlechts* per se gekennzeichnet. Im folgenden sollen diese Lebensbereiche in ihren Problemen dargestellt werden:

Vorgeburtliche Zeit und Kindheit
Gesundheitsprobleme der werdenden Mutter wie z.B. Unter- und Fehlernährung, oder parasitäre Erkrankungen führen zu vermehrter Frühgeburtlichkeit. Letzteres und die im Kindesalter in diesen Ländern häufig noch zusätzlich auftretende Unterernährung haben einen negativen Einfluß auf die Entwicklung der intellektuellen Kapazität von heranwachsenden Kindern.

Bereits im ungeborenen Zustand werden weibliche Foeten in vielen Ländern einer Diskriminierung ausgesetzt. In Indien werden z.B. tausende weiblicher Foeten abgetrieben, sobald ihr Geschlecht durch Fruchtwasseranalyse oder Ultraschall festgestellt ist [4, 19]. In den meisten weniger entwickelten Ländern wird ein Sohn einer Tochter vorgezogen. Diese Diskriminierung des Geschlechts setzt sich im Säuglings- und Kleinkindesalter fort. In vielen Ländern ist der Ernährungszustand der Mädchen signifikant schlechter als der eines männlichen Kindes. Kranke Mädchen werden seltener in Krankenhäuser eingewiesen, und die jährliche Todesrate der zwei- bis fünfjährigen Mädchen ist wesentlich höher als die der gleichaltrigen Jungen [19].

Probleme der Adoleszenz
Für die physische und psychische Entwicklung einer jungen Frau stellt die Adoleszenz eine besonders kritische Zeit dar. In dieser Zeit werden Verhaltensmuster und Praktiken entwickelt, die den späteren Lebensverlauf einer Frau, ihrer späteren Familie und ihrer Kinder, vor allem auch im gesundheitlichen Sektor beeinflussen. In dieser Zeit kann die richtige Ausbildung der jungen Frau zu präventiven Verhaltensweisen im späteren Leben führen.

Wichtige medizinische Aufgaben in dieser Zeit stellen die sichere Verhütung von ungewollter Schwangerschaft und die Vermeidung von sexuell übertragbaren Krankheiten, insbesondere HIV, dar. Die Bedeutung von Empfängnisverhütung und Vermeidung von Geschlechtskrankheiten wird vor dem Hintergrund klar, daß über die Hälfte der Frauen in manchen Entwicklungsländern an Geschlechtskrankheiten leiden [16, 19], und daß unsichere und septische Schwangerschaftsabbrüche zu den Haupttodesursachen dieser Altersgruppe in Entwicklungsländern zählen [1, 11].

Ein besonders diskriminierendes Problem stellt in der frühen Adoleszenz die Beschneidung des weiblichen Genitales im Rahmen von Initiationsriten dar. In der

Presse wurde vor kurzem von über 80 Millionen verstümmelter Frauen, vor allem aus dem afrikanischen Raum, berichtet. Die Verstümmelung des weiblichen Genitales kostet nicht nur infolge des Eingriffs viele Menschenleben, sondern sie schafft auch lebenslange gynäkologische, geburtshilfliche, urologische und partnerschaftliche Probleme in der Ehe.

Junge Mädchen sind ebenso wie ältere Frauen häufig sexueller Belästigung, Vergewaltigung und häuslicher Gewalt ausgesetzt.

Die Tatsache, daß Wasser- und Energiebeschaffung in Ländern der Dritten Welt die überwiegende Aufgabe der Frauen ist [19], führt dazu, daß das Skelettsystem der jungen Frauen durch das stundenlange Tragen schwerster Lasten geschädigt wird. Häufig muß im späteren Leben der Preis in Form von degenerativen Wirbelsäulen- und Gelenkerkrankungen und geburtshilflichen Komplikationen bezahlt werden.

Reproduktive Phase

Die im folgenden zitierten typischen medizinischen Probleme der Frau zwischen 15 und 45 können in Entwicklungsländern nicht ohne den größeren Zusammenhang von Mutterschaft, Ernährungssituation, Bildungsstand und Berufstätigkeit gesehen werden. Da die Frau in all diese Problembereiche eingebunden ist, kann Frauengesundheit nur als Ganzes aus Umweltbedingungen und gesundheitlichen Problemen verstanden werden.

Vorrangige Probleme, die die Mehrzahl aller Frauen in Entwicklungsländern berührt, sind: Sexuell übertragbare Krankheiten mit der Konsequenz der Pelveoperitonitis, Unfruchtbarkeit, chronische Unterbauchbeschwerden und vermeidbare Operationen [13].

Die Krebserkrankung, insbesondere der Gebärmutter und der Brustdrüse, sind erkennbare und teils vermeidbare Krebsarten, die in Entwicklungsländern Frauen im gleichen Maß, aber anderer prozentualer Verteilung treffen.

Die Vorbeugung von Schwangerschaftskomplikationen für Mutter und Kind stellt eine der größten Herausforderungen der Entwicklungshilfemedizin dar. In vielen Länder der Dritten Welt ist die mütterliche und kindliche Todesrate 10–50mal höher als in unserem Land [1, 19].

Krankheiten wie Blasen-Scheidenfisteln, Gebärmuttervorfall, Harninkontinenz, Blutungsstörungen, der große Uterus myomatosus mit Schmerzen und Anämie und Krankheiten des hormonalen Systems sind bei uns durch frühzeitige Intervention von frauenärztlicher Seite vermeidbar und behandelbar. In Ländern der Dritten Welt finden sie nur unzureichende medizinische Zuwendung und lassen die Frauen aller Altersgruppen, meistens unbemerkt, leiden. In gravierenden Fällen wie AIDS oder Blasen-Scheidenfisteln werden Frauen häufig noch aus ihrem sozialen Umfeld verbannt. Da typische Frauenleiden oft mit Tabus belegt sind, wird über diese Krankheiten nicht gesprochen. Die Tatsache, daß das Bekanntwerden dieser Krankheiten häufig zur sozialen Isolation führt, hat zur Folge, daß diese Krankheitszustände weniger berichtet und somit statistisch unterbewertet werden [19].

Frauen, die sich mit vergleichbaren Leiden konfrontiert sehen, versuchen vor allem in traditioneller Umgebung diese Krankheiten zu verbergen und suchen heimlich, oft wegen fehlender medizinischer Möglichkeiten, Rat in traditioneller Medizin.

Die Zeit nach den Wechseljahren – Postmenopause
Das weibliche Geschlecht stellt heute den größten Anteil an der älteren Bevölkerung dar. Die Tatsache, daß dieser Trend unabhängig von der Entwicklungsstufe eines Landes weiterhin anhält [23], muß zwangsläufig Konsequenzen für Entwicklungsstrategien im Gesundheitswesen haben.

Das Krankheitsspektrum gleicht, von wenigen Unterschieden abgesehen, dem mitteleuropäischer Patientinnen. Fehlende Diagnose- und Behandlungsmöglichkeiten in der späten reproduktiven Phase und frühen Menopause führen häufiger zur Entdeckung von ausgedehnten Karzinombefunden etc.

Strategie zur Verbesserung der Frauengesundheit in sog. Entwicklungsländern (Abb. 3)

Aus dem bisher Gesagten ergibt sich, daß die Realisierung von Frauengesundheit in Entwicklungsländern, wie man sie heute versteht, nur mit einem Maßnahmenkatalog zu erzielen ist, der folgende Komponenten enthält:

Soziale und ökonomische Besserstellung der Frau in der Dritten Welt
Darunter verstehen wir den gleichberechtigten Zugang zu Schulbildung und Berufsausbildung mit der letztendlichen Chance, sich beruflich verwirklichen zu können und ökonomisch unabhängig zu werden. Je höher der Bildungsgrad ist, um so mehr kann präventives Verhalten und Gesundheitsvor- und -fürsorge realisiert werden. Bildung und Ausbildung der Frau stellen heute anerkanntermaßen den Schlüssel zur eigenen Gesundheit, aber auch der ihrer Familie und kommunalen Umgebung dar. Sie stellen die wirksamste Waffe gegen die Bevölkerungsexplosion dar!

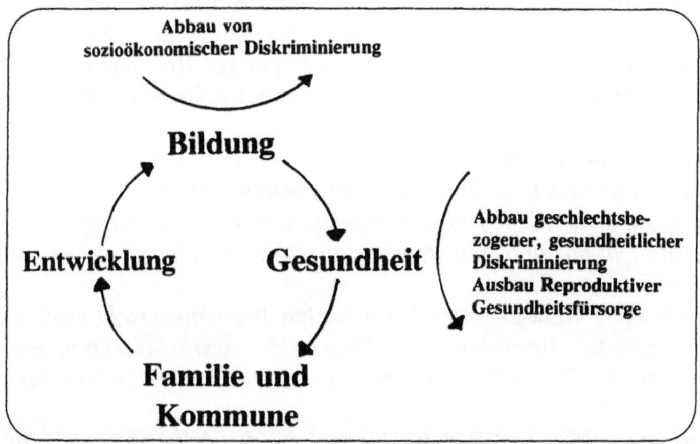

Abb. 3. Bildung der Frau – Schlüssel zu Gesundheit und Entwicklung

Die Verbesserung der physischen Gesundheit der Frau in allen hier angesprochenen Lebensphasen
Dies ist nur möglich durch Gesundheitsprogramme, die in erster Linie präventiv, aber auch kurativ orientiert sein müssen. Vorrang haben in diesem Zusammenhang geburtshilfliche Vor- und Nachsorge, Familienplanung, Erkennung und Behandlung von Entzündungen des weiblichen Genitales und sexuell übertragbarer Krankheiten, Erkennung und Vorsorge von Brust- und Gebärmutterhalskrebs (flächendeckend ist dies in der Mehrzahl der Entwicklungsländer wegen fehlender Ressourcen nicht möglich) und operative Versorgung von geburtshilflichen Fisteln, Inkontinenz und Uterus myomatosus.

Für eine weiterreichende, an fachärztliche Leistungen gebundene Diagnostik und Therapie von anderen allgemeingynäkologischen, onkologischen und endokrinen Krankheitsbildern, fehlt es, von wenigen städtischen Zentren abgesehen, in allen Entwicklungsländern an fachärztlicher Manpower, Training, Ausrüstung und finanzieller Ausstattung.

Ausbildung und Training von Gesundheitspersonal
Angesichts der Tatsache, daß die medizinische Betreuung von Frauengesundheitsproblemen in der Dritten Welt überwiegend von Krankenschwestern, Hebammen und viel seltener von Allgemeinärzten wahrgenommen wird, besteht ein eminenter Bedarf an Frauenärztinnen und -ärzten. Da sich der Facharztbedarf realistischerweise weder kurz- noch langfristig decken läßt und die überwiegend präventiven und einfachen diagnostischen und therapeutischen Maßnahmen im gynäkologisch-geburtshilflichen Bereich auch von den zu einer Art Barfußärztinnen weitergebildeten Krankenschwestern, oder im geburtshilflichen Bereich von Hebammen durchgeführt werden können, müssen vor allem diese letzteren Berufsgruppen für die spezifischen Probleme der Frau sensibilisiert und weitergebildet werden.

Da die Geburtshilfe und die Frauenheilkunde ein ausgesprochen präventiv orientiertes Fach ist, besteht an der Basis des Gesundheitssystems auf kommunaler Ebene ein besonders hoher *Bedarf an Beratungsqualität und -quantität.*

Lösungsansätze für die Gesundheitssituation der Frau müssen aufgrund der Komplexität der medizinischen, sozialen und ökonomischen Randbedingungen auch komplexer Natur sein, den oben genannten Bedingungen Rechnung tragen und natürlich die männlichen Partner, die Großfamilie und die Kommune mit einbeziehen.

Ein Konzept, das Bildung und Ausbildung der Frau, verbesserte reproduktive Gesundheit und Prävention in den Vordergrund stellt und das die Weiterbildung der medizinischen und paramedizinischen Berufe auf dem Gebiet der Frauengesundheit vorantreibt, wird nicht nur preisgünstiger als ausschließlich kurative Ansätze sein, sondern auch wirkungsvoller.

Diese letzte Feststellung findet Ausdruck im letzten *Weltbankbericht* (1993), der eben bestätigt, daß die *Ausbildung von Frauen die beste Investition mit dem größten Nutzen für die Gesundheit der Frauen in Entwicklungsländern darstellt!*

Die medizinischen Entwicklungskonzepte der letzten 20 Jahre haben sich im Gebiet der Frauengesundheit fast ausschließlich mit der Senkung der mütterlichen

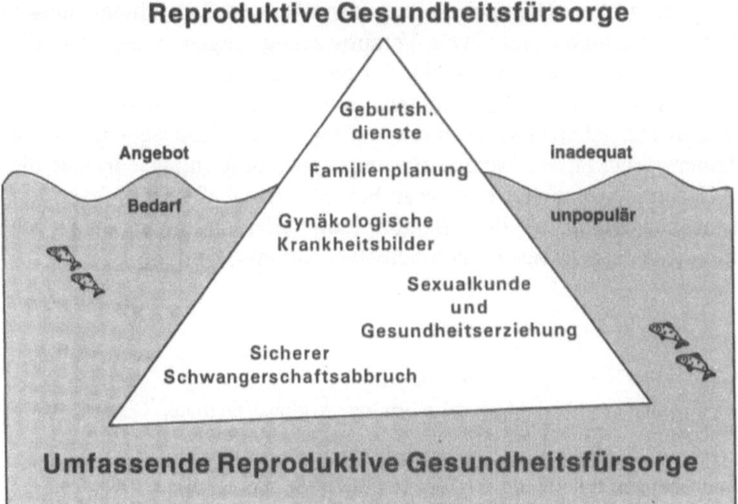

Abb. 4. Reproduktive Gesundheitsfürsorge

und kindlichen Sterblichkeit und der Kontrazeption noch mehr als der Familienplanung beschäftigt (Abb. 4). Historisch gesehen haben sie sich damit nur mit der Spitze des Eisbergs beschäftigt. Die Folge dieses vertikal, also von oben herab verordneten Konzeptes, ist eine große Lücke zwischen dem Angebot und dem tatsächlichen Bedarf an der Basis dieser Länder, dort wo Frauen leben und arbeiten. Demzufolge waren viele dieser Ansätze nicht nur inadäquat, sondern auch häufig unpopulär und erfolglos. Stellen Sie sich ein Beispiel vor: Sie verbreiten Kontrazeption mittels Intrauterinpessaren und lassen das IUP in einen Uterus mit einer genorrhoischen Zervizitis legen. So millionenfach geschehen! Ein derartiges Vorgehen wird die Methode nicht nur in Mißkredit bringen, sondern sie wird auch der Frau Schaden zufügen und jede Form weiterer Familienplanung unpopulär machen.

Umfassende reproduktive Gesundheitsfürsorge

Erfolgreiche Konzepte haben sich in den letzten Jahren immer dadurch ausgezeichnet, daß nicht nur die „Spitze des Eisbergs" angeboten wurde, sondern auch eine ausreichend gynäkologische Versorgung mit Sexualkunde und Gesundheitsunterricht. V. a. für die jungen Frauen mit der hohen mütterlichen Mortalität, die zu einem Drittel von septischen Aborten herrührt, ist es eine Notwendigkeit, daß auch Schwangerschaftsabbrüche sicher durchgeführt werden können. Diese in der Zukunft hoffentlich erweiterte Vorsorge für Frauen wird die Bemühungen auf dem Gebiet der Frauengesundheit erst wirklich erfolgreich machen (*Comprehensive Reproductive Health Care*).

Angesichts dieser großen Herausforderung der nächsten Jahrzehnte müssen auch wir als Frauenärztinnen und -ärzte Verantwortung zeigen, indem wir die Bemühungen dieser Länder auf dem Gebiet der reproduktiven Gesundheit unterstützen. Die hier geschilderten Weltgesundheitsprobleme wie Bevölkerungsexplosion, HIV-Epidemie etc. gehen uns alle an und werden in ihren Konsequenzen auch auf unsere Länder zurückfallen. Welche Berufsgruppe, wenn nicht wir, soll die reproduktiven Gesundheitsprobleme der Frau besser verstehen? Also müssen wir sie auch bekannt machen und bei ihrer Bekämpfung helfen und unterstützen. Ich glaube, wir sind dies unserem beruflichen Selbstverständnis schuldig.

Literatur

1. Abouzahr C, Royston E (1991) Maternal mortality: A global factbook. Geneva, World Health Organization
2. Bazelatto J (1990) Special Challenges in Third World Women's Health. Presentations at the 117th annual meeting of the American Public Health Association. October 1989, Chicago IL. New York: International Women's Health Coalition
3. Bundesministerium für wirtschaftliche Zusammenarbeit: Förderung von Frauen in Entwicklungsländern. Entwicklungspolitische Materialien. 80. Bonn 1989
4. Das Gupta M (1987) „Selective Discrimination against female children in Rural Punjab, India." Population and Development Review 13 (1):55–70
5. Déclaration de Dakar sur un autre développement avec les femmes. Développement dialogue. Un autre développement avec les femmes. Uppsala: The Dag-Hammarskjöld-Foundation 1982
6. Deutscher Bundestag/Ausschuß für wirtschaftliche Zusammenarbeit, Stenographisches Protokoll der 64. Sitzung (öffentlich) am 7.3.1990 (Protokoll Nr 11/64): Anhörung von Sachverständigen zum Thema: „Förderung der Frauen in der Entwicklungszusammenarbeit", Bonn, 1990
7. Dritte Welt Haus Bielefeld (1992) Atlas der Weltentwicklungen. Peter Hammer Verlag, Wuppertal
8. Imhof AE (1993) Weniger Kinder und mehr Lebensjahre – Unerwartete Zusammenhänge aus der Sicht des Historikers. XIII. Akademische Tage deutschsprechender Hochschullehrer der Gynäkologie und Geburtshilfe, Hannover 16.–19.5.93, Alete Wissenschaftlicher Dienst. Herausg J Schneider, 6–35
9. Jacobsen Jodi L (1991) Women's Reproductive Health: The Silent Emergency. Worldwatch Paper 102. Washington, DC: Worldwatch Institute
10. Khan ME, Tamang AK, Patel B (1990) Work pattern of women and its impact on health and nutrition – some observations from the urban poor. Journal of family welfare, 36 (2):3–22
11. Koblinsky A, Timyan J Gay (1992) Women's Health at the Crossroads. Population, Health and Nutrition Division Population and Human Resources Department. The World Bank
12. Lachenmann G (1989) Verbesserung der Rahmenbedingungen für Familienförderung durch Entwicklungszusammenarbeit. Deutsches Institut für Entwicklungspolitik, Berlin
13. Runge M and Tikaka H (1993) Cook Islands Women's Health Survey 1990–1992 Rarotonga Hospital. Monography, Ministry of Health, Rarotonga, Cook Islands
14. Saeger J and Olson A (1986) Der Frauenatlas. Daten, Fakten und Informationen zur Lage der Frauen auf unserer Erde. Frankfurt
15. United Nations Development Programme. Human development report 1990. New York, Oxford University Press, 1990
16. United Nations. The world's women 1970–1990. (1991) Trends and statistics. New York (Social Statistics and Indicators, Series K, No 8)
17. United Nations Office. Centre for Social Development and Humanitarian Affairs: „1989 World Survey on the role of Women in Development", New York, 1989

18. UN-Konvention, 1985: Gesetz zu dem Übereinkommen vom 18. Dezember 1979 zur Beseitigung jeder Form von Diskriminierung der Frau. Bundesgesetzblatt, Nr. 17, Teil II, S 647–662, 1985
19. World Health Organization. Women's Health: Across age and frontier, Geneva, 1992
20. World Bank: Women in Development, Issues for Economic and Sector Analysis, Working Papers 269, August 1989
21. World Bank: Recognizing the invisible women in development. Washington 1979
22. World Bank: Integrating women into development. Washington 1975
23. World Health Organisation. An Aging Planet, Geneva, 1990

Psychoonkologie

H.-U. Lau

Bericht

Es besteht heute großer Bedarf an psychoonkologischer Betreuung. Das gilt sowohl für ambulante, klinische und Rehabilitationseinrichtungen. In der Psychoonkologie sollen Fragen über den Charakter der Krankheit, Reduktion von Angst und Depression, Auseinandersetzung mit den therapiebedingten Veränderungen des Körpers und – wenn möglich – eine Stärkung des Selbstwertgefühls zur Sprache kommen. Es soll eine soziale Isolation verhindert werden, weshalb von der Umgebung – Familie, Schlüsselpersonen, Behandlungs-Team – auf eine Verbesserung der Kommunikation geachtet werden muß. Konstruktive Ansprechpartner werden gewünscht, und es muß vermieden werden, daß die Patientin in eine Situation verschiedener Kompetenz- und Fürsorgebereiche gerät. In der Onkologie sollte nicht nur somatischen Befunden, sondern auch der psychologischen Situation besondere Aufmerksamkeit geschenkt werden.

C. Mentzel-Fargel, M. Fargel, H. Leuner, K. Schander (Göttingen und Neuwied) berichteten über eine begleitende Psychotherapie in einer Krebsnachsorgeklinik. Die Mammakarzinom-Patientinnen absolvierten dort einen 6wöchigen Aufenthalt. Mit Hilfe einer Testbatterie am Beginn und Ende der Nachsorge-Kur (Freiburger Persönlichkeitsinventar, Befindlichkeitsskala, Beschwerdeliste, Veränderungsfragebogen des Erlebens und Verhaltens und eines strukturierten Interviews) erfolgte die psychodiagnostische Untersuchung von 28 Frauen. In den Skalen Nervosität, Depressivität, Gehemmtheit und emotionale Labilität fanden sich im Rahmen des Freiburger Persönlichkeitsinventars hochsignifikante Veränderungen. In der Befindlichkeitsskala fühlten sich 75 % gebessert, in der Beschwerdeliste 61 %. Das strukturierte Interview zeigte für 80 % der Frauen, daß die psychotherapeutischen Gespräche die Ursache für die gebesserte Gemütsverfassung und den stabilisierten Allgemeinzustand waren.

Die Krebspatientinnen profitieren von der psychotherapeutischen Hilfe, um ihre Krankheit und ihr Schicksal besser zu verarbeiten und konstruktiv in den familiären und beruflichen Bereich einzutreten.

M. Neises, S. Seppelt, F. Melchert (Mannheim) untersuchten den Cortisolspiegel bei Patientinnen mit benignen und malignen Brusttumoren und brachten ihn in einen Zusammenhang mit psychosozialen und immunologischen Parametern. Es war für sie von besonderem Interesse, ob die Phase der stärksten Krankheitsbelastung – Diagnosemitteilung und Primäroperation – zu meßbaren Unterschieden der Cortisolausschüttung (Basis-, Stimulationswerte) führte. Dabei wurden Frauen mit Mammakarzinom (1) und mit benignen Brusttumoren (2) verglichen. Insgesamt erfolgte die Untersuchung folgender Parameter:

1. morgendliche Basiscortisolwerte (im Speichel) sowie Cortisolwerte nach hCRH-Stimulation
2. immunologische Parameter: Lymphozyten und T-Lymphozyten-Subpopulationen, Immunglobuline, Neopterin und C-reaktives Protein
3. psychosoziale Belastung mittels der Fragebögen:
   * Quality of Life Questionnaire C-30 der European Organization for Research and Treatment of Cancer (EORTC)
   * Rotterdam Symptom Checklist (RSCL)
   * Mental Adjustment to Cancer Scale (MAC-Skala)
   * Mannheimer Fragebogen zur Lebensqualität (MFLQ)

Es ergaben sich signifikante Zusammenhänge zwischen der Dignität und der Anzahl der T-Helfer-Zellen (Zellen/µl) sowie zwischen den hCRH-stimulierten Cortisolwerten (nmol/l) und der Dignität auf einem hochsignifikanten Level (Mann-Whitney-U-Test; Tabelle 1).

In der Krankheitsbewältigung ließ sich ein Kollektiv anhand ungünstiger Summenscores definieren (Tabelle 2).

Tabelle 1. Signifikante Unterschiede zwischen den Patientinnen mit Mammakarzinom (Diagnosegruppe 1) und Patientinnen mit benignen Mammatumoren (Diagnosgruppe 2) für: *SUMO* Summe der Mittelwerte für Meßzeitpunkt 3–10; *SUMBAS* Summe der Mittelwerte für Meßzeitpunkt 1–10; *MAX* erreichter Maximalwert; *CD4* T-Helfer-Zellen

	Diagnosegruppe 1 Mittelwert/SD		Diagnosegruppe 2 Mittelwert/SD		p
SUMO	355,24	402,18	178,97	61,55	0,001
SUMBAS	302,65	83,04	210,06	60,23	0,002
MAX	47,88	13,67	24,00	17,80	0,027
CD4	684	261	906	228	<0,04

Tabelle 2. Risikokollektiv anhand ungünstiger Summenscores für die Bereiche der Krankheitsbewältigung

Krankheitsbewältigung		Gruppe	
Bereich	Summenscore	1	2
Kämpferische Haltung	≤32	88,2%	38,8%
Hilflosigkeit/ Hoffnungslosigkeit	≥13	11,7%	22,0%
Ängstliche Haltung	≥19	71,4%	22,0%
Fatalismus	≥17	77,1%	22,0%
Verleugnung	≤2	94,4%	61,0%

Zusammenfassend waren folgende Feststellungen zu treffen:

- Im Gruppenvergleich zeigen Patientinnen mit Mammakarzinom gegenüber Patientinnen mit benignen Brusttumoren signifikant erhöhte Cortisolmeßwerte (p $\leq$ 0,001) bei signifikant erniedrigten T-Helfer-Zellen (CD4) (p $\leq$ 0,04).
- Diese Parameter lassen auf eine streßinduzierte Immunsuppression schließen.
- In Abhängigkeit von den Copingmöglichkeiten (Krankheitsbewältigung) kann Streß den Krankheitsverlauf ungünstig beeinflussen, wenn Möglichkeiten zur Habituation oder Kontrolle fehlen.
- Offen bleibt die Frage, ob sich aus den untersuchten Parametern ein Risikokollektiv definieren läßt, das ggf. durch therapeutische Intervention zu unterstützen ist.

E. Herborn, H. Kentenich, I. Bielefeld, W. Lichtenegger (Berlin) berichteten über ihre Erfahrungen mit der Maltherapie im Rahmen einer psychologischen Begleitung onkologischer Patientinnen. Diese Therapie wird seit knapp 4 Jahren im Universitätsklinikum Rudolf Virchow Berlin angeboten und ist Teil einer psychosozialen Betreuung. Das Team versucht, die mit der Krebserkrankung einhergehenden existentiellen Ängste zu bewältigen.

Ziel der Maltherapie ist es, den Frauen den Weg zu ihrer oft versperrten Gefühlswelt zu zeigen. Sie können etwas ausdrücken, was in der stärker konventionalisierten Sprache schwer möglich wäre. Das Ganze geschieht in einem kleinen Aufenthaltsraum der Onkologischen Station oder im Krankenbett. Die Patientinnen betrachten das Angebot zu malen als eine Herausforderung. Oft vergeht einige Zeit, bis sie diese annehmen. Beispiel: Bei einer 31jährigen Patientin mit einem rezidivierenden Zervixkarzinom wurde das erste Bild nach einem Gespräch entwickelt, in dem man auf ihre Ängste und ihre Unruhe eingehen wollte (Abb. 1).

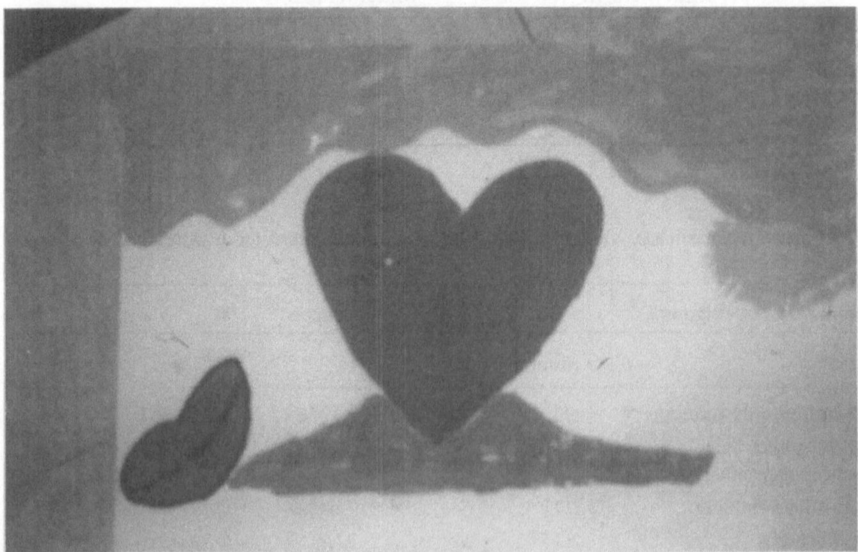

Abb. 1. Bild einer 31jährigen Zervixkarzinom-Patientin

Lachend und witzelnd malte sie dann in der Gruppe dieses Bild. Sie wurde erst nachdenklich, als die Maltherapeutin ihr ihren Einfall dazu mitteilte, nämlich eine Bühne. Die Patientin fragte, „Sie meinen also, in mir sieht es ganz anders aus!" – Möglicherweise bestand eine Diskrepanz zwischen ihrem inneren Erleben und ihrer äußeren Fassade. 5 Monate später, kurz vor ihrem Tod, hat die Patientin dieses Bild neu interpretiert. Sie sagte: „Nun geht es auf das Ende zu. Es ist doch verrückt, daß man schon beim ersten Bild wußte, daß ich den Grabstein malte." Ihr wurde jetzt ein anderes Wissen offenbar. Es wurde in ihr der Wunsch sichtbar, etwas über sich mitzuteilen und etwas von sich zu verstehen.

Ein weiteres Bild (Abb. 2) wurde von einer 45jährigen Patientin mit einem Mammakarzinom gemalt. Sie benutze dazu einen Spiegel, um ihren Aggressionen Ausdruck zu verleihen. Sie interpretierte das Gebilde als ein stachliges, aggressives, flammendes Gewächs, und sie nahm damit ihre erste Aggression auf die Ärzte zurück und drückte ihre Wut auf den Krebs, auf die Erkrankung aus.

Im Prozeß des Malens ist eine Wandlung im Empfinden eingetreten. Die Maltherapie betrachtete es als Ziel ihrer Tätigkeit, den krebskranken Frauen zu helfen, wieder einen Zugang zu sich zu finden und ihre durch den ersten Schock blockierten Gefühle beim Malen wiederzufinden.

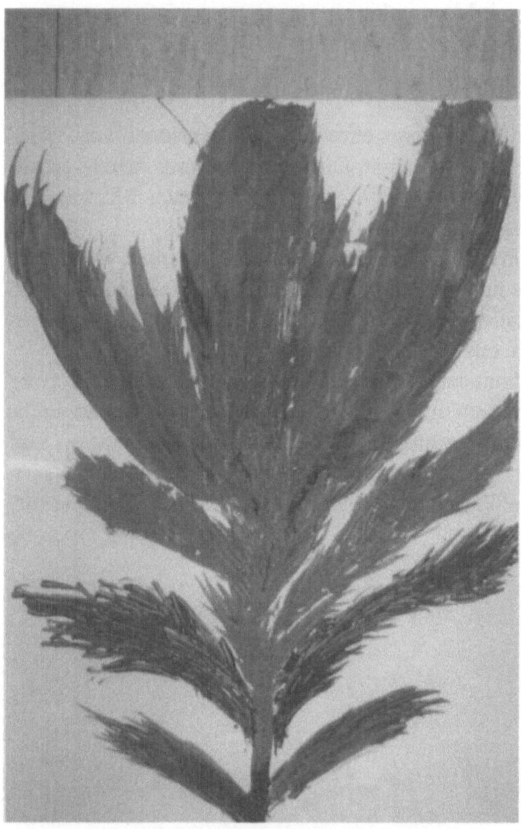

Abb. 2. Bild einer 45jährigen Mammakarzinom-Patientin

W. Neuhaus, C. Zok, B. Lanij, A. Bolte (Köln) referierten über die Frage, ob es eine Krebspersönlichkeit gibt. Das Patientengut und die Instrumente zur Datenerhebung werden nachstehend dargestellt:

Patientengut und Methoden

Einschlußkriterien

– Alter zwischen 20 und 75 Jahren
– Erstdiagnose eines suspekten Brustdrüsenbefundes mit Notwendigkeit der histologischen Abklärung
– Kein Mammakarzinom in der Anamnese
– Ausreichende sprachliche Kenntnisse

Präoperative Datenerhebung

– Halbstrukturiertes Interview
– State-Trait-Angstinventar (STAI X1 und X2)
– Streßverarbeitungsfragebogen (SVF)
– Freiburger Persönlichkeitsinventar (FPI)
– Depressivitätsskala (DIP-DS)

Patientenkollektiv
– N = 95, davon 43 Patientinnen mit Mammakarzinom
        und 52 Patientinnen mit gutartigem Befund

Die Ergebnisse waren folgende:

1. Unabhängig von der Dignität des Prozesses entwickeln Patientinnen vor Brustoperationen eine ausgeprägte Karzinomangst. Diese ist – bedingt durch verbale oder nonverbale Vorinformationen und Vorahnungen – bei den Mammakarzinom-Patientinnen stärker ausgeprägt.
2. Hinweise auf eine prädisponierende „Krebspersönlichkeit" ergeben sich nicht. Demgegenüber liefern die nachgewiesenen Tendenzen zur Verdrängung und Bagatellisierung bei fortgeschrittenem Tumorstadium ein psychologisches Erklärungsmodel für die vergleichsweise späte Diagnosestellung.
3. Auch nach einjährigem Krankheitsverlauf ist eine eindeutige Charakterisierung der Mammakarzinom-Patientinnen mit testpsychologischen Methoden nicht möglich. Zunahme von Gesundheitssorgen, die Tendenz zur Resignation und sozialen Isolierung und eine Verminderung der Lebenszufriedenheit kennzeichnen testpsychologisch meßbare Veränderungen bei einem Teil der betroffenen Frauen.

Assistierte Fortpflanzung –
neue Entwicklungen

K. Diedrich und A. G. Schmutzler

Bericht

In dieser Vortragssitzung präsentierten sieben Arbeitsgruppen ihre Daten und Ergebnisse zu Fragen der Stimulation und des Embryotransfers im Rahmen der IVF sowie zu neueren Techniken der Tubendiagnostik.

Der Sitzung vorangestellt waren in das Thema einführende Worte seitens der Vorsitzenden A. Schmutzler und S. Al-Hasani, wobei ersterer zu einer selbstkritischen Auseinandersetzung mit den Möglichkeiten und Grenzen der assistierten Befruchtung aufrief, während S. Al-Hasani insbesondere auf die erfolgversprechendste Behandlungsmethode bei extremer männlicher Subfertilität, der Intrazytoplasmatischen Spermieninjektion, fokussierte. Bei sauberer Indikationsstellung und Beherrschung der Technik dieser Methode ist von einer Fertilisierungsrate von über 65% und einer Schwangerschaftsrate von über 30% pro Behandlungszyklus auszugehen. Hierzu präsentierte er entsprechende Daten aus der Lübecker Arbeitsgruppe.

Sind Drillinge in der In-vitro-Fertilisation vermeidbar?

Der Transfer mehrerer Embryonen bei der IVF verbessert bekanntermaßen die klinische Schwangerschaftsrate unter Inkaufnahme einer höheren Rate an Mehrlingsschwangerschaften. C. Urech-Ruh et al. aus Baden (Schweiz) untersuchten prospektiv, ob die Reduktion transferierter Embryonen bei Kryokonservierung überzähliger Zygoten die Schwangerschaftsrate bzw. die Rate an Mehrlingsschwangerschaften verändert. In einem Arm der Studie wurden in 480 Therapiezyklen bei primärer Sterilität 4 Embryonen und bei sekundärer Sterilität 3 Embryonen transferiert, während in einem zweiten Arm der Studie in 257 Therapiezyklen in beiden Patientinnengruppen die Anzahl der transferierten Embryonen um jeweils ein Embryo reduziert wurde. Im Vergleich blieb die Schwangerschaftsrate mit etwa 20% gleich bei einer Inzidenz von Geminigraviditäten von 17% bzw. 20%. Drillingsschwangerschaften gab es in der ersten Gruppe in 5,5%, während in der zweiten Gruppe kein Triplet induziert wurde.

Vorbeugung von Mehrlingsschwangerschaften nach Gonadotropinstimulation durch die selektive Reduktion überzähliger Follikel

C. De Geyter et al. aus Münster stimulierten 52 Patientinnen mit intakter Tubenfunktion mit Gonadotropien zur intrauterinen Insemination (IUI). In 29 Fällen kam es zu einer polyfollikulären Reaktion des Ovars mit mehr als 3 Follikeln mit einem Durchmesser von mehr als 14 mm. Zur Risikominderung der Induktion einer höhergradigen Mehrlingsschwangerschaft wurden die überzähligen Follikel (>3) transvaginalsonographisch abpunktiert. Im Anschluß daran erfolgte die intrauterine Insemination mit aufbereiteten Spermien des Ehemannes. In 25% aller Fälle kam es zu einer Schwangerschaft. In keinem Fall führte dieses Vorgehen zu einer Mehrlingsschwangerschaft, so daß die präovulatorische Aspiration überzähliger Follikel als sichere Methode zur Prophylaxe von Mehrlingsschwangerschaften nach IUI in gonadotropinstimulierten Zyklen angesehen wird.

Rückbildung funktioneller Zysten mit und ohne Ovulationshemmer

M. Graf et al. aus Düsseldorf analysierten ein Kollektiv von 172 Sterilitätspatientinnen mit persistierender einkammriger, glattwandiger Ovarialzyste. Bei allen Patientinnen bildeten sich die entweder im Zusammenhang mit zurückliegenden Stimulationen oder auch spontan aufgetretenen Zysten innerhalb eines Zeitraumes von 12 Wochen zurück. Hierbei war ohne jegliche Bedeutung, ob die Patientinnen mit Ovulationshemmern (n = 81) oder mit reinem Lynestrenol (n = 14) behandelt wurden oder ob lediglich zugewartet wurde (n = 77). Lediglich bei einer Patientin mit einer persistierenden Endometriosezyste mußte nach 20 Wochen operativ interveniert werden. Somit ist von einer hohen Rückbildungsrate persistierender einkammriger, glattwandiger Ovarialzysten bei Frauen im reproduktiven Alter auszugehen, so daß eine Behandlung mit hochdosierten Ovulationshemmern oder mit Gestagenen nicht indiziert zu sein scheint.

Stellenwert der Tuboskopie in der Sterilitätsdiagnostik

R. Felberbaum et al. aus Lübeck stellten das sogenannte LICHT-Programm zur Evaluierung tubarer Sterilitätsursachen vor (LICHT = Laparoscopy including Chromopertubation, Hysteroscopy and Tuboscopy). Insbesondere zeigten sie die Vorteile der transzervikalen Tuboskopie auf, die uns erstmals die Möglichkeit eröffnet, das gesamte Tubenlumen beurteilen zu können. Bei insgesamt 39 untersuchten Patientinnen mit primärer (72%) und sekundärer (28%) Sterilität konnten mit der Methode der transzervikalen Tuboskopie in 36% Zusatzinformationen über den intraluminalen Zustand der Tuben gewonnen werden, die mittels herkömmlicher laparoskopischer Techniken zur Beurteilung der Tubenfunktion verborgen geblieben wären. In 19% der Fälle konnten schwere intraluminale Tubenwandschädigungen (entsprechend dem Kerin-Score) diagnostiziert werden. Neben Laparoskopie, Chromopertubation und Hysteroskopie bietet uns die transzervikale Tuboskopie die Komplettierung der Diagnostik tubarer Sterilitätsursachen, so daß auf sicherer diagnostischer Grundlage entschieden werden kann, ob für die Patientin ein mikrochirurgisches Therapieverfahren oder die Durchführung einer IVF/ET erfolgversprechender sein wird.

Die ambulante Hystero-Salpingo-Kontrastsonographie im Rahmen der Sterilitätsabklärung

Als diagnostische Verfahren in der Sterilitätsbehandlung sind Hysteroskopie, Hysterosalpingographie sowie Chromolaparoskopie mit erheblichem Aufwand für die Patientin verbunden, sei es, daß eine Anästhesie notwendig wird, sei es, daß sie einer Strahlenbelastung ausgesetzt ist. F. Degenhardt et al. aus Hannover halten die Hystero-Salpingo-Kontrastsonographie für eine suffiziente diagnostische Methode zur Evaluierung des Tubenstatus, die unter ambulanten Bedingungen und ohne großen Zeitaufwand ohne Narkose oder Analgesie durchgeführt werden kann. Hierbei wird eine echogene Kontrastmittelflüssigkeit durch einen Katheter in das Cavum uteri eingebracht, und auf vaginal-sonographischem Wege kann die Flüssigkeitsverteilung in der Gebärmutterhöhle sowie in den einzelnen Tubenabschnitten und in der freien Bauchhöhle beurteilt werden. Mit dieser Methode wurden insgesamt 224 Sterilitätspatientinnen untersucht. In 89 Fällen wurde zum direkten Vergleich eine Hysterosalpingographie oder eine Chromolaparoskopie angeschlossen. Für beide Methoden ergab sich im Vergleich zur Hystero-Salpingo-Kontrastsonographie eine Übereinstimmung in etwa 91%. Aus dem Gesamtkollektiv konnte nach 12 Monaten eine Spontanschwangerschaftsrate von 38,9% registriert werden. Somit scheint mit der Hystero-Salpingo-Kontrastsonographie ein für Sterilitätspatientinnen wenig belastendes Verfahren zur Kontrolle des Cavum uteri und der Tubendurchgängigkeit zur Verfügung zu stehen, das im Vergleich zu etablierten Methoden eine gleich hohe Aussagekraft zu haben scheint.

Histologische Untersuchungen des Endometriums zur Überprüfung der Embryotransfertechnik

Schwangerschaftsraten nach in-vitro-Fertilisation übersteigen trotz nunmehr 15jähriger Erfahrung 20% pro Therapiezyklus nicht, sofern eine limitierte Anzahl von Embryonen transferiert wird. G. Prietl et al. aus Bonn stellten die Transfertechnik und ihre möglichen Defizienzen in das Zentrum ihrer Untersuchungen. Bei 25 Patientinnen mit einem mittleren Alter von 38 Jahre, die zur Hysterektomie kamen, wurde ante operationem die intrauterine Transfertechnik in üblicher Weise imitiert. Hierbei wurde eine Menge von maximal 0,05 ml einer Farbstofflösung durch den Katheter transferiert. Nach Hysterektomie wurde der Uterus im Hinblick auf transferbedingte Alterationen histologisch aufgearbeitet und photodokumentiert. In 15 Fällen waren bei einer mittleren Endometriumdicke von 6 mm schwerwiegende Verletzungen des Endometriums, die als transferkatheterbedingt zu interpretieren waren, festzustellen. Verschiedene Formen von Alterationen, wie größere Kanäle oder breite Furchungen in der Schleimhaut sowie Zeichen von Einblutungen und Gewebsablösungen, konnten histologisch ebenfalls nachgewiesen werden. Diese erstaunlichen Ergebnisse regen an, auch die reine Technik des

Embryotransfers im Hinblick auf die Schwangerschaftsraten bei IVF neuerlich ins Kalkül zu ziehen.

Endothelin-1 in der Follikelflüssigkeit stimulierter IVF-Patientinnen

R. Sudik et al. aus Marburg untersuchten eine mögliche Beteiligung des Endothelin-1 an der intrafollikulären Regulation. Dieses als an der Vasokonstriktion beteiligte bekannte Peptid wurde in der Follikelflüssigkeit nach Punktion im Rahmen einer Standard-IVF sowie in einer Granulosazellkultur gemessen. Der Endothelin-Gehalt in der Follikelflüssigkeit zeigte keine Beziehung zur Fertilisationsrate und korrelierte nicht mit der Follikelgröße und dem Östradiolspiegel. Hingegen zeigte sich eine hochsignifikante positive Korrelation zum Inhibingehalt der Follikel. In der Granulosazellkultur war eine FSH-stimulierbare Endothelin-Produktion nachweisbar. Diese Ergebnisse lassen vermuten, daß das Endothelin-1 parallel zum Inhibin an den intraovariellen Reifungsprozessen des Follikels beteiligt ist. Als Produktionsort des Endothelin gelten vermutlich die Granulosazellen.

Natürliche Familienplanung (NFP) in der ärztlichen Praxis – Kooperation mit ausgebildeten Beratern

G. Freundl

Bericht

Wie kann eine Frau ihre Fruchtbarkeit beurteilen? Es gibt Zeichen, die die Frau relativ einfach feststellen kann, wie die Änderung der Basaltemperatur oder des Zervikalschleims, Veränderungen des Gebärmutterhalses, der Brust oder den Mittelschmerz. Andere Veränderungen wie die des Luteinisierenden Hormons (LH) oder des Östradiols (E2) kann sie z. B. im Urin nur mit Hilfe von Teststreifen erkennen.

Aus diesen Symptomen (Zeichen) oder selbst erhobenen Befunden lassen sich unterschiedliche Methoden für die Familienplanung entwickeln. Wird nur ein Symptom der Zeichen verwendet, so nennt man diese Methoden monosymptomatische Methoden, z. B. die Temperaturmethode oder die Zervikalschleimmethode (Ovulationsmethode). Kombiniert man wie bei der von uns für die Verhältnisse in Deutschland favorisierten symptothermale Methode (STM), so kann man bei den echten Double-Check-Methoden (es gilt immer das Symptom, das Beginn oder Ende der fruchtbaren Zeit zuerst bzw. zuletzt anzeigt) mit einer etwas höheren Zuverlässigkeit rechnen. Natürlich lassen sich auch andere Parameter kombinieren z. B. BT und LH oder E2 und LH.

Häufig wird auch die Kalendermethode (KNAUS, OGINO) zur NFP gerechnet. Dies ist jedoch eine Methode, die auf Wahrscheinlichkeitsberechnungen beruht und nichts mit Selbstbeobachtung im strengen Sinne zu tun hat.

Wie steht es um die Gebrauchssicherheit der heute angewandten echten NFP-Methoden? Sie ist von Methode zu Methode verschieden, wird heute z. B. als „Pearlindex" (= Anzahl der Schwangerschaften, die auftreten, wenn 100 Frauen eine Methode für ein Jahr anwenden) angegeben und bewegt sich in folgenden Bereichen:

Temperaturmethode	1,0–2,5,
Ovulationsmethode	4,0–28,
Symptothermale Methode	0,7–2,6,
(Kalendermethode)	6,0–30.

Um eine der genannten Methoden zuverlässig anwenden zu können, bedarf es einer guten Unterweisung. Häufig steht einem Arzt die dafür notwendige Zeit einfach nicht zur Verfügung. Er wird es schätzen, wenn ihm dann gut ausgebildete BeraterInnen zur Verfügung stehen, die zur Kooperation bereit sind. Wie Arzt und Berater zum Wohle der ihnen anvertrauten Klienten zusammenarbeiten können, sollte in diesem Seminar erarbeitet werden.

Die symptothermale Methode

Frau Dr. med. E. Raith-Paula (Puchheim) führte dazu aus:

Die symptothermale Methode der Natürlichen Familienplanung basiert auf der Tatsache der periodischen Fruchtbarkeit der Frau, die von ihr selbst anhand von Körperzeichen beobachtet werden kann. Dabei handelt es sich in erster Linie um die zyklischen Veränderungen des Zervikalschleims und der Basaltemperatur. Die Frau kann den Zervikalschleim auf verschiedenen Wahrnehmungsebenen beobachten: sie kann ihn empfinden, fühlen und sehen. Während des Tages soll sich die Frau bewußt werden, ob sie den Scheidenbereich als „trocken", „feucht" oder „naß" empfindet, beim Abwischen auf der Toilette fühlt sie, wie das Toilettenpapier über den Scheideneingang gleitet und kann, wenn Zervikalschleim am Toilettenpapier haftet, diesen nach seinem Aussehen beurteilen. Dabei sind keinerlei Manipulationen innerhalb der Scheide nötig, es genügt, was rein äußerlich am Scheideneingang beobachtet wird. Die Beobachtung wird abends im Zyklusblatt dokumentiert. Anhand des periovulatorischen Qualitätsumschwungs des Zervikalschleims wird die postovulatorisch infertile Phase methodisch abgegrenzt.

Da es sich bei der symptothermalen Methode um eine Kombination von zwei Hauptsymptomen handelt, gelten für Messung und Auswertung der Basaltemperatur weit weniger rigide Bedingungen als für die reine Temperaturmethode – und diese bei gleichbleibender Sicherheit.

Zur Identifizierung eines Temperaturanstiegs sucht man nach drei höheren Temperaturwerten, die höher liegen als 6 vorausgehende niedrige Werte, wobei die 3. höhere Messung mindestens 2/10 °C über den niedrigen Werten liegen muß.

Die Auswertung des Zervikalschleims und der Basaltemperatur erfolgt unabhängig voneinander, und das Ende der postovulatorisch infertilen Phase wird – nach dem für die Sicherheit der Methode entscheidenden Prinzip der „doppelten Kontrolle" – erst dann angenommen, wenn beide Auswertungen abgeschlossen sind.

Die infertile Phase am Zyklusanfang wird ebenfalls nach einer doppelten Kontrolle bestimmt. Hier heißt es, der größtmöglichen Sicherheit entsprechend: „was immer zuerst kommt". Zum einen beginnt die fruchtbare Zeit, sobald Zervikalschleim fühlbar oder sichtbar wird. Zum anderen orientiert man sich an der frühesten ersten höheren Messung aus 12 bereits vorliegenden Temperaturkurven und errechnet daraus die Anzahl der unfruchtbaren Tage am Zyklusanfang (Minus-8-Regel). Für Anfängerinnen gelten im ersten Anwendungsjahr nur die ersten 5 Tage als unfruchtbar.

Diagnostische Möglichkeiten aus Selbstbeobachtung und Zyklusaufzeichnung

Frau Dr. P. Frank-Herrmann (Frauenklinik des Städt. Krankenhauses Düsseldorf-Benrath) erläutert mehrere Zyklusblätter und deren Bedeutung für Diagnostik und Therapie (Abb. 1).

Kommentar: In diesem Zyklus ist die gewünschte Schwangerschaft eingetreten (anhaltende hypertherme Phase von 18 Tagen). Ovulationszeitpunkt und damit Konzeptionszeitpunkt ist der 24. Zyklustag (1–2 Tage). Die

Verlängerung der periovulatorischen Phase und das unterbrochene Zervixschleimmuster weisen auf eine gestörte Follikelreifung hin. Periovulatorischer Mittelschmerz und postovulatorisches Brustsymptom sind Zeichen der Ovulation bzw. der Lutealphase. Das Konzeptionsoptimum (spinnbarer Zervixschleim) wird von der Frau selbst beobachtet, und das Sexualverhalten kann entsprechend ausgerichtet werden. Der Geburtstermin läßt sich präzise festlegen: im Vergleich zur Nägel'schen Regel, die vom Ovulationstermin am 15. Zyklustag ausgeht, kann der ET von vorneherein auf 9 Tage später (da Ov.termin ca. 24. Zyklustag) festgelegt werden.

Die genaue Festlegung des *Schwangerschaftsalters* anhand einer Zyklusaufzeichnung kann hilfreich sein, wenn es um die Diagnose eines drohenden Abortes, einer kindlichen Retardierung oder einer fraglichen Übertragung geht.

In der *Sterilitätssprechstunde* ist die Selbstbeobachtung durch die Patientin von Nutzen: diagnostische und therapeutische Maßnahmen können gezielt geplant werden, z.B. der Postcoitaltest und die Insemination im Spontanzyklus an Tagen mit spinnbarem Zervikalschleim, die Blutabnahme zur Progesteronbestimmung eine Woche nach Beginn der hyperthermen Phase. Die Belastung eines Kinderwunschpaares vermindert sich, weil zeitaufwendige medizinische Maßnahmen (z.B. Ultraschalluntersuchungen) reduziert werden können.

Die Zyklusaufzeichnungen können Aufschluß über den *Schweregrad einer Ovarialinsuffizienz* geben: eine verkürzte hypertherme Phase von unter 10 Tagen ist Ausdruck einer Lutealinsuffizienz, und der monophasische Verlauf ist mit Anovulation verbunden.

Die Synthese von Beobachtungen der Patientin und Befunden des Arztes können somit Diagnostik und Therapie optimieren und die Akzeptanz durch die Patientin verbessern.

Die Integration der Beratung über NFP in die ärztliche Praxis

Frau Dr. med. U. Sottong nahm zu der Frage Stellung, wie NFP-Berater und -Beraterinnen optimal in die ärztliche Praxis integriert werden können und so das Praxisprofil positiv beeinflußt werden kann:

Die Weitergabe von Kenntnissen in Sachen Natürliche Familienplanung hat sich weltweit in den letzten Jahrzehnten immer mehr zu einer Domäne von ausgebildeten Laien-Beratern entwickelt. Dabei ist für die Qualität der Beratung nicht nur die Art und Weise der Ausbildung, sondern vor allem auch die Anbindung an die Medizin von entscheidender Bedeutung.

In einem Modellprojekt des Bundesfamilienministeriums, das von 1984 bis 1991 durchgeführt worden ist, wurden Kriterien und Materialien für die Ausbildung von NFP-Laien-Beratern in Deutschland entwickelt. Mit der Durchführung des Projektes beauftragt waren die Arbeitsgruppen NFP Bonn/Köln und Universität Düsseldorf. Im Rahmen dieser Projekte wurden BeraterInnen ausgebildet.

Heute stehen bundesweit 619 BeraterInnen für die NFP-Beratung zur Verfügung. Von diesen sind 10% Ärzte, weitere 12% kommen aus medizinischen Assistenzberufen, wie Hebammen, Krankenschwestern und Physiotherapeuten und

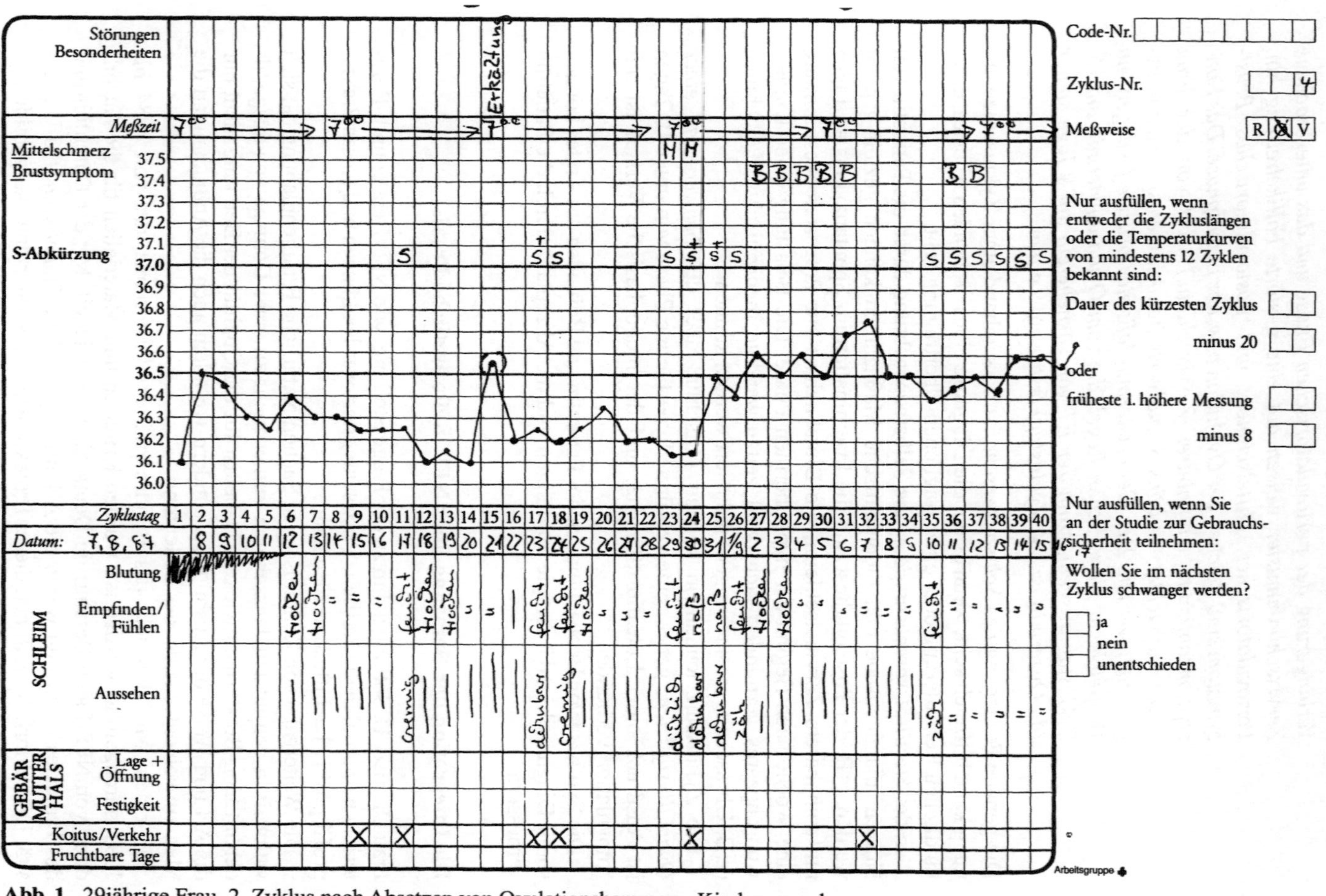

Abb. 1. 29jährige Frau, 2. Zyklus nach Absetzen von Ovulationshemmern. Kinderwunsch

Beschreibungsmöglichkeiten des Zervixschleims und die entsprechenden Abkürzungen

	t	Ø	f	S	$\overset{+}{S}$
Empfinden/Fühlen	trocken trockenes, rauhes, juckendes, unangenehmes Gefühl	nichts gefühlt keine Feuchtigkeit keine Empfindung am Scheideneingang	feucht	feucht	naß, schlüpfrig, rutschig, glitschig, wie eingeölt, weich, glatt
Aussehen	nichts gesehen, kein Schleim am Scheideneingang	nichts gesehen, kein Schleim am Scheideneingang	nichts gesehen, kein Schleim am Scheideneingang	dicklich, weißlich, trüb, cremig, klumpig, gelblich, klebrig, etwas zäh-elastisch, nicht ziehbar	glasig, glasklar, glasig durchscheinend, wie rohes Eiweiß (glasig, mit weißlichen Fäden durchsetzt) dehnbar, spinnbar, fadenziehend, flüssig, so dünnflüssig, daß er „wegrinnt wie Wasser", rötlich, rotbraun, gelblich-rötlich

Abb. 1 (Fortsetzung)

knapp 20% aus pädagogischen und sozialpädagogischen Berufen. Die Beratung vor Ort erfolgt je nach regionalen Gegebenheiten in Bildungsstätten, Volkshochschulen, Familienberatungsstellen, in Praxen und auch gelegentlich in Ambulanzen.

Die Aufgaben des Beraters sind dabei, die interessierten Frauen und Paare über die Möglichkeiten der Natürlichen Familienplanung zu informieren, sie zur Selbstbeobachtung anzuleiten und in das symptothermale Regelwerk einzuführen. Auch ist er die Anlaufstelle bei Fragen zu den NFP-Regeln in Sondersituationen, wie z.B. Krankheit, Stillzeit, Prämenopause und nach Absetzen der Pille.

Die Aufgabe des Arztes in dieser Berater/Patienten-Konstellation strukturiert sich mehr im Vorfeld bzw. Umfeld der Beratung. Der Arzt, der in aller Regel die persönliche und partnerschaftliche Situation der Frauen bzw. des Paares kennt, ist derjenige, der mit den Betroffenen die Vor- und Nachteile der NFP-Anwendung in ihrer persönlichen Lebenssituation abwägt und die NFP-Beratung durch einen Berater vermittelt. Darüber hinaus ist der Arzt die zuständige Instanz bei Problemen in der Selbstbeobachtung, z.B. in der Zervikalschleimbeobachtung, bei der Autopalpation der Zervix, aber auch und vor allem bei unklaren Zyklusverläufen. Wichtig für die Patientin ist in aller Regel, daß ihre Familienplanungsentscheidung von ihrem betreuenden Arzt mitgetragen wird und sie jederzeit bei ihm rückfragen kann. Für den Berater ist es entscheidend zu wissen, daß Fragen, die über seine Kompetenz hinausgehen, durch den Arzt fachlich abgedeckt und entsprechend geklärt werden können.

Dort, wo diese Zusammenarbeit zwischen Arzt, Patientin und Berater gewährleistet ist, wird auf Dauer

1. es zu einer Stärkung des Vertrauensverhältnisses zwischen Arzt und Patientin kommen,
2. der Berater den Arzt in seiner täglichen Arbeit entlasten,
3. durch fundierte Vorinformation das Gespräch zwischen Arzt und Frau in der Sprechstunde erleichtert werden.

Die BeraterInnen werden durch die AG NFP ausgebildet, die Kurse werden vom NFP-Sekretariat bei den Malteser Werken in Köln organisiert. Am Ende steht eine Abschlußprüfung, die einen theoretischen und einen praktischen Teil umfaßt. Ziel der Ausbildung ist es, einen kompetenten Kreis von BeraterInnen zu schaffen, der gut ausgebildet ist, seine Grenzen kennt und zur Zusammenarbeit mir Ärzten bereit ist. Adressen über wohnortnah wohnende BeraterInnen können über folgende Stelle angefordert werden:

Arbeitsgruppe NFP Köln
Malteser Werke
Steinfelder Gasse 9
50670 Köln

Diese BeraterInnen haben sich verpflichtet, an jährlichen Weiterbildungen teilzunehmen. Wird die Weiterbildung mehr als einmal versäumt, so werden die Namen aus der Liste der BeraterInnen gestrichen. So ist gesichert, daß eine entsprechende Beratungsqualität garantiert werden kann.

Die Sicherheit der symptothermalen Methode

Am Ende des Seminars nahm Oberarzt Dr. med. Siegfried Baur (I. Universitäts-
frauenklinik München, Maistraße) zur Frage der Sicherheit und Akzeptanz der
symptothermalen Methode unter Alltagsbedingungen Stellung: Häufig geäußerte
Kritikpunkte der natürlichen Familienplanungsmethoden sind zum einen ihre ver-
meintliche Unsicherheit und zum anderen ihre fehlende Akzeptanz wegen der zeitweise nötigen sexuellen Abstinenz.

Es war deshalb von Anfang an ein Schwerpunkt in dem vom Bundesgesundheitsministerium geförderten Modellprojekt, die Sicherheit der symptothermalen
Methoden unter den Alltagsbedingungen unserer Gesellschaft zu überprüfen und
bei den Paaren die Akzeptanz der abstinenten Phase bzw. ihr sexuelles Verhalten in
der fertilen Zeit zu erfragen.

Alle Paare, die an der Studie teilnehmen, mußten bereits sein, zu Beginn jedes
Zyklus in ihren Aufzeichnungen zu vermerken, ob eine Schwangerschaft ange-
strebt oder ausgeschlossen werden sollte. Außerdem mußte jeder Sexualverkehr im
Zyklusblatt eingetragen werden, und zwar, ob geschützt oder ungeschützt.

So liegen uns derzeit fast 22 000 Zyklen von 1215 Frauen vor.

Dabei zeigen sich vier verschiedene Gruppen hinsichtlich des Sexualverhaltens
in der fertilen Phase. Knapp die Hälfte (47 %) der Paare benutzt niemals Barriere-
Methoden (reine NFP-Gruppe), während 53 % entweder regelmäßig oder gelegentlich in dieser Zeit geschützten Verkehr haben (NFP-Mix-Gruppe). Allerdings
halten sich nur 12,5 % der Paare strikt an die von der Methode abverlangte sexuelle
Abstinenz, dagegen haben 34,2 % gelegentlich in der methodisch fruchtbaren Zeit
auch ungeschützten Geschlechtsverkehr. Bei 11,3 % der Paare ist der in der fertilen
Phase stattfindende Koitus konsequent geschützt, während 425 (35 %) in dieser
Zeit manchmal geschützten und manchmal ungeschützten Verkehr angeben. Die
76,2 % der Paare mit Verkehr in dem eigentlich abstinenten Zeitraum verkehren nur
in jedem 4. Zyklus einmal ungeschützt und dann auch meist nur im Randgebiet, so
daß sie dabei gewissermaßen ein kontrolliertes Risiko eingehen.

Der PEARL-Index der *Methodensicherheit* unserer symptothermalen Methode
betrug bei den üblichen Bedingungen (Alter zwischen 19 und 45 Jahren und
definierte regelmäßige Zykluslänge) 0,5 d.h. es wurden 3 Schwangerschaften bei
529 Frauen während 7169 Zyklen beobachtet. Der PEARL-Index der Gebrauchssicherheit lag bei der reinen NFP-Gruppe bei 2,6, bei der NFP-Mix-Gruppe bei 1,7.
Bei unregelmäßigen Zyklen (über 10 % der Zykluslängen unter 25 bzw. über 35
Tage) wurde ein PEARL-Index von 4,4 bzw. 2,4 beobachtet. Aus diesen Zahlen
geht hervor, daß die NFP in der Form unserer symptothermalen Methode bei korrekter Anwendung in die sehr sichere Kategorie der Familienplanungsmethoden
fällt und unter Alltagsbedingungen sich immer noch im sicheren Bereich befindet.
Ihr größtes Problem ist sicherlich die Abstinenz, die einen bewußten Umgang mit
der eigenen Sexualität und einen Grundkonsens im partnerschaftlichen Verhalten
voraussetzt. Sie wird deshalb nie der Mehrzahl einer Bevölkerung einfach verordnet werden können.

Die NFP ist aber wie keine andere in der Lage, vor allem für die Frau eine neue
Dimension an Emotionen und auch Körperlichkeit aufzutun, die auch für den
Mann einen erheblichen Zuwachs an Partnerschaftsempfinden darstellen kann. Sie

ist im Grunde genommen nichts anderes als angewandtes medizinisches Wissen. Wir wollen deshalb diese Methode verstanden wissen als ein Angebot und eine Erweiterung einer differenzierteren kontrazeptiven Palette für alle diejenigen in unserer Gesellschaft, die, egal aus welchen Gründen, darin eine Hilfe und eine Bereicherung ihres Lebensgefühls sehen.

Die Diskussion befaßte sich mit praktischen Fragen, die vor allem das Lernen von NFP und den Umgang mit Sondersituationen beinhalteten. Die Existenz eines kompetenten BeraterInnen-Netzes wurde allgemein positiv beurteilt.

Literatur

1. Arbeitsgruppe NFP Bonn, Kath. BAG f. Beratung e.V. NN (1988) Modellprojekt zur wissenschaftlichen Überprüfung und kontrollierten Vermittlung der „natürlichen" Methoden. Kohlhammer Verlag, München
2. Arbeitsgruppe NFP Bonn NN (1994) Natürlich und Sicher. Ehrenwirth Verlag, München
3. Döring GK, Baur S, Frank P, Freundl G, Sottong U (1986) Ergebnisse einer repräsentativen Umfrage zum Familienplanungsverhalten in der Bundesrepublik Deutschland. Geburtshilfe Frauenheilkd 46:892–897
4. Raith E, Frank P, Freundl G (1994) Natürliche Familienplanung heute. Springer Verlag, Berlin, Heidelberg

Die Reizblase der Frau

Gynäkologische Aspekte zum Harnwegsinfekt der Frau

P. Riss

Epidemiologie

Die Prävalenz von Harnwegsinfekten bei der Frau hängt direkt vom Lebensalter ab und steigt in der Postmenopause stark an. Markante Stationen sind dabei der erste Coitus, die erste Schwangerschaft und schließlich das Erlöschen der Ovarialfunktion in Klimakterium mit der darauffolgenden Atrophie der Genitalorgane im Senium. Man nimmt an, daß ab dem 70. Lebensjahr 30–50% der Frauen an Bakteriurie leiden. Harnwegsinfekte sind bei der Frau wesentlich häufiger als beim Mann, das Verhältnis reicht von 3–8 zu 1.

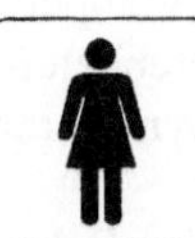

Abb. 1. Besonderheiten des unteren Harntrakts bei der Frau

Pathophysiologie

Drei Besonderheiten sind es, welche die Frau besonders anfällig für Harnwegsinfekte machen: 1. die Kürze der Urethra (4–5 cm), 2. die Nähe der Urethra-
öffnung zur Vagina und zum Anus, und 3. der Östrogenmangel in der Postmenopause (Abb. 1).

Grundsätzlich entstehen Harnwegsinfekte durch ein Aufsteigen von Bakterien
aus dem Genital- und Intestinaltrakt. Das Eindringen von Bakterien in die Harnblase ist durch die Kürze der Urethra begünstigt sowie durch mechanische Faktoren
wie zum Beispiel beim Geschlechtsverkehr. Normalerweise werden die einge-
drungenen Bakterien durch die nächste Miktion wieder nach außen befördert.
Wenn aber eine Abwehrschwäche besteht, wenn die Miktion verzögert oder unvollständig ist und wenn es sich um besonders pathogene Keime handelt, kann es zur
Entwicklung einer Harnwegsinfektion kommen.

Die häufigsten Erreger sind Escherichia coli, welche in fast der Hälfte aller
Harnkulturen bei der Frau gefunden werden. Im Alter verschiebt sich das Keimspektrum: E. coli nehmen ab und Darmbakterien nehmen an Häufigkeit zu.

Definitionen

Harnwegsinfekte bei der Frau können nach verschiedenen Gesichtspunkten eingeteilt werden. Bewährt hat sich die Unterscheidung in einen unteren und oberen
Harnwegsinfekt sowie in einen einfachen und einen komplizierten Infekt. Von
einem unteren Harnwegsinfekt spricht man, wenn die Infektion auf die Harnblase
beschränkt ist und weder klinisch noch in den Laborbefunden eine Nierenbeteiligung nachgewiesen werden kann. Ein komplizierter Infekt ist ein solcher, bei dem
ein erschwerender Faktor hinzukommt, beispielsweise eine Schwangerschaft.

Therapie

Die Therapie richtet sich nach den Begleitumständen des Harnwegsinfekts (Riss,
1994). Wenn es sich um einen einfachen, unkomplizierten Infekt handelt, genügt
als Standardtherapie eine Behandlung mit Antibiotika über 3–5 Tage. Da der
Erreger meist E. coli ist, muß nicht unbedingt ein Antibiogramm vorliegen. Auch
Einmaltherapien (single-shot) sind möglich, aber in der Wirkung weniger verläßlich. Als Standardtherapeutika gelten heute Trimethoprim, Aminopenicilline
und Chinolone. Bei komplizierten Infekten (Schwangerschaft, Nierenbeteiligung)
muß die Behandlung über 2 Wochen fortgeführt werden. Asymptomatische
Bakteriurien sind nicht behandlungsbedürftig.

Im Senium hat sich bei rezidivierenden Harnwegsinfekten die Behandlung
mit Östrogenen bewährt. Durch die Gabe von 0,5 mg Östriol täglich intravaginal
über 3 Wochen und dann weiter als Erhaltungstherapie 2mal pro Woche können
Harnwegsinfekte erfolgreich behandelt werden (Raz und Stamm, 1993). Östrogene wirken durch einen Aufbau des Epithels, wodurch in der atrophen Scheide
wieder ein normales, saures Milieu mit einer physiologischen Flora hergestellt
wird.

Literatur

Riss P (1994) Harnwegsinfektionen/Entzündungen. In: Fischer W, Kölbl H (Hrsg). Urogynäkologie für die Praxis. Walter de Gruyter, Berlin (im Druck)
Raz R, Stamm WE (1993) A controlled trial of intravaginal estriol in postmenopausal women with recurrent urinary tract infection. New England Journal of Medicine 329:753–756

Das Urethralsyndrom

H.D. Methfessel

Für das Krankheitsbild existiert keine verbindliche Definition. Das Urethralsyndrom ist Sammeltopf organischer und funktioneller Harnröhrenerkrankungen mit sehr verschiedener Ätiologie. Zu den Ursachen zählen: chronische Urethritis, mechanische und funktionelle Harnröhrenstrikturen, Östrogrenmangel, sakrale Rhizopathien, urethrohymenale Fusion, Allergien und psychosomatische Störungen. Letztere werden besonders im anglo-amerikanischen Schrifttum apostrophiert (Übersicht bei [1, 2]). Dabei stehen Angst, Depression bzw. larvierte Depression und Sexualkonflikte im Vordergrund. Die klinischen Symptome des Urethralsyndroms entsprechen denen der typischen Reizblase: Harndrang mit gehäuften Miktionen, Dysurie, Dyspareunie und gelegentlich suprapubische Schmerzen. In der Diagnostik müssen zunächst organische Harnröhrenerkrankungen ausgeschlossen werden. Einer Basisdiagnostik, die in jeder Sprechstunde möglich ist, folgen Spezialuntersuchungen (Tabelle 1). Die Behandlung richtet sich nach dem Grundleiden. Bei entzündlicher Genese und diskreten Strikturen wird neben der Antibiotikatherapie eine vorsichtige Dilatation (bis maximal 28 Charr.) der Urethra mit vaginaler Massage empfohlen. Daneben können Anticholinergika, Diazepam und – abhängig vom Alter der Frau – lokal Östrogene verordnet werden. Steht die psychosomatische Genese im Vordergrund, ist der Gynäkologe mit der Therapie im allgemeinen überfordert. Dann sollte ein Psychotherapeut einbezogen werden und versuchen, die Beschwerden durch konfliktzentrierte Gespräche, Blasentraining, autogenes Training und Hypnose zu kompensieren.

Tabelle 1. Diagnostisches Vorgehen beim Urethralsyndrom der Frau

Basisdiagnostik	Erweiterte Diagnostik
– Anamnese, Miktionsanalyse	– Urodynamik
– Untersuchung der Urogenitalregion	– Urethrakalibrierung mit Bougie a boule
– Harnuntersuchung (Sediment, Kultur)	– Zystourethroskopie
– Urethralabstrich	– Perinealsonographie
(Zytologie, Bakteriologie)	– Psychodiagnostik
einschließlich Chlamydien	
und Mykoplasmen	

Literatur

1. Stanton SL (1981) Psychosomatic aspects of female urinary incontinence. J Psychosom Res
   25:417
2. Stone CB, Meyer CB (1985) Psychological aspects of chronic lower urinary tract dysfunction. In: Gynecologic urology and urodynamics. Ed by Ostergard DR, Williams and
   Wilkins, Baltimore

Probleme in der Gravidität

B. Schüssler

Einführung

Probleme der Harnblasenfunktion in der Schwangerschaft sind häufig. Sie lassen
sich in folgende Kategorien einteilen:

1. Harninkontinenz mit oder ohne Harndrang
2. Harnwegsinfekt
3. Harnstauung
4. Postpartale Blasenentleerungsstörungen

Harninkontinenz mit oder ohne Harndrang

Zunahme der Miktionsfrequenz und auch der Nykturie ist ein häufiges Problem,
insbesondere am Ende der Schwangerschaft, ohne das gleichzeitig ein Harnwegsinfekt als Ursache zugrunde läge. Die Miktionsfrequenz kann tagsüber bis hin zu
30mal ansteigen. Auch müssen die meisten Frauen im letzten Trimenon ein- oder
mehrmals nachts die Blase entleeren.

Episoden von Streßinkontinenz sind ebenfalls häufig und erreichen in unserem
Patientengut eine Frequenz von über 50%. Auch dieses Symptom ist vorübergehend. Eine persistierende Streßinkontinenz findet sich in verschiedenen Zentren
in unterschiedlicher Ausprägung. In einem Münchner Kollektiv blieben 6,2% der
Frauen streßinkontinent, während in anderen Zentren bis zu 32,9% gefunden
wurden [1, 2]. Zwingender Ko-Faktor für die Persistenz einer Streßinkontinenz
über die Geburt hinaus ist die vaginale Entbindung, während Frauen, welche durch
einen Kaiserschnitt entbunden wurden, kontinent bleiben. Die auslösende Noxe bei
der vaginalen Geburt ist bisher nicht sicher geklärt. Die unterschiedlichen Zahlen
der verschiedenen Zentren sollten allerdings als Hinweis dafür gewertet werden,
daß unterschiedliche geburtshilfliche Vorgehensweisen maßgeblich sind.

Harnwegsinfekt

Symptomatische Bakteriurien finden sich bei der Frau mit einer Inzidenz zwischen
2 und 10%, welche abhängig ist von Alter, Gravidität, sozioökonomischen Faktoren und auch ethnischen Unterschieden. Der asymptomatischen Bakteriurie

Literatur

Riss P (1994) Harnwegsinfektionen/Entzündungen. In: Fischer W, Kölbl H (Hrsg). Urogynäkologie für die Praxis. Walter de Gruyter, Berlin (im Druck)
Raz R, Stamm WE (1993) A controlled trial of intravaginal estriol in postmenopausal women with recurrent urinary tract infection. New England Journal of Medicine 329:753–756

Das Urethralsyndrom

H.D. Methfessel

Für das Krankheitsbild existiert keine verbindliche Definition. Das Urethralsyndrom ist Sammeltopf organischer und funktioneller Harnröhrenerkrankungen mit sehr verschiedener Ätiologie. Zu den Ursachen zählen: chronische Urethritis, mechanische und funktionelle Harnröhrenstrikturen, Östrogrenmangel, sakrale Rhizopathien, urethrohymenale Fusion, Allergien und psychosomatische Störungen. Letztere werden besonders im anglo-amerikanischen Schrifttum apostrophiert (Übersicht bei [1, 2]). Dabei stehen Angst, Depression bzw. larvierte Depression und Sexualkonflikte im Vordergrund. Die klinischen Symptome des Urethralsyndroms entsprechen denen der typischen Reizblase: Harndrang mit gehäuften Miktionen, Dysurie, Dyspareunie und gelegentlich suprapubische Schmerzen. In der Diagnostik müssen zunächst organische Harnröhrenerkrankungen ausgeschlossen werden. Einer Basisdiagnostik, die in jeder Sprechstunde möglich ist, folgen Spezialuntersuchungen (Tabelle 1). Die Behandlung richtet sich nach dem Grundleiden. Bei entzündlicher Genese und diskreten Strikturen wird neben der Antibiotikatherapie eine vorsichtige Dilatation (bis maximal 28 Charr.) der Urethra mit vaginaler Massage empfohlen. Daneben können Anticholinergika, Diazepam und – abhängig vom Alter der Frau – lokal Östrogene verordnet werden. Steht die psychosomatische Genese im Vordergrund, ist der Gynäkologe mit der Therapie im allgemeinen überfordert. Dann sollte ein Psychotherapeut einbezogen werden und versuchen, die Beschwerden durch konfliktzentrierte Gespräche, Blasentraining, autogenes Training und Hypnose zu kompensieren.

Tabelle 1. Diagnostisches Vorgehen beim Urethralsyndrom der Frau

Basisdiagnostik	Erweiterte Diagnostik
– Anamnese, Miktionsanalyse	– Urodynamik
– Untersuchung der Urogenitalregion	– Urethrakalibrierung mit Bougie a boule
– Harnuntersuchung (Sediment, Kultur)	– Zystourethroskopie
– Urethralabstrich	– Perinealsonographie
(Zytologie, Bakteriologie)	– Psychodiagnostik
einschließlich Chlamydien	
und Mykoplasmen	

Literatur

1. Dimpfel T, Hesse U, Schüssler B (1992) Incidence and course of postpartum urinary stress incontinence. Europe. J Obstet. Gynecol. Reproduct. Biol 43:29
2. Iosif, S (1981) Stress incontinence during pregnancy and in puerperium. Int J Gynecol Obstet 19:13
3. Schüssler B (1988) Gynäkologische und Geburtshilfliche Urologie. In: Marzius G. Therapie in Geburtshilfe und Gynäkologie, Bd 2. Thieme Verlag Stuttgart 202

Probleme bei der betagten Frau

J. Eberhard

Mit steigendem Alter nehmen die urogenitalen Beschwerden der Frau an Häufigkeit und Schweregrad stetig zu. Besonders belastend ist für die Betroffenen die Harninkontinenz, da sie zum Verlust des Selbstwertgefühls, zur sozialen Isolation und zu großen Pflegeaufwendungen führen kann. Unter den Pflegeheimpatientinnen leiden über 50 % an Harninkontinenz, wobei die Dranginkontinenz gegenüber der Streßinkontinenz weit im Vordergrund steht. Etwa 60 % [3] der betagten Frauen leiden an Drangsymptomen (Pollakisurie, Nykturie, Dysurie und lästigem Pruritus vulvae). Mit zunehmender Trübung des Sensoriums fällt es den Betroffenen immer schwerer, die Symptome zu erkennen und zuzuordnen. Gehunsicherheit, zittrige Hände, Orientierungsprobleme erschweren zudem den Gang zur Toilette, und die Polymorbidität läßt oft verkennen, wie sehr urogenitale Beschwerden die Lebensqualität belasten.

Ätiologisch steht die östrogenmangelbedingte urogenitale Atrophie [2, 3] mit Kolpitis, Vulvitis und aszendierenden Harnwegsinfekten im Vordergrund. Hinzu kommen neurogene, cerebrovaskuläre und stoffwechselbedingte Krankheiten.

Die Abklärung urogenitaler Beschwerden bei der betagten Frau, insbesondere der Reizblase, sollte möglichst wenig invasiv sein. Wir empfehlen [2, 3] zuerst eine blinde Therapie, lokal Oestriol, systemisch 3–7 Tage Harnwegsinfektbehandlung und zusätzlich vermehrtes Trinken. Wenn sich nach zwei bis vier Wochen Behandlung die Beschwerden nicht bessern, intensivieren wir die Diagnostik (gynäkologische Untersuchung, Kulturen Urikult, Soor, Chlamydien, ev. Zystuskopie).

Therapeutisch verordnen wir initial immer Oestriol-Präparate vaginal, jeden Abend entweder ein Ovestin oder Orthogynest Ovulum oder eine Applikation Crème. Bei atrophischen Verhältnissen verursachen Ovula oft Brennen, weshalb wir immer häufiger Ovestin-Tabletten vaginal einführen lassen. Die Erhaltungstherapie kann sehr niedrig sein. Meist genügen zwei bis viermal monatlich eine obige Applikation oder dann oral ein Milligramm Oestriol täglich. Oft ist es wertvoller, anstelle einer Oestriol-Therapie auf eine systemische Oestrogen-Substitution niedrig dosiert zu wechseln, als Osteoporoseprophylaxe und zur Verbesserung der cerebrovaskulären Funktion [1].

Durch eine lokale oder systemische Oestrogensubstitution lassen sich über 80 % [3] der urogenitalen Beschwerden bessern oder heilen. Deshalb sollte es uns ein Anliegen sein, dieser großen Bevölkerungsgruppe betagter Frauen, die bisher bezüglich urogenitaler Beschwerden weitgehend vernachlässigt wurden, vermehrt

Aufmerksamkeit zu schenken, d.h. für eine möglichst generelle hormonale Substitution zu sorgen.

Literatur

1. Birge StJ (1994) The Rule of estrogen deficiency in the aging central nervous system. Lobo RA ed. Treatment of the postmenopausal woman. Raven Press. New York
2. Eberhard J (1994) V. Ereignisse der Oestrogensubstitution. Vc Urogenitale Trophik und Funktionsstörungen. In Keller P. Menopause. Bäbler Verlag, Bern (in Druck)
3. Geissbühler V, Bachmann U, Eberhard J (1994) Vaginale Oestrioltherapie bei postmenopausalen Harninkontinenz- und Blasenbeschwerden: klinische und urodynamische Ergebnisse, Therapieempfehlungen. Kontinenz 5
4. Miodrag A, Castleden CM, Vallance TR (1988) Sex Hormones and the Female Urinary Tract. Drugs 36:491
5. Molander U, Milson I, Ekelund P, Mellström D (1990) An epidemiological study of urinary incontinence and related urogenital symptoms in elderly women. Maturitas 12:51

EDV in der Arztpraxis

W.M. Lamers

Bericht

Die nachstehenden Ausführungen, die eine grobe Zusammenfassung der Referatsinhalte darstellen, basieren auf den Erfahrungen des Referenten, die er bei der Beratung von über 2000 Arztpraxen in den vergangenen zehn Jahren machen konnte bzw. mußte (Abb. 1).

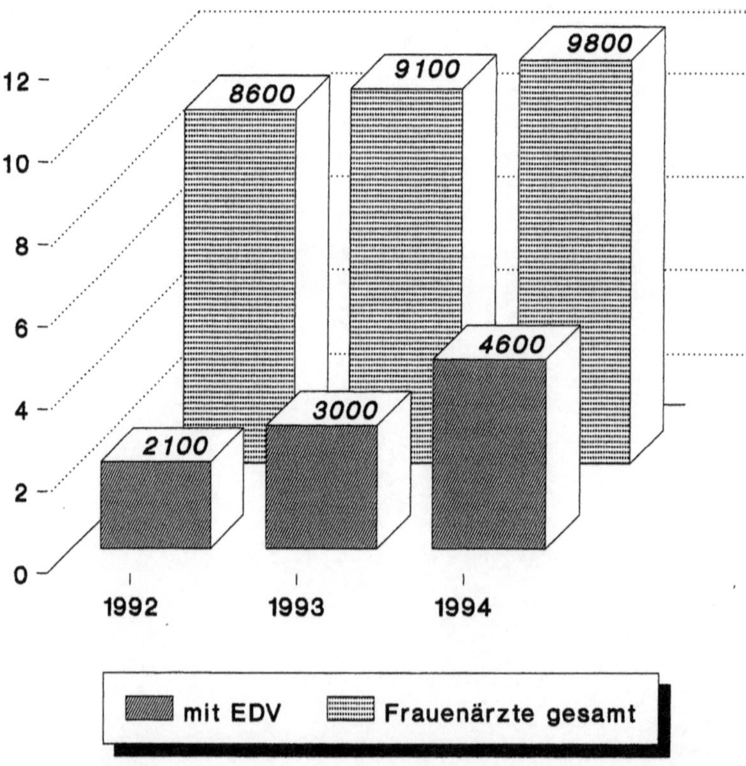

Abb. 1. Frauenärzte, die mit EDV abrechneten. Vergleich jeweils Jahresmitte 1992–1994

Die Situation

Ende Juni 1994 rechneten bundesweit von 9776 Frauenärzten rund 4502 mit EDV ab. Das entsprach einer Quote von 47,07%. Damit lagen die Gynäkologen knapp über dem Bundesdurchschnitt von 42,6%. Obwohl die Genauigkeit der Zahlen mit einer gewissen Skepsis zu sehen ist, so sind es doch die einzigen „offiziellen", denn es handelt sich dabei um die von den KVen bei der KBV gemeldeten mit EDV abrechnenden Ärzte. Die tatsächliche EDV-Einsatz-Quote dürfte rund 20% höher liegen, womit fast 2/3 der niedergelassenen Frauenärzte einen Computer in ihrer Praxis einsetzen müßten. Ende 1989 rechneten nicht einmal 10% der Gynäkologen mit EDV ab. Mitte 1994, nicht einmal 5 Jahre später, setzen also fast 7mal mehr EDV ein.

Der Grund für diese rasante Steigerung war nur zum Teil der positive Fortschritt in Technik und Preis-/Leistungsverhältnis, auch nur zum Teil die veränderten Rahmenbedingungen wie GSG etc. Hauptgrund war ein permanenter Druck aus verschiedenen Richtungen.

Daß die Industrie solchen Druck ausübt, ist normal, schließlich wollen die Anbieter so schnell wie möglich, so viel wie möglich verkaufen. Daß die „lieben" Kollegen Druck ausüben, ist zumindest menschlich verständlich. Schließlich möchte man mit seiner Pro-EDV-Entscheidung nicht lange alleinstehen. Außerdem heben sich viele gern als moderne „Computer-Experten" selber auf's Schild. Doch auch die Kassenärztlichen Vereinigungen üben mehr und mehr Druck aus. Zwar hat der Datenträgeraustausch, unterm Strich betrachtet, in vielen KVen noch keine Kosten-Ersparnis gegenüber dem konventionellen Verfahren gebracht. Doch die Hoffnung auf Modernisierung und Rationalisierung, wenn denn erst einmal fast alle die EDV einsetzen, verführt manchen in diesem Umfeld dazu, die Prognosen schönzurechnen.

Viel zu häufig wurde in den vergangenen Jahren von niedergelassenen Gynäkologen denn auch nicht aus der Überzeugung, daß EDV in der jeweiligen Praxis tatsächlich eine sinnvolle Ergänzung der konventionellen Organisationsmittel darstellt, sondern schlicht aus Angst eine eigentlich ungewollte Investition getätigt. Aus der Angst, irgendeinen „Zug zu verpassen" oder einmal einem Zwang ausgesetzt zu werden. Nicht selten wurden Ärzte auch einfach nur von geschickten Verkäufern überredet.

Dabei kann EDV in der Praxis des niedergelassenen Arztes tatsächlich etwas sehr Sinnvolles sein, muß es aber nicht und ist es sicher nicht generell für jeden.

Nutzen und Gefahren der EDV

Mit vielen Argumenten und bunten Hochglanzprospekten wird den niedergelassenen Ärzten der EDV-Einsatz schmackhaft gemacht. Dabei entlarvt sich bei näherer Betrachtung vieles als Scheinargument. Mancher angebliche Vorzug der EDV-Nutzung hat eine zweite Seite, die unter Umständen sogar gefährlich werden kann.

Der Arzt spart mit Hilfe der EDV Zeit…
…bei der Textverarbeitung. Das ist richtig, sofern tatsächlich ausreichend viele Briefe geschrieben werden, die sich auch überwiegend aus Textbausteinen zusam-

mensetzen lassen, bzw. überhaupt Textbausteine benutzt werden können und der Arzt das auch wirklich möchte. Nicht wenige Ärzte halten im Einzelfall individuell erstellte Befundberichte für professioneller.

… bei der Ziffern-Kontrolle. Das kann der Fall sein, muß es aber nicht zwangsläufig bei jedem System. Manche Kontrollfunktionen einiger Systeme sind derart zeitraubend und umständlich, daß unterm Strich mehr Zeit dafür drauf geht als bei einer konventionellen Sichtkontrolle mit Karteikarten. Wer heute seine Ziffern gar nicht kontrolliert oder das von den Helferinnen erledigen läßt, der spart überhaupt keine Zeit.

… bei der Dokumentation. Sofern sich überhaupt eine elektronische Karteikarte realisieren läßt, bzw. der Arzt überhaupt gewillt ist, sich in seinem originären Arbeitsbereich mit EDV auszustatten, sind in der Tat einige positive Zeit-Effekte möglich. Um insgesamt im Bereich der Dokumentation jedoch einen Zeitgewinn zu erzielen, müssen einige weitere positive Rahmenbedingungen herrschen. Außerdem wird ein eventueller Gewinn nicht selten mit neuen Nachteilen erkauft. Da die meisten Menschen visuell orientiert sind, einige Informationen über den Patienten also oft schon mit dem Erkennen der Karteikarte parat stehen, wird bei der immer nahezu gleichförmig aussehenden Kartei am Bildschirm mehr Zeit zur Informationsaufnahme benötigt, weil gegenüber der Karteikarte einfach mehr gelesen werden muß. Dabei ist das Hauptproblem nicht einmal, die Daten aus dem Computer herauszubekommen, das ist in allen Variationen meist schnell und relativ einfach möglich, das Problem ist vielmehr, die Daten erst einmal hineinzubekommen. Selbst einem Arzt, der 10-Finger-blind-Schreibmaschine-schreiben kann, gelingt es in vielen Fällen nicht, mit dem gleichen Zeitaufwand so individuell zu dokumentieren, wie manuell. Die Ärzte, die, entgegen dieser Erkenntnis, mit Hilfe der EDV sogar in kürzerer Zeit dokumentieren als von Hand, erkaufen sich diesen Zeitgewinn nicht selten mit einer ungenaueren Dokumentation. Wird heute der Fall so individuell und ausführlich wie möglich dokumentiert, eventuell mit Skizzen oder Zeichen verdeutlicht, so wird bei der Dokumentation am Bildschirm nicht selten nur das ähnlichste der im Computer vorhandenen Kürzel oder Bausteine zugeordnet. Je flacher die Dokumentation, je weniger Kürzel ausreichen, um so schneller der damit dokumentierende Arzt.

… beim Suchen von Medikamenteninformationen. Immer wieder werden herrliche Show-Effekte erzielt, wenn nach Eingabe weniger Begriffe in wenigen Sekunden detaillierte Informationen aus Medikamenten-Datenbanken auf dem Bildschirm stehen. So schön wie diese Effekte auch sein mögen, wie oft greifen Gynäkologen pro Tag zur roten oder gelben Liste? Sicherlich weniger als dreimal! Deshalb sollte man kritisch überdenken, ob sich der Aufwand eines permanent gepflegten Medikamenteninformationssystems für eine gynäkologische Arztpraxis wirklich lohnt. Wer die Informationen häufiger benötigt, für den wird es zwar interessanter, doch bleibt zu untersuchen, ob die Informationen auch wahr sind. Ob es „privatwirtschaftlich" gepflegte Daten sind, mit der Gefahr eventueller Manipulationen, oder ob es sich um „offiziell" gepflegte Daten handelt.

Die Helferinnen sparen mit Hilfe der EDV Zeit…
… beim Formularwesen. In vielen Fällen kann hier tatsächlich Zeit eingespart werden, insbesondere nach Einführung der Krankenversichertenkarte. Wer aller-

dings heute die Formulare von Hand beschriftet, der wird bereits mit der durch die KV gelieferten Minimalversion Chipkarten-Lesegerät und Drucker eine organisatorische Verbesserung erfahren. Man darf aber auch die Geschwindigkeit eines Computers nicht überschätzen. So schnell wie mit einer gut funktionierenden ADREMA ist mit EDV oder Chipkarten-Leser-Drucker-Kombination ohnehin kaum jemand, weil die relativ langsamen Drucker fast immer einen Engpaß darstellen.

... bei der Suche nach Karteikarten. Wenn es gelingt, auf die Karteikarte zu verzichten, dann wird wirklich viel Zeit eingespart. Keine Karte braucht herausgesucht, transportiert oder wegsortiert werden. Darüberhinaus brauchen sämtliche Einträge nur einmal zu erfolgen, der Computer kopiert sie in jeden Brief, auf jedes Formular. Wohlgemerkt, wenn es gelingt, auf die Karteikarte zu verzichten. Ansonsten muß manches sogar doppelt und dreifach geschrieben und dokumentiert werden, sowohl in die Kartei als auch in den Computer. Und die Patienten müssen am Bildschirm aufgerufen und zusätzlich muß die Karteikarte häufig dennoch herausgesucht, transportiert und wegsortiert werden.

... bei der Übernahme der Daten aus diagnostischen Systemen. Direkt aus dem CTG oder vom Laborcomputer oder sonstwo her können die Daten in die elektronische Karteikarte einfließen. Dadurch würde nicht nur Zeit eingespart, die Datenübertragung wäre auch noch sicherer. Die Frage, die sich hier für die meisten stellt, ist allerdings eine ganz andere. Ist es tatsächlich sinnvoll und notwendig, die Daten zu übertragen. Abgesehen davon daß es ohne elektronische Karteikarte kaum Sinn macht, lohnt sich der Aufwand für z.B. die wenigen Laborwerte eines Gynäkologen nur sehr selten.

... bei der Quartals-Abrechnung. Durch den Datenträgeraustausch mit der KV wird zumindest nach einer gewissen Einarbeitungszeit mit vielen Systemen gegenüber der konventionellen Abrechnung wirklich Zeit eingespart. Doch völlig ohne Aufwand bleibt die Abrechnung auch mit EDV nicht. Gegenüber dem heutigen System kommen sogar neue Arbeiten hinzu. Es muß zur Abrechnung eine Sortierliste gedruckt (und überprüft) und beigelegt werden. Der in vielen Praxen große Aufwand, die Abrechnung auf Vollständigkeit zu überprüfen, wird leider nicht überflüssig, wenn die gleiche Abrechnungsqualität beibehalten werden soll. Eventuell lassen sich allerdings einige Kontrollarbeiten besser über das Quartal verteilen. Wieviel Zeit eingespart werden kann, hängt ohnehin in erster Linie davon ab, wieviel heute für eine Abrechnung benötigt wird. In gut organisierten Praxen wird für die reine Abrechnungsarbeit bei 1500 Scheinen kaum mehr als 3 bis 4 Stunden benötigt. Davon einmal in drei Monaten 2 oder 3 Stunden einzusparen ist zwar bestimmt angenehm, rechtfertigt aber sicherlich keine großen Investitionen. Wer mehr als wenige Stunden für die Abrechnung benötigt, der rechnet oftmals andere typische Arbeiten des Quartalsendes mit ein. Den Quartalsstrich in den Karteikarten ziehen, die richtige Sortierfolge des Karteiinhaltes wieder herstellen, alte Berichte aus den Karten aussortieren usw. sind Tätigkeiten, die i.d.R. auch bei einer EDV-Abrechnung nicht erspart bleiben. Man sollte sich also in diesem Punkt nicht von allzu phantastischen Schwärmereien mitreißen lassen, sondern kritisch überprüfen, ob seriös bewertet wird.

... bei der Privatabrechnung. Wer heute mehr als 50 Rechnungen pro Monat noch selber von Hand oder mühsam mit der Schreibmaschine schreibt bzw. von seinen

Helferinnen schreiben läßt, der sollte sich durchaus überlegen, ob nicht ein kleiner Computer für ca. DM 2000,–, mit dem sich das wesentlich leichter bewältigen läßt, eine sinnvolle Anschaffung ist und ob sich die Zeit der Helferinnen nicht anderweitig nutzen läßt. Wer heute allerdings die Dienste einer externen Verrechnungsstelle nutzt, der muß vorsichtig rechnen, sonst holt er sich damit eventuell etliche Mehrarbeit ins Haus und keine Zeitersparnis.

...beim Terminwesen. Eine Terminverwaltung über ein EDV-System bietet in den meisten Fällen kaum Vorteile, aufgrund des begrenzten Bildschirminhaltes und der umständlichen Bedienung der meisten Terminverwaltungsprogramme für die Helferinnen sogar eher Nachteile. Mit dem konventionellen Terminplaner aus Papier sind Helferinnen i.d.R. schneller.

...bei der Textverarbeitung. Wenn viele Briefe geschrieben werden, ist diese Funktion oft die einzige, bei der merklich Helferinnenzeit eingespart wird. In Extremfällen sind sogar ganze Helferinnenstellen eingespart worden, weil die Textverarbeitung mit Computer wesentlich beschleunigt werden konnte. Das galt allerdings für z.B. radiologische Riesenpraxen, bei denen dann 2 Schreibkräfte ausreichten, wo vorher 3 benötigt wurden. Einsparungen lassen sich ohnehin nur dann in nennenswertem Umfang erzielen, wenn möglichst oft mit Textbausteinen oder anderen „Konserven" gearbeitet werden kann. Auch die bei eventuell anfallenden Korrekturen gesparte Zeit und die Erleichterung bei der Datenübernahme aus der Patientenkartei fällt nur bei wirklich großem Umfang ins Gewicht. Darüber hinaus sollte beachtet werden, daß sich Einsparungen im Bereich Textverarbeitung zumeist schon mit relativ preiswerten Standardprogrammen (ab ca. DM 70,–) und einem preiswerten PC (ca. DM 2000,–) erreichen lassen. Es muß also dafür nicht der Super-Praxis-Computer für DM 45 000,– sein. Für Standardprogamme gibt es sogar oft billigere und besser ausgebildete Bedienungskräfte, weil einige an Volkshochschulen etc. geschult werden. Der Nachteil ist lediglich, daß diese Programme i.d.R. nicht integriert sind und einige Daten deshalb noch einmal abgeschrieben werden müssen.

Mit Computer kann der Umsatz gesteigert werden...
...durch eine bessere Erfassung. Wenn Abrechnungs-Automatismen genutzt werden können, dann besteht die Möglichkeit, daß der Computer Ziffern berücksichtigt, die ansonsten vergessen worden wären. Doch nicht alle Automatismen sind erlaubt. Voraussetzung ist auch, daß sich das komplette Regelwerk im Programm befindet und regelmäßig aktualisiert wird. Dennoch bleibt immer ein gewisses Restrisiko, wegen dem sich viele Ärzte dann doch nicht völlig dem Computer anvertrauen und manchmal sogar mehr kontrollieren als früher. Immer wieder wurde auch das Gegenteil erreicht, daß der Computer nicht eine Umsatzsteigerung brachte, sondern neben den Mehrkosten auch noch einen Rückgang bei der Abrechnung. z.B. wenn bislang eine optimale Abrechnungsorganisation vorhanden war, jeder Mitarbeiter und Arzt also an Ort und Stelle jede Ziffer sofort auf den Krankenschein eingetragen haben, und nun aus Platz- oder Kostengründen nicht überall Bildschirme aufgestellt werden, sondern die Ziffern in einen oder zwei zentral aufgestellte Bildschirme abgetippt werden müssen. In der Industrie geht man bei einer solchen Massendatenerfassung von rund 5% Fehlerquote aus.

An mancher hektischer Anmeldung dürfte dieser Wert eventuell noch übertroffen werden.

...durch eine direkte, leichtere Kontrolle. Wenn bereits heute kontrolliert wird, ist sicherlich nicht ganz falsch, daß die Kontrolle mit EDV leichter fällt. Ob das zwangsläufig nennenswert mehr Umsatz bewirkt, hängt allerdings von weiteren Faktoren ab. Nämlich z.B. davon, wieviel vorher überhaupt falsch oder nicht erfaßt wurde, und ob die Praxis nicht ohnehin schon über dem Fachgruppendurchschnitt liegt. Wer allerdings bereits heute keine Zeit oder keine Lust hat, zwischendurch oder abends noch die Zifferneinträge zu überprüfen, wird das mit EDV wahrscheinlich auch nicht tun und von daher dadurch mit Sicherheit keine Umsatzsteigerung erzielen.

...durch eine Leistungsziffernstatistik. Auch das ist nur bedingt möglich. Wenn heute schon eine Statistik geführt wird, dann werden mit Hilfe der EDV noch aktuellere und genauere Zahlen ermittelt werden. Ob das mehr Umsatz beschert, ist allerdings eine andere Frage. Zunächst ist ohnehin an die Konsequenzen zu denken. Was bringen die Mehrinformationen denn wirklich? Verführen die vielleicht zum Betrügen. Möglicherweise sitzt man auch nur davor wie das Kaninchen vor der Schlange – man sieht das Problem, nur ändern kann man daran nichts. Eventuell kürzt man sich selber, um Ärger mit den Prüfinstanzen zu vermeiden. In nicht wenigen Fällen führt eine abendliche Auseinandersetzung mit der Leistungsziffernstatistik lediglich dazu, daß Ihre Ärzte nachts schlechter schlafen.

...durch die bessere Darstellung von Praxisbesonderheiten. So interessant Informationen auch sind, einen Wert bekommen sie erst, wenn man tatsächlich etwas damit ändern oder begründen kann und diese Begründung auch akzeptiert wird. Was nützt es, wenn ein Arzt anhand seiner Statistik beweisen kann, daß er aufgrund seiner etwas teureren Medikation wesentlich weniger Arbeitsunfähigkeitstage verursacht als seine Kollegen. Vielleicht bekommt er zu hören: „Schreiben Sie doch krank, die ersten 6 Wochen zahlt der Arbeitgeber, nicht die Kasse." Ob die Statistik also wirklich zu mehr Umsatz verhilft, hängt leider nicht nur vom Arzt und seinem guten Willen ab, sondern in erster Linien von anderen.

Mit Computer können Kosten gesenkt werden...
...durch Verzicht auf eine privatärztliche Verrechnungsstelle. Ein vielfach benutztes Argument, nicht weil es besonders zutreffend wäre, sondern weil es sich hier um einen der wenigen Nutzenaspekte der EDV handelt, bei dem man anscheinend einen Gewinn vorrechnen kann. Wer allerdings skeptisch und richtig rechnet, der kommt nicht selten zu anderen Ergebnissen. Die Einsparung, die der Computer ermöglicht, betragen nicht, wie oft dargestellt, 100% der PVS-Gebühren. Porto, Papier, Buchungsgebühren bei Bank und Steuerberater etc. sind Kosten, die in den ca. 7%, die die meisten Verrechnungsstellen alles in allem kosten, bereits enthalten sind. Zieht man den gesamten Mehraufwand einmal ab, so bleiben nicht mehr als rund 2%, die tatsächlich unterm Strich eingespart würden. Dafür muß man sich aber wieder selber mit den Feinheiten der GOÄ und den Besonderheiten von KVB und Beihilfestellen auseinandersetzen. Vor allem aber wird man wieder selber mit den oft unangenehmen finanziellen Auseinandersetzungen mit Patientinnen konfrontiert.

Mit EDV kann die Praxis besser besteuert werden …
… durch aktuelle betriebswirtschaftliche Daten. Sicher ist es für jeden Unternehmer nicht nur sinnvoll, sondern notwendig, sich mit den wichtigsten betriebswirtschaftlichen Daten wie Einnahmen, Ausgaben, Kosten etc. auseinanderzusetzen. Ob diese Daten allerdings aus einem eigenen Computer kommen müssen, oder nicht besser aus dem des Steuerberaters, das sollte jeder für sich sehr sorgfältig bedenken. Abgesehen von den oftmals fehlenden Neigungen in dieser Hinsicht dürften die meisten Ärzte weder Zeit, noch das Know-how haben, um selber Buch zu führen.

Mit EDV können Regresse vermieden werden …
… durch Medikamenteninformationssysteme. Auch in dieser Frage gilt, zunächst an die Konsequenzen zu denken. Wie groß ist die individuelle Bereitschaft, sich in Sachen Medikation nicht allein von medizinischen Gesichtspunkten, sondern mehr und mehr von statistischen leiten zu lassen. Die Statistik aus dem Praxiscomputer ist im übrigen niemals exakt, wenn sie auch so aussieht, denn weder die Rezepte, die gar nicht in der Apotheke ankommen, noch die tatsächlich verursachten Kosten zu aktuellen Preisen können im Praxiscomputer berücksichtigt werden. So bekommt der Arzt immer falsche Zahlen. Eine gesunde und wirksame Veränderung des Verordnungsverhaltens kann nach Meinung vieler Experten ohnehin nur langfristig erfolgen. Dazu dürften die von den KVen gelieferten Fallzahlen und Verordnungsstatistiken den meisten ausreichen. Aber selbst die werden noch immer sehr selten gelesen.

Mit EDV wird das Image der Praxis gesteigert …
… durch den Eindruck einer modernen Praxis. Das dürfte nur in Ausnahmefällen so sein. Womöglich erreichen Sie auch genau das Gegenteil. Schwierigkeiten mit dem Computer (so etwas soll in der Anfangszeit völlig normal sein) können schnell dazu führen, daß Helferinnen oder auch der Arzt einen höchst inkompetenten Eindruck hinterlassen. Manche Patientin kehrte bereits den hochmodernen, vollcomputerisierten Praxen mit der enttäuschenden Erkenntnis: „Der Doktor guckt nur noch auf seinen Bildschirm!", den Rücken. In einer gesprächs- und damit arztorientierten Fachrichtung wie der Frauenheilkunde dürften Büromaschinen nun wirklich keinen entscheidenden Faktor für die Wahl der Praxis darstellen. Man sollte sich das weder von Verkäufern, noch von Kollegen und auch nicht von Patientinnen, die vielleicht aus Prinzip Pro-EDV eingestellt sind, weil sie davon leben oder sich selbst damit für fortschrittlich halten, einreden lassen.

Der Computer verschafft medizinische Vorteile …
… durch eine transparentere Dokumentation. Abgesehen, daß das alles nur bei dem zutrifft, der auf die konventionelle Papierkartei verzichtet, gehen mit diesen Vorteilen auch einige Risiken einher. Die Abhängigkeit von der EDV steigt ins unermeßliche, wenn nicht nur die Administration, sondern auch noch die Ordination auf das Funktionieren der bekanntermaßen oft tückischen Technik angewiesen ist. Selbst viele Uralt-Anwender verlassen sich nicht völlig auf ihren Praxiscomputer, sondern machen oft eine „doppelte Buchführung". Mancher, der sich drauf verlassen hat, war anscheinend von allen guten Geistern verlassen, denn es ist kein Ein-

zelfall, daß Dokumentationen in den unergründlichen Tiefen der geheimnisvollen EDV-Technik auf Nimmerwiedersehen verschwanden.

...durch schnellere Informationen. Der oft gepriesene Zugriff auf elektronische Bücher ist sicher eine zukunftsweisende Technik, mit der schnell und bequem Informationen aufzunehmen sind. Doch entscheidend bleibt die Frage, „Wie oft benötige ich die Rote Liste, den Pschyrembel usw. denn wirklich? Lohnt sich für mich eine Investition, oder ist es allenfalls ein nettes Spielzeug?"

Der Computer bringt forensische Vorteile...
...durch eine transparente und sichere Dokumentation. Automatismen, computergesteuerte Checklisten, Recall-Systeme etc., helfen unbestritten, die Dokumentation in dieser Hinsicht sicherer zu gestalten. Doch dafür werden neue Risiken geschaffen. Datenschutz und Datensicherung bedürfen bei einem System, welches das Kopieren tausender Karteikarten innerhalb weniger Minuten erlaubt, und deren bewußte oder versehentliche Zerstörung innerhalb von Sekunden ermöglicht, besonderer Aufmerksamkeit und Bemühungen. Die ärztliche Schweigepflicht muß auch in den Fällen abgesichert werden, wenn ein Techniker das System reparieren muß oder eine Magnetplatte ausgetauscht wird. Was geschieht mit den alten Daten? Wer löscht und entsorgt? Überhaupt stellt sich die Frage nach der Dokumentenechtheit der elektronischen Karteikarte. Wie wollen Sie im Zweifel beweisen, daß der fünf Jahre alte Eintrag nicht erst gestern verändert wurde. Was magnetisch gespeichert wird, läßt sich ändern, ist nicht dokumentenecht. Da kehrt sich der angebliche forensische Vorteil schnell ins Gegenteil.

Prognosen

Wenngleich auch heute noch nicht alles rosig ist, was uns die Computerindustrie zu bieten hat, in Zukunft wird mit Sicherheit alles noch besser. Und vor allem wird es auch billiger. Seit 40 Jahren hält dieser Trend an, und ein Ende ist nicht abzusehen, obwohl das seit Jahren gepredigt wird.

EDV wird immer bedienungsfreundlicher. Pen-Top-Systeme, das sind leichte, tragbare Bildschirme, die in optimaler Ausstattung per Funk mit dem Zentralrechner in der Anmeldung verbunden sind, werden in wenigen Jahren die Möglichkeiten der konventionellen Karteikarte mit denen der elektronischen Dokumentation verbinden.

Durch Skanner, die Daten von Papiervorlagen quasi abfotografieren, und direkte Anschlüsse diagnostischer Systeme (CTG, Sono etc.) werden Medienbrüche vermieden, so daß in Zukunft mit Hilfe der EDV weniger Datenübertragungsfehler entstehen und die Daten schneller transferiert werden.

Bereits heute vorhandene medizinische Datenbanken werden nicht nur weiter ausgebaut, sondern durch abgespeckte Versionen benutzernäher gestaltet und dadurch wesentlich bedienungsfreundlicher werden.

Projektplanung

Wer nun vor der Frage steht, EDV einzusetzen bzw. den EDV-Partner zu wechseln, der muß zunächst dafür sorgen, daß er mit der Entscheidung nicht reinfällt. Die Fallgruben sind zahlreich.

Unter anderem ist zu berücksichtigen, daß der „liebe Kollege", der sich mit seinem Rat aufdrängt, schließlich eine eigene Entscheidung zu rechtfertigen hat, eventuell finanziell beteiligt ist, auf jeden Fall durch einen neuen „Mitzahler" profitiert sowie oft ein anderes Verhältnis zu Technik und „Abrechnungsethik" hat.

Demonstrationen, Besichtigungen von Praxiscomputersystemen werden häufig überbewertet. Anstatt zu sehr auf das Programm zu achten, das man im Zweifel auf die schnelle ohnehin nicht beurteilen kann, sollte besser auf die Mitarbeiter des Unternehmens geachtet werden. Von der Zusammenarbeit mit denen hängt in den nächsten Jahren mehr ab als davon, ob zum Druck eines Rezeptes 3 oder 5 Tasten betätigt werden müssen.

Hardware ist relativ unwichtig, selbst an lückenhafte Software gewöhnt man sich irgendwann, aber nie an einen lügenden, betrügenden, inkompetenten EDV-Partner.

Bei den Verhandlungen mit den Computerverkäufern ist darauf zu achten, daß der „Arztaufschlag" möglichst gering gehalten wird. Vergleichspreise finden sich in einschlägigen in jedem Kiosk erhältlichen Zeitschriften wie „PC Professional, CHIP, etc.".

Vor allem aber sollte nach Eingang der Angebote ein Zielpreis für die Verhandlung festgelegt werden. Wer klar weiß, was er für die gewünschte Leistung bereit ist zu zahlen, der spart erfahrungsgemäß schnell einige tausend D-Mark.

Doch wieviel Sie auch sparen – die EDV wird meist teurer als erwartet! Eine EDV-Investition ist eine besondere, denn es ist vielmehr der Einstieg in einen Investitionsprozeß.

Wenn denn der richtige Partner und das richtige System gefunden ist, bleibt immer noch die Frage: wie anfangen. Aus umfangreichen Erfahrungen kann ich einen Rat ganz sicher geben: *lieber weniger als mehr.* Lassen Sie sich Zeit, setzten Sie sich nicht künstlich unter Druck. Gehen Sie keine Risiken bei der Umstellung/Einführung ein. Es lohnt sich nicht, viel Mühe und Streß zu riskieren, nur um ein Quartal früher die erste Diskettenabrechnung abliefern zu können.

Teil IV

Ausbildungsziele der operativen Gynäkologie in Europa

H. Ludwig

Gynäkologie und Europa

Unser Fach verdankt der operativen Gynäkologie viel. Mit den Operationslehrbüchern wurden verbindliche Qualitätsstandards für ein breites, über den Kreis der Schüler weit hinausgreifendes Fachpublikum gesetzt. Dementsprechend besaßen die Operationskataloge einen übermächtigen Stellenwert in der Weiterbildung des Assistenten zum Facharzt. Gelegentlich wird die Befürchtung laut, wir könnten uns zu sehr „europäisch" organisieren. Der Blick über die innereuropäischen Grenzen hinweg ist aber nicht schon deshalb nützlich, weil wir einer europa-euphorischen Harmonisierung zuliebe andere Reglemente übernehmen sollten, eventuell sogar dann, wenn damit ein Qualitätsverlust drohen würde. Der Blick in die Situation der europäischen Nachbarländer kann uns vielmehr lehren, wie man die ärztliche Tätigkeit unseres Faches angesichts des doch prinzipiell gleichen Anforderungsspektrums – die Frauen in verschiedenen Ländern Europas leiden an denselben Krankheiten oder bekommen ihre Kinder wie bei uns – auch mit anderen Organisationsformen lösen könnte. Aus schlechteren Beispielen können wir ebenso wie aus besseren lernen. Nicht das zukünftige europäische Facharztdiplom ist das Wichtigste, sondern die Kenntnis *konkurrenzierender organisatorischer Wege*, auf denen man den hier wie dort gleichen beruflichen Herausforderungen erfolgreich begegnen kann. Das Fach ist schließlich überall im Wandel begriffen, aber in einigen unserer Nachbarländer sieht man das möglicherweise deutlicher als bei uns, oder zieht daraus rascher die nötigen Konsequenzen.

Wegbereiter: Operative Gynäkologie

Es ist unbestritten, daß es vor allem *die operative Gynäkologie* war, die dort, wo sie meisterhaft, oder wie man gerne sagte „elegant", beherrscht wurde, zur Bildung gynäkologischer Schulen führte. In der bestimmenden Rolle, welche die Geburtshilfe – eher konservativ oder aktiv betrieben – für die Unterscheidung von Richtungen innerhalb des Faches im 19. Jahrhundert gespielt hatte, wurde sie in der ersten Hälfte des 20. Jahrhunderts und noch danach von der operativen Gynäkologie abgelöst. Hinfort bezeichnete die operative Gynäkologie, und wie sie an der jeweiligen Klinik gepflegt wurde, den Rang der Klinik. Das ist heute kaum noch so. Nicht nur ist mit der Ausreifung von endoskopischen Techniken ein erneuter Panoramawandel erkennbar geworden, die am meisten angesehenen klinischen Ausbildungsstätten sind heute diejenigen, in welchen möglichst das ganze Spektrum des Faches kompetent vertreten ist, unter mehreren Abteilungen die operative Gynäkologie nur noch eine unter anderen.

Damals galt für die operative Gynäkologie: Wer im Operationssaal beispielhaft vorführen konnte, wie er Standardsituationen oder auch überraschende Herausforderungen meisterte, der wurde zur unbestrittenen Autorität. Eine Klinik wurde vom Operationssaal aus geführt. Ärztliche Besucher sahen beim Operieren des Chefs zu, Assistenten wetteiferten untereinander, dem „Alten" zu assistieren. In der älteren Wiener Schule hießen die jüngeren Assistenten der Chirurgie oder Gynäkologie sogar „Operationszöglinge", ein Ausdruck, der an eine Kadettenanstalt mit allen hierarchischen Implikationen erinnert.

Verminderte Rolle der Operationskataloge

Operationskataloge wurden zum wichtigsten Kriterium der fachlichen Reife, und in der späteren selbständigen Tätigkeit kam man gerne zuweilen auf das in den eigenen Assistentenjahren erlebte Beispiel zurück. Die manuelle Technik besaß oft genug Priorität vor der Indikation oder der Nachbehandlung.

Eindrucksvoll bebilderte Lehrbücher erschienen in regelmäßig erneuerten Auflagen und dokumentierten die betreffende operative Schule, selbst über das Land hinaus. Man war der Schüler von X oder Y, der sogar eine Operationslehre verfaßt oder wenigstens daran mitgearbeitet hatte, und, indem man seinen operativen Lehrer gerne erwähnte, erhoffte man, selbst noch einen Abglanz des berühmten Lehrers zu reflektieren.

Günther Reiffenstuhl schrieb im Vorwort zu seinem Buch über die vaginalen Operationen:

> „Voraussetzung für eine erfolgreiche chirurgische Tätigkeit sind Begabung und Schulung: erstere muß angeboren sein, das Technische ist erlernbar, muß aber durch eine gewissenhafte Schulung erarbeitet werden. Unerläßliche Voraussetzung für die selbständige Ausführung von chirurgischen Eingriffen sind die Kenntnis der Anatomie und *häufiges Assistieren* an der Klinik bei einem Lehrer, der soweit als möglich „typisch" operiert."

Sir John Stallworthy, Oxford, erinnerte in seiner mit John Howkins besorgten klassischen britischen Operationslehre an den Londoner Nestor der operativen Gynäkologie, Victor Bonney, wie folgt:

> „So powerful was the imprint of his [Bonney's] surgical personality on his pupils that a shrewd observer watching them operate would tell at once from the use of hand and instrument whence came their technical apprenticeship."
> [„Die Prägung, den diese chirurgische Persönlichkeit an den Schülern hinterließ, war so eindrücklich, daß ein aufmerksamer Beobachter schon an Handbewegung und Umgang mit dem Instrumentarium ablesen konnte, bei wem der Betreffende operieren gelernt haben mußte."]

Die Operationskataloge, welche bis in die jüngste Zeit eine so große Rolle für die Weiterbildung zum Facharzt und bei Chefarztberufungen gespielt haben, sind inzwischen recht ausgedünnt. Im Hinblick auf die Weiterbildung kann man der operativen Gynäkologie sicher nicht mehr denselben Stellenwert einräumen wie früher. Es gibt m. E. drei Gründe dafür:

1. Selbst die großen Ausbildungskliniken Europas, von wenigen osteuropäischen Ausnahmen abgesehen, verfügen nicht mehr über genügend operative Fälle, die sich für das Training von Assistenten eignen.
2. Die Indikation, Differentialdiagnose, Nachbehandlung, vor allem aber die gewaltige Zunahme von *präventiven Aktivitäten* aller Art haben die Bedeutung der offenen operativen Technik für die Weiterbildung des Assistenten verringert.
3. Endoskopisches Operieren und selbst Mikrochirurgie lernt man eher für sich als im operierenden Team am Tisch, nämlich am Trainer oder im Labor. Assistenz und unmittelbare Beobachtung des Lehrers spielen also nicht mehr die gleiche Rolle wie in der klassischen Chirurgie.

Wenn man diesen besonderen Aspekt an Namen illustrieren wollte, so könnte man mit dem Slogan *der weite Weg von Ernst Wertheim zu Kurt Semm* (Abb. 1) nicht nur eine Entwicklung skizzieren, die das ehrwürdige chirurgische Erbe unseres Faches genommen hat, sondern würde auch an überaus populäre Neuerungen erinnern, obschon sie für die Weiterbildung künftiger Frauenärzte sicher noch nicht die ganz große Rolle spielen. Man vermag sich vorzustellen, wie abhängig die operative Gynäkologie wieder von der Chirurgie würde, wollte man zugunsten endoskopischer Operationstechniken auf eine Ausbildung in der pelvinen und offenen Bauchchirurgie ganz verzichten.

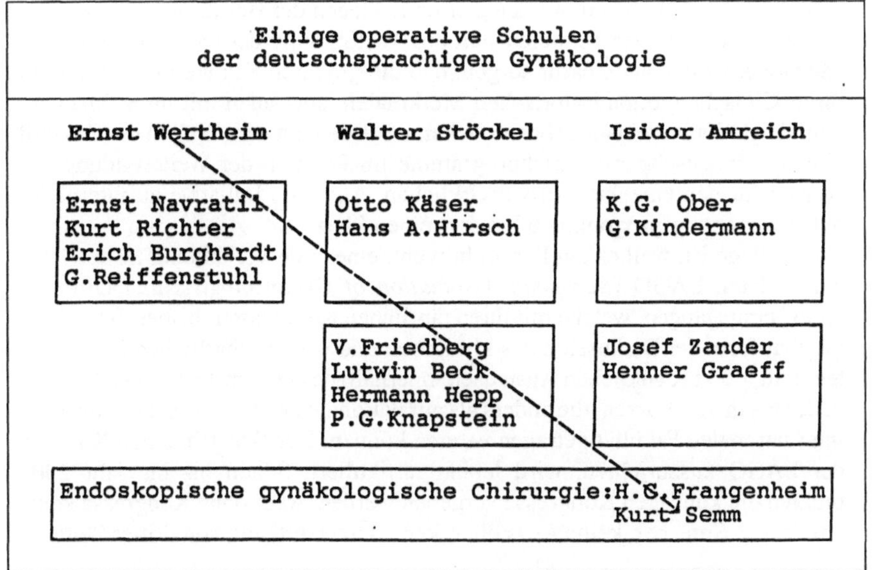

Abb. 1. Operative Schulen der deutschsprachigen Gynäkologie

Kollegiale Gremien auf europäischer Ebene

Auf *europäischer Ebene* haben sich inzwischen einige kollegiale Gremien etabliert, deren Aufgabe es ist, den Austausch zwischen den nationalen Fachgesellschaften zu fördern, internationale Kontakte zu schaffen und auch in Fragen der Weiterbildung nach Übereinkünften zu suchen, letzteres mit dem eindeutigen Ziel, die Durchlässigkeit der europäischen Grenzen für Ärzte zu verbessern. Diese Bestrebungen werden limitiert bleiben. Da der Erfolg in niedergelassener praktischer ärztlicher Tätigkeit noch mehr von kulturellen, sprachlichen und allgemeinherkunftsbezogenen Faktoren abhängt als von Zulassung und Anerkennung von Diplomen, muß wohl kein Arzt in Europa fürchten, wegen Überfremdung seines Berufs in Schwierigkeiten zu geraten: Die Konkurrenz kommt aus dem eigenen Umfeld. Es kann dennoch die Qualität ärztlicher Berufsausübung nur heben, wenn die Austauschmöglichkeiten mit dem Ausland über sprachliche Barrieren hinweg selbstverständlicher werden.

Europäisch-internationale Vereinigungen auf dem Gebiet der Gynäkologie und Geburtshilfe sind heute:

a) *European Board of Gynaecology and Obstetrics*, als unser Verband innerhalb der UEMS (Union Européenne des Médecins Spécialistes) mit einem Extended-Board für die nicht der Europäischen Union angehörenden Länder inklusive sogar Israel, eine im wesentlichen von den Berufsverbänden ins Leben gerufene europäische Organisation; sie hat vielleicht schon einen Hauch Brüsseler Eurobürokratie angenommen.

b) das 1991 gegründete *European College of Obstetrics and Gynaecology* hat zwar noch nicht die höheren Weihen Brüssels, wird jedoch anders als der Board von Hochschullehrern dominiert. Es haben sich im College Vertreter europäischer medizinischer Fakultäten mit delegierten Kollegen der Berufsverbände zusammengefunden, und sie bemühen sich um Abstimmung der Qualifikationen für Fachärzte; wollen auch dafür sorgen, daß die größeren Kliniken in Europa mit ihren klinischen, organisatorischen Merkmalen, aber auch mit ihrer forschenden Tätigkeit untereinander besser bekannt werden mit dem Ziel, in der Zukunft einmal europäische Austauschprogramme im Rahmen der Weiterbildung mit Nutzen für den einzelnen zu verwirklichen. Auch die Initiative zu internationalen Forschungsprogrammen hat dort einen Platz.

c) Das College ist, weil es ein Forum braucht, eine enge Verbindung zu der 1985 gegründeten EAGO [*European Association of Gynaecologists and Obstetricians*] eingegangen, welche mit ihren jährlichen Kongressen (bisher 9) (Abb. 2) die Plattform der Diskussion des klinischen und wissenschaftlichen Fortschrittes stellt, den gedanklichen Austausch innerhalb des Gesamtfaches belebt, etwa in der Form von Kursen, die anders als auf nationalen Kongressen dort von einer internationalen Fakultät getragen werden können. Der Wunsch, einen Kongreß der EAGO auszurichten, wird lebhaft artikuliert: Schon bis ins Jahr 2003 mußten die künftigen Kongresse vergeben werden: Aber ohne Kongresse keine attraktiven Sprecher, keine Aussteller, keine Unterstützung von dritter Seite.

Man beklagt, daß diese Gruppierungen sich gegenseitig im Wege stünden. Man sollte aber auch sehen, daß schon jetzt – nicht zuletzt aus Kostengründen – starke

EAGO			
1986	London	1995	Monaco
1987	Paris	1996	Budapest
1988	Nijmegen	1997	Dublin
1989	Krakau	1998	Jerusalem
1990	Athen	1999	Malmö
1991	Moskau	2000	Basel
1992	Helsinki	2001	Amsterdam
1993	Ljubljana	2002	Granada
1994	Bari	2003	Prag

Abb. 2. Bisherige und künftige europäische Kongresse für Gynäkologie und Geburtshilfe (Gesamtfach)

Tendenzen bestehen, sich zumindest auf den *europäischen Kongressen des Gesamtfaches* zu treffen mit dem Ziel, irgendwann einmal die drei Organisationen zusammenzufassen. Weshalb der Zusammenschluß über Ansätze hinaus noch nicht verwirklicht werden konnte, hat viele, besonders aber Personen-bezogene Gründe. Da die Subspezialitäten wie die Perinatologen, Onkologen, Endokrinologen oder Ultraschallexperten sich europäisch und interdisziplinär zu organisieren begannen, ergab sich schon zu Beginn der achtziger Jahre geradezu die Notwendigkeit, für die Gynäkologie und Geburtshilfe als ein noch einheitliches Fach adäquate europäische Organisationsformen zu finden, wollte man verhindern, daß das Fach auseinanderdriftet.

Leicht unterschiedliche Inhalte operativer Weiterbildungskataloge

Interessant ist der Vergleich der Vorschläge von Board und College über die europaweit zu vereinbarenden *Mindestanforderungen an einen Katalog* (Abb. 3). Zunächst, nicht alle Ländern fordern einen Katalog. Großbritannien kennt z.B. keinen Katalog, verlangt aber ein *Logbuch* über durchgeführte Eingriffe und dehnt die Ausbildung bis zum verantwortlichen Consultant (Facharzt) auf 10 Jahre aus. Die meisten europäischen Länder haben Kataloge angepaßt. Übereinstimmend wird Nachweis über mindestens 20 (College 25) *Kaiserschnitte* verlangt. Der Board differenziert genauer zwischen der abdominalen und vaginalen *Hysterektomie,* das College verlangt 40 abdominale Hysterektomien und daneben 30 vaginale Operationen. Beide haben die *Laparaskopie* aufgenommen, von denen insgesamt 50, bzw. 20 diagnostische und 10 therapeutische vorgeschrieben werden. Für *Radikal-Eingriffe* bei bösartigen Tumoren wird nur noch die genügend häufige *Assistenz* verlangt. Eingriffe an der *weiblichen Brust* werden in den deutschen, schweizerischen, österreichischen Katalogen ausdrücklich erwähnt, in den übrigen Ländern nicht. In Großbritannien und in Skandinavien ist diese Zurückhaltung

EINGRIFFE	MINDESTANFORDERUNG	
	EUROPEAN BOARD	EUROPEAN COLLEGE
GYNÄKOLOGIE		
Abdominale Hysterektomie	15	40
Vaginale Hysterektomie	5 - 10	30
oder sonstige vaginale Eingriffe	10 - 10	
Laparotomie	20	
Laparoskopie **- zur Diagnose**	20	50
- zur Therapie	10	
Harninkontinenz Operationen	5	
Onkologische Bauch-Chirurgie	(Assistenz)	
Onkologische Mamma-Chirurgie	(Assistenz)	
Benigne Brusttumore	10	
GEBURTSHILFE		
Antenataler Ultraschall		50
Normale Entbindungen	100	100
Entbindungen aus Steisslage	7	10
Instrumentelle Extraktionen	50	30
Post-partum Eingriffe (inkl. manuelle lazentalösung,Versorgung von Cervixrissen)	10	30
Sectio	20	25
WEITERE GYNÄKOLOGISCHE VERFAHREN		
Kolposkopie		100
Ultraschall		50
Aerztlich assistierteReproduktionen (inkl. insemination,Zyklusüberwachung)		50

Abb. 3. Vergleiche der vorgeschlagenen Kataloge zur Weiterbildung

eher auf die Rücksichtnahme gegenüber den Chirurgen als auf Überzeugung unter den Gynäkologen zurückzuführen. Daß die operative Behandlung von Brusterkrankungen, vor allem auch wegen der Vor- und Nachsorge, beim Gynäkologen gut aufgehoben ist, diese Erkenntnis breitet sich gerade im Rahmen der Weltorganisation FIGO mehr und mehr aus. Die Programme der Weltkongresse sind ein Beleg dafür.

Wichtig scheint, daß die leicht überprüfbaren numerischen Nachweise, wie sie früher ausschließlich als Operationskataloge verlangt wurden, auf weitere gynäkologische Verfahren ausgedehnt wurden: Das College empfiehlt, *Kolposkopien* (100), geburtshilfliche und gynäkologische *Ultraschalluntersuchungen* (je 50) und sogar Zyklusüberwachungen und einfache technische Verfahren, z.B. *Hysteroskopie* (insgesamt 50) in einen allgemeinen Weiterbildungs-Katalog aufzunehmen.

Dringliche Anpassung der Weiterbildungsordnungen an die Bedürfnisse des praktizierenden Gynäkologen

Die Vorschriften für den *Ablauf der Weiterbildung* sind innerhalb Europas noch sehr unterschiedlich, auch z.B. hinsichtlich einer Facharztprüfung (Abb. 4). Bei Betrachtung der unterschiedlichen Facharztdichte z.B. in Großbritannien und in Deutschland muß man berücksichtigen, daß in England ein überwiegender Teil der ambulanten gynäkologischen Versorgung von praktischen Ärzten geleistet werden muß und daß der National Health Service zur Tendenz einer Zweiklassenmedizin geführt hat. Auch in der Schweiz ist, zumindest in den Städten, die Gynäkologendichte ähnlich hoch wie in Deutschland, das Belegarztsystem eher noch ausgeprägter, was eindeutig dazu geführt hat, daß die Schwerpunktkliniken nicht mehr genügend einfache operative Fälle haben, an denen sie ausbilden können.

Allenthalben in Europa ist eine Tendenz zur *ambulanten (Abb. 5) gynäkologischen Chirurgie* wahrnehmbar. Diese Entwicklung ist eine Konsequenz aus technologischer Innovation, vermehrter Niederlassung und Gebührenordnung. Da unser Fach die präventiven Aspekte wie Krebsvorsorge, Schwangerenvorsorge und pränatale Beratung, vorbeugende Behandlung postmenopausaler und älterer Frauen, Adoleszenten-Gynäkologie u.a. in noch vermehrtem Umfang als früher zum Programm macht, kann ein niedergelassener Frauenarzt oder eine Frauenärztin vollbeschäftigt sein, ohne über Belegbetten zu verfügen. Ausgebildet im gesamten Fach, wird er oder sie überlegen, welche Eingriffe ambulant in der eigenen Praxis durchgeführt werden können bzw. welchen Kollegen man Patienten für ambulante Eingriffe anvertrauen kann. Diese kehren evtl. schneller als aus der Klinik in die eigene Betreuung zurück. Langfristig werden sich daraus die Konsequenzen ergeben, welche ein revidierter Weiterbildungs-Katalog schon vorwegnimmt: Weniger größere operative Eingriffe, dafür mehr diagnostische Technik in der Praxis, möglicherweise auch immer mehr kleinere Eingriffe selbst durchzuführen. Es werden Fähigkeiten verlangt, für die eine Ausbildungsklinik nicht mehr hinreichend ausgerüstet zu sein scheint, schon gar nicht eine solche, die über keine Ambulanz verfügt. Weshalb also nicht die Weiterbildung zum Facharzt auf die breitest mögliche Basis stellen und *niedergelassene Kollegen,* sofern diese dazu bereit sind, in das Weiterbildungsprogramm von Assistenten für etwa ein Jahr einbeziehen. Koordiniert von einer Klinik, welche die Federführung behalten soll-

	GB	D	E	PL	N	CH
Anzahl Gynäkologen	800	12'000	4'000	k.A.	90	600
Anzahl Gynäkologen / 100'000 Frauen	4	30	20	24	6	30
Zulassung zur Ausbildung - zentral - auf persönl. Initiative	 x	 x x	 	 x	 x	 x
Dauer der Ausbildung (Jahre)	10	5	4	316	5,5	5
Ausbildungskatalog - OP-Katalog - Geburtshilf. Katalog - Theoret. Ausbildung **Flexibilität** - bzgl. Ausbildungsart - bzgl. Unterbrechungen	 - - - + +	 + + - + -	 + + + - -	 - - - k.A. k.A.	 + + + - +	 + + + - +
Forschungsaktivitäten während der Ausbildung - essent. Bestandteil - fakultativ	 + -	 - +	 - (+)	 - (+)	 - (+)	 - (+)
Persönl. Betreuung	+	(+)	(+)	-	+	+
Examina - schriftlich - mündlich	 + -	 - +	 k.A. k.A.	 + -	 - -	 + +

EUROPEAN COLLEGE OF OBSTETRICS AND GYNAECOLOGY, LONDON, 1993

Abb. 4. Zusammenfassende Übersicht über die Ausbildungsvorschriften im Fachgebiet „Geburtshilfe und Gynäkologie" in Großbritannien (GB), Deutschland (D), Spanien (E), Polen (PL), Norwegen (N) und Schweiz (CH)

OPERATIVE EINGRIFFE

Hysteroskopie diagnost.	968	19,51 %
Hysteroskopie operativ	147	2,96 %
Diagnost. Abrasio	1'695	34,17 %
Abortkürettage	394	7,94 %
Abruptio	749	15,10 %
Konisation	272	5,48 %
Cerclage	31	0,62 %
Amniozentese	43	0,87 %
Marsupialisation	47	0,95 %
Kondylomabtragung	108	2,18 %
Sonstiger vaginaler Eingriff	604	12,17 %
Diagnost. Laparoskopie	289	5,83 %
Operative Laparoskopie	570	11,49 %
Sterilisation	1'131	22,80 %
Mamma-PE	85	1,71 %
Quadrantenresektion	15	0,30 %
Sonstiger Mamma-Eingriff	26	0,52 %

Aus: Qualitätssicherung in der ambulanten operativen Gynäkologie
J. Brökelmann, H. Dohnke, C. Blumenroth; Frauenarzt, 34: 873-876, 1993

Abb. 5. Operative Gynäkologie – Ambulantes Operieren. 4961 Patienten (31 Praxen)

te, könnte sich so ein erfolgreiches System der Weiterbildung für die Belange der Praxis entwickeln lassen.

Veränderungen an unserem bisherigen Weiterbildungssystem sind durch die Entwicklung, der unser Fach auch unter Berücksichtigung der Erfahrungen in anderen europäischen Ländern unterworfen ist, programmiert. Überspitzt könnte man die sich ergebenden Interdependenzen wie folgt aufzeichnen:

mehr *präventive Aufgaben*

- mehr ambulante Eingriffe,
- weniger stationäre operative Gynäkologie,
- Schwerpunktbildung für Onkologie,
- mit notwendiger Vermehrung im Stellenplan der Schwerpunkt-Kliniken, nämlich mehr klinische Lebenszeitpositionen,
- demzufolge weniger klinische Durchgangsstellen, also weniger Ausbildungsplätze,
- Verdünnung der operativen Ausbildung,
- mehr Niederlassungen für die, welche keine Dauerstelle in der Klinik bekommen können,
- attraktiver für Ärztinnen, die Teilzeitbeschäftigungen suchen,
- diese Frauenärztinnen widmen sich vorzugsweise den *präventiven Aufgaben* des Faches.

Strukturfragen: Wo bleibt die allgemeine Gynäkologie?

In den beiden letzten Jahrzehnten wurde dann, wenn man über die Zukunft der Gynäkologie und der Geburtshilfe öffentlich gesprochen hat, die Aufteilung des Faches für bevorstehend, notwendig oder sogar für überfällig gehalten. Nicht nur in Geburtsmedizin und Gynäkologie, sondern sogar in drei Subspezialitäten

- *materno-fetale Medizin,*
- *operative Gynäkologie und Onkologie,*
- *Reproduktionsmedizin und Endokrinologie*

sollte das Fach aufgeteilt werden. Das allein sei zeitgemäß und schließlich unvermeidbar. Niemand könne alle drei Schwerpunkte mehr übersehen, geschweige denn in ihnen allen ärztlich tätig sein. Was für die Grundlagen-orientierte Forschung und auch für die innovative klinische Forschung zutrifft und für die angewandte Spitzenmedizin effektiv sein mag, erfüllt sicher nicht die Bedürfnisse der Breitenversorgung der weiblichen Bevölkerung auf dem Gebiet der Gynäkologie und Geburtshilfe.

Die Advokaten der Aufteilung haben geflissentlich übersehen, daß nur etwa 5 % aller Geburten wirklich Risikogeburten sind, die der Intensivgeburtshilfe bedürfen; daß weniger als 10 % aller gynäkologischen Operationen auf radikale Krebsoperationen (für die Mamma sind es etwa 25 %) entfallen und nur etwa ein Viertel aller Sterilitätsfälle der ärztlich-assistierten Befruchtung bedürfen. Wer also versorgt die große Mehrheit der Patientinnen, und wer nimmt die präventiven Aufgaben wahr, und das so kostengünstig wie möglich? Nicht der Superspezialist, sondern der schlichte Frauenarzt bzw. die Frauenärztin sind es; sie finden sich im Arrangement der Subspezialitäten unter *„Allgemeine Gynäkologie und Geburtshilfe"* wieder. Die ambulante Klientel der meisten Gynäkologen möchte nicht an Stelle des vertrauten Frauenarztes je nach Alter oder Anlaß zwei oder drei gynäkologische Spezialisten konsultieren. Und manche alltägliche Indikation ließe sich in das viel zitierte Schema der drei Subspezialitäten gar nicht einordnen, wie z.B. Infektionen, Frühschwangerschaft, Alterserkrankungen (Abb. 6a, b).

Es scheint plausibel, vorherzusehen, daß zwar in allen Schwerpunktkliniken, insbesondere den Universitätskliniken, auch in Zukunft zwei, drei oder sogar mehr Abteilungen eingerichtet sein werden, jede mit einem Leiter in Lebensstellung besetzt, allerdings geschieht das auf Kosten der Verminderung des Stellenplanes

a

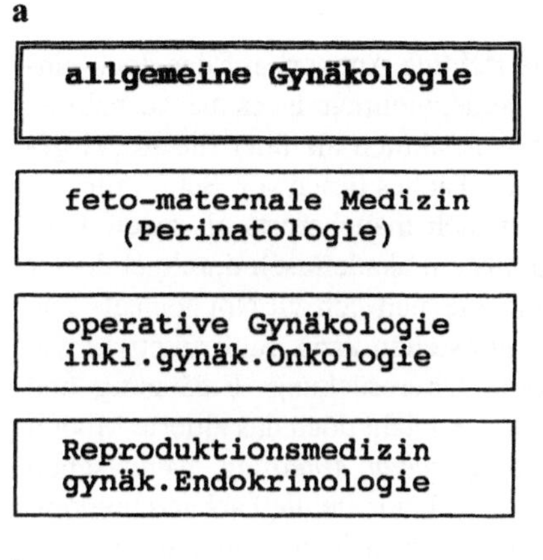

b

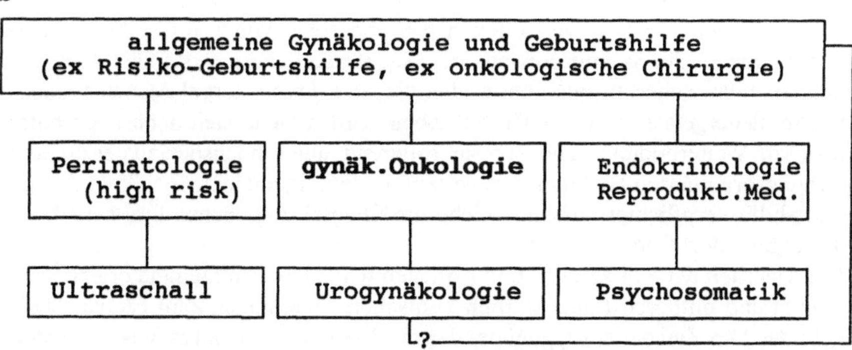

Abb. 6. a Übersichtliches Strukturmodell für Frauenkliniken mittlerer Größe. Den drei bekannten Subdisziplinen, welche als Abteilungen eingerichtet sind, wird die „Allgemeine Gynäkologie" zugesellt, welche für die Abdeckung des Faches zwischen den drei Abteilungen sorgt, alle koordinativen Aufgaben und die Bereiche der Weiterbildung wahrnimmt, welche der direkten Vorbereitung auf die Tätigkeit als niedergelassener Facharzt dienen. **b** Strukturmodell für Schwerpunktkliniken mit wissenschaftlicher Tätigkeit, wie es an europäischen Universitätskliniken verschiedentlich verwirklicht ist. Die „Allgemeine Gynäkologie" beinhaltet auch eine „Geburtshilfe" (ex Risiko-Schwangerschaften und -Geburten), und eine operative Gynäkologie ex onkologischer Chirurgie. Die Urogynäkologie kann allenfalls als eigene Abteilung der Allgemeinen Gynäkologie beigeordnet werden

für die Durchgangsstellen, die zur Weiterbildung geschaffen sind. Diese Kliniken werden sich weiter einer hochspezialisierten Medizin widmen, die forschungsorientiert und innovativ sein sollte, und die dazu auch apparativ hochgerüstet sein muß. Der kostspieligen Technik, dem technischen Personal zugeordnet muß es selbstverständlich einige Spezialisten in sicheren akademischen Positionen, auf die sie regelrecht berufen werden, geben. Unter diesen Abteilungen wird die *operative Gynäkologie mit der gynäkologischen Onkologie* verbunden sein, sofern sich für die nicht-onkologischen operativen Bereiche, z. B. für die *Uro-Gynäkologie,* keine weitere Abgrenzung empfiehlt. Das ist eine Frage der Auslastung und also der Akzeptanz und regionalen Konkurrenz.

Die Struktur der Schwerpunktklinik taugt nicht für die Praxis

Aber dieses *Strukturmodell* ist wohl nicht die richtige Antwort auf das doch einfachere Panorama unseres Faches im ganzen Lande, vielmehr ist es die Ausnahme, nicht die Regel: Man hat viel eher über die Ausnahmen als über die Regel gesprochen, wenn man die zukünftige Struktur des Faches beschwor. Schon für den akademischen Unterricht für Studenten hat es sich mancherorts als zweifelhaft erwiesen, ob der Spezialist mehr leisten kann als ein akademisch durchgebildeter allgemeiner Gynäkologe. Für die Weiterbildung, die man sich zur Not noch als eine Rotation durch alle Bereiche der Spezialisten vorstellen kann, muß so etwas wie die allgemeine Gynäkologie als Koordination, Überbrückung, Ergänzung und Praxisvorbereitung vorhanden sein. Also bedarf vielleicht doch das zitierte Modell der Universitätsklinik einer *allgemein-gynäkologischen Abteilung,* wenn schon nicht über, so doch neben den Spezialabteilungen. Bevor sie die Facharztanerkennung erhalten, würden die Kandidaten diese Abteilung als letzte durchlaufen, – als eine unmittelbare Vorbereitung auf die Praxis.

Man kann sich ferner gut vorstellen, daß es abgesehen von wenigen hochspezialisierten Praxen, die da und dort aus der Nachfrage heraus entstanden sind und gedeihen, auch weiterhin quantitativ überwiegend *den* niedergelassenen Frauenarzt, *die* niedergelassene Frauenärztin geben wird, welche sich auch nach einer zeitweisen Weiterbildung, und sei sie rotierend unter hochspezialisierten und forschungsorientierten Bedingungen verlaufen, der allgemeinen Gynäkologie und Geburtshilfe verpflichtet wissen, welche ihr Klientel und ebenso ihre berufliche Befriedigung dort finden werden.

Die Mehrheit der Kolleginnen und Kollegen wird aber an allgemein orientierten kleineren und mittleren frauenärztlich-klinischen Abteilungen zum Facharzt herangebildet. Das Ziel dabei ist, genügend spezialisiert zu sein, um zu wissen, wohin onkologische Fälle, Risikogeburten oder bestimmte Sterilitätsfälle geschickt werden müssen, aber auch allgemein so gut genug ausgebildet, um für das ganze Spektrum von der Krebsvorsorge zur Psychosomatik, von der Beratung Jugendlicher bis zur Altersmedizin, von der kleinen operativen Technik in der Praxis *bis zu Sectio und Hysterektomie* etwa in der eigenen Belegabteilung gerüstet zu sein.

Frauenärztinnen und Teilzeitbeschäftigung

Ärztinnen werden vermehrt in einer so beschaffenen Gynäkologie eine berufliche Heimat finden, denn Teilzeitarbeit bzw. Assoziationen werden möglich sein, wenn erst die Weiterbildungsphase überstanden ist. Es bringt vermutlich nichts für den niedergelassenen Facharzt, diese Phase über maximal 5 Jahre auszudehnen. Überlegenswert wäre, sie *eher auf 4 Jahre* zu verkürzen, was nach Verzicht auf einen umfangreichen Operationskatalog möglich geworden sein sollte. Er oder sie sollten schließlich auf eigenen Füßen stehen können, solange sie noch jung, anpassungsfähig und aufnahmefähig sind, bereit für den Wandel, dem unser Fach auch weiterhin ausgesetzt sein dürfte.

Zusammenfassung

In großen Zügen wurde die Entwicklung des Faches zum Beispiel der operativen Gynäkologie vorgestellt und, wo immer möglich, Bezüge zur Situation in Europa hergestellt. Die Engländer konzentrieren die Gynäkologie und Geburtshilfe nahezu auf die Fälle, die in die Klinik gehören, überlassen das ambulant Präventive weitgehend den praktischen Ärzten, zumindest denen, die vom National Health Service angestellt sind. In den Skandinavischen Ländern ist eine ähnliche Tendenz erkennbar. In Osteuropa ist aus ganz anderen Gründen die Gynäkologie noch vorwiegend eine klinische Disziplin. Man kann in Deutschland, in der Schweiz, in Österreich, und selbst in Italien diesen Weg nicht gehen. Die Relation von niedergelassenem Frauenarzt zu weiblicher Bevölkerung ist eine andere, ungünstigere, weil das Angebot groß ist. An der hohen Zahl niedergelassener Frauenärzte läßt sich für die absehbare Zeit keine Korrektur anbringen. Eine langsame Entwicklung wird jedoch dazu führen, daß das Fach weniger stark begehrt sein wird. Gegenwärtig spielt sich eine Verlagerung aus der Klinik in die ambulante Versorgung ab. Und auch für die stationären Behandlungen sind die Liegezeiten stark verkürzt worden. Die präventiven Aufgaben des Faches haben schon seit langem zugenommen. Diese Entwicklung kann durchaus zur Erhaltung des Qualitätsstandards und womöglich zu dessen Verbesserung beitragen. Aber wir müssen die Konsequenzen für Organisation und Inhalt der Weiterbildung ziehen: Für den Facharztkandidaten weniger operative Gynäkologie, vor allem große, onkologische und plastische Chirurgie nur observando; klare Grenzen, welcher Fall dem spezialisierten Operateur in der Klinik zugeführt werden soll, dafür aber mehr qualifizierte Grundversorgung in der Praxis bis hin zu den dafür erforderlichen kleineren Eingriffen; eine selbstverständlicher ablaufende Zusammenarbeit zwischen Klinik und Praxis. In der Praxis soll nicht die mindere Gynäkologie ausgeübt werden, sondern sie ist für ein anderes Spektrum derselben Gynäkologie da und für die große Mehrheit der Patienten, die auch an der Grenze zur Krankheit und präventiv versorgt werden sollen. Daraufhin, wie gut sie die Kollegen auf solche Aufgaben vorbereiten helfen, sollten die zeitlichen und inhaltlichen Weiterbildungsvorschriften überprüft werden.

Situation der deutschen Gynäkologie in Europa

A. Malter

Ich will Ihnen die Überschrift auf der Zunge zergehen lassen! Goutieren lassen! Ob ich Ihnen damit Appetit auf Europa machen kann oder Ihnen mit dem Thema nun gänzlich auf den Magen schlage, wird sich erst noch herausstellen müssen. Vorwegschicken darf ich aber – gewissermaßen, um der Erwartung euphorischer Lobeshymnen auf Europa, wie wir sie von unserem Bundeskanzler kennen (nichts für ungut, Herr Bundeskanzler), vorzubeugen, – daß ich über ausreichenden Realitätssinn verfüge, um nicht blauäugig dem goldglänzenden (wegen der glänzenden Sterne im Banner) Phänomen „Europa" hinterherzujagen.

Diesermaßen desillusioniert las ich in der Saarbrücker Zeitung vom 12.8.1994 vom Chef der saarländischen Landespressekonferenz, der seit Jahren versucht, eine grenzübergreifende Journalisten-Organisation auf den Weg zu bringen:

„In Europa von Europa zu schwärmen – das ist die eine Sache, angenehm für die Tischreden von Honoratioren. Sich in Europa europäisch zu verhalten – das ist das Problem, zumindest dann, wenn man nicht gerade wirtschaftliche Interessen verfolgt und deshalb von europäischen Institutionen tatkräftig unterstützt wird. "

Und, was stellen wir uns eigentlich vor unter *„deutscher Gynäkologie"*? Unter *der* deutschen Gynäkologie, die wir auf dem Weg zu einem geeinten, harmonisierten Europa miteinbringen können und wollen?

Ich mußte nicht erst Präsident des Berufsverbandes der Frauenärzte werden, um zu erahnen, welch vielseitige Interessen, von den Besitzstandsängsten ganz zu schweigen, sich allein unter dem Dach der deutschen Gynäkologie verbergen. Soweit es eben unter diesen Vorzeichen möglich sein wird, möchte ich meine Überlegungen beschränken auf fünf Schwerpunkte:

1. „Die Idee Europa"
2. Stellenwert der deutschen Gynäkologie in Europa
3. Harmonisierung der Facharztanerkennung in Europa
4. Vergleichbarkeit der Weiterbildungskataloge auf europäischer Ebene
5. Realität der fachärztlichen Vertretung auf europäischer Ebene

Wenn Sie zu Europa befragt werden, so fällt Ihnen unweigerlich das Stichwort *„Vertrag von Maastricht"* ein. Der offizielle Titel lautet übrigens *„ Vertrag über die Europäische Union "* und wurde unterzeichnet am 7. Februar 1992, eben in Maastricht. In Kraft getreten ist der Vertrag freilich erst zum 1. November 1993, nachdem alle Mitgliedstaaten ihn unterschrieben hatten.

Wie keine andere Vertragsänderung zuvor verändert er die Grundlagen des Gemeinschaftsrechtes, was nicht nur äußerlich daran sichtbar wird, daß die Mit-

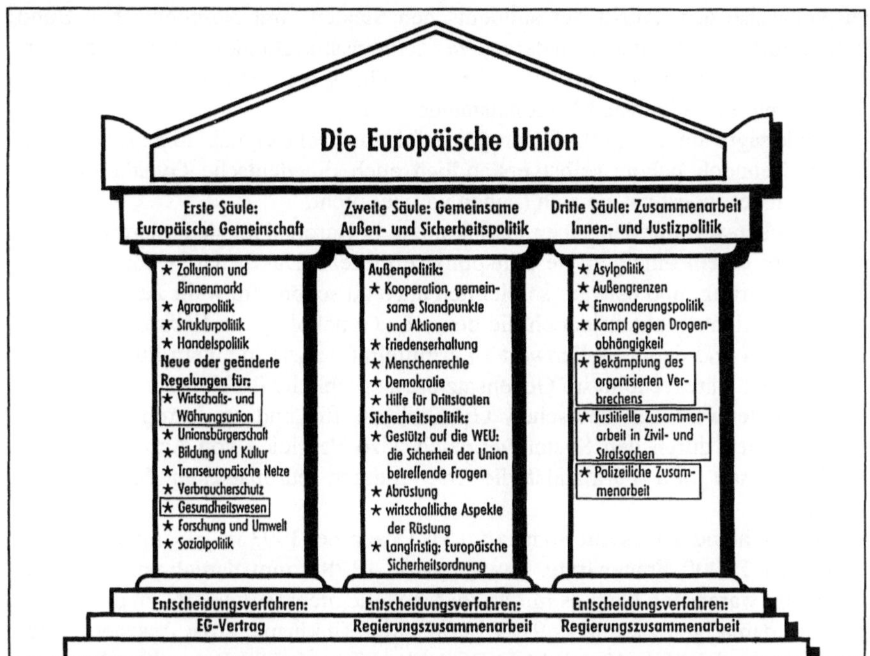

Abb. 1. Struktur Europäische Union

gliedstaaten mit diesem Vertrag die *EUROPÄISCHE UNION* (bisher EUROPÄ-
ISCHE GEMEINSCHAFT) gründen.

Zugleich werden die Zuständigkeiten der EUROPÄISCHEN UNION in vielerlei Hinsicht erweitert (Abb. 1).

Als Stichworte greife ich lediglich heraus: „Zusammenarbeit von Polizei und
Justiz" (vgl. Säule 3); „Verwirklichung der Wirtschafts- und Währungsunion" (vgl.
Säule 1) und nicht zu vergessen „Artikel 129" dieses Vertrages mit der Überschrift
„Gesundheitswesen" (vgl. Säule 1), in dem der Schwerpunkt auf die Sicherstellung
eines hohen Gesundheits*schutz*niveaus gelegt wird.

Die Entwicklung einer europäischen Gesundheitspolitik, wie sie in Artikel 129
des Maastricht-Vertrages vorgesehen ist, soll jedoch nicht dazu führen, daß unterschiedlich gewichtete und gewachsene Strukturen in den Mitgliedstaaten berührt
werden. Aus deutscher Sicht sollte man derartigen Bestrebungen jedenfalls sehr
argwöhnisch gegenüber stehen, da sich die Gesundheitssysteme in Europa, wie ich
später noch kurz aufzeigen werde, zu sehr unterscheiden, um sich der Einflußnahme der damit *nicht* vertrauten Eurokratie zu unterwerfen. So dreht sich die
europäische Gesundheitspolitik zunächst um Aktionsprogramme wie: „EUROPA
GEGEN DEN KREBS"; „EUROPA GEGEN AIDS"; Programme gegen den
Alkoholmißbrauch...

Im übrigen sind die Auswirkungen des „Vertrages von Maastricht" auf die
deutsche Gynäkologie in Europa denkbar gering. Um es einmal in ganz anderem
Zusammenhang auszudrücken: Die europäische Einigung vollzieht sich anders als

beispielsweise der Beitritt der süddeutschen Staaten zum Norddeutschen Bund 1871. Damals machte man sich daran, *eine* gemeinsame Bundesverfassung zu erarbeiten. Das bleibt uns in Europa erspart – vorläufig rechnet man in Europa noch mit den unterschiedlichsten Nationalstaaten.

Gerade sagte ich, der Einfluß Europas auf die deutsche Gynäkologie sei denkbar gering. Dennoch gehört selbstverständlich auch die deutsche Gynäkologie zu Europa, abgesondert hat sie sich (haben wir sie) nicht.

Der Stellenwert der deutschen Gynäkologie in Europa läßt sich allerdings auch nicht unter einem einzigen Gesichtspunkt ermitteln. Das bedarf wahrscheinlich keiner Erklärung, und es wäre schließlich auch zu schön, um wahr zu sein. Unter welchen Gesichtspunkten jedoch die deutsche Gynäkologie in Europa dargestellt werden kann und deren Stellenwert zu ermitteln (gar wie in einem Punktesystem zu bewerten) wäre, scheint im Gegensatz dazu erhebliche Probleme zu bereiten.

Der Stellenwert der deutschen Gynäkologie für und in Europa läßt sich am leichtesten durch den Systemvergleich, also Vergleich von Arztzahlen, Gesundheitswesen und Perinatalstudie mit anderen europäischen Staaten darstellen.

In Deutschland gab es mit Stand zum 31. Dezember 1993 im gesamten Bundesgebiet fast 15 000 Frauenärzte, wovon exakt 12 785 zum damaligen Zeitpunkt berufstätig waren. Ich kann es mir an dieser Stelle nicht verkneifen, zu erwähnen, daß zum damaligen Zeitpunkt 9727 berufstätige (inklusive 2026 Assistenzärzte) Mitglieder im BERUFSVERBAND DER FRAUENÄRZTE Deutschland gezählt werden konnten. In der Gesamtmitgliedschaft waren es sogar 10 816. Mit diesem beachtlichen Organisationsgrad von ca. $^2/_3$ der in Deutschland berufstätigen Frauenärzte, also Ärzten mit Facharztstatus, im Rücken, debattiere ich fast schon gerne über den Stellenwert der deutschen Gynäkologie in Europa. Der Organisationsgrad der DGGG oder in frauenärztlichen Berufsverbänden anderer europäischer Länder jedenfalls fällt geringer aus.

Nun zurück zu den 12 785 berufstätigen Frauenärzten. Davon wiederum haben sich 8948 niedergelassen, was gemessen an der Zahl der berufstätigen Frauenärzte etwa 70 % entspricht. 3519 Frauenärzte sind an der Klinik vertreten. Der Rest (318) ist „in sonstigen Bereichen" tätig.

Für Deutschland bedeutet dies eine Frauenarztdichte von etwa 30 Gynäkologen per 100 000 *Frauen* in Gesamtdeutschland. Rechnet man die Männer mit dazu, die jedoch z. B. wegen der zu beachtenden Fachgebietsgrenzen in den wenigsten Fällen von uns behandelt werden dürfen, aber seltsamerweise bei der Arztdichteberechnung so häufig auftauchen, so verringert sich unsere „Durchdringung" auf nur noch etwa 15 Gynäkologen pro 100 000 *Einwohner* in Deutschland gesamt.

Im Vergleich dazu sind es in Großbritannien gerade 2 Gynäkologen pro 100 000 Einwohner, während die Skala in Italien mit 23 Gynäkologen pro 100 000 Einwohner absolut entgegengesetzt herausragt.

Andererseits läßt sich aber auch nicht verleugnen, daß diese Frauenärzte unterschiedlich ins Gewicht fallen, und zwar nicht in bloßem Bezug auf das Zahlenverhältnis, sondern auch auf den Eingang in die Systeme des Gesundheitswesens in Europa, die sich durch größere Unterschiede als Gemeinsamkeiten auszeichnen.

Auf die Situation in England und Italien ist mein Vorredner, Herr Professor Ludwig, bereits eingegangen.

Im Vergleich zu diesen Gesundheitssystemen und dem als bekannt vorausgesetzten System in Deutschland nimmt das Gesundheitswesen in den Niederlanden eine Mittelstellung insofern ein, als hier verschiedene Elemente miteinander verknüpft und kombiniert werden. Die Leistungserbringung im niederländischen Gesundheitswesen erfolgt in vier Stufen:

Die *Gesundheitsvorsorge* wird von den örtlichen Behörden und privaten Organisationen wahrgenommen, worunter neben dem Impfschutz auch die Mütterberatung fällt.

Auf der *zweiten Stufe* erfolgt dann die hausärztliche wie fachärztliche Versorgung, die häusliche Krankenpflege, die Medikamentenversorgung und *Geburtshilfe*.

In einer *dritten Stufe* wird die klinische und poliklinische Behandlung inklusive der Inanspruchnahme aller Spezialisierungen gewährleistet.

Erst auf der *vierten Stufe* werden Spezialeinrichtungen wie Kliniken für Herzoperationen und Universitätskrankenhäuser aufgesucht.

Dennoch haben die Niederländer gemessen am Anteil der Ausgaben den kleinsten ambulanten Sektor zu verzeichnen. Die ambulante ärztliche Versorgung gliedert sich dabei zum einen in die allgemeinärztliche Versorgung, die vorwiegend den Allgemeinärzten obliegt, welche in Einzelpraxen tätig sind, und zum anderen in die fachärztliche Versorgung, die fast ausschließlich vom Krankenhaus organisiert wird.

Das *französische* Gesundheitswesen hingegen erlaubt einen direkten Vergleich mit dem deutschen Gesundheitssystem. Die ambulante Versorgung wird überwiegend von freiberuflich tätigen Ärzten wahrgenommen, wobei mehr als die Hälfte der niedergelassenen Ärzte Allgemeinärzte sind. Im Jahr 1989 waren von den insgesamt 143 438 berufstätigen Ärzten 97 676, das entspricht 68 %, freiberuflich außerhalb des Krankenhauses in Arztpraxen niedergelassen. Darunter befanden sich 54,3 % Allgemeinärzte.

Unter den Fachärzten bilden die Chirurgen, Gynäkologen und Radiologen die bedeutendsten Disziplinen. Internisten gibt es im Vergleich zu Deutschland nur wenige.

In Deutschland waren im Vergleichszeitraum 1989 unter den niedergelassenen Vertragsärzten 42 % Allgemeinärzte zu verzeichnen, unter den 58 % verbleibenden Fachärzten bildeten die Frauenärzte mit 15 % die drittstärkste Facharztgruppe.

Nun ein letzter Vergleich, zum Stellenwert der deutschen Gynäkologie in Europa:

Seit 1983 konnte die perinatale Mortalität in der Bundesrepublik Deutschland stets reduziert werden. 1990 konnte schließlich das Niveau von 6,0 Promille erreicht werden.

Auch im europaweiten Vergleich kann sich Deutschland mittlerweile durchaus sehen lassen. Seit 1987 behauptet die Bundesrepublik Deutschland (alte Bundesländer) die „Spitzenstellung" im Vergleich der perinatalen Mortalität. Mit 6,3 pro tausend Neugeborene liegt Deutschland 1990 dicht gefolgt von den Niederlanden auf Platz 1. Vor zehn Jahren noch lag Deutschland mit einer Mortalitätsrate von 12,1 pro tausend Neugeborene lediglich auf Platz 4.

Ich meine, diese Zahlen sprechen für sich. Den Stellenwert der deutschen Gynäkologie/Geburtshilfe innerhalb Europas sehen Sie hier sehr schön dokumentiert.

Tabelle 1. Kassenärztliche Bundesvereinigung, Mutterschaftsvorsorge 1990: Perinatale Mortalität (pro 1000) in den EG-Ländern

Länder	1980	1985	1987	1988	1989	1990	R
Belgien	14,1	10,8	10,0	9,7			
Dänemark	8,9	8,1	8,8	8,7	9,1	8,3	4
Deutschland	12,1 (4)	8,4 (2)	7,8 (1)	7,0 (1)	6,8 (1)	6,3	1
Griechenland	20,3	15,7	14,5	12,9	12,1	11,9	9
Großbritannien	13,4	9,9	8,9	8,7	8,3	8,1	3
Frankreich	12,9	10,7	9,9	9,2	8,9	8,9	5
Irland	14,8	12,3	10,4	11,3	10,3	10,3	7
Italien	17,8	13,5	12,6	12,1	11,0	11,0	8
Luxemburg	9,8	7,8	10,6	7,1	9,0	6,9	2
Niederlande	11,1	9,8	9,4	9,1	9,6	9,6	6
Portugal	26,1	21,6	18,2	16,6	16,4	14,3	10
Spanien	14,4	10,9	9,7	8,8	8,2		

Quelle: EUROSTA 3C 1992 Bevölkerungsstatistik.

Ach, beinahe hätte ich es vergessen: Auch die Mutterschaftsvorsorgeuntersuchungen, wie sie Eingang in den Mutterpaß gefunden haben, und die Maßnahmen zur Früherkennung von Krebserkrankungen finden, so ausgefeilt wie in Deutschland, europaweit keinen Vergleich.

Wenn Sie mich zu Europa befragen, so fällt mir neben dem Stichwort „Vertrag von Maastricht" auch noch das Stichwort *„Harmonisierung"* ein. Eines kann ich dazu auf Anhieb sagen: Harmonisierung hat weiß Gott nichts mit Harmonie zu tun. Im Gegenteil, die Erfahrung aus den europäischen Gremien, die im übrigen dem „Leipziger Allerlei" oder dem „Haribo Colorado-Mix" wegen ihrer bunten Mischung und dem Durcheinander in nichts nachstehen, lehrt, daß der Weg zur großen Harmonisierung von nichts anderem als der bitteren Erkenntnis von Disharmonie, Gegensätzen und Schwierigkeiten (und dabei sind die Sprach- und Verständnisschwierigkeiten noch das kleinere Übel) gepflastert ist.

Wie steht es also um die Harmonisierung innerhalb Europas in dem „Teilabschnitt Gynäkologie"?

Der Zugang zum oder vielmehr die Ausübung des akademischen Heilberufes „Arzt" wird in Deutschland von der Erlangung der Approbation abhängig gemacht. Dabei handelt es sich aber keineswegs um ein Spezifikum der deutschen Rechtsordnung. Auch in anderen Mitgliedstaaten der Europäischen Union setzt die Ausübung des medizinischen Heilberufes die staatliche Erlaubniserteilung voraus. Die Erteilung wiederum erfordert den erfolgreichen Ausbildungsabschluß. Auf die Darstellung der Einzelheiten kann ich in diesem Kreis getrost verzichten. In langwierigen Diskussionsprozessen hat die Europäische Gemeinschaft schließlich den geweihten Tempel der nationalen Souveränität verlassen.

Zunächst versucht man sich also mit dem Instrument der *Harmonisierung* (Sie merken es, im Grunde handelt es sich um einen alten Hut. Wenn er doch nur nicht immer wieder ins Gesicht rutschen würde und den Blick versperrte), d.h. es sollten gemeinsame Anforderungen an die zu fordernde Ausbildung formuliert werden. Für die Apotheker konnte dann auch tatsächlich nach der zu vernachlässigenden

Jahreszahl *16* (die Zahl spricht für sich) eine entsprechende Richtlinie in Kraft treten.

Nun gut, nach diesem offensichtlich gewordenen Fehlschlag entschied man sich, dem *Liberalisierungsgedanken* zu folgen. Man verzichtet ganz einfach auf den verheißungsvollen wie untauglichen Versuch der Harmonisierung unterschiedlicher nationaler Ausbildungsgänge. Statt dessen wird die reglementierte Zugangsberechtigung, die in einem anderen Mitgliedstaat erworben wurde, auch in dem Land anerkannt, in dem der Bewerber seinen Beruf ausüben will, ohne daß der Bewerber in dem Aufnahmestaat die dort übliche Eignungsprüfung ablegen müßte. dahinter steht nichts anderes als das Prinzip des Vertrauens, daß die entsprechende Ausbildung – in einem anderen als dem eigenen Land absolviert – nicht so schlecht gewesen sein kann.

Dieser Konzeption entspricht die Richtlinie (RL 89/48/EWG) des Rates vom 21.12.1988 *„über eine allgemein Anerkennung der Hochschuldiplome, die eine mindestens dreijährige Berufsausbildung abschließen"*, wobei hier der Begriff „Hochschuldiplome" *untechnisch* und nicht dem deutschen Recht folgend zu verstehen ist.

Etwaige Ausbildungsdefizite (zum Beispiel fehlende Prüfungsfächer im Diplom) können in dem Aufnahmestaat durch den Nachweis von Berufserfahrung oder Anpassungslehrgängen ausgeglichen werden.

Darüber hinaus hat der Rat die Mitgliedsstaaten in einem Beschluß ebenfalls vom 18.6.1992 aufgefordert, die erste Richtlinie über die Anerkennung von Diplomen auch auf Diplome auszuweiten, die nicht in einem der Mitgliedsstaaten erworben worden sind.

Jedenfalls haben diese Anerkennungsvorschriften schon lange Eingang in das deutsche Recht gefunden. So ist in § 20 und hier insbesondere in § 20 Absatz 1 unserer Musterweiterbildungsordnung geregelt, wie hinsichtlich der Facharztanerkennung zu verfahren sei, wenn die Weiterbildung außerhalb der Bundesrepublik Deutschland durchlaufen wurde.

Soweit also zunächst einmal zu den europäischen Erfahrungen mit dem *Harmonisierungsgedanken*. Gelegentlich gebe ich mich der Zweifelsfrage hin, warum ausgerechnet wir in unserem Fachgebiet noch immer krampfhaft versuchen, die Harmonisierungsidee umzusetzen, die auf höherer Ebene trotz professioneller Instrumentarien schon einmal so kläglich gescheitert ist und deshalb bereits Mitte der achtziger Jahre endgültig verworfen wurde. Das quält mich um so mehr, je bewußter ich mir folgendes Zahlenmaterial zu Gemüte führe:

Obgleich EG-Recht sich unmittelbar auf einzelstaatliches Recht auswirkt, haben die Anerkennungsrichtlinien und die bereits bestehende Freizügigkeit für Ärzte aus den EU-Mitgliedstaaten in der Praxis bisher kaum Auswirkungen gezeigt (Abb. 2). Die große Wanderungsbewegung innerhalb Europas blieb aus, der Anteil der Ärzte der EG bzw. jetzt EU betrug 1993 in der gesamten Bundesrepublik 2950, aus den nicht EG-Ländern 4408, also waren es 1993 insgesamt 7358 Ärzte aus dem europäischen Ausland, deren Verteilung an Krankenhaus und als Freiberufler Sie der nun aufliegenden Folie entnehmen können (Tabelle 2).

Aber damit nicht genug.

Obwohl in Anbetracht der rechtlichen Situation in Europa überhaupt keine Notwendigkeit besteht, einer Harmonisierung hinterherzujagen, wird sie sogar, wie

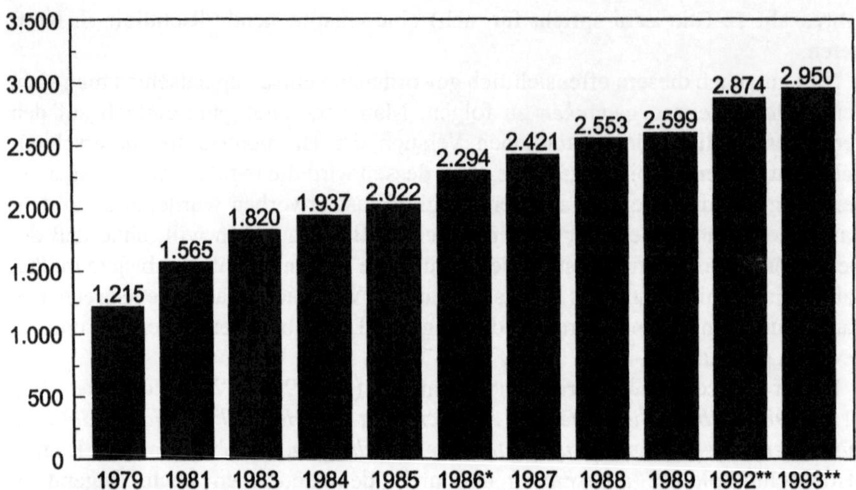

Abb. 2. EG-Ärzte in der Bundesrepublik

Sie bereits hören konnten, sogar in dem Sinne angestrebt, einen einheitlichen, europäischen Weiterbildungskatalog für unser Fachgebiet zu entwerfen. Und ich versichere Ihnen, die „echten Europäer" – die Berufseuropäer – lassen sich dieses Bestreben – um nicht zu sagen diese Flausen – einfach nicht aus dem Kopf schlagen.

Und sie lassen es sich schon gar nicht mit dem Argument, daß rein faktisch die Ausgangslage in Europa noch recht unterschiedlich sei, austreiben.

Wie Sie der Erläuterung von Herrn Professor Ludwig bereits entnehmen konnten, gibt es in einigen Ländern nämlich überhaupt keine Aus- bzw. Weiterbildungskataloge, geschweige denn, daß ich mir über deren Vergleichbarkeit und schließlich über deren Harmonisierung Gedanken machen könnte. Europa zeigt sich hier mit einem doch eher Grimassen schneidenden Gesicht.

Im Gegensatz zu Spanien und Norwegen ist danach ausgerechnet Deutschland ohne einen „Katalog" für die theoretische Weiterbildung, was aber nicht zwingend den Umkehrschluß zuläßt, daß es keinerlei theoretische Weiterbildung gebe. Ich erinnere hierzu an die Kurssysteme, die gemäß § 4 Abs. 10 unserer Musterweiterbildungsordnung in Gebieten vorgesehen werden können.

Ich reduziere die Ursachenforschung in diesem Fall auf ein Minimum. Sie ahnen warum!

Die gesamte Ausbildung zum Arzt ist in Deutschland im wesentlichen in drei Etappen angelegt. Bei uns sollen die Grundlagen für das theoretische Verständnis in dem regelmäßig sechs Jahre dauernden Studium, dem akademischen Part, zugleich die erste Etappe, geschaffen werden. Wie ich meine, ausreichend Raum für Theorie. Vor diesem Hintergrund sollte der theoretische Anteil während der Weiterbildungszeit auch ohne entsprechenden Katalog in Eigenregie bewältigt werden können.

Tabelle 2. Ausländische Ärzte in der Bundesrepublik Deutschland (Bundesgebiet insgesamt)

Herkunftsland	Summe Ausländer		Darunter			
			im Krankenhaus		niedergelassen	
	1993	1992	1993	1992	1993	1992
0	1	2	3	4	5	6
1 EU-Staaten	*2950*	*2874*	*1565*	*1620*	*843*	*726*
Davon:						
Belgien	253	263	158	178	63	51
Dänemark	70	67	24	23	37	34
Frankreich	336	330	138	153	122	100
Griechenland	783	773	445	469	199	175
Großbritannien	153	152	74	77	44	37
Irland	23	21	7	4	7	7
Italien	407	389	219	216	108	88
Luxemburg	130	126	88	89	24	21
Niederlande	521	510	249	264	203	183
Portugal	30	28	14	12	6	6
Spanien	244	215	149	135	30	24
2 Übriges Europa	*4408*	*4083*	*2300*	*2220*	*860*	*759*
Darunter:						
(Jugoslawien)	495	494	249	246	124	117
Österreich	359	344	220	217	66	59
Polen	607	581	371	376	84	71
Rumänien	450	422	203	208	90	74
GUS (Sowjetunion)	659	464	249	177	47	41
(Tschechoslowakei)	367	366	191	199	98	86
Türkei	726	693	416	398	196	170
Ungarn	208	208	108	113	53	47
3 Summe Europa	*7358*	*6957*	*3865*	*3840*	*1703*	*1485*

Quelle: Tätigkeitsbericht '94 der Bundesärztekammer.

Ich erspare Ihnen, auf den Studienaufbau in den erwähnten Ländern einzugehen, ansonsten wäre heilloses Durcheinander nur noch schwer zu vermeiden. Außerdem zeigt sich das Ausmaß der Unterschiede meines Erachtens allein schon daran, daß die in Deutschland gängige Terminologie

Ausbildung,
Weiterbildung,
Fortbildung

in anderen Ländern eher unüblich ist. Das hat sich für uns verdeutlicht, als es darum ging, die Empfehlungen des EBGO „zum Erwerb von Grundkenntnissen der Weiterbildung zum Facharzt für Frauenheilkunde und Geburtshilfe" zu formulieren (verabschiedet während der Generalversammlung in Debrezin im April 1993).

Es versteht sich von selbst, daß die seit dem Ärztetag in Köln 1992 in die Weiterbildungsordnung aufgenommene Unterteilung (je nach gewähltem Schwerpunkt) in Gebiet, Schwerpunkt, Fachkunde und fakultativer Weiterbildung im europäischen Vergleich kaum seinesgleichen findet.

Und nur am Rande sei erwähnt, daß auch die Zuständigkeiten jeweils unterschiedlich verteilt sind. Mal liegt sie beim Bundesminister (wie man bei uns sagen würde) für Gesundheit oder aber bei einer Selbstverwaltungskörperschaft der Ärzte.

Nun zurück zu den Weiterbildungsanforderungen. Zumindest scheint zwischen Deutschland, Norwegen und Spanien insoweit Einigkeit zu bestehen, als die Durchführung von Kaiserschnitten vorgeschrieben ist. Nur bei der Anzahl bewertet man deren Bedeutung offensichtlich anders. Bei uns fordert der Leistungskatalog im Gebiet die Durchführung 20 geburtshilflicher Operationen bei primär nicht regelwidrigen Geburten, worunter eben auch die sectio fällt. In der fakultativen Weiterbildung „Spezielle Geburtshilfe und Perinatalmedizin" ist hingegen der Nachweis von 80 vorgenommenen Schnittentbindungen erforderlich. In Spanien müssen 20, in Norwegen 25 Kaiserschnitte ausgeführt werden. Bei den abdominalen Hysterektomien geht es uns nicht viel anders. In unserer Gebietsweiterbildung werden sie nicht ausdrücklich geführt, innerhalb der fakultativen Weiterbildung „Spezielle operative Gynäkologie" sind 40 Hysterektomien vorgesehen, wobei es nicht auf die Art des Zugangs, abdominal oder vaginal, ankommt. In Norwegen müssen 20 abdominelle und 20 vaginale Hysterektomien ausgeführt werden, in Spanien müssen mindestens 15 abdominelle Hysterektomien durchgeführt sein usw. usw.

Es kommt hinzu, daß nicht alle „Ausbildungskataloge", die ich nach deutscher Terminologie „Weiterbildungskataloge" nenne müßte, sofort erkennbar zwischen Gynäkologie und Geburtshilfe trennen. Die geforderte Ausführung von 100 Abrasiones oder Nachkürettagen findet sich hier als explizite Nennung und dort als eine Anforderung innerhalb der Kategorie „200 kleinere gynäkologische Operationen".

Wenn Sie dieses Thema vertiefen möchten, rate ich Ihnen zur Lektüre der oben erwähnten „EBGO-Empfehlung", die in Der Frauenarzt 6/1994 abgedruckt ist. Aus den dort angeführten Zahlen und der Tatsache, daß diese das europäische Mittel darstellen, schließen Sie im Vergleich zur deutschen Weiterbildungsrichtlinie leicht, wie unterschiedlich die Anforderungen ausfallen. Diese EBGO-Empfehlung mußte unter anderem auch aus diesem Grund als bloße Empfehlung formuliert werden, die einen Mindeststandard schaffen soll. Nach alledem ist es nicht verwunderlich, daß in den Gremien des EBGO und ECOG, wie von Professor Ludwig dargestellt, unterschiedliche Anforderungsprofile erarbeitet wurden.

Wie es aber mit der Gynäkologie in Europa als *einheitlich* verstandenes Europa – ob es so gelebt und erlebt wird, steht auf einem anderen Blatt geschrieben –, weitergehen kann, liegt meines Erachtens eben *nicht* nur an den *unterschiedlichen Ausbildungskatalogen* (Weiterbildungskatalogen) sondern an der fehlenden einheitlichen Systematik. Fehlende einheitliche Systematik nicht ausschließlich die Weiterbildung betreffend, sondern vielmehr noch im jeweiligen Gesundheitswesen, in den unterschiedlich geregelten Zuständigkeiten und dem von Land zu Land mehr oder minder ausgeprägten Verständnis von nationaler Tradition. Ich könnte provokativ fragen, was mir der „harmonisiert weitergebildete, europäische Frauenarzt" nützt, wenn ich ihn in den verschiedenen Gesundheitssystemen weniger leicht *einsetzen* als weiterbilden kann. Wohlgemerkt, ich könnte!

Um die Lösung dieser Frage jedoch kommen wir nicht herum, indem wir versuchen, einheitliche Weiterbildungskataloge zu kreieren. Wahrscheinlich wäre es am Ende sehr viel leichter, Harmonie herzustellen (wenn ich sie wirklich so sehr anstrebe), indem ich lerne, verschiedene Traditionen zu akzeptieren. Und nicht nur das, lerne, sie auch als Tatsache in meinem Denken zu integrieren, statt über diesen Einwand hinwegzugehen. Die Arbeit in Europa scheint besonders lange Wege zurückzulegen, und dies vor allem langsam. Getreu der Redewendung „wenn schon, denn schon" meine ich, muß dann auch genügend Raum bleiben, um Grundsatzfragen Schritt für Schritt zu bewältigen.

Schon jetzt können sich europäische wie deutsche Ärzte nicht darüber beschweren, im gesamteuropäischen Kontext nicht in vielerlei Kommissionen und Organisationen vertreten zu sein (Abb. 3). Um Wiederholungen zu vermeiden, darf ich Sie auf die Ausführungen meines Vorredners verweisen. Zuweilen mag die dort erreichte Arbeit belächelt werden, erfreuliche Ergebnisse sind aus den oben erwähnten Gründen eben doch nur mühselig erzielbar, aber immerhin können wir sagen „Wir sind auch dabei". Darauf muß man zwar nicht immer stolz sein, aber manchmal ist Präsenz einfach notwendig, um aus unserer Sicht Schlimmeres zu verhindern.

Die Idee, die unterschiedlichen nationalen Weiterbildungssysteme zu standardisieren, hat daher auch zu Mißmut geführt:

- An welchen Maßstäben sollte man sich orientieren, soll einer gemeinsamen Empfehlung EU-weit Bedeutung beigemessen werden. Letztlich ist es nur dieses, was zählt.
- Müßte sich jenes Land, das auf einen Weiterbildungskatalog verweisen darf, der sich national bewährt hat, zu einem Standard durchringen, den es national überhaupt nicht vertreten könnte.
- Was würde die nationale Selbstverwaltung, soweit vorhanden, dazu sagen, die das Weiterbildungssystem entwickelt und verabschiedet hat. Ich erinnere vorsichtig an die Äußerung von Herrn Dr. Kloiber an der BÄK, nachzulesen im Deutschen Ärzteblatt 91, 4 aus 1994.

Dieser Mißmut vermochte durch die Gründung des *ECOG*, European College of Obstetrics and Gynaecology nicht mehr gesteigert zu werden.

Gegen jede dieser europäischen Organisationen ist weithin überhaupt nichts einzuwenden, abgesehen davon vielleicht, daß ich mir problemorientierteres und kostengünstigeres Vorgehen vorstellen könnte, würden sie auf Konkurrenzdenken verzichten. Aber immerhin gibt es deutliche Anzeichen für eine Zusammenführung von EBGO und ECOG: Aus deutscher Sicht könnte das nur begrüßt werden.

Es bleibt ja ohnehin nur noch der Gesichtspunkt „Niveau" unter dem sich all die Reibungsverluste überhaupt rechtfertigen lassen. Denn Freizügigkeit, Migration sowie Anerkennung von Hochschuldiplomen sind schon seit langem kein Thema

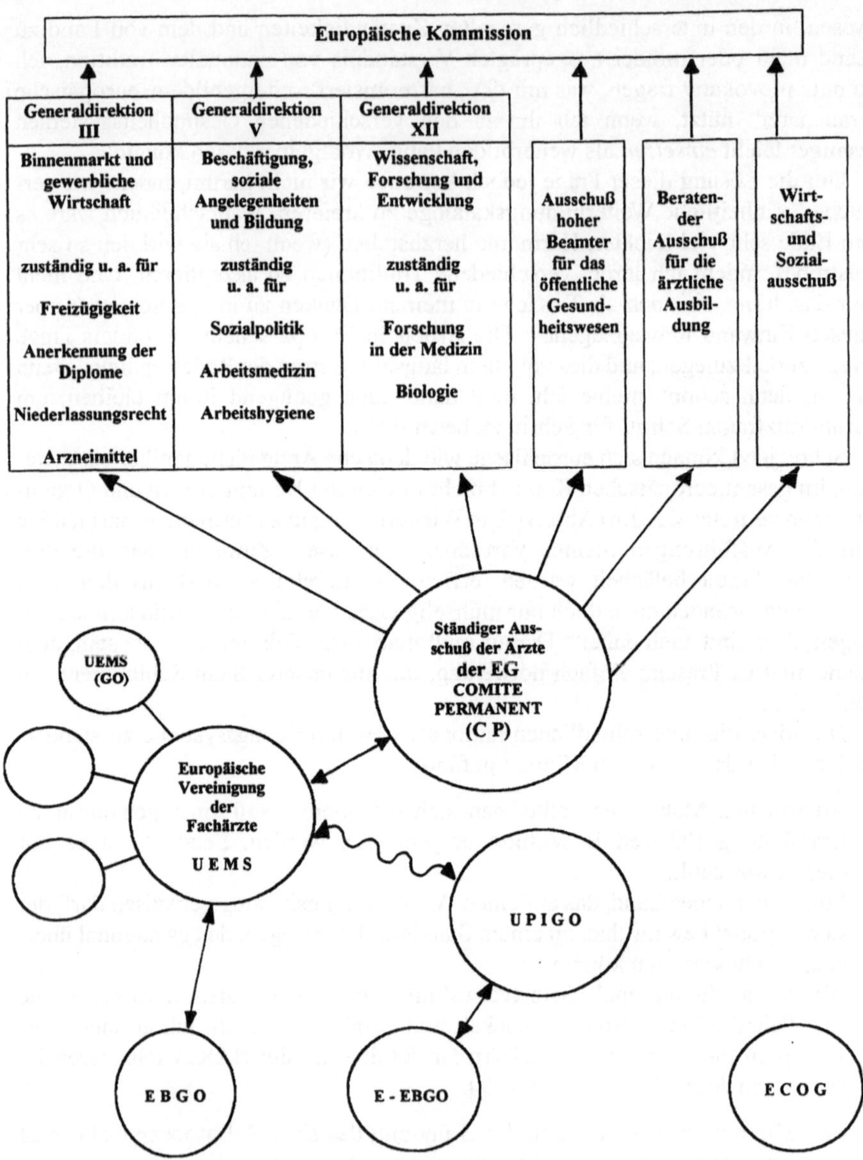

Abb. 3. Einbindung ärztlicher Organisationen in die europäische politische Entscheidungsebene

mehr für Ärzte in Europa. In diesem Zusammenhang wüßte ich gerne, wie denn der „neuste, europäische Clou" – das *Europäische Facharztexamen* – eingeordnet werden kann.

Es soll ganz und gar nicht das jeweilige nationale Prüfverfahren zur Facharztanerkennung ersetzen. Vielmehr soll es darüber hinaus einen Mindeststandard schaffen und gewährleisten.

Für wen?

Rein rechtlich kommt ihm keinerlei Bedeutung zu. Die ausschließlich *faktisch* zu erlangende Bedeutung läge darin, daß Patientinnen bei ihrer Arztwahl (zur Auffrischung Arztwahlfreiheit besteht nicht in ganz Europa) zumindest das europäische Facharztexamen als Auswahlkriterium voraussetzen. Führbar ist dieser Titel für den hart Geprüften in Deutschland – vorerst – dennoch nicht, woher wird sie es also wissen.

Ich bin nach wie vor der Meinung, daß wir zum Wohl und im Interesse unserer Patientinnen nicht dem trügerischen Gedanken nachhängen sollten, durch zusätzliche Prüfungsnachweise (auf mittelmäßigem Niveau) überzeugen zu können. Einziges Kriterium und Maßstab kann die Qualität unserer Arbeit sein, für die ich in Zusammenarbeit mit der Deutschen Gesellschaft für Gynäkologie und Geburtshilfe Deutschland- und Europaweit einstehen will.

In diesem Sinne werde ich in Europa nicht zum kleinsten gemeinsamen Nenner beitragen.

Besonderheiten der Berufs- und Lebensplanung von Ärztinnen

U. Jensen

Frauen sind noch immer benachteiligt in allen wichtigen öffentlichen Bereichen, wie Wirtschaft, Politik, Wissenschaft, Kunst, Medien und Verwaltung, überwiegend als Folge von traditionellen Vorurteilen einerseits und der besonders konfliktträchtigen Doppelrollenfunktion von Frauen in Beruf und Familie andererseits.

Ende des letzten Jahrhunderts entbrannte in Deutschland eine heftige Diskussion um die Zulassung von Frauen zum Medizinstudium [1, 5]. Im Ärztlichen Vereinsblatt wurde 1894 folgendes uneingeschränkte Vorurteil über das Medizinstudium von Frauen veröffentlicht: „Wir, unsererseits, die wir vom ärztlichen Beruf doch einiges kennen, behaupten, daß der Regel nach die Frau sich nicht für den ärztlichen Beruf eignet." 4 Jahre später, 1898, wurde nochmals auf dem 26. Deutschen Ärztetag festgehalten, daß von Frauen weder Nutzen für die Kranken, die Frauen selbst, die deutschen Hochschulen und die Wissenschaft, noch eine Förderung des allgemeinen Wohles zu erwarten sei. Darüber hinaus wurde eine Minderung des ärztlichen Ansehens befürchtet [5]. Glücklicherweise haben Politiker nicht auf die ärztliche Standesvertretung gehört. Frauen wurden kurz nach der Jahrhundertwende zum Medizinstudium zugelassen. Heute sind etwa 50% der Medizinstudenten Frauen.

Seitdem hat sich die Zahl der berufstätigen Ärztinnen nur allmählich vergrößert, blieb jahrzehntelang unter 20% und stieg erst in den letzten 20 Jahren auf rund 30% (Abb. 1). Weiter wird in dieser Zusammenstellung von der Bundesärztekammer deutlich, daß die Anstiegsraten der Ärztinnen pro Jahr wesentlich höher sind, zum Teil mit 30 bis 40% mehr als doppelt so hoch, als bei den Ärzten mit 11 bis 16%.

Die Häufigkeit der Gebietsanerkennungen pro Jahr für Ärztinnen hängt sehr vom Fachgebiet ab (Tabelle 1). In traditionell frauentypischen Fächern wie Kinderheilkunde und Anästhesie liegt der Frauenanteil bei etwa 40% mit fallender Tendenz in der Anästhesie. In der Frauenheilkunde ist der weibliche Anteil nach einem Tiefstand von knapp 10% in den 70er und 80er Jahren jetzt stabil auf einem hohen Niveau und eher noch steigend. In der Inneren Medizin ist im Laufe dieses Jahrhunderts der Frauenanteil von 4% allmählich bis auf Werte jetzt um 20% ange-

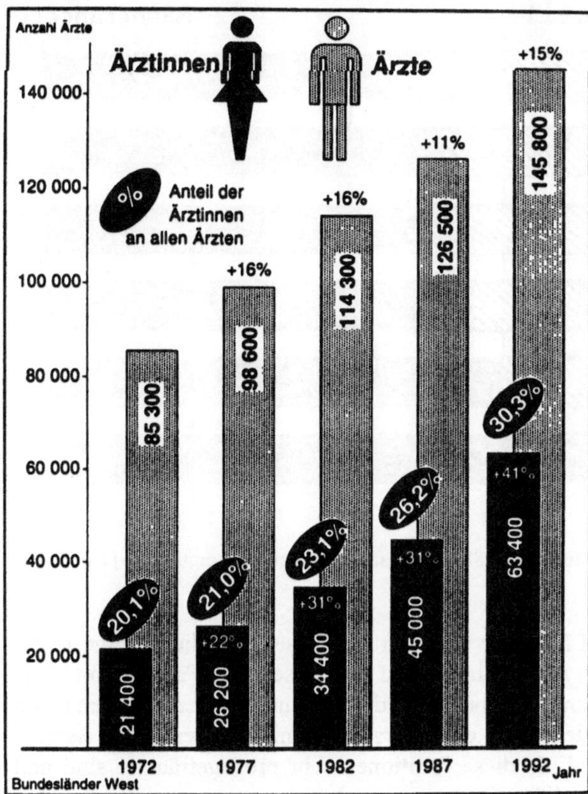

Abb. 1. Berufstätige Ärzte und Ärztinnen in den alten Bundesländern. Ausgewählte Daten zur Gesundheitspolitik der Bundesärztekammer

Tabelle 1. Gebietsanerkennungen/Jahr (Frauenanteil in [%]), zusammengestellt nach den Tätigkeitsberichten der Bundesärztekammer von 1992 und 1993

	1989	1990	1991	1992
Kinderheilkunde	38,5	43,0	40,0	39,2
Anästhesiologie	40,7	37,0	38,0	36,8
Frauenheilkunde	36,9	43,8	47,0	44,9
Innere Medizin	20,5	22,5	20,7	23,1
Chirurgie	8,6	12,6	14,0	13,8

stiegen. Demgegenüber liegt in der Chirurgie der Prozentsatz an, weiblichen Fachärzten insgesamt noch sehr niedrig, ist aber auch im Wachsen begriffen.

Die steigende Gesamtzahl an berufstätigen Ärztinnen und die Verteilung auf einzelne Fachgebiete machen deutlich, daß Frauen im Arztberuf in vielen Bereichen der Medizin ihren Platz gefunden haben und akzeptiert werden [6].

Bemerkenswert ist jedoch, daß die Frauenbeteiligung in der Medizin an Universitäten mit steigender Qualifikationsstufe vom Studienbeginn über Prüfungen und Promotion bis zur Professur überproportional absinkt (Abb. 2). Auch wissen-

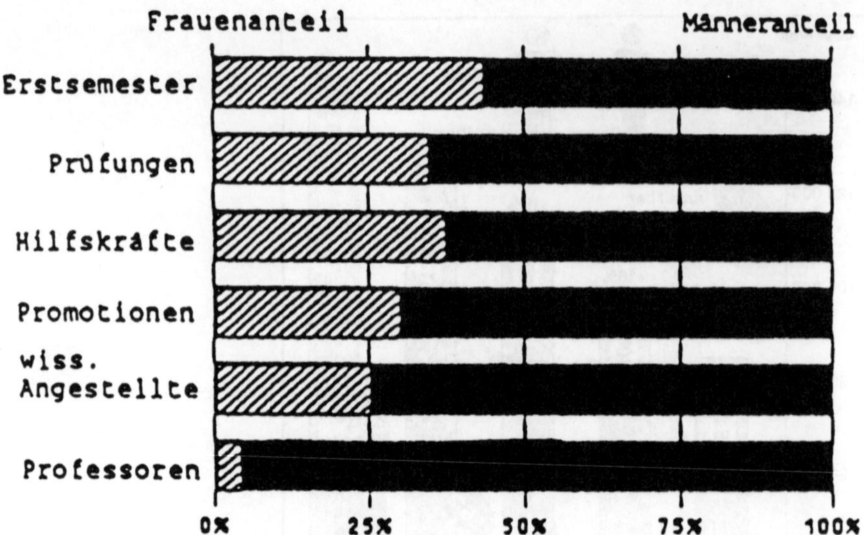

Abb. 2. Frauenanteile im Zeitraum 1980—88 in Humanmedizin aus Wermuth et al. [16], S. 146

schaftliche Hilfskräfte sind häufiger weiblich als wissenschaftliche Angestellte. Die Zahl der Professorinnen ist verschwindend gering, selbst in Fächern mit überproportional hohem Frauenanteil. Entsprechend sind Frauen auf Lehrstühlen kaum zu finden. Auch bei leitenden Krankenhausärzten im nichtuniversitären Bereich ist der Frauenanteil minimal, da diese Positionen sehr prestigeträchtig sind und häufig wissenschaftliche Qualifikationen voraussetzen.

Auch die Stadt München macht da keine Ausnahme. Unter 60 Chefärzten ist bisher nur eine Frau tätig, leitende Krankenhausärzte sind rein männlich, bei den leitenden Oberärzten beträgt der Frauenanteil 15%, und bei den übrigen 156 Oberärzten auch nur 19% [9].

Es ist offensichtlich, daß die berufliche Entwicklung von Frauen anders läuft, sie werden rapide weniger mit steigendem Qualifikationsniveau bis praktisch zum Karrierestop im Bereich von führenden Positionen [4, 11, 16, 17]. Die außerordentlich komplexen Gründe, die dieses Phänomen verursachen, sind nach wie vor Gegenstand von zahlreichen Untersuchungen und Publikationen durch wissenschaftliche und politische Institutionen [2, 4, 11, 14, 17].

Das Problem für Frauen stellt heute, wie wir gesehen haben, nicht mehr der Zugang zu Ausbildung und Beruf dar, sondern die weitere Entwicklung, das Durchhalten, die Kontinuität und die Aufstiegsmöglichkeiten [6, 7]. Vor allem vier große Themenkreise beeinflussen den Verlauf von weiblichen Berufskarrieren:

Doppelbelastung durch Beruf und Familie

Die Doppelbelastung durch Beruf und Familie wirkt sich in zweifacher Hinsicht auf die gesamte Lebensphase, in der Ausbildung und Karriere stattfinden, aus [2, 6, 10, 14].

1. Sie führt zu einem Rollenkonflikt, der von den Frauen ständig aufs neue Planung und Entscheidungen fordert und sie immer wieder zwingt, Prioritäten zu setzen und gegebenenfalls entweder in der einen oder anderen Richtung Opfer zu bringen [4]. Im klinischen Medizinbetrieb empfinden viele junge Frauen Beruf und Kind als nicht vereinbar.
2. Die Doppelbelastung führt häufig zur Minderung der Chancen bei der Einstellung und der weiteren Förderung bei Ausbildung und wissenschaftlicher Tätigkeit. Auch zu ausgedehnte und nicht immer sachlich begründbare Mutterschutzregelungen, wie z. B. generelles Beschäftigungsverbot im Operationsbereich während der Schwangerschaft, ist ein zweischneidiges Schwert auch für die Betroffenen, z. B. im Hinblick auf die Weiterbildung, und sollte sicher überdacht werden.

Der Konflikt zwischen Beruf und Familie läßt sich wesentlich vermindern durch Veränderung von strukturellen Bedingungen, wie z. B. Zahl der Stellen, Kinderbetreuungsmöglichkeiten, Kindergartenplätzen, flexible Arbeitszeitmodelle und Unterstützung durch einen Partner, der den Balanceakt zwischen Beruf und Familie nicht nur als weibliches Problem ansieht. Nicht so sehr das Kinderkriegen kostet viel Zeit, sondern das Großziehen.

Vorurteile, falsche Vorstellungen, Diskriminierung

Vorurteile gegenüber Frauen in bezug auf ihre Fähigkeiten und Ziele sind heute, fast 100 Jahre nach der Zulassung zum Medizinstudium, noch immer existent und führen immer wieder zu diskriminierenden Entscheidungen und Beurteilungen durch überwiegend männliche Kollegen und Vorgesetzte [1, 4, 5, 8]. Es reicht nicht, Kompetenz zu haben, sie muß einem auch zugestanden werden. Jedoch sollte das Geschlecht keinesfalls das wichtigste Auswahl- und Förderkriterium sein. Das spricht in meinen Augen auch gegen eine Quotenregelung [4, 18]. Sie birgt zugleich auch die Gefahr einer relativen Disqualifizierung, da die Einschränkung „bei gleicher Qualifizierung" keine exakt meßbare Größe ist. Ich würde eher die Politik der sogenannten positiven Diskriminierung favorisieren, wie sie vereinzelt praktiziert wird. Gemeint ist damit die besondere, frühzeitige Unterstützung von Frauen durch Förderprogramme, Stipendien, Beratung und Beachtung bei der Vergabe von längerfristigen und gesicherten Stellen und ausbaufähigen Aufgaben, damit kann man die Qualifizierung von Frauen qualitativ und quantitativ verbessern und damit auch die beruflichen Chancen [12, 13]. Frauenbeauftragte haben in diesem Bereich eine wichtige Aufgabe [3].

Fehlendes Selbstbewußtsein und -vertrauen, Selbstunterschätzung

Mangelndes Selbstvertrauen, Unterschätzung der eigenen Leistung und Ambivalenz dem eigenen Ehrgeiz gegenüber sind ein verbreitetes Verhaltensmuster bei Frauen, das häufig auch die Unterschätzung durch die Umgebung verstärkt [4, 14, 15]. Aggraviert wird das Problem durch das äußere Erscheinungsbild von Frauen, das nicht dem männlich geprägten Muster einer Führungsperson mit Entscheidungskompetenz entspricht. Mit diesem gesamten Problemkomplex muß man sich mehr auf persönlicher Ebene auseinandersetzen, sich die Nachteile und eigenen Fehler vor Augen führen, die Selbstbewertung korrigieren und sich, wenn möglich, mehr an weiblichen Vorbildern orientieren.

Ausnahmesituation von Frauen in Führungspositionen

Frauen in Führungspositionen sind noch eine Ausnahmeerscheinung, eine Minorität [4, 17]. Das hat wichtige Folgen. Der Minderheitenstatus begrenzt die Möglichkeit, die strukturellen Bedingungen zu verändern und bewirkt, daß Frauen nur selten in Berufungskommissionen und anderen einflußreichen Gremien vertreten sind. Außerdem führt die Ausnahmesituation dazu, daß es wenig weibliche Vorbilder gibt, mit denen sich Frauen identifizieren können und sich daher die berufliche Orientierung durch Anpassungs- und Angleichungsprozesse an eine Männerwelt vollziehen muß [4, 17], an ein Berufsbild, das zu einer Zeit geprägt wurde, als Frauen noch gar keinen formalen Zugang zu Medizinstudium und Beruf hatten. Frauen in Spitzenpositionen müssen meist einen individuellen Weg für sich finden, ihre geschlechtstypische Rolle aufgeben, ohne auf dieser Berufsebene dann genügend Gleichgesinnte zu treffen [15].

Alle Frauen, die sehr berufsorientiert leben wollen und hohe Ansprüche an ihre Karriere stellen, sind intensiver und häufiger als Männer mit der Frage konfrontiert, was sie dafür aufgegeben haben und wo sie für sich die Grenze ziehen wollen. Diese Bilanz aus einer gewissen Distanz halte ich für ein notwendiges Regulativ für die Balance von Berufs- und Privatleben.

Was sagen und raten wir nun der jungen Generation, die ihre Berufs- und Lebensplanung noch vor sich hat, was sagen wir unseren Töchtern *und* Söhnen?

Zusammenfassend lautet meine Antwort: Wir haben die Gleichberechtigung schriftlich seit 1949 durch das Grundgesetz. Kämpfen müssen wir noch um die Gleichstellung in vielen Bereichen und leben doch täglich mit der Ungleichheit, der selbstverständlichen Verschiedenheit der Geschlechter. Die Vereinbarkeit von Beruf und Familie erfordert eine Gratwanderung, die beide Geschlechter gemeinsam unternehmen sollten.

Literatur

1. Brinkschulte E (Hrsg, in Zusammenarbeit mit dem Institut für Geschichte der Medizin der Freien Universität Berlin) (1993) Weibliche Ärzte. Die Durchsetzung des Berufsbildes in Deutschland. Hentrich, Berlin
2. Carr PhL, Friedmann RH et al. (1993) Comparing the status of women and men in academic medicine. Ann Intern Med 119:908–913
3. Färber CH (1992) Frauenbeauftragte an Hochschulen. Sozialwissenschaften und Berufspraxis (SUB) 15:345–358
4. Geenen EM (1994) Blockierte Karriereen. Frauen in der Hochschule. Leske + Budrich, Opladen
5. Gerst Th (1994) Zulassung von Frauen zum Arztberuf: „Das Weib ist der Verarbeitung der erforderlichen wissenschaftlichen Materie nicht gewachsen…". Deutsches Ärzteblatt 91:B-391–392
6. Hasselblatt-Diedrich I (1989) Ärztin 2000: Neue Strategien zur Bewältigung veränderter Anforderungen an Berufs- und Lebensplanung. Frauen in operativen Fächern. Chirurg BDC 28:163–166

7. Healy B (1992) Women in science: From panes to ceilings. Science 255:1333
8. Homans H (1987) Man-made myths: The reality of being a woman scientist in the NHS. In: Spencer A, Padmore D (eds). In a man's world. Tavistock Publications, London, p 87–112
9. Landeshauptstadt München, Personal- und Organisationsreferat (Hrsg) Frauenberichte 1992
10. Mason J (1991) The invisible-obstacle race. Nature 353:205–206
11. Onnen-Isemann C, Oßwald U (1991) Aufstiegsbarrieren für Frauen im Universitätsbereich. Schriftenreihe Studien zu Bildung und Wissenschaft, Band 99. Hrsg vom Bundesminister für Bildung und Wissenschaft. Bock, Bad Honnef
12. Osborn M (1992) Prospects for women in science. Nature 360:101
13. Osborn M (1994) Status and prospects of women in science in Europe. Science 263:1389–1391
14. Sieverding M (1990) Psychologische Barrieren in der beruflichen Entwicklung von Frauen. Das Beispiel der Medizinerinnen. Enke, Stuttgart
15. Symonds A (1983) Emotional conflicts of the career woman: Women in medicine. Amer J Psychoanalysis 43:21–37
16. Wermuth N (1992) Frauen an Hochschulen. Statistische Daten zu den Karrierechancen. Schriftenreihe Studien zu Bildung und Wissenschaft, Band 105. Hrsg vom Bundesminister für Bildung und Wissenschaft (Mitautoren Hardt J, Prawitz I, Streit R). Bock, Bad Honnef
17. Wetterer A (Hrsg) (1992) Profession und Geschlecht. Über die Marginalität von Frauen in hochqualifizierten Berufen. Campus, Frankfurt New York
18. Wobbe Th (1992) Wer hat Angst vor Frauenquoten? Anmerkungen zur Marginalisierung von Wissenschaftlerinnen. Sozialwissenschaften und Berufspraxis (SUB) 15:359–375

Psychologische und soziale Karrierehemmnisse im Berufsweg der Ärztin

M. Sieverding

Für die bereits vielfach dokumentierte unbefriedigende berufliche Situation von Medizinerinnen (Kaul-Hecker & Meyer, 1991; Mesletzky, 1994; Sieverding, 1990) sind eine Reihe von sozialen und psychologischen Faktoren verantwortlich, wobei diese nicht unabhängig voneinander zu sehen sind. Als Beispiele für *soziale Karrierehemmnisse* seien genannt:

Das Fehlen von adäquaten Kinderbetreuungseinrichtungen bei gleichzeitiger Delegation der Sorge für die Kinder an die Frauen: Der ärztliche Beruf ist besonders schwer mit einer Familie vereinbar. Während die meisten Ärzte zu Hause eine Partner haben, die Haushalt und Kindererziehung übernimmt und die eigenen beruflichen Ambitionen ganz aufgibt oder zugunsten der Familie zurücksteckt, verfügen nur wenige Ärztinnen über einen solchen Partner. Wie eine Befragung an der Medizinischen Hochschule Hannover gezeigt hat, waren praktisch alle Partner der befragten Ärztinnen (92%) ebenfalls voll berufstätig und überließen ihnen zudem den Hauptanteil an Haushalt und Kindererziehung (Kaul-Hecker & Meyer, 1991).

Benachteiligungen von Medizinerinnen bei Einstellungen und Beförderungen: Bei Stellenbesetzungen werden häufig männliche Bewerber bevorzugt, da bei ihnen nicht mit einem Ausfall wegen Schwangerschaft und Erziehungsurlaub zu rechnen ist (s.z.B. Färber & Jenschke, 1993).

Fehlende Förderung der wissenschaftlichen Qualifikation und des beruflichen Aufstiegs von Medizinerinnen: Die medizinische Scientific Community ist von Männern dominiert; Medizinerinnen werden darin zu wenig gefördert; ein Großteil ihrer Arbeit besteht aus Routinearbeiten und Patientenversorgung (Kaul-Hecker & Meyer, 1991); Ärztinnen fehlen weibliche Rollenmodelle und Mentorinnen.

Einhergehend mit sozialen sind eine Reihe von *psychologischen Karrierehemmnissen* wirksam. Im folgenden möchte ich einige Ergebnisse dazu aus verschiedenen Untersuchungen mit männlichen und weiblichen Medizinstudierenden vorstellen (Sieverding, 1990, 1992, Sieverding & Rauchfuß, 1993).

Es hat sich gezeigt, daß *zu idealistische Erwartungen an den ärztlichen Beruf* keine günstige psychologische Ausgangsbasis sind. Bei der Wahl des Medizinstudiums stehen idealistische und humanitäre Ziele – z.B. der Wunsch, Menschen zu helfen oder die Arzt-Patienten-Beziehung zu verbessern – eindeutig im Vordergrund. Bei der Konfrontation mit der Realität des Klinikalltages zeigt sich spätestens im Praktischen Jahr, daß die bürokratischen und hierarchischen Strukturen nur wenig Spielraum für die Umsetzung solcher Ziele bieten. Die im Vergleich zu ihren männlichen Kommilitonen noch höher motivierten und ehrgeizigen Studentinnen werden dementsprechend stärker von einer tiefgreifenden Enttäuschung erfaßt, ein Phänomen, das in der Literatur auch für andere Berufe als Praxisschock oder Berufseintritts-Schock beschrieben wurde. *Fehlende Strategien im Umgang mit dem Berufseintritts-Schock* verstärken das Problem. Während es Männern leichter zu fallen scheint, ihre ursprünglichen Ansprüche auf ein realistisches Maß herunterzuschrauben, reagieren nicht wenige Medizinerinnen entsprechend einem Alles-oder-Nichts-Prinzip: „Hier ist alles so schrecklich, damit will ich nichts zu tun haben." Es ist allerdings zu bedenken, daß ihren männlichen Kollegen keine Alternative zur Anpassung bleibt. Während Frauen nach wie vor zur Berufsrolle die Alternative der Hausfrauen- und Mutterrolle angeboten wird, und zwar verstärkt in Zeiten angespannter Arbeitsmarktstrukturen, können Männer (noch) nicht von dem Modell einer lebenslangen Vollzeiterwerbstätigkeit abweichen, ohne gesellschaftlich mißachtet zu werden. Dies wurde beispielsweise in der „Hausmänner-Studie" von Strümpel und Kollegen eindrucksvoll belegt (Strümpel et al., 1988). Darin wird unter anderem ein Chefarzt zitiert, der auf den Wunsch eines ihm unterstellten Arztes nach Teilzeitarbeit antwortet: „Ich häng mich auf, wenn solche Sitten eingeführt werden" (ebd., S. 89).

Der Konflikt zwischen Kind und Beruf ist für Medizinerinnen besonders schwierig zu lösen, da sie kaum auf Kompromißlösungen, wie in vielen typischen Frauenberufen möglich, zurückgreifen können. Nur selten ist eine Reduzierung der Arbeitszeit möglich, und wenn, dann oft nur unter Verzicht auf eine weitere berufliche Qualifizierung. Problematisch ist auch die Unterbrechung der Berufstätigkeit insbesondere, wenn diese gleich nach Abschluß des Studiums oder nach nur kurzer Berufstätigkeit erfolgt Je länger der Ausstieg dauert, desto geringer werden die Chancen, je wieder in den ärztlichen Beruf, insbesondere aber in die Klinik hineinzukommen. Verschärft wird dieser Konflikt durch die gerade in Westdeutschland besonders ausgeprägte *Mutter-Kind-Ideologie,* die die Berufstätigkeit von Müttern kleiner Kinder verteufelt und so beruflich engagierte Frauen mit Kindern in Gewissenskonflikte stürzt. Obwohl inzwischen in vielen wissenschaftlichen

Studien eindeutig belegt werden konnte, daß die Berufstätigkeit von Müttern kleinen Kindern nicht schadet, sondern im Gegenteil häufig sehr positive Auswirkungen auf das Wohlergehen von Müttern und Kindern hat (einen Überblick gibt Fthenakis, 1989), hält sich dieses Vorurteil hartnäckig: leider nicht nur in der Boulevardpresse, sondern zum Teil auch in ärztlichen Fachzeitschriften. Und so empfiehlt Fthenakis, „anstatt weiter danach zu fragen, ob sich die mütterliche Berufstätigkeit auf die kindliche Entwicklung beeinträchtigend auswirkt, eher nach den Bedingungen zu fragen, die es Frauen in unserem Lande so schwer machen, Berufs- und Familientätigkeit miteinander zu vereinbaren. In dieser Hinsicht ist Deutschland im Vergleich zu anderen Ländern mit hoher Muttererwerbstätigkeit noch ein Entwicklungsland" (Fthenakis, 1989, S. 20).

Die *Identifikation mit traditionellen Geschlechtsrollenerwartungen* erweist sich als eine besonders gravierende psychologische Barriere für eine berufliche Karriere im Krankenhaus. Je mehr eine Frau sich mit der traditionellen familiären Aufgabenteilung, wonach eine Frau primär für Kindererziehung und Haushalt zuständig ist, identifiziert, um so schwerer wird es ihr fallen, von ihrem Partner eine stärkere Beteiligung an diesen Aufgaben einzufordern bzw. eine außerfamiliale Betreuung zu organisieren. Erschwert wird der unausweichliche Konflikt zwischen den Partnern durch die *Unantastbarkeit der männlichen Geschlechtsrolle.* Die beiden Geschlechtsrollen sind eng aufeinander bezogen, und eine tatsächliche Veränderbarkeit der weiblichen Rolle ist nur dann gegeben, wenn sich die männliche Rolle mitändert. Das heißt, eine wirkliche Beteiligung am Berufsleben ist der Frau nur möglich, wenn sich der Mann nicht nur in Lippenbekenntnissen, sondern tatsächlich an den Familienaufgaben beteiligt. Dies würde jedoch erfordern, daß er seinerseits sein berufliches Engagement reduziert. Bisher stellen jedoch die wenigsten Männer ihre Berufsrolle in Frage, und kaum einer verspürt Lust, den häuslichen Bereich zu „erobern".

Abschließend möchte ich noch auf eine Variable eingehen, die ich in meinen Untersuchungen schwerpunktmäßig analysiert habe, nämlich die *Bedeutung von subjektiven Berufskonzepten für den ärztlichen Beruf.* Nach der Selbstkonzepttheorie der beruflichen Entwicklung von Donald Super (Super et al., 1963) suchen Menschen sich einen solchen Beruf aus, von dem sie glauben, daß sie das geeignete Persönlichkeitsprofil mitbringen. Verschiedene Untersuchungen haben gezeigt, daß Personen um so erfolgreicher und zufriedener in einem Beruf sind, je besser ihr subjektives Berufskonzept und ihr Selbstkonzept übereinstimmen. Welche Persönlichkeitseigenschaften sind notwendig für den ärztlichen Beruf? Zur Erfassung der subjektiven ärztlichen Berufskonzepte verwandte ich eine Eigenschaftsliste, die zwei Skalen enthält, die als typisch für das weibliche bzw. männliche Geschlecht gelten, sowie zwei Skalen zum Leistungsstreben und zur Selbstbehauptung. Die Maskulinitäts- bzw. Instrumentalitätsskala des Personal Attributes Questionnaire von Spence und Helmreich (1978) enthält aufgabenbezogene Eigenschaften wie selbstsicher, durchsetzungsfähig, aktiv, leicht Entscheidungen fällend. Die Feminitäts- oder Expressivitätsskala enthält Eigenschaften, die der sozialemotionalen Unterstützung anderer dienen, wie hilfsbereit, einfühlsam, freundlich. In der aufgrund von Vorversuchen konstruierten Selbstbehauptungsskala sind ebenfalls instrumentelle Eigenschaften enthalten, die einen eher negativen Beigeschmack haben, wie offensiv, cool oder egoistisch. Es zeigt sich nun, daß es für den ärztlichen Beruf (mindestens) zwei subjektive Berufskonzepte gibt. Fragt man Medizinstudierende, welche Eigenschaften der ideale Arzt/die ideale Ärztin im Umgang mit Patienten haben sollte, stehen feminine/expressive Eigenschaften an erster Stelle. Geht es jedoch darum, welche Eigenschaften förderlich sind, um im Krankenhaus eine Stelle zu bekommen und aufzusteigen, d. h., welche Eigenschaften der Karriere im Krankenhaus förderlich sind, wird eine ganz andere Rangreihenfolge aufgestellt. Dann steht Leistungsorientierung an erster Stelle, gefolgt von instrumentellen/maskulinen Eigenschaften und Eigenschaften der Selbstbehauptung; expressive/feministische Eigenschaften werden als am wenigsten förderlich eingeschätzt, und zwar von männlichen wie weiblichen Medizinstudierenden. Wie unterschiedlich die beiden subjektiven Berufskonzepte des ärztlichen Berufs sind, ist in Abb. 1 dargestellt.

Bei der Entscheidung für das Medizinstudium orientieren sich junge Männer und Frauen fast ausschließlich an dem Idealkonzept ärztlicher Tätigkeit, welches auch ihrem Selbstkonzept sehr viel ähnlicher ist als das Karrierekonzept. Vergleicht man das Selbstkonzept und das Karrierekonzept von Studienanfängern und Studierenden im Praktischen Jahr, zeigt sich ein auffallender Geschlechtsunterschied: am Ende des Studiums weisen die PJlerinnen eine signifikant größere Diskrepanz zwischen ihrem Selbstkonzept und dem Karrierekonzept auf, und zwar sowohl im Vergleich zu ihren männlichen Kommilitonen als auch im Vergleich zu Medizinstudentinnen am Anfang des Studiums (s. Abb. 2).

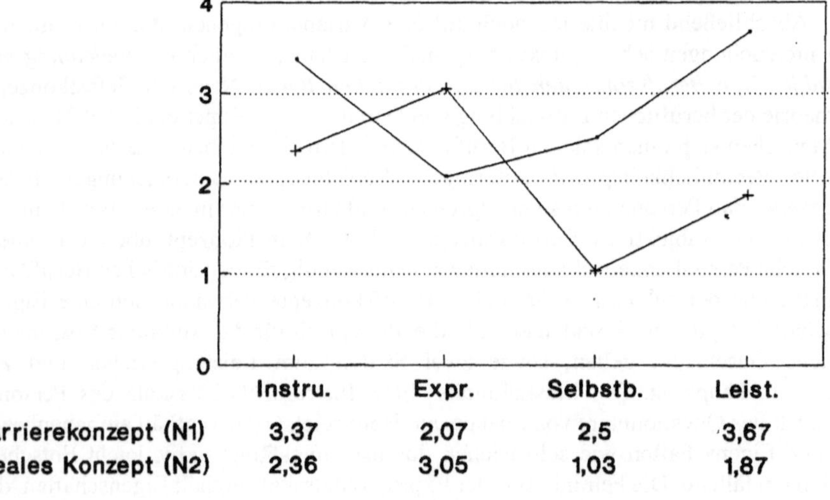

	Instru.	Expr.	Selbstb.	Leist.
Karrierekonzept (N1)	3,37	2,07	2,5	3,67
Ideales Konzept (N2)	2,36	3,05	1,03	1,87

Abb. 1. Karrierekonzept und Idealkonzept bei Studienanfängern (N1 = 221, N2 = 90), Skalenmittelwerte (4 = „sehr förderlich")

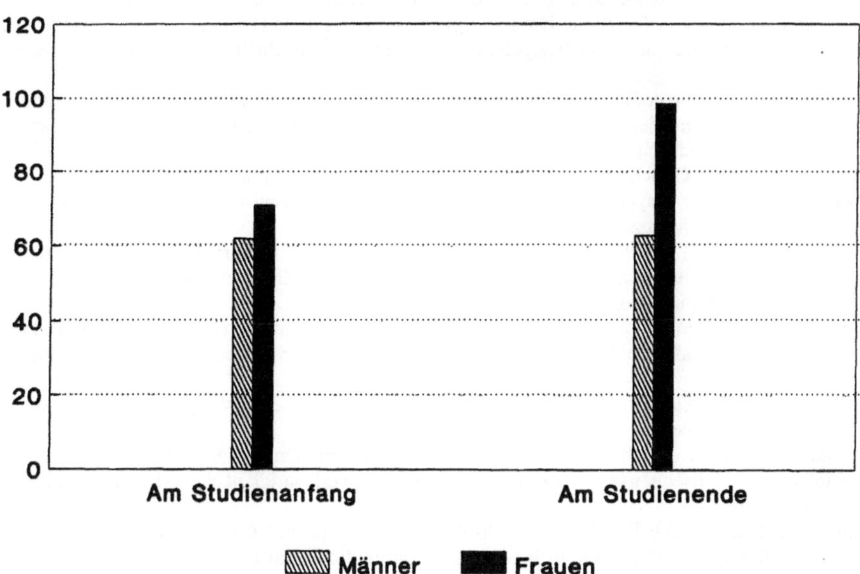

Abb. 2. Gesamtdiskrepanz zwischen Karrierekonzept und Selbstkonzept, bei Männern und Frauen am Anfang und am Ende des Medizinstudiums (n = 450), arithmetische Mittelwerte

Diese durchschnittlich deutlich größere Diskrepanz entsteht durch zwei Phänomene: einerseits haben die PJlerinnen ein besonders maskulines Karrierekonzept, d.h. sie haben den Eindruck, daß feminine Eigenschaften überhaupt nicht zählen. So beschreiben einige ihre Erfahrungen in der Klinik, daß sie als „Schwester" angesprochen werden, wenn sie zu mitfühlend sind. Andererseits wiesen sie ein recht feminines Selbstkonzept auf. Je femininer sich die Medizinerinnen beschreiben, desto geringer sind ihr berufliches Selbstvertrauen sowie ihre Hoffnungen, daß sie ihre Karrierepläne verwirklichen können. Dagegen bringen solche Medizinerinnen, die sich selbst als hochinstrumentell und leistungsorientiert beschreiben, genauso gute psychologische Voraussetzungen für eine Karriere am Krankenhaus mit wie ihre männlichen Kommilitonen. Die *Identifikation mit typisch femininen Eigenschaften* im Selbstkonzept erweist sich somit als eine weitere psychologische Barriere für ein berufliches Fortkommen an der Klinik für Ärztinnen. Interessanterweise reagieren nicht wenige Medizinerinnen auf die maskulin dominierten und geprägten Strukturen in der Klinik nicht mit einer Anpassung, sondern sogar eher in Richtung einer besonderen Betonung ihrer femininen Werte. Dieser Prozeß geschieht sicher nur zum Teil bewußt und unter dem Druck einer Umwelt, die Frauen immer wieder auf „ihre" feminine Rolle mit den dazu assoziierten Eigenschaften festzulegen versucht.

Literatur

Färber C & Jenschke ML (Hrsg) (1993) Gleichstellungspolitik an Universitätsklinika. Dokumentation der 2. Jahrestagung der Kommission „Klinika". Freie Universität Berlin

Fthenakis WE (1989) Mütterliche Berufstätigkeit, außerfamiliale Betreuung und Entwicklung des (Klein-)Kindes aus kinderpsychologischer Sicht. Zeitschrift für Familienforschung, 1:5–27

Kaul-Hecker U & Mayer B (1991) Umfrage zur Situation wissenschaftlicher Mitarbeiterinnen und Mitarbeiter an der Medizinischen Hochschule Hannover (MHH) im Sommer 1991. Medizinische Hochschule Hannover

Mesletzky J (1994) Gleiche Rechte, gleiche Chancen? Berliner Ärzte, 11–14

Sieverding M (1990) Psychologische Barrieren in der beruflichen Entwicklung von Frauen. Das Beispiel der Medizinerinnen. Enke, Stuttgart

Sieverding M (1992) Berufskonzepte von Medizinstudierenden: Kongruenzen und Diskrepanzen zwischen Selbstkonzept, beruflichem Idealkonzept und Karrierekonzept. Zeitschrift für Arbeits- und Organistaionspsychologie, 157–166

Sieverding M & Rauchfuß M (1993) Ärztliches Karrierekonzept und Selbstkonzept bei Medizinstudierenden in Ost- und West-Berlin. Zeitschrift für Medizinische Psychologie 2:82–90

Spence JT & Helmreich RL (1978) Masculinity & femininity. Their psychological dimensions, correlates & antecedents. Austin: University of Texas Press

Strümpel B, Prenzel W, Scholz J & Hoff A (1988) Teilzeitarbeitende Männer und Hausmänner. Motive und Konsequenzen einer eingeschränkten Erwerbstätigkeit von Männern. Edition Sigma, Berlin

Super DE, Starishevsky R, Matlin N & Jordaan JP (Eds) (1963) Career development: Self-concept theory. New York: College Entrance Examination Board

Frauenärztin und akademische Karriere

C. Höß

Seit Zulassung zur Habilitation in Deutschland im Jahre 1918 hat sich die Situation für Frauen nur unwesentlich geändert, nach wie vor finden sich wenige in den „obersten Etagen" des von Männern dominierten Hochschulbetriebes [2, 12].

Trotz steigender Zahl der Medizinstudentinnen (Tabelle 1) gibt es noch keine entsprechende Zunahme des Frauenanteils in den höheren Positionen.

Noch immer klafft zwischen den 30 % – in der Gynäkologie sogar 60 % – weiblicher Assistenten und der mageren Zahl von 4–6 % bei Habilitation und Professur eine große Lücke. Trotz staatlich verordneter Frauenförderung finden sich lediglich 1,9 % C4-Professorinnen (Tabelle 2).

Vergleiche mit den USA bestätigen diese Situation [1], somit kann es kein Problem ausschließlich der Deutschen Geschichte sein.

Nach neueren amerikanischen Studien [3] erfüllen Ärztinnen und Wissenschaftlerinnen an Universitätskliniken die gleichen Aufgaben wie ihre männlichen Kollegen, sind ähnlich produktiv und veröffentlichen genauso viele Beiträge in Fachzeitschriften. Allerdings bekommen Frauen immer noch wenig soziale Anerkennung, werden langsamer befördert und beziehen in Relation zu gleichgestellten männlichen Kollegen ein geringeres Gehalt.

Offensichtlich bestehen Mechanismen, die den Anteil der Frauen an Spitzenpositionen niedrig halten, und Quotenregelungen sind anscheinend weder ausrei-

Tabelle 1. Medizinische Fakultät der TU München
(1993), Anteil der Frauen

Vorklinik	60%
Klinik	50%
Staatsexamen	44%
Promotion	35%
Vollassistentinnen	30%
Oberärztinnen	10,5%
Privatdozentinnen	4,5%
APL-Professorinnen	5,5%
C 3-Professorinnen	5,9%
C 4-Professorinnen	0%

Tabelle 2. Anteil weiblicher Professoren an deutschen
Hochschulkliniken

C 4	1,9%
C 3	5,3%
C 2	7,1%
C 1	22%

Quelle: Statistisches Bundesamt (1992).

Tabelle 3. Gynäkologische Universitätskliniken in
Deutschland 1993 Anteil der Frauen

Klinikdirektorinnen	0
Oberärztinnen	16%
Assistenzärztinnen	43%

chend in der Lage noch für alle Beteiligten sehr motivierend, diese Hindernisse zu überwinden.

Obwohl sich die Gynäkologie und Geburtshilfe doch eigentlich als typisches Frauenfach anbieten müßte, gibt es trotz 31% weiblicher Frauenärzte in Deutschland keine einzige Ordinaria in unserem Fach (Tabelle 3).

Wo sind die Gründe für die Schwierigkeiten der Frauen mit der akademischen Karriere? Welche Widerstände liegen in den Strukturen der Hochschulen, welche in den privaten Lebensbereichen, welche in den Frauen selbst?

Wir sind an Zahl nicht weniger, und wir sind nicht dümmer. Herrliche Zitate belegen den vehementen Protest und die Anstrengung vieler männlicher Kollegen, die Grenzen des weiblichen Gehirns zu beweisen.

Wir sind auch nicht ungeschickter; möglicherweise war der früher obligate Handarbeitsunterricht nicht die schlechteste Vorbereitung für eine paraaortale Lymphonodektomie. Sicher sind wir auch nicht weniger belastbar.

Vielleicht sind wir *anders*? Vielleicht sind Frauen etwas mehr um Menschen als um Dinge besorgt.

Um sich in der klinischen Hierarchie, in Forschung und Wissenschaft zu behaupten, nützen sicherlich eher die als typisch männlich geltenden Eigenschaften: frühe, klare Zielvorstellungen, Entschlossenheit und Durchsetzungsvermögen.

Frauen scheinen Schwierigkeiten zu haben, sich von Aufgaben der Stationsversorgung zu lösen – die positive Bestätigung durch Patientinnen ist eine sehr direkte und nicht zu unterschätzende Motivation. Diese Freude muß man sich auch nicht nehmen lassen. Die größere Ablenkbarkeit und das Bestreben, „es allen recht zu machen", ist ein Hemmschuh für die akademische Karriere.

Das Problem ist häufig der „Harem *in* uns" [9], ein überkommenes Rollenverständnis und – für den wissenschaftlichen Bereich – eine gewisse „Ladehemmung", verursacht durch eine Überdosis Selbstkritik; ein Harem, den zu überwinden wir uns zutrauen müssen:

„Ein Harem ist überall,
wo Frauen die Grenzen,
die ihnen gesetzt werden,
nicht überschreiten. "

Prof. Fatima Mernissi
marokkanische Islam-Analytikerin,
Soziologin und Schriftstellerin

Daneben gibt es noch zwei weitere Ursachen für die Unterrepräsentation von Frauen:

Zum einen spielt die schwierige Vereinbarkeit von Familie und Beruf in vielen Fällen eine entscheidende Rolle, zum anderen ist es die Konfrontation mit häufig ungleichen Ausgangsbedingungen, die nicht unbedingt in den Institutionen *selbst*, sondern im unterschiedlichen Verhalten des Umfelds liegen.

Nachdem der Aufbau einer akademischen Laufbahn zwischen dem 30. und 40. Lebensjahr erfolgt, wird deutlich, daß die Jahre einer besonderen Karriereorientierung auch die Jahre der Familienplanung sind. In diesem Zusammenhang ist es interessant, daß ca. 50% der Frauen in Spitzenpositionen unverheiratet sind, während dies bei nur 4% der Männer der Fall ist [6]. Während Frauen durch Heirat und Kinder im allgemeinen in ihrem beruflichen Fortkommen gehindert werden, ist der Hintergrund einer Familie mit der Möglichkeit, sich auf den Beruf zu konzentrieren, für Männer durchaus karrierefördernd. (Jemand im Hintergrund erledigt private und berufliche Korrespondenz, lädt Gäste ein, beschafft Literatur und liest Korrektur, ist eine loyale Verbündete und geduldige Zuhörerin.)

Nach v. Rosenstiel [11] kann man Jungakademiker nach ihrer Einstellung zu Beruf und Karriere 3 Typen zuordnen:

Die Karriereorientierten, die Freizeitorientierten und die sogenannten alternativ Engagierten, die zwischen diesen beiden Extremen stehen. Der kleine Anteil der 1. Gruppe geht wohl unabhängig von seinem Umfeld den meist wohlgeplanten Weg.

Tabelle 4. Gesamtzahl der DFG-Anträge (1993)

Antragsteller weiblich:	1 036 (64% genehmigt)
Antragsteller männlich:	10 391 (71% genehmigt)

Die Gruppe mit noch nicht festgelegter Orientierung, die alternativ Engagierten, zu denen wohl die Mehrzahl der Frauen gehört, muß immer wieder motiviert werden. Nachdem ihnen zwei Wege der Lebensplanung offenstehen, besteht die Tendenz, daß sie sich allzu schnell – nicht unbedingt in die „freizeitorientierte Schonhaltung", sondern in die Laufbahn als Ehefrau und Mutter zurückziehen.

Akademische Karriere setzt eine hohe Verfügbarkeit, zeitliche Flexibilität und auch evtl. lokale Mobilität voraus. Die Abdrift vieler Kolleginnen aus der Universitätsklinik nach Ausbildung zur Fachärztin beruht sicher nicht immer auf mangelndem Interesse, sondern auf der einfach günstigeren Perspektive, Familie und Beruf z. B. in Form einer Praxistätigkeit zu verbinden.

Aber wollen denn klinisch engagierte und wissenschaftlich tätige Ärztinnen trotz mehr oder weniger latentem Kinderwunsch wie die wahrhaft heroischen Akademikerinnen der 1. Stunde die Sehnsucht nach Familie und Kindern als unwürdig abtun?

Ich glaube, daß akademisches Arbeiten und Familie zu verbinden sind. Kinder von Ärztinnen an Universitätskliniken werden – statistisch berechnet – 7,3 Jahre später als im Durchschnitt der Bevölkerung geboren [8], aber dies muß medizinisch und psychologisch gesehen nicht unbedingt ein Nachteil sein [7]. Ein Teil der Kindererziehung kann durchaus liebevollen Menschen mit ähnlichen Erziehungszielen übertragen werden.

Da erfolgreiche Arbeit eine der wichtigsten Quellen persönlicher Zufriedenheit ist, werden das auch die Kinder bei ihrer Mutter spüren. Die persönlichen Fähigkeiten beruflich nicht zu entwickeln, sondern sich gänzlich im Haushalt zu verbrauchen, garantiert keine Perspektive für Zufriedenheit im Alter.

Eine sinnvolle Lösung für Frauen mit Kindern könnte eine „langsamere Schiene" der Karriereleiter sein, die die individuellen Voraussetzungen berücksichtigt [8].

Ein Problem stellt sich in den meisten Bereichen der Wissenschaft und speziell in der Medizin: Es fehlt an weiblichen Vorbildern.

Zunächst konnten Frauen nur das imitieren, was sie vorgefunden haben, nämlich männliches Verhalten – und dies wird ihnen heute noch unterstellt.

Um besser kämpfen zu können, ließen sich die Amazonen der Sage nach die rechte Brust entfernen [10]. – Ich bin überzeugt, daß eine Frau nichts von ihrer Weiblichkeit verlieren muß, wenn sie beruflich akzeptiert werden will.

Ein anderes Dilemma:

Frauen finden seltener – und wenn, dann später – Mentoren, also Führung durch erfahrene Kolleginnen oder Kollegen. In einer Studie von Kathryn Ward [13] hatten 11 % der Frauen, aber 53 % der Männer, einen signifikant besseren Karriereverlauf infolge Betreuung durch einen Mentor. Alle Berufsanfänger flottieren anfangs in einem noch unbekannten akademischen Meer, in dem es Strudel in verschiedene Richtungen gibt.

Manchmal bedarf es nur einer Aufforderung, einer kontinuierlichen Bestärkung und einer gewissen Rückendeckung zu Beginn wissenschaftlicher Tätigkeit (Tabelle 4).

Ein guter Mentor hilft, Strategien z. B. zur Erlangung von Stipendien und einen eigenen Stil des akademischen Arbeitens zu entwickeln.

Noch immer existiert ein den Frauenmangel vielleicht erklärendes „Old-Boy-Network": Männer fühlen sich in Zusammenarbeit mit Männern wohl und wollen in gewisser Weise ungestört unter sich bleiben [4]. Den Frauen fehlen die meist nützlichen Verbindungen zu den „Männerclubs", und sie scheinen Probleme damit zu haben, sich zu einem eigenen Bund zusammenzuschließen.

Trotz all dieser Schwierigkeiten der Frauen mit der akademischen Karriere sehe ich die Prognose günstig und hätte zum Schluß eine Wunschliste:

- An den *Staat:* Gute Lösungen für die Vertretung schwangerer Frauen in der Klinik, damit die Belastung anderer Kollegen in Grenzen gehalten wird. Finanzielle Entlastung ganztags berufstätiger Frauen durch Anerkennung von Kosten für Kinderbetreuung und Haushaltshilfe als steuerabzugsfähig.

- An die *Fakultäten:* Da die Habilitation den Kernbereich der Hochschulautonomie darstellt, könnte eine Änderung der Verfahren viele Probleme überbrücken. Es wäre durchaus denkbar, daß zur Eignungsfeststellung neben fachlicher Kompetenz, die ja nicht unbedingt an der *Zahl* der Publikationen gemessen werden kann, z. B. auch didaktische und soziale Fähigkeiten herangezogen werden. Einfach den Standard senken, wäre der falscheste Weg.

- An die *Chefs:* Zeiten der Freistellung für wissenschaftliche Betätigung von Frauen, durchaus auch während günstiger Phasen einer Schwangerschaft, und Verständnis für Situationen mit Summation unvorhersehbarer Belastungen aus familiären Gründen.

- An die *männlichen Kollegen:* Frauen brauchen weder geheuchelte Höflichkeit noch ängstliche Blockierung, sondern einen ganz normalen kooperativen Umgang.

- An die *Partner:* Kreative, partnerschaftliche Lösungen für die Arbeitsteilung im Privatleben. Vor allem aber Souveränität, eine erfolgreiche Frau neben sich zu wissen und sich mit ihr freuen zu können.

- An die *Kolleginnen:* Solidarität und Offenheit, richtige Selbsteinschätzung und Zuversicht.

Wenn wir in der Lage sind, 8 Stunden an einem Ovarialkarzinom zu operieren, sollten wir auch das Durchhaltevermögen haben, nicht gleich bei jeder Frustration, jeder ausbleibenden Anerkennung, das wissenschaftliche Handtuch zu werfen. Wir dürfen uns die Begeisterung und Faszination für unseren Beruf nicht so schnell wegnehmen lassen und auf Dauer in die wohlige süße Welt des Plätzchenbackens versinken, wie das Frau Professor Huch einmal so schön formuliert hat [5].

Eine 91jährige Patientin und mittlerweile gute Freundin warnt mich manchmal mit dem Satz: „Don't burn the candle from both sides". Die Gefahr der Überlastung besteht durchaus: Die „frühen Morgenstunden" verbringen wir häufiger im Kreißsaal als im Nachtcafé, und auch wir wollen gelegentlich zuhause eine perfekte Gastgeberin sein. Aber mit einer Arbeitsmaschine, einer abgehetzten Mutter ohne Nerven oder einer Partnerin ohne Allgemeinbildung ist niemandem gedient. Es ist vielmehr illusorisch, alles *gleich* gut und gleich intensiv machen zu wollen.

Die Lösung kann nur *individuell* sein und im Prinzip lauten: Die „Rüschen über Bord werfen", effektiv und zielstrebig arbeiten, beide Bereiche, Beruf und Privatleben gut organisieren, Unwichtiges delegieren, Präferenzen setzen und dies nicht auf Kosten der eigenen Persönlichkeit tun.

Letztlich ist es die Zusammenarbeit, die gegenseitige Förderung von Frauen und Männern, die allen individuell nach Fähigkeiten und Lebensplanung eine akademische Karriere ermöglichen sollte. Im Management wird heute viel über den sogenannten „weiblichen Führungsstil" gesprochen. – Bedarf es denn nicht eines Mehr an Empathie, Intuition oder Teamgeist auf jeder Stufe gerade der akademischen Hierarchie?

Literatur

1. Tastemain C, Bird J, Kahn P, Foley K in: Women in Science, Benditt J (Hrsg) (1992) Science:255–1378
2. Bickel J (1988) Women in Medical Education. A Status Report. N Engl Med 318: 1579–1584
3. Carr Ph L, Friedman RH, Moskowitz MA, Kazis LE (1993) Comparing the Status of Women and Men in Academic Medicine. Ann Intern Med 119:908–913
4. Gibbons A in: women in Science, Benditt J (Hrsg) (1992) Science:255:1386
5. Huch R Die Stellung der Frau in Wissenschaft und Forschung. (Vortrag) Gemeinsame Sitzung der Gesellschaften für Geburtshilfe und Gynäkologie Berlin, Potsdam und Frankfurt/Oder, 28.3.1990
6. Kessler E (1990) Weibliches Denken hat Zukunft. Elle, Elle Verlag, München 3:142
7. Klebanoff MA, Shiono PH, Rhoads GG (1990) Outcomes of Pregnancy in a National Sample of Resident Physicians. NJ Engl Med 323:1040–1045
8. Levinson W, Tolle SW, Lewis CH (1989) Women in Academic Medicine. Combining Career and Family. N Engl J Med 321:1511–1517
9. Mernissi F (1994) Der Harem in uns. Herder Verlag, Freiburg
10. Roscher WH (1965) Ausführliches Lexikon der griechischen und römischen Mythologie (Band I, Leipzig 1884) 2. unveränderter Nachdruck, Olms-Verlag, Hildesheim, sv Amazone
11. Von Rosenstiel, Spieß, Stengel (1989) Führungsnachwuchs im Unternehmen. Beck Verlag, München
12. Wallis LA, Gilder H, Thaler H (1981) Advancement of Men and Women in Medical Academia. A Pilot Study. JAMA 246:2350–2353
13. War K in: Women in Science, Benditt J (Hrsg) (1992) Science 255:1368

Frauenärztin in der Praxis

B. Leifels-Fischer

1992 waren fast 30% aller berufstätigen Frauenärzte Frauen (29,5%, 3613 insgesamt), während die Anzahl der berufstätigen Ärztinnen an der gesamten tätigen Ärzteschaft schon nahezu 50% beträgt. Dieser Anteil entspricht im übrigen auch dem Anteil der weiblichen Studentinnen im Fach Humanmedizin.

Im Vergleich zu 1989 ist die Anzahl der Gynäkologinnen also um 50% gestiegen, und die genannten Zahlen lassen einen weiteren Run auf die Weiterbildungsplätze in unserem Fach erwarten.

Der Trend, der sich hier abzeichnet, läuft parallel dazu, daß Patientinnen zunehmend häufiger Frauenärztinnen in der Praxis aufsuchen. Dies wiederum wird eine Sogwirkung auf die Medizinstudentinnen ausüben und diesen Trend verstärken.

Wie hoch der Bedarf an Frauenärztinnen ist und sein wird, läßt sich kaum bemessen. Es scheint aber so zu sein, das Gynäkologinnen durch ihre Gleichgeschlechtlichkeit und damit eigene Erfahrung als Frau und Mutter einen Vertrauensvorsprung genießen, und dem gilt es gerecht zu werden.

Die Patientin erwartet sich neben Kompetenz, Sachkunde und Einfühlungsvermögen auch ihre Ärztin als Anwältin ihres Geschlechtes und damit Anerkennung ihres Rechtes auf Selbstbestimmung.

Nach einer Formulierung von Frau Frick-Bruder vertraut ja die Frau wie in keiner anderen Arzt-Patienten-Beziehung ihrem/ihrer Gynäkologen/in ihr körperliches und seelisches Wohl an. Sie erlaubt ihm/ihr den Zugang zu ihrem unbekleideten Körper und damit ihrem Selbstwertgefühl, das sie durch diesen Körper erfährt. Die Gefahr starker Abhängigkeitsgefühle muß in dieser Beziehung bewältigt werden, denn der/die Gynäkologin befindet nicht nur über Gesundheit/Krankheit, sondern ist Partner/in in wichtigen Lebensentscheidungen wie Kinderwunsch, Kontrazeption, Schwangerschaftsabbruch und oft genug Ratgeber in sexuellen und Lebensfragen.

Dies kann also eine mögliche Motivation sein, sich als Frauenärztin in der Praxis niederzulassen. Ganz wesentlich scheint mir aber auch die eigene Familien- und Lebensplanung.

Wie amerikanische und kanadische Studien zeigen, sind Frauenärztinnen im Vergleich mit anderen Frauen in selbständigen und angestellten Berufen genauso oft verheiratet und haben eigene Kinder.

Auch die Partner der Kolleginnen sind fast immer berufstätig, noch dazu recht viele auch als Ärzte. Es läßt sich nicht feststellen, daß dies zu einer grundsätzlich veränderten Familienstruktur führt – etwa, daß der Ehepartner nun Kindererziehung und Haushaltspflichten übernimmt. Allenfalls wird die Familie partnerschaftlich alternierend versorgt.

In Deutschland ermöglichen uns großzügige Mutterschutzfristen und üppige Erziehungsurlaubsfristen im Gegensatz zum amerikanischen Kontinent einen zeitweiligen Ausstieg aus dem zeitintensiven beruflichen Alltag. Aufgrund dieser günstigen Bedingung muß also niemand auf die so wichtige Betreuung des eigenen Kindes in den ersten Lebensmonaten verzichten.

Wie aber sieht es danach aus, wenn die Kollegin wieder in den Klinikalltag zurückkehrt? Wie integriert sie die Familie und den Beruf in ihr Leben?

Hier müssen neue Modelle entwickelt werden: 20–30 Wochen-Stunden-Verträge, echtes Job-sharing auch im oberärztlichen vielleicht sogar im chefärztlichen Bereich. Die Kolleginnen sind hochmotiviert, ihre Fachkompetenz in einer adäquaten beruflichen Position darzustellen. Es erscheint unverständlich, daß eine partnerschaftliche Besetzung von Stellen ebenso wie die Arbeitsteilung in der Praxis keine Möglichkeit sein soll, hochqualifizierte Mitarbeiterinnen einerseits zu halten, aber auch ihnen eine anspruchsvolle Stellung zu erhalten.

Wesentlich für die Verwirklichung der beruflichen Ambitionen ist aber auch die partnerschaftliche Akzeptanz der eigenständigen Berufstätigkeit durch den Ehemann und Lebenspartner. Überlegungen, welche Karriere zu welchem Zeitpunkt Vorrang haben soll, ob ein immerzu gleichrangiges berufliches Engagement beider Partner angestrebt wird oder ob ein zeitweiliger Ausstieg möglich ist, müssen diskutiert und in der Partnerschaft umgesetzt werden, und dies nicht auf Kosten der

Kinder, sondern möglicherweise sogar zu deren Vorteil und Nutzen, wenn die Kinder erleben, daß beide Elternteile eigenen befriedigenden beruflichen Aufgaben nachgehen, ohne daß sie dadurch einen Entzug der elterlichen Nähe erfahren. Die Chance der Kinder liegt in einer frühen Selbständigkeit.

Wie kann nun diese ideale Vorstellung der Verbindung von Beruf und Familie dargestellt werden?

Die Majorität, nämlich fast $^3/_4$ (73,34%) der Frauenärztinnen in Deutschland, sind Ende 1993 als Niedergelassene tätig. Der Vorteil liegt auf der Hand! Frei von Nacht- und Wochenenddiensten selbständig arbeiten zu können unter Aufrechterhaltung eines intensiven zeitlichen und inhaltlichen Bezugs zur Familie. Dies bedeutet aber auch eine Neuorientierung und -definition im persönlichen Berufsbild. Verzicht auf klinische Erfolgserlebnisse bei großen operativen Eingriffen und geburtshilflich schwierigen Situationen, kaum je wissenschaftliche Anerkennung, kein beruflicher Aufstieg in höhere klinische Positionen mit mehr Verantwortung und Anerkennung.

Dafür stehen in Allem ein intensiveres Erlebnis der Eigenverantwortlichkeit und Entscheidungsfreiheit über Behandlungsart und -prinzip, das nahe Erleben der persönlichen und familiären Umstände während der Behandlung und Begleitung der Patientinnen möglicherweise eben auch über Jahre.

Viel mehr als in der Klinik, die die Patientinnen ja als Institution aufsuchen, führt der eng an die Person der Frauenärztin gebundene Auftrag zur Vorsorge, Diagnostik und Therapie zur Möglichkeit und Notwendigkeit der Selbstreflexion der Ärztin.

Arzt-Patient-Beziehungen entwickeln sich langfristig. In der Praxis besteht in erweitertem Maße dadurch die Möglichkeit einer intensiven psychosomatischen oder -therapeutischen Begleitung der Patientin, der Durchführung der eigenen Zytologie, eigenen sonographischen oder auch ambulanten operativen Tätigkeit je nach persönlichem Zeitraum und Können. Auch die spezialisierte Tätigkeit in der pränatalen Diagnostik, Sterilitätstherapie, Urodynamik oder der onkologischen Nachsorge ist in der Praxis effizient und spannend möglich wie große Praxen dieser Art aufzeigen. Interessant sind auch neue Erfahrungen mit phyto- oder homöopathischen Behandlungsprinzipien, sie bringen interessante alternative Erfolge. Die belegärztliche und operative oder geburtshilfliche Tätigkeit ist möglich, erfordert aber naturgemäß wieder ein höheres zeitliches und persönliches Engagement. Auch haftungsrechtlich könnte es problematisch sein, die Praxis- und Kliniktätigkeit zu verbinden zumal in der Einzelpraxis; dies mögen die in Gemeinschaft tätigen Kollegen und Kolleginnen leichter lösen.

Die Gemeinschaftspraxis bietet überhaupt große Vorteile, und wie die ansteigende Zahl solcher beruflicher Partnerschaften zeigt, insbesondere Möglichkeiten, sich auf Teilzeitarbeit zu beschränken.

Partnerschaften von 2 und mehr Personen senken die Praxiskosten, erweitern das Leistungsspektrum einer Praxis und erlauben durch gegenseitige Vertretung eine kontinuierliche Praxisarbeit zum Wohl der Patientinnen. Es gibt also fast nie eine geschlossene Praxis oder wechselnde Vertreter. Ansprechpartner für die Patientin ist zunächst immer ihre Ärztin aber im Falle der Verhinderung ist die/der auch bekannte und mit den therapeutischen Überlegungen der Partnerin vertraute 2. Partner/in ansprechbar. So läßt sich auch Teilzeitarbeit mit 20–30 h/Wo.

wirtschaftlich sinnvoll darstellen und gleichzeitig Familie versorgen, Fortbildungen en bloc oder Weiterbildung parallel zur Praxistätigkeit ermöglichen.

Das Medizinstudium von Frauen in Deutschland – eine Errungenschaft unseres Jahrhunderts

J. C. Wilmanns

Der angesehene Gynäkologe Franz Ritter von Winckel, der die Tradition der Kongresse der Deutschen Gesellschaft für Gynäkologie und Geburtshilfe als deren erster Vorsitzender 1886 mit dem ersten Kongreß in München inauguriert hat, gehört auch zu den Wegbereitern für das Frauenstudium. Denn er hat insbesondere durch die Anstellung einer Volontärärztin mit ausländischem Studienabschluß an der Münchener Universitäts-Frauenklinik[1], deren ministerielle Genehmigung er mit ausgeklügelter Diplomatie erstmals 1897 durchsetzte[2], das Bewußtsein in Universität und Ministerium für die Problematik wecken können, daß Frauen die Immatrikulation an deutschen Universitäten verwehrt war. So stellte noch vor knapp 125 Jahren die Würzburger Universität auf das Zulassungsgesuch einer Amerikanerin hin den ausdrücklichen Antrag an den Bayerischen König Ludwig II., Frauen auch weiterhin vom Studium der Medizin auszuschließen, mit folgendem Wortlaut: „Eure Königliche Majestät wolle auszusprechen geruhen, daß es bezüglich der Frage der Zulassung von Frauen zum Studium der Medizin an Bayerischen Universitäten bei dem status quo zu verbleiben habe, wonach die Verleihung der Universitätsmatricel an die Voraussetzung des männlichen

---

[1] Prof. Dr. Franz Ritter v. Winckel hatte in den Jahren 1873–1893 als Direktor der Münchner Frauenklinik und davor während seiner Dresdner Tätigkeit ohne behördliche Erlaubnis über 40 Volontärärztinnen mit ausländischen Approbationen beschäftigt; vgl. v. Winkel F (1897) In: Kirchhoff A (Hrsg) Die akademische Frau. Gutachten hervorragender Universitätsprofessoren, Frauenlehrer und Schriftsteller über die Befähigung der Frau zum wissenschaftlichen Studium und Berufe. Hugo-Steinitz-Verlag. Berlin, S 124 schreibt er: „Was die geistige Befähigung dieser Ärztinnen betrifft, so muß ich … bemerken, daß ich es nur mit einem auserlesenem Material zu thun hatte, […]. Pflichtgetreu, fleißig, gewissenhaft und aufs eifrigste bestrebt, all ihre Zeit bestens auszunützen, habe ich die Leistungen der meisten dieser Schülerinnen mit Freuden als mindestens gleichwertig mit denjenigen ihrer Mitvolontärärzte anerkennen müssen. Auch die zartesten unter ihnen waren imstande, schwierige Operationen glücklich zu Ende zu führen."

[2] Da 1894 das Königlich-Bayerische Staatsministerium des Innern für Kirchen- und Schulangelegenheiten auf einen neuerlichen Antrag von Franz von Winckel entschieden hatte, die Anstellung einer weiblichen Volontärärztin an der Universitäts-Frauenklinik sei „nicht zulässig und solle künftig unterbleiben", wählte von Winckel, zu der Zeit auch Dekan der Medizinischen Fakultät, unter den Antragstellerinnen die in Zürich promovierte, dem bayerischen Adel angehörende Friderica Gräfin von Geldern-Egmond aus, um 1897 gleichsam mit odysseischer List den ministeriellen Sinneswandel herbeizuführen. Seitdem gab es keine prinzipiellen Schwierigkeiten mehr für die Anstellung von den – zahlenmäßig sowieso sehr wenigen – Ärztinnen, die im Ausland studiert hatten. Zu Friderica Gräfin von Geldern-Egmond (1852–1923) siehe Wilmanns, JC In: Stief?Töchter der Alma mater. 90 Jahre Frauenstudium in Bayern am Beispiel der Universität München. Hrsg Bußmann H, Antje-Kunstmann-Verlag. München, S 110–111.

Geschlechts geknüpft ist"[3]. Diesem Antrag wurde seitens des Königlich-Bayerischen Staatsministeriums des Inneren für Kirchen- und Schulangelegenheiten umgehend stattgegeben. Die Zeit der Zulassung von Frauen zum Medizinstudium war damals in Deutschland noch nicht gekommen. Dies mag in Erstaunen versetzen, wenn man bedenkt, wie die Zulassung von Frauen zum Studium der Medizin in anderen Ländern gehandhabt wurde: In den Vereinigten Staaten war dieses an einigen Colleges schon vor der Mitte des vorigen Jahrhunderts möglich (Abb. 1); in Frankreich seit 1863, in der Schweiz (Zürich) seit 1864, wohin studierwillige deutsche Frauen am häufigsten gingen, in England (London) seit 1869/74, und bis zur Jahrhundertwende hatten fast alle europäischen Staaten nachgezogen[4]. Im Vergleich dazu figurierte das Deutsche Reich als Schlußlicht, und auch nur sukzessive gestatteten die einzelnen deutschen Staaten die Zulassung von Frauen zu einem ordentlichen Universitätsstudium; als erster Staat 1900 das Großherzogtum Baden, das Königreich Bayern folgte 1903 als zweiter, und es bedurfte noch weiterer fünf Jahre, bis der größte deutsche Bundesstaat, das Königreich Preußen, 1908 soweit war – das Großherzogtum Mecklenburg bildete 1909 den Abschluß[5].

Es hatte jedoch in der Endphase der Auseinandersetzungen um das Frauenstudium seltene Ausnahmen gegeben, zumal dann, wenn ein Studium im Ausland bereits fortgeschritten war. An der Münchener Universität hatte beispielsweise, kurz bevor der Prinzregent Luitpold mit seinem lapidaren „genehmigt" am 21. September 1903 (Abb. 2) den Frauen die Tore der Universitäten Bayerns öffnete[6], Margarethe Schüler aus Fürth im Sommersemester 1903 ihr medizinisches Staatsexamen ablegen und als erste Frau in Bayern zum Dr. med. promovieren können. Da ihr Immatrikulationsgesuch im Jahre 1898 noch abgelehnt worden war, ging sie nach Zürich, was im Nürnberger Anzeiger vom 21.11.1898 folgendermaßen kommentiert wurde: „Eine Fürther Dame, die in Erlangen Medizin studieren wollte, erhielt zwar die Erlaubnis zum Besuch der zoologischen Vorlesungen, nicht aber

---

[3] Urkunde aus dem Bayerischen Hauptstaatsarchiv München vom 15.3.1870, MK 11115.

[4] In der Regel wurde die Immatrikulation von Frauen in den europäischen Staaten jeweils landesweit eingeführt: In Schweden 1870/71, Italien 1876, Dänemark 1877, Spanien 1878, Holland 1879, Belgien 1883, Norwegen 1882/84. Im ungarischen Teil der Habsburger Monarchie 1895 und im österreichischen Teil 1897/1900. In Großbritannien allerdings reichte das zeitliche Spektrum der Einführung von 1869/74 (London) bis 1892/93 (Schottland).

[5] Was die übrigen Staaten des Deutschen Reiches betrifft, so kam der entsprechende Erlaß von Württemberg 1904, von Sachsen 1906, von Thüringen 1907 und von Hessen 1908. Die Technischen Hochschulen folgten auch in diesem Zeitraum: München 1905, Dresden 1907, Stuttgart und Karlsruhe 1907/08, Braunschweig 1909, Preußen 1909.

[6] Mit diesem „genehmigt" [siehe Pfeil in Abb. 2] hatte der Prinzregent Luitpold am 21.9.1903 handschriftlich den mehrseitigen „allerunterthänigsten Antrag" abgezeichnet, den der Bayerische Staatsminister des Innern für Kirchen- und Schulangelegenheiten Dr. A von Wehner folgendermaßen zusammengefaßt hatte: „Eure Königliche Hoheit möchten allergnädigst zu genehmigen geruhen, daß vom Wintersemester 1903/04 an Damen, welche das Reifezeugnis eines deutschen humanistischen Gymnasiums oder eines deutschen Realgymnasiums besitzen, zur Immatrikulation an den Bayerischen Universitäten zugelassen werden". (Zitat aus diesem handschriftlichen Antrag, Hauptstaatsarchiv München, MK 11120).

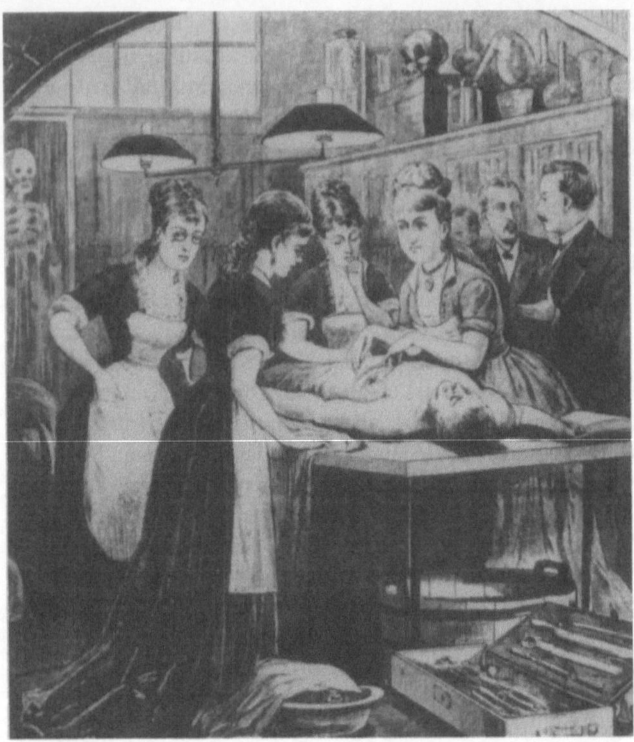

Abb. 1. Amerikanische Medizinstudentinnen bei einer Sektion 1880, als im Deutschen Reich
ein Studium von Frauen noch undenkbar war. Vor Einführung der Asepsis wurde ohne Spezial-
kleidung seziert bzw. operiert. Aus: „The National Police Gazette", New York April 1880 p. 5

zum Besuch der anatomischen, die für eine kleine Dame zu „genierlich" seien! Die
Dame hat nun eine weniger empfindsame Universität aufgesucht und sich nach
dem freien Zürich zum Studium begeben." Nach bestandenem Physikum und nach
einem erneuten Antrag hatte ihr das Bayerische Staatsministerium unter dem Vorbehalt der Zustimmung der betreffenden Professoren für das Wintersemester
1900/01 die Zulassung zum klinischen Studium in München erteilt[7].

Für die Realisierung der generellen Genehmigung „das Frauenstudium betreffend" (Abb. 2, s. Pfeil) war erst einmal eine grundlegende Angleichung der Schul-
ausbildung für Mädchen an die der männlichen Jugend nötig geworden. Denn
Mädchen hatten bisher die Hochschulreife ausschließlich durch Vorbereitung im
Privatunterricht und über ein Examen als Externe an einem Gymnasium für

---

[7] Zu Margarethe Schüler (1879–?) siehe Wilmanns JC In: Stief?Töchter der Alma mater [wie
Anm. 2] S 118–119. Zu weiteren Biographien erster Ärztinnen siehe Brinkschulte E (1993)
Weibliche Ärzte. Die Durchsetzung des Berufsbildes in Deutschland. Reihe Deutsche
Vergangenheit Band 108. Berlin.

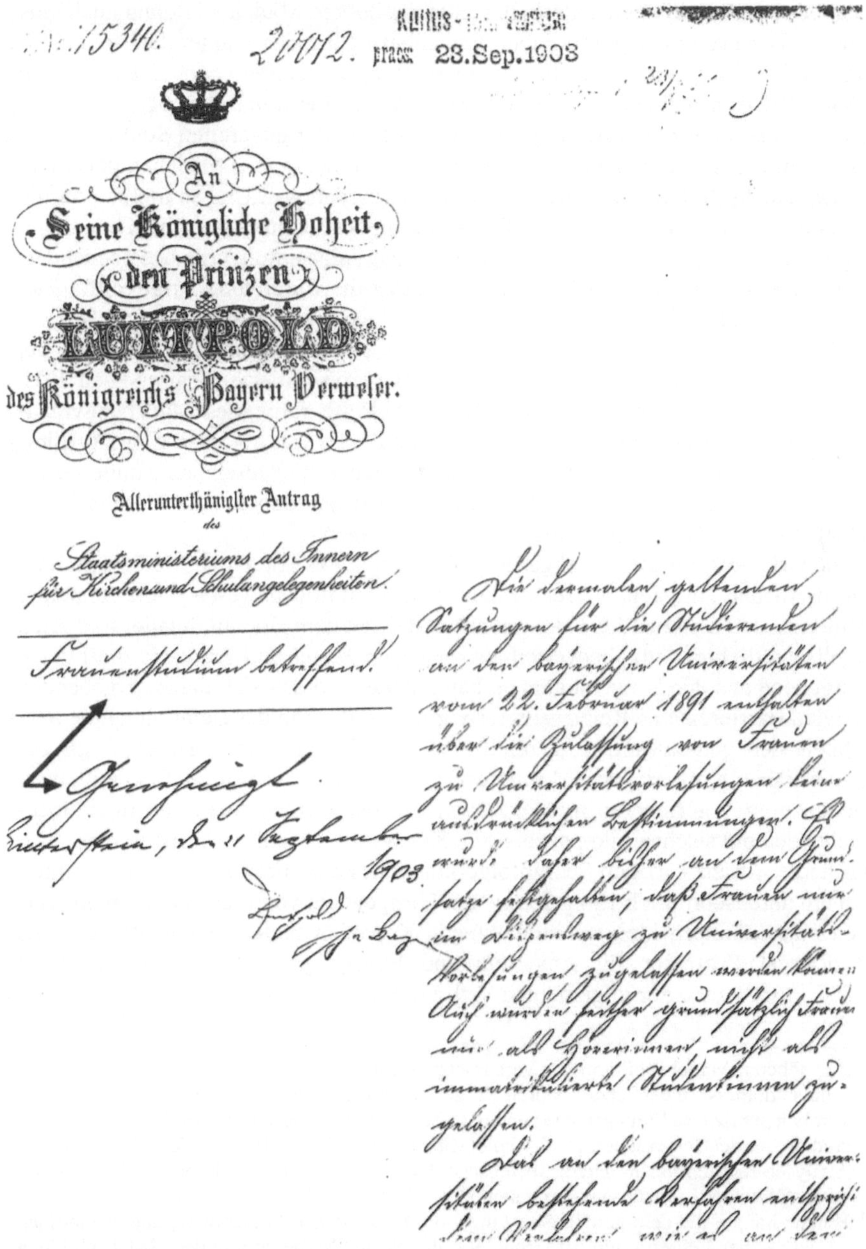

Abb. 2. Genehmigung des Frauenstudiums im Königreich Bayern durch die Unterschrift des Prinzregenten Luitpold am 21.9.1903 (siehe Anm. 6)

Knaben erwerben können[8]. Deshalb stellte die höhere Mädchenbildung auch eine zentrale Forderung der bürgerlichen Frauenbewegung der zweiten Hälfte des 19. Jahrhunderts dar, für die sich eine ihrer Hauptverfechterinnen Helene Lange (1848–1930) mit Nachdruck einsetzte[9]. Der Professionalisierungsprozeß bei Ärztinnen hatte also bereits eingesetzt, gefolgt von der generellen Studienerlaubnis, bevor die Voraussetzung dazu, nämlich der Zugang von Mädchen zur allgemeinen Hochschulreife, überhaupt geschaffen worden war. Und so mußten für die Studienbewerberinnen am Beginn dieses Jahrhunderts zunächst einmal Gymnasien gegründet werden. Das erste deutsche Mädchengymnasium wurde bezeichnenderweise in Baden, nämlich im Jahre 1893 in Karlsruhe, durch die rührige Suffragette Hedwig Kettler (1851–1937) eingerichtet. Noch 1912 gab es in Preußen für Mädchen nur vier Gymnasien, die die allgemeine Hochschulreife vermittelten, bei immerhin ca. 41 Millionen Einwohnern. In Bayern existierte sogar erst seit 1912 ein einziges zur uneingeschränkten Hochschulreife führendes Mädchengymnasium, die Städtische Luisenschule in München[10]. Es war also der Weg zu Abitur und Immatrikulation für die Frauen noch lange mit zahlreichen Hindernissen verstellt, so daß zunächst nur tatkräftige Frauen aus den oberen Gesellschaftsschichten Aussicht hatten, zum Studium zu gelangen.

Die Gründe für diese nur zögerliche Zulassung von Frauen zu Medizinstudium und ärztlicher Tätigkeit in Deutschland sind vielfältig gewesen. Unter anderem zählten zu den hemmenden Faktoren neben der seit dem Hochmittelalter tradierten gesellschaftlichen Aufgabenverteilung zwischen Mann und Frau, die die Frauen weitgehend aus den Universitäten verbannt hatte, und den sich daraus ergebenden sozialen Barrieren eine Reihe weiterer Vorurteile, die von der Gefährdung der Sittlichkeit der gemeinsam studierenden jungen Frauen und Männer durch die „genierliche" Körperlichkeit der Medizin[11] bis hin zu wissenschaftlichen Untersuchungen zur geringeren intellektuellen Fähigkeit von Frauen und ihrer unzureichenden physischen und psychischen Konstitution reichten[12]. Mit seinen – wie wir heute wissen – irrigen Schlußfolgerungen aus dem nach seinen Untersuchungen um durchschnittlich 134 g geringeren Hirngewicht von Frauen auf ihre im Vergleich zu Männern kleinere intellektuelle Kapazität hatte der damals bekannte Münchener Professor für Anatomie und Physiologie Theodor von Bischoff (1807–1882) auch zur allgemeinen Verbreitung der Befürchtung beigetragen, der

---

[8] Zur höheren Mädchenbildung als Voraussetzung für die Zulassung von Frauen zum Hochschulstudium ist in den letzten Jahren einige Literatur erschienen. Vergleiche dazu etwa die kürzlich publizierte Monographie von Fuchs M (1993) Wie die Väter so die Töchter: Frauenstudium an der Technischen Hochschule München von 1899–1970. FAKTUM – Fakten – Analysen-Konzeptionen. Hrsg: Technische Universität München Band 7, S 1–18 mit weiterführender Literatur auf den Seiten 252–255.

[9] Helene Lange, die dem gemäßigten Flügel der bürgerlichen Frauenbewegung zuzuordnen ist, war selber Lehrerin und hat Grundlegendes für die Verbesserung der Mädchenbildung erreicht. 1896 entließen die von ihr durchgesetzten Gymnasialkurse am Königlichen Luisen-Gymnasium in Berlin die ersten 6 Abiturientinnen. Aufsehen erregte in diesem Zusammenhang ihre 1887 veröffentliche sog. „Gelbe Broschüre"; sie hat zahlreiche Aufsätze und Monographien publiziert.

[10] Noch im Jahre 1905 wurde seitens des Bayerischen Ministeriums die Qualität des Abiturs des Karlsruher Mädchengymnasiums als ungenügend für eine Immatrikulation an den Bayerischen Universitäten eingestuft.

elitäre Charakter von Studium und Wissenschaft werde durch den Zustrom von mittelmäßig begabten Studentinnen gleichsam verwässert[13]. Diese naturwissenschaftlich-biologische Argumentation gegen die Eignung der Frau zum Studium glaubte auch der Leipziger Neurophysiologe Paul J. Möbius (1853–1907) in seinem zwischen 1900 und 1906 achtmal aufgelegten Buch „Über den physiologischen Schwachsinn des Weibes" verfestigen zu können.

Freilich, stärker als diese Widerstände waren zum ausgehenden 19. und beginnenden 20. Jahrhundert unter anderem die Folgen der Industrialisierung und die sozioökonomische Entwicklung des Bürgertums sowie die aufgeklärten und liberalen Kräfte, die gemeinsam langfristig einer Gleichberechtigung der Geschlechter, Gesellschaftsschichten und Klassen, Volksteile und Nationen den Weg bahnten. Und so erhöhte sich nach der Freigabe des Frauenstudiums die Zahl der weiblichen Studierenden stetig: Im Wintersemester 1908/9 zählte man im Deutschen Reich insgesamt 322 Studentinnen der Medizin, das sind 3,78 %. Im Wintersemester 1918/9 waren es bereits insgesamt 2067 von 19 759 Studierenden, d. h. 10,46 %.

---

[11] So hatte beispielsweise der Pathologe Wilhelm von Waldeyer-Hartz (1836–1921) nach der Zulassung von Frauen zum Medizinstudium in Berlin auf einen getrennten Anatomiekurs bestanden. Und die Äußerungen des Berliner Pathologen Johannes Orth (1847–1923) während seiner Göttinger Zeit sprechen für sich: „Man denke sich nur die junge Dame im Seziersaal mit Messer und Pincette vor der gänzlich entblößten männlichen Leiche sitzen und Muskeln oder Gefäße und Nerven oder Eingeweide präparieren, man denke sie sich die Leichenöffnung des Mannes oder einer Frau machen und zur notwendigen Aufklärung der Krankheitserscheinungen die Beckenorgane mit allem, was dazu gehört, untersuchen ... man berücksichtige, daß das alles in Gegenwart der männlichen Studenten vor sich geht, daß die männlichen wie die weiblichen in der ersten Zeit der Mannbarkeit stehen, wo die Erregung der Sinnlichkeit ganz besonders leicht und gefahrvoll ist, – man stelle sich das einmal so recht lebhaft vor und dann sage man, ob man junge weibliche Angehörige der eigenen Familie in solchen Verhältnissen sehen möchte! Ich sage nein und abermals nein!" Zitat vgl. Orth J (1897) In: Kirchhoff A (Hrsg) [wie Anm. 1] S 69.

[12] Die Publikationen dieser Vorurteile, die die Akademikerinnen in der Folgezeit erfolgreich widerlegt haben, nehmen zur damaligen Zeit einen großen Raum ein. Es sei hier beispielhaft verwiesen auf den Artikel von L Henius (1895) Über die Zulassung von Frauen zum Studium der Medizin. Dtsch Med Wochenschr 21:613–615, der die seines Erachtens biologische und psychologische Uneignung der Frau zum Studium und Beruf folgendermaßen drastisch zusammenfaßte: „..., so müssen wir zu dem Schlusse kommen, dass das medicinische Studium einerseits Ansprüche an sie [= Frauen] stellen würde, denen sie ihrer ganzen Beschaffenheit nach nicht gewachsen sind, und dass es [= Studium] andererseits sie nicht so weit bringen würde, um einen den aufgewendeten Mühen und Anstrengungen und Kosten entsprechenden Nutzen für sie selbst und für die übrige Menschheit zu erzielen." Und der Gynäkologe Professor Dr. R Dohrn schrieb: „Die Sache ist völlig klar für jeden, der in die geburtshülfliche Situation hineinversetzt ist. Eine Ärztin hat weder die physische Kraft, noch auch die Eigenschaften von Verstand und Willensenergie, welche für die Beherrschung der Sachlage unumgängliche Erfordernisse sind." (vgl. Dohrn R (1893). Über die Zulassung weiblicher Ärzte, speciell zur Ausübung der Geburtshülfe. Dtsch Med Wochenschr 19:179. Vergleicht man diese Äußerungen mit der lobenden Charakterisierung der Volontärärztinnen durch Professor Franz von Winckel [siehe Anm. 1], wird die Grundsätzlichkeit der Auseinandersetzung zwischen Gegner und Befürwortern des Frauenstudiums schlaglichthaft deutlich.

[13] Bischoff Th von (1872) Das Studium und die Ausübung der Medicin durch Frauen. Literarisch-Artistische Anstalt (Th Riedel) vormals der Cotta'schen Buchhandlung. München.

Zehn Jahre später war der Frauenanteil auf 16,74 angewachsen, 1938/9 betrug er 16,93%, nachdem er im Sommersemester 1933 schon bei 20,28% gelegen hatte[14]. Der Rückgang der Zahl der Studentinnen während des Beginns der Diktatur der Nationalsozialisten war ideologiebedingt: Man sah in der Frau vor allem die Gebärerin und Mutter und errichtete Barrieren rassistischer, administrativer und anderer Art gegen das Frauenstudium. Erst mit den Kriegsvorbereitungen und im Krieg trat eine totale Kehrtwende ein; es waren nun ganz andere wirtschaftliche und politische Interessen, auf Grund derer damals versucht wurde, Frauen zum Studium einzuwerben, und deshalb stieg der Frauenanteil an den Studierenden allgemein wieder an; er betrug im ersten Trimester 1941 in der Medizin mit insgesamt 4930 Studentinnen ein gutes Viertel (26,30%)[15]. Parität brachten die 80er Jahre dieses Jahrhunderts zwar bei den Studierenden, jedoch nicht bei den abgeschlossenen Examina, so daß heute die Zahl der Medizinstudentinnen bei rund 50%, die Zahl der von Studentinnen bestandenen medizinischen Staatsexamina bei 45%, die Zahl der medizinischen Promotionen von Frauen bei ca. 35% und die der Habilitationen bei 8,5% der Gesamtzahl liegt[16].

Trotz der ausgeglichenen Anteile bei den Studierenden hat sich die Zahl der Professorinnen bisher kaum erhöht; dabei ist selbstverständlich berücksichtigt, daß die Phasenverschiebung vom Examen bis zum Aufstieg in Spitzenpositionen im allgemeinen etwa 15 bis 20 Jahre beträgt. Derzeit stehen nämlich den rund 50% Studentinnen in Deutschland nur etwa 6% Professorinnen (C2 bis C4) gegenüber. An der Ludwig-Maximilians-Universität München beispielsweise waren im Jahre 1993 von den 809 Professuren (C2 bis C4) nur 41 mit Frauen besetzt, was ca. 5% entspricht, und unter den 353 Lehrstuhlinhabern waren lediglich 14 weiblich, d.h. knapp 4%. An der medizinischen Fakultät gab es im Sommersemester 1994 insgesamt 228 Professuren (darunter 53 Ordinariate), von denen 11 Frauen innehatten (4,8%), – und nur eine von ihnen ist Ordinaria[17]! Sie ist übrigens die erste Lehrstuhlinhaberin an der medizinischen Fakultät seit der Gründung der Universität vor 522 Jahren. Gleichwohl kommt der Universität München die Ehre zu, nicht nur die erste Medizinerin, sondern auch sogar die erste Frau in Deutschland überhaupt habilitiert zu haben: die Anatomin Adele Hartmann (1881–1937)[18], deren Habilitationsschrift noch vor dem Ende des I. Weltkriegs, am 21. Juni 1918, angenommen wurde, und die ihre Habilitation am 29. November 1918 abschloß[19]. Erst ein Dreivierteljahr später setzte die Weimarer Verfassung vom 11. August 1919 das Gesetz für die Gleichberechtigung von Mann und Frau durch.

---

[14] Die Zahlen sind dem Datenhandbuch zur deutschen Bildungsgeschichte entnommen; siehe Titze H (1972) Das Hochschulstudium in Preußen und Deutschland 1820–1944. Vandenhoeck und Ruprecht. Göttingen S 114 f.

[15] Wie Anm. 14, S 115.

[16] Zahlen aus den statistischen Berichten des Bayerischen Staatsinstituts für Hochschulforschung und Hochschulplanung München bis einschließlich 1992.

[17] Zahlen von der Verwaltung der Ludwig-Maximilians-Universität München.

[18] Siehe auch Wilmanns JC: Adele Hartmann In: Stief?Töchter der Alma mater [wie Anm. 2] S 122–123.

[19] Seit Adele Hartmann haben sich in Medizin an der Universität München vom WS 1918/19–WS 1963/64 insgesamt nur 7 Frauen habilitiert; vom SS 1964 bis SS 1994 waren es 58 Frauen, was 8% der Gesamtzahl entspricht.

Auch wenn aus heutiger Sicht die hier skizzierte Entwicklung des Frauenstudiums mit seinen Hindernissen langwierig erscheinen mag, so muß die Historikerin dennoch betonen, daß dieser breite und grundlegende soziale Wandel, der zu einem völligen Umdenken in bezug auf die Beteiligung von Frauen an Studium und Wissenschaft geführt hat, im Vergleich zu ähnlichen Emanzipationsprozessen zügig und konsequent verlaufen ist – die vielschichtigen Probleme, die dazu führen, daß Frauen nicht nur aufgrund ihrer häufigen Doppelbelastung durch Beruf und Familie selten qualifizierende Stellen und lediglich in Ausnahmefällen Führungspositionen (ca. 1% der Chefarztpositionen und medizinischen Ordinariate) erreichen, müssen hier unberücksichtigt bleiben.

Kooperation, Gemeinschaftspraxis und Praxisgemeinschaft

R. Ratzel

Einführung in das Thema

Traditionell gilt die Einzelpraxis als klassische Unternehmensform freiberuflicher ärztlicher Tätigkeit. Von vielen wird sie allerdings als „Auslaufmodell" oder auch besser als „Tante-Emma-Laden" bezeichnet, die keine Zukunft habe. Ärzte müssen sich Kooperationen öffnen, ihre Tätigkeit vernetzen, um den Anforderungen an eine moderne Dienstleistungsgesellschaft im Gesundheitswesen gerecht zu werden. Stellt man lediglich auf den Investitionsbedarf ab, ist dieses Argument nicht zu widerlegen. 1991/92 betrug der Investitionsbedarf für eine Neugründung bei Gynäkologen im Westen DM 350 000,–, im Osten DM 234 000,–. Für Übernahmen wurden im Westen durchschnittlich DM 336 000,–, im Osten ca. DM 284 000,– aufgewendet[1]. Da sich die genannten Summen bei Gemeinschaftspraxen nur relativ wenig verändern, wird die Last somit auf mehrere Schultern verteilt. Weitere Vorteile, wie kollegialer Austausch, Vertretung bei Krankheit und Urlaub und ähnliches, liegen auf der Hand. Betrachtet man sich jedoch die Trennungsgründe bei gescheiterten Kooperationen, zeigt sich, daß die finanzielle Seite nur ein Aspekt der Gesamtproblematik ist. Wie Beispiele aus anderen Berufen zeigten, besteht bei hochspezialisierten Tätigkeiten keineswegs ein Zwang zur Kooperation; vielmehr kann sich gerade der Hochspezialisierte auch als einzelner gegenüber großen Dienstleistern behaupten. Kooperationen führen auch zu Abhängigkeiten, die sie in Krisensituationen besonders anfällig werden lassen. Schließlich brauchen große Kooperationsformen auch eine entsprechende Klientel. Die Standortfrage sollte deshalb nicht außer acht gelassen werden.

Rechtlicher Rahmen ärztlicher Tätigkeit

Ärztliche Tätigkeit findet außer in der Niederlassung in Krankenhäusern, Industrie, Behörden, Versicherungen u. ä. mehr statt. Gemeinhin werden die Ärzte den Freiberuflern zugerechnet, ohne daß hierfür eine exakte Definition besteht. Als Konsequenz hieraus leitet die Mehrheit die Forderung ab, der Arzt könne sich nur in eigener Praxis niederlassen. Weitere anerkannte Gesellschaftsformen sind die Gemeinschaftspraxis und die Praxisgemeinschaft als BGB-Gesellschaften. Nach

---

[1] G. Brenner, R. Deutsch, das Investitionsverhalten von Ärzten bei der Praxisgründung 1991/92 in West- und Ostdeutschland, Frauenarzt 1993, 757.

außen treten diese Kooperationsformen in den unterschiedlichsten Erscheinungsformen (Gesundheitszentrum, „Ärztehaus", Tages- und Praxisklinik) auf. Typisches Beispiel für eine Apparategemeinschaft ist die Laborgemeinschaft. Daneben gibt es lose Kooperationsformen als Operations-Team in einer Tagesklinik oder auch das kooperative Belegarztsystem. Vor allem bei den hochtechnisierten Fachdisziplinen trifft man in neuerer Zeit auf die „Niederlassung im Krankenhaus" unter Beibehaltung stationärer Versorgungsformen.

Die Heilkunde GmbH

Ein neuer Typus im Bereich ambulanter ärztlicher Tätigkeit ist die Heilkunde-GmbH, die nach der Rechtsprechung des BGH[2] zumindest in den Bundesländern als zulässig angesehen wird, in denen kein gesetzliches Verbot zur Ausübung ambulanter ärztlicher Heilkunde im Rahmen einer GmbH besteht[3]. Das Gebot in § 13 Abs. 1 dürfte in denjenigen Bundesländern, in denen keine entsprechende Ermächtigung in den Heilberufsgesetzen besteht, wegen fehlenden Gesetzesvorbehales gegen Artikel 12 GG verstoßen[4].

Die Fehlvorstellungen, die dieses Urteil auslöste, waren beträchtlich. Die GmbH löse die Haftungsprobleme, man könne nun ungestört werben und sie bringe Steuervorteile. Keine dieser Behauptungen trifft im Ergebnis zu. Auch der in einer GmbH tätige Arzt kann selbstverständlich persönlich in Anspruch genommen werden. Neben den sonstigen Steuern ist eine GmbH gewerbesteuerpflichtig und schließlich kann der Arzt durch Gründung einer GmbH das standesrechtliche Werbeverbot, sofern er mit anderen Ärzten in freier Praxis in Konkurrenz steht, nicht umgehen. Schließlich erhält die Heilkunde-GmbH derzeit jedenfalls keine Zulassung zur vertragsärztlichen Tätigkeit. Private Krankenkassen müssen aufgrund der Musterbedingungen Rechnungen derartiger GmbH's nicht erstatten. Für die normale gynäkologische Praxis ist die GmbH letztlich uninteressant. Anderes mag für spezielle Subdisziplinen des Fachs, eventuell im Bereich der Fortpflanzungsmedizin, der Zytologie oder auch der Endokrinologie gelten, zumal wenn eine Unabhängigkeit von der GOÄ angestrebt wird.

Die Partnerschaftsgesellschaft

Die Partnerschaftsgesellschaft ist eine neue Gesellschaftsform für freie Berufe, die der OHG nachempfunden ist, aber dennoch nicht der Gewerbesteuer unterliegt. Erste Anstöße hierzu gab es bereits 1971. Das neue Partnerschaftsgesellschafts-Gesetz tritt nun am 1.7.1995 in Kraft. Es gilt für eine Vielzahl freier Berufe, wie Rechtsanwälte, Steuerberater, Architekten, Hebammen und eben auch Ärzte. Die Partnerschaftsgesellschaft kennt keine „stille" Beteiligung wie bei der GmbH, sondern fordert eine aktive Gesellschafterstellung. Voraussetzung ist ein schriftlicher Vertrag, der im Partnerschaftsregister angemeldet werden muß. Die

---

[2] BGH, MedR 1994, 152.
[3] Derartige Verbote bestehen derzeit in Brandenburg, Bayern und Nordrhein-Westfalen.
[4] Ähnlich Taupitz, a. a. o.

Geschäftsführung wird grundsätzlich eigenverantwortlich und leitend ausgeübt. Interessant ist, daß eine Haftungsbeschränkung auf den Handelnden in AGB's möglich ist. Eine Haftungsbeschränkung auch der Höhe nach wird möglich sein, wenn der Abschluß einer Haftpflichtversicherung vom Gesetzgeber zur Pflicht gemacht wird[5]. Das Partnerschaftsgesellschafts-Gesetz ermöglicht darüber hinaus interprofessionelle Partnerschaften, z.B. zwischen Ärzten und Hebammen. Zwar gilt nach wie vor das standesrechtliche Verbot von Zweigstellen (Ausnahme, genehmigte Zweigpraxis), das Partnerschaftsgesellschafts-Gesetz ermöglicht allerdings selbständige Niederlassungen.

Gemeinschaftspraxis und Praxisgemeinschaft

Gemäß § 23 Musterberufsordnung (MuBo) ist der Zusammenschluß von Ärzten zur gemeinsamen Ausübung des Berufes, zur gemeinschaftlichen Nutzung von Praxisräumen, diagnostischen und therapeutischen Einrichtungen der Ärztekammer anzuzeigen. Bei allen Formen gemeinsamer Berufsausübung muß die freie Arztwahl gewährleistet bleiben.

Die Vorschrift trägt der Aufsichts- und Ordnungspflicht der Kammer Rechnung. Die Anzeigepflicht ist von der Genehmigungspflicht im Vertragsarztrecht zu unterscheiden. Eine unzulässige Zusammenarbeit kann die Kammer untersagen. Dabei kann sich die Unzulässigkeit sowohl auf die Art der Zusammenarbeit beziehen[6] als auch in der Pflicht der Kammern zur Wahrnehmung der Qualitätssicherung (siehe auch § 11 MuBo) begründet sein. § 14 Abs. 2 MuBo (Vorlage von Verträgen) soll diese Überwachungspflicht befördern. In der Praxis läuft diese Bestimmung jedoch ziemlich leer. Satz 2 stellt die Arzt-Patientenbeziehung über mögliche wirtschaftliche Interessen oder organisatorische Präferenzen. So verstoßen etwa Klauseln in Gemeinschaftspraxisverträgen, die die Behandlung von Privatpatienten dem Seniorpartner vorbehalten, regelmäßig gegen § 23.

Die Gemeinschaftspraxis ist die gemeinsame ärztliche Tätigkeit unter gemeinsamen Namen in gemeinsamer Mitunternehmerschaft; anders als vielfach angenommen, spielen die Eigentumsverhältnisse und die rechtliche Arbeitgeberstellung keine entscheidende Rolle. Entscheidend ist das praktische Benutzendürfen bzw. die Weisungsbefugnis. Gemeinschaftspraxen werden in Form einer BGB-Gesellschaft und künftig auch im Rahmen einer Partnerschaftsgesellschaft betrieben werden.

Die Praxisgemeinschaft als demgegenüber weniger weitreichende Kooperationsform beschränkt sich auf die gemeinsame Nutzung von Praxisräumen, Praxiseinrichtungen und Personal. Sonderformen sind Apparategemeinschaften, insbesondere bei hochwertigen technischen Geräten (z.B. Mammographie); ein Sonderfall der Apparategemeinschaft ist die Laborgemeinschaft.

---

[5] Schon heute ist auch unter bestimmten Voraussetzungen z.B. bei einer Laborgemeinschaft eine BGB-Gesellschaft mit beschränkter Haftung denkbar.

[6] Fachübergreifende Gemeinschaftspraxen sind grundsätzlich zulässig, BSGE55, 97; sie sollten allerdings nur von denjenigen Gebieten angestrebt werden, die typischerweise im Rahmen von Diagnostik und Therapie eines einheitlichen Krankheitsbildes tätig werden, sich mithin ergänzen.

Gemeinschaftspraxis und Praxisgemeinschaft sind Gesellschaftsformen, die auch in den sogenannten „Ärztehäusern"[7], Gesundheitszentren oder Medical-Centers in den unterschiedlichsten Erscheinungsformen vorkommen.

Für die vertragliche Gestaltung gibt es verschiedene Musterverträge von sehr unterschiedlicher Qualität[8]. Ärzte wären schlecht beraten, wenn sie in diese Musterverträge lediglich ihre persönlichen Daten eintragen würden. Obwohl die meisten Verträge in der Tat zu 70 % standardisierte Klauseln enthalten, wie sie in einer Vielzahl von Fällen angemessen und richtig sind, gibt es dennoch unterschiedliche Bewertungen, sei es in persönlicher, finanzieller oder steuerrechtlicher Hinsicht, die einer individuellen Beratung bedürfen. Daher sind neben Musterverträgen „Checklisten" sicherlich ein ebenso geeignetes Mittel, die Problematik angemessen zu bewältigen. Sie haben gegenüber Musterverträgen den Vorteil, daß sie die Phantasie der Vertragschließenden nicht von vorneherein in eine bestimmte Richtung lenken und daher dem Betroffenen mehr Freiraum für kreative Lösungen verbleibt. An den rechts- und steuerberatenden Berufen liegt es dann, diese Vorstellungen auf ihre rechtliche Alltagstauglichkeit hin zu überprüfen. Ein gelungenes Muster für eine Checkliste ist im Schaukasten abgedruckt.

Anhang: Checkliste
Gemeinschaftspraxisvertrag

Präambel

Empfehlenswert ist die Einführung der einzelnen Vertragsbestimmungen durch eine Präambel, um deutlich zu machen, welche Ziele und Zwecke die Partner mit einem solchen Vertrag verfolgen. Dies kann bei Auslegungsschwierigkeiten hilfreich sein.

Gegenstand, Name, Sitz der Gemeinschaftspraxis

- gemeinsame Ausübung der ärztlichen Tätigkeit als Ärzte für...
- Name (welche Reihenfolge, wer steht zuerst)
- Sitz der Praxis
- Mietvertrag

Dauer der Gesellschaft, z. B.

- Gesellschaft auf Dauer (unbefristet)
- befristete Gesellschaft
  (z. B. bis zum 65. Lebensjahr)
- Kombination
  (z. B. zeitweise fest, danach kündbar)
- bei Eintritt in bestehende Praxis:

---

[7] Der Begriff ist berufsrechtlich unzulässig.
[8] Sehr zu empfehlen sind die von Rieger entworfenen Musterverträge mit Erläuterungen in der Reihe Heidelberger Musterverträge Nr. 41, 5. Auflage 1993.

Möglichkeiten:

- Einarbeitungszeit (z.B. mit verminderten Rechten und erleichtertem Ausstieg)
- z.B. befristete Gesellschaft mit anschließender Verhandlung über dauerhafte Eintrittskonditionen (Absichtsbekundung)

Einlage

- welche Gegenstände werden Gesamthandsvermögen (z.B. Pkw, Sprechzimmereinrichtung) oder sog. Sonderbetriebsvermögen des jeweiligen Gesellschafters
- Abschreibungszurechnung
- Bewertung der Sacheinlagen und des ideellen Wertes (s. dazu Pkt. 14)
- sonstige Trennung des Gesamthandsvermögens (z.B. nur ab Gesellschaftsbeginn angeschafftes Inventar wird Gesamthandsvermögen)

Bei allen diesen Punkten ist unbedingt auf eine steuerlich optimale Gestaltung zu achten (z.B. bei Einlage des Juniorpartners in die Gesellschaft oder Leistung an den Senior)

Geschäftsführung, Vertretung

- Umfang (z.B. Personal, Inventarbeschaffung, Kreditaufnahmen etc.)
- Vorbehaltskatalog (Zustimmung aller Gesellschafter für wichtige Geschäfte wie Partneraufnahme, größere Investitionen etc.)
- Widerspruchsrecht des nicht geschäftsführungsbefugten Gesellschafters
- Willensbildung in der Gesellschaft (z.B. Modalitäten über Einberufung einer Gesellschafterversammlung)

Kontrollrechte

- besonders wichtig bei Gesellschaftern, die von der Geschäftsführung ausgeschlossen sind und solchen, die am Gesamthandsvermögen nicht beteiligt sind (z.B. Juniorpartner)
- Regelung der unveräußerlichen Mitgliedschaftsrechte (Minderheitsrechte)

Zusammenarbeit der Gesellschafter

- Zusammenarbeit und konsiliarische Tätigkeit
- Fixierung der freien Arztwahl
- Umfang der Tätigkeit für die Gesellschaft (z.B. Zustimmungserfordernis bei Tätigkeiten, die nicht direkt die Behandlung bzw. Untersuchung der Patienten beinhalten – z.B. Gutachter-, wissenschaftliche Tätigkeit für Standesorganisationen etc.)
- insbesondere bei größeren Gemeinschaftspraxen: Aufteilung der Leistungsbereiche unter Beachtung der freien Arztwahl (hier bietet sich dann eine entsprechende Vergütungsregelung an, s. dazu nächsten Absatz)

Einnahme und Ausgaben, Konten, Abrechnung

- Abgrenzung Praxiskosten (z.B. Miete, Personal, besonders wichtig: Finanzierungskosten, wenn die Partner unterschiedlich liquide sind) – Privatkosten (Kfz, Altersversorgung, erfahrungsgemäß besonderer Streitpunkt: Steuerberaterkosten, die private und gesellschaftsrelevante Teile beinhalten)
- Buchführungspflicht (z.B. Beachtung der gesetzlichen Bestimmungen)
- Vorabgewinn
  - Höhe: Nach welchen Kriterien wird der Vorabgewinn festgelegt?
  - zeitliche Verteilung (z.B. monatlich, vierteljährlich etc.)
- Liquiditätsreserve
  - Höhe (z.B. Bemessung nach einem Vielfachen der monatlichen Betriebskosten, evtl. auch zeitanteilige Reserve für Neuanschaffungen (Stichwort Substanzerhaltung)
- Einkünfte aus Nebentätigkeiten (s. voriger Absatz; wem fließt Erlös zu)

Gewinnermittlung und -verteilung

- Gewinnermittlungsmethode: meist Einnahmen-/Überschußrechnung
- Zeitpunkt der Gewinnverteilung (z.B. Ende des Geschäftsjahres oder mit Feststellung der Gewinnermittlungsrechnung)
- Kriterien der Gewinnverteilung zwischen den Gesellschaftern (z.B. nach Köpfen oder prozentualer Anteil, Verteilung nach Leistungskatalog bzw. nach Tätigkeitsumfang, insbesondere bei Job-Sharing oder nicht voller zeitlicher Tätigkeit eines Partners)
- insbesondere bei Juniorpartnern: prozentualer Anteil mit Minimum (hier sind insbesondere die Zulassungsbestimmungen gemäß § 33 Abs. 2 Ärzte-ZV zu beachten)
- Verzinsung von nicht entnommenen Gewinnen auf den Privatkonten der Gesellschafter (z.B. Koppelung an den jeweiligen Diskontsatz der Bundesbank)

Urlaub

- Dauer insgesamt und maximal zusammenhängender Zeitraum
- Aufteilung unter den Gesellschaftern (z.B. wegen schulpflichtiger Kinder oder Feiertagen)
- Fortbildungsurlaub (z.B. Kongreßbesuch)
- Konsequenzen, wenn Urlaub nicht genommen wird (Verfallklausel, Gewinnminderung)

Personal, Sprechstundenregelung, Vertretung, Notfalldienst

- wirtschaftlicher Personaleinsatz
- wer bestimmt die Sprechstundenregelung
- Personaleinsatz (z.B. Arbeitseinteilung, wer, wie, wann)
- Definition der Krankheit (z.B. Schwangerschaft)
- Vertretung bei Urlaub, Krankheit
  - Wer vertritt (Gesellschafter oder Vertreter)?
  - sinnvoll ist zeitliche Staffelung (z.B. zunächst Gesellschafter, dann – z.B. nach einem Monat – Vertreter)

– Wer trägt die Kosten für Vertreter?
– ggf. Abtretung des Krankentagegeldes

Kündigung, Ausschluß

– ordentliche Kündigung (z. B. Kündigungsfristen)
– außerordentliche Kündigung (z. B. Gründe, Einfluß auf Abfindungsguthaben)
– im Sperrgebiet (§ 103 SGB V):
    – Antragstellung auf Übertragung der Zulassung (Abstimmung mit Partner?)
    – Antragstellung durch Ausscheidenden oder Erben (Erbberechtigte?)
– Künftige gesetzliche Zulassungsverschärfungen
    – Auswirkungen auf Fortführung und wirtschaftliche Situation der Praxis
    – Vertragsinstrumentarien zur Anpassung (Neuverhandlung, vertragliche Anpassungsregelungen etc.)

Ausscheiden von Gesellschaftern

– Abweichung von der gesetzlichen Regelung der Auflösung der Gesellschaft bei Kündigung (Fortsetzungsklausel), Stichwort „Wer kündigt, steigt aus".
– Ausscheidens- bzw. Kündigungsgründe (z.B. Erreichen bestimmter Altersgrenze, Berufsunfähigkeit, Tod, Eröffnung des Konkursverfahrens, Pfändung in Gesellschaftsanteil, bei Ehescheidung Verlangen des Zugewinns)
– Liquidation insgesamt [z. B. Anschluß an die Kündigung des Erstausscheidenden, Konsequenzen (z. B. Verwertung durch alle), Übernahmerecht (z. B. durch dienstältesten Gesellschafter)].
– im Sperrgebiet (§ 103 SGB V):
    – Fortführung allein oder mit Partner?
    – Auswahl und Maßstäbe durch verbleibenden Partner

Auseinandersetzungsguthaben, Bewertungsmethoden

– Umfang des Auseinandersetzungsguthabens (Verkehrswert, Buchwert, möglich auch: beide Verfahren mit gewissen Zu- oder Abschlägen)
– Herabsetzung des Ausscheidungsguthabens bei Vorliegen bestimmter Tatbestände (z.B. gesellschaftswidriges Verhalten, Gründe, die zur außerordentlichen Kündigung berechtigen, Niederlassung trotz Wettbewerbsverbot (vgl. dazu unten))
– Beachtung des Verbotes der Beschränkung des Kündigungsrechtes bei einer Festlegung der Bewertungsvorschriften
– Bewertungsmethoden (z.B. Ärztekammermethode, betriebswirtschaftliche Ertragswertverfahren)
– Regelungen über die Wertermittlung (z.B. bei fehlender Einigung Einschaltung von Sachverständigen)
– Vorgabe von Kriterien der Wertermittlung im Gesellschaftsvertrag (z.B. Berücksichtigung des Praxisstandortes, Patientenzusammensetzung etc.)
– Regelung über anteiligen Gewinn und Verlust des laufenden Jahres
– Fälligkeit des Auseinandersetzungsguthabens [z.B. Tilgung in mehreren Raten (Liquidität!)]

- Verzinsung des Auseinandersetzungsguthabens
- im Sperrgebiet (§ 103 SGB V):
  - wirtschaftliche Verwertbarkeit des Sachwertes und ideellen Wertes
  - wirtschaftliche Verwertbarkeit im Verhältnis zur Wettbewerbsabrede
  - Verhältnis vertragliche Abfindungsregelung und tatsächlicher Verkaufspreis

Nichtübertragbarkeit von Gesellschaftsanteilen oder Rechten

Haftung

- Haftungstatbestände (z.B. ärztlicher Behandlungsfehler, Haftung nach Abgabenordnung für Einbringungsvorgänge etc.)
- Regelungen zwischen den Gesellschaftern (z.B. Ausgleich im Innenverhältnis, Freistellung)
- Pflicht zum Abschluß entsprechender Versicherungen

Ehevertrag

- Verpflichtung der Gesellschafter zum Abschluß (z.B. modifizierte Zugewinngemeinschaft, Gütertrennung)
- Sanktion bei Verstößen (z.B. Kürzung bzw. Entfallen des Gewinnbezugsrechts)

Wettbewerbsverbot

- Zulässigkeit ohne Karenzentschädigung (z.B. Juniorpartner)
- Definition des Geltungsbereiches unter Beachtung der Rechtssprechung (Verhältnis des Einzugsbereichs der Praxis zum Praxisumfeld)
- Sanktionen bei Verstoß (Befreiung durch vermindertes Auseinandersetzungsguthaben)
- Wechselwirkung zwischen Planungs- und Praxiseinzugsbereich
- Nichtigkeit wegen faktischem Berufsverbot
- Wechselwirkung zu Auseinandersetzungsansprüchen

Udo Cramer, Rechtsanwalt
Bernd Maier, Sachverständiger für Praxisbewertungen
Sonnenstraße 3
80331 München

Anspruch – Kosten – Haftung

Zwei Leben – das Krankenhaus der Gegenwart und Zukunft

E. Koschade

Der Vorsitzende hat die Podiumsteilnehmer in Absprache mit dem Präsidenten gebeten, in einem Kurzstatement möglichst provokant einige Thesen für die anschließende gemeinsame Diskussion zu formulieren. Dies möchte ich versuchen.

1. Gynäkologisch-geburtshilfliche Abteilungen waren in der Vergangenheit, aber auch noch heute, relativ „krisensicher". Je nach Schwerpunkt etwas unterschiedlich wurden und werden bis zu 40 % der Pflegetage aus dem geburtshilflichen Bereich erbracht, der Rest aus dem gynäkologisch-konservativen Bereich. Bei einem vergleichsweise sicher sehr hohen Wohlstand in unserem Land war es bisher möglich, das ständig steigende Anspruchsdenken gerade im geburtshilflichen Bereich zufrieden zu stellen. Dieses Anspruchsdenken ist in der Geburtshilfe in mehrere Richtungen geprägt:

   - Ich habe das Recht auf ein gesundes Kind,
   - ich möchte mein Kind in einem möglichst technikfreien, wohnlichen Ambiente zur Welt bringen,
   - die damit zusammenhängenden Kosten interessieren mich nicht, meine Kasse zahlt alles und ich habe dafür ja schließlich auch die Beiträge bezahlt.

   Aus der Sicht der Konsumentin, sprich Patientin, ist diese Denkweise völlig normal. Sie wird über die Medien, nicht nur durch die Politik, sondern auch durch uns selbst gefördert.

2. Gerade die Geburtshilfe macht unser Fach aber wie kaum ein anderes krisenanfällig: 3 Faktoren werden für geburtshilflich-gynäkologische Abteilungen zu dramatischen Veränderungen führen.

   Einerseits werden die Geburtszahlen durch das geänderte generative Verhalten immer geringer, und die Frauen werden anläßlich der Geburt immer kürzer im Krankenhaus sein.

   Andererseits wird es durch die deutliche Zunahme der Lebenserwartung zu einer Zunahme älterer Patientinnen kommen. Diese sind aber wegen der Häufung gerade maligner Erkrankungen im Alter immer aufwendiger in Diagnostik, Therapie und Pflege.

Weiter wird sich die bisher überwiegende Erbringung unserer Leistungen als vollstationäre Leistungen zunehmend in den teilstationären und ambulanten Bereich verlagern.

All dies wird zu einem erheblichen Bettenüberhang in unserem Bereich führen, der je nach Struktur eines Hauses zwar unterschiedlich ausfallen kann, im Durchschnitt aber sicher nicht unter 30–40 % liegen wird.

3. Gute Bettenauslastung wurde bisher mit einem hohen Personalschlüssel belohnt. Das belegte Bett war der Maßstab aller Dinge. Die Wirtschaftlichkeit einer gynäkologisch-geburtshilflichen Abteilung ließ sich bisher dadurch erhöhen, daß Patienten in Betten gehalten wurden, in denen sie eigentlich nicht mehr liegen müßten.

Die Umstellung des Vergütungssystems auf Fallpauschalen, die optional ab 1995, verbindlich aber ab 1996 eingeführt werden, wird hier zu einem völligen Umdenken führen. Wenn ich für einen bestimmten Krankheitsfall, unabhängig von der Verweildauer, einen Festbetrag erhalte, wird es das Interesse des Krankenhausträgers sein, die Patientin möglichst kurz im stationären Bereich zu halten.

Es ist derzeit sicher sehr schwierig abzusehen, ob bei der dann sicher erhöhten Behandlungsintensität all das jetzt vorhandene Personal für den stationären Bereich notwendig ist. Umschichtungsüberlegungen in Richtung teilstationär und ambulant werden die zwangsläufige Folge sein.

4. Ziel jeder Krankenhauspolitik war und ist es bisher, die Patientenversorgung bürgernah sicherzustellen. Die Mehrzahl der gynäkologisch-geburtshilflichen Patientinnen in der Bundesrepublik werden derzeit nicht in Mammutabteilungen, sondern in Abteilungen in der Größenordnung um 50–70 Betten versorgt. Diese Abteilungen werden regional unterschiedlich, in Bayern zu einem hohen Prozentsatz als Belegabteilungen oder zumindest als gemischte Abteilungen, betrieben. Stehen diese Abteilungen aus den vorher genannten Gründen, zum mindesten als Chefarztabteilungen, für die Zukunft sowieso schon auf dem wirtschaftlichen Prüfstand, droht ihnen aber noch ein Damoklesschwert in Form exorbitant ansteigender Versicherungsprämien. Die Zeit, in der Belegärzte – wenn sich nicht etwas grundlegend ändern wird – die Geburtshilfe einstellen werden, ist sicher nicht mehr fern, denn bei derzeitigen Prämien von DM 20 000,– pro Belegarzt und in naher Zukunft wohl das Doppelte, ist, verbunden mit der hohen Präsenzbelastung, die Idealismusgrenze des Geburtshelfers wohl erreicht.

Wir haben in unserem Fach aus Eigeninitiative für Hochrisikofälle einen beachtlichen Erfolg in der Regionalisierung erreicht, der sich auch im geburtshilflichen Ergebnis landauf, landab niederschlägt. Dies ist meines Erachtens aus einer derzeit sehr gesunden Mischung leistungsfähiger geburtshilflicher Abteilungen im Bereich der Grundversorgung und der geforderten Spitzenmedizin in der Maximalversorgung gegeben. Wirtschaftlich ist es sicher ein Unding, leistungsfähige und patientenfreundliche Abteilungen der Grundversorgung aus den genannten Gründen in Frage zu stellen, ganz abgesehen davon, daß das Krankenhaus der Maximalversorgung derzeit gar nicht in der Lage wäre, diese umgeleiteten Patientenströme überhaupt aufzunehmen.

5. Ohne jeden Zweifel wird sich die ambulant-operative Tätigkeit in unserem Fach weiter durchsetzen.

Die Etablierung immer neuer ambulanter, vom stationären Bereich völlig getrennter Operationszentren ist volkswirtschaftlich unsinnig und trägt aus meiner Sicht nicht zur Patientensicherheit bei. Die Verteilungskämpfe der ambulant tätigen Ärzte werden es auch fördern, daß mit dem Angebot der ambulant-operativen Tätigkeit im Krankenhaus sich diese nach dorthin wieder verlagern wird. Kein wirtschaftlich denkender Arzt wird selbst investieren, wenn ihm von einem Krankenhausträger die Möglichkeit zur ambulanten operativen Tätigkeit eingeräumt wird – und dies wird kommen.

6. Alle genannten Probleme werden zu erheblichen Problemen in der Weiterbildung für unsere zukünftige Generation führen.

Ich glaube, ich brauche dieses Szenario nicht noch zusammenzufassen, es ist unerfreulich genug, und ich hoffe es bietet genug Diskussionsstoff.

Umgang mit Gesundheitsgütern – Rationalisierung versus Rationierung

C. Fuchs

These 1
Bei der Diskussion um die Knappheit der Gesundheitsgüter geht es um mehr als um knappe Finanzmittel.

So mangelt es auch an Pflegekräften, an sozialen Diensten, an Versorgungsangeboten für chronisch und unheilbar Kranke, an Organen zur Transplantation, an menschlicher Zuwendung, an Zeit und an sozialer Kompetenz.

These 2
Im Prinzip ist jedes Gesundheitssystem unersättlich. Je mehr die Medizin vermag, desto schlechter ist statistisch gesehen der Gesundheitszustand der Gesamtbevölkerung. Der medizinische Fortschritt hält Patienten am Leben, die früher gestorben wären.

Dies ist gut so – und gewollt.

Dies führt aber auch zu begründeter Mengen- und Leistungsausweitung, insbesondere bei denen, die chronisch und polymorbid erkrankt sind.

These 3
Da die Gesundheitsgüter nicht beliebig verfügbar sind, steuert auch unser Gesundheitssystem immer mehr einer Budgetierung zu.

These 4
Eine ehrliche Auseinandersetzung mit den Folgen der Budgetierung findet in unserer Gesellschaft nicht statt.

These 5
In einem budgetierten Gesundheitssystem werden die Gesundheitsgüter nicht nach Bedarf verteilt, sondern nach Verfügbarkeit zugeteilt.

Nach Ausschöpfung von Finanzierungsreserven geht es im Kern nicht mehr um Effizienzsteigerung, d. h. um Rationalisierung.

Es geht um Rationierung und damit um Verteilungsgerechtigkeit. Rationierung bedeutet das geplante Vorenthalten an sich gewünschter Gesundheitsgüter. Es geht um Güterabwägung.

Somit liegt ein genuin-ethisches Problem vor.

Die Forderung „Rationalisierung statt Rationierung" leugnet diesen Zusammenhang.

These 6

Infolge der Mittelknappheit im Gesundheitswesen werden heute allgemein anerkannte ärztliche und medizinische Standards in Teilbereichen nicht mehr durchgehend eingehalten.

Fallbeispiel:

In einer internistischen Abteilung eines Krankenhauses hat ein Arzt an einem Feiertag Dienst. Auf der Intensivpflege-Station mit sechs Betten werden vier Patienten beatmet. Die beiden anderen Patienten bedürfen der intensivmedizinischen Überwachung. Die Station ist apparativ und personell voll ausgelastet. Aus diesem Grunde ist das Krankenhaus bei der Rettungsleitstelle für weitere Notfallpatienten abgemeldet. Gleichwohl fährt der Notarztwagen mit einem Infarktpatienten vor, der erfolgreich wiederbelebt wurde und beatmet werden muß. Der Notarztwagen fand keine andere Aufnahmemöglichkeit in drei anderen Krankenhäusern, die ebenfalls überfüllt waren. Eine weitere Odyssee des Notarztwagens wäre mit beträchtlichen Risiken für den Infarktpatienten verbunden gewesen.

In dieser Situation nimmt der diensttuende Arzt den zusätzlichen Beatmungspatienten auf. Dies hat zur Folge, daß vom vorhandenen Personal, das am Feiertag nicht aufgestockt werden kann, wegen objektiver Überlastung die jetzt fünf Beatmungspatienten nicht mehr nach medizinischen Standards betreut werden können. Des weiteren muß einer der nichtbeatmeten Patienten auf eine Allgemeinstation verlegt werden, wo die notwendige pflegerische Überwachung spätestens im Nachtdienst nicht mehr gewährleistet ist.

Wie auch immer sich der diensttuende Arzt entschieden hätte, ärztliche Standards wären nicht eingehalten worden. Er mußte ex ante eine Risikoabschätzung betreiben, die bei einer Fehleinschätzung durchaus hätte bedeuten können, daß ein Patient nicht überlebt. Abzuschätzen war das individuelle Risiko des Infarktpatienten gegen die statistischen Risiken der übrigen Patienten.

Es geht nicht mehr um die Frage, ob in unserem Gesundheitswesen rationiert wird, sondern wie.

These 7

Der unauflösliche Konflikt zwischen Patienteninteressen und Budgets findet in Deutschland seinen Ausdruck im Spannungsfeld zwischen Arzthaftungsrecht und Sorgfaltsstandards einerseits und Vorgaben des Sozialgesetzes andererseits.

Fünf Widersprüche sind festzustellen (Tabelle 1)

1. Das *Betrachtungsziel* ist nach den Gesichtspunkten des Arzthaftungsrechtes immer der individuelle Patient. Wird durch das Sozialrecht ein

Tabelle 1. Spannungsfeld zwischen Arzthaftungsrecht und Budgets

	Arzthaftungsrecht	Sozialrecht/Budgets
Betrachtungsziel	Individuell	Statistisch
Entscheidungsebene	Mikro-Ebene	Makro-Ebene
Risikobewertungen	ex post	ex ante
Wirtschaftlichkeitsbegriff	Minimal-Prinzip	Maximal-Prinzip
Rechtsmaterie	Berufsordnung aller Ärzte	Kassenarztrecht

Budget vorgegeben, stehen statistische Erwägungen und Risiken im Vordergrund.

2. Die Entscheidungsebene ist nach dem Arzthaftungsrecht die Mikroebene, das Sozialrecht fordert Betrachtung auf der Makroebene.

3. Die Risikobewertung erfolgt nach dem Arzthaftungsrecht bis hin zum Strafrecht immer ex post, d. h. im nachhinein. Bei vorgegebenem Budget müssen die statistischen Risiken ex ante, d. h. für die Zukunft eingegangen werden.

4. Dahinter verbirgt sich ein Wandel des Wirtschaftlichkeitsbegriffes der Ökonomen. Über viele Jahrzehnte wurde in Deutschland der Wirtschaftlichkeitsbegriff nach dem Minimalprinzip definiert. Dies bedeutet, daß der Arzt ein bestimmtes Therapieziel vor Augen hat und dieses Ziel mit minimalem Ressourceneinsatz zu erreichen trachtet. Bei vorgegebenem Budget muß das Maximalprinzip des Wirtschaftlichkeitsbegriffes gelten, dies bedeutet, der Arzt prüft als erstes, wieviel Mittel ihm zur Verfügung stehen und definiert davon abhängig sein Behandlungsziel. Dies kann bedeuten, daß das Ziel „Gesundheit des Patienten" nicht verfolgt wird, weil zu teuer.

5. Die davon berührte Rechtsmaterie ist einmal die Berufsordnung der deutschen Ärzte, in der festgeschrieben ist, daß die Sorgfaltsstandards einzuhalten sind. Diese Rechtsmaterie steht im Widerspruch zum Kassenarztrecht, das die Einhaltung der Budgets regelt.

These 8

Festzustellen ist, daß die Einheit der Rechtsordnung insoweit gefährdet ist. Die Sorgfaltsstandards im Zivilrecht stehen im Widerspruch zu den Forderungen des Sozialrechtes.

These 9

In einem rationierenden Gesundheitssystem werden sich die Ärzte immer dafür einsetzen müssen, ihre Patienten bestmöglich zu versorgen. Die Kluft zwischen medizinisch Sinnvollem einerseits und infolge Ressourcenknappheit nicht Machbarem andererseits wird wachsen. Im Konflikt zwischen den Patienteninteressen und den Interessen der Gemeinschaft wird der Arzt bemüht bleiben müssen, die Patienteninteressen zu wahren und die medizinischen Standards einzuhalten. Bei der Anwendung dieser Standards stößt der Arzt auf politisch gewollte Grenzen, die er dann auch versuchen muß, zu überwinden. Der Arzt wird die gesundheitspolitisch ihm auferlegten rationierenden Rahmenbedingungen nicht akzeptieren können, da diese dem Patienteninteresse zuwider laufen.

These 10

Die Verantwortung für die rationierenden Rahmenbedingungen muß die Politik alleine übernehmen. Nur sie ist in der Lage, dem rechtlichen Konflikt durch Gesetzesänderungen zu begegnen.

Man kann nicht vom Arzt nach dem Haftungsrecht mehr verlangen, als es das Sozialrecht ermöglicht.

Rationalisierung statt Rationierung: Kann die GKV zugleich solidarisch und effizient sein?

H. Rebscher

Für einen Vertreter der Krankenversicherung und zudem Ökonomen, der sich seit 20 Jahren mit diesem System befaßt, ist die Formulierung „Rationalisierung statt – und vor – Rationierung" natürlich eine besonders interessante Fragestellung. Tatsächlich kann es sich hier um einen ethischen Konflikt handeln, aber zunächst einmal stellt sie – pragmatischer gesehen – einen Konflikt um politische Zukunftsstrategien dar. Ich will ganz pointiert zunächst sagen, daß ich als Ökonom natürlich solange keine Rationierungsentscheidungen begründen kann, wie noch irgendwo Rationalisierungsreserven stecken. Ziel einer zukunftsgerichteten Strategie der Verantwortlichen im Gesundheitswesen muß es vielmehr sein, durch Rationalisierung der Strukturen Wirtschaftlichkeitsreserven zu erschließen, und damit Rationierung von Leistungen zu vermeiden.

Das ist ja auch unser ethischer Auftrag, Beiträge von Versicherten so zu verwenden, daß sie größtmöglichen medizinischen Nutzen stiften. Auf diese Suche müssen wir uns gemeinsam begeben und das Instrument dieser gemeinsamen Suche ist das, was in diesem System gemeinsame Selbstverwaltung genannt wird. Gemeint ist der professionelle Dialog zwischen Ihnen und Ihren Vertretern auf der einen Seite über das, was Stand der medizinischen Kunst ist und was notwendige und wirksame Leistungselemente sein müssen, und auf der anderen Seite uns – der Krankenversicherung –, quasi als ökonomischer Hintergrund, der aber immer mehr ist und mehr sein muß, als das reine finanzielle Bedienen eines Systems. Denn die Politik hat uns gemeinsam einen Auftrag gegeben, der lautet: Wir sollen über Verträge sicherstellen, daß Medizin bereitgestellt wird, die nach Art, Umfang und Qualität dem Stand Ihrer Kunst entspricht und die so wirtschaftlich bereitgestellt wird, daß möglichst alle Rationalisierungsreserven eines Systems gesucht und entdeckt werden.

Und deshalb stehen wir im Moment vor einer schwierigen Wegentscheidung, nämlich der Frage: Müssen wir tatsächlich dieses System zunehmend gewollt und geplant rationieren? Die Rationierung von Leistungen durch Beschränkung des Leistungskatalogs oder die Ausgrenzung von Leistungen, die im derzeitigen Rechtsrahmen von der gesetzlichen Krankenversicherung finanziert werden, führt in eine Sackgasse. Da die unwirtschaftlichen Strukturen nicht abgebaut werden, müßten danach weniger Leistungen mit dem gleichen, möglicherweise sogar größeren Mitteleinsatz finanziert werden.

Zudem sind wir – und das gilt für die gesetzliche Krankenversicherung insgesamt und auch der Ärztetag argumentiert ja ähnlich – der Auffassung, wir können eine geplante Rationierung gar nicht vornehmen. Diese Diskussion führen wir seit 20 Jahren. Wir stehen vor dem Dilemma, daß das, was wir gemeinsam verhandeln, nach unserer gemeinsamen Auffassung notwendig, wirtschaftlich, zweckmäßig und ausreichend ist. Und Herr Professor Fuchs, da kann man natürlich nicht sagen, „das muß die Politik alleine machen". Denn die Verantwortung muß die Politik zwar letztendlich in einem Gesetz übernehmen, aber wir müssen doch wissen, was in diesem System notwendig, zweckmäßig und wirtschaftlich ist. Und das eigentliche Problem ist: Wir wissen es eben nicht! Wenn ich Sie hier alle fragen würde und wenn ich den Kreis noch erweitern würde auf die anderen Disziplinen Ihrer Fakultät, wenn ich die Interessenunterschiede zwischen niedergelassenem und stationärem Bereich berücksichtigen oder über den kurativen Block hinausgehen, die präventiven und rehabilitativen Bereiche mit einbeziehen würde: Niemand wird am Schluß in der Lage sein, einen Katalog zu erstellen, der der Politik Hinweise gibt über das, was notwendig, wirtschaftlich und zweckmäßig ist. Wir werden uns höchstens auf einen Maximalkatalog verständigen können, der wiederum nicht finanzierbar sein wird. Dieses Dilemma müssen wir austragen.

Hier bietet die Politik zwar neue Strategien an, jedoch sind wir nahe daran, eine teuflische Sackgasse zu begehen. Wir gehen immer davon aus, daß wir Finanzierungsprobleme mit einem bestimmten Leistungsspektrum haben und die Lösung darin liegt, Leistungen aus diesem System auszugrenzen. So lautet ja auch die Frage an den Sachverständigenrat: Was bedarf solidarischer Absicherung? Dabei wird nicht beachtet, daß auch Leistungen, die man aus diesem Leistungsrahmen ausgrenzt, selbstverständlich durch Sie oder Ihre Kollegen oder in diesem Geflecht verschiedener Versorgungsangebote durch Dritte selbstverständlich weiterhin angeboten werden. Sie müssen dann nur vom Patienten aus eigener Tasche finanziert werden. Damit handelt es sich um eine schlichte Verschiebung der Finanzlasten auf das private Budget. Es beantwortet überhaupt nicht die Frage nach der Notwendigkeit und Wirksamkeit.

Die zweite Fragestellung oder Strategie halte ich für ähnlich kurzsichtig, nämlich zu prüfen, ob nicht noch mehr Geld in dieses System gepumpt werden kann. Wenn geprüft wird, ob die Menschen jetzt nicht nur von ihrem Lohneinkommen, sondern auch von Bankzinsen und anderen Kapitaleinkünften Beiträge zu einem solchen System zahlen sollten, halte ich dies für einen Irrweg. Denn auch hier wird nicht gefragt, wo rationale Strukturen zu finden sind. Hier wird schlicht gefragt, wie ein System mit seinen bestehenden Strukturen mit zusätzlicher Finanzkraft ausgestattet werden kann. Dies empfinde ich als einen Rückschritt in der Diskussion.

Nach meiner Auffassung liegt in dem Weg der Rationalisierung dagegen die Chance, durch die Einführung geeigneter Anzreizsysteme auf Dauer Effizienzsteigerungen im Gesundheitswesen zu motivieren.

Deshalb müßte unsere gemeinsame Suche dem Ziel dienen, herauszufinden, wo in einem hochkomplexen, arbeitsteiligen System mit vielfältigen Interessen, mit einer rasanten technischen Entwicklung, die – gerade ja auch in Ihrem Fach – die Arbeitsteilung zwischen „stationär" und „ambulant" über einen Zeitraum von zehn Jahren dramatisch verändert hat und weiter verändern wird, Rationalisierungsreserven liegen, um das System zugleich ökonomisch händelbar und in seinen sozialen und medizinisch qualitativen Strukturen zu erhalten.

Hier bietet uns die Politik eine Problemlösung an, die ich für eine resignative Strategie halte, nämlich die Propagierung des „gemeinsamen und einheitlichen Handelns" mit der Begründung, in Deutschland müsse eine einheitliche Versorgung stattfinden. Dabei stellt sich doch die Frage, ob dies den Problemen der Medizin gerecht wird. Nach meiner Auffassung wird sie dem nicht gerecht. Einheitliches Handeln führt geradewegs zu Bürokratie, Regulierung und Kontrolle. Eben weg von dem, was wir brauchen, nämlich Effizienz, Kreativität und Innovation. Wir müssen vielmehr umkehren, das System öffnen und die Möglichkeit schaffen, unterschiedliche Angebots-, Organisations- und Honorierungsstrukturen, unterschiedliche Versuche mit therapeutischen Komplexen der Kuration und Rehabilitation, unterschiedliche organisatorische Arrangements der Berufsbilder in einem System zu erproben und vertraglich abzusichern. Erst dann hätten wir das, was Sie in Ihrem Beruf auch permanent brauchen, nämlich Referenzmaßstäbe unterschiedlicher Therapien und Therapiekonzepte. Hier würde es heißen, wir hätten Referenzmaßstäbe unterschiedlicher Steuerungsmodelle. Jedoch scheint die Politik der Auffassung zu sein, daß die Lösung nur schwarz oder weiß heißen kann: entweder eine Vergütungsstruktur für alle, eine Honorarstruktur für alle oder nicht; entweder stationär oder ambulant, entweder eine bestimmte Arztgruppe oder ein nichtärztlicher Heilberuf. Nur ja keine Versuche, komplexe Zusammenhänge auch mit komplexen Steuerungsinstrumenten anzugehen.

Demgegenüber wollen wir als Krankenversicherung mit der These „Rationalisierung statt Rationierung" den Kontrapunkt zur Rationalisierungsdebatte setzen und die Suche nach geeigneten adäquaten Steuerungsmodellen eröffne. Das würde Sie in Ihrem Berufsbild auch nachhaltig befreien von einem überbordenden bürokratischen Aufwand, den wir und Sie betreiben müssen, weil uns politische Vorgaben wie Budgets, wie Richtlinien und rechtliche Rahmenbedingungen dazu zwingen.

Ein gemeinsames Ziel muß es sein, der Politik ein attraktives Angebot zu machen und deutlich zu machen, daß das System sich tatsächlich selber steuern kann, ohne permanent politische Eingriffe zu provozieren. Dazu gehört auch, daß wir uns alle in unseren institutionellen organisatorischen Arrangements verändern müssen. Die mit dem Gesundheitsstrukturgesetz eingeführte Wahlfreiheit der Versicherten über alle Kassen – mit ein paar Ausnahmen – hat zur Folge, daß Versuch und Irrtum einer Kasse belohnt, aber auch durch Abwanderung bestraft werden kann. Zugleich werden im Risikostrukturausgleich alle Krankenkassen in einen großen Solidarverbund einbezogen, der es ausschließt, daß besonders günstige Risikogruppen zu Lasten Dritter angeworben werden. Unser Konzept einer solidarischen Wettbewerbsordnung geht von diesen Grundlagen aus. Es handelt sich um ein solidarisches Modell, das mit Wahlfreiheit und darüber hinaus der Entscheidungsfreiheit über gesundheitspolitische Konzepte ausgestattet ist. Zwar hat der Gesetzgeber wesentliche Voraussetzungen einer solidarischen Wettbewerbsordnung geschaffen; diese reichen jedoch nach unserer Auffassung nicht aus. Hinzu kommen müssen Handlungsspielräume und wettbewerbliche Strukturen bei den Vertragspartnern im Gesundheitswesen.

Zudem müssen die Rahmenbedingungen in einer solidarischen Wettbewerbsordnung so gesetzt werden, daß den sozialen Funktionen der gesetzlichen

Krankenversicherung Rechnung getragen und gewährleistet wird, daß gleichzeitig die Solidarität der gesetzlichen Krankenversicherung gesichert und die Effizienz im Gesundheitswesen gestärkt wird. Wettbewerb sollte nach unserer Auffassung in erster Linie zu einer Stärkung der Eigenständigkeit einer kassenartenspezifischen Vertragspolitik führen. So können wir uns z. B. eigenständige Vertragsgebührenordnungen vorstellen, denen zwar ein für alle Krankenkassen einheitliches Leistungsspektrum zugrunde liegt, die jedoch in den Bewertungsrelationen kassenartenspezifisch gestaltet werden.

In diesen Fragen erwarten wir die Ergänzung von Ihrer Seite her, d. h., daß auch flexible Vertragsmodelle, flexible Vertragspartnerschaften um unterschiedliche Angebote möglich werden. Solche Angebote gibt es ja bereits heute, in Gemeinschaften, in kooperativen Zentren, in Arzthäusern, mit dem Anspruch, nicht nur Kuration, sondern auch rehabilitative Aspekte Ihres Faches einzubeziehen. Derartige Gesichtspunkte in ein Angebot einer flexiblen Vertragspartnerschaft einzubinden, müßte möglich sein.

Ich bin überzeugt, wenn es durch wettbewerbliche Anreize gelingt, Rationalisierungsreserven zu entdecken und damit Rationierungen (Ausgrenzungen, Leistungsausschlüsse) zu verhindern, dann ist Wettbewerb dem Solidarprinzip nicht abträglich, sondern sogar eine Bedingung von Solidarität. Wenn wir eine bilaterale Vertragspartnerschaft zur Suche nach Rationalität im System organisieren könnten, können wir die Rationierungsdebatte weit wegschieben und statt dessen ethisch begründbar, ökonomisch vernünftig und medizinisch dem jeweiligen Stand der Kunst entsprechend Leistungen für die Versicherten und für die Patienten organisieren.

Marketing und Teamwork in der gynäkologischen Praxis

G. F. Riegl

Alles, was auf dem großen und bedeutenden 50. Gynäkologen-Kongreß in München zu hören, zu lernen und mitzunehmen war, kann im Grunde nicht wirken, wenn das Marketing in der täglichen Praxis nicht klappt.

These 1:
Die traditionelle Kassenmedizin befindet sich in einer Krise, die nicht vorübergehen wird, und die frauenärztliche Fachrichtung wird von Veränderungen ganz besonders betroffen sein.

Neben der Spar- und Rationalisierungswelle trifft die gynäkologische Praxis zusätzlich ein demographisch bedingter Rückgang von jüngeren Frauen, der Rückgang von Geburten sowie die fortschreitende Anspruchshaltung der Frauen als besonders mündige Patientinnen.

Die Gynäkologie hat viele Leistungen, die in nicht lebensbedrohenden Situationen den Patientinnen geboten werden. Deshalb könnte unter Rationierungs-Aspekten eine hohe Versuchung bestehen, bestimmte gynäkologische Leistungen aus der solidarisch finanzierten Sozialversicherung auszugliedern.

Frauenärzte sollten nicht nur versuchen, die bisherigen Dinge effizienter zu machen, sondern neue Aufgabenfelder zu entwickeln und zu besetzen.

Allein mit härterer, aufopferungsvollerer Arbeitsweise werden die wirtschaftlichen und bürokratischen Einschnitte nicht mehr wettzumachen sein.

Das Marketing muß sehr speziell zu Stil und Eigenart des frauenärztlichen Metiers passen.

These 2:
Frauenärztinnen und -ärzte mit uneigennützigem Helfersyndrom für Patientinnen riskieren, früher oder später in ihrer beruflichen Selbstverwirklichung zu scheitern.

Ärzte vollbringen Spitzen-Leistungen nicht nur für Patienten, sondern auch für sich selbst.

Die feine Unterscheidung zwischen Arzt und Mediziner wird immer wichtiger für das Selbstverständnis des Berufsstandes und für den positiven erfolgreichen und ganzheitlichen Umgang mit Patientinnen.

Problematisch ist folgendes Lehr- und Ausbildungs-Verständnis für Berufs-Helfer:

„Patientinnen haben die Probleme und Ärzte haben das Wissen sowie die passenden Lösungen". Diese Selbstdarstellung von Ärzten führt in eine psychologische Sackgasse: Sie provoziert übernatürlich hohe Erwartungen der Patienten und setzen die Meßlatte für Ärzte immer höher.

Omnipotente Arztversprechungen und dementsprechende Erwartungen der Patienten treiben Ärzte in die immer weniger erfüllbare Helfer- und Opferrolle.

Früher oder später müssen dann doch die Grenzen der Medizin eingeräumt werden, und dies führt dann zur großen Enttäuschung, Frustration und zur Flucht von Patientinnen aus der Schulmedizin. Es kommt zum Burn-Out-Syndrom für die Heilberufe.

Die Patientinnen suchen keine unnatürlichen, unnahbaren Übermenschen, sondern authentische, glaubwürdige, ehrliche, vertrauenswürdige und sehr menschliche Ärzte. In der echten und natürlichen Art der Selbstverwirklichung kann der Arzt seinen Beruf ohne Verkünstelung ausfüllen und sich selbst positiv weiterentwickeln. Ärzte brauchen mehr Mut zur eigenen, interessanten, nicht unbedingt vollkommenen aber durchaus liebenswürdigen Persönlichkeit, denn diese vorbildliche Persönlichkeit überzeugt am meisten.

Ethische und soziale Verantwortung wird immer mehr herausgestellt, allerdings: ethisches und soziales Gesäusel ohne zeitgemäße Strategie ist obsolet. Soziale Wohltäter können im Grunde auf Dauer nur die wirtschaftlich erfolgreichen Ärzte sein.

Ganz ohne aktives ärztliches Marketing-Management könnte künftig die Ethik im Arztberuf zum „Martyrium" werden.

These 3:
Frauenärztliches Umdenken bedeutet: Die Patientin ist im Prinzip in der Praxis eine wichtigere Person als der Arzt.

Die Praxis steht in erster Linie im Dienst für Patientinnen und nicht im Dienst für den Arzt. Viele Patientinnen waren nur deshalb bisher geduldig, weil sie nicht wußten, daß es auch besser gehen könnte. Es wurden jedoch bereits subjektiv vermeidbare Besuche beim Arzt umgangen.

Noch nicht genügend etabliert ist das Bewußtsein über die Patientin als eigentlichem Erfolgsfaktor, als Geldgeber, Brötchengeber, Arbeitgeber und nicht als Störfaktor im täglichen Medizinbetrieb.

Selbstverständlich braucht auch die souveräne Patientin in der Praxis einen Arzt oder eine Ärztin als imagetragende Leitfigur und als vorbildliche, beeindruckende, menschlich und fachkompetente Persönlichkeit (siehe These 2).

These 4:
Marketing veredelt die täglichen frauenärztlichen Praxisleistungen.

Voraussetzung für frauenärztliche Erfolge ist das Vertrauen der Patientinnen.

Der wichtige Vertrauens-Vorschuß entsteht bereits vor der ärztlichen Behandlung durch den nichtärztlichen Umgang mit der Patientin und durch den Auftritt der Praxis. Diese Bereiche sind die Operationsfelder des frauenärztlichen Marketing, denn hier entsteht bei Patientinnen die selbsterfüllende Prophezeiung für qualifizierte frauenärztliche Praxisleistungen.

Der heutzutage in erfolgreichen Praxen aus Honorargründen kaum vermeidbare Fließbandeffekt muß durch zuwendungsvolles, humanitäres, partnerschaftliches und freundschaftliches Marketing abgemildert werden. Es gilt, die Praxis zeitökonomisch und wirtschaftlich zu verbessern, ohne den Patienten zu schaden.

Marketing hilft dem Frauenarzt bei seiner persönlichen Selbstverwirklichung durch selbstbestimmte Erfolge und durch Ausweitung seiner Anerkennung bei Patienten.

Das Sprichwort: Tue Gutes und sprich darüber, untermauert die frauenärztliche Aufwertung durch Marketing.

These 5:
Frauenärzte und -ärztinnen mit Marketing-Orientierung sind die zukunftsweisenden Trendsetter für die ärztliche Versorgung.

Was andere ärztliche Fachrichtungen erst noch lernen und erproben müssen, praktizieren Frauenärzte bereits seit Jahrzehnten:

Es ist der Umgang mit den anspruchsvollen, jungen, „gesunden Patienten" in der ärztlichen Praxis.

In allen Fachrichtungen muß künftig, ähnlich wie beim Frauenarzt seit Jahrzehnten, die praxis-gestützte Selbstmedikation ausgeweitet werden.

„Gesunde Patienten", sprich Vorsorge-, Prophylaxe- und selbstverantwortliche Patienten, stehen anderen Praxen erst noch bevor, werden jedoch bereits seit Jahrzehnten in frauenärztlichen Praxen erfolgreich betreut.

Erst beim Umgang mit gesunden Patienten – die weniger gehorchen müssen als schwerkranke Patienten – ist die Überzeugungskraft einer Praxis wirklich zu erkennen. Außerdem haben diese freien Patienten mehr Wünsche und mehr Optionen als kranke und leidende Patienten.

Für die Gesundheit der Patientinnen zu „kämpfen" und dafür bezahlt zu werden ist im Grunde mindestens so legitim und ehrenwert wie ein Honorar im Krankheitsfall.

These 6:

Die ausschließliche, objektive Beurteilung der Fachkompetenz eines Frauenarztes oder einer Frauenärztin durch Patientinnen ist und bleibt eine Utopie.

Eine Patientin ist nicht in der Lage, den Frauenarzt als Fachexperten isoliert vom Praxisumfeld und Ablauf wahrzunehmen.

Zwar ist die Begegnung zwischen Arzt und Patientin in der ärztlichen Behandlung der krönende Höhepunkt des Praxisbesuches, aber dieses Zusammentreffen wird von den Vor- und Nacherlebnissen qualitativ unterstützt, entwertet oder neutralisiert.

Bei vernachlässigter Professionalität des Praxisauftritts muß der Arzt in harter Zuwendungsarbeit und durch fachliche „Superleistungen" Wiedergutmachung leisten. Dies ist auf Dauer für den Arzt verschleißend.

Laien schließen von den Qualitäten der außerfachlichen Dienstleistungen auf die fachliche Qualität, weil sich Dienstleistungen besser beurteilen lassen und weil sie vor der fachlichen Qualität erlebt werden.

These 7:

Die zukunftssichere frauenärztliche Praxis erfordert Teamorientierung und positive gemeinsame „Verkaufs"-Strategien aller Belegschaftsmitglieder.

Echtes, gutes und dauerhaftes Marketing funktioniert bei den Mitarbeitern der Praxis niemals auf Kommando. Deshalb sollten vor den Patientinnen die Mitarbeiterinnen „gewonnen" werden.

Verkaufen – ohne sich dabei selbst zu verkaufen – ist ein Naturgesetz der positiven zwischenmenschlichen Überzeugung. Wer im Beruf für eine gute Sache kämpft, von der er selbst überzeugt ist, hat persönlich die besten beruflichen Erfolgserlebnisse.

Die Mitarbeiter der Praxis sind die wahren Zeremonienmeister des Praxisbetriebes. Gute Mitarbeiter beschützen ihren Chef/ihre Chefin auf viele Arten im täglichen Praxisbetrieb.

Genau betrachtet haben die Mitarbeiter die relativ schwierigen, verschleißenden, anspruchsvollen Aufgaben des zwischenmenschlichen Patientinnenumganges souverän, spontan und diplomatisch zu meistern. In Zukunft braucht die Praxis erfolgsorientierte Teams und profilierte Gesundheitsberaterinnen unter ärztlicher Hoheit.

Am meisten gefährdet für die Zukunft sind Praxen, die heute unter Patientenüberfüllung „leiden", sich für unbesiegbar erfolgreich halten und deshalb in der Patientenroutine allmählich abstumpfen, abkühlen und die wertvolle berufliche Begeisterung beim Umgang mit Patientinnen verlieren.

Politische Rahmenbedingungen –
Auftrag und Verpflichtung

B. Stamm

Kostendämpfung – das ist und bleibt das Schlagwort, wenn gegenwärtig über das Gesundheitswesen diskutiert wird. Budgetdeckelung, neue Finanzierungsformen, Wirtschaftlichkeitsreserven, all das sind Begriffe, an die sich sowohl die Ärzteschaft, als auch insbesondere die Krankenhausträger gewöhnt haben oder gewöhnen mußten.

Kostendämpfung im Gesundheitswesen, ich sage es noch einmal, auch wenn es manche schon nicht mehr hören können, ist nicht nur ein Kernpunkt, sondern der Schwerpunkt des Gesundheitsstrukturgesetzes. Sie ist damit ein Auftrag der Politik an die Betroffenen, insbesondere die Leistungserbringer, aber auch eine Verpflichtung für die Politik.

Auftrag heißt, daß wir tätig werden müssen und nicht die Hände in den Schoß legen dürfen, in der Hoffnung, daß andere die Arbeit für uns machen. Kostendämpfung ist aber auch Verpflichtung, sie bindet uns in unserem Tun und zwingt uns zu Ausgabendisziplin, wo wir uns manchmal an Großzügigkeit gewöhnt hatten.

Kostendämpfung ist aber im Blickwinkel der Leistungsfähigkeit zu sehen. Die Leistungsfähigkeit muß trotz Einsparungen gewahrt bleiben. Leistungsfähigkeit ist z. B. gerade im Bereich der Geburtshilfe ein Hauptthema. Die Bundesrepublik und nicht zuletzt Bayern haben nachgewiesenermaßen – ich verweise insoweit u. a. auf die Perinatalerhebung – auch im internationalen Vergleich eine äußerst leistungsfähige geburtshilfliche Versorgung. Dieser erreichte Standard darf auch im Zeitalter der Einsparungen nicht gefährdet werden.

Andererseits muß man sich im klaren sein, daß unter dem Blickwinkel der Kostenreduzierung auch daran zu denken ist, im stationären Bereich kleinere gynäkologisch-geburtshilfliche Abteilungen in Frage zu stellen, wenn die Kosten, die für eine qualitativ hochwertige Leistungserbringung unvermeidbar sind, angesichts einer nur geringen Zahl an Leistungen, z. B. Entbindungen, nicht mehr vertretbar sind. Allerdings müssen solche Überlegungen stets auch den Gesichtspunkt einer bedarfsgerechten und flächendeckenden Versorgung berücksichtigen, da sie andernfalls der Bevölkerung auch unter größten Anstrengungen der Politik nicht vermittelbar sind. Gerade in diesem stark emotional beeinflußten Bereich reicht es sicher nicht, nur mit dem Stichwort Kostendämpfung zu argumentieren. Es muß vielmehr überzeugend dargelegt werden, an welchen Kriterien die Leistungsfähigkeit der Versorgung gemessen wird und welche Voraussetzungen dafür gegeben sein müssen.

Die Politik wird hier immer wieder auf den Rat und die Unterstützung der medizinischen Experten angewiesen sein, um ihre Verpflichtung gegenüber den Patienten, im Falle der Geburtshilfe also den Müttern und den Neugeborenen, gerecht werden zu können.

Auch wenn es naheliegt, daß von ärztlicher Seite die medizinischen Aspekte der Leistungsfähigkeit in den Vordergrund gestellt werden, so wird es doch unausweichlich sein, daß sich auch die Ärzteschaft künftig verstärkt mit den damit verknüpften Fragen der Wirtschaftlichkeit befaßt. Die heutige Diskussion zum Thema „Anspruch – Kosten – Haftung" bestätigt dies. Es kann eben nicht nur darum gehen, welche Ansprüche aus medizinischer Sicht – auch unter dem Gesichtspunkt der Haftung – an eine leistungsfähige gynäkologisch-geburtshilfliche Versorgung zu stellen sind, sondern es sind auch die Kosten zu berücksichtigen.

Dies hat nichts mit Rationierung von Leistungen zu tun, wohl aber dem ernsten Bemühen, die vorhandenen finanziellen Ressourcen so einzusetzen, daß ein Höchstmaß an Effizienz erreicht und damit ein bedarfsgerechtes und leistungsfähiges Angebot aufrechterhalten werden kann. Unwirtschaftliche Strukturen müssen also abgebaut werden, wenn unser Gesundheitswesen weiter finanzierbar bleiben soll. Auch der Bereich der gynäkologisch-geburtshilflichen Versorgung muß dabei kritisch überprüft werden und sich den Rahmenbedingungen des Gesundheitsstrukturgesetzes anpassen.

Wo allerdings Bedarf besteht, muß dieser auch weiterhin qualitativ und quantitativ ausreichend abgedeckt werden. Dabei gilt es, die Eckpunkte Leistungsfähigkeit, Wirtschaftlichkeit, Bedarfsdeckung und berechtigte Wünsche der Bevölkerung zu sachgerechten Lösungen in Einklang zu bringen. Ich betone: *Berechtigte* Wünsche. Wenn z.B. der Bedarf für eine geburtshilfliche Abteilung in erster Linie mit dem Wunsch begründet wird, daß diese nötig sei, damit es nach wie vor gebürtige Bürger eines bestimmten Ortes gibt, mag dieses Anliegen zwar unter dem Aspekt der Heimatverbundenheit verständlich sein. Es kann aber nicht zum Kriterium für eine Sachentscheidung gemacht werden.

Unter dem Gesichtspunkt von Leistungsfähigkeit und Wirtschaftlichkeit muß deshalb auch der Mut aufgebracht werden, unpopuläre Entscheidungen zu treffen bzw. mitzutragen. Denn wenn wegen geringen Bedarfs die für eine hinreichende Leistungsfähigkeit notwendigen Vorhaltungen nicht wirtschaftlich dargestellt werden können, es also an den unerläßlichen Voraussetzungen fehlt und es dann zu Haftungsfällen kommt, ist weder dem Krankenhausträger noch dem Arzt geholfen. Vor allem jedoch sind dann die Frauen und Neugeborenen betroffen, die unverschuldet unter den Leistungsdefiziten mit oft unabsehbaren Folgen zu leiden hätten.

Aus aktuellem Anlaß noch ein Wort zum Bereich der Belegarzttätigkeit in der Gynäkologie und Geburtshilfe. In letzter Zeit mußte die Politik zur Kenntnis nehmen, daß die Haftpflichtprämien für belegärztliche Geburtshelfer in Höhen gestiegen sind, die für viele Belegärzte wirtschaftlich nicht mehr tragbar sind. Gerade für Bayern, wo die stationäre Versorgung im Bereich der Gynäkologie und Geburtshilfe zu einem ganz erheblichen Teil durch Belegärzte sichergestellt wird, ist diese Entwicklung äußerst besorgniserregend. Natürlich muß eine Versicherung wirtschaftlich denken. Die Rechtsprechung der letzten Jahre hat die Zahl der Haftungsfälle und auch die Schadenssummen ansteigen lassen. Da die Einflußnahme des Staates auf versicherungskalkulatorische Erwägungen begrenzt ist, betrachten wir es im Interesse einer flächendeckenden, leistungsfähigen und wirtschaftlichen Versorgung als unseren Auftrag und unsere Verpflichtung, hier Lösungswege zu finden. Die Kreativität und der gute Wille aller Beteiligten werden dabei gefordert sein.

Frauen und ihre Ärzte in den Medien

A. Bopp

Wenn Frauenärzte in den Medien vorkommen, dann geht es meist um Skandale. Für Journalisten sind häufig nur bad news good news, das ist berufsimmanent und liegt nicht am ärztlichen Berufsstand an sich. Aber ich frage Sie: Wie reagieren Sie denn, wenn Journalisten Sie anrufen und um Stellungnahmen bitten? Die meisten haben davor einen regelrechten Horror und wehren derlei Ansinnen rigide ab. Kein Wunder, wenn dann so manches verdreht in der Presse erscheint – Sie selbst haben die Möglichkeit, dies geradezurücken, verstreichen lassen.

Über Frauenärzte berichten die Medien meist deutlich häufiger als über Vertreter anderer ärztlicher Fachrichtungen. Warum? Ich denke, das liegt auch mit daran, daß Frauenärzte immer noch ein etwas „schlüpfriges" Image haben, etwas Geheimnisumwittertes, mit Scham Besetztes, etwas, worüber man nur hinter vorgehaltener Hand spricht. Tatsächlich haben sie wie kein anderer Arzt Zugang zu den intimsten Zonen des weiblichen Körpers, keinem Mann außer ihrem Ehepartner oder Geliebten öffnet eine Frau ihren Schoß wie einem Frauenarzt. Wer von Ihnen, meine Herren, macht sich diese Situation immer wieder bewußt? Ich glaube, nur wenige von Ihnen sind sich darüber im klaren, was es für jede einzelne Frau bedeutet, sich auf den gynäkologischen Stuhl zu legen und Ihnen ihre intimsten Körperzonen zu öffnen. Um sich das bewußt zu machen, sollten Sie sich irgendwann einmal – und im Gegensatz zu uns Frauen können Sie sich den Zeitpunkt dafür aussuchen und dürfen dabei auch ganz alleine sein – auf den gynäkologischen Stuhl legen, so nackt und bloß wie jede Ihrer Patientinnen. Die Erfahrung dieses Ausgeliefertseins wird vielleicht dazu beitragen, daß Sie Ihren Patientinnen zukünftig mit noch mehr Respekt, Höflichkeit und Achtung begegnen.

In den Medien kommen Frauenärzte aber auch noch ganz anders vor, als die „Dr. Bruckners" und „Dr. Sommers", die Ratgeber und Fachleute in den bunten Blättern der Regenbogenpresse. Diese Herren sind allwissend, kompetent und allen Lebenslagen gewachsen – kurzum, sie sind das, was Frau sich unter einem Halbgott in Weiß vorstellt und wünscht. Dieses Image paßt Ihnen, meine Damen und Herren, meist überhaupt nicht. Sie verteufeln diese Blätter, verfluchen ihre Berichterstattung, die zugegebenermaßen nicht immer seriös ist, und stöhnen, wenn eine Patientin sich darauf bezieht. Aber was liegt denn in Ihren Wartezimmern? Was liest denn Ihre Patientin, bevor Sie sie in Ihr Sprechzimmer rufen? Genau diese Blätter der „yellow press". Sie tragen also mit dazu bei, daß dieses von Ihnen allen so heftig kritisierte Feindbild sich weiterhin hält und wundern sich dann auch noch, wenn Frauen an dieses Bild glauben. Vielleicht setzen Sie sich selbst einmal für eine Stunde in Ihr eigenes Wartezimmer, vielleicht ändert sich dann auch daran etwas, und vielleicht ändert sich auch etwas an den oft wenig ansprechenden Wartezonen.

Daß Frauenärzte nicht immer das beste Image haben, liegt aber auch daran, daß sie

– ihre Patientinnen oft auf entwürdigende Art und Weise behandeln (indem sie sie
  z. B. ausgezogen warten lassen),

- einen unpassenden saloppen Ton bei schwerwiegenden Problemen auflegen (Stichwort: „Stellen Sie sich nicht so an"),
- häufig eine recht laxe Einstellung zu weiblichen Organen haben (Stichwort Hysterektomie),
- die körperliche Integrität von Frauen leider oft geringschätzen (Stichwort: „Mit 70 brauchen Sie Ihre Brustwarze doch nicht mehr").

Dieses Image kann sich nur ändern, wenn Sie immer wieder darüber nachdenken: Warum habe ich eigentlich diesen Beruf ergriffen? Wie würde ich für mich selbst bzw. für meine Frau entscheiden? Indem Sie sich immer wieder in Ihr Gegenüber hineinversetzen, egal, ob dies ein Teenager mit der Frage nach einem guten Verhütungsmittel ist, die erwachsene Frau mit ständig wiederkehrenden Infektionen, die ältere Frau mit Wechseljahrsproblemen oder eine Patientin mit einer Krebserkrankung. Die Fähigkeit, selbstkritisch zu sein und auch Grenzen Ihres Wissens eingestehen zu können, macht Sie für uns Frauen glaubwürdiger und respektabler als die Überheblichkeit, sich alles zuzutrauen.

Und noch eine Bitte: Haben Sie weniger Angst vor Journalisten. Die Abwehrhaltung, die viele von Ihnen unserem Berufsstand entgegenbringen, resultiert letztlich aus einer – meist unbegründeten – Angst. Bestehen Sie ggf. auf einer sachlichen Gegenkontrolle eines Textes, um Fehler und Mißverständnisse zu vermeiden. Ich bin sicher, daß sich langfristig dann auch das Image der Frauenärzte in den Medien verbessern wird.

Qualitätsverbesserung und Management in der operativen Gynäkologie

Das Projekt der DGGG „Qualitätssicherung in der operativen Gynäkologie"

H. Koester

Bei einem Bericht über den Stand des Projektes der DGGG zur „Qualitätssicherung in der operativen Gynäkologie" möchte ich zunächst Günter Starck, Nürnberg, erwähnen, denn seine Erfahrungen haben die Überlegungen zum späteren Programm der DGGG wesentlich mitgeprägt. Starck wählte in seiner Erhebung als Qualitätsindikator die Komplikationsrate und teilte den Teilnehmern mit, ob und inwieweit sie von den anderen abwichen.

Er ging davon aus, daß die von einer solchen Mitteilung ausgehende normative Kraft wie bei der Perinatalerhebung zu einer Verschiebung der Norm führen würde. Nach drei Jahren mußte er feststellen, daß sich nichts verändert hatte. Es ist das große Verdienst von Starck, gezeigt zu haben, daß die Komplikationsrate als alleiniges Merkmal in der Gynäkologie im Gegensatz zu anderen Fächern, z.B. der Chirurgie, nicht ausreicht, die Qualität ärztlichen Handelns daran zu messen.

Was war der Grund? Zum einen haben gynäkologische Eingriffe im Vergleich zu anderen Fächern eine primär niedrige Komplikationsrate. Zum anderen ist die Gynäkologie das Fach mit den meisten kombinierten Operationen. Die Hysterektomie beispielsweise wird vaginal oder abdominal ausgeführt und meist mit Zusatzeingriffen vielfältig kombiniert. Bildet man vergleichbare Untergruppen, so werden diese so klein, daß sie statistisch nicht mehr verwertbar sind. Die Komplikationsrate als alleiniger Qualitätsindikator erwies sich daher in der operativen Gynäkologie als nicht ausreichend geeignet.

Der Vorstand unserer Gesellschaft beschloß deshalb 1981, in einem eigenen Programm nach geeigneteren Kriterien zu suchen, anhand derer sich die Qualität ärztlichen Handelns beurteilen ließ. Erwogen wurde in unserer Projektgruppe, der die Herren Beck, Eichhorn, Koschade, Selbmann, später auch Faber angehörten und deren Federführung ich auch damals hatte, unter anderem das Kriterium der Effektivität einer operativen Maßnahme, doch erwies sich die praktische Ausführung als unergiebig und zu aufwendig.

Gewählt wurde ein anderer Parameter. Entscheidend für die Qualität ärztlichen Handelns ist neben einer niedrigen Komplikationsrate u.a. die richtig gestellte Indikation zum Eingriff. Es galt, anhand exemplarischer Eingriffe die Indikationsstellung, also die Angemessenheit der gewählten Operation zum vorliegenden Befund zu beurteilen. Hierfür waren solche Operationen, die keine kombinierten Eingriffe und bei denen die Diagnose durch die histologische Untersuchung objektiv prüfbar waren, herauszufinden.

Als geeignet erwiesen sich die Eingriffe an der Zervix und an den Adnexen. Da eine Maßnahme zur Qualitätssicherung in der Gynäkologie ohne die Hysterektomie politisch nicht vertreten werden konnte, wurde auch diese als Tracer in die Bewertung einbezogen, obwohl die Indikationsstellung meist nicht histologisch gesichert werden konnte, sondern subjektiv blieb.

Die Studie erfolgte 1984/85 in zwanzig Kliniken und wurde von der Robert-Bosch-Stiftung finanziert. Der erprobte Parameter, nämlich eine Beurteilung der Indikationsstellung, erwies sich als aussagekräftig und geeignet. Die Studie wurde 1990 veröffentlicht. Leider konnte sie wegen fehlender Finanzierung zunächst nicht fortgeführt werden. Erst die neue gesetzliche Verpflichtung zur Qualitätssicherung führte 1993 auch zur Finanzierung einer umfangreicheren Feldstudie durch den Bundesminister für Gesundheit, über die ich hier berichten soll.

Das Programm wird wiederum von einer Projektgruppe betreut, der die Herren Berg, Koester, Rauskolb und wiederum Herr Selbmann angehören. Auch Herr Scheidel gehört dazu mit der Aufgabe, die Erfahrungen mit dem Klinik-Management-Programm seiner Klinik in das Projekt einzubringen. Für die umfangreiche praktische Arbeit der Erhebung und Auswertung hat Herr Prof. Selbmann auch die Möglichkeiten seines Instituts zur Verfügung gestellt, wo deshalb die Projektgeschäftsstelle angesiedelt ist.

Teilnehmer des Programms sind 50 Kliniken aller Größen von Universitätskliniken bis zu Belegabteilungen. Alle sind in NRW angesiedelt. Hinzu kommen die Kliniken der Mitglieder der Projektgruppe, die Uni-Frauenklinik Jena und die Klinik unseres nächsten Präsidenten Prof. Künzel, Gießen.

Nach allerlei Schwierigkeiten und zweiwöchiger Vorlaufzeit konnte am 1. Januar dieses Jahres mit der Datenerfassung endlich begonnen werden, um sie für die Dauer eines Jahres, also bis zum 31.12.94 fortzuführen. Für die Datenerfassung werden zwei Instrumente erprobt. 22 Teilnehmer benutzen hierfür einen Erhebungsbogen, die anderen tun dies per EDV und drei benutzen beides.

Das Grundprinzip des Programms ist das gleiche, wie es in der Bosch-Studie erarbeitet wurde. Es beruht auf einer vollständigen Erfassung sämtlicher operativen Eingriffe. Problemfälle könnten sonst in der großen Gruppe der nicht erfaßten Fälle verborgen werden, und es bietet sich nur so die Möglichkeit der Erstellung einer Klinikstatistik.

Zusätzlich wird bei drei Tracer-Organen die Indikationsstellung und der diagnostische Weg, der zur Entscheidung führte, erfragt. Hier unterscheiden wir uns grundsätzlich von den Chirurgen, die nur anhand einiger Traceroperationen die Komplikationsrate prüfen.

Traceroperationen sind, wie schon in der ersten Studie, die Eingriffe an der Zervix und den Adnexen sowie erstmals auch an der Brust. Getestet werden die Aussagekraft der gewählten Qualitätsindikatoren und die Erhebungsinstrumente, also Erhebungsbögen und Software. Unser Ziel ist es, den Aufwand gering zu halten und die derzeitigen zwei Bögen auf einen Bogen zu reduzieren.

Erfaßt wird verschlüsselt. Die Diagnosen werden mit dem ICD erfaßt. Wir haben ihn jedoch modifiziert und erweitert, so daß er jetzt das Spektrum unseres Fachs wirklich beschreibt. Für die Operationen wurde der vom BMG vorgeschriebene ICPM-GE als unbrauchbar abgelehnt. Um unser Projekt trotzdem endlich beginnen zu können, wählten wir ersatzweise den modifizierten GOÄ-Schlüssel des EDV-Programms von Herrn Scheidel. Später wird es dann doch der ICPM sein, da er am 1. Juli vom Minister wieder hervorgeholt wurde.

Das Projekt selbst möchte ich kurz anhand der beiden Erhebungsbögen darstellen, möchte Sie aber nicht mit allen Fragen des Basisbogens langweilen. Erfragt werden das operierte Organ, Op.-Zugang, Risiken, Blutverbrauch, Komplikationen usw. Wichtig erscheint mir die Frage nach dem Grund einer evtl. Zweitoperation. Bei den übrigen Komplikationen haben wir uns an den Bogen der Chirurgen angelehnt, um guten Willen zur fachübergreifenden Zusammenarbeit zu demonstrieren.

Da in der Gynäkologie die ohnehin niedrige Komplikationsrate wenig über die Qualität ärztlichen Handelns aussagt, ist der zweite Bogen der wichtigere. Wie erwähnt, wird bei drei hierfür geeigneten Tracer-Organen anhand der Histologie die Indikationsstellung bewertet.

An den Adnexen wählten wir die Diagnosen Kystom, Dermoid, Endometriose, Entzündung, Follikel- oder Luteumzyste, EUG, Carcinom. Als Abschlußdiagnose wird zusätzlich die entsprechende ICD-Ziffer eingetragen. Der Computer koppelt sie nun mit der GOÄ-Ziffer des Eingriffs. Hierdurch läßt sich erkennen, aus welchem Grund operiert und welcher Zugang gewählt wurde, ob eher organerhaltend oder eher radikal operiert wird, bei welchem Lebens- und Menopausenalter Ovarien prophylaktisch entfernt werden, usw.

An der Zervix gilt das gleiche Prinzip. Es werden die Diagnosen Ektopie, Dysplasie, Ca in situ, invasives Ca Ia, invasives Ca >Ia usw. mit den Eingriffen PE,

Tabelle 1. Ektopie der Portio. Anteil an Konisationen. (Bosch-Studie 1984/85)

Klinik	Ektopien	Gesamtzahl Konisationen
A	18 (86%)	21
B	11 (52%)	21
C	30 (43%)	70
D	9 (25%)	36
E	4 (25%)	16
F–O	19 (9%)	200
P	1 (5%)	20
Q	1 (4%)	23
R	1 (3%)	34
Alle	94 (21%)	441

Koe 86.

Konisation, Amputation usw. gekoppelt. Die Zytologie wird über den Basisbogen erfragt. Es läßt sich daraus erkennen, welcher Eingriff zur Abklärung verdächtiger Zytologie gewählt wurde, und wie man sich beispielsweise in welchem Lebensalter beim Ca in situ oder beim Ca Ia verhält. Oder ob ein Operateur etwa meint, die beste Therapie einer Ektopie sei die Konisation. Der Phantasie sind kaum Grenzen gesetzt.

Eine Analyse der laufenden Erhebung zur beispielhaften Demonstration wurde versucht, war aber noch nicht praktikabel. Für die Zervix deshalb ein Beispiel der in diesem Punkt identischen Bosch-Studie (Tabelle 1).

Bei einer Kopplung des Eingriffs „Konisation" mit der Diagnose „Ektopie" fand sich folgendes: Das Mittelfeld lag um 9%, einige 5% und darunter, was anzustreben wäre. Wenn aber die Diagnose Ektopie bei 25 oder gar 86% aller Konisationen erscheint, sollte die Indikationsstellung doch überdacht werden.

Im Programm der USA sind die funktionellen Ovarialzysten inzwischen ein wichtiger Parameter. 16 unserer EDV-Kliniken ließen sich hierzu vorläufig auswerten (Tabelle 2). Das Mittelfeld lag um 9% dieser Diagnose als alleinige Indikation für eine Adnexoperation, einige weit niedriger. Bei 12 oder gar 17% ergibt sich jedoch die Frage nach ausreichender Vordiagnostik und richtiger Indikationsstellung. Der amerikanische Standard heißt 5%.

Ausführlich werden die Operationen der Brust analysiert. Dieser Abschnitt wurde von den Herren Maas, Stegner und Frischbier, Hamburg, mitgestaltet. Es wird zunächst der diagnostische Weg erfragt, der zum Eingriff führte, also Sono- und Mammographie, ggf. Galaktographie und welche Form der Biopsie gewählt wurde, oder Präparatröntgen bei Mikrokalk usw.

Tabelle 2. Follikel- und Luteumzysten. Anteil an isolierten Adnexoperationen. (16 „EDV-Kliniken", Januar–Juli 1994)

Klinik	operierte F-L-Zysten	Gesamtzahl Adnexoperationen
A	17 (17,0%)	100
B	7 (16,6%)	42
C	19 (14,6%)	130
D	20 (12,3%)	163
E	17 (12,3%)	138
FGH	85 (8,5%)	988
IJK	(8–10%)	ges.
L	18 (7,9%)	227
M	9 (6,6%)	137
N	2 (6,3%)	32
O	7 (5,6%)	126
P	2 (1,4%)	146
Alle	203 (9,0%)	2234

Koe 94.

Besondere Mühe bereitete die Formulierung der Histologie. Um Auseinandersetzungen des Operateurs mit seinem Pathologen zu vermeiden, wurde versucht, eine Absprache mit den Pathologen zu erreichen. Wie mir Herr Prof. Maas und Frau Dr. Mahn, Leiterin des Arbeitskreises 5 „Pathologie" der Bundesärztekammer, jetzt zusagten, wird das in Kürze gelingen.

Alle übrigen gynäkologischen Eingriffe, einschließlich Hysterektomie in allen Variationen, werden ebenfalls erfaßt, jedoch ohne Histologie.

Wichtig ist auch der Entlassungsstatus. Hier finden sich die Fragen nach einer Zweitoperation und nach einer ggf. geplanten adjuvanten Therapie. Aufschlußreich wird auch sein, wohin und weshalb in eine andere Klinik verlegt wurde.

Das wäre ein kurzer Überblick über das derzeit erprobte Programm der DGGG zur Qualitätssicherung in der operativen Gynäkologie. Nach Abschluß der Erhebung am Ende dieses Jahres wird ein riesiger Datenberg daraufhin durchgerechnet werden müssen, welche Konstellationen sich als Qualitätsindikatoren eignen. Es werden zahlreiche sein.

Die Interaktion mit den Kliniken wird etwa dem Verfahren bei der Perinatalerhebung entsprechen. Die Projektstelle wird den Kliniken unter ihrer Code-Nr. ihre Daten zunächst anonym übermitteln und mitteilen, wie sie im Vergleich zu anderen liegen, und welches die Referenzbereiche sind. Es wird ggf. darauf hingewiesen werden müssen, welche Parameter im berechneten oder definierten Auffälligkeitsbereich liegen und der Diskussion bedürfen.

Abschließend sei erwähnt, daß das Programm der DGGG klinikeigene Programme zur internen Qualitätssicherung nicht verdrängen oder ersetzen soll. Sie werden jedoch mit dem Programm der DGGG zur externen Qualitätssicherung vernetzt werden müssen, denn diese ist gesetzlich vorgeschrieben.

Qualitätssicherung in der operativen Gynäkologie – 10 Jahre Erfahrung

R. Hegerfeld und P. Scheidel

Ende 1982 wurde im Marienkrankenhaus in Hamburg der Gedanke gefaßt, ein System der internen Qualitätssicherung aufzubauen. Ursächlich für diese Intention war damals die Meinung der beteiligten Klinikärzte, daß bestimmte Komplikationen häufiger aufgetreten wären.

Ab Juli 1983 wurden sämtliche Operationen erfaßt. Da damals noch keine PC's mit ausreichender Kapazität erhältlich waren, wurde auf die Patientendaten des Rechners der Krankenhausverwaltung zurückgegriffen und dort auch die erfaßten Daten gespeichert.

Über einen Bildschirm im OP wurden und werden zunächst auch jetzt noch die Daten jeder OP erfaßt: Die Art de OP, Datum, Uhrzeit, Operateur, Risikofaktoren, intraop. Besonderheiten, Antibiotikaprophylaxe und Diagnose bzw. Indikation für den operativen Eingriff.

Alle Daten werden zunächst auf einem Begleitzettel erfaßt und dieser zur Krankenakte der Pat. mit auf die Station gegeben. Bei Abschluß der Akte werden ggf. im postoperativen Verlauf aufgetretene Komplikationen auf dem Begleitzettel notiert. diese werden gesammelt und dann über den gleichen Bildschirm eingegeben.

Die vom Programm vorgegebenen Auswertungen erlauben den Ausdruck der Operationen als sog. OP-Buch und eine Auflistung der Fälle mit postoperativen Komplikationen. Es ist außerdem eine Zuordnung der Komplikationen zu den einzelnen OP-Arten und Risikofaktoren möglich. Die Dauer der einzelnen OP-Arten kann ausgedruckt werden, ebenso die Diagnosen für alle Operationen oder einzelne Eingriffe. Eine zahlenmäßige Auflistung der durchgeführten Operationen für jeden einzelnen Arzt ist möglich.

Von Juli 1983 bis Dezember 1993 wurden 21 183 Operationen erfaßt.

Unter den 12 präoperativ diagnostizierten Risikofaktoren wurde am häufigsten das Alter (älter als 65 Jahre), Adipositas, Re-Laparatomie und Notfalleingriff dokumentiert.

Während alle übrigen Risikofaktoren normalen Schwankungen unterlagen, zeigte sich während der 10 Jahre nur bei dem Risiko Alter eine steigende Tendenz. Während vor 1990 10,7% älter als 65 waren, waren es nach 1990 14,6%. Das entspricht auch dem klinischen Eindruck, daß häufiger ältere Frauen operiert werden (Tabelle 1).

Es fand sich in dem o.g. Zeitraum eine durchschnittliche Komplikationsrate von insgesamt 5,4%. Die Art der Komplikationen ist vorgegeben, erfaßt werden operative Revisionen bei Nachblutungen, Fieber, postop. Wundheilungsstörungen, Thromboembolien, Re-Laparotomie wegen Ileus oder Peritonitis, Fisteln und Harnwegsinfekte.

Trotz der Zunahme von ausgedehnteren Operationen blieb die postoperative Komplikationsrate fast unverändert. Den Hauptteil macht die febrile bzw. infektiöse Morbidität (Fieber, Wundheilungsstörungen, Harnwegsinfekte) mit durchschnittlich 5,1% aus (Tabelle 2). Auch die Häufigkeit der schwerwiegenderen Komplikationen blieb in diesem Zeitraum unverändert. So traten durchschnittlich pro Jahr 9 Fälle auf, bei denen die Revision einer Nachblutung erforderlich war, durchschnittlich 1,8 Fisteln pro Jahr und bei 1,6 Patientinnen pro Jahr war eine Re-Laparotomie bei Ileus oder Peritonitits erforderlich (Tabelle 3).

60% aller postoperativen Komplikationen erlitten Patientinnen, bei denen präoperativ ein Risikofaktor bestand. Von diesen Patientinnen sind besonders Frauen

Tabelle 1. Qualitätssicherung operative Gynäkologie

7'83–12'93 Operationen n = 21 183	Risikofaktoren
Alter*	12,6%
Adipositas	21,1%
Cardiopulmonal	7,6%
Re-Laparotomie	27,8%
Notfalleingriff	12,9%
*7/83–89	10,7%
90–93	14,6%

Tabelle 2. Qualitätssicherung operative Gynäkologie

7/83–12/93 Operationen n = 21 183	
Komplikationen	5,4%
febrile Morbidität	5,1%
(Fieber, Wundheilungsstörungen, HWI)	
sonstige Komplikationen	0,3%

Tabelle 3. Qualitätssicherung operative Gynäkologie

7/83–12/93 Operationen n = 21 183	Patienten/Jahr ($\bar{X}$ 2017)
Operative Revision bei Nachblutungen	9
Fistelbildung	1,8
Re-Laparotomie wegen Ileus/Peritonitis	1,6

Tabelle 4. Qualitätssicherung operative Gynäkologie

Karzinome	Fälle pro Jahr	
	84–88	89–90
Vulva-CA	7	13
Corpus-CA	31	36
Ovarial-CA	35	55
Mamma-CA	102	158
Collum-CA	33	36
Tuben-CA	1	1

mit cardio-pulmonalen Risiken und einer Thromboembolie in der Anamnese gefährdet. Patientinnen mit Diabetes wiesen im Vergleich zu anderen Risiko-Patientinnen keine erhöhte Morbidität auf, es zeigte sich auch keine erhöhte Rate an Wundheilungsstörungen.

Im 5-Jahresvergleich 1984 bis 1988 und 1989 bis 1993 zeigte sich im 2. Zeitraum ein deutlicher Anstieg der meisten Carcinome. So stieg die Zahl der Vulva-Carcinome von 7 auf 13 pro Jahr, der Corpus-Carcinome von 31 auf 36 pro Jahr, der Ovarial-Carcinome von 35 auf 55 pro Jahr und der Mamma-Carcinome von 102 auf 158 pro Jahr. Bei den Patientinnen mit Collum-Carcinom war nur ein geringer Anstieg zu verzeichnen, die Zahl der Tuben-Carcinome blieb unverändert (Tabelle 4).

Anhand der Zahlen der einzelnen Operationen lassen sich einige Trends ablesen, die sowohl das klinische Management als auch das Umfeld des Krankenhauses betreffen. So hat sich das Verhältnis der vaginalen zu den abdominalen Hysterektomien umgekehrt. 1984 wurden 76% aller Hysterektomien vaginal vorgenommen, 1993 waren es nur noch 35%.

Der Rückgang der vaginalen Hysterektomien liegt sicher begründet in der veränderten Indikationsstellung zur Hysterektomie, außerdem wird bei Harninkontinenz-Operationen heute dem abdominalen Weg der Vorzug gegeben.

Während die Zahl der Abrasiones (sowohl diagnostisch als auch bei Abort) relativ gleich geblieben ist, kam es zwischenzeitlich zu einem deutlichen Rückgang der diagnostischen Laparoskopie. Dieser Rückgang ist am ehesten durch eine Zunahme der ambulanten Operationen zu erklären. Der deutliche Anstieg in unserer Klinik in den letzten 2 Jahren fällt zusammen mit der Einführung der laparoskopischen Hysterektomie bzw. weiterer endoskopischer Operationen.

Trotz der interessanten Ergebnisse hat unser Programm deutliche Nachteile. Die zentrale Anbindung an den Krankenhausrechner, die bei der Entwicklung aus Kapazitätsgründen erforderlich war, setzt die Flexibilität sehr herab. Daten können nur im OP oder über andere Bildschirme der Krankenhausverwaltung eingegeben werden, auf die verständlicherweise kaum Zutritt besteht. Der Ausdruck der Auswertungen erfolgt zentral. Damit ist eine tageszeitliche Begrenzung und ein Weg in die EDV-Abteilung verbunden.

Im Rahmen der zunehmenden Erfordernisse an die Dokumentation in der Medizin stellt jeder Statistikbogen eine zusätzliche Belastung dar, selbst wenn, wie in unserem Fall, eine evtl. aufgetretene Komplikation nur mit einem Kreuz und Datum erfaßt werden muß.

Als größter Nachteil hat sich jedoch die Position des Eingabe-Bildschirms im OP-Bereich herausgestellt. Die Eingabe erfordert zwar nur 2–3 Minuten, Notfall-Patientinnen aber, die noch keine Aufnahme-Nummer haben, können nicht sofort erfaßt werden. Häufig fehlt auch einfach die Zeit oder die Lust, die Daten sofort zu erheben. Da eine nachträgliche Eingabe aber nur im OP möglich ist, wird die Datenerfassung immer häufiger vernachlässigt.

Wegen der genannten Nachteile wurde in unserer Abteilung ein neues Programm entwickelt, das die Nachteile des alten behebt und zusätzliche Möglichkeiten bietet. Übernommen wurde die Ankoppelung an den Rechner der Krankenhausverwaltung zur Übernahme der Patienten-Stammdaten. Die Dateneingabe kann jedoch dezentral auf jeder Station oder auch im OP erfolgen, so daß jederzeit ein Zugang besteht und ein Nachtrag problemlos möglich ist. Über das neue Programm, das Ende des Jahres installiert werden soll, ist eine komplexe Dokumentation möglich. Neben einer Erstellung des OP-Planes, der OP-Berichte, Arztbriefe und Erfassung des 4stelligen ICD-Schlüssels ist eine viel variablere Auswertung der erfaßten Daten möglich (Tabelle 5).

Das 1983 begonnene Qualitätssicherungs-Programm hat interessante Ergebnisse gebracht. Über einen Zeitraum von 10,5 Jahren konnten Daten von über 20 000 Operationen und deren postoperative Verläufe erfaßt und ausgewertet werden. Es läßt sich ein Wandel der operativen Techniken und des Operationsgutes erkennen, der jedoch auch externen Einflüssen unterliegt (z. B. Laparoskopie). Trotz der Zunahme älterer Patientinnen und ausgedehnterer Carcinom-Operationen ist die Komplikationsrate bis auf leichte Schwankungen unverändert geblieben.

Es stellt sich die Frage, ob die Rate der postoperativen Komplikationen überhaupt einen Indikator für die Qualität in der operativen Gynäkologie darstellt. Auch Patientinnen mit einer Komplikation werden gesund. Es ist immer noch am besten,

Tabelle 5. Qualitätssicherung operative Gynäkologie

Alt:	Stammdaten von KH-Verwaltung Zentrale Dateneingabe/-auswertung Zusätzliche Dokumentation Geringe Flexibilität (z. B. Auswertung)
Neu:	Stammdaten von KH-Verwaltung Dezentrale Dateneingabe/-auswertung Ständiger Zugang Flexible Auswertung Zusätzliche Programme z. B. Op.-Plan, Op.-Bericht, Arztbrief, ICD-Erfassung

junge gesunde Patientinnen ohne irgendwelche Risiken zu operieren. Andererseits können Patientinnen mit einem scheinbar unauffälligen postoperativen Verlauf psychische und physische Traumata erleiden, die die spätere Lebensqualität beeinflussen. Die Indikationsstellung besonders bei gutartigen Erkrankungen und elektiven Eingriffen nimmt da eine zentrale, wenn nicht die wichtigste Rolle überhaupt ein. Die zahlenmäßige Erfassung der Indikationen zu operativen Eingriffen hilft leider auch nicht viel weiter. Ein eindeutiges Maß für Qualität in der Medizin ist bisher noch nicht erkennbar.

Qualität läßt sich immer nur messen an einer Zielvorgabe. Diese kann heute primär unter medizinischen oder ökonomischen Gesichtspunkten betrachtet werden. Für uns gilt es, langfristig Qualität, Wirtschaftlichkeit und Humanität in der täglichen Medizin zu realisieren. Die traditionelle Qualitätssicherung mit Erfassung der Komplikationen ist dazu nur ein Instrument unter vielen anderen, wenn auch aus unserer Sicht ein bislang unverzichtbares.

Gynäkologie im Nationalsozialismus – oder „Die späte Entschuldigung"

M. Stauber

Lassen Sie mich beginnen mit dem Schicksal einer Patientin, die heute auch Zuhörerin dieses Vortrages ist. Sie ist eine von den mehr als 1000 Frauen, die gegen ihren Willen zwischen 1933 und 1945 an der Universitätsfrauenklinik in München sterilisiert wurde. Ähnlich wie weitere 43 Patientinnen aus unserer gynäkologisch-psychosomatischen Sprechstunde leidet sie heute noch an der damals durchgeführten Zwangssterilisation, die ihre Lebensperspektive stark verändert und teilweise zerstört hat.

Frau R. ist heute 74 Jahre alt.

Sie ist eine sympathische, oft nachdenkliche und manchmal sehr bedrückte Frau. 17jährig wurde sie gegen ihren Willen nach dem „Gesetz zur Verhütung erbkranken Nachwuchses" sterilisiert. Der alleinige Grund waren ihre rachitisch deformierten Hände, die man als erbliche körperliche Mißbildung einstufte. Bei der ersten Vorstellung vor etwa 3 Jahren zeigte sie mir immer wieder ihre Hände mit der Erklärung: „Ich habe damit immer alle Tätigkeiten im Beruf und Haushalt verrichten können", und sie fügt hinzu: „Ich hätte auch Kinder damit großziehen können". Dies erscheint auch glaubhaft, wenn man ihren handschriftlichen Leidensbericht liest, den sie mir zur Erstellung eines gynäkologisch-psychosomatischen Gutachtens zusätzlich gegeben hat (Abb. 1).

Sie und ihre ganze Familie hätten sich vehement gegen die ungerechtfertigt angeordnete Operation zur Sterilisation gewehrt. Sie war ja noch minderjährig, und ihre Eltern mußten die Formalitäten für die gynäkologische Behandlung für sie erledigen. Das sei damals mit größtem Schmerz geschehen. Sie meint, daß die ganze Familie verstört gewesen sei, und daß sie selbst das Gefühl gehabt habe, ihr Leben sei jetzt ruiniert.

Die Patientin schilderte die damalige hilflose Situation bei Institutionen und Ärzten, die die Einwände gegen die Zwangssterilisation – ohne richtig zuzuhören – wegwischten. Sie habe sich schließlich ohnmächtig – auf den Rat der Eltern hin – ihrem Schicksal gebeugt. Sie wisse noch, daß man sie mit verdecktem Gesicht im Hörsaal der I. Universitäts-Frauenklinik den Studenten vorgestellt und von einer Erbkrankheit gesprochen habe. Es sei dann noch das operative Verfahren bei entblößtem Unterleib vor den Studenten diskutiert worden. Ohne Absprache und menschliche Zuwendung seien die ärztlichen Maßnahmen vorgenommen worden. Während der Operation sei die Blase verletzt worden. Postoperativ sei es zu einem lang anhaltenden fieberhaften Verlauf gekommen. Wegen rezidivierender Unterbauchschmerzen wurden dann noch Jahre nach der Zwangssterilisation in einer Privatklinik vier Folgeoperationen im Unterleib wegen Verwachsungen durchgeführt.

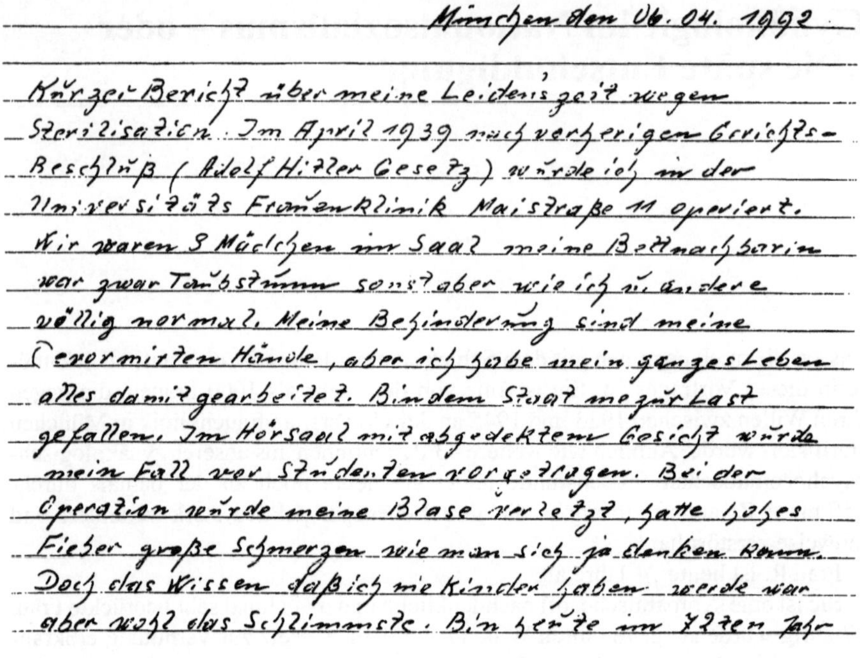

München den 06. 04. 1992

Kürzer Bericht über meine Leidenszeit wegen
Sterilisation. Im April 1939 nach vorherigen Gerichts-
Beschluß (Adolf Hitler Gesetz) wurde ich in der
Universitäts Frauenklinik Maistraße 11 operiert.
Wir waren 8 Mädchen im Saal meine Bettnachbarin
war zwar Taubstumm sonst aber wie ich u. andere
völlig normal. Meine Behinderung sind meine
(verormitten) Hände, aber ich habe mein ganzes Leben
alles damit gearbeitet. Bin dem Staat nie zur Last
gefallen. Im Hörsaal mit abgedecktem Gesicht wurde
mein Fall vor Studenten vorgetragen. Bei der
Operation wurde meine Blase verletzt, hatte hohes
Fieber große Schmerzen wie man sich ja denken kann.
Doch das Wissen daß ich nie Kinder haben werde war
aber wohl das Schlimmste. Bin heute im 72ten Jahr

Abb. 1. Handschriftlicher Leidensbericht einer Patientin

Schwieriger als diese organischen Komplikationen erlebte die Patientin die psychische Belastung durch den Makel der Zwangssterilisation und der beraubten individuellen Möglichkeit, damals eine befriedigende Partnerschaft aufzubauen. Die Patientin versuchte vor sich und anderen dieses Thema möglichst zu verbergen. Gefühle der Scham, der Wut, der Leere und der Isolation wiederholten sich.

Als wir der Patientin mitteilten, daß es seit 1980 eine vom Bundestag beschlossene finanzielle Wiedergutmachung für eine erlittene Zwangssterilisation gibt, war sie – ähnlich wie nahezu alle anderen Patientinnen unserer Gruppe – überrascht. Sie hatten sich in typischer Weise aus Scham diesem Thema unbewußt entzogen. Wir leiteten dann wie bei allen Patientinnen zuerst durch ein erstes gynäkologisches Gutachten und dann durch ein erweitertes gynäkologisch-psychosomatisches Gutachten eine finanzielle Wiedergutmachung ein. Vom Bundesfinanzministerium wurde – wie auch meist bei den anderen Frauen – relativ schnell eine einmalige Abfindung und eine zusätzliche Rente gewährt.

Heute fragen wir uns, warum wir nicht schon 1980 mit aktiver Hilfestellung reagiert haben, wo diese Frauen in der Regel aufgrund ihrer sozialen Situation dringend diese finanzielle Hilfe gebraucht hätten.

Das wichtigste aber schien mir bei unserer Patientengruppe mit Zwangssterilisation zu sein, daß wir – stellvertretend für die damaligen Ärzte – eine „späte Entschuldigung" aussprachen. Diese erfolgte meist in einfachen Worten, wie: „Auch die Ärzte dieser Klinik haben damals den Fehler gemacht, gegen ihren Willen diese

Operation vorzunehmen. Nutzen wir die Zeit, so viel wie möglich wiedergutzu-machen." Nach den ersten individuell angepaßten späten Entschuldigungen fühlte ich mich bestärkt

– einmal durch die auffallend positive und dankbare Reaktion dieser Patientinnen,
– zum anderen durch die erlebte Zustimmung einiger weniger Kollegen der Klinik, wie z. B. Prof. Kindermann und Prof. Maaßen.

Heute, nach einer Reihe von solchen späten Entschuldigungen, fühle ich mich sicherer, und es wird mir auch verständlicher, daß hierdurch eine Milderung des unauflöslich erlebten Unrechts und Makels erfolgt. Bei Frau R. äußerte sich das so: Sie kam plötzlich mit einem kleinen sehr persönlichen Geschenk in die Klinik und sagte: „Ihre Hilfe habe ich wie einen warmen Stoß ans Herz erlebt".

Ähnlich erfahren wir dies z. Z. von einer Reihe anderer Patientinnen, die in einer Gesprächsgruppe die jahrelang unausgesprochene Zwangssterilisation in der psychosomatischen Gynäkologie aufarbeiten. Es scheint die Kombination von finanzieller Hilfe und später Entschuldigung zu sein, die bei fast allen diesen Patientinnen ein Stück Frieden mit sich und der Umwelt macht. Jedes Patienten-schicksal stellt sich etwas anders dar und bedarf nach unserer Ansicht der zusätz-lichen individuellen Bearbeitung. Die meisten Patientinnen hatten sich übrigens innerlich geschworen, wegen der erlebten Kränkung die Klinik, in der sie zwangs-sterilisiert worden waren, nie wieder zu betreten. Es scheint die späte Entschuldi-gung zu sein, die diese früheren Patientinnen befähigt, nochmals einen Versuch zu machen, diesen zentralen Lebenskonflikt aufzugreifen und vielleicht ein wenig zu lösen.

Dieser Einstieg über den Bericht einer Patientin soll verdeutlichen, daß es schon allein wegen der damaligen Opfer wichtig ist, dieses Thema aufzugreifen.

Wir wissen alle, daß das Thema aus verschiedensten Verstrickungen heraus hoch emotional besetzt ist und daß diejenigen, die sich wissenschaftlich damit befassen, in die Rolle von Störenfrieden, Denunzianten und Nestbeschmutzern gedrängt werden. Aber es ist auch eine große Chance – vor allem für unsere jüngeren Kolleginnen und Kollegen – Lehren aus der Vergangenheit zu ziehen, die unser zukünftiges Handeln erleichtern.

Ich darf deshalb die Gründe aufführen, die uns dazu bewegen sollten, das Thema „Gynäkologie und Nationalsozialismus" auch in Zukunft nicht zu vergessen (Abb. 2).

Die deutsche Gynäkologie hat sich bisher ihrer schwierigen und finsteren Geschichte während der Zeit des Nationalsozialismus nicht ausreichend gestellt. Dies wird deutlich,

– wenn man die Literatur zu diesem Thema sichtet,
– wenn man die Arbeit der gynäkologischen Gesellschaften und Fachverbände 50 Jahre zurückverfolgt,
– wenn man die mehrheitliche Meinung der Direktoren von Universitätskliniken berücksichtigt (wir haben 1992 eine Fragenbogenuntersuchung vorgenommen) und
– wenn man die Reaktionen vorwiegend älterer Ärzte beobachtet, die in stark betroffenen Kliniken arbeiten und von denen dieses Thema z. T. verdrängt, ratio-nalisiert oder stark verharmlost wird.

*** Verantwortung für die Opfer (spez. im eigenen Arbeitsbereich)**

(z.B. Patientinnen mit Zwangssterilisation bzw. Zwangsabruptio)

- Hilfe bei der finanziellen "Wiedergutmachung" (Härteausgleichsfonds seit 1980)

- Angebot zur psychosomatischen Bearbeitung/Begleitung

- Die "späte Entschuldigung" mindert den erlebten Makel

*** Nutzung der Chancen einer Erinnerungsarbeit**

- Anerkennung der Realitäten (tiefe Wunden durch Zwangsmaßnahmen)

- Gewinnung von Freiheitsgraden durch die Aufgabe des Verdrängens, Vergessens, Rationalisierens und Verharmlosens

- Vermeiden von Kontinuitäten damaliger Denkstrukturen ("Ewiggestriges")

- Sensibilitätssteigerung für aktuelle psychosomatische und ethische Fragestellungen

- Vorbeugung gegen den Wiederholungszwang (Geschichte)

Abb. 2. Gründe für die Auseinandersetzung mit dem Thema „Gynäkologie und Nationalsozialismus"

Als das Thema „Gynäkologie und Nationalsozialismus" erstmals auf der Jahrestagung der Deutschen Gesellschaft für psychosomatische Geburtshilfe und Gynäkologie im Februar 1993 an exponierter Stelle ins Programm kam, erfuhr ich die Ängste mehrerer Kollegen, daß man damit das eigene Nest beschmutzen könnte. Nicht minder heftig reagierten darauf andere Kollegen, die wie ich die Auffassung vertraten, daß nur Unverstand von Beschmutzung des eigenen Nestes sprechen kann, wo es doch darum geht, ein beschmutztes Nest endlich zur Kenntnis zu nehmen und nach Lösungen zu suchen, Kontinuitäten zu vermeiden.

Bei dem notwendigen Erinnerungsprozeß – und das gilt auch für meinen heutigen Vortrag – geht es nicht um Anklage und Schuldzuweisung, auch wenn im Interesse einer konkreten Bearbeitung Namen genannt werden. Über der ungeschminkten und sachlichen Darstellung von Daten und Geschehnissen soll deshalb das Motto der „Verurteilungsabstinenz" stehen.

Ich habe das Wort der „Verurteilungsabstinenz" auch deshalb vorangestellt, da die damaligen Ärzte z.T. aus Zwängen heraus ein Handlungsmuster übernommen haben und da wir alle nicht wissen, wie wir uns in einer analogen Situation verhalten hätten. Heute, 50 Jahre nach Beendigung der NS-Medizin, könnte man uns aber kaum davon freisprechen, wenn wir den notwendigen Erinnerungsprozeß auf Dauer vermeiden. Wir müßten uns auch fragen lassen, ob es nicht eine „zweite Schuld" bedeutet (Giordano), daß wir gedankenlos die damaligen Täter Jahre nach der inhumanen Medizin zu Ehrenmitgliedern unserer wissenschaftlichen Gesellschaft gemacht haben, daß wir sie in Büsten verehren oder daß wir bei historischen Aufarbeitungen geschönte Biographien an die jungen Kolleginnen und Kollegen weitergeben.

Es ist die konkrete Erinnerung, die anscheinend für viele, besonders ältere, Kolleginnen und Kollegen schmerzlich zu ertragen ist und zu einer unbewußten Abwehr führt. Diese konkrete Erinnerung ist es aber gerade, die die Chance auftut, Ähnlichkeiten und Kontinuitäten der Denkstrukturen aus der damaligen Zeit in der heutigen Medizin aufzuspüren und zu reflektieren. Weiterhin gelingt es vor allem durch die konkrete und einfühlsame Erinnerung, mehr Sensibilität für die zahlreichen neuen Fragen in der modernen Frauenheilkunde und Geburtshilfe zu gewinnen – denken wir z.B. an die Kinderwunschextreme oder die pränatale Diagnostik. Eine weitere Chance liegt darin, monokausale und einseitig naturwissenschaftliche Aspekte in der Medizin zu hinterfragen und vermehrt psychosomatische Ansätze zuzulassen. Und schließlich ergeben sich hieraus auch medizinethische Konsequenzen, die ohne eine Überwindung von Vergessen, Verdrängen, Verharmlosen und Rationalisieren dieses dunkelsten Kapitels in unserer medizinischen Geschichte nicht möglich wären.

Wie haben wir den Prozeß der konkreten Erinnerung in Gang gebracht (Abb. 3).

Zuerst darf ich einige wenige Ergebnisse aus dem Fragebogen bringen, der an die Direktoren der deutschen Universitäts-Frauenkliniken geschickt wurde (Abb. 4).

Der Großteil der Klinikdirektoren bestätigte uns in unserer Auffassung, daß die Thematik „Gynäkologie im Nationalsozialismus" bisher zu wenig bearbeitet wurde und daß in ihrem eigenen Bereich konkrete Erinnerungen kaum stattfanden.

- Literaturzusammenstellung (in Koop. mit dem Institut für Geschichte der Medizin der Univ.-München sowie mit Historikern)

- Aufarbeitung von Krankenblättern, Lehrmaterial, Verwaltungsakten der I. Univ.-Frauenklinik München

- Gespräche mit Zeitzeugen (Ärzten, Schwestern, Patientinnen der I. UFK)

- Späte Entschuldigung bei den früheren Patientinnen (n. Zwangssterilisation bzw. -abruptio)

- Zusätzliche psychosomatische Gutachten für finanzielle Wiedergutmachung und Rente sowie individuelle psychosomatische Begleitung und Gesprächsgruppe

- Zusammenarbeit mit dem Bund der Euthanasiegeschädigten und Zwangssterilisierten e.V. Detmold sowie den Wiedergutmachungsstellen des Bundesfinanzministeriums

- Versand eines Fragebogens an alle Direktoren der deutschen Universitäts-Frauenkliniken (81% Rücklauf)

- Durchführung eines Studentenseminars zum Thema in vier Fortsetzungen (wiss. Arbeiten: Barth, Hipp, Hirsch, Engert, Dathe, Kettler u.a.)

- Arbeitsgemeinschaft Gynäkologie und NS innerhalb der Deutschen Gesellschaft für psychosomatische Geburtshilfe und Gynäkologie (Kentenich, Völkel, Tandler-Schneider, Stauber u.a.)

Abb. 3. Quellen und Aktivitäten zum Gespräch Gynäkologie und Nationalsozialismus (DGGG 1994, Stauber)

Fazit einer Befragung der Direktoren der deutschen Universitäts-Frauenkliniken 1992:

1. Mehr als 2/3 der Befragten sind der Ansicht, daß die bisherige Bearbeitung der inhumanen medizinischen Praktiken in der Gynäkologie im Ärztekreis unzureichend ist.

2. Es gab nahezu keine Versuche an den Universitäts-Frauenkliniken, dieses Thema konkret zu bearbeiten (wenn Ausnahme, dann heftige Reaktionen)

3. Es gab keine Konzepte, um den Opfern aktiv zu helfen.

4. Einige wenige Befragte stellten Beziehungen zur Gegenwart her und forderten eine sensiblere Gynäkologie im Hinblick auf ethische und psychosomatische Probleme.

5. In der Zeit von 1933-1945 gab es im eigenen Arbeitsbereich vermehrt Förderer und Täter einer NS-Medizin - Widerstandskämpfer wurden nicht genannt.

Abb. 4. Gynäkologie und Nationalsozialismus

Inhumane ärztliche Praktiken

Das Ausmaß der inhumanen Medizin im Dritten Reich ist kaum faßbar, die verursachte Wunden bei den Opfern sind z. T. unheilbar, und das Leid der betroffenen Menschen später ist in körperlicher und vor allem psychischer Hinsicht immens. In der folgenden Tabelle finden sich Angaben, die von kompetenten Autoren und Historikern zusammengetragen wurden und die zu einem nicht unerheblichen Teil auch Ärzte der Frauenheilkunde betreffen (Abb. 5).

Die angegebene Zahl von ca. 300 000 Zwangssterilisationen betrifft zu ca. 2 Dritteln Frauen. Die Opfer – dies geht aus den Untersuchungen der I. Universitäts-Frauenklinik hervor – belasten besonders schwer die damalige Einstellung vieler Gynäkologen. Die Ideologie des Nationalsozialismus, die Vorläufer im Sozialdarwinismus und in der Eugenik fand, setzte sich zum Ziel, ein „gesundes deutsches Volk" zu schaffen, sogenannte „Volksschädlinge" auszusondern und „erbkranken Nachwuchs" zu verhindern. Sie brauchte hierzu den Arzt und speziell den Gynäkologen als Spezialisten. Und in der Tat wurden viele Gynäkologen zum Erfüllungsgehilfen dieser Idee der Rassenhygiene. Die Gunst der ersten Stunde – nämlich den inhumanen Anfängen von ärztlicher Seite entsprechend dem hippokratischen Eid zu widerstehen – wurde nur von wenigen genutzt. Die Maschinerie lief kontinuierlich in Richtung einer Medizin der Gewalt und schließlich der Euthanasie.

Es sei noch daran erinnert, daß bei der Zwangssterilisation (mit und ohne Zwangsabtreibung) aufgrund des Eingriffes oder sekundärer Komplikationen mehrere tausend Todesfälle zu verzeichnen waren.

Eine Tötung von Behinderten durch Ärzte betrifft vor allem die Fachgebiete der Pädiatrie und Psychiatrie – es waren aber auch Gynäkologen im Rahmen inhumaner Forschungstätigkeiten und im Rahmen der Lagermedizin beteiligt. Die Rolle von Carl Clauberg mit den Sterilisationsversuchen im Haus 10 in Ausschwitz wird hierzu von mehreren Autoren, z. B. Winau oder Lifton, herausgehoben (Abb. 6, 7, 8).

- Existenzverlust von "nicht arischen Ärzten"   ca.   6.000

- Zwangssterilisationen   ca.   300.000

- Todesfolge der Zwangssterilisationen   ca.   5.000

- Tötung von Behinderten durch Ärzte   ca.   75.000

- Folterung und Tötung durch medizinische Versuche   ca.   100.000

- Tötung in KZs (Ärzte selektierten häufig)   ca. 5.000.000

Lit.: G. Hohendorf u. A. Magull-Seltenreich, 1990
        Toellner, 1989
        Vogel 1990

Abb. 5. Medizin im Nationalsozialismus. Zahlen zur konkreten Erinnerung

Lifton (1987) beschreibt besonders eindrucksvoll die Selektion, die auch von Frauenärzten vorgenommen wurde. Er schildert diesen Aspekt sehr umfangreich und findet zu psychologischen Erklärungen, die das Verhalten dieser Ärzte charakterisieren. Er bringt den psychischen Mechanismus der „Doppelung" in die Diskussion, die in einer Art Spaltung der Persönlichkeit dieser Ärzte zu suchen ist. Durch einen sogenannten „faustischen Pakt", der nach einer ersten Selektion oder Tötung von Menschen unbewußt geschlossen wird ist der Weg in einer Extremsituation frei gewesen, weitere Selektionen und Exekutionen vorzunehmen. Es ist auch typisch für diese „Doppelung", daß ein Persönlichkeitsanteil mit freundlichem Verhalten, z.B. in der eigenen Familie, aufrecht erhalten werden konnte. So sind auch die zahlreichen Erklärungen von Zeitzeugen zu verstehen, die diese Täter, z.B. Clauberg auch als liebevolle Menschen bezeichnen, als wären sie gar nicht in der Lage gewesen, einem Menschen ein Haar zu krümmen.

Neben diesen extremen Beispielen von Tätern einer inhumanen Medizin soll noch erwähnt werden, daß die Ärzteschaft die am meisten nazifizierte akademische Berufsgruppe war. 45% der deutschen Ärzte waren Mitglieder der NSDAP, 26% waren zusätzlich Mitglieder der SA und 7,3% gehörten zusätzlich der SS an. Besonders traurig sind auch die Zwangsentlassungen jüdischer Ärzte zwischen 1933 und 1937, die keinen greifbaren Widerstand von Seiten der deutschen Kolleginnen und Kollegen hervorriefen (Abb. 9).

Die Erinnerung an die NS-Frauenheilkunde darf sich im Interesse einer notwendigen Schlußfolgerung nicht in allgemeinen Feststellungen verlieren. Denn die Wahrheit ist konkret. Aus psychosomatischer Sicht muß die Erinnerung konkret sein, um Betroffenheit auslösen zu können und Trauer zu ermöglichen. Dies geschieht am wirkungsvollsten im eigenen Arbeitsbereich.

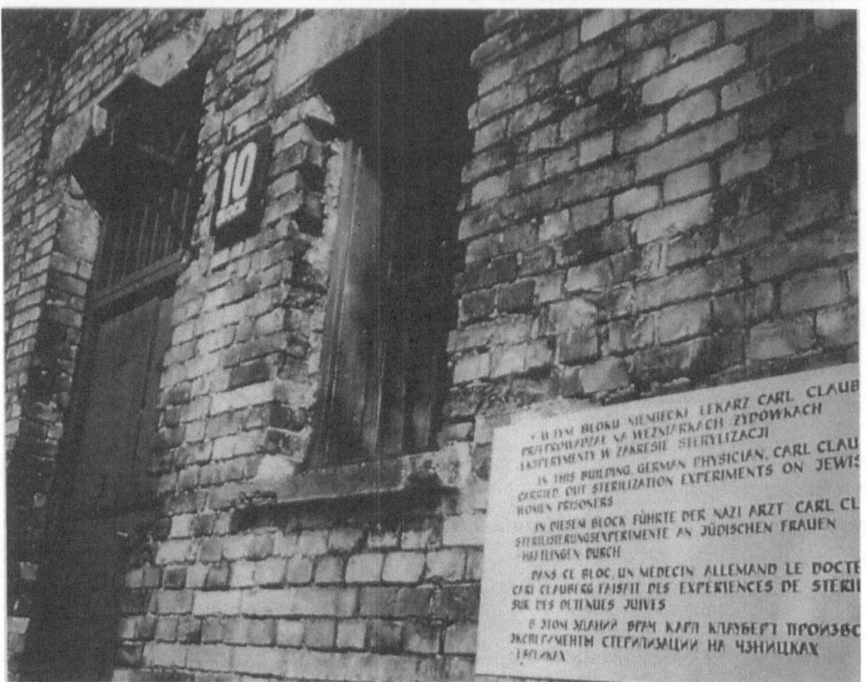

Abb. 6. Auschwitz, Haus 10 – Sterilisationsversuche

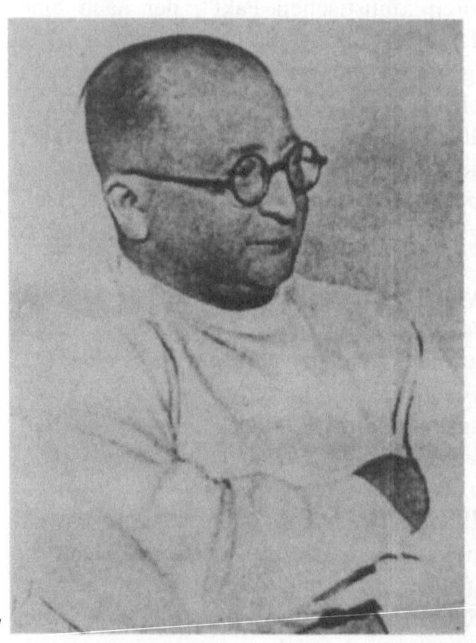

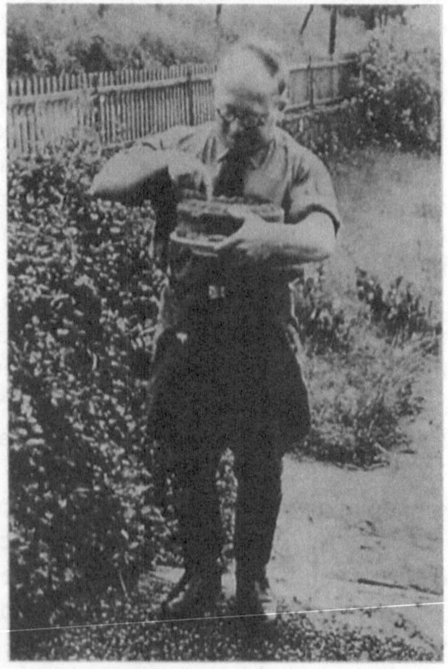

7
8

Abb. 7/8. Carl Clauberg – gespaltene Persönlichkeit

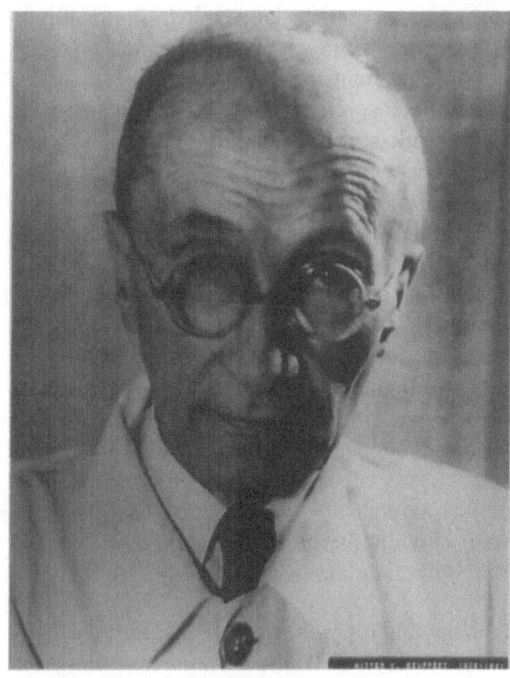

Abb. 9. Prof. von Seuffert,
der an der I. UFK München
entlassen wurde

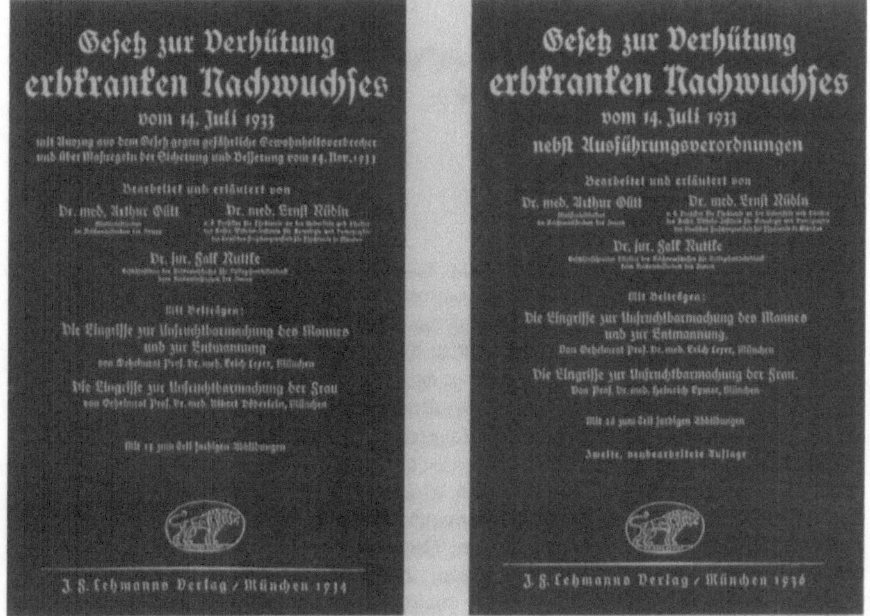

Abb. 10/11. 1933-Gesetz mit den gyn. Begleitartikeln der Direktoren der I. UFK

Bei einer Aufarbeitung der Geschichte an der I. Universitäts-Frauenklinik München wurde uns deutlich, daß Erinnerung dringend notwendig war. Die emotionalen Reaktionen vorwiegend älterer Ärzte beim Ansprechen konkreter Daten der Klinik zeigten, daß auch hier allzu menschliche Abwehrmechanismen zu Verdrängung, Rationalisierung und Verharmlosung führten. Und gerade in dieser Klinik waren all die Punkte so offensichtlich nachzuvollziehen, die eine Flucht aus der Erinnerung und die Aufrechterhaltung von Kontinuitäten anzeigten. So waren die damaligen Direktoren der Klinik Mitautoren des verhängnisvollen „Gesetzes zur Verhütung erbkranken Nachwuchses" (Abb. 10, 11).

Beide Direktoren der Münchner Universitätsfrauenklinik haben durch ihre Mitautorenschaft im „Gesetz zur Verhütung erbkranken Nachwuchses" die Ideologie der Rassenhygiene und ihre Konsequenzen für unser Fach nachhaltig gestützt. Das wird bei Eymer besonders deutlich aus seinem späteren Schriftverkehr mit dem Reichsministerium des Innern sowie seinen Stellungnahmen zu Bitten von Patientinnen zwecks Verschonung von solchen Zwangsmaßnahmen. – Aus dem obigen Gesetz noch 2 einführende Abbildungen (Abb. 12, 13).

Nach Winau wurden im Dritten Reich mehr als 80 Dissertationen über Sterilisationen in Universitäts-Frauenkliniken systembefürwortend geschrieben. Auch an der I. UFK München fanden wir eine Reihe von Dissertationen und Filmmaterial zu Sterilisationsaspekten (Abb. 14, 15).

1939 erfolgte unter Eymer die Drucklegung einer besonders detaillierten Inauguraldissertation von Robert Haselwarter mit dem Titel „Zusammenstellung der vom 1. Januar 1934 bis 1. Juli 1937 aus eugenischen Gründen vorgenommenen

Gesetz zur Verhütung erbkranken Nachwuchses
Vom 14. Juli 1933

Vorwort

Erst die nationalsozialistische Weltanschauung hat den Blick unseres Volkes in die Zukunft gerichtet, wir haben uns wieder auf den Sinn unseres Lebens, auf den Zweck unseres Staatswesens, den Kampf um Fortbestand und Leben der Familie, der Art und der Rasse besonnen! Hitler schreibt in seinem Buch „Mein Kampf": „Wer körperlich und geistig nicht gesund und würdig ist, darf sein Leib nicht im Körper seines Kindes verewigen! Der Staat muß Sorge tragen, daß nur, wer gesund ist, Kinder zeugen darf. Umgekehrt aber muß es als verwerflich gelten, gesunde Kinder dem Staat vorzuenthalten! Die Forderung, daß defekten Menschen die Zeugung anderer, ebenso defekter Nachkommen unmöglich gemacht wird, ist eine Forderung klarster Vernunft und bedeutet in ihrer planmäßigen Durchführung die humanste Tat der Menschheit. Sie wird Millionen von Unglücklichen unverdiente Leiden ersparen, in der Folge aber zu einer steigenden Gesundung überhaupt führen." (Volksausgabe, S. 279 f.) Nicht

Abb. 12. Vorwort mit dem Bezug auf das Buch Hitler's „Mein Kampf"

Gesetz zur Verhütung erbkranken Nachwuchses
Vom 14. Juli 1933
(Reichsgesetzblatt I S. 529)

Die Reichsregierung hat das folgende Gesetz beschlossen, das hiermit verkündet wird:

§ 1

(1) Wer erbkrank ist, kann durch chirurgischen Eingriff unfruchtbar gemacht (sterilisiert) werden, wenn nach den Erfahrungen der ärztlichen Wissenschaft mit großer Wahrscheinlichkeit zu erwarten ist, daß seine Nachkommen an schweren körperlichen oder geistigen Erbschäden leiden werden.

(2) Erbkrank im Sinne dieses Gesetzes ist, wer an einer der folgenden Krankheiten leidet:

1. angeborenem Schwachsinn,
2. Schizophrenie,
3. zirkulärem (manisch-depressivem) Irresein,
4. erblicher Fallsucht,
5. erblichem Veitstanz (Huntingtonsche Chorea),
6. erblicher Blindheit,
7. erblicher Taubheit,
8. schwerer erblicher körperlicher Mißbildung.

(3) Ferner kann unfruchtbar gemacht werden, wer an schwerem Alkoholismus leidet.

Abb. 13. Indikationen, die ungewöhnlich großzügig ausgelegt wurden, ja sogar ohne Diagnose wurden Sterilisationen vorgenommen

Sterilisationen". In dem Zeitraum von 3 $\frac{1}{2}$ Jahren wurde über 861 Eingriffe und 5 postoperative Todesfälle berichtet. Bei einem persönlichen Gespräch mit dem damaligen Doktoranden und heutigen Kollegen spürte man seine Betroffenheit über das damalige Vorgehen. Er war auch bereit, gemeinsam mit den Studenten und mir im Seminar „Gynäkologie und Nationalsozialismus" seine Erfahrungen an uns weiterzugeben (Abb. 16).

861 Sterilisationen wurden in der Zeit vom Januar 1934 bis Juli 1937 vorgenommen. Haselwarter beschreibt die verschiedenen Methoden der Sterilisation und vergleicht diese mit anderen Universitäts-Frauenkliniken. Es wird vor allem die von Eymer perfektionierte und in wissenschaftlichen Filmen dargestellte Methode nach Menge angewendet. Dabei handelt es sich um eine Methode, die über zwei Schnitte in der Leistengegend vorgenommen wird und eine Teilentfernung der Eileiter beinhaltet. Aus den Statistiken und dem Lehrfilm ist zu erkennen, daß der Eingriff nicht selten operative Schwierigkeiten brachte und auch gelegentlich zu schweren Komplikationen führte.

Der durchschnittliche Krankenhausaufenthalt der zwangssterilisierten Frauen betrug 16 Tage. Bei den Sterilisationen über Laparotomien, die in 36% der Fälle mit einem erzwungenen Schwangerschaftsabbruch einhergingen, betrug die Aufenthaltsdauer ca. 23 Tage in der Klinik. Die Komplikationsrate bei allen Sterilisationseingriffen wird im Mittel mit 4,2 angegeben, die gereinigte Mortalität mit 0,46%.

Schließlich wurde auch die Strahlensterilisation mit Radium und Röntgenstrahlen vorgenommen. Hier tat sich wieder Eymer besonders hervor, als er gemeinsam

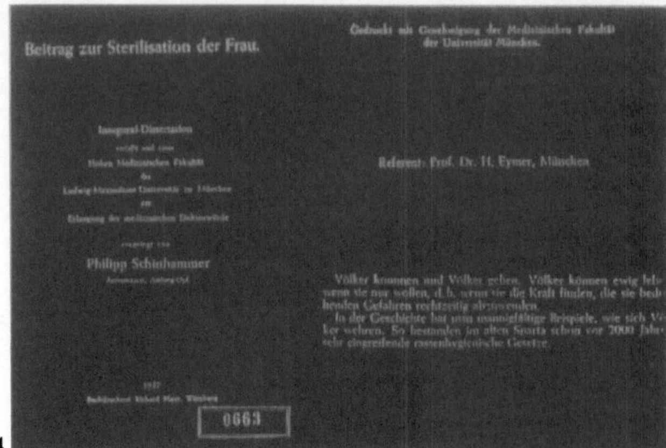

14

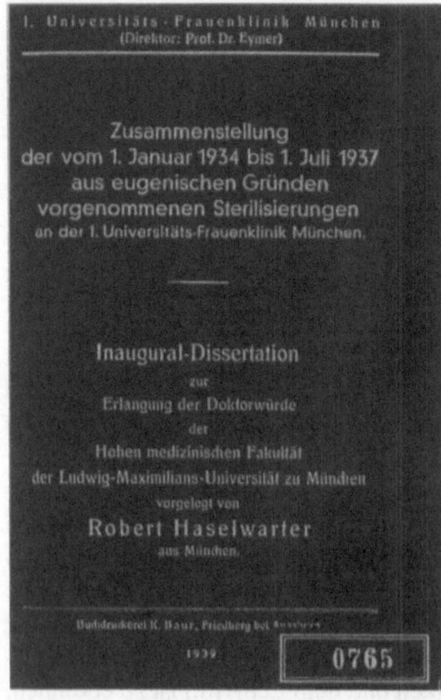

15   **Abb. 14./15.** 2 Beispiele aus der I. UFK

mit Rüdin, einem der militantesten Verfechter der nationalsozialistischen Rassenhygiene, in einer Kommission leitend tätig war.

Nach dem Erbgesundheitsgesetz vom 14. Juli 1933 wurden ab dem 1. Januar
1934 besondere „Erbgesundheitsgerichte" eingerichtet, in denen jeweils ein Arzt,
ein Gesundheitsbeamter und ein Berufsrichter über Anträge auf Sterilisierung zu
entscheiden hatten. Es gab damals ca. 200 Erbgesundheitsgerichte und 30 Ober-
gerichte für diese Thematik. Rothmaler weist darauf hin, daß eine „erbbiologische
Bestandsaufnahme" durch eine Flut von Anzeigen möglich war, die von Haus-

Methoden und Zahl der darnach sterilisierten erbkranken Frauen	Gesamt-Krankenh.-Aufenthalt Durchschn.	Tage nach der Operat.	Kompli-kationen	Erneute Schwangerschaft	Morta-lität	Todesursachen
1936: 328						
Beginn d. Op. n. d. Menge-Verf.: 293=100% (dav. Interrupt. grav.: 8=2,7%) A: typisch n. Menge: 251=85,6% B: atypisch n. Menge: 23= 7,8% C: Inguinalschnitt erweitert: 8= 2,7% 282=96,1%	16,0	14,2	8:282= 2,8%	1:282= 0,35%	2:282= 0,7% * 1:282= 0,35%	1) Grippepneumonie 2) Tod im epilept. Dämmerzustand. *) gerein. Mortalität nach Abzug d. Todesfalles im epil. Dämmerzustand
D: Laparotomien: 11= 3,9% Laparotomien: 34 (23=100 (67,6)% A: Keilexcis. beid. Tub.: 9 (3)=26,5 (8,8)% B: Tubenexstirpation: 7 (7)=20,6 (20,6)% C: Tub. resekt: 1 (0)= 2,9 (0) % D: weg. path. veränd. Adnexe versch. Verf. a. beid. Seiten: 12 (8)=35,3 (23,5)% E: Suprav. Ut. amput: 5 (5)=14,7 (14,7)% F: Tub. quetsch. (Madlener): — von 23 Lap.: 8 Inter. grav. = 34,8%	25,6	22,4	4 : 34 = 11,8%	∅	∅	
Strahlensterilisierung: 12=100% Intrauterine Ra-einlg.: 12	8,9	7,8	∅	∅	∅	
Sa: 328=100%	16,7	14,8	12 : 328= 3,7%	1 : 328= 0,3%	2 : 328= 0,6% *1 : 328= 0,3%	

Abb. 16. Tabelle Haselwarter

ärzten, Kliniken, Fürsorgebehörden, Gefängnissen oder von Privatpersonen vorgenommen wurden. Betroffene Frauen, Männer und Kinder wurden vorgeladen, und dies erfolgte nicht selten in Form einer polizeilichen Anweisung. Eine Frau aus unserer Nachbetreuungsgruppe schildert, daß sie sich gegen die Einweisung vehement gewehrt habe und deshalb mit gefesselten Händen in die I. UFK München gebracht wurde. Auch Schwestern der Klinik, die Zeitzeugen gewesen waren, berichteten von unvorstellbaren Zwangsmaßnahmen gegenüber sich wehrenden Patientinnen. Im Juni 1935 wurden vom Reichsinnenministerium auch Schwangerschaftsabbrüche aus „eugenischen Gründen" im Gesetz zur Verhütung erbkranken Nachwuchses verankert. In Hamburg und auch in München wurden Schwangerschaften bis zur 28. Woche abgebrochen.

Rothmaler berichtet noch, daß ganze Familienverbände in die Erfassung zur Sterilisation gerieten und unfruchtbar gemacht wurden. In einer Mischung von Angst, Verzweiflung, Aufmüpfigkeit und Nichtbegreifenkönnen versuchten viele Patientinnen und deren Familien auf die Ärzte einzuwirken, die beabsichtigte Sterilisation abzuwenden. Solche Beispiele haben wir auch aus den Münchner Patientinnenakten entnommen – eine Hilfeleistung seitens der Gynäkologen im Sinne der Patientinnen konnten wir in den Akten jedoch nie finden. Anscheinend völlig systemgetreu wurden die Indikationen zur Sterilisation ärztlich bestätigt – selbst wenn deutlich wurde, daß es sich lediglich um eine minimale körperliche Mißbildung handelte. Die meisten der Patientinnen ergaben sich resignierend in ihr Schicksal und häufig in die Isolation: „Vom Gesetz zum Schweigen verpflichtet, verbargen sie auch vor ihrer Umgebung aus dem Gefühl der Schande und Entwürdigung ihr Schicksal und konnten daher keine Solidarität oder gar kollektiven Widerstand entwickeln".

Für die im Gesetz zur Verhütung erbkranken Nachwuchses angegebenen Krankheitsbilder angeborener Schwachsinn, Schizophrenie, manisch-depressives Irresein, Chorea Huntington, Epilepsie, erbliche Blindheit, Taubheit, schwere körperliche Mißbildung und schwerer Alkoholismus war zum damaligen Zeitpunkt ein eindeutiger Erbgang nicht nachgewiesen. Es kam deshalb nicht selten zu einer Argumentationsakrobatik von seiten der Kommentatoren des Gesetzes, so daß die Einstellung so zusammenzufassen war: „Erblichkeit liegt sicher vor, ist nur nicht festzustellen". Hierzu passen auch die an der I. Universitätsfrauenklinik in München erhobenen Zahlen über die Indikationen von Zwangssterilisationen, die in 16% der Fälle ohne genauere Diagnose erfolgten (Abb. 17).

Es hieß in den Krankenakten nur lapidar: „Gesetzliche Sterilisation", wie Barth feststellte. In jeder Krankenakte findet sich auch ein kurzes Antwortschreiben durch den behandelnden Arzt an die Gesundheitsbehörde mit dem Hinweis, daß die betreffende Frau zur gesetzlichen Sterilisation bzw. zum gleichzeitigen Schwangerschaftsabbruch eingetroffen ist.

Als einzigen Nachweis für einen Widerstand gegen nationalsozialistische Anordnungen haben wir das Verhalten der Ordensschwestern an der I. Universitäts-Frauenklinik gefunden. Diese Schwestern weigerten sich erfolgreich, an den Zwangssterilisationen mitzuwirken. Es gibt darüber einen Schriftwechsel, aus dem hervorgeht, daß wegen der Boykottierung dieser Eingriffe durch die Ordensschwestern die Hebammen der Klinik diese Assistenzen ersatzweise übernommen haben. In Gesprächen mit einigen Schwestern dieser Zeit erhielten wir belastende Hinweise auf das damalige Verhalten der Ärzte – vor allem schien kaum eine Einfühlung in die Not der Patientinnen vorhanden gewesen zu sein. Besonders eindrucksvoll berichteten diese Schwestern von Einzelfällen, in denen Patientinnen direkt aus ihrer Arbeit von der Polizei abgeführt und in die Klinik gebracht wurden

---

Ausgewähltes Kollektiv von 393 Patientinnen, die unter 25 Jahren zwischen 1934 und 1939 an der I. UFK München zwangssterilisiert wurden.
(39 Frauen konnten über das Einwohnermeldeamt ausfindig gemacht werden und in das Programm einer "späten Entschuldigung" eingebaut werden)

Aus den Krankenakten waren folgende Diagnosen zu entnehmen:

- angeborener Schwachsinn	51%
- ohne Diagnose	16%
- Epilepsie	13%
- Schizophrenie	10%
- Taubheit	2%
- Blindheit	1%
- manisch-depressives Irresein	1%
- körperliche Mißbildung	1%
- Mehrfachdiagnosen	5%

Abb. 17. Untersuchung zur Zwangssterilisation an der I. UFK. (Aus Dissertation Barth 1994)

sowie von Patientinnen, die wegen ihrer Weigerung gewaltsam ans Bett gebunden wurden.

Die Opfer dieser Medizin *auf Befehl* hätten der besonderen ärztlichen Fürsorge nach 1945 bedurft. Wo und wann hat das Fach Frauenheilkunde und Geburtshilfe nach dem Krieg diese ärztliche Hilfe zur Linderung der körperlichen und seelischen Traumatisierung von Zwangsabtreibung und Zwangssterilisation thematisiert? Auf welchen Tagungen, in welchen Zeitschriften oder wissenschaftlichen Auseinandersetzungen? Welche ärztliche Aufgabe hätte es sein können, diesen vielen Menschen, sofern sie die Nazizeit überlebt hatten, bei der Verarbeitung ihres Lebens „danach" zu helfen? Wie von Kindermann und mir in der soeben erschienenen *Zeitschrift für Geburtshilfe und Frauenheilkunde* festgestellt, ist nichts darüber bekannt, daß Fachgesellschaften oder Gruppen von Frauenärzten nach dem Kriege für diese Opfer in angemessener Weise initiativ geworden wären. Von der „Tätergeneration" war zu erwarten, daß sie, mehrheitlich zurückgekehrt in ihre Ämter, dem Gedanken einer Nachsorge oder auch einer wissenschaftlichen Analyse ablehnend gegenüberstehen würde. Aber auch die weiteren Ärztegenerationen haben hier als Helfer weitgehend versagt.

Zu den Ärzten

Welche Schicksale erlebten nun die federführenden Ärzte nach 1945? Lifton sah unterschiedliche Rollen der Mediziner im Dritten Reich (Abb. 18).

Ein sehr kleiner Teil der Ärzte wurde in den Nürnberger Prozessen verurteilt, z.T. zum Tode, z.T. zu Gefängnisstrafen – lebenslänglich oder mehrere Jahre (Abb. 19).

Eine Reihe von Ärzten verübte Suizid, mehr als in anderen Berufen. Der weitaus größte Teil der Ärzte, den man nach Lifton zum Kreis der Mittäter und Mitläufer zählen muß, kam ohne gerichtliches Nachspiel davon und wurde wegen fehlender Zeugen freigesprochen.

Der Großteil der Ärzte und Ärztinnen in Kliniken wurde in der Nachkriegszeit nicht zur Rechenschaft gezogen, da sie sich auch bei Praktiken wie Zwangsabtreibung und Zwangssterilisation wohl stets darauf zurückziehen konnten, auf Anordnung und Befehl Medizin „abgeleistet" zu haben.

Die Chefärzte und Direktoren von herausragenden Frauenkliniken wurden in der Regel nach Kriegsende (zunächst) ihrer Ämter enthoben. Was die konkrete Erinnerung an den Direktor der I. Universitäts-Frauenklinik München, H. Eymer, betrifft, so wurde er nach den einsehbaren Unterlagen in der Gerichtsverhandlung wegen seines Verhaltens während der Nazizeit und der Mitgliedschaft in zahlreichen nationalsozialistischen Organisationen, z.B. auch der SS, aus dem Amt entfernt. Nach einer Zwangspause von Klinik, Lehre und Forschung bis 1948 wurde Eymer wieder in sein Amt bis zu seiner Emeritierung 1954 eingesetzt. Er wurde Ehrenmitglied der Bayerischen und Deutschen Gesellschaft für Gynäkologie und Geburtshilfe und erhielt schließlich von der Bundesrepublik Deutschland das große Verdienstkreuz zum Verdienstorden.

Für den Umgang mit den Tätern an Kliniken während des Dritten Reiches ist das Beispiel des damalige Direktors der I. Universitäts-Frauenklinik treffend. Der Umgang aber mit den Tätern, vor allem den prominenten Akteuren, mußte erklär-

Rolle der Mediziner im 3. Reich

1. **Täter**
2. **Mittäter**
3. **Mitläufer**
4. **Opfer**
5. **Widerstandsleistende**

nach R. J. Lifton: Ärzte im 3. Reich, Klett-Cotta 1988

Abb. 18. Täter, Mittäter, Mitläufer, Opfer, Widerstandsleistende

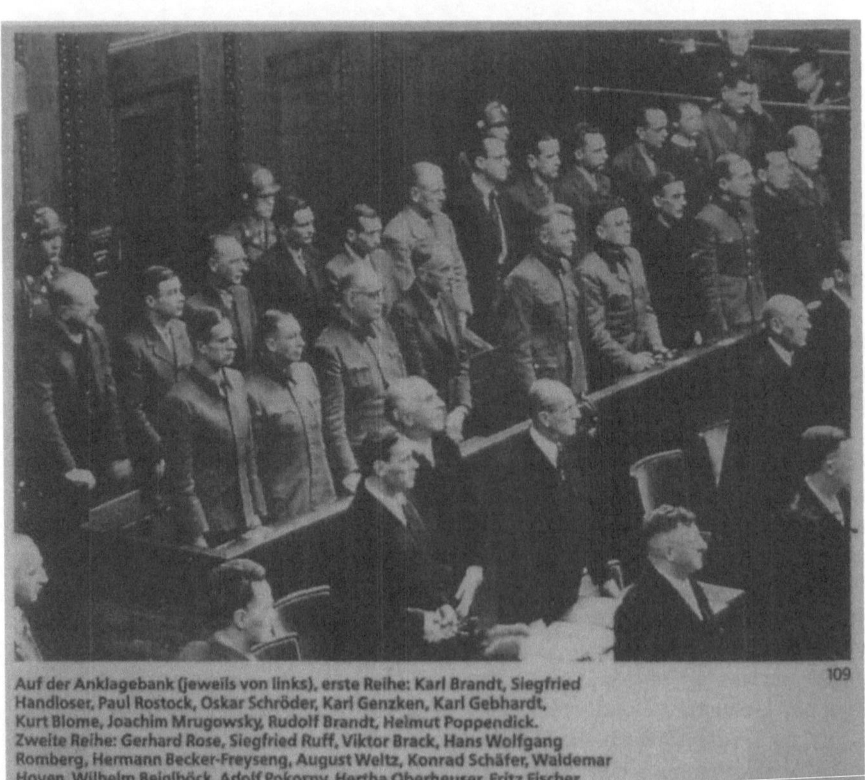

Abb. 19. Nürnberger Prozeß

licherweise den Umgang mit den Taten, also den ärztlichen Praktiken selbst und vor allem den Opfern dieser Art von Medizin ganz negativ beeinflussen. Mutlos wurde alles verschwiegen, was konkret hätte behandelt werden müssen. Unseres Erachtens erklärt das auch, daß ein Fach wie Gynäkologie und Geburtshilfe Jahrzehnte wie gefangen schien und sich daher weder ärztlich noch wissenschaftlich um jene Opfer der gewaltsamen Medizin gekümmert hat.

Es ist auch für den psychosomatisch nicht geschulten Arzt gut zu verstehen, daß sich durch die Mauer des Schweigens nach 1945 sowie durch die fehlende Trauerarbeit an einigen Stellen das einfühl- und mitleidlose Verhalten von Ärzten im Dritten Reich fortgesetzt hat. Erst im letzten Jahrzehnt wurden einige Versuche unternommen, eine Art Vergangenheitsbewältigung in der Medizin einzuleiten (Bleker und Jachertz, 1989), und hier waren es zuerst die Fächer Psychiatrie und Psychoanalyse (Int. Kong., 1985).

Als Studentinnen und Studenten an der Universität Heidelberg die Kontinuität der Strukturen aus der Medizin des Dritten Reichs im heutigen Medizinstudium in einer Vorlesungsreihe (Hohendorf und Magull-Seltenreich 1990) aufzeigten, gab es heftige Widerstände und Reaktionen von seiten einiger Professoren. Die Diskussionen über inhaltliche und personelle Kontinuitäten aus der nationalsozialistischen Zeit waren für viele schmerzlich, wurden aber schließlich doch von den Teilnehmern als befreiend erlebt. Das damalige Verhalten einiger führender Ärzte wurde nicht mehr anonym und nebulös angesprochen – nein, es wurden Namen und Tatsachen genannt. So hat man auch die Verwendung von anatomischen Präparaten aus der NS-Zeit angesprochen, die von einer zynischen Gleichgültigkeit gegenüber den Opfern zeugen. In mehreren deutschen Universitäten wurde erstmals registriert, daß man gedankenlos in der Kontinuität von Lehrpräparaten aus dem Dritten Reich weitermachte. Es setzte sich aber dann ein sensiblerer Weg durch. Anatomische Präparate von Opfern einer inhumanen Medizin wurden beerdigt. Die folgende Abbildung zeigt einen Grabstein auf dem Münchener Waldfriedhof (Abb. 20).

Er trägt die Inschrift: „Zur Erinnerung an Opfer des Nationalsozialismus und ihren Mißbrauch durch die Medizin – allen Forschern als Mahnung zu verantwortlicher Selbstbegrenzung – errichtet von der Max Planck-Gesellschaft 1990".

Die erste Generation nach den unvorstellbaren und einzigartigen Verbrechen im Dritten Reich begab sich oft noch in die unbewußte Abwehr des gemeinsamen Schweigens mit den Vätern. Es ist der jetzige Zwei-Generationen-Abstand, der den Schuld- und Schamschmerz etwas mildert und eher eine Dialogbereitschaft eröffnet. So ist es für mich eindrucksvoll, daß in den Seminaren mit den Studenten über das Thema „Gynäkologie im Nationalsozialismus" äußerst konstruktive Arbeit möglich ist. Im Gegensatz dazu erlebte ich es meist so, daß sich der Dialog mit älteren Kollegen in bagatellisierenden, ja phrasenartigen Sätzen erschöpfte. Als müßten manche Kollegen heute noch verneinen, daß Systeme nun einmal nicht anonym sind, sondern von Menschen gemacht und gefördert werden.

Die hier vorgeschlagene Erinnerungsarbeit könnte uns Frauenärzte empfindlich stimmen für die eigenen Schattenseiten und nachsichtig für die Schwächen anderer. Das Erkennen, wie sehr man selbst vom Stempel der alten Zeit geprägt ist, macht den Blick frei auf die rigiden Formen alter Verhaltensmuster. Durch die

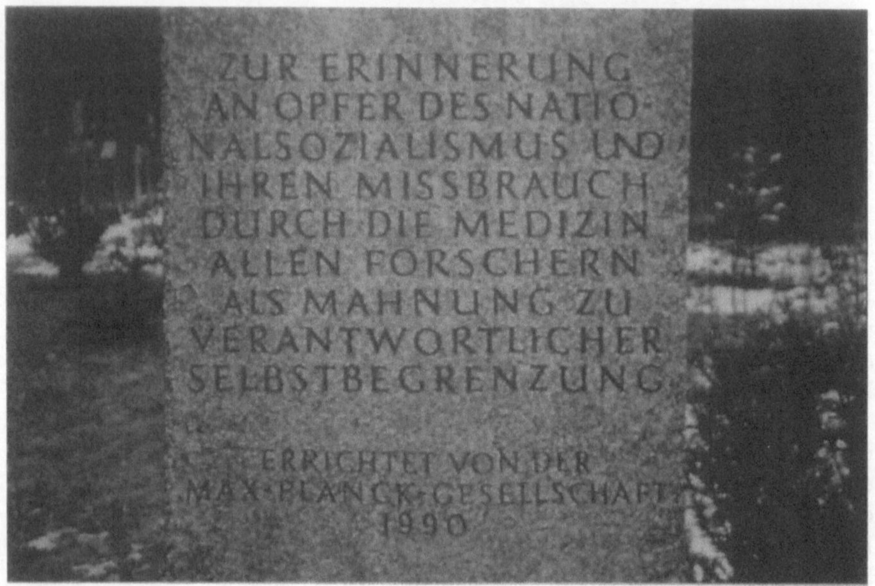

Abb. 20. Grabstein zur späten Beerdigung von Medizinpräparaten

vor 1933	1933 - 1945	nach 1945

Ideologien des "Sozial-darwinismus" und der "Eugenik" waren Vorläufer für das 1933 erlassene "Gesetz zur Verhütung erbkranken Nachwuchses"	**Inhumane Gynäkologie** eingeleitet durch das "Gesetz zur Verhütung erbkranken Nachwuchses" (14.Juli 1933 1. u. 2. Auflage unter jeweiliger Mitautorenschaft gynäk. und chirurg. Ordinarien)
	
	● Zwangssterilisationen
	● Zwangsabruptiones
	
	zusätzlich
	    - inhumane Forschung
	    - inhumane Lehre
	    - verweigerte Hilfeleistung
	    - Selektionen
	    - Euthanasie
		Flucht vor der Erinnerung Verdrängung, Verharmlosung - Vergessen der Opfer
		
		"Kontinuitäten" durch gleiche Personen in Spitzenpositionen (altes Gedankengut Sensibilitätsdefizite in Lehre und Patientenversorgung)
		
		Ehrungen von Tätern in wiss. Gesellschaften, Büsten, geschönte Biographien ("2.Schuld")

Abb. 21. Gynäkologie im Nationalsozialismus

Aufgabe von Abwehrmechanismen gewinnen wir die Sensibilität für die heutigen ethischen Voraussetzungen in der Geburtshilfe und Gynäkologie.

Ich darf zusammenfassen mit einem Überblick der wichtigsten Entwicklungen (Abb. 21).

Der Schlüssel zur Versöhnung und zur Befreiung ist die Erinnerung!

Lassen Sie uns deshalb ohne Umschweife – hier und jetzt – akzeptieren, daß die Wunden, die in unserem Fach im Dritten Reich einer großen Zahl von Patientinnen zugefügt wurden, tief und z. T. unheilbar sind. Wir können uns nicht kollektiv auf das damalige System zurückziehen, sondern müssen berücksichtigen, daß es ein individuelles Gewissen gibt und daß hier der hippokratische Eid eine übergreifende Bedeutung hat.

Lassen Sie uns die Mauer des Schweigens durchbrechen und erkennen, daß wir es über Jahrzehnte versäumt haben, auf unsere früheren Patientinnen aktiv zuzugehen. Aber nutzen wir die Chance der späten Entschuldigung. Versuchen wir in unserem eigenen Arbeitsbereich die nationalsozialistischen Verstrickungen und Kontinuitäten zu erkennen und gehen wir mit der daraus gewonnenen Sensibilität auf die Opfer einer inhumanen Gynäkologie zu. Wir konnten bei vielen Patientinnen erfahren, wie wichtig, wie wohltuend, wie versöhnend eine solche späte Entschuldigung für sie war. Einige dieser Patientinnen sind trotz des erlebten Unrechts stellvertretend für die vielen Opfer hierher gekommen. Wir danken ihnen dafür, daß sie diese historische Stunde unserer Gesellschaft – wie Herr Hepp es ausdrückte – mit uns erleben.

Mitarbeiterverzeichnis

Anthuber, C., Dr.
Frauenklinik im Klinikum Großhadern der Ludwig-Maximilians-Universität,
Marchioninistraße 15, 81377 München
Seite 68–73

Arabin, B., Priv.-Doz. Dr.
Sophia Ziekenhuis, Dr.-van-Hees-Weg 2, NL-8025 AB Zwolle
Seite 188–190, 394–403

Bässler, S., Dr.
Goethestraße 9, 75127 Birkenfeld
Seite 513–519

Bauknecht, T., Priv.-Doz. Dr.
Universitäts-Frauenklinik, Hugstetter Straße 55, 79106 Freiburg
Seite 352–358

Bender, H.-G., Prof. Dr.
Universitäts-Frauenklinik, Moorenstraße 5, 40225 Düsseldorf
Seite 82–85

Berg, D., Prof. Dr.
Klinikum St. Marien, Mariahilfbergweg 7, 92224 Amberg
Seite 195–197, 520–524

Berger-Menz, E., Dr.
Universitäts-Frauenklinik, Schanzeneckstraße 1, CH-3012 Bern
Seite 462–471

Bilek, K., Prof. Dr.
Universität Leipzig, Klinik für Gynäkologie und Geburtshilfe,
Philipp-Rosenthal-Straße 55, 04103 Leipzig
Seite 343–348

Böddeker, E., RA
Anwaltsbüro Dr. Stebner, Dorfstraße 28, 33739 Bielefeld
Seite 121–125

Bösche, C.
Frauenklinik im Klinikum Großhadern der Ludwig-Maximilians-Universität,
Marchioninistraße 15, 81377 München
Seite 471–480

Bohnet, H.G., Prof. Dr.
Institut für Hormon- und Fortpflanzungsstörungen, Lornsenstraße 4,
22767 Hamburg
Seite 567–567

Bolte, A., Prof. Dr.
Universitäts-Frauenklinik, Kerpener Straße 34, 50931 Köln
Seite 343–351

Bopp, A., Dipl. Biol.
Neumannstraße 53, 60443 Frankfurt am Main
Seite 742–743

Braendle, W., Prof. Dr.
Universitäts-Frauenklinik, Abt. Gyn. Endokrinologie,
Martinistraße 52, 20246 Hamburg
Seite 532–536

Briese, V., Dr.
Universitäts-Frauenklinik, Doberaner Straße 142, 18059 Rostock
Seite 580–582

Brusis, E., Prof. Dr.
I. Frauenklinik der Universität, Maistraße 11, 80337 München
Seite 157–159

Daschner, F., Prof. Dr.
Institut für Krankenhaushygiene und Umweltmedizin
der Albert-Ludwigs-Universität, Hugstetter Straße 55, 79106 Freiburg
Seite 221–227

Derbolowsky, J., Dr.
Rainweg 15a, 82110 Germering
Seite 116

Diedrich, K., Prof. Dr.
Klinik für Frauenheilkunde und Geburtshilfe der Universität zu Lübeck,
Ratzeburger Allee 160, 23538 Lübeck
Seite 310–319, 639–642

Dietl, J., Prof. Dr.
Universitäts-Frauenklinik, Schleichstraße 4, 72076 Tübingen
Seite 82–84

Distler, W., Prof. Dr.
Klinik und Poliklinik für Frauenheilkunde und Geburtshilfe, Universitätsklinikum,
Fetscherstraße 74, 01307 Dresden
Seite 416–424

Doench, K., Dr.
Dahlmannstraße 12, 37073 Göttingen
Seite 195–197, 202–205

Eberhard, J., Priv.-Doz. Dr.
Frauenklinik, Thurg. Kantonsspital, CH-8500 Frauenfeld
Seite 160–161, 656–657

Eldering, G., Dr.
Geb.-Gyn. Abt. Vinzenz-Pallotti-Hospital, 51406 Bensberg
Seite 163–169

Felberbaum, R., Dr.
Klinik für Frauenheilkunde und Geburtshilfe der Universität zu Lübeck,
Ratzeburger Allee 160, 23538 Lübeck
Seite 310–319

Frangenheim, H., Prof. Dr.
Chr.-Daniel-Schenck-Straße 10, 78464 Konstanz
Seite 43–50

Frentzel-Beyme, R., Prof. Dr.
Abt. für Epidemiologie der Umwelt und des Arbeitslebens,
Institut für Präventionsforschung und Sozialmedizin,
Postfach 6 70 67, 28067 Bremen
Seite 228–239

Freundl, G., Prof. Dr.
Frauenklinik, Urdenbacher Allee 83, 40593 Düsseldorf
Seite 525–529, 643–650

Fuchs, C., Prof. Dr.
Bundesärztekammer, Herbert-Lewin-Straße 1, 50931 Köln
Seite 730–733

Fuhr, N., Dr.
Institut für Perinatale Medizin der Freien Universität Berlin,
Mariendorfer Straße 28, 12051 Berlin
Seite 178–185

Gallinat, A., Dr.
Hüllenkamp 142, 22149 Hamburg
Seite 17–20

Geissbühler, V., Dr.
Frauenklinik, Thurg. Kantonsspital, CH-8500 Frauenfeld
Seite 161–163

Gembruch, U., Prof. Dr.
Klinik für Frauenheilkunde und Geburtshilfe, Medizinische Universität
zu Lübeck, Ratzeburger Allee 160, 23538 Lübeck
Seite 337–342

Genzel, H., Prof. Dr. jur.
Kurwenalstraße 3, 80797 München
Seite 607–623

Genzel-Boroviczény, O., Dr.
Frauenklinik im Klinikum Großhadern der Ludwig-Maximilians-Universität,
Marchioninistraße 15, 81377 München
Seite 471–480

Gerhard, I., Prof. Dr.
Universitäts-Frauenklinik, Abt. Gyn. Endokrinologie und Fertilitätsstörungen,
Voßstraße 9, 69115 Heidelberg
Seite 239–246, 567–568

Graf, H., Dr.
Frauenklinik, Klinikum Suhl, Albert-Schweitzer-Straße 2, 98563 Suhl
Seite 324–328

Grashof, K., Dr.
Richterin am Bundesverfassungsgericht, Schloßbezirk 3, 76131 Karlsruhe
Seite 372-376

Grunwald, K., Dr.
Universitäts-Frauenklinik, Abt. Endokrinologie und Reproduktionsmedizin,
Voßstraße 11, 69115 Heidelberg
Seite 541–547

Hahlweg, B.C., Dipl.-Psych.
I. Universitätsklinik, Frauenklinik, Abt. psychosomatische Gynäkologie,
Maistraße 11, 80337 München
Seite 431–433, 435–437

Hahn, M.
Tumorzentrum Rheinland-Pfalz, Am Pulverturm 13, 55101 Mainz
Seite 431–433, 441–443

Halberstadt, E., Prof. Dr.
Universitäts-Frauenklinik, Theodor-Stern-Kai 7, 60596 Frankfurt am Main
Seite 343–351, 571–573

Haller, U., Prof. Dr.
Universitäts-Frauenklinik, Frauenklinikstraße 10, CH-8091 Zürich
Seite 82–84

Hänggi, W., Dr.
Universitäts-Frauenklinik, Schanzeneckstraße 1, CH-3012 Bern
Seite 462–471

Hasbargen, U., Dr.
Frauenklinik im Klinikum Großhadern der Ludwig-Maximilians-Universität,
Marchioninistraße 15, 81377 München

Heckhausen, D., Dipl.-Psych.
FB Medizinische Grundlagenfächer, Institut für Medizinische Psychologie
WE 09 der Freien Universität Berlin, Habelschwerdter Allee 45,
14195 Berlin
Seite 592–602

Hegerfeld, R., Dr.
Frauenklinik Marienkrankenhaus, Alfredstraße 9, 22087 Hamburg
Seite 748–753

Heinrich, R., Prof. Dr.
Zentrum für Akutgeriatrie und Frührehabilitation, Städtisches Krankenhaus
Neuperlach, Oskar-Maria-Graf-Ring 51, 81737 München
Seite 76–82

Heinzl, S., Prof. Dr.
CH-4101 Bruderholz/Basel
Seite 425–430

Hepp, H., Prof. Dr.
Frauenklinik im Klinikum Großhadern der Ludwig-Maximilians-Universität,
Marchioninistraße 15, 81377 München
Seite 471–480

Hiersche, H.-D., Prof. Dr.
Wilhelminenstraße 43, 65193 Wiesbaden
Seite 337–380

Hillemanns, H. G., Prof. Dr.
Universitäts-Frauenklinik, Hugstetter Straße 55, 79106 Freiburg
Seite 320–323

Hirsch, H.-A., Prof. Dr.
Universitäts-Frauenklinik, Schleichstraße 4, 72076 Tübingen
Seite 3–4

Höß, C., Dr.
Klinikum rechts der Isar, Ismaninger Straße, 81675 München
Seite 704–709

Hofmann, H. M. H., Dr.
Geburtshilflich-Gynäkologische Universitätsklinik, Auenbruggerplatz 14,
A-8036 Graz
Seite 577–579

Holländer, H., Prof. Dr.
Frauenklinik, St. Johannes-Hospital, An der Abtei 11, 47166 Duisburg
Seite 186

Honnefelder, L., Prof. Dr.
Philosophisches Seminar B, Universität Bonn, Am Hof 1, 53113 Bonn
Seite 493–498

Hopp, H., Dr.
Universitäts-Frauenklinik, Klinikum Steglitz, Hindenburgdamm 30,
12203 Berlin
Seite 573–575

Hoyme U. B., Prof. Dr.
Frauenklinik, Gorkistraße 6, 99084 Erfurt
Seite 148–156

Huch, A., Prof. Dr.
Klinik und Poliklinik für Geburtshilfe, Departement für Frauenheilkunde,
Universitätsspital Zürich, Postfach, CH-8091 Zürich
Seite 404–408

Husslein, P., Prof. Dr.
Universitäts-Frauenklinik, Abt. für Geburtshilfe und Gynäkologie,
Spitalgasse 23, A-1090 Wien
Seite 394–403

Hübner, F., Dr.
Daniel-Wohlgemuth-Straße, 67549 Worms
Seite 575–577

Hüter, J., Prof. Dr.
Gynäkologische Abteilung, Städtisches Krankenhaus Hildesheim,
Weinberg 1, 31144 Hildesheim
Seite 177

Jaeger, M., Dr.
Medizinische Fakultät, Institut für Anästhesiologie und Intensivmedizin,
Marchioninistraße 15, 81377 München
Seite 57–68

Jage, J., Dr.
Institut für Anästhesiologie der Johann-Gutenberg-Universität,
Langenbeckstraße 1, 55131 Mainz
Seite 135–138

Jänicke, F., Prof. Dr.
Frauenklinik der Technischen Universität München, Klinikum rechts der Isar,
Ismaninger Straße 22, 81675 München
Seite 277–283

Jensen, A., Prof. Dr.
Universitäts-Frauenklinik, Klinikstraße 32, 35385 Gießen
Seite 404–408

Jensen, U., Prof. Dr.
Institut für Anästhesiologie, Städtisches Krankenhaus,
Oskar-Maria-Graf-Ring 51, 81737 München-Neuperlach
Seite 694–699

Job, H., Dr.
Pasteurstraße 16, 67550 Worms
Seite 575–577

Jonen-Thielemann, I., Dr.
Chirurgische Universitäts-Klinik, Dr.-Mildred-Scheel-Haus,
Joseph-Stelzmann-Straße 9, 50931 Köln
Seite 431–433, 439–441

Jung, H., Prof. Dr.
Universitäts-Frauenklinik, RWTH Aachen, Pauwelstraße 30,
52074 Aachen
Seite 126–128

Kainer, F., Dr.
Geburtshilflich-Gynäkologische Universitätsklinik, Auenbruggerplatz 14,
A-8036 Graz
Seite 577–579

Karbowski, B., Priv.-Doz. Dr.
Klinik und Poliklinik für Frauenheilkunde und Geburtshilfe,
Albert-Schweitzer-Straße 33, 48149 Münster
Seite 333–336

Kauffels, W., Dr.
Frauenklinik, Medizinische Hochschule Hannover, Oststadtkrankenhaus,
Podbielskistraße 380, 30659 Hannover
Seite 548 – 560

Kaufmann, M., Prof. Dr.
Universitäts-Frauenklinik, Voßstraße 9, 69115 Heidelberg
Seite 412 – 415

Kaulhausen, H., Prof. Dr.
Frauenklinikum Remscheid-Lennep, 42830 Remscheid
Seite 324 – 328

Keller, M., Dr.
Abt. für Psychologie, Klinikum rechts der Isar,
Ismaninger Straße 22, 81675 München
Seite 431 – 435

Kimmig, R., Dr.
Frauenklinik im Klinikum Großhadern der Ludwig-Maximilians-Universität,
Marchioninistraße 15, 81377 München
Seite 21 – 29

Kindermann, G., Prof. Dr.
I. Universitäts-Frauenklinik, Maistraße 11, 80337 München
Seite 95 – 97, 107 – 115

Kluge, K., Dr.
Universitäts-Frauenklinik, Doberaner Straße 142, 18059 Rostock
Seite 580 – 582

Knitza, R., Priv.-Doz. Dr.
Frauenklinik im Klinikum Großhadern der Ludwig-Maximilians-Universität,
Marchioninistraße 15, 81377 München
Seite 471 – 480

Knorre, P., Dr.
Am Kleistpark 1, 15230 Frankfurt/Oder
Seite 602 – 606

Koepke, E., Dr.
Universitäts-Frauenklinik, Doberaner Straße 142, 18059 Rostock
Seite 580 – 582

Koester, H., Prof. Dr.
Städtische Frauenklinik, Beurhausstraße 40, 44137 Dortmund
Seite 744 – 748

Korell, M., Dr.
Frauenklinik im Klinikum Großhadern der Ludwig-Maximilians-Universität,
Marchioninistraße 15, 81377 München
Seite 43–44

Koschade, E., Dr.
Konrad-Adenauer-Straße 15, 85221 Dachau
Seite 728–730

Kox, W.J., Prof. Dr.
Abt. für Anästhesiologie, Universitätsklinikum Charité,
Schumannstraße 20–21, 10117 Berlin
Seite 73–76

Krebs, D., Prof. Dr.
Universitäts-Frauenklinik, Sigmund-Freud-Straße 25, 53127 Bonn
Seite 219–227

Kreienberg, R., Prof. Dr.
Universitäts-Frauenklinik, Prittwitzstraße 43, 89075 Ulm
Seite 569–571

Kühnert, M., Dr.
Universitäts-Frauenklinik, Theodor-Stern-Kai 7,
60596 Frankfurt am Main
Seite 571–573

Kunkel, S., Dr.
Universitäts-Frauenklinik, Doberaner Straße 142, 18059 Rostock
Seite 580–582

Künzel, W., Prof. Dr.
Universitäts-Frauenklinik, Klinikstraße 32, 35392 Gießen
Seite 511–512

Lamers, W.M.
Ludgeristraße 17, 48727 Billerbeck
Seite 658–666

Lang, N., Prof. Dr.
Universitäts-Frauenklinik, Universitätsstraße 21–23, 91054 Erlangen
Seite 148–156

Lau, H.U., Prof. Dr.
Universitätsklinikum Charité, Medizinische Fakultät der Humboldt-
Universität, Frauenklinik, Schumannstraße 20/21, 10098 Berlin
Seite 634–638

Leifels-Fischer, B., Dr.
Birnauer Straße 4, 80809 München
Seite 709 – 712

Linder, R., Dr.
Goethestraße 9, 75127 Birkenfeld
Seite 513 – 519

Ludwig, H., Prof. Dr.
Wartenbergstraße 9, CH-4052 Basel
Seite 409 – 411

Lunenfeld, B., Prof. Dr.
6/58, Elijahu Hakim St., 69120 Tel-Aviv, Israel
Seite 87 – 95

Mallmann, P., Priv.-Doz. Dr.
Universitäts-Frauenklinik, Sigmund-Freud-Straße 25, 53105 Bonn
Seite 561 – 566

Malter, A., Dr.
Berufsverband der Frauenärzte, Pettenkoferstraße 35, 80336 München
Seite 682 – 693

Martius, J., Prof. Dr.
Universitäts-Frauenklinik, Josef-Schneider-Straße 4, 97080 Würzburg
Seite 451 – 457

Mesrogli, M., Priv.-Doz. Dr.
Frauenklinik der Medizinischen Hochschule Hannover,
Podbielskistraße 380, 30659 Hannover
Seite 548 – 560

Methfessel, H.D., Prof. Dr.
Klinik für Gynäkologie der Martin-Luther-Universität,
Magdeburger Straße 24, 06097 Halle
Seite 653 – 654

Mettler, L., Prof. Dr.
Universitäts-Frauenklinik, Michaelisstraße 16, 24105 Kiel
Seite 43, 51 – 56

Metzger, R., Dr.
Daniel-Wohlgemuth-Straße, 67549 Worms
Seite 575 – 577

Nagel, G. A., Prof. Dr.
Onkologische Klinik, Albert-Ludwigs-Universität,
Hugstätter Straße 55, 79106 Freiburg
Seite 283–294

Ohrt, B., Dr.
Entwicklungsneurologische Untersuchungs- und Beratungsstelle,
Dr. v. Haunersches Kinderspital, Lindwurmstraße 4, 80337 München
Seite 480–492

Osmers, R., Priv.-Doz. Dr.
Universitäts-Frauenklinik, Robert-Koch-Straße 40, 37075 Göttingen
Seite 144–147

Peter, K., Prof. Dr.
Medizinische Fakultät, Institut für Anästhesiologie und Intensivmedizin,
Marchioninistraße 15, 18377 München
Seite 57–68

Pfleiderer, A., Prof. Dr.
Universitäts-Frauenklinik, Hugstetter Straße 55, 79106 Freiburg
Seite 256–277, 352–358

Placht, A., Dr.
Institut für Perinatale Medizin der Freien Universität Berlin,
Mariendorfer Straße 28, 12051 Berlin
Seite 178–185

Poettgen, H., Prof. Dr.
Ubierstraße 6, 52351 Düren
Seite 499–510

Pomp, H., Prof. Dr.
Bocholder Straße 11–13, 45355 Essen
Seite 139–142

Rabe, T., Prof. Dr.
Universitäts-Frauenklinik, Abt. Endokrinologie und Reproduktionsmedizin,
Voßstraße 11, 69115 Heidelberg
Seite 541–547

Ratzel, R., Dr. jur.
Berufsverband der Frauenärzte, Pettenkoferstraße 35, 80363 München
Seite 720–727

Rebscher, H.
Verband der Angestellten Krankenkassen, Frankfurter Straße 84, 53721 Siegburg
Seite 733–739

Retzke, U., Prof. Dr.
Frauenklinik, Klinikum Suhl, Albert-Schweitzer-Straße 2, 98503 Suhl
Seite 324–328

Riegel, R., Prof. Dr.
Dr. v. Haunersches Kinderspital, Lindwurmstraße 4, 80337 München
Seite 486–492

Riegl, G. F., Prof. Dr.
Institut für Management im Gesundheitsdienst, Occostraße 5, 86152 Augsburg
Seite 583–592, 736–739

Riss, P., Prof. Dr.
Abt. Gynäkologie und Geburtshilfe, Landeskrankenhaus,
Weyprechtgasse 12, A-2340 Mödling bei Wien
Seite 651–653

Rixner-Kaschade, R.
94315 Straubing
Seite 117–121

Roos, R., Prof. Dr.
Kinderklinik, Krankenhaus Harlachingen, 81377 München
Seite 471–479

Runge, H.-M., Priv.-Doz. Dr.
Universitäts-Frauenklinik, Hugstetter Straße 55, 79106 Freiburg
Seite 623–633

Runnebaum, B., Prof. Dr. Dr. h. c.
Universitäts-Frauenklinik, Abt. Gynäkologische Endokrinologie
und Fertilitätsstörungen, Voßstraße 9, 69115 Heidelberg
Seite 541–547

Saling, E., Prof. Dr.
Institut für Perinatale Medizin der Freien Universität Berlin,
Mariendorfer Straße 28, 12051 Berlin
Seite 178–185

Scheidel, P., Prof. Dr.
Frauenklinik Marienkrankenhaus, Alfredstraße 9, 22087 Hamburg
Seite 36–42, 195–197

Schlößer, H.-W., Prof. Dr.
Frauenklinik der Medizinischen Hochschule im Krankenhaus Oststadt,
Podbielskistraße 380, 30163 Hannover
Seite 301–302

Schmidt, W., Prof. Dr.
Universität des Saarlandes, Frauenklinik, Oscar-Orth-Straße,
66421 Homburg/Saar
Seite 190–194

Schmutzler, A. G., Dr.
Universitäts-Frauenklinik, Sigmund-Freud-Straße 25, 53127 Bonn
Seite 639–642

Schneider, H., Prof. Dr.
Universitäts-Frauenklinik, Schanzeneckstraße 1, CH-3012 Bern
Seite 462–471

Schneider, J., Prof. Dr.
Medizinische Hochschule Hannover, Frauenklinik,
Podbielskistraße 80, 30659 Hannover
Seite 198–215

Schneider, K. T. M., Prof. Dr.
Frauenklinik im Klinikum rechts der Isar, Ismaninger Straße 22,
81675 München
Seite 343–351

Schnürch, H.-G., Priv.-Doz. Dr.
Universitäts-Frauenklinik, Moorenstraße 11, 40225 Düsseldorf
Seite 257–264

Schreiber, H. L., Prof. Dr.
Georg-August-Universität, Postfach 37 44, 37027 Göttingen
Seite 381–388

Schröck, R., Prof. Dr.
Paracelsus-Klinik „Sonnenalm", Kurstraße 5, 88175 Scheidegg
Seite 431–439

Schrödel, R.
Otto-Nagel-Straße 17, 14467 Potsdam
Seite 247–255

Schumacher, E., Dr.
Institut für Perinatale Medizin der Freien Universität Berlin,
Mariendorfer Straße 28, 12051 Berlin
Seite 178–185

Schünemann, H., Dr.
Klinik Bad Trissl, Gynäkologie I, 83080 Oberaudorf
Seite 277–283

Schüssler, B., Prof. Dr.
Frauenklinik, Kantonsspital Luzern, CH-6000 Luzern 16
Seite 359–362, 654–656

Schuth, W., Priv.-Doz. Dr.
Universitäts-Frauenklinik, Hugstetter Straße 55, 79106 Freiburg
Seite 270–277

Schutz, R., Dr.
Universitäts-Frauenklinik, Klinikum Steglitz, Hindenburgdamm 30,
12203 Berlin
Seite 573–575

Seewald, H.-J., Prof. Dr.
Universitäts-Frauenklinik, Bachstraße 18, 07743 Jena
Seite 404–408

Selbmann, H.K., Prof. Dr.
Institut für Statistik und Informatik, Eberhard-Karls-Universität,
Westbahnhofstraße 55, 72070 Tübingen
Seite 295–301

Semm, K., Prof. Dr. Dr. h. c.
Universitäts-Frauenklinik, Hegewischstraße 4, 24105 Kiel
Seite 4–17, 95–104, 302–310, 362–371

Sevelda, P., Univ.-Doz. Dr.
Universitäts-Frauenklinik, Spitalgasse 23, A-1090 Wien
Seite 412–415

Sieverding, M., Dr.
Freie Universität Berlin, Fachbereich Medizinische Grundlagenfächer,
Habelschwerdter Allee 45, 14195 Berlin
Seite 699–704

Sohn, C., Priv.-Doz. Dr.
Sektion für pränatale und gynäkologische Ultraschalldiagnostik und Therapie,
Universitäts-Frauenklinik, Voßstraße 9, 69115 Heidelberg
Seite 170–176

Spätling, L., Prof. Dr.
Frauenklinik Marienkrankenhaus, Hölkeskampring 40, 44623 Herne
Seite 458–462

Spitzbart, H., Prof. Dr. med. habil.
Müllergasse 1724, 99084 Erfurt
Seite 148–156

Stamm, B., Staatsministerin
Bayerisches Staatsministerium für Arbeit und Sozialordnung,
Familien, Frauen und Gesundheit, Winzerstraße 9, 80797 München
Seite 740–741

Stauber, M., Prof. Dr.
I. Universitäts-Frauenklinik, Maistraße 11, 80337 München
Seite 129–135, 744

Stegner, H.-E., Prof. Dr.
Universitäts-Frauenklinik, Martinistraße 52, 20246 Hamburg
Seite 329–332

Steinborn, A., Dr.
Universitäts-Frauenklinik, Theodor-Stern-Kai 7, 60596 Frankfurt am Main
Seite 571–573

Straube, W., Prof. Dr.
Klinik für Frauenheilkunde und Geburtshilfe,
Wollweberstraße 1, 17487 Greifswald
Seite 198–215

Strigl, P., Prof. Dr.
Klinikum Landshut, Robert-Koch-Straße 1, 84034 Landshut
Seite 277–283

Tamussino, K., Dr.
Geburtshilflich-Gynäkologische Universitätsklinik, Auenbruggerplatz 14,
A-8036 Graz
Seite 577–579

Tauber, P., Prof. Dr.
Gynäkologisch-Geburtshilfliche Abt., St.-Marien-Krankenhaus,
Kampenstraße 51, 57072 Siegen
Seite 529–532

Thaler, C.J., Dr.
Frauenklinik im Klinikum Großhadern der Ludwig-Maximilians-Universität,
Marchioninistraße 15, 81377 München
Seite 416–424

Terrinde, R., Prof. Dr.
Universitäts-Frauenklinik, Priwitzstraße 45, 89075 Ulm
Seite 337–342

Ulsenheimer, K., Prof. Dr.
Maximiliansplatz 12, 80333 München
Seite 29–36

Vollert, W., Dr.
Universitäts-Frauenklinik, Klinikum Steglitz, Hindenburgdamm 30,
12203 Berlin
Seite 573–575

von Hugo, R., Prof. Dr.
Klinikum Bamberg, Bugerstraße 80, 96049 Bamberg
Seite 277–283

von Obernitz, N.
Frauenklinik im Klinikum Großhadern der Ludwig-Maximilians-Universität,
Marchioninistraße 15, 81377 München
Seite 389–391

Versmold, H., Prof. Dr.
Abt. für Kinderheilkunde, Universitätsklinikum der Freien Universität Berlin,
Hindenburgdamm 3, 12203 Berlin
Seite 471–480

Weise, W., Prof. Dr.
Universitäts-Frauenklinik der Otto-von-Guericke-Universität,
Leipziger Str. 44, 39120 Magdeburg
Seite 333–336

Weiss, E., Dr.
71032 Böblingen
Seite 187–188

Weiss, P. A. M., Dr.
Geburtshilflich-Gynäkologische Universitätsklinik, Auenbruggerplatz 14,
A-8036 Graz
Seite 577–579

Weissenbacher, E. R., Prof. Dr.
Frauenklinik im Klinikum Großhadern der Ludwig-Maximilians-Universität,
Marchioninistraße 15, 81377 München
Seite 392–393

Weitzel, H., Prof. Dr.
Universitäts-Frauenklinik, Klinikum Steglitz, Hindenburgdamm 30,
12203 Berlin
Seite 561–566

Welsch, H., Prof. Dr.
Candidstraße 20, 81543 München
Seite 198–215

Wilmanns, J.C., Prof. Dr.
Institut für Geschichte der Medizin, Lessingstraße 5, 80336 München
Seite 712–719

Winter, R., Prof. Dr.
Geburtshilflich-Gynäkologische Universitätsklinik, Auenbruggerplatz 14,
A-8036 Graz
Seite 144–147

Wolke, D., Dr.
Entwicklungsneurologische Untersuchungs- und Beratungsstelle,
Dr. v. Haunersches Kinderspital, Lindwurmstraße 4, 80337 München
Seite 480–492

Wulf, K.-H., Prof. Dr.
Universitäts-Frauenklinik, Josef-Schneider-Straße 4, 97080 Würzburg
Seite 447–451

Zahn, V., Prof. Dr.
Gynäkologisch-Geburtshilfliche Klinik, Elisabeth-Krankenhaus,
St.-Elisabeth-Straße 23, 94315 Straubing
Seite 139–143

Zahradnik, H.P., Prof. Dr.
Abt. Frauenheilkunde und Geburtshilfe II, Universitäts-Frauenklinik,
Hugstetter Straße 55, 79106 Freiburg
Seite 536–541